Spezielle pathologische Anatomie

Ein Lehr- und Nachschlagewerk

Begründet von Wilhelm Doerr und Erwin Uehlinger

Band 13/VI.C

Herausgegeben von
Professor Dr. Dres. h.c. Wilhelm Doerr, Heidelberg
Professor Dr. Gerhard Seifert, Hamburg

Pathologie des Nervensystems VI.C

Traumatologie von Hirn und Rückenmark

Traumatische Schäden des Gehirns
(forensische Pathologie)

Von

F. Unterharnscheidt

Mit 185 zum Teil farbigen Abbildungen
in 279 Einzeldarstellungen

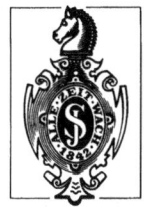

Springer-Verlag
Berlin Heidelberg New York London Paris
Tokyo Hong Kong Barcelona Budapest

Professor Dr. F. Unterharnscheidt
Neuroscience, Inc.
1901 Long Pond Walk, Lexington KY 40502, USA

Professor Dr. Dres. h.c. W. Doerr
Pathologisches Institut der Universität
69120 Heidelberg, Im Neuenheimer Feld 220/221
Bundesrepublik Deutschland

Professor Dr. G. Seifert
Institut für Pathologie der Universität
20246 Hamburg, Martinistraße 52 UKE
Bundesrepublik Deutschland

Die Deutsche Bibliothek – CIP-Einheitsaufnahme
Spezielle pathologische Anatomie : ein Lehr- und Nachschlagewerk / begr. von Wilhelm Doerr und Erwin
Uehlinger. Hrsg. von Wilhelm Doerr ; Gerhard Seifert. – Berlin ; Heidelberg ; New York ; London ; Paris ;
Tokyo ; Hong Kong ; Barcelona ; Budapest : Springer.
Teilw. mit der Angabe: Begr. von Erwin Uehlinger und Wilhelm Doerr.
NE: Uehlinger, Erwin [Begr.]; Doerr, Wilhelm [Hrsg.]
Bd. 13. Pathologie des Nervensystems. 6. Traumatologie von Hirn und Rückenmark.
Traumatische Schäden des Gehirns (forensische Pathologie), C. – (1994)
Pathologie des Nervensystems. – Berlin ; Heidelberg ; New York ; London ; Paris ; Tokyo ; Hong Kong ;
Barcelona ; Budapest : Springer. (Spezielle pathologische Anatomie ; Bd. 13)
6. Traumatologie von Hirn und Rückenmark / von F. Unterharnscheidt. Traumatische Schäden
des Gehirns (forensische Pathologie), C. – (1994)
ISBN-13:978-3-642-78266-4   e-ISBN-13:978-3-642-78265-7
DOI: 10.1007/978-3-642-78265-7

NE: Unterharnscheidt, Friedrich

Reproduktion der Abbildungen: Gustav Dreher GmbH, 70180 Stuttgart
Satz: Fotosatz-Service Köhler, 97084 Würzburg
25/3130 – 5 4 3 2 1 0 – Gedruckt auf säurefreiem Papier

Geleitwort der Herausgeber

Das lexikalische Wissen des Herrn Kollegen FRIEDRICH UNTERHARNSCHEIDT hat eine weitere Konkretisierung gefunden. Was auch *dieses* Werk auszeichnet, sind *drei* übergreifende Besonderheiten: 1. Die systematische Darstellung der wichtigeren traumatisch bedingten Schäden von Hirn und Rückenmark geordnet nach Topologie und Pathogenese. 2. Die epidemiologischen Besonderheiten der Traumafolgen durch Sportunfälle („wann, was, wie, wo?"), durch Unfälle im Straßen-, Eisenbahn-, Luftverkehr. 3. Die Analyse der patho-anatomischen Befunde unter Berücksichtigung der klinisch-funktionellen Konsequenzen.

Was gerade diesen Band auszeichnet, sind *weitere* drei Merkmale: 1. Die Charakterisierung typischer Schadensfolgen in allen *Altersstufen* der Betroffenen: Vom Embryo, Neugeborenen und Kleinkind bis hin zum Erwachsenen und Hochbetagten. 2. Die Herausarbeitung bestimmt-charakterisierbarer Befunde (z. B. Schädelfrakturen, Zerstörungen der obersten Halswirbel, Zerreißung von Hirnhäuten, Tentorium und Gefäßwänden, „wachsende Frakturen" und „Osteodiastasen". 3. Die Erörterung komplexer Allgemeinphänomene, z. B. Fett-, Gas-, Gewebe-, Fremdkörperembolien; die Morphogenese traumatisch erzeugter intrakranieller Aneurysmen und deren Differentialdiagnose gegenüber konnatalen und spontan entstandenen Difformitäten der Gefäße an Schädelbasis und Hirnstamm.

Aktuelle Fragen eigener Problematik fanden besondere Berücksichtigung: Verletzungen durch Sicherheitsgurte im Kraftfahrzeug, besonders bei Gravidae; iatrogene Verletzungen durch Amniozentese, vor allem die Fülle der Scheußlichkeiten bei und durch Kindesmißhandlung. Für den Pathologen vom Fache sind die Angaben zur Sektionstechnik (Schädelbasis; Okziput-obere Halswirbelsäule) und die Ergebnisse der experimentellen Untersuchungen (sei es durch Imitation der Verletzungen durch Boxsport, sei es durch „Whiplash", in seiner Einwirkung auf Kopf und Hals, sei es durch Embolisation verschiedener Treibteilchen) essentiell.

Das Spezifikum auch dieses Bandes ist die Pflege einer sorgfältig ausgelesenen, maßvoll ausgewerteten Kasuistik. Gerade diese stellt einen kostbaren Schatz dar. Kein Gutachter kann auf die Kenntnis der Erfahrungen von F. UNTERHARNSCHEIDT verzichten. Wir danken dem Springer-Verlag, besonders Herrn Dr. phil. Dr. med. h. c. mult. HEINZ GÖTZE und dessen Sohn, Herrn Prof. Dr. DIETRICH GÖTZE, für stete Förderung unseres Vorhabens und Geduld, wir danken gern den Damen und Herren der Planungs- und

Herstellungsabteilung des Verlags, Herrn Dr. THOMAS THIEKÖTTER, Frau STEPHANIE BENKO, Frau HILDEGARD HEINZMANN und Frau DORA OELSCHLÄGER. Wir wären glücklich, fände auch dieses Werk unserer Reihe weiteste Beachtung und Benutzung.

Heidelberg und Hamburg   WILHELM DOERR
Weihnachten 1993   GERHARD SEIFERT

Inhaltsverzeichnis

Inhaltsübersicht Teil A

Inhaltsübersicht Teil B

A. Traumatische Schäden des Gehirns mit gleichzeitiger Beteiligung von Wirbelsäule und/oder Rückenmark

I. Einführung

Bisher wurden Schädel-Hirn- und Wirbelsäulen-/Rückenmarksverletzungen als getrennte Kategorien besprochen. Erst seit etwa 25 Jahren wurde den indirekten Verletzungen des Schädels nach direkter Gewalteinwirkung auf den fixierten Torso mit indirekter Weiterleitung der einwirkenden Gewalt via Hals auf den Kopf, den sog. Whiplash- oder Schleuderverletzungen Aufmerksamkeit geschenkt und als ein klinisches Syndrom abgegrenzt. Dieses Syndrom wurde bereits detailliert abgehandelt. Für Einzelheiten wird auf Bd. 13/VII dieser Reihe, S. 227, verwiesen. In diesem Abschnitt sollen die *gleichzeitig* und *kombiniert auftretenden Gewebeschäden* am *Kopf* und *Gehirn* einerseits und an *HWS* und *Halsmark* andererseits besprochen werden. Diese Verletzungen werden im angloamerikanischen Sprachraum als „*concomitant injuries*" bezeichnet. Die gleichzeitig bei schweren Schädel-Hirn-Verletzungen vorliegenden traumatischen Schäden an HWS und Halsmark werden klinisch gesehen von den ersteren oft maskiert. *Die Verbindung von traumatischen Schäden von Gehirn und Wirbelsäule und/oder Rückenmark ist zweifellos viel häufiger als allgemein angenommen wird.*

II. Autopsietechniken

Ein weiteres Problem besteht darin, daß bei Routineautopsien Wirbelsäule und Rückenmark aus Zeitmangel oft überhaupt nicht oder in einer völlig unzureichenden Weise untersucht werden. Die Gewebeschäden an den Wirbelkörpern, den Zwischenwirbelscheiben, Ligamenten, der para- und perivertebralen Muskulatur, den verschiedenen Gefäßgebieten lassen sich nur bei Anwendung spezieller und, zugegeben, im allgemeinen relativ zeitraubender Autopsietechniken erfassen. Die Herausnahme der gesamten HWS einschließlich der Schädelbasis en bloc, gleichzeitige Röntgenuntersuchungen von Schädel und HWS in verschiedenen Ebenen, Injektion der Blutgefäße mit Kontrastmittel u. a., Untersuchungen des herausgenommenen Gewebeblockes in mehreren Sagittalsägeschnitten (einer davon durch die Mittellinie), und vor allem ausführliche neuropathologische Untersuchungen von Gehirn und Rückenmark unter standardisierten Bedingungen unter Anwendung eines speziell für diese Verletzungen benutzten Spielmeyer-Sortiments sind Voraussetzungen für eine gediegene und genaue Beschreibung des vorliegenden Verletzungsmusters im Hinblick auf Qualität und Ausbreitung der Gewebeschäden. Besonders unzureichend wurde und wird die okzipitozervikale Übergangsregion untersucht. Der vom Pathologen vorgenommene Schrägschnitt, den unteren Hirnstamm vom oberen Halsmark zu

trennen, zerstört gerade diese Region, in der sich häufig traumatische Gewebeschäden finden.

Von verschiedenen Autoren wurden Vorschläge gemacht, spezielle Autopsietechniken für die Beschreibung traumatischer Gewebeschäden im Gebiet des
kraniozervikalen Überganges anzuwenden (HINZ 1970; SATERNUS 1979; UNTER-
HARNSCHEIDT 1982, 1983, 1986).

Serien über *traumatische Schäden* des *Gehirns* mit *gleichzeitiger Beteiligung* von
Wirbelsäule und/oder Rückenmark wurde mitgeteilt von LEICHSENRING (1964), WELLMER u.
LARENA-AVELLANEDA (1967), JUNGHANNS (1970), R. C. SCHNEIDER (1970), DAVIS et al.
(1971), SHRAGO (1973), ALKER et al. (1975), R. C. SCHNEIDER u. Mc GILLICUDDY (1976),
SATERNUS (1979), LEOPOLD (1981), SCHÖCHE et al. (1981), WILMOT et al. (1985).

III. Auswahl aus in der Literatur mitgeteilten Serien

JEFFERSON (1920, 1927) hatte bereits auf Beziehungen zwischen Schädel-Hirn-
und Atlasverletzungen hingewiesen. Er hatte beobachtet, daß vertikal auf den
Vertex des Kopfes einwirkende Kräfte den Atlasring in zentrifugaler Richtung
sprengen können. Es handelt sich dabei um die später nach ihm benannten
Jefferson-Berstungsfrakturen, vgl. Bd. 13/VII dieser Reihe, S. 152.

Die einwirkende Gewalt kann primär den Kopf, primär die HWS treffen als
auch auf beide Strukturen gleichzeitig oder sukzessiv einwirken.

LEICHSENRING (1964) untersuchte 20 unausgewählte Patienten mit tödlichen
Schädel-Hirn-Verletzungen unter dem Gesichtspunkt, daß die traumatischen
Einflüsse sich auch auf die HWS erstrecken müssen. Die *Gruppierung* berücksich-
tigte: (1) *Lokalisation* einer *Fraktur* im *Bereich des Hinterhauptes*, (2) *Brüche* der
Schädelbasis ohne Beteiligung des Os occipitale, (3) *Bruchlinien* in der *Kalotte* und
im *Gesichtsschädel* und (4) *ausschließliche Weichteilwunden* am *Kopf*. Die schwer-
sten und halswirbelnahen Befunde bestanden in der ersten Gruppe, die leichtesten
Verletzungen in der 4. Gruppe.

Nach Durchführung der üblichen Obduktion der Körperhöhlen wurde die HWS
kranial zwischen Atlas und Schädelkalotte, kaudal zwischen dem 7. Halswirbel und
1. Brustwirbel aus ihrer gelenkigen Verbindung gelöst und mitsamt dem umgebenden
Muskel- und Bandapparat von der Umgebung isoliert. Das Frischpräparat wurde im
einzelnen untersucht, dann für 24 h in Formalin fixiert.
Anschließend wurden 3 Sägeschnitte durch die HWS in der Sagittalebene angelegt. Der
mittlere Schnitt verlief entlang des Zentralkanals, so daß das Rückenmark mit seinen
Häuten sichtbar wurde, die beiden seitlichen Schnitte in Höhe des Canalis vertebralis. Dabei
wurden auf beiden Seiten die Aa. vertebrales und Querschnitte der Foramina interverterbra-
lia dargestellt. *Histologisch* wurden regelmäßig Querschnitte aus dem Halsmark mit den
umgebenden Häuten untersucht.

Die 1. Gruppe umfaßte Patienten mit Lokalisation der Frakturen im Bereich
des Hinterhauptes. Eine 2. solche mit Brüchen der übrigen Schädelbasis, ohne
Beteiligung des Os occipitale, eine 3. wies Bruchlinien in der Kalotte und im
Gesichtsschädel auf. Bei der 4. Gruppe konnten nur Weichteilwunden am Kopf
festgestellt werden.

Bei allen Schädel-Hirn-Verletzungen, ungeachtet des Vorliegens von Frakturen, bestanden stets traumatische Veränderungen an der HWS, die mit dem Unfall

in Zusammenhang zu bringen waren. In jedem Falle waren unterschiedlich ausgedehnte *Blutungen im Bindegewebe* und in der *paravertebralen und prävertebralen Muskulatur*, sowie auch *zwischen den Dornfortsätzen* nachweisbar. Bei 6 Sektionen war das *vordere* und *hintere Längsband* eingerissen. Beim vorderen Längsband lagen die Rißstellen in Höhe der Halswirbel 1 bis 2, sowie Halswirbel 5 und 6, ferner in der Höhe von Halswirbel 7 auf BWK 1, sowie BWK 2, beim hinteren Längsband in Höhe von Halswirbel 4 und 5. Stets waren diese Einrisse von frischen Blutungen begleitet. *Traumatische Bandscheibenzerreißungen mit Blutungen* waren in Höhe der Halswirbel 4/5 und Halswirbel 5/6 zu finden. Bei der Mehrzahl der makro- und mikroskopisch untersuchten HWS bestanden peridurale Blutungen mit Fortsetzung in die Foramina intervertebralia beiderseits, ohne Höhenbevorzugung. In einem Fall bestand eine Kompressionsfraktur des 5. Halswirbelkörpers. Die in den Weichteilen der HWS in großer Zahl vorkommenden Lamellen- und Vater-Pacini-Körperchen, die sich häufig inmitten der Blutungen fanden, waren stark ödematös. Nur bei den schwersten Verletzungen, den Gewalteinwirkungen mit Zersplitterung des Hinterhauptes, waren auch Zerstörungen am Bandapparat des Atlantookzipital- und des Atlantoepistropheal-Gelenkes festzustellen. Bei den leichteren Schädel-Hirn-Verletzungen waren die mehr kaudalen Abschnitte der HWS betroffen. Im Rückenmark fanden sich auch bei leichteren Traumen kleinere Blutungen.

Der Autor vertrat die Ansicht, daß eine direkte Gewalteinwirkung auf den Hals im allgemeinen nicht vorgelegen habe, dafür indirekte mit Überdehnung, die mit Zerrungen am Band- und Weichteilapparat verbunden waren. Als Ausgangspunkt der erheblichen periduralen Blutungen wurden die im Periduralraum gelegenen Venenplexus angenommen. Eine andere mechanische Belastung stellte die Stauchung des Schädels und der HWS dar, die offenbar auch immer zu schwersten Schäden im Bereich des Hirnstammes und des Halsmarkes führte, wie 4 Fälle mit einer sog. Hämatomyelie zeigten.

WELLMER u. LARENA-AVELLANEDA (1967) berichteten über 286 Patienten mit Kombinationsverletzungen, die in einem Zeitraum von 2¼ Jahren stationär behandelt worden waren. Bei 13 Patienten lag eine röntgenologisch nachweisbare Fraktur oder Luxation der HWS vor, die aber nur in 4 Fällen bei der klinischen Erstuntersuchung entdeckt worden war (Tabelle 1).

Fall 1: E. K., 87jähriger Mann: Er wurde als Fußgänger von einem Moped angefahren und mit dem Notarztwagen in die Klinik eingeliefert. Bei der *Aufnahme* war er ansprechbar, aber verwirrt. Einige Platzwunden am Kopf und an der Hand wurden chirurgisch versorgt. Multiple Körperprellungen. *Röntgenologisch* konnten am Kopf und am rechten Knie Frakturen ausgeschlossen werden. Die *stationäre Aufnahme* erfolgte wegen Verdachts auf Commotio cerebri. Beim Hinüberheben des Verletzten von der Krankentrage ins Bett trat ein plötzlicher Herz- und Atemstillstand ein. Die sofortigen Reanimationsversuche blieben erfolglos.

Die *gerichtliche Obduktion* ergab einen Verrenkungsbruch des 6. Halswirbelkörpers mit Halsmarkabriß als Todesursache, fernerhin einen Bruch des 3. Lendenwirbels und zwei linksseitige Rippenbrüche.

Fall 2: R. W. Der 35jährige Mann verunglückte als PKW-Fahrer bei einem Frontalzusammenstoß auf der Bundesautobahn. Erstversorgung und *Einlieferung in die Klinik* mit dem Notarztwagen unter dem Bild einer schweren gedeckten Schädel-Hirn-Verletzung mit Schock, Verdacht auf intrakranielle Blutung sowie Handquetschwunden. Während der

Tabelle 1. Art der Halswirbelverletzung und klinische Daten. (Aus WELLMER u.LARENA-AVELLANEDA 1967)

Art der Halswirbel-verletzung	Kombinations-trauma	insge-samt	sofort erkannt	verspätet erkannt	ge-storben
Bruch oder Verrenkung	+	13	4	9	4
Kontusion	+	3	3	–	–
Einseitiger Armplexus-ausriß	+	3	3	–	–
Zahl der HWS-Verletzungen bei Kombinationstrauma		19	10	9	4
Isolierter Bruch oder Verrenkung	–	4	4	–	–
Gesamtzahl aller Hals-wirbelsäulenverletzungen	23	14	9	4	

sofort weitergeführten Schockbekämpfung und Beatmung (nach Intubation!) trat nach 3 h ganz plötzlich der *Tod* ein.

Die *Obduktion* ergab als Todesursache eine Halsmarkquetschung durch Verrenkungsbruch des 2. Halswirbels, außerdem Rindenprellungsherde, ein kleineres subdurales Hämatom und eine Lungenfettembolie.

Die *Obduktion* von den Fällen 1 und 2 wurde im Institut für Rechtsmedizin der Universität Köln, Direktor: Prof. Dr. DOTZAUER, durchgeführt.

Fall 3: S. P., 34jährige Frau: Sie erlitt als PKW-Insassin bei einem Zusammenstoß auf der Bundesautobahn eine Contusio cerebri, eine ausgedehnte Skalpierungsverletzung rechts temporoparietal und multiple Prellungen. Erst 8 h nach der Einlieferung mit dem Notarztwagen in eine chirurgische Abteilung wurde wegen einer partiellen Beinlähmung eine *Röntgenaufnahme der HWS* veranlaßt, die einen Verrenkungsbruch des 5. Halswirbels zeigte.

Bei der Übernahme in die chirurgische Klinik bestand bereits eine vollständige Querschnittslähmung vom 7. Halssegment ab. Trotz sofortiger Tracheotomie und assistierter Beatmung mit einem Respirator wegen respiratorischer Insuffizienz sowie Extensionsbehandlung der HWS mit der Crutchfield-Zange trat am 10. Tag nach dem Unfall der *Tod durch zentrale Atemlähmung* ein.

Fall 4: D. H. Die 30jährige Beifahrerin zog sich bei einem Frontalzusammenstoß eine Commotio cerebri (30 min bewußtlos), Rippenfraktur links mit Hämothorax, einen Scapulabruch links sowie eine Nierenprellung zu. Erstversorgung wegen eines schweren Schockzustandes (RR 70/50 mm Hg, Hb. 7.8 g-%) in *auswärtigem Krankenhaus*, wo erst nach 12 h wegen zunehmender Querschnittssymptomatik die *Röntgenuntersuchung der HWS* erfolgte. Sie ergab einen Verrenkungsbruch des 5. Halswirbels.

Bei der *Verlegung in die chirurgische Klinik* am folgenden Tag mußte wegen ausgeprägtem Querschnittssyndrom die assistierte Beatmung und künstliche Ernährung durch Magensonde erfolgen. Eine Besserung des neurologischen Befundes war trotz Reposition und Extension mit der Crutchfield-Zange nicht zu erreichen. Am 4. Tag plötzlicher *Exitus durch zentrale Lähmung*.

Fall 5: L. E., 21jährige Frau. Sie fuhr als PKW-Fahrerin gegen einen Baum und erlitt eine Commotio cerebri, große Kopf- und Knieplatzwunden sowie ein stumpfes Bauchtrauma. Deswegen erfolgte im erstbehandelnden *auswärtigen Krankenhaus* sofortige Laparotomie und operative Versorgung eines partiellen Abrisses des linken Leberlappens. Wegen wiederholt geklagter Nackenschmerzen wurde die *HWS geröntgt*, wobei keine Verletzung nachgewiesen werden konnte.

Am 3. Tag nach dem Unfall wurde die Patientin wegen einer erheblichen Gallenfistel in eine chirurgische Klinik verlegt. Eine *erneute Röntgenkontrolle* erbrachte jetzt einen deutlichen Verrenkungsbruch des 2. Halswirbels ohne neurologische Ausfälle. Behandlung durch sofortige Reposition und Extension mit der Crutchfield-Zange. Acht Wochen später konnte die Verletzte nach operativer Fistelrevision und Überstehen einer Streß-Ulkus-Blutung mit Thoraxkopfgips entlassen werden.

Fall 6: H. T. Der 6jährige Junge wurde beim Spielen von einem PKW angefahren. Wegen Contusio cerebri und Schädelfraktur erfolgte die *stationäre Aufnahme in einer Neurochirurgie*, wo eine intrakranielle Blutung ausgeschlossen werden konnte. Salvenförmige Extrasystolen wiesen in den ersten Stunden auf eine Contusio cordis durch stumpfes Thoraxtrauma hin. Deswegen Verlegung in eine chirurgische Klinik. Nach Novocamidgaben verschwand die Extrasystolie. Die Bewußtseinslage besserte sich erst nach dem 3. Tag. Wegen der nun geklagten Nackenschmerzen bei gleichzeitiger Kopfschiefhaltung und Nackensteifigkeit wurde die *HWS* am 4. Tag nach dem Unfall erstmals *geröntgt*. Dabei fand sich eine Subluxation des 2. Halswirbels. Nach sofortiger Behandlung mit der Glisson-Schlinge und folgender Gipskrawatte war das anatomische und funktionelle Ergebnis gut.

Fall 7: R. G., 44jähriger Mann: Er fuhr als PKW-Fahrer unter Alkoholeinwirkung gegen einen Baum. Bewußtlos und in schwerem Schock wurde er vom Notarztwagen aufgenommen und zunächst zu einer *neurochirurgischen Klinik* gebracht, wo eine intrakranielle Blutung ausgeschlossen werden konnte. Bei der anschließenden Verlegung in eine chirurgische Klinik stellte man außer einer Contusio cerebri und eines Schädelbasisbruches mit nasaler Liquorfistel ein stumpfes Thoraxtrauma mit paradoxer Atmung sowie eine Oberkieferfraktur fest. Die Behandlung bestand aus Tracheotomie, assistierter Beatmung für 10 Tage und Sondenernährung. Eine beginnende Durchwanderungsmeningitis wurde durch hohe Antibiotikadosen beherrscht. Erst nach Aufhellung des Sensoriums waren neurologische Ausfälle im Sinne einer partiellen Querschnittssymptomatik mit Caudasyndrom feststellbar. Die *vermutete Halswirbelverletzung* war auf den ersten *Röntgenaufnahmen* im Bett nicht erkennbar, erst gezielte Röntgenbilder zeigten 3 Wochen nach dem Unfall eine schwere Luxations-, Kompressionsfraktur des 6. Halswirbelkörpers. Die Behandlung mit Aufrichtung durch Dauerzug mittels Crutchfield-Zange erbrachte nur eine mäßige Besserung der Fehlstellung und auch nur eine unvollständige Rückbildung der neurologischen Ausfälle.

Fall 8: A. G., 24 Jahre. Er fuhr als PKW-Fahrer gegen einen Baum. Erstversorgung in einem auswärtigen Krankenhaus wegen schwerem Schock bei tiefer Bewußtlosigkeit. Wegen anhaltender Streckkrämpfe wurde der Verletzte nach 12 h in eine *neurochirurgische Klinik* verlegt, wo durch Karotisangiographie eine intrakranielle Blutung ausgeschlossen werden konnte. Wegen einer gleichzeitigen Schulterblatt-Trümmerfraktur links und einer linksseitigen Knöchelfraktur wurde er in einer *chirurgischen Klinik* aufgenommen, wo die Frakturen zunächst konservativ behandelt wurden. Wegen anhaltender Bewußtlosigkeit und frühzeitig erfolgter Aspiration war eine Tracheotomie erforderlich. Die nach leichter Besserung der Bewußtseinslage vorgesehene Osteosynthese des Fußgelenkes war wegen eines Druckgeschwürs und massiver eitriger Tracheobronchitis nicht möglich. Während des mehrere Wochen dauernden Durchgangssyndroms mit erheblicher motorischer Unruhe fiel eine Armplexusparese links mit positivem Horner und Ausfall des N. accessorius auf. Vier Wochen nach dem Unfall konnte auf den klinischen Verdacht hin die *Halswirbelverletzung* auch *röntgenologisch* gesichert werden: Deckplatteneinbruch am 4. Halswirbelkörper und linksseitiger Querfortsatzabriß am 7. Hals- und 1. Brustwirbel. Der Lähmungsbefund am linken Arm war auch bei der späteren Besserung des Allgemeinzustandes irreversibel.

Fall 9: H. J. Der 36jährige PKW-Fahrer zog sich bei einem Verkehrsunfall eine schwere gedeckte Schädel-Hirn-Verletzung, eine offene Unterkiefertrümmerfraktur, einen Kniescheibenbruch und eine Aspiration zu. Die hoch fieberhafte, ausgedehnte Aspirationspneumonie konnte unter gezielter Antibiotikadosierung nur durch rechtzeitige Tracheotomie und assistierte Beatmung beherrscht werden. Nach 3 Wochen wurde der kachektische

Verletzte zur operativen Versorgung der bis dahin nur provisorisch geschienten Unterkieferfraktur in die Kieferklinik verlegt. Bei der ambulanten Wiedervorstellung in der chirurgischen Poliklinik 4 Wochen nach dem Unfall klagte er erstmals über Nackenschmerzen. *Röntgenologisch* fand sich eine schwere Luxationsfraktur des 2. Halswirbels.

Die subtile neurologische Untersuchung deckte radikuläre Ausfälle des linken 1.– 3. Halssegmentes auf. – Die Behandlung bestand hier wegen der verspäteten Diagnose nur in Ruhigstellung mit Schanz-Watteverband. Die funktionelle Behinderung war später bei unveränderter Deformität nur geringgradig.

Der *Zeitpunkt der Erkennung* der Halswirbelverletzung ist, hier ist WELLMER u. LARENA-AVELLANEDA voll zuzustimmen, für das Überleben wie für die spätere funktionelle Behinderung durch Restschäden von entscheidender Bedeutung. Unter den neun mitgeteilten Beobachtungen trat 4mal der Tod infolge der bestehenden Halswirbelfraktur ein. Außer 2 Sektionsdiagnosen führte die einsetzende Querschnittslähmung bei 2 Frauen zur relativ frühzeitigen (8.–12. h nach dem Unfall) aber doch *zu späten Erkennung* der HWS-Verletzung.

Die Erkennung der Halswirbelverletzung erfolgte bei den 5 Überlebenden zweimal nach 3 bzw. 4 Tagen, dreimal dagegen erst nach 3–4 Wochen. Bei den ersteren standen nach nur vorübergehender Bewußtlosigkeit eine Leberruptur (Fall 5) bzw. eine Contusio cordis (Fall 6) so sehr im Vordergrund, daß bei fehlenden neurologischen Ausfällen erst andauernde Klagen über Nackenschmerzen die Veranlassung zur Röntgendiagnostik gaben.

Unter den drei zuletzt mitgeteilten Beobachtungen mit verspäteter Erkennung der schweren Halswirbelbrüche verdienen zwei besondere Aufmerksamkeit. Sowohl der 44jährige PKW-Fahrer mit der Luxations-/Kompressionsfraktur des 6. Halswirbels (Fall 7) als auch der 36jährige Verletzte mit der fast völligen Luxation des 2. Halswirbels nach vorn (Fall 9) wurden tagelang assistiert beatmet. Gerade bei diesen beiden Verletzten, die während des Intensivpflegestadiums zahllose Behandlungsmaßnahmen passiv über sich ergehen lassen mußten (Intubation, Tracheotomie, endotracheale Absaugung, regelmäßiger Lagewechsel), wäre eine rechtzeitige Diagnose besonders wichtig gewesen.

Diese Beobachtungen zeigen, daß bei allen Schädel-Hirn-Verletzungen oder Sturz aus der Höhe, besonders auch, wenn es sich um Kombinationstraumen handelt, eine Beteiligung der HWS am traumatischen Geschehen erwogen werden muß. Die Wichtigkeit von gerichtlichen Obduktionen aller in Unfällen verstorbenen Patienten, vor allem denen, die als Folge eines Verkehrsunfalles verstarben, wird durch diese Fälle eindeutig belegt. Es ist in einigen Staatsanwaltschaften üblich geworden, die tödlich verletzten Verkehrsteilnehmer nicht mehr gerichtlich obduzieren zu lassen. Ich habe als Gutachter immer wieder erlebt, wie kurzsichtig und verhängnisvoll eine solche Einstellung ist. Wichtige versicherungs-, zivil- und strafrechtliche Aspekte lassen sich später bei Unterlassung einer Autopsie nicht mehr klären!

JUNGHANNS (1970) wertete die Krankengeschichten von 26 416 Unfallverletzten, die zwischen 1953 und 1967 in der Chirurgischen Universitätsklinik Heidelberg stationär aufgenommen wurden, aus. Das Kollektiv setzte sich aus 18 501 männlichen (70,04%) und 7915 weiblichen (29,96%) Verletzten zusammen. Den Hauptanteil mit 27,36% bildeten Männer im Alter zwischen 20 und 39 Jahren. Der Verkehrsunfall stand mit 11 662 vor dem Unfall des täglichen Lebens mit 7883 Verletzten im Vordergrund. Aus diesen Informationen wurden die kombinierten Schädel- und HWS-Verletzungen mit Hilfe eines Computers herausgesucht.

In dem Krankengut von JUNGHANNS (1970) von 26 416 Patienten fanden sich 125 HWS-Frakturen oder Luxationen, von denen 90 mit einer Schädel-Hirn-Verletzung kombiniert waren. Die übrigen 35 Patienten mit HWS-Frakturen oder Luxationen hatten keine Schädel- oder Hirnverletzungen. Die Zahl zeigt, daß 0,7% aller Schädelverletzungen in dieser Serie mit einer schweren HWS-Verletzung einhergingen.

Unter den 26 416 Verletzten waren 12 920 Patienten mit Schädelverletzungen und 1451 mit Wirbelsäulentraumen; die Schädelverletzungen wurden zu 62%, die Wirbelverletzungen zu 37,7% durch Verkehrsunfälle verursacht. 1070 von 26 416 Verletzten verstarben, davon 593 nach Verkehrsunfällen. Bei diesen 593 Verletzten, die nach einem Verkehrsunfall verstarben, war 333mal eine Schädel-Hirn-Verletzung die Todesursache. Nur 8 Patienten verstarben an einer Wirbelsäulenverletzung.

Nach einer Statistik von REHN (1968) befanden sich unter 4608 Wirbel- und Wirbelfortsatzbrüchen 310 im Bereich der HWS. Von 3288 Wirbelsäulenverletzungen, die GÖGLER (1955) (1955) aus dem Material der Berufsgenossenschaften zusammenstellte, betrafen 11% die HWS. JUNGHANNS (1970) fand unter 591 Frakturen 125 in diesem Bereich. Dieser höhere Anteil wird dadurch erklärt, daß es sich bei den vorliegenden Untersuchungsbefunden nur um stationär aufgenommene Patienten handelt, während GÖGLER und REHN auch Quer- und Dornfortsatzbrüche einbeziehen.

Eine Kombinationsverletzung des Schädels und der HWS fand sich bei 265 Patienten. Die HWS-Verletzungen bestanden 74mal in einer Fraktur oder Luxationsfraktur ohne und 16mal in einer solchen Verletzung mit neurologischen Ausfällen. In 8 Fällen konnte trotz einer Verletzung des Rückenmarks eine knöcherne Verletzungsfolge nicht festgestellt werden.

Unter den Unfallvorgängen standen die Verkehrsunfälle weit im Vordergrund. Als Unfallgegenstand sind 88mal Personenwagen, 28mal Motorräder, in 6 Fällen ein Moped und 12mal ein Fahrrad genannt. In der Gesamtzahl befinden sich 16 verletzte Fußgänger. Außer den Verkehrsunfällen ist der Sturz aus der Höhe oder zu ebener Erde bei 69 Patienten die Ursache der kombinierten Schädel-HWS-Verletzung gewesen.

Bei den Schädelverletzungen standen die Verletzungen des Hirnschädels und der Schädelbasis mit 249 Patienten weit im Vordergrund; von diesen wiederum waren nur 25 gefährliche Verletzungen wie Kontusionen, intrakranielle Blutungen oder Impressionsfrakturen, nur in einem Fall mußte eine Trepanation durchgeführt werden.

Es ergibt sich, daß die Kombinationsverletzungen von Schädel und HWS in diesem großen Untersuchungskollektiv insgesamt selten zu sein scheinen. Die Aufdeckung der Schäden erfordert aber eine spezielle Untersuchungstechnik, wie sie beispielsweise von SATERNUS (1979), vgl. S. 23 angewandt wurde.

DAVIS et al. (1971) berichteten über eine Serie von 50 tödlichen kraniozervikalen Verletzungen; besondere Sorgfalt wurde bei der Auswertung auf die traumatischen Schäden am kraniozervikalen Übergangsgebiet angewandt. *Röntgenaufnahmen der HWS* wurden im anteroposterioren und seitlichen Strahlengang durchgeführt, nach Injizierung von Kon-

Tabelle 2. Todesursache bei 50 Fällen. (Aus DAVIS et al. 1971)

Typ des Unfalls	Anzahl von Fällen
Kraftfahrzeug	
Fahrer	24
Fahrzeuginsasse	2
Fußgänger	12
Kraftrad	5
Sturz	3
Verschiedenes	3
Unbekannt	1

Tabelle 3. Zusammenfassung der pathologischen Befunde. (Aus DAVIS et al. 1971)

Pathologische Befunde	Anzahl von Fällen
Schädelfraktur allein	24
Wirbelsäulenverletzung allein	36
Hirnverletzung allein	38
Hirnverletzung und Rückenmarksverletzung	23
Hirnverletzung und Schädelfraktur	21
Hirnverletzung und knöcherne und ligamentäre Wirbelsäulenverletzung	18
Hirnverletzung und Schädel- und Wirbelsäulenverletzungen	13
Rückenmarksverletzung allein	35
Rückenmarksverletzungen und Gehirnverletzungen	23
Rückenmarksverletzungen und knöcherne und ligamentäre Wirbelsäulenverletzungen	23
Rückenmarksverletzungen und Schädelbruch	11
Rückenmarksverletzungen und Schädel- und Wirbelsäulenverletzungen	13
Pathologische Befunde sowohl im Gehirn als auch Rückenmark ohne Verletzungen des knöchernen Schädels und der Wirbelsäule [a]	10

[a] einschließlich Verletzungen der Zwischenwirbelscheiben und schweren Verletzungen der Ligamente.

trastmitteln in die Aa. vertebrales. Die HWS, von Th 1 an, einschließlich der Schädelbasis wurde dann mit Hilfe einer hinteren Schnittführung in toto entnommen. Das Präparat wurde dann in der Mittellinie durchtrennt. Das Rückenmark mit den umgebenden Häuten wurde herauspräpariert und für weitere histologische Untersuchungen in Formalin fixiert. Die Weichteile der HWS wurden dann entfernt und Knochen, Zwischenwirbelscheiben und Ligamente auf weitere traumatische Schäden untersucht. Wie sich aus Tabelle 2 ergibt, waren die tödlichen Unfälle in den meisten Fällen die Folge eines Kraftverkehrsunfalles. Etwa ¼ der tödlich Verunfallten waren Fußgänger. Der Tod trat bei 33 Patienten unmittelbar ein, der Rest überlebte bis 12 Tage.

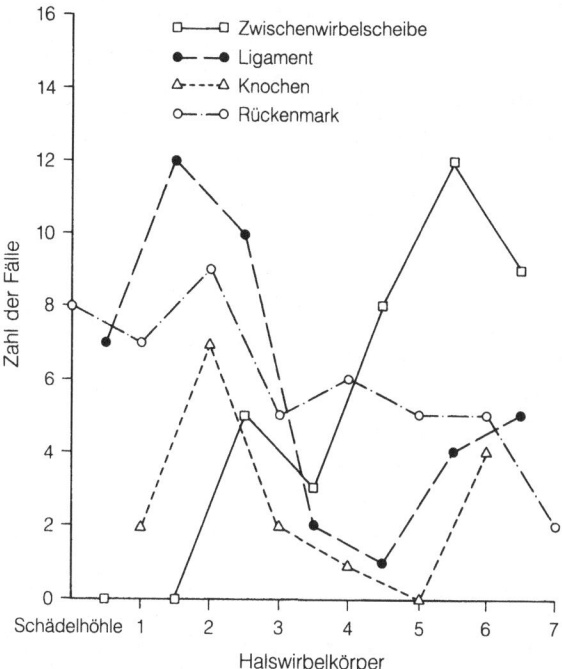

Abb. 1. Die graphische Darstellung zeigt die verschiedenen traumatisch geschädigten anatomischen Strukturen im Bereich der verschiedenen HWS-Segmente. (Aus DAVIS et al. 1971)

Wie sich aus der Auswertung von schweren Kfz-Unfällen erwarten ließ, lagen schwere multiple Verletzungen der Extremitäten (21 Fälle), des Thorax (19 Fälle) und des Beckens (2 Fälle) vor. Bauchverletzungen mit rupturierten Organen (13 Fälle) lagen oft vor. Wegen der Schwere der multiplen Verletzungen war es im allgemeinen nicht möglich, den Tod einer bestimmten einzelnen Verletzungsfolge zuzuschreiben.

Kraniospinale Verletzungen bestanden in allen Formen von Schädel-Hirn-Verletzungen. Traumatische Gewebeschäden im Gehirn fanden sich kombiniert mit solchen im Rückenmark in 61 % der Fälle und in etwa 25 % der Beobachtungen (13) lagen zusätzlich gleichzeitige Verletzungen sowohl des Schädels als auch der HWS vor (Tabelle 3).

Der Vorzugsitz der knöchernen und ligamentären Verletzungsfolgen zeigte eine Prädilektion an der oberen HWS-Region, während Risse von Zwischenwirbelscheiben mehr in unteren HWS-Bereichen auftraten. Traumatische Schäden der Wirbelsäule fanden sich am häufigsten bei C 2. Gewebeschäden am Halsmark lagen in allen Segmenten vor, jedoch weniger häufig in unteren Anteilen des Halsmarkes (Abb. 1).

Weichteilverletzungen: Es fanden sich 8 Fälle von lediglich Lazerationen der Kopfhaut und 12 weitere Fälle, in denen diese mit Schädelfrakturen oder Hirnverletzungen kombiniert waren. Die Halsmuskulatur zeigte häufig Blutungen oder Risse im Bereich der Knochenverletzungen (Frakturen, Dislokationen)

Tabelle 4. Häufigkeit der traumatisch geschädigten Ligamente. (Aus DAVIS et al. 1971)

Ligament	Anzahl der Fälle
Ligamentum interspinosum	11
Ligamentum longitudinale anterior	11
Ligamentum flavum	10
Ligamentum longitudinale posterior	11
Gelenkkapsel	7

oder der ligamentären Schäden. *Retropharyngeale Hämatome*, groß genug um eine Verlegung der Luftwege zu verursachen, wurden bei 6 Patienten gefunden, sie fanden sich zusammen mit Dislokationen und/oder Frakturen der atlantookzipitalen oder atlantoaxialen Gewebsanteile.

Verletzungen der Ligamente: Hervorzuheben ist, daß Lazerationen und Risse von Ligamenten sowohl mit als auch ohne Fraktur benachbarter Knochenanteile auftraten. Von den 36 Beobachtungen mit Anhalt für Verletzungen im Halsbereich wiesen 18 Schäden an ligamentären Strukturen auf (Tabelle 4). In wenigen Fällen waren einzelne Ligamente zerrissen. Die häufigste isolierte Läsion nahm die Kapsel einer Fazette ein (5 Fälle) und bestand in einem Riß mit der Öffnung der Gelenkkapsel. *Isolierte Risse* des *Lig. longitudinale post.*, wahrscheinlich als Folge von Hyperflexionsverletzungen, fanden sich in 11 Fällen. Interessanterweise wurden isolierte Risse des *Lig. longitudinale ant.* in dieser Serie nicht gesehen, die Autoren entnehmen hieraus die Seltenheit von isolierten Hyperextensionsverletzungen. Bei 6 Beobachtungen waren *sämtliche Ligamente zwischen 2 benachbarten Wirbelkörpern gerissen* (Abb. 2a, b). Die meisten der schweren Schäden an den Ligamenten fanden sich im atlantoaxialen Bereich. Es ist wesentlich hervorzuheben, daß in schweren Verletzungen der oberen Halswirbelsäule das *Lig. transversale* nur in einem Fall gerissen war. Die Auswertung der Höhen, in denen sich die Verletzungen der Ligamente fanden, ergibt, daß die meisten im Bereich der oberen HWS nahe dem ersten Halswirbelkörper auftraten.

Traumatische Zwischenwirbelscheibenschäden fanden sich in dieser Serie häufig (19 Fälle), sie fanden sich am häufigsten im Bereich der unteren HWS-Region, besonders bei C5/C6, diese Läsionen waren allgemein begleitet von Rissen des vorderen Längsbandes, sie konnten jedoch auch vereinzelt in isolierten Einrissen der Zwischenwirbelscheibensubstanz bestehen. In Einzelfällen war die Zwischenwirbelscheibe vollständig fragmentiert und freie Stücke waren in den Spinalkanal vorgedrungen (Abb. 3a, b); in anderen Fällen waren sie einfach auseinandergerissen.

Knöcherne Verletzungen von *Schädelknochen* und *Wirbelsäule* waren häufig, besonders im kraniozervikalen Übergangsbereich. Es lagen 27 Frakturen des Schädelknochens vor, von denen 16 Impressionsfrakturen waren (Tabelle 5). Die Vorzugslokalisation war die Schädelbasis, von der Bruchlinien in die Schädelkapsel einstrahlten. Allgemein fand sich keine Beziehung zwischen der Schwere der Knochenverletzung am Schädel und der Schwere der Knochenverletzung an der Halswirbelsäule und am Halsmark. Die Autoren wiesen darauf hin, daß Wirbelsäulenfrakturen häufiger in der oberen als in der unteren HWS-Region

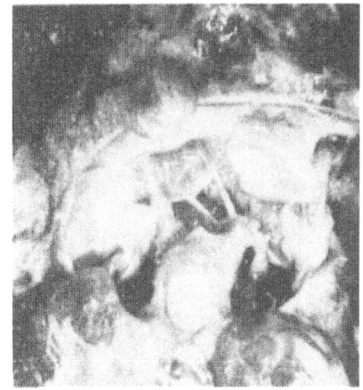

a

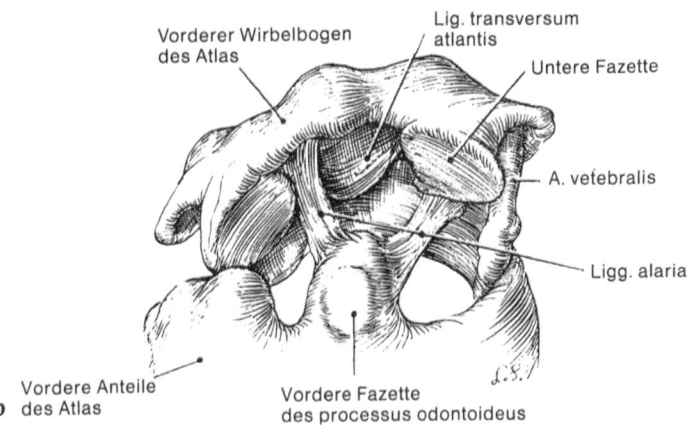

Vorderer Wirbelbogen des Atlas

Lig. transversum atlantis

Untere Fazette

A. vertebralis

Ligg. alaria

Vordere Anteile
b des Atlas

Vordere Fazette des processus odontoideus

Abb. 2a, b. Fall 834. Blick auf Atlas und Axis von vorn; die Strukturen sind in einem Winkel von etwa 90° geöffnet worden, um die Fazetten und das Ausmaß der Ausrisse der Ligamente des Os odentoideum zu zeigen. **a** Foto des Gewebestückes, **b** Zeichnung. (Aus DAVIS et al. 1971)

gefunden wurden; sie erklären das mit dem Umstand, daß lediglich tödliche Verletzungen ausgewertet wurden, Frakturen im unteren HWS-Bereich wiesen im allgemeinen bessere Überlebenschancen auf. Sieben der 11 HWS-Frakturen betrafen den 2. Halswirbelkörper, der Zahnfortsatz war viermal gebrochen. Kompressionsfrakturen der Wirbelkörper, die so häufig bei Verletzungen der unteren HWS gesehen werden, fanden sich in dieser Serie nur bei 4 Fällen. Hervorzuheben ist, daß Frakturen der Quer- und Dornfortsätze nur sehr selten gesehen werden.

Traumatische Hirnschäden: Intrakranielle Blutungen lagen nur bei der Hälfte der Fälle vor (Tabelle 6), wahrscheinlich bedingt durch frühzeitigen Herzstillstand oder Verletzung größerer Blutgefäße. Lediglich eine *subdurale* und keine *epidurale Blutung* wurde aufgefunden, obwohl solche Läsionen von Gerichtsmedizinern in etwa 50% der Fälle berichtet werden. Subarachnoidale Blutungen ohne oder nur mit oberflächlichen Verletzungen bestanden in 13 Fällen und mit anderen

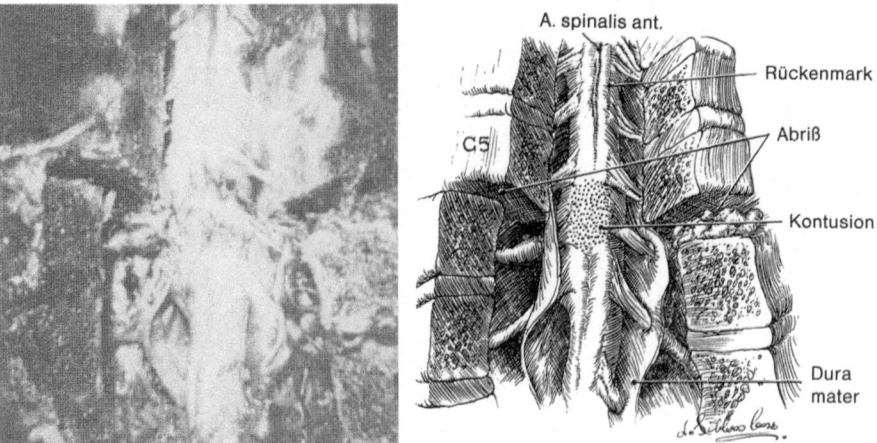

a b

Abb. 3a, b. Fall 846. Der Sagittalschnitt durch die Mittellinie der HWS mit den beiden Hälften wie ein Buch nach hinten geöffnet. Die Wirbelkörper von C2 und C4 waren vollständig getrennt, die intervertebralen Ligamente ausgerissen und die Zwischenwirbelscheibe zerrissen. **a** Foto des Gewebeblockes, **b** Zeichnung. (Aus Davis et al. 1971)

Tabelle 5. Typ und Häufigkeit von Schädelbrüchen. (Aus Davis et al. 1971)

Schädelbruch	Anzahl der Fälle
Keine Impressionsfrakturen	
Längsfraktur, frontal	2
Längsfraktur, temporal	1
Basisfraktur	7
Beidseitige Konvexitätsfraktur	1
Impressionsfrakturen	
Parietal	1
Basal	6
Fraktur über beiden Schädelkonvexitäten in die Basis reichend	9

Gehirnverletzungen in zusätzlich 12 Beobachtungen. In 2 Fällen waren intrazerebrale Blutungen mit Kontusionsherden oder Lazerationen kombiniert. Bei der Zerlegung des Gehirns wurden jedoch in knapp der Hälfte der Fälle kleinere petechiale Blutungen gesehen.

Sogenannte *Rindenprellungsherde* waren ein häufiger, jedoch nicht ständiger Befund (Tabelle 7). Die Frontalregion war am häufigsten befallen, oft kombiniert mit sog. Kontusionsherden in anderen Regionen, besonders den Temporallappen.

Lazerationen des *Gehirns* waren nicht üblich, wenn sie vorlagen, betrafen sie im allgemeinen die Frontallappen (Tabelle 8).

Tabelle 6. Häufigkeit der verschiedenen Typen von intrakraniellen Blutungen. (Aus DAVIS et al. 1971)

Blutungen	Anzahl der Fälle
Subarachnoidal	25
kombiniert mit Hirnkontusionen	(12)
und Lazeration	
Petechial	24
Intrazerebral	2
Subdural	1
Keine Blutung	20
Unbekannt	2

Tabelle 7. Häufigkeit von Rindenprellungsherden. (Aus DAVIS et al. 1971)

Lokalisation	Anzahl der Fälle
Frontal	7
Frontal und andere Regionen	4
Zentral	2
Temporal	2
Temporal und andere Regionen	6
Parietal	2
Parietal und andere Regionen	1
Okzipital und andere Regionen	3
Nasal und andere Regionen	3
Andere	3
Keine	30
Unbekannt	2

Hirnschwellung trat gewöhnlich in Kombination mit Rindenprellungsherden oder Blutungen auf. In 2 Fällen, in denen künstliche Beatmung angewandt worden war, bestand ebenfalls eine Hirnschwellung. In 5 Fällen war die Hirnschwellung so ausgeprägt, daß transtentorielle Hernienbildungen vorlagen. Druckkonus der Kleinhirntonsillen wurde nicht beobachtet.

Gewebeschäden am Rückenmark: Trotz der schweren traumatischen Knochenschäden an der Wirbelsäule war die *A. vertebralis* nur in zwei Fällen gerissen. In Fällen von *atlantoaxialer Separation* lagen jedoch immer Risse kleinerer der A. vertebralis entstammender Gefäße vor. Die Äste ziehen zunächst etwas nach unten und ziehen durch die Foramina intervertebralia und verlaufen entlang den Nervenwurzeln und anastomosieren mit der A. spinalis ant. Diese kleinen Äste waren normalerweise gerissen, bevor sie den Subarachnoidalraum erreichten. In einem Fall von Fraktur mit Dislokation bestand eine Thrombose der A. spinalis ant.

DAVIS et al. (1971) berichteten über sog. *Kontusionen im unteren Hirnstamm* in 13 Fällen, in weiteren 6 Fällen lagen Lazerationen und Kontusionen im unteren Hirnstammbereich und/oder oberen Halsmark vor. Hier wenden diese Autoren

Tabelle 8. Lokalisation der Gehirnlazerationen. (Aus DAVIS et al. 1971)

Lokalisation	Anzahl der Fälle
Frontal	4
Frontotemporoparietal	1
Temporal	1
Parietal	2
Basookzipital	1
Unbekannt	2
Keine	39

Tabelle 9. Vergleich von klinischen und autoptisch untersuchten Fällen von kraniospinalen Verletzungen. (Aus DAVIS et al. 1971)

	Autopsiefälle von DAVIS et al. (%)	Klinische Fälle von DURBIN (%)
Okziput bis C2	20	16
Frakturen von C3 einschließlich C7	10	9,3
Frakturen mit Dislokationen	8	32
Zwischenwirbelscheibenrupturen	36	38,7
Verschiedene (Risse von Ligamenten)	26	4

wohl eine inadäquate Nomenklatur an, denn von echten Kontusionen im Hirnstammbereich habe ich mich nicht überzeugen können. Ich verweise auf die entsprechenden Ausführungen in Bd. 13/VI.B dieser Reihe, S. 445.

Epidurale Blutungen des Rückenmarks wurden in 3 Fällen gesehen, einmal in der Thorakalregion, einmal in der mittleren und unteren Zervikalregion und einmal den gesamten Spinalkanal einnehmend.

Zerlegung des Rückenmarks ergab *petechiale Blutungen* in 22 Fällen. Diese Gewebeschäden lagen im Bereich der knöchernen oder ligamentären Verletzungen vor, und in wenigen Fällen auch ein oder zwei Segmente oberhalb oder unterhalb dieser Läsionen.

Risse kamen häufiger in oberen als unteren Halsmarkabschnitten vor. Es lagen Lazerationen am kraniozervikalen Übergangsgebiet in 6 Fällen vor und nur in der Hälfte dieser Zahl im Bereich tiefer liegender Segmente. Die Lazerationen führten zu einer vollständigen Durchtrennung des Rückenmarks in allen Fällen.

Halsmuskulatur: Obwohl sich häufig zahlreiche Blutungen in der Nackenmuskulatur fanden, so bestanden doch nur selten Risse von Muskeln. Kopf und Hals mit HWS und Rückenmark müssen im Hinblick auf traumatische Verletzungsfolgen als eine Einheit betrachtet werden. Selten nämlich ist eine Region beteiligt, während die andere von traumatischen Schäden frei bleibt. In klinischen Untersuchungen finden sich die meisten Verletzungen der HWS in ihren unteren Anteilen (ROGERS 1957) (Tabelle 9). Bei tödlich ausgehenden Gewalteinwirkungen finden sich Gewebeschäden in Höhe des okzipitozervikalen Übergangsgebietes (Abb. 4a, b). Risse von Ligamenten treten ebenfalls in den

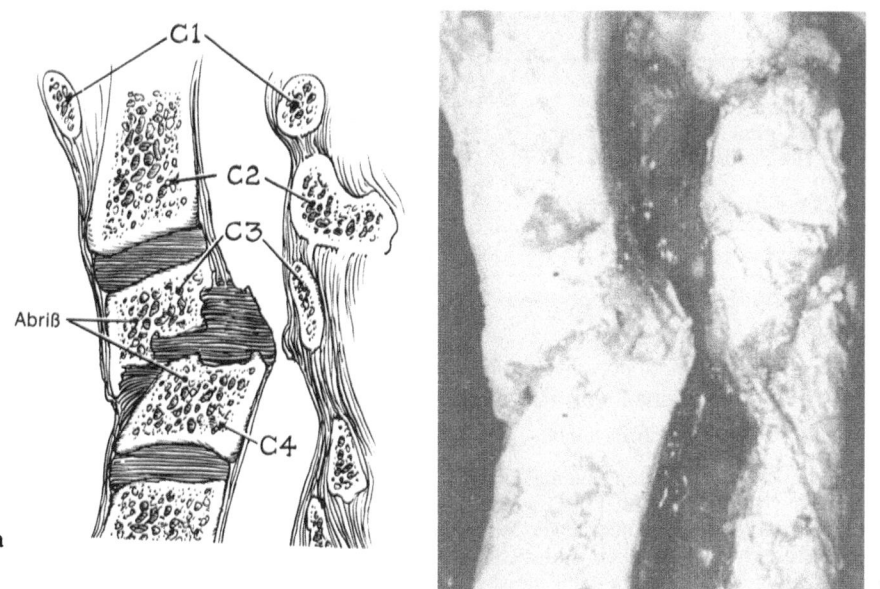

Abb. 4a, b. Fall 885. Der Sagittalschnitt durch die Mittellinie zeigt eine Ruptur der Zwischenwirbelscheibe C3/C4 und Frakturen der angrenzenden Wirbelkörper mit Austritt von Zwischenwirbelscheibensubstanz, die den Wirbelkanal einengt und eine Reduzierung der Verlagerung verhindert. **a** Zeichnung. **b** Foto. (Aus DAVIS et al. 1971)

oberen Segmenten häufig auf, während traumatische Schäden an den Zwischenwirbelscheiben dagegen bevorzugt in den unteren zervikalen Anteilen zu finden sind (DAVIS et al. 1971). Daraus ergibt sich auch ein Hinweis auf das zu erwartende klinische Bild, denn Frakturen mit Dislokationen im oberen HWS-Bereich gehen mit Paraparesen oder Tetraparesen einher.

Diese umfassenden Untersuchungen mit der Aufdeckung traumatischer Gewebeschäden an Gehirn und HWS und/oder Halsmark zeigen eindeutig, daß Unfallabläufe, schwer genug um Schäden an einem der beider Systeme zu erzeugen, wohl auch das andere System in Mitleidenschaft ziehen. Eine schwere Schädel-Hirn-Verletzung mit Bewußtlosigkeit kann klinisch-neurologische Befunde von Seiten einer Wirbelsäulen-/Rückenmarksverletzung besonders im HWS-Bereich maskieren.

SHRAGO (1973) berichtete über eine Serie von 50 Patienten mit Halswirbelverletzungen und untersuchte die Patienten auf das gleichzeitige Vorliegen von Schädel-Hirn-Verletzungen. 56% dieser Patienten hatten Verletzungen im Bereich der oberen HWS (C1–C2), 34% hatten Verletzungen bei C5 und tiefer; lediglich bei 10% bestanden Verletzungen im Bereich der mittleren HWS (C3–C4). Ein großer Prozentsatz der Patienten mit Verletzungen der oberen HWS (53%) hatten auch Schädel-Hirn-Verletzungen erlitten. Verletzungen der unteren HWS waren weniger häufig mit Schädel-Hirn-Verletzungen kombiniert.

Tabelle 10. Häufigkeit von Schädel-, Hirn- und HWS-Verletzungen. (Aus ALKER et al. 1975)

Kraniozervikale Verletzungen		82 (56,2%)
Nur Schädelfrakturen	51 (34,9%) ⎱	
Schädel- und HWS-Frakturen	10 (6,8%) ⎰ ⎱ 61 (41,7%)	
Nur HWS-Verletzung	21 (14,3%) ⎰ 31 (21,2%)	
Keine kraniozervikale Verletzung		64 (43,8%)
Gesamtzahl		146 (100%)

ALKER et al. (1975) berichteten über eine Serie von 146 tödlichen Verletzungen durch Kfzs, bei denen *vor der Autopsie eine röntgenologische Untersuchung durchgeführt worden war.*

Lediglich die Patienten, die am Unfallort oder kurz nach der stationären Aufnahme verstarben, wurden in dieser Studie eingeschlossen. Es handelte sich entweder um Kfz-Unfälle, bei denen ein oder zwei Wagen beteiligt waren, oder um Fußgänger oder Fahrradfahrer, die von einem Fahrzeug angefahren worden waren.
Die *röntgenologische Untersuchung* bestand in einer *a. p.-Röntgenaufnahme des Schädels* sowie *a. p.* und *seitlichen Aufnahmen* der *HWS. Schichtaufnahmen* wurden dann durchgeführt, wenn sie notwendig waren. Die übrigen Anteile des Skelettes wurden dann untersucht, wenn es aufgrund der äußerlich sichtbaren Verletzungsfolgen notwendig schien.

Kraniozervikale Verletzungen lagen bei 82 Patienten vor, sie waren in den meisten Fällen die Todesursachen (Tabelle 10). Schädelfrakturen bestanden bei 51 der Patienten und Frakturen und/oder Dislokationen der HWS lagen vor bei 21 Patienten, während 10 Patienten Verletzungen beider Regionen aufwiesen. Bei den verbleibenden 6 Patienten ohne Frakturen des Schädels oder der HWS, war der Tod gewöhnlich die Folge von Brust- oder Bauchverletzungen.
Die *knöchernen Schädelverletzungen* reichten von Längsfrakturen der Schädelkalotte oder Schädelbasis bis zu solchen mit schwersten Zerstörungen, wie sie sonst gewöhnlich nur bei Kriegsopfern gesehen wurden. In einem Fall verursachte eine gewaltige auf den Vertex des Schädels einwirkende Gewalt eine Ringfraktur um das Foramen occipitale magnum mit einer daraus folgenden basilären Einstauchung, analog einer Berstungsfraktur, die durch einen ähnlichen Unfallmechanismus verursacht ist.
Schädel-Hirn-Verletzungen: Die *Schwere der Schädelbrüche* konnte auch daraus entnommen werden, daß bei 41 von 61 Patienten *Luft* in der *Schädelkapsel* aufgefunden wurde. Von diesen hatten 18 *subdurale* und/oder *subarachnoidal gelegene Luftansammlungen,* während 23 *Luftansammlungen sowohl extrazerebral* als auch in den *venösen Sinus der Dura,* am häufigsten im *Sinus sagittalis sup.* aufwiesen. Bei einer Anzahl der Verstorbenen ließ sich auch *Luft* im *Ventrikelsystem* oder im *zervikalen Rückenmarkskanal* nachweisen. Die Patienten, die Luftansammlungen im Sinus der Dura hatten, wiesen relativ einfache Längsfrakturen auf, die meistens den Warzenfortsatz des Schläfenbeins oder die Schädelbasis einnahmen. Viele dieser Patienten hatten zusätzlich *Luft* in den *Vv. jugulares* oder im *rechten Herzen,* ein Zeichen dafür, daß eine massive Luftembolie entweder zum Tode geführt hatte oder einen wesentlichen, zusätzlichen Faktor darstellte.

Tabelle 11. Höhenlokalisation der HWS-Frakturen und/
oder Dislokationen. (Aus ALKER et al. 1975)

Atlantookzipital	8
C1	7
C2	10
C3	1
C4	1
C5	2
C6	2
C7	0
Insgesamt	31

HWS-Verletzungen: Siebzehn der 31 Verletzungen der HWS waren die Folge von *Flexion;* diese schlossen alle die *atlantookzipitalen Dislokationen* und einige *Frakturen des Zahnfortsatzes des Axis* ein. Sieben waren die Folge von *Extensionsverletzungen,* am häufigsten *Henkersfrakturen.* Dieser Typ von Verletzungen besteht in einer Fraktur der Pedikel von C2 und einer Dislokation oder Subluxation zwischen C2 und C3. Dieser Verletzungstyp ist eingehend im Bd. 13/VII dieser Reihe, S. 368 beschrieben. In den übrigen Beobachtungen ließ sich der genaue Unfallhergang nicht aufdecken, bei einigen wurden seitliche Vektorrichtungen der einwirkenden Gewalt vermutet.

Tabelle 11 zeigt die Verteilung der tödlichen Frakturen und Dislokationen im HWS-Bereich. Die überwiegende Mehrzahl betraf den kraniozervikalen Übergangsbereich oder den 1. oder 2. Halswirbel. *Atlantookzipitale Dislokationen* lagen bei 8 Patienten vor, die fast alle von einem Kraftfahrzeug erfaßt worden waren, was nach Angaben der Autoren zu einer plötzlichen Beschleunigung des Körpers nach hinten in Bezug auf den Kopf führte mit einer daraus sich ergebenden Hyperflexion der HWS. In einem solchen Fall lag eine Dislokation zwischen C2 und C3 vor. Risse der Lgg. transversaria und alaria fanden sich in einigen Fällen von atlantoaxialen Dislokationen, ebenso wurden Frakturen des Zahnfortsatzes gesehen. *Frakturen des 2. Wirbelkörpers* waren im allgemeinen solche vom *Henkers-Typ.* Verletzungen der mittleren und unteren Anteile der HWS waren sehr selten und bestanden im allgemeinen aus einer Dislokation von einem zu einem anderen Wirbelkörper, entweder in der Längs- oder Querrichtung. Hervorzuheben ist, daß in fast allen Fällen von HWS-Verletzungen dieselben sich in einer bestimmten Höhe fanden, während die restlichen Anteile der HWS unverletzt blieben.

Die *HWS-Frakturen* waren stets mit *ausgeprägten Schwellungen* der *retropharyngealen Weichteile* vergesellschaftet, oft noch mit *zusätzlichem Weichteilemphysem.* Manchmal verblieb die Herkunft der *retropharyngealen Luftansammlungen* unklar, die Autoren nahmen an, daß eine Verletzung der Rückwand der pharyngealen Wandung vorlag.

Die Durchsicht der Literatur über tödliche Kraftfahrzeugverkehrsunfälle ergibt überraschenderweise, daß bisher zusätzlich zu den durchgeführten Autopsien keine Röntgenuntersuchungen durchgeführt wurden (GIKAS 1972; HOSSACK 1972; BOWEN 1973). Die gleiche Situation ergibt sich bei der Auswertung von tödlichen Kraftverkehrsunfällen von Kraftfahrzeuginsassen, Fußgängern und Radfahrern (SPITZ 1970; TONGE et al. 1972; SEVITT 1962).

Der Prozentsatz von 21,2% von Verletzungen der HWS in der Serie von ALKER et al. (1975) ist signifikant höher als in früheren Berichten von 3% in der Serie von HOSSACK (1972) bis zu 15,3% in der Serie von TONGE et al. (1972). Die Auffindung von Frakturen und/oder Dislokationen im Bereich der oberen HWS erfordert sorgfältige und zeitraubende Arbeit von Seiten des Obduzenten. Diese Verletzungen lassen sich oft schon durch postmortal vorgenommene röntgenologische Untersuchungen aufdecken, besonders wenn Aufnahmen in Flexions- und Extensionslagen vorgenommen werden. Die sorgfältige und detaillierte Autopsietechnik in Verbindung mit postmortalen Röntgenuntersuchungen, wie sie von ALKER et al. (1975) mitgeteilt wurden, müssen zwangsläufig einen höheren und damit zuverlässigeren Prozentsatz von HWS-Verletzungen ergeben im Vergleich zu den Mitteilungen der übrigen Autoren, die lediglich Routineautopsien ohne Röntgenuntersuchungen durchführten. Im Hinblick auf die sorgfältige und gediegene Autopsiekopietechniken ist die vorgenannte Studie mit der von DAVIS et al. (1971) sowie der folgenden von SATERNUS (1979) vergleichbar.

Serie von SATERNUS

SATERNUS (1979) legte eine großangelegte klassische Studie von 457 Fällen aus dem laufenden Obduktionsgut des Institutes für Rechtsmedizin der Universität Köln vor, die als beispielhaft für ähnliche Projekte gelten kann. Es handelt sich dabei um 427 Traumata und 30 Kontrollfälle. Die erarbeiteten Befunde haben eine große Zahl bisher vorgelegter Daten obsolet gemacht.

Zur *Charakterisierung* des *Verletzungsmusters* dienten für sämtliche Beobachtungen 549 verschiedene Variablen, weitere 62 zur Beurteilung degenerativer Veränderungen an der HWS. Hinsichtlich der Einzelheiten verweise ich auf die Originalarbeit.

Die Verletzungen der Halsmuskulatur, der großen Gefäße, von Ösophagus, Trachea, Schilddrüse, des Retropharyngealbereiches sowie von Kehlkopf und Zungenbein wurden durch 30 Variable beschrieben.

Für das Verletzungsmuster der HWS wurden gesondert 162 Variable benötigt, wie schon erwähnt 62 weitere für die Klassifizierung degenerativer Veränderungen.

SATERNUS (1979) erweiterte die von HINZ (1968) am gleichen Institut eingeführte Untersuchungstechnik in einigen Punkten. Es wurde insoweit auf sie zurückgegriffen, als die HWS im Zusammenhang mit der hinteren Schädelbasis entnommen wurde, doch wurde in der vorliegenden Untersuchung nicht das gesamte Halspaket in toto bei − 20 °C eingefroren und in parasagittale Scheiben zerlegt. Vielmehr wurden die Halsmuskulatur nur in „Blutleere" schichtweise präpariert, Aa. carotis comm. und Vv. jugulares in situ dargestellt sowie Kehlkopf und Zungenbein auch unter Freilegung der Kehlkopfringknorpelgelenke präpariert. Dadurch konnten Verletzungen dieser Region in ihrer Lokalisation und Ausdehnung besser als an den lamellierten Präparaten beurteilt werden.

Den in jedem Fall ab 1972 vor dem Zerlegen der HWS durchgeführten Röntgenaufnahmen (a. p. und seitlich) wurden jeweils 2 Schrägaufnahmen hinzugefügt, um degenerative Veränderungen und dabei insbesondere die Foramina intervertebralia besser beurteilen zu können.

IV. Verletzungsmuster

Im folgenden wird eine Zusammenfassung der Verletzungsmuster aus den Untersuchungen von SATERNUS (1979) gegeben.

1. Verletzungen des Halses und der lokalen anatomischen Strukturen

Axiale Halsverletzungen: Bei den *äußerlichen Halsverletzungen* mit Ausnahme der Strangfurchen beim Erhängen ist die Regio submandibularis bevorzugt betroffen (Tabelle 12). Aus Tabelle 13 geht hervor, daß diejenigen, die als Fahrzeuglenker (Kfz oder Zweirad) einen Unfall verursachten, mit zunehmender Geschwindigkeit des Fahrzeuges gehäuft mit dem Kinn aufgeschlagen waren, während bei Personen, die passiv in einen Unfall hineingezogen wurden, eine derartige Abhängigkeit nicht bestand. Eine Erklärung gibt die Art des Unfallgeschehens. Die Betroffenen starben in diesen Fällen immer nach einem Frontalauffahrunfall (45% frontal, 30% links- und 25% rechtsfrontal). Dagegen überwogen bei den passiven Beteiligten seitliche Kollisionen. Charakteristisch sind Verletzungen der Regio submandibularis in der Serie von SATERNUS (1979), speziell bei PKW-Fahrern, wohingegen sie bei Stürzen (24%) und bei Fußgängerunfällen wesentlich seltener (10%) vorkommen.

Unter ihnen sind die im Liegen überfahrenen Fußgänger häufiger, nämlich in fast der Hälfte der Fälle betroffen, was verständlich wird, wenn man dabei die Vielzahl verschiedenartiger Gewalteinwirkungen berücksichtigt.

Die *Verletzungen* der *Regio submandibularis* können also als recht typisch für den PKW-Lenker-Unfall (Frontalauffahrunfall) angesehen werden. So wiesen in der Serie von SATERNUS (1979) von 65 Insassen nur 16 dort keine Verletzungen auf. Von diesen 16 waren allein 7 Beifahrer (Gesamtzahl 19). Die übrigen Beifahrer hatten ihre Submandibularverletzungen durch Aufprall gegen das Armaturenbrett erlitten.

Unterschiede in der Häufigkeitsverteilung der Kinnanprallverletzungen zwischen Fahrern und Beifahrern können nach Ansicht von SATERNUS jedoch nicht

Tabelle 12. Die äußeren Verletzungen des Halses in Abhängigkeit von der Verletzung der R. submandibularis. (Aus SATERNUS 1979)

Verletzungen	R. submandibularis oberfl.	tiefgr.	R. colli ventr.	R. st. dextra	R. st. sin.	re. Halsdreieck	li. Halsdreieck	R. colli dorsalis
Druckmarke	5	0	1	0	1	1	0	1
Kratzer	1	0	0	0	0	0	0	0
Schürfung	22	5	11	0	3	2	0	2
Schnitt/Schürfung	5	9	7	0	4	1	1	1
Prellmarke	16	25	9	0	5	2	2	2
Ablederung	0	3	1	0	1	1	1	0
Hämatom	5	4	3	0	2	0	2	0
Sonstige	2	4	2	0	2	0	0	2
	56	50	34 von 47	0	18 von 25	7 von 9	6 von 9	8 von 30

R. colli ventr. = R. colli ventralis.
R. st. dextra = R. sternocleidomastoidea dextra.
R. st. sin. = R. sternocleidomastoides sinistra.
re. Halsdreieck = re. seitl. Halsdreieck.
li. Halsdreieck = li. seitl. Halsdreieck.

Tabelle 13. Verletzungsmuster der Regio submandibularis bei Kfz-Insassen und Zweiradfahrern. (Aus SATERNUS 1979)

	Fahrzeugbeschädigung	Verletzungen der R. submanibularis		
Verunfaller	Leicht n = 24	20%	8%	Prellung
			12%	Schürf- und/oder Schnittverletzungen
			0%	Prell-/Schürfverletzung
	Stark n = 55	34%	13%	Prellung
			18%	Schürf- und/oder Schnittverletzungen
			2%	Prell-/Schürfverletzung
	Massiv n = 34	70%	35%	Prellung
			26%	Schürf- und/oder Schnittverletzungen
			6%	Prell-/Schürfverletzung
Passiv Beteiligte	Leicht n = 19	47%	15%	Prellung
			26%	Schürf- und/oder Schnittverletzungen
			0%	Prell-/Schürfverletzung
	Stark n = 29	27%	13%	Prellung
			10%	Schürf- und/oder Schnittverletzungen
			3%	Prell-/Schürfverletzung
	Massiv n = 4	50%	0%	Prellung
			50%	Schürf- und/oder Schnittverletzungen
			0%	Prell-/Schürfverletzung

isoliert betrachtet werden, sondern es stellte sich dabei die Frage, ob diese
Läsionen Teile eines differenten Gesamtverletzungsmusters sind. Eine Antwort
darauf liefert die Todesursache. So überwiegen bei den PKW-Fahrern die
tödlichen Rumpfverletzungen, während sich bei den Beifahrern Rumpf- und
Kopfverletzungen die Waage hielten.

Halsgefäße: Die *Verletzungen* von *A. carotis comm.* und *V. jugularis* entstehen
nach den Untersuchungen von SATERNUS analog denen der vorderen Halsmuskulatur. Dabei überwiegen bei den typischen Überstreckungsverletzungen des
Halses bei den Kinnanprallverletzungen – auch in Kombination mit weiteren von
Obergesicht und Kinn – und bei den seitlichen Schädelanprallverletzungen die
Blutungen gegenüber den Rißverletzungen bzw. den selten vorkommenden
kompletten Zerreißungen. Die Relationen sind in Tabelle 14 von SATERNUS (1979)
zusammengestellt. Typischer Sitz der Blutungen ist das perivaskuläre Bindegewebe, allenfalls findet sich hier ein Übergang auf die Adventitia. Sehr selten treten
zudem subintimale Blutungen auf, während die Unterblutung sämtlicher Wand-
schichten in SATERNUS Material nicht beobachtet wurde. Führendes Symptom
einer Gefäßbeteiligung war der Kinnanprall. Dabei ergibt sich aus der Tabelle 14
insofern eine Skalierung, als unter folgenden Gesichtspunkten unterschieden

Tabelle 14. Verletzungen der A. carotis comm. und V. jugularis bei verschiedenen Gewalteinwirkungen (in %). (Aus SATERNUS 1979)

	A. carotis communis				V. jugularis				Gesamtzahl
	rechts Unter- blutung	Riß	links Unter- blutung	Riß	rechts Unter- blutung	Riß	links Unter- blutung	Riß	
Kinnanprall	25,0	8,0	26,0	9,0	27,0	3,5	28,0	5,6	n = 141
Kinnanprall ohne Kiefer- und Schädelbasisfraktur	14,9	8,5	21,3	8,5	17,0	4,3	17,0	8,5	n = 47
Unter- und Oberkiefer- frakturen	39,5	4,0	42,0	2,6	36,8	4,0	38,0	5,2	n = 76
Kieferfraktur und Schädelbasisfraktur	39,2	11,7	35,2	17,6	43,1	5,9	43,1	7,8	n = 51
Kinnanprall und (Ober- gesichts- oder Stirn- verletzung)	14,7	4,5	14,7	2,2	19,3	–	17,0	–	n = 88
re.-seitl. Schädelanprall	12,3	1,8	12,3	3,5	14,0	–	14,0	–	n = 57
li.-seitl. Schädelanprall	9,8	3,9	11,8	5,9	9,8	–	9,8	2,0	n = 51
Hinterhauptsanprall	1,7	3,3	5,0	3,3	5,0	–	1,0	–	n = 60
Erhängen	–	9,6	2,4	6,0	1,2	2,4	1,2	1,2	n = 83

„Riß" bedeutet Intimariß bis vollständige Gefäßruptur.
„Kinnanprall" schließt auch die Gewalteinwirkung gegen den Oberkiefer ein.

wurde: (1) *Kinnanprall ohne Kiefer-* oder *Schädelbasisfraktur*, (2) *Kinnanprall mit Unter-* oder *Oberkieferfraktur* und (3) *Kinnanprall mit Kiefer-* und *Schädelbasisfraktur.*

Nach dieser Unterteilung von SATERNUS (1979) ist die Häufigkeit der Verletzungen der großen Halsgefäße abhängig von der Stärke der Gewalteinwirkung.

Einen *anderen Verletzungstyp* von *A. carotis* und *V. jugularis* als nach der Gewalteinwirkung gegen den Schädel und die Regio submandibularis findet sich nach den Untersuchungen von SATERNUS (1979) beim *Erhängen*, und zwar überwiegen hier Intimaverletzungen gegenüber den Unterblutungen. Das war auch zu erwarten, denn jeder Unfalltyp, der mit einer bestimmten Vektorrichtung der einwirkenden Gewalt einhergeht, hat das ihm eigene typische Verletzungsmuster.

Ein früher Autor, der die *Innenschichtverletzungen der A. carotis nach Erhängen* beschrieb, war AMUSSAT (1839). DEVERGIE (1828) hob hervor, daß ein solcher pathomorphologischer Befund auf ein intravitales Geschehen hindeute. Es stellte sich später aber heraus, daß diese Verletzungen der Intima auch die Folge von postmortalem Erhängen sein können, ebenso wie durch vitales und postmortales Drosseln (LESSER 1881) und durch Würgen (FRIEDBERG 1880; MESSERER 1900; LOESENER 1908; ZIEMKE 1909) erfolgt sein können.

Die bei Erhängen typischen Intimaverletzungen finden sich meist unterhalb der *Karotisbifurkation*, sie können *vereinzelt* jedoch auch *oberhalb* derselben gefunden werden (PEHAM 1894).

Als außerordentlich seltenes Ereignis ist ein *Längsriß* der *Intima* der *A. carotis nach Erhängen* anzusehen (BÖHMER 1927).

Querverlaufende Risse der Intima wurden auch in der V. jugularis beschrieben (SCHMIDT 1901).

Die Querrisse der A. carotis und der V. jugularis sind als ein recht typisches und charakteristisches Zeichen bei Erhängen anzusehen, wenn nicht beweisend. LESSER (1881) fand sie in 14%, PEHAM (1894) in 8,6%, LAIHO et al. (1968) in 16% und SATERNUS (1979) in 9,8% rechts und 6,0% links.

Die *genannten Querrisse* der *A. carotis beim Erhängen* werden entweder durch eine *Zugwirkung* oder *Überdehnung* in der *Längsachse des Gefäßes* erklärt (MILDNER 1850; FRIEDBERG 1880) oder durch *direkte Kompression* durch das *Strangulationswerkzeug* (SIMON 1857). Beide Theorien wurden später zusammengefaßt zu der, daß die A. carotis comm. unterhalb der Gabelung zusammengepreßt wird und durch den erhöhten Blutdruck gedehnt wird (KUSSMAUL 1858). ZIEMKE (1909) schrieb: „Ihre Entstehung verdanken die Intimarupturen in der Hauptsache dem unmittelbaren Druck, welcher durch das Strangwerkzeug oder die würgenden Finger auf das Gefäßrohr der Carotis direkt ausgeübt wird." Man wird heute wohl mit Sicherheit annehmen können, daß die Dehnung des Gefäßes in der Längsrichtung für die querverlaufenden Intimarisse verantwortlich ist. Hinsichtlich Einzelheiten zur Mechanik der traumatischen Gefäßschäden wird auf Bd. 13/VI.B dieser Reihe, S. 11 verwiesen.

Zur Erklärung, warum die Intima des Gefäßes zunächst reißt, müssen andere Faktoren herangezogen werden, nämlich verschiedene Festigkeit und Elastizität der einzelnen Schichten der Gefäßwand.

Verletzungen von *Kehlkopf* und *Zungenbein: Frakturen* von *Kehlkopf* und *Zungenbein* können sowohl *Folge direkter* als auch *indirekter Gewalteinwirkung* sein. Als direkte Gewalt kommen Schläge auf die vordere Halsregion vor und Würgen, Drosseln und Erhängen. Die indirekten Schadensfolgen sind schwieriger zu erklären, sie sind wohl nicht einheitlich. Die Mehrzahl dieser indirekten Verletzungen ist die Folge von Überstreckungen und Zugbeanspruchung während der brüsken Bewegung bei Verletzungen vom Whiplashtyp.

Die Angaben in der Literatur über knöcherne Verletzungen von Kehlkopf und Zungenbein beim Erhängen sind sehr unterschiedlich. REUTER (1901) fand bei typischem Erhängen in 60%, und bei atypischem in 30% Frakturen von Kehlkopf und/oder Zungenbein. Dagegen fand SEN-GUPTA (1965) bei 101 Obduktionen Erhängter keine solchen Verletzungen.

2. Verletzungen der Halswirbelsäule

a) Verletzungsrisiko

Das *Verletzungsrisiko der HWS* beträgt nach den Angaben von NICKL (1974) in der von ihm ausgewerteten Serie (177079 Fälle aus dem Bereich der gewerblichen Berufsgenossenschaften aus den Jahren 1970 bis 1972) 0,66%. Von ihnen waren mehr als die Hälfte (57,9%) Folgen von Verkehrsunfällen, die übrigen (42,1%) Folgen von Arbeitsunfällen. Wesentlich höhere Zahlen wurden von DANNER (1973) mitgeteilt, der bei der Auswertung von 100000 Unfällen von PKW-Insassen eine Beteiligung von 18,4% fand.

Eine Serie von 12920 Unfallverletzten, und zwar hauptsächlich Verletzte aus Verkehrsunfällen, ergibt nach den Auswertungen von JUNGHANNS (1970) Verletzungen der HWS bei 0,7%. Die divergenten Angaben in den mitgeteilten Serien sind mit den jeweils verschiedenen Unfallhergängen und der unterschiedlichen Schwere der Gewalteinwirkung zu erklären. Das wird noch dadurch unterstrichen und belegt, daß in der Serie von 427 tödlich Verletzten von SATERNUS (1979) HWS-Verletzungen bei 76% gefunden wurden. Wichtig ist in diesem Zusammenhang der Hinweis, daß SATERNUS eine spezielle Autopsietechnik anwandte mit Röntgenaufnahmen der HWS in 4 Ebenen und direkter Sichtbarmachung der Verletzungen der gefrorenen Präparate (HWS mit hinterer Schädelbasis). Diese detaillierte Autopsietechnik erlaubt eine genaue Beschreibung der Gewebeschäden an Haut, Unterhautbindegewebe, Muskulatur, Knochen, Ligamenten und Zwischenwirbelscheiben. Eine derartige spezielle Autopsietechnik muß naturgemäß in einem höheren Prozentsatz traumatische Gewebeschäden zeigen als sie in einer routinemäßig durchgeführten Autopsie oder mit klinischen Untersuchungsmethoden aufgedeckt werden können. Erst die Anwendung spezieller Sektionstechniken, wie sie in dieser mustergültigen Form von SATERNUS vorgenommen worden waren, liefert uns ein reales Bild der Schadensfolge und Schadensmuster. Die bisher vorgelegten Befunde, die ohne Anwendung spezieller Autopsietechniken erhoben wurden, zeigen ein nur unvollständiges, lückenhaftes und quantitativ unzureichendes Bild der Schadensmuster. Aus diesem Grunde zitiere ich die Ergebnisse von SATERNUS in detaillierter Form.

Aus kriminalistischer Sicht gab SATERNUS (1979) in Tabelle 15 eine Unterteilung, in der im weitesten Sinne nach Fremd- und Eigenverschulden aufgegliedert wird.

Tabelle 15. Unterteilung aus kriminalistischer Sicht. (Aus SATERNUS 1979)

Mord/Totschlag	4,7%	HWS-Verl.	4,3%
Fahrlässige Körperverletzung mit Todesfolge durch Dritte	44,6%	HWS-Verl.	47,6%
Unterlassene Absicherung (eigene Fahrlässigkeit)	15,2%	HWS-Verl.	15,0%
Unfall durch höhere Gewalt	0,7%	HWS-Verl.	0,9%
Suizid	29,0%	HWS-Verl.	26,4%
Natürlicher Tod nach schwerem Trauma	4,2%	HWS-Verl.	4,0%
Fehlende Einordnung hinsichtlich des Verschuldens	1,6%	HWS-Verl.	1,5%
	100 %		100 %

An Verletzungen fand SATERNUS (1979) Unterblutungen und Zerreißungen im Bandapparat, Frakturen sowie Unterblutungen, Nekrosen und Zerreißungen des Rückenmarks. Unberücksichtigt blieben für diese Einteilung die Verletzungen der A. vertebralis sowie die außerordentlich häufigen epiduralen Blutungen. Diese wurden nur in Extremfällen berücksichtigt, wenn sie stärkste Rückenmarkkompressionen hervorgerufen hatten.

b) Verletzte Strukturen

Betrachtet man die Häufigkeitsverteilung aller verletzten Segmente und sämtliche Verletzungen in den Segmenten (als Maß für den Verletzungsschweregrad) in der Serie von SATERNUS, ist das Segment C0/1 jeweils am häufigsten betroffen.

Die Unterschiede sind in X^2-Test bedeutsam. Das gilt sowohl hinsichtlich der Gesamtverteilung als auch bezüglich der Verletzungen in den nicht degenerativ veränderten Segmenten (Abb. 5, 6, die Gegenüberstellung der degenerativen Veränderungen und Verletzungsmuster). Wie aus der Abb. 7 ersichtlich ist, stellen die ausschließlich auf C0/2 beschränkten Verletzungen nur ¼, die Kombinationen mit Verletzungen der mittleren und unteren HWS jedoch ¾ aller Fälle. Fast in der Hälfte aller Verletzungen dieser beiden oberen Segmente, nämlich in 48%, war sowohl zusätzlich die mittlere als auch die untere HWS verletzt. Kombinationsverletzungen, und zwar mehrfache, überwogen also weit gegenüber singulären.

Betrachtet man nun die Verletzungen der einzelnen Strukturen dieser Region in der Serie von SATERNUS (1979) (Abb. 8), so reicht das Muster von der zarten epiduralen Blutung über den Hämarthros mit diskreten Unterblutungen der Meniski – auf die ZUCKSCHWERDT et al. (1960) hingewiesen haben – bis zum kompletten Schädelabriß. Speziell im Zusammenhang mit letzterem sei noch einmal hervorgehoben, daß es sich bei dem vorliegenden Material meist um sofort tödliche oder nur kurzzeitig überlebte Gewalteinwirkungen handelt. Entsprechend hoch – nämlich 13,3% – ist auch der Anteil der knöchernen Verletzungen in diesen Segmenten. Hier wurden bei massiver Zugbelastung neben den relativ

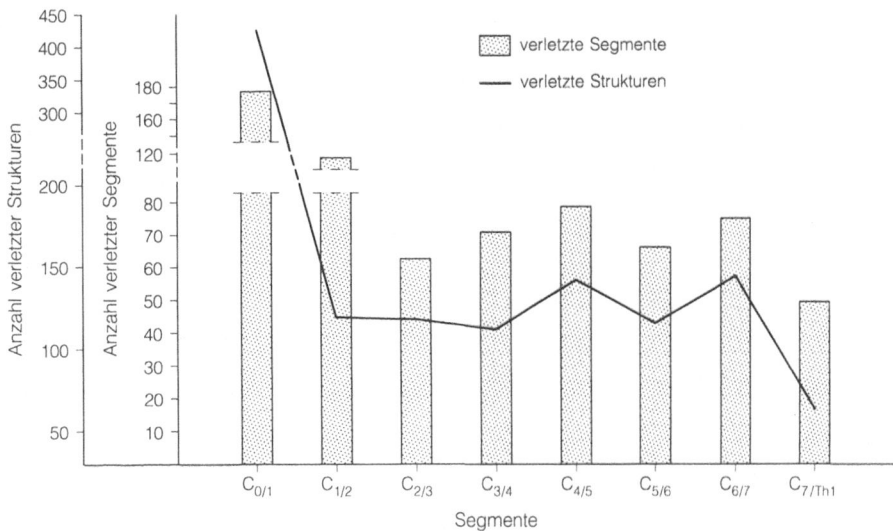

Abb. 5. Verletzungen in den nicht degenerativ veränderten Segmenten der HWS. (Aus SATERNUS 1979)

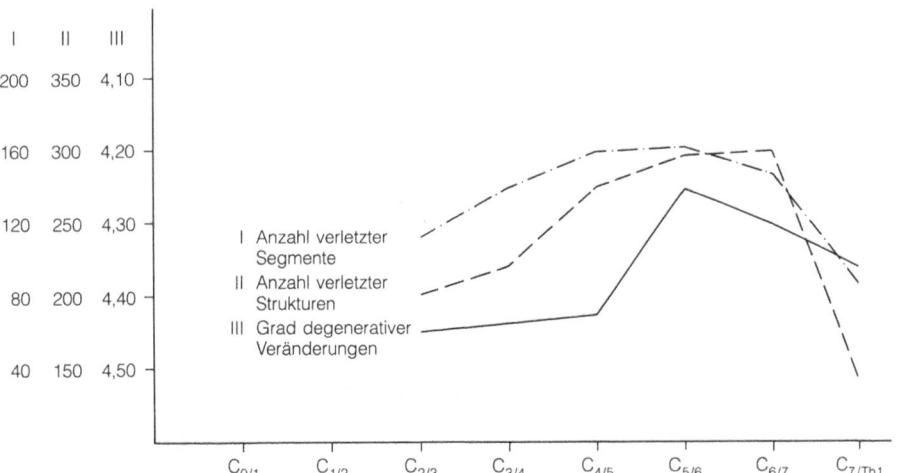

Abb. 6. Verteilung von Verletzungen in degenerativ veränderten Segmenten. Die unter III skalierte Gradeinteilung degenerativer Veränderungen nimmt mit fallendem Gradieren zu (Einzelheiten s. Text). Die Atlantookzipitalregion und das Segment C 1/2 sind wegen der Seltenheit der dort auftretenden degenerativen Veränderungen nicht mit berücksichtigt worden. Ihre Verletzungshäufigkeit ist in Abb. 5 dargestellt worden. (Aus SATERNUS 1979)

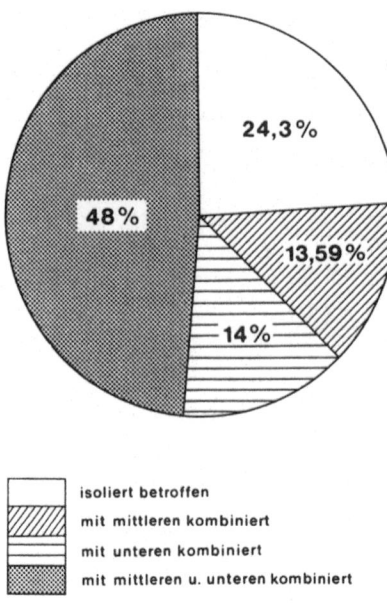

isoliert betroffen

mit mittleren kombiniert

mit unteren kombiniert

mit mittleren u. unteren kombiniert

Abb. 7. Kombinationen von Verletzungen der beiden oberen Kopfgelenke sowie von Atlas und Axis, des Rückenmarks in dieser Region mit Verletzungen der mittleren und unteren Segmente der HWS. (Aus SATERNUS 1979)

Knochen   Medulla   Bänder

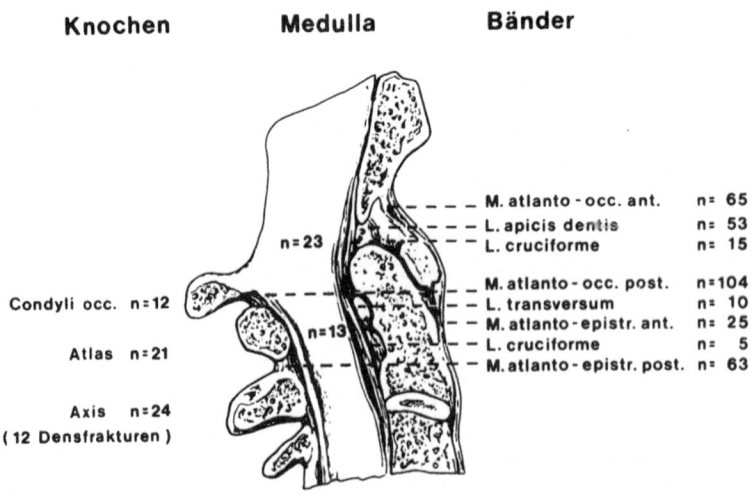

Abb. 8. Verletzungsmuster der Segmente C 0/2 bei 427 Traumata. Im Sagittalschnitt erkennbare Verletzungen mit Ausnahme der epiduralen Blutung. Nicht aufgeführt sind ebenfalls Unterblutungen und Zerreißungen in den Kapseln des Atlantookzipitalgelenks und in den Wirbelbogengelenken C1/C2. (Aus SATERNUS 1979)

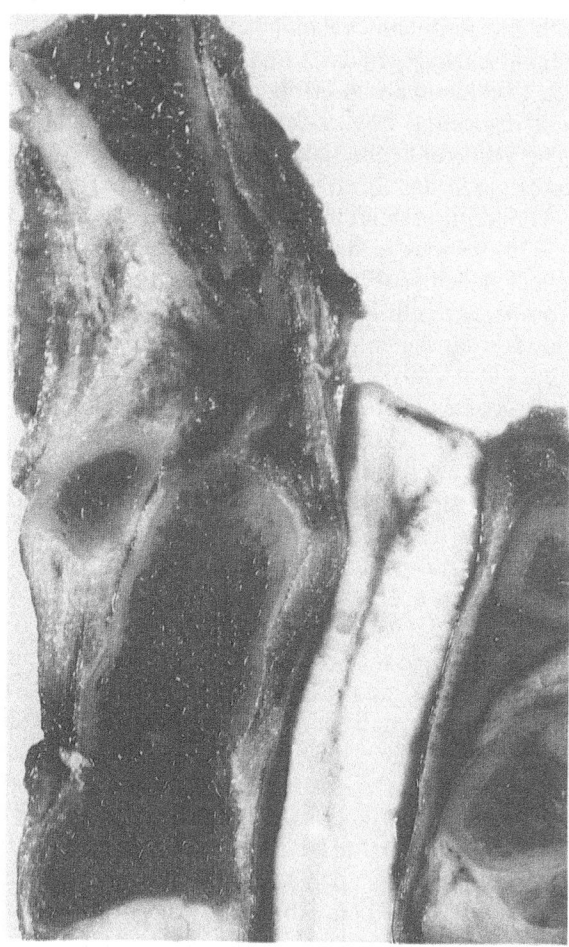

Abb. 9. L5/74, 25jährige Frau, Beifahrerin in PKW (Opel), Unterfahren eines parkenden Sattelzuges. Frontaler Aufprall des Schädels, vermutlich gegen den Holm und Aufschlag der linken Kinnhälfte auf das Armaturenbrett. Traktionsbedingter Ringbruch des Schädels. Todesursache: Schädelhirntrauma. Ausrißverletzung des Vorderrandes (Clivus) des Foramen magnum mit Abriß des Lig. apicis dentis und einer Zerreißung der Membrana atlantoepistrophica ant. Während der Fahrer nach einem Brustkorbanprall nur ambulant behandelt wurde, kam es bei der Beifahrerin zu einer schweren Verletzung. Auf der Abbildung erkennt man den Abriß an einer alten Wachstumsfuge. Traumatische Hämatomyelie. (Beobachtungen von SATERNUS 1979)

häufig vorkommenden Zerreißungen des Lig. apicis dentis (Abb. 8) in 5 Fällen Kantenrisse vom vorderen Rand des Foramen occipitale magnum beobachtet. Die Abb. 9 zeigt eine solche Verletzung mit einem Abriß des Lig. apicis dentis und einer Zerreißung der Membrana atlantoepistrophica ant. Es handelt sich um ein Präparat von einer 25jährigen Frau, die als Beifahrerin nach einem Frontal-Auffahrunfall direkt an den Unfallfolgen starb. Der Unfall ereignete sich durch Unterfahren eines parkenden Sattelschleppers. Während der Fahrer nach einem

Brustkorbanprall nur ambulant behandelt wurde, kam es bei der Beifahrerin durch einen Kinnaufschlag gegen das Armaturenbrett zu einer schweren Schädel-Hirn-Verletzung. Der Kinnanprall erfolgte linksseitig; hier wurden auch durch indirekte Gewalteinwirkung zwei Zähne herausgebrochen; rechts wurde der Schädel durch den vorderen Holm fixiert. Folge der Zugbelastung nach Einstauchen des Rumpfes gegen das Spritzblech war ein kompletter Schädelbasisringbruch. Auf der Abbildung erkennt man den Abriß an einer alten Wachstumsfuge.

SATERNUS (1979) verwies in diesem Zusammenhang darauf, daß, während traktionsbedingte Schädelbasisbrüche und selbst komplette ringförmige Ausrisse der Schädelbasis – bei Jugendlichen oft als vollständiger Ausriß des Clivus (VOIGT 1962) – nicht als Rarität gelten (WOOD-JONES 1912; HOFMEIER 1925; REIMANN 1961; PATSCHEIDER 1961; VOIGT 1962; SPASIC u. REZIC 1970; VOIGT et al. 1974) und auch in der Klinik gesehen werden, sind (nach den Angaben von BROCHER 1971) traumatische Luxationen zwischen Atlas und Os occipitale und damit der Zerreißung des gesamten Bandapparates ebendort, „überaus selten". Dieser klinischen Feststellung stehen Befunde aus Autopsieserien gegenüber, wo diese schweren Verletzungen häufig beschrieben wurden (DITTRICH 1895; Philipp SCHNEIDER 1928; DETTLING et al. 1957; VOIGT 1962; PRIBILLA u. ZÖLLNER 1963; WEINREICH 1969; JAROSCH u. HINZ 1969; LINDGREN 1969; HINZ 1970; KAMIYAMA et al. 1971). In der Serie von SATERNUS (1979) machten diese kompletten Zerreißungen des Bandapparates, der Dura mater, des Rückenmarks und auch der Aa. vertebrales fast 3 % aus. Entgegen den Vorstellungen von JAROSCH u. HINZ (1969), die berichteten, daß ein „Abriß der Verbindung zwischen Atlas und Os occipitale nur von ventral her möglich ist", konnte SATERNUS (1979) auch bei massiver seitlich angreifender Gewalt durch Rotation in 2 Fällen derartige Abrisse beobachten. Es ist SATERNUS voll zuzustimmen, daß sie prinzipiell bei einer Gewalteinwirkung mit großer Masse und Kraft aus jeder Richtung auftreten können. Im Tiermodell konnten auch bei indirekter Gewalteinwirkung von Kopf und Hals bei fixiertem Torso diese Abrisse sowohl in der $+Gx$ als auch $-Gx$ Vektorrichtung beschrieben werden (UNTERHARNSCHEIDT 1983, 1986).

c) Atlasverletzungen

In der Serie von SATERNUS (1979) kam es bei einer Luxation im Atlantookzipitalgelenk (C 0/1) auch zu einer Verletzung des Atlas, nur einmal zu einer spontanen atlantoaxialen Dislokation. In der Beobachtung von SATERNUS war sie durch die Metastase eines Brochialkarzinoms bedingt.

Bei den *traumatischen Atlasluxationen* waren die knöchernen Verletzungen des Atlas in Übereinstimmung mit JAHNA (1961) mit solchen des Axis kombiniert. SATERNUS beobachtete jedoch einen Fall, bei dem trotz eines kompletten Abrisses sowohl des Axis als auch der knöcherne Teil des Atlas und das Lig. transversum atlantis intakt geblieben waren.

Insgesamt handelt es sich jedoch bei über der Hälfte der Fälle der Atlasfrakturen von SATERNUS (1979) um Bogenbrüche, darunter auch Berstungsbrüche vom Jefferson-Typ. Der Mechanismus der Berstungsbrüche des Atlas ist im Beitrag über die traumatischen Wirbelsäulen-/Rückenmarksverletzungen, Bd. 13/VII in dieser Reihe, S. 152, detailliert beschrieben worden. Aus einer Durchsicht der bis zum Jahr 1970 erschienenen Literatur konnten BRAAKMAN u. PENNING (1971) 185 Atlasfrakturen zusammenstellen, sie machten 2–13% der knöchernen HWS-Verletzungen aus. In der Serie von SATERNUS (1979) (vgl. Abb. 8) waren es, Dornfortsatzfrakturen eingeschlossen, 19%, ohne diese, 33%.

Gemäß dem häufigen Auftreten von Gewalteinwirkungen mit starker Kompression waren in der Serie von SATERNUS (1979) die Massae laterales in 9 Fällen betroffen, 4mal davon einseitig abgesprengt im Sinne der Jefferson-Fraktur und 5mal direkt frakturiert. Dabei fand sich eine Bevorzugung der ventralen Partien der Massa lateralis.

Eine weitere Folge starker Kompression waren in der Serie von SATERNUS (1979) Schädelbasisringbrüche, bzw. deren unvollständige Formen, die Absprengungen der Condyli occipitales (Abb. 10a), die in Analogie zu den Formen der Schädelbasisringbrüche auch durch eine Zugbelastung ausgebrochen werden können (Abb. 10b).

Viel häufiger als die knöchernen Verletzungen waren jedoch in dieser Serie Unterblutungen und Zerreißungen des Bandapparates. SATERNUS hob hervor, daß die Membranae atlantooccipitales und epistrophicae post. häufiger betroffen sind als die entsprechenden ventralen Bänder.

Das Lig. apicis dentis kann nach SATERNUS sowohl bei Flexion als auch bei der Extension belastet werden (Abb. 11). Weiterhin spielen für dessen Verletzung sämtliche Gewalteinwirkungen mit einer axialen Zugbelastung der HWS eine Rolle.

d) Axisfrakturen

Unter sämtlichen Halswirbeln in der Serie von SATERNUS (1979) wies der Axis die meisten knöchernen Verletzungen auf (n = 24, was 22% entspricht). Die Hälfte der Frakturen lag im Dens. Angaben über die Häufigkeit dieser Axisverletzungen finden sich im Beitrag über die traumatischen Wirbelsäulen-/Rückenmarkschäden, Bd. 13/VII dieser Reihe, S. 157. Im Hinblick auf die Entstehung von Densfrakturen bestehen erhebliche Kontroversen. Ich bringe deshalb einige Fälle, die SATERNUS (1979) analysierte, etwas eingehender:

Abbildung 12 ist das Präparat von einem 36jährigen Mann, der alkoholisiert (1,92‰) mit seinem Klein-LKW (VW-Kastenwagen) von der rechten Spur der Autobahn ab auf einen Grünstreifen geriet und ins Schleudern kam, dadurch gegen die linke Leitplanke prallte und mit seinem Fahrzeug nach links umkippte. Bei dem Anprall gegen die Leitplanke soll er so mit dem Kopf die Seitenscheibe durchschlagen haben, daß er bei der Bergung mit den linksseitigen Partien des Schädels auflag und rechts von Holm und Außenfläche des Daches eingeklemmt wurde. Schwere Sekurit-Glas-Verletzungen fanden sich besonders auf der rechten Schädel- und Halshälfte. Als Todesursache waren eine schwere Schädel-Hirn-Verletzung und innere Verblutungen bei linksbetonten Rumpfverletzungen anzunehmen. In den Halsweichteilen fanden sich beidseits und vorn starke Unterblutungen, eine Intimaruptur der rechten A. carotis comm. etwa in deren Mitte sowie eine sehr starke Retropharyngealblutung.

Die HWS, frei von degenerativen Veränderungen, wies die in der Abbildung dargestellte keilförmige Densfraktur, fortgesetzt in den linken Bogen, zudem eine Zerreißung des vorderen Bandapparates C0/2, eine zarte Unterblutung des hinteren Längsbandes von C3/4 sowie Blutungen in den ersten vier Foramina auf.

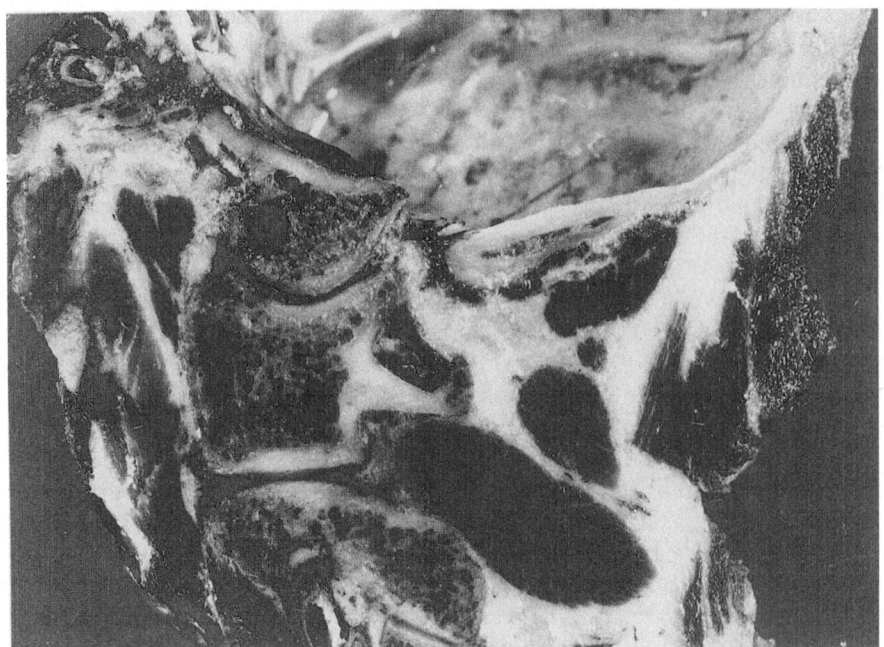

a

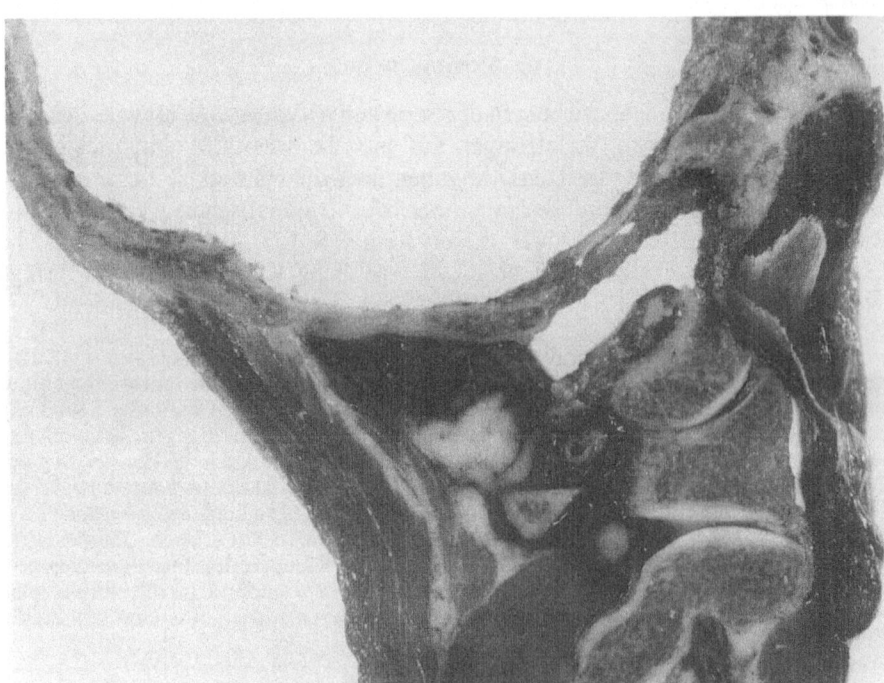

b

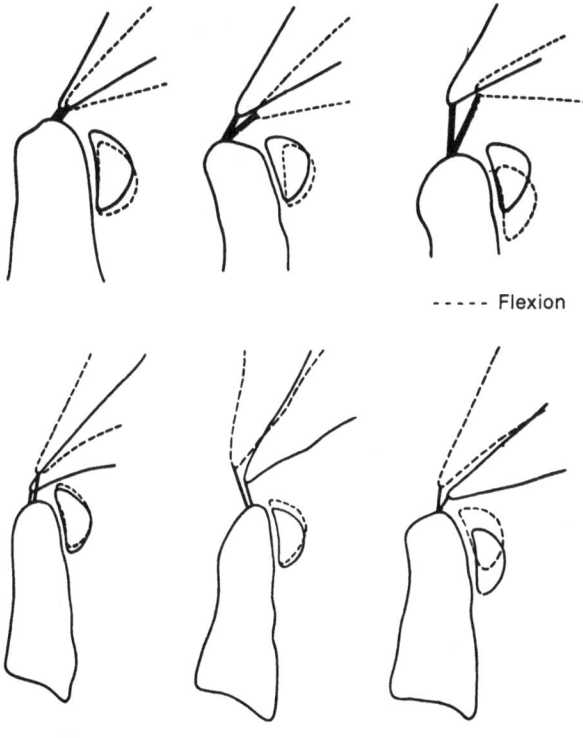

Abb. 11. Beanspruchung des Lig. apicis dentis bei Flexion und Extension nach WACKENHEIM (1974). (Aus SATERNUS 1979)

Abb. 10. a L 85/73, 37jähriger Mann, PKW-Fahrer, auf der Autobahn über den Mittelstreifen gegen die Leitplanke geprallt, zur rechten Seite geschleudert, über die rechte Leitplanke eine Böschung hinuntergestürzt, wobei sich das Fahrzeug überschlug. Schädelaufschlag mit Platzwunde über den zentralen Partien. Ausgedehnte linksbetonte Längsfraktur des Schädels unter Zertrümmerung der vorderen Schädelgrube, Durchsetzung der Basis der Pyramide und Einstrahlung in die seitlichen Partien des Foramen occipitale magnum. Ausgedehnte Rindenprellungsherde, mäßiges subdurales Hämatom. Rippenserienfrakturen links 2–7, Fraktur des linken Schlüsselbeins. Keine Spießverletzungen. Absprengung des Condylus occipitalis als Folge massiver Kompression. (Beobachtung von SATERNUS 1979). **b** L 118/74, 51jähriger Mann, mit einem Sportflugzeug abgestürzt, und zwar in eine Baumgruppe. Unvollständiger Schädelabriß von ventral durch Kinnaufschlag, mit breiter Schädelbasisfraktur. Rippenserienbrüche mit tiefer Einspießung. Sperberung der Aorta, Überdehnungsverletzungen beider Aa. carotis comm. Kondylenausriß mit Abriß des Rückenmarks. Minimale Verletzung unterhalb von C2. (Beobachtung von SATERNUS 1979)

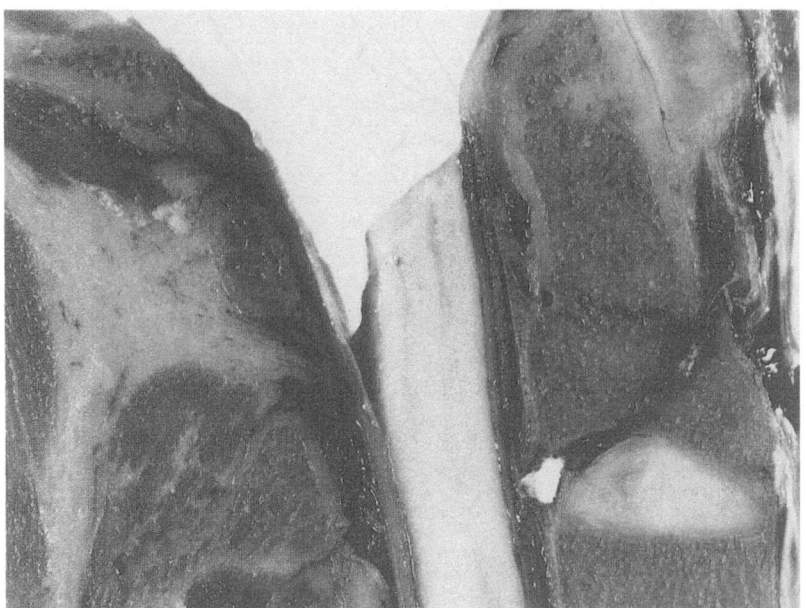

Abb. 12. L403/74, 36jähriger Mann, Fahrer eines VW-Kastenwagens, der alkoholisiert (1,92‰) von der rechten Spur der Autobahn ab auf einen Grünstreifen fuhr und ins Schleudern kam, dadurch gegen die Leitplanke prallte und mit seinem Fahrzeug nach links umkippte. Bei dem Aufprall gegen die Leitplanke soll er so mit dem Kopf die Seitenscheiben durchschlagen haben, daß er bei der Bergung mit den linksseitigen Partien des Schädels auflag, und rechts von Holm und Außenfläche des Daches eingeklemmt wurde. Schwere Sekurit-Glas-Verletzungen fanden sich besonders auf der rechten Schädel- und Halshälfte. Als Todesursache waren ein schweres Schädelhirntrauma und innere Verblutungen bei linksbetonten Rumpfverletzungen anzunehmen. In den Halsweichteilen fanden sich beidseits und vorn starke Unterblutungen, eine Intimaruptur der rechten A. carotis comm. etwa in deren Mitte sowie eine sehr starke Retropharyngealblutung. Die HWS, frei von degenerativen Veränderungen, wies die in der Abbildung dargestellte keilförmige Densfraktur auf, fortgesetzt in den linken Bogen, zudem eine Zerreißung des vorderen Bandapparates C0/C2, eine zarte Unterblutung von C3/C4, sowie Blutungen in den ersten 4 Foramina auf. Ausgedehnte Zerreißung der Membrana atlantoaxialis post., breite Unterblutungen und Zerreißungen der Membrane atlantooccipitalis post. (Beobachtung von Saternus 1979)

Trotz der unterschiedlichen Arten der Einwirkung äußerer Gewalt in den einzelnen Phasen des Unfalls kann doch davon ausgegangen werden, daß eine schwere seitliche Gewalt auf die HWS eingewirkt hat. Rückgeschlossen aus den Schädelverletzungen, der starken retropharyngealen Blutung und der Tatsache, daß der vordere Bandapparat von C0/2 wesentlich stärker als der hintere verletzt war, muß eine Zugbelastung zwischen Schädel und den oberen Segmenten der nach rechts abgebogenen HWS angenommen werden. Die Hauptrichtung dieser Zugbelastung in den Bändern und Biegebelastung im Knochen verlief von links vorn nach rechts hinten. Dabei spricht die Form des Bruchteils im Dens insofern ebenfalls für eine massive Überstreckung, als der untere Schenkel des Bruchs als breite vordere Kantenabreißung angesehen werden kann. In jedem Fall ist aber auch eine erhebliche Kompression zu erwarten, nämlich beim Durchschlagen des Fensters und bei dem Aufprall mit dem umstürzenden Fahrzeug.

Es handelt sich also um eine basale Densfraktur mit Beteiligung des Bogens, hervorgerufen durch eine starke Kompression und durch eine Ausbiegung und Überstreckung der HWS.

Bei dem zweiten Fall mit einer keilförmigen Fraktur im Dens, die wie die zuerst beschriebene eine basale ist, handelt es sich um einen 61jährigen Mann, der 14 Tage nach einem Verkehrsunfall an einer fulminanten Lungenembolie starb. Der Mann soll als Fußgänger linksseitig von einem BMW 1802 mit dessen rechter Frontseitenpartie erfaßt und etwa 6 m fortgeschleudert worden sein. Eine direkte Anstoßmarke bestand an der Außenseite des linken Unterschenkels mit einer Schienbeinfraktur. Vermutlich Folge eines direkten Anpralls als Abwurfverletzung waren Frakturen der beiden ersten BWK-Dornfortsätze, eine ausgedehnte Unterblutung über dem rechten Schultereckgelenk, ein Hämatom im Bereich des rechten Kieferwinkels und 2 große Platzwunden über den zentralen Schädelpartien mit flächiger Unterblutung der Schädelschwarte.

Für die Verletzungen der HWS sind vom äußeren Ablauf her die Anstoßphase mit einer seitlichen Gewalteinwirkung, die sicherlich zu einer Rotation der HWS über die Massenträgheitskräfte des Kopfes geführt hat, und die Kompression in der Phase des sekundären Aufschlags auf die Straße bedeutungsvoll. Speziell diese Kompression ist durch 2 große Platzwunden über den zentralen Schädelpartien belegt.

SATERNUS (1979) analysierte Frakturen mit Densdislokationen:

Ein 78jähriger Mann stürzt betrunken (2,11‰) und schlägt dabei mit Stirn und Obergesicht auf eine Mauer. Folge des Sturzes waren eine Nasenbeinfraktur, Bruch des linken Jochbeinbogens und der äußeren Orbita; weiterhin eine sog. Parierverletzung an beiden Unterarmen. Bis auf eine retropharyngeale Blutung im unteren Teil waren die Halsweichteile unverletzt.

Trotz hochgradiger Osteochondrose C5/6 und fast ankylosierender Spondylosis deformans C6/7 und C7/Th1 waren nur die oberen Segmente (C0/2) der HWS verletzt. Hier bestanden neben der Densfraktur Zerreißung der Membranae atlantooccipitales et atalantoepistrophicae post. Das Rückenmark wies eine ausgedehnte zentral betonte Blutung in Höhe C2 auf.

Die Densfraktur selber zeigte insofern eine Besonderheit, als sie – verglichen mit dem Schema von WACKENHEIM (1974) – vorn dem Superior- und hinten dem Inferiortyp zu entsprechen schien, der Bruchspalt also von vorn oben nach hinten unten abfiel, nicht durch die dünnste Stelle, den Hals, verlief.

Eine basale Densfraktur nach Hyperflexionsverletzung aus der Serie von SATERNUS ist in Abb. 13 dargestellt.

Die in der Abb. 14 dargestellten Verletzungen erlitt ein 45jähriger Mann, der als Fußgänger auf einem Überweg frontal von einem PKW (Opel 1700 ccm) rechtsseitig hinten angestoßen und über 10 m weit nach vorn auf die Straße geschleudert wurde.

Bei diesem Unfall entstanden folgende Verletzungen: Beidseitige Oberschenkelschaftfrakturen, Steißfraktur mit intensiver Unterblutung der rechten Gesäßhälfte, Frakturen im 12. BWK und im 4. LWK. Rechts betont lag ein schweres Rumpftrauma mit einer Zwerchfellzerreißung und einer Lungenanspießung bei Rippenserienbrüchen vor.

Bei Fehlen von knöchernen Schädelverletzungen je ein Hämatom in der rechten Schläfe und im Bereich des Hinterhaupts.

In den Halsweichteilen bestanden ausgedehnte Unterblutungen der Mm. sternocleidomastoidei, der infrahyalen Muskeln und in den Gefäßlogen, beidseitig mit Intimarissen in der A. carotis comm. Es müssen somit eine sehr starke Überstreckung von Rumpf und Hals

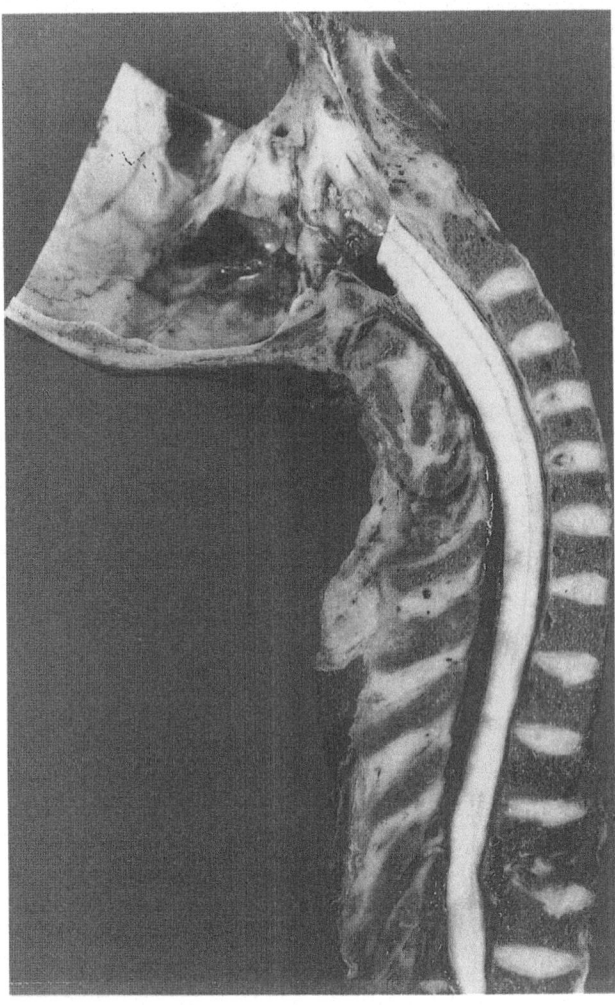

Abb. 13. L 826/72, 37jährige Frau, Suizid durch Fenstersturz aus der Wohnung. Fersen-Steiß-Aufschlag mit sekundärer Abknickung der oberen BWS. Beckenringsprengung. Bronchusabriß und Lungeneinspießung bei Rippenserienfrakturen. Sturzhöhe 16 m, Aufschlagunterfläche Beton. Axiale Beanspruchungen mit Kompressionsfraktur Th 3 und Th 4 mit einer Absprengung des Vorderrandes des Wirbelkörpers von Th 3. Zentrale Bandscheibeneinrisse mit Blutungen in den hinteren Anteilen des Nucleus pulposus von C 5/C 6 und C 6/C 7. Breite epidurale Blutung. (Beobachtung von Saternus)

beim Anstoß und evtl. eine Überbeugung nach dem Abwurf diskutiert werden. Da sich keine nennenswerten Schädelverletzungen und keine Rindenprellungsherde des Gehirns finden ließen, muß die Hyperextensionsverletzung für die HWS als sog. Schleuderverletzung angesehen werden. Dabei dürfte, nach den ausgedehnten Zerreißungen zu urteilen, der komplette Wirbelsäulenabriß mit der basalen Densfraktur, die in beiden Wirbelbögen einstrahlt, entstanden sein. Eine ventrale Verschiebung des oberen Densbruchstückes könnte unter Umständen bei einem rückwärtigen Anprall des Schädels (Hämatom Hinterhaupt) infolge einer Flexion stattgefunden haben. Darauf deutet auch ein Befund

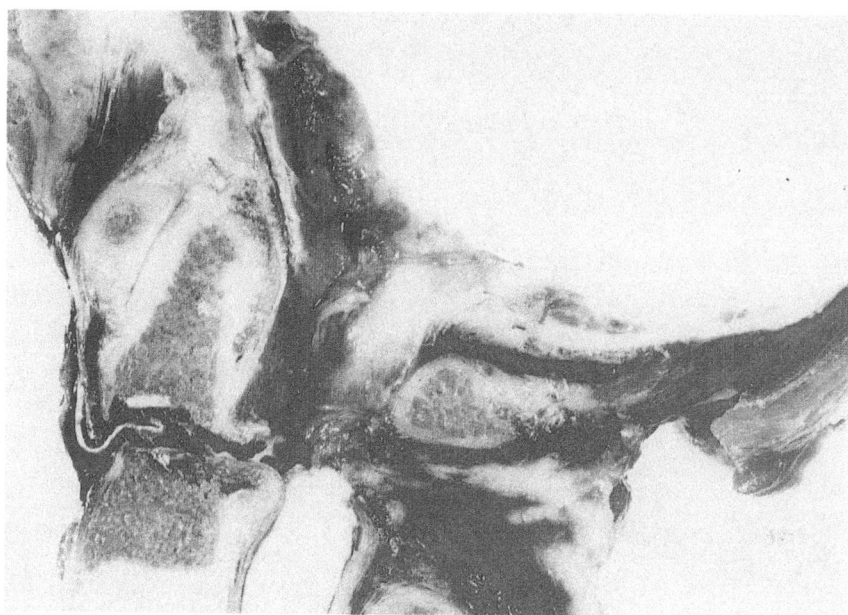

Abb. 14. L994/74, 45jähriger Patient, der als Fußgänger auf einem Überweg frontal von einem PKW (Opel 1700) rechtsseitig hinten angestoßen und über 10 m weit nach vorn auf die Straße geschleudert wurde. Bei diesem Unfall entstanden folgende Verletzungen: Beidseitige Oberschenkelschaftfraktur, Steißfraktur mit intensiver Unterblutung der rechten Gesäßhälfte, Frakturen im 12. BWK und in 4. LWK. Rechtsbetont lag ein schweres Rumpftrauma mit einer Zwerchfellzerreißung und eine Lungenanspießung bei Rippenserienbrüchen vor. Das Präparat zeigt eine basale Densfraktur mit Fortsetzung in die Bogenwurzel und kompletter Durchtrennung des Rückenmarks bei Hyperextension. Vollständige Zerreißung sowohl der ventralen als auch der dorsalen Bänder und der spinalen Dura mater von C1/C2, mit teilweisem Einschlagen dieser Bänder in den Frakturspalt. Im einzelnen breite Zerreißung der Membrana atlantoaxialis ant. und der Membrana tectoria. Rückenmarkabriß. Zerreißung der spinalen Dura dorsal mit angrenzender Zerreißung der Membrana atlantoaxialis post., breitem Aufreißen der Membrana atlantooccipitalis post. (Beobachtung von SATERNUS 1979)

hin, der unter Umständen von Interesse für die Klinik sein könnte, daß sich nämlich, wie auf der Abb. 14 zu erkennen ist, Bänder von ventral und von dorsal her in den Bruchspalt eingeschlagen haben.

Die folgende Beobachtung von SATERNUS (1979) zeigt einen Querriß des Dens bei einem 1,9 Jahre alten Mädchen. Es handelt sich um einen Querriß in der noch knorpeligen Densspitze infolge einer massiven Überstreckung von Rumpf und Hals durch einen Fußgänger-PKW-Unfall, den das Kind mit seiner Mutter zusammen erlitt. Dabei blieb der knöcherne Schädel unverletzt, jedoch als Hinweis auf dessen starke rotatorische Beschleunigung fanden sich Brückenvenenabrisse.

Als Verletzungsmechanismus für die Densspitze kämen eine Zugbelastung über das Lig. apicis dentis und eine Schubbelastung durch den vorderen Atlasbogen in Frage. Insbesondere mit der Annahme einer Schubbelastung könnte erklärt werden, warum die Trennung nicht an der Wachstumsgrenze oder an der unteren Epiphysenlinie erfolgte. Die Annahme einer Abscherung durch den

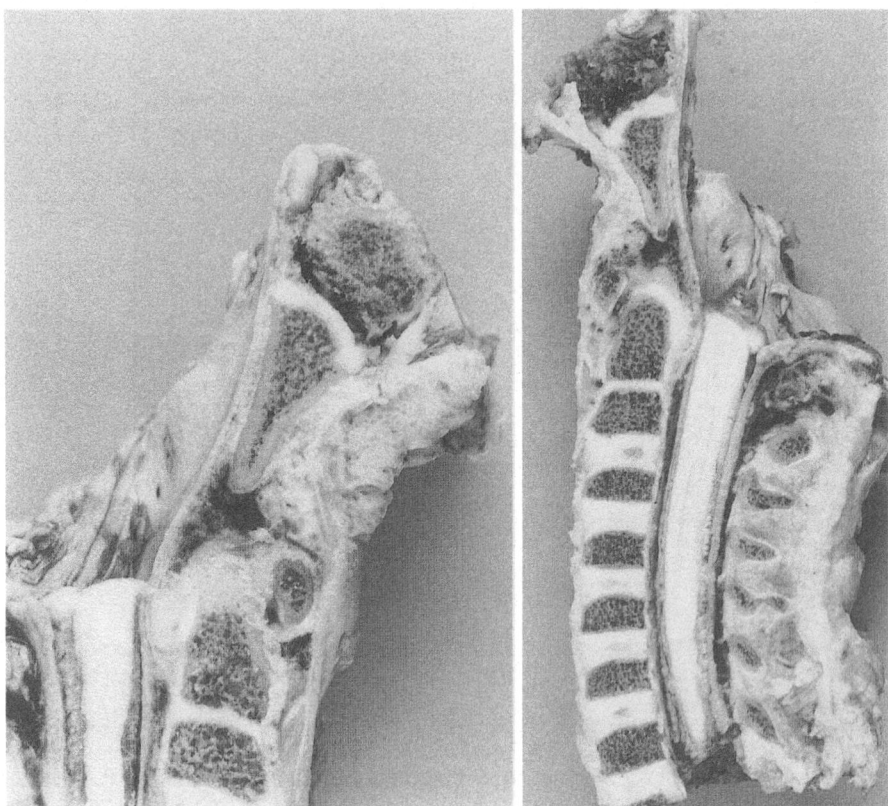

a   b

Abb. 15a, b. 256/85, 3; 11 Monate altes Kleinkind, Sturz aus dem 10. Stock, mit Hinterkopf aufgeschlagen. Abriß Wachstumsfuge, Lig. apicis dentis, Membrana atlantooccipitalis und axialis post. (Beobachtung von SATERNUS)

vorderen Atlasbogen wird weiterhin durch den kompletten Abriß des Lig. apicis
dentis gestützt.

Bei der Zusammenfassung der mitgeteilten Densverletzungen kommt SATER-
NUS zu dem Schluß, daß sich keine eindeutige Zuordnung zwischen Hyperextension bzw. Hyperflexion und der Höhe der Densfraktur nachweisen läßt. Auch
schienen Residuen der alten Densepiphyse nicht unbedingt für die basale Form
der Densfraktur die Lokalisation des Bruchspaltes zu bestimmen, da auch ohne
derartige Knorpelinseln die basale Fraktur an eben dieser Stelle ihren typischen
Sitz hat.

Bezüglich der Lokalisation der Densverletzung in Abhängigkeit von der
Richtung der äußeren Gewalteinwirkung konnte SATERNUS bei Berücksichtigung
aller untersuchten Fälle zwar die basale Verletzung häufiger bei der Hyperextension, aber eben auch bei Hyperflexion finden. Ebenso konnte SATERNUS einen
Superiortyp, der seltener war, demonstrieren, bei dem aufgrund des Begleitverlet-
zungsmusters eine Hyperflexion zu postulieren war. Aber auch von diesem Muster
der Superior- und Inferiortypen abweichende Densverletzungen wurden beschrie-

ben, so eine schräg durch den Dens (vorn oben Superiortyp und hinten unten Inferiortyp) verlaufende Frakturlinie bei einer stark geführten Hyperextension, in zwei weiteren Fällen Bruchkeile an der Rückfläche des Dens axis, eine Fraktur direkt in der Densspitze als Folge massiver Kompression – möglicherweise bei direktem Kontakt zwischen Clivusfragmenten und Densspitze – sowie bei einem Knorpeldurchriß in der Densspitze bei einem Kleinkind (Abb. 15 a, b).

Bei der Vielzahl der vorgelegten Befunde blieben in der Diskussion ihrer Entstehung noch viele Fragen offen, zu deren weiterer Klärung experimentelle Untersuchungen nötig sind; die von SATERNUS auch geplant wurden.

e) Weitere Verletzungen der Strukturen der HWS

Neben der Densfraktur und ihrem basalen Typ mit horizontalen Bogenausrissen konnte SATERNUS im Axis noch andere Formen knöcherner Verletzungen beobachten. So finden sich hier (Abb. 16) in gleicher Weise wie auch bei den übrigen Halswirbelkörpern nach starker Hyperextension Vorderkantenabrisse. Daneben besteht eine Kortikalisabsprengung der Hinterkante des Axis bei einer vollständigen Ablösung der Bandscheibe von dorsal bis an den noch fest mit der Zwischenwirbelscheibe verbunden vorderen Kantenabriß heran.

Wirbelbogengelenke: In der Serie von SATERNUS (1979) waren 17 % sämtlicher Wirbelgelenke zwischen C2 und Th1 verletzt, bevorzugt befallen war das Segment C4/C5, gefolgt von seinen beiden Nachbarsegmenten. Am seltensten war C7/Th1 betroffen (Abb. 16, Tabelle 16).

Foramina intervertebralia: In der Serie von SATERNUS (1979) waren 12 % aller *Foramina intervertebralia* eingeblutet, etwas bevorzugt verletzt war das Segment C6/7, ein Befund, der mit den Ergebnissen von EMMINGER (1966, 1967) im Einklang steht. Im Gegensatz zu den Verletzungen der Wirbelbogengelenke überwog in der Serie von SATERNUS (1979) weit die beidseitige Verletzung der betroffenen Segmente. Die von FRYKHOLM (1951) genannte Bevorzugung der am stärksten spondylarthrotisch veränderten Bewegungssegmente konnte in der Serie von SATERNUS (1979) nicht bestätigt werden (Tabelle 17).

Intradurale Wurzelabrisse: Aus der Serie von SATERNUS (1979) stammt ein bemerkenswerter Fall eines *kompletten Abrisses sämtlicher Wurzeln* bei einer *Luxationsfraktur C7/Th1 und einer Schädelbasisringfraktur,* in deren *Folge* es zu einem *Abriß des Pons* gekommen war.

Intradurale Wurzelausrisse entstehen durch *Zugbelastung der Arme,* wie auch die *Ausrißverletzungen* des *Plexus brachialis* (Literatur und Darstellung bei TILL-MANN u. ENGEL 1974).

Längsbandsysteme, Dornfortsätze: Verletzungen der *großen Längsbänder* wurden von vielen Autoren mitgeteilt (GELEHRTER 1957; EMMINGER 1966, 1967, 1970; ROSSACK 1968; HINZ 1970; ERDMANN 1973). GELEHRTER (1957) nannte eine Häufigkeit von traumatischer Schädigung des *Lig. longitudinale ant.* aufgrund klinischer Untersuchungen von 3,1 % bei einem Untersuchungsgut von 129 Frakturen und Luxationen, er vertritt aber die Meinung, daß der wirkliche Wert etwas höher liegt. In der großen Serie von SATERNUS (1979) waren das *vordere Längsband* in 16,2 %, das *hintere* in 10,3 % und die Ligg. flava in 5,2 % aller Fälle unterblutet oder gerissen. Im Bereich des vorderen Längsbandes überwogen

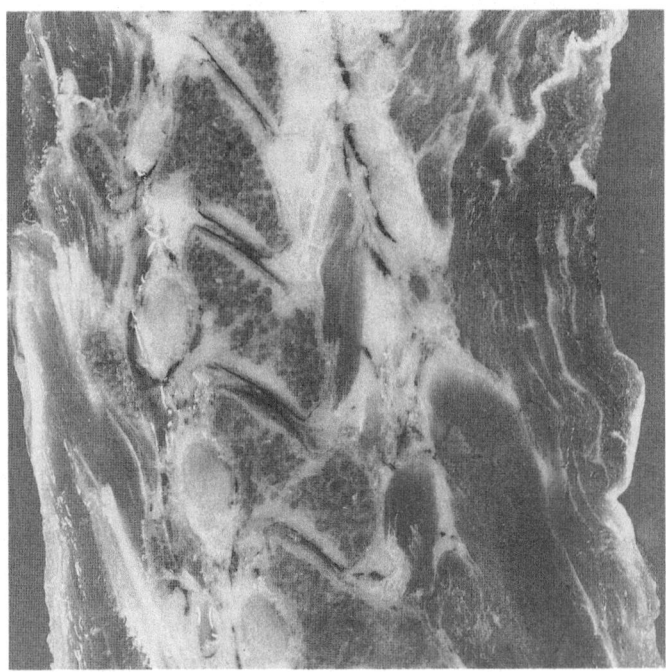

Abb. 16. L 220/73, 43jähriger Mann, typisches symmetrisches Erhängen. Hämarthros in den Wirbelbogengelenken C4/C6 mit Unterblutung auch in den Gelenkfalten. (Beobachtung von Saternus 1979)

Tabelle 16. Vergleich von Verletzungen im Bereich der Wirbelbogengelenke mit solchen Verletzungen und degenerativen Veränderungen in den Nachbarsegmenten. (Aus Saternus 1979)

Degen. Veränderungen	Höheres Nachbarsegment		Tieferes Nachbarsegment	
	Verletzt	Unverletzt	Verletzt	Unverletzt
Stärker	2,4%	6,6%	1,8%	7,6%
Geringer	1,8%	4,2%	2,3%	4,7%
Gleich	37,1%	47,9%	35,9%	47,6%

Tabelle 17. Vergleich von Weichteilverletzungen im Bereich der Foramina intervertebralia mit solchen Verletzungen und degenerativen Veränderungen in den Nachbarsegmenten. (Aus Saternus 1979)

Degen. Veränderungen	Höheres Nachbarsegment		Tieferes Nachbarsegment	
	Verletzt	Unverletzt	Verletzt	Unverletzt
Stärker	1,8%	1,5%	2,6%	2,2%
Geringer	2,9%	2,6%	2,6%	1,4%
Gleich	65,7%	25,5%	64,8%	26,4%

Zerreißungen gegenüber Unterblutungen 1,4fach, in den Ligg. flava sogar zweifach, während sie sich im Bereich des hinteren Längsbandes in etwa die Waage hielten.

In der Serie von SATERNUS (1979) wurden *Verletzungen* des Lig. longitudinale ant. bevorzugt in den Segmenten von C 6/7, C 5/6 und C 2/3 gefunden, unterrepräsentiert war dagegen C 7/Th 1. Im Bereich des *Lig. longitudinale post.* war dagegen C 5/6 mit seinen Nachbarsegmenten leicht bevorzugt verletzt, während es bei den *Ligg. flava* die 3 unteren Segmente waren. Eine Erklärung dafür, daß das Lig. longitudinale ant. am häufigsten verletzt war, ist nach SATERNUS (1979) durch die verhältnismäßig große Zahl von Hyperextensionsverletzungen zu erklären.

Während die Verletzungen der vorderen und/oder hinteren Längsbänder häufig gleichzeitig mehrere benachbarte Segmente betreffen, sind nach den Angaben von SATERNUS (1979) die Ligg. flava auf ein Bewegungssegment beschränkt.

Für die *Zerreißungen* der *Ligg. flava* in *Verbindung mit Dornfortsatzfrakturen* sind nach SATERNUS (1979) zwei verschiedene Entstehungsmechanismen zu diskutieren: (1) Durch *Flexion*, d.h. *Dornfortsatzabriß* und *Bandzerreißung* entstehen durch eine starke *Erhöhung* des *Längszuges* in den *dorsalen Anteilen* des *Halses*, (2) durch eine *starke gestauchte rückwärtige Abknickung* der *HWS* treten *Kompressionsbrüche* mit *ventraler Ablösung* der *Zwischenwirbelscheibe*, breitem *Vorderunterkantenabriß* mit einer *Abstützung* eines *Dornfortsatzes* auf den nächst-unteren auf. Durch *direkte Kompression* des *Dornfortsatzes* kommt es zu einer *Fraktur* desselben (Abb. 17).

Dornfortsatzfrakturen: Unter 427 untersuchten Fällen fand SATERNUS (1979) 9 *Dornfortsatzfrakturen* der *HWS*, sowie in 92 Segmenten *Unterblutungen* und *Zerreißungen* im *Interspinalbereich (Muskulatur, Ligg. intra-* und *interspinale)*. Viermal war weiterhin der *Dornfortsatz* des 1. BWK gebrochen, weitaus seltener als die Dornfortsätze von C 5–C 7.

In der Serie von SATERNUS (1979) waren in Übereinstimmung mit den Angaben von GELEHRTER u. VITTALI (1960) sowie MAURER et al. (1971) die letzten beiden Halswirbeldornfortsätze am häufigsten frakturiert. Die Häufigkeit in der Serie von SATERNUS (1979) betrug C 2 = 0%, C 3 und C 4 jeweils 7,7%, C 5 = 18%, C 6 = 30,7% und C 7 = 35,9%.

Bandscheibenverletzungen: Verletzungen von *Bandscheiben* der *HWS* nach *Gewalteinwirkungen* sind recht *häufige Ereignisse*. Sie wurden beschrieben von HINZ (1970), CLEMENS u. BUROW (1972). In der großen Serie von SATERNUS (1979), die nicht ausschließlich aus Verkehrsunfällen bestand, lag eine Häufigkeit von 45,6% vor. Die Häufigkeitsverteilung der Zwischenwirbelscheibenverletzungen (C 2/C 3 – C 7/Th 1) ergibt sich aus Tabelle 18. Dabei zeigt sich, daß die *Verletzung* nur *eines Segmentes* am häufigsten, jedoch auch die Beteiligung *zweier Segmente* nicht selten war, während die *Drei-* und *Mehrfachverletzungen* zusammen nur in 11% aufgetreten waren. Etwas bevorzugt waren die mittleren Segmente C 3/C 4 bis C 5/C 6 betroffen (C 5/C 6 in 21,8%, C 4/C 5 in 20,4% und C 3/C 4 in 19,6%), dagegen C 2/C 3 (15,3%) und C 7/Th 1 wesentlich seltener. Betrachtet man in der Serie von SATERNUS (1979) aber die Relation von leichten (unterbluteten) und schweren Verletzungen (Teil- oder Totalzerreißungen), so liegt der Anteil der Zerreißungen mit jeweils 35% in C 2/C 3 und in C 7/Th 1 wesentlich über dem der

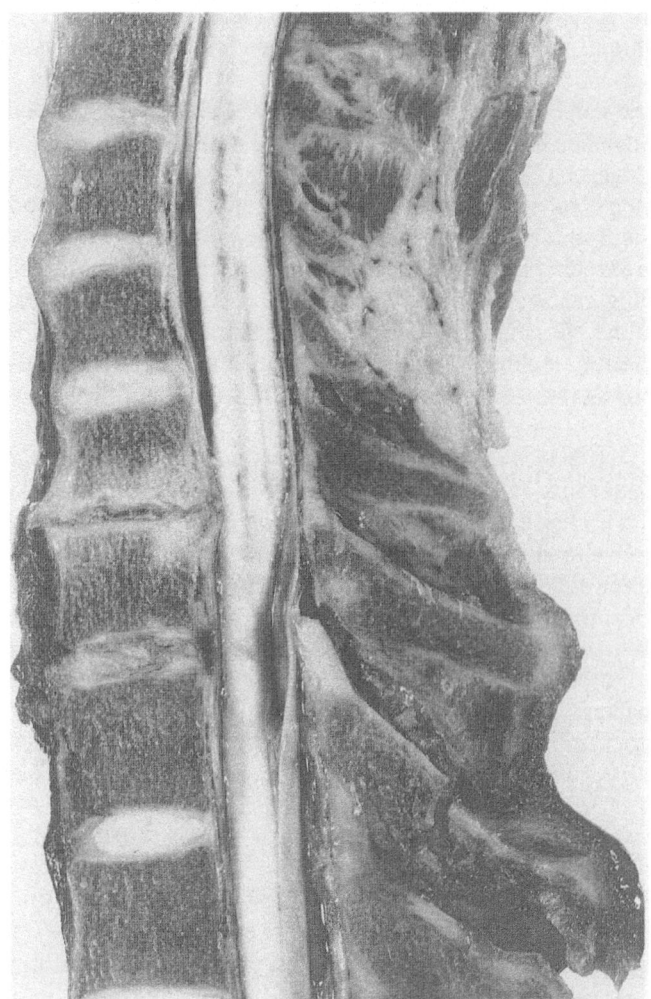

Abb. 17. L56/74, 57jähriger Mann, PKW-Fahrer auf fahrenden LKW aufgefahren. Links-seitiger Frontal-Auffahrunfall mit massiver Holmverletzung. Gestauchtes Hyperex-tensionstrauma. Kompressionsfraktur des 5. BWK. Ausgedehnte Intimarupturen der Aa. carotis comm., massives retropharyngeales Hämatom. Fahrer war angeschnallt. Todesursache: Schädelhirntrauma. Ruptur des Lig. flavum C7/Th1. Dornfortsatz Th2. Dorsale Bandscheibenablösung. C6/C7 ausgeprägte Osteochondrose und dorsale sowie ventrale Konsolen. Zarte Rupturen und Einblutungen in die Bandscheibe. (Beobachtung von SATERNUS)

anderen Segmente, in denen der von C3/C4 (15,1%) zu C6/Th7 (16,2%) kontinuierlich zunimmt. Ein Zusammenhang zwischen der Richtung der äußeren Gewalt und der Verletzungshöhe ergibt sich nicht im ausschließlich vitalen Material von SATERNUS (1979). Dagegen deutet sich ein Zusammenhang zwischen der Richtung der äußeren Gewalteinwirkung und der Verletzungshäu-figkeit insofern an, als am häufigsten dann Bandscheiben verletzt waren, wenn: (1)

Tabelle 18. Häufigkeitsverteilung der Bandscheibenverletzungen (C2/3 – C7/Th1). (Aus SATERNUS 1979)

Verletzte Segmente pro Fall	Absolute Frequenz	Relative Frequenz (%)
1 Segment	84	19,6
2 Segment	64	15,0
3 Segment	30	7,0
4 Segment	2	3,0
5 Segmente	2	0,5
6 Segmente	2	0,5
Kein Segment	232	54,4

Eine starke *rotatorische Komponente* und (2) eine *Hyperextension der HWS* angenommen werden mußte.

f) Läsionen an osteochondrotisch veränderten Zwischenwirbelscheiben

Zerreißungen von Längsbändern und *Zwischenwirbelscheiben* finden sich in den Beobachtungen Abb. 18a, b; Abb. 19 u. 20 von SATERNUS (1957). Nur bei hochgradiger Osteochondrose mit vollständigem Verlust des Nucleus pulposus fand SATERNUS dagegen einen glatten Durchriß der Bandscheiben ohne Randablösungen (Abb. 21a–d).

Bei den von SATERNUS demonstrierten Bandscheibenverletzungen fanden sich Verletzungstypen, die von der Art der degenerativen Vorschädigung und der Richtung der Gewalteinwirkung abhängig waren. „*Unter bestimmten Voraussetzungen, nämlich bei einem vernarbten dorsalen Bandscheibenvorfall, bedeutet das Vorliegen degenerativer Veränderungen nicht einen Locus minoris resistentiae, sondern einen Schutz des Segmentes, wie er auch für eine Spondylosis deformans mit der Ausbildung kräftiger Drucklager bei der Flexion anzunehmen ist*" (SATERNUS 1979).

SATERNUS (1979) machte auf eine Form der degenerativen Veränderung bei der Osteochondrose, die im Untersuchungsgut häufig vorkommen alten dorsalen Bandscheibenvorfälle, aufmerksam. Während sie bei einer Hyperextension über einen „Kneifzangenmechanismus" die Entstehung von Halsmarkschäden begünstigen, bedeuten sie bei axialer Zugbelastung oder bei der Flexion durch breite und kräftige Vernarbungen sogar Schutz für das betroffene Segment (Abb. 22).

Verletzungen der Bandscheiben fand SATERNUS nicht nur bei unterschiedlichen Graden degenerativer Veränderungen in den Segmenten mit der stärksten Osteochondrose, sondern gleichzeitig auch in weniger oder gar nicht veränderten. Dabei spielt besonders ein axialer Druck für die Verletzungen in der Hülle des Nucleus pulposus mit nachfolgender zentraler Blutung eine Rolle. Frische traumatische Bandscheibenrisse durchliefen in keinem Fall der Serie von SATERNUS einen intakten Nucleus pulposus, dieser wurde stattdessen von der Grundoder Deckplatte abgelöst, wobei die Risse sich bevorzugt in alten vorbestehenden Spalten fortsetzten.

In der Abb. 23a, b findet sich eine Verletzung bei einer jungen Frau mit den dafür typischen Verletzungsformen, der Bandscheibenablösung und der zentralen Blutung dar-

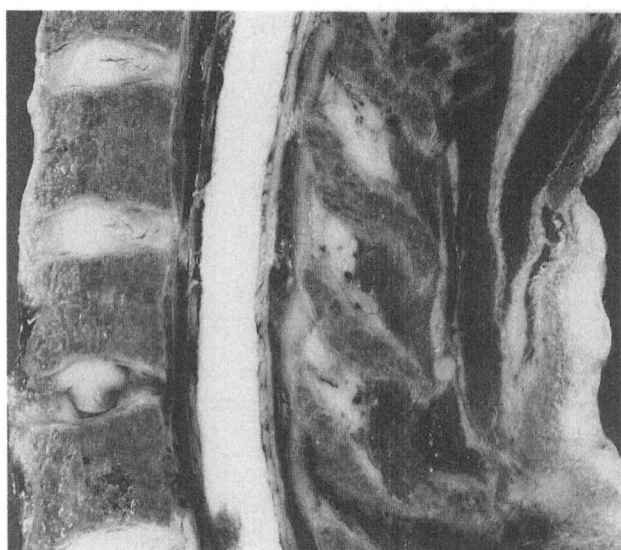
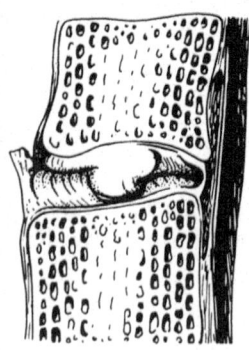

a   b

Abb. 18a, b. L696/73, 58jähriger Mann, PKW-Beifahrer, bei überhöhter Geschwindigkeit ins Schleudern geraten und einem PKW frontal aufgefahren. Mit Stirn und Brustkorb gegen das Armaturenbrett aufgeprallt. **a** Aortenruptur und Abknickung bei Th3/Th4. Folge der Hyperextension ist die Zerreißung des vorderen Längsbandes in C5/C6, die herausgezeichnet wurde. Kleinere Anschlagstellen im Bereich des linken Stirnhöckers. Massive retropharyngeale Blutung. Ausgedehnte Rippenserienbrüche mit tiefen Einspießungen. **b** C5/C6 mit Zerreißung des vorderen und hinteren Längsbandes mit oberer Ruptur des vorderen Randleistenringes, die in die Verlaufsrichtung der Hülle des Nucleus pulposus einmündet und zu dessen unterer sowie nach hinten oben umgreifender Ablösung geführt hat. Unterblutung im Muster nur diskret der degenerativ veränderten dorsalen Teile der Bandscheibe. (Beobachtung von SATERNUS 1979)

gestellt. Den Übergang des Verletzungstyps von der jugendlichen zur degenerativ vorgeschädigten Bandscheibe sieht man in Abb. 23a, b. Hier finden sich einerseits noch Bandscheibenablösungen, so auch symmetrisch um die zentrale Blutung in C3/4, andererseits erkennt man aber schon neben der unterbluteten Ablösung des hinteren Längsbandes von der Bandscheibe in C4/5 feine unterblutete Risse in den dorsalen Partien, wobei der Nucleus pulposus ausgespart wird. Eine vollständige Zerreißung durch die Mitte konnte jedoch in keiner Bandscheibe mit erhaltenem Nucleus pulposus gefunden werden, Bandscheibenablösung dagegen in jeder Form, angefangen von der diskreten dorsalen Ablösung, über gleichsinnige auf einer Seite (Abb. 23) oder gegenläufige nach starker Traktion, bis hin zu zwei Fällen mit kompletter Ablederung (Abb. 24). Selbst bei Mehrfachgewalteinwirkung, die zu schwersten Verletzungen geführt hatten, kam es zu keinem horizontalen Durchriß einer Bandscheibe mit intaktem Nucleus pulposus.

Die in der Abb. 25 dargestellte Verletzung betrifft die Längsbänder und die Zwischenwirbelscheibe C6/7. Das Lig. longitudinale ant. und Teile des Anulus fibrosus vorn sind zerrissen, nicht jedoch die dichten Faserbündel um den Nucleus pulposus. Sie liegen nach hinten eingeschlagen in der ehemaligen Position des Nucleus pulposus, dessen Hülle offensichtlich in der Phase der Kompression hinten gesprengt wurde, was möglicherweise durch eine der hier häufig lokalisierten horizontal verlaufenden Spalten begünstigt wurde.

Durch den hohen Druck ist es zu einer Berstung, jedoch nicht zu einem Abriß des Lig. longitudinale post. gekommen. Diese Lücken dienten dem Gallertgewebe

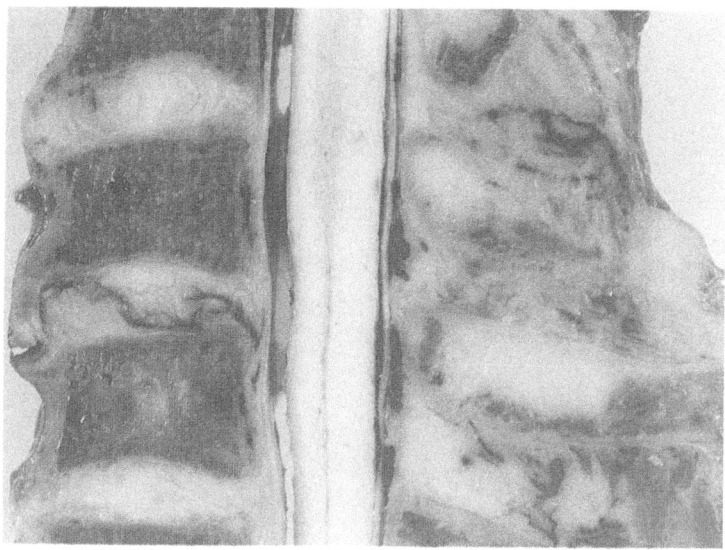

Abb. 19. L772/75, 62jähriger Mann, Zugbelastung durch typisches symmetrisches Erhängen, 180 cm hoch, wobei die Fußspitzen gerade berührten. Zusätzlich Bergungsverletzung (Ehefrau) mit Aufschlag des Os occipitale auf festem Kellerboden. Zerreißung von Resten des vorderen Längsbandes zwischen zwei kräftigen fast ankylosierenden spondylotischen Randwülsten bei C5/C6. Verstärkung der Kompakta in der Vorderwand des 5. und 6. HWK. In Fortsetzung der Zerreißung im Segment C5/C6 ist die Bandscheibe betroffen. Es ist zu einer einseitigen Ablösung der Faserhülle des Nucleus pulposus gekommen, weiterhin zu einer zarten vertikal verlaufenden Blutung in den rechten Partien der Hülle des Nucleus pulposus in C4/C5. (Beobachtung von SATERNUS 1979)

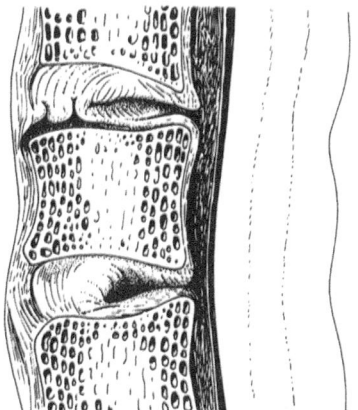

Abb. 20. L92/74. Zeichnung nach einer Fotografie, 57jährige Frau, die als PKW-Fahrerin frontal kollidierte und dabei mit dem Kinn auf das Lenkrad aufschlug. Im oberen Segment (C3/C4) sind kaudal Bündel vom vorderen Anteil des Faserrings abgerissen worden. Dieser Riß geht jedoch trotz einer bereits vor dem Unfall bestehenden Spalte im dorsalen Teil nicht durch die Mitte der Bandscheibe. Im tieferen Nachbarsegment (C4/C5) lag dagegen keine Verletzung der ventralen Partien der Zwischenwirbelscheibe vor. Stattdessen eine Unterblutung um einen ebenfalls dorsal gelegenen, auf dem Boden einer Osteochondrose entstandenen Spaltes. (Beobachtung von SATERNUS 1979)

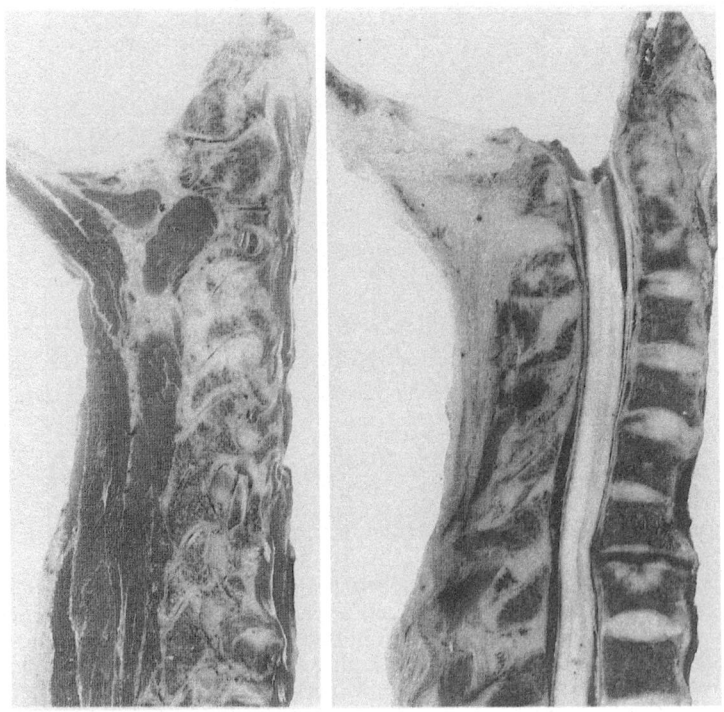

a

b

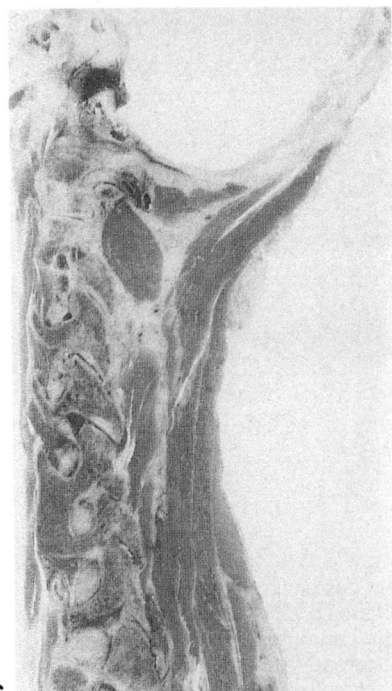

c

Abb. 21 a–c.

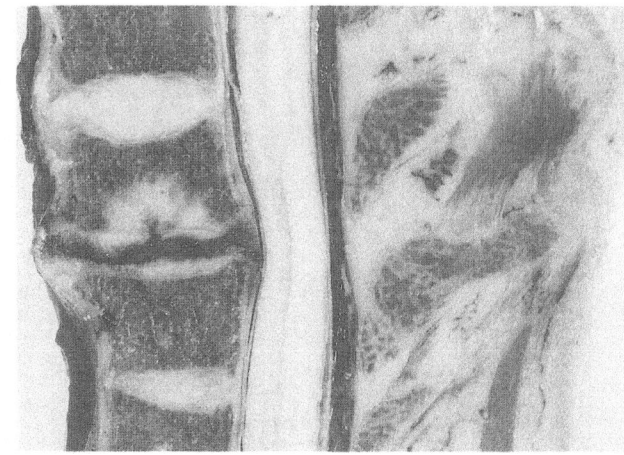

d

Abb. 21a–d. L990/74, 65jähriger Fußgänger von PKW überfahren (Fahrerflucht). Rechts-seitiger Anstoß mit Unterschenkelfrakturen. Schädelanprall rechts bei Aufladen auf ein flaches Fahrzeug. Dabei Trümmerfraktur der rechten Schädelhälfte unter Einbeziehung der Schädelbasis. Aortenabriß. Gekröseabriß in 2 verschiedenen Bereichen, massive Prel-lung rechter Arm und rechte Schulter. Verletzungen hypermobiler Nachbarsegmente eines inkompletten Blockwirbels mit symmetrischer Verschmelzung der Wirbelbögen C5/C6. Bei C4/C5 und C2/C3 dorsale Bandscheibenablösung. C6/C7 hochgradige Osteochondrose mit kleinem Schmorlschen Knötchen mit kompletter Zerreißung der restlichen Faser-bündel. (Beobachtung von SATERNUS 1979)

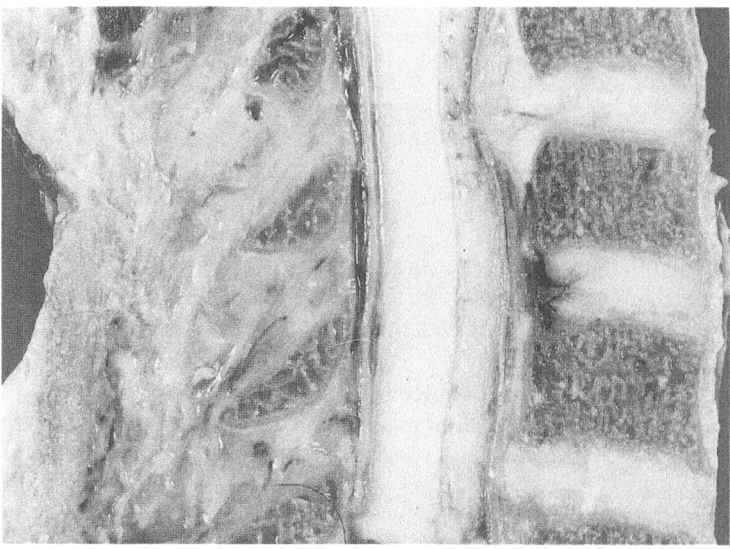

Abb. 22. L595/73, 45jähriger Mann, Traktion und leichte Seitneigung der HWS durch rechtsseitig atypisches Erhängen. Während das Segment C3/C4 mit einem breiten vernarb-ten Bandscheibenvorfall bewehrt und offensichtlich geschützt ist, findet sich im tieferen Nachbarsegment C4/C5 eine Ablösung der dorsalen Anteile der Bandscheibe vom hinte-ren Längsband, welches selber unverletzt ist. Nach Retraktion der Bandscheibe Einblutung in die Wundhöhle. (Beobachtung von SATERNUS 1979)

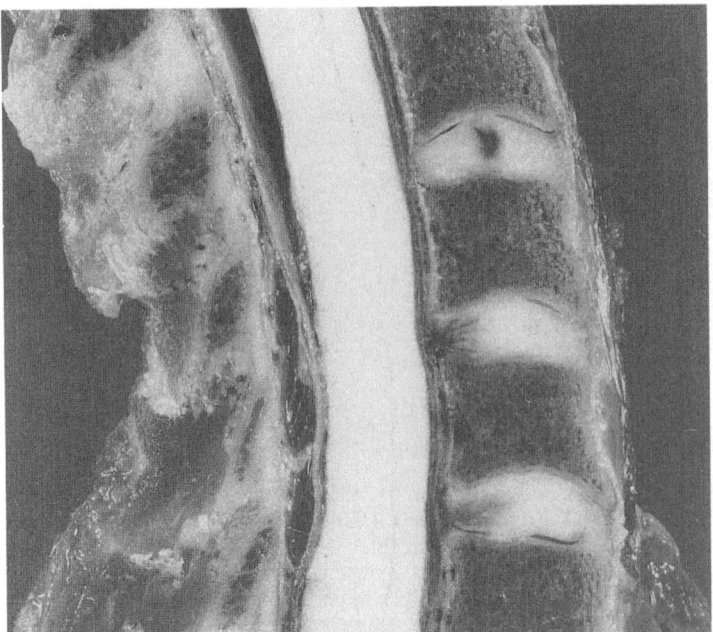

a

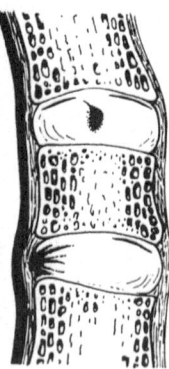

b

Abb. 23. a L506/73, 24jährige Frau, PKW-Fahrerin auf regennasser Straße mit entgegenkommendem PKW kollidiert. Kinnaufschlag auf Lenkrad und Armaturenbrett. Holmverletzung des Gesichts unten links. Gestauchte Hyperextension. Breiter Brustkorbaufschlag mit Aortenruptur in Höhe des Lig. Botalli. Ausgedehnte Leberkapselrisse. Linksseitige Knieanprallverletzung. HWS-Präparat (C2/C6). Symmetrische Ablösung der Bandscheiben C3/C4 und C5/C6, wobei in C3/C4 eine zentrale Blutung besteht. An den beiden tieferen Nachbarsegmenten von C3/C4 sind die Bandscheiben dagegen von den hinteren Längsbändern abgelöst. Einzelheiten der zentralen Blutung des Nucleus pulposus werden in der Skizze **(b)** verdeutlicht. (Beobachtung von SATERNUS 1979)

als Austrittspforten in den Extraduralraum, ein Befund, der bei der Darstellung des hinteren Längsbandes im Mikroskop bei der operativen Behandlung protrahiert entwickelter hinterer Bandscheibenvorfälle häufig erhoben wird (FROWEIN 1977).

Diese an und für sich nicht häufige Form der Verletzung von Bandscheibe und hinterem Längsband durch Kompression unterscheidet sich nach SATERNUS durchaus von der häufigeren und somit typischen Verletzung nach Hyperflexion und -extension.

SATERNUS (1979) nahm eine Skalierung der Osteochondrose und Spondylosis deformans gemeinsam hinsichtlich ihrer Ausprägung in 5 Stufen vor und berechnete auf diese Weise den durchschnittlichen Befall mit degenerativen Veränderungen für jedes Bewegungssegment (Abb. 26).

Die im vorhergehenden ausführlich aufgeführten Befunde aus diesem wegweisenden Beitrag von SATERNUS (1979) enthalten eine derartige Fülle an interessanten Daten, daß eindrücklich empfohlen werden muß, diesen Beitrag ausführlich zu

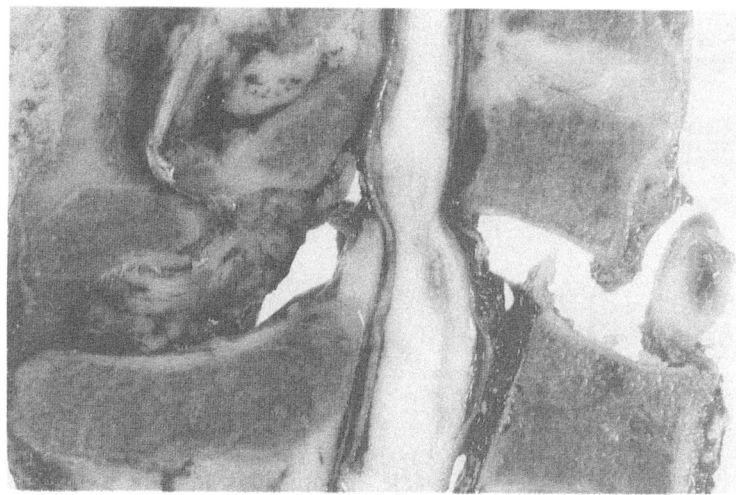

Abb. 24. L 689/74, 46jähriger Mann, Arbeitsunfall. Von einem Mast gegen einen Raupenschlepper geprellt. Direkte Gewalteinwirkung gegen die linksseitigen Schädel- und Halspartien. Berstungsfraktur des Schädels. Stumpfe Gewalt gegen die Rückfläche des Brustkorbes. Todesursachen: Pneumonie (4 Tage überlebt). Luxation C6/C7 bei vollständiger Abscherung und Ablösung der Bandscheibe von Grund- und Deckplatte, sowie den Längsbändern mit kleiner zentraler Ruptur bei massivem Horizontalschub. Verletztes Segment C7/Th1. Dorsal isolierter Abriß des Lig. flavum. Im Rückenmark lediglich eine zentrale Blutung. (Beobachtung von SATERNUS 1979)

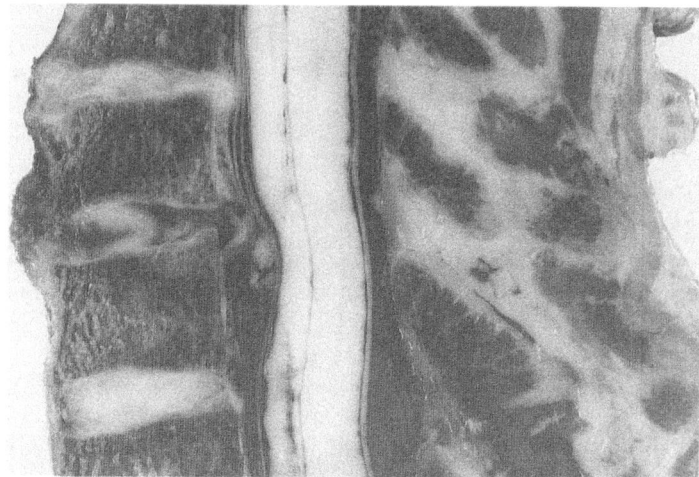

Abb. 25. L 448/74. 66jähriger Mann, als Radfahrer von PKW erfaßt, und zwar von rechts hinten seitlich. Inkompletter Schädelabriß mit Zerreißung der Medulla oblongata. Densfraktur. Massives retropharyngeales Hämatom. Sperberung der rechtsseitigen A. carotis comm. Sekundärer Rumpfaufschlag nach Abknickung der oberen BWS. Traumatischer dorsaler Bandscheibenprolaps in Höhe C6/C7 ohne vollständigen Abriß des Lig. longitudinale post. Vollständige Zerreißung des vorderen Längsbandes sowie größerer Partien des vorderen Faserrings in der Bandscheibe dieses Segments. Kompression des Rückenmarks; epidurale Blutung. (Beobachtung von SATERNUS 1979)

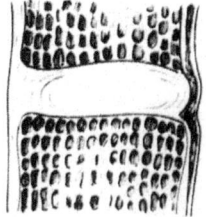

Grad 5 würde bedeuten, daß weder eine Osteochondrose noch eine Spondylosis deformans bestand.

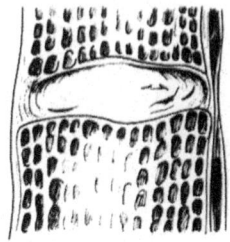

Grad 4: Röntgenologisch eine geringe Verschmälerung des Zwischenwirbelraumes, eine minimale Uncarthrose oder eine initiale Spondylosis deformans. Makroskopisch das Vorliegen zentraler Spalten um den Nucleus pulposus.

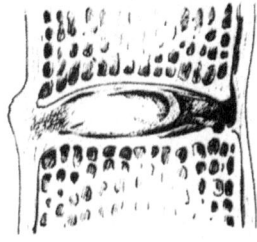

Grad 3: Röntgenologisch eine deutliche Verschmälerung des Zwischenwirbelraumes mit beginnender Randsklerose, mäßige Uncarthrose, mäßige Spondylosis deformans mit deutlichen Randwülsten, die sich jedoch in „Normalhaltung" nicht berühren. Makroskopisch das Vorliegen großer, jedoch noch nicht vollständig durchgehender Spalten in der Bandscheibe.

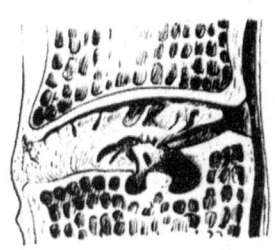

Grad 2: Röntgenologisch eine starke Verschmälerung des Zwischenwirbelraums mit ausgedehnter Randsklerose, starke Uncarthrose, starke Spondylosis deformans mit breiten Randwülsten, jedoch ohne Verklammerung.

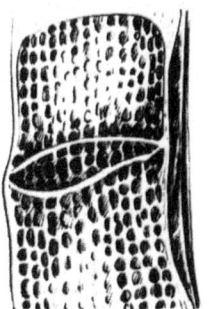

Grad 1: Angeborener oder erworbener Blockwirbel, massive ankylosierende Spondylosis deformans.

Abb. 26. Skalierung der Osteochondrose und Spondylosis deformans hinsichtlich ihrer Ausprägung in 5 Stufen. (Aus SATERNUS 1979)

Rate zu ziehen. Dieser Beitrag hat viele bisher in der Literatur mitgeteilten Befunde, die jetzt in der Literatur leider noch zitiert werden, obsolet gemacht.

SILVER et al. (1980) berichteten über eine Serie von 100 aufeinanderfolgenden Fällen von Wirbelsäulenverletzungen. Von ihnen hatten 51% Verletzungen der HWS, 38% der BWS und 11% der LWS; 75% der Patienten wiesen weitere Verletzungen auf, am häufigsten bestanden Kopfverletzungen. Von den 50 Kopfverletzungen waren 4 leichterer Art, während 9 Schädel-Hirn-Verletzungen aufwiesen. Fünf hatten Schädelfrakturen und 3 wiesen Blutungen oder Liquorfluß aus Ohren oder Nase auf.

SCHÖCHE et al. (1981) berichteten über 1300 Unfalltote mit Schädel-Hirn-Verletzungen und Verletzungen von Wirbelsäule und/oder Rückenmark.

LEOPOLD (1981) wertete die Verletzungsmuster von 1306 erwachsenen Unfalltoten aus, die in den Jahren 1972–1977 am gerichtsmedizinischen Institut der Universität Leipzig obduziert worden waren. In dieser Serie lagen 532 Wirbelsäulen-/Rückenmarksverletzungen vor. Verkehrsunfälle standen mit 275 Getöteten (51,7%) an der Spitze, gefolgt von 114 häuslichen Unfällen (21,4%), 80 Suiziden und 47 Arbeitsunfällen. 466 der Wirbelsäulenverletzten wiesen Frakturen der Wirbelsäule auf, sie lagen in 31,5% in der HWS, in 59% in der BWS, in 14% in der LWS und in 0,5% am Kreuz- und Steißbein. Am häufigsten betroffen waren die 6. und 7. Halswirbel. Die 307 Dornfortsatzbrüche lagen in der BWS und LWS. 23 Frakturen der Querfortsätze lagen in der HWS und LWS. Bei 248 Fällen konnten verschiedene Läsionen am Rückenmark aufgedeckt werden, darunter 84 Rupturen, die 37mal in der Medulla oblongata und 20mal in den Segmenten C1–C5 gefunden wurden. Bei 127 der Unfalltoten war die Rückenmarksverletzung die entscheidende Todesursache. 370 der Verletzten hatten eine zusätzliche Schädel-Hirn-Verletzung.

WILMOT et al. (1985) berichteten über eine Serie von 67 Patienten, die wegen Rückenmarksverletzungen behandelt wurden. Eine erhebliche Zahl von ihnen hat oft auch gleichzeitig vorliegende, oft nicht diagnostizierte Schädel-Hirn-Verletzungen. Die Kriterien für eine hohe Wahrscheinlichkeit auch eine Schädel-Hirn-Verletzung erlitten zu haben bestehen in: (1) Quadrieplegie nach einem schweren Verzögerungstrauma, (2) Bewußtseinsverlust unmittelbar nach dem Unfallereignis, (3) Zeichen, die für eine Beteiligung der Hirnrinde oder des Hirnstammes sprechen, (4) Notwendigkeit künstlicher Beatmungsmaßnahmen unmittelbar nach dem Unfall.

Die Autoren wandten neuropsychologische Testmethoden an; 43 der 67 Patienten zeigten mittelgradige bis schwerwiegende Defizite.

B. Traumatische Hirnschäden
infolge von Sportverletzungen, insbesondere
die traumatische Enzephalopathie des Boxers

I. Einführung

Die *Gefährlichkeit* des *Boxens* ist im wissenschaftlichen Schriftum und in der Tagespresse umstritten. Die eine Seite preist das Boxen als *„noble art of self defense"*, als *„Fechten mit der Faust"*, und schreibt ihm gesundheitlichen und erzieherischen Wert zu; die andere Seite fordert ein generelles Verbot von Amateur- und Berufsboxen. Der Streit flammt immer dann auf, wenn sich im Ring ein tödlicher Zwischenfall ereignet hat. Es werden nämlich in der Auseinandersetzung über etwaige Schäden des ZNS durch das Boxen als Hauptkriterium seiner Gefährlichkeit die Zwischenfälle im Ring mit Todesfolge unter Brückensymptomen gewertet, oder aber der Umstand, daß ein k.o. erzielt wurde. Verteidiger des Boxens werden nicht müde mitzuteilen, die sog. Unfallquote sei mit 2,0% beim Boxen geringer als beim Fußball (2,3%), Handball (2,8%) oder Schwerathletik (3,1%). Die niedrige Unfallquote läßt die schwerer wiegenden Risiken oder Dauerschäden des ZNS aber unberücksichtigt; denn sie erfaßt nur Schädigungen wie Knochenbrüche, Prellungen, Distorsionen, Hämatome und dergleichen Sportverletzungen. Spät- und Dauerschäden am ZNS, die ihrer Eigenart nach sehr erheblich sind, gelangen erst gar nicht in die Statistik der sog. Unfallquote.

Die erste zusammenfassende Darstellung der Körperschäden bei Boxern verdanken wir ERNST JOKL (1941). Die Arbeiten, die sich mit den chronischen neurologischen Befunden und pathomorphologischen Dauerschäden befassen, erschienen nach seiner zusammenfassenden Darstellung. KAREL HENNER (1956, 1963, 1966), der Prager Neurologe veröffentlichte eine Reihe von Arbeiten, die sich mit den neurologischen Schäden bei Boxern befaßten. Er nahm eine kompromißlose Haltung gegen das Boxen ein. Eine Serie von Arbeiten, die eine Schilderung der neurologischen Schäden bei Boxern darstellen, stammen von MACDONALD CRITCHLEY (1957, 1960, 1965), den tschechischen Neuropsychiatern SERCL u. JAROS (1956, 1957, 1965, 1968) sowie ROBERTS (1969). Neuere zusammenfassende Darstellungen über biomechanische und medizinische Aspekte des Boxens stammen von UNTERHARNSCHEIDT (1970, 1971, 1972, 1975, 1985). UNTERHARNSCHEIDT u. SELLIER (1966, 1970, 1971).

II. Mechanik des Stoßablaufes beim Boxen

Zur Beurteilung der traumatischen Schäden des ZNS von Boxern müssen die mechanischen Vorgänge während der Gewalteinwirkung bekannt sein. Es sollen deshalb die Stoßgesetze und der Einfluß der Oberflächenbeschaffenheit auf den Stoßablauf erläutert werden. Die Entstehung von Translations- und Rotationsbeschleunigung hängt von der Stoßrichtung der einwirkenden Gewalt ab; s. Bd. 13/VI.A dieser Reihe, S. 52. Eine reine Translationsbewegung entsteht, wenn der Stoß durch den Schwerpunkt des Kopfes

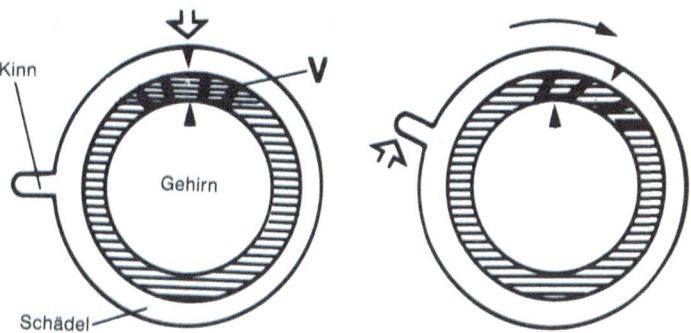

Abb. 27. Schematische Darstellung der Wirkung der Rotation auf das Gehirn. Das Gehirn bleibt aus Trägheitsgründen bei einer Rotation der knöchernen Hülle zunächst zurück, die Brückenvenen (*V*) werden angespannt und können reißen. (Aus Unterharnscheidt u. Sellier 1971)

geht, beim Boxen also mit einer Geraden. Eine Rotationsbeschleunigung entsteht bei tangentialem Verlauf der Stoßachse, beim Boxen also durch den Haken oder Schwinger (Abb. 27).

Um Meßdaten von der Gewalteinwirkung auf den Schädel zu erhalten, wurden Boxhandschuhe von 6–16 Unzen und verschiedene Bodenbeläge von Boxringen auf ihr Verhalten und ihre Wirkung hin untersucht (Unterharnscheidt u. Sellier 1965, 1966, 1970, 1971). (8-Unzenhandschuh bedeutet: das Gewicht beträgt je Handschuh 8 Unze = 228 g; davon sind je die Hälfte Handschuhleder und Polsterung. 1 Unze = 28,5 g). Unter den angegebenen Versuchsbedingungen zeigte sich, daß bei Verwendung von 6-Unzenhandschuhen Beschleunigungen des Schädels von mehr als 100 g auftreten können. Unter sonst gleichen Bedingungen erwies sich, daß die erzielte Stoßkraft mit dem 6-Unzenhandschuh um den Faktor 2,7 größer war als bei Verwendung des 16-Unzenhandschuhs. Die Federung, ausgedrückt als Federkonstante des 16-Unzenhandschuhs, war also 8- bis 9mal größer. Entsprechend nimmt die Bedeutung des Kopfschutzes mit größerer Härte des Handschuhs (d. h. mit abnehmender Unzenzahl) zu. Die Untersuchung des Ringbodenbelages im Hinblick auf die Gewalteinwirkung beim Sturz auf den Schädel wies Schaumstoff als ungeeignetes Material aus, während Filz im Rahmen der möglichen Ausnutzung seiner Eigenschaften einen gewissen Schutz bot.

Beschleunigungsmessungen an *Boxern* im *Ring* wurden mit 12-Unzen-Handschuhen vorgenommen. Zahl und Intensität der Schläge wurden registriert. Die gemessenen Beschleunigungen wurden unter dem Aspekt vor Toleranzkurven betrachtet, die eine Beziehung zwischen der einwirkenden Spitzenbeschleunigung und der Einwirkungszeit herstellen (Unterharnscheidt u. Sellier 1970, 1971).

III. Tiermodelle

Tierversuche (Translations- und Rotationsbeschleunigungen) mit einmaliger und gehäufter Gewalteinwirkung auf den Schädel mit exakt gemessener Intensität und ihre Übertragbarkeit auf den Boxer werden auf S. 527 besprochen.

IV. Klinische Befunde

In der Analyse der *klinischen Befunde* bei *traumatischen Schäden* des *ZNS* von *Boxern* werden zweckmäßigerweise *akute Schäden* von *chronischen, Spät-* oder *Dauerschäden* unterschieden.

1. Akute Schäden

Die bei Boxhieben auftretenden Beschleunigungen können groß genug sein, um eine *Hirnerschütterung mit sofortiger Bewußtlosigkeit und Tonusverlust* zu erzeugen. Aber schwere Schäden entstehen auch infolge von *Schlagserien gegen Kopf und Körper mit Subkommotionsdosen:* sie können zu einem sog. *Verhämmerungs-k.o.* führen, oder der angeschlagene Boxer (mit eingeengter Bewußtseinslage) ist unfähig, seine Willkürmotorik zu seiner Verteidigung zu gebrauchen. Einmalige und auch gehäufte Schlagwirkung verursacht nicht selten *posttraumatische Dämmerzustände* (vgl. die bekannte Selbstschilderung von Gene TUNNEY, s. auch LARSON et al. 1954; MAWDSLEY u. FERGUSON 1963 u. a.). Eine weitere akute Schädigung durch Schlagwirkung ist durch die *Drosselung zum Gehirn ziehender Gefäße* möglich, besonders der *A. carotis.* Die mechanische Irritation des Karotissinus durch Schläge auf die Halspartie kann eine von 3 Formen eines *Karotissinussyndroms* erzeugen. *Breitflächige Schläge* auf *Brust* und *Bauch* sowie auf die *Augenregion* können Reflexmechanismen auslösen (Aschner-Dagnini-Reflex), die weitere Schäden verursachen und eventuell zum Tode führen.

Welche Intensität in Boxschlägen stecken kann, ist nicht nur unseren Messungen an Boxern (UNTERHARNSCHEIDT u. SELLIER 1965, 1966, 1970, 1971) und den klinischen und morphologischen Schadensfolgen zu entnehmen, sie wird vor allem anschaulich auf Bildern von Boxern, deren Gesichter gerade von einem Hieb getroffen werden.

Die fürchterliche Wucht des Schlages verformt und verschiebt die Gesichtsweichteile. Die Durchsicht von Fotos von Pressefotografen, die im Augenblick des Boxhiebes auf Gesicht und Kopf des Opponenten gemacht wurden, zeigen, wie durch Deformation, Beschleunigung bzw. Trägheit einzelne Gesichtspartien so gegeneinander verschoben werden, daß es mitunter Mühe macht, sie zu identifizieren. Man muß nicht Arzt sein, um zu erfassen, daß Schläge, die eine solch verheerende Distorsion der menschlichen Züge verursachen, auch das Gehirn schädigen. Das menschliche Anlitz als Schockabsorber! Wir wissen nicht, in welchem Maße die hammerharten, breitflächigen Schläge auch die Schädelknochen deformieren und auf diese Weise das Gehirn in Mitleidenschaft ziehen; wir müssen auch eine direkte Gehirnschädigung durch die Deformation des Schädelknochens erwarten.

Die Fotos der blutigen, geschwollenen und zerschlagenen Gesichter von Boxern, deren Kampf vom Ringrichter abgebrochen wurde oder die k.o. geschlagen wurden oder die einen „unentschiedenen" 12 Runden Boxkampf beendeten sprechen für sich. Gehäufte Boxhiebe, die das Gesicht des Menschen in einer derartigen Weise entstellen, müssen auch eine schädigende Wirkung auf das äußerst vulnerable Gehirn haben. In einem einzelnen 10-, 12- oder 15-Runden-Boxkampf treffen hunderte von harten Schlägen Gesicht- und Hirnschädel. Gehäufte Schläge, die eine derartige Schädigung der Haut der Gesichtszüge verursachen, mit Blutungen, Prell-, Riß- und Quetschwunden, schädigen auch das viel vulnerablere Gehirn!

Auch wenn die Schlagwirkung gegen den Kopf dem Boxer „die Beine wegreißt", so daß er eine extreme Hyperextension der HWS erleidet, schlägt er häufig noch zusätzlich mit dem Hinterkopf auf dem Ringboden auf. Nach dem Beschleunigungstrauma durch die gegen den Kopf schlagende Faust seines Gegners erleidet der getroffene Boxer noch ein zusätzliches Verzögerungstrauma. Bei Besprechung der sog. Rindenprellungsherde „par contrecoup" (vgl. Bd. 13/VI.A dieser Reihe, S. 382, Abb. 139 a–c habe ich g-Zahlen genannt, die bei derartigen Verzögerungstraumen auftreten. Beim Sturz nach rückwärts fällt auch der Abstützmechanismus der Hände weg. Dieser Mechanismus würde einem bewußtlos geschlagenen Boxer auch nicht zur Verfügung stehen.

Das Ende des 24jährigen Berufsboxers Benny „Kid" PARET ist ein eindrückliches Beispiel für die fürchterliche Wucht langer Schlagfolgen – des sog. Verhämmerungs-k.o. (ein Ausdruck der für sich selbst spricht) mit Todesfolge nach prolongierter Bewußtlosigkeit.

2. Spät- und Dauerschäden

Jeder Boxer muß mit der Möglichkeit eines traumatischen Hirndauerschadens rechnen. Die *meist progredienten klinischen Syndrome* können sich schon während der aktiven Laufbahn, gewöhnlich gegen ihr Ende, und noch in jungen Jahren einstellen. *Der Hirndauerschaden ist um so größer, je häufiger und länger geboxt wurde.* Die *chronische progressive traumatische Enzephalopathie des Boxers* (CRITCHLEY 1957) stellt eine diffuse Hirnschädigung dar, von der besonders vulnerable Hirnregionen bevorzugt befallen werden.

MARTLAND (1928) sprach von *punchdrunkenness*, von *Schlagtrunkenheit*. MILLSPAUGH (1937) prägte wegen des eindrucksvollen dementiven Abbau die Diagnose *Dementia pugilistica*, LA CAVA (1953) sprach von der *kumulativen traumatischen Schädelenzephalopathie des Boxers* und unterstrich damit die Gefährlichkeit der gehäuften und wiederholten Schläge gegen den Schädel. CRITCHLEY (1957) fand die treffendste diagnostische Bezeichnung: die *chronische progressive traumatische Enzephalopathie des Boxers*. COURVILLE (1962) führte die Bezeichnung „*psychopathic deterioration of pugilists*" ein, gab aber damit den allgemein akzeptierten Begriffsinhalt von psychopathisch auf. Dieser Zustand war Promotern und Boxfans bekannt als „*goofy*", „*slugnutty*", „*cuckoo*", „*stumble-bum*", „*slap-happy*", „*cutting paper dolls*". Deutsche Entsprechungen waren „*weiche Birne*" und den haben sie „*matschig gehauen*". Die Italiener sprachen von „*suonati*" oder „*campane*", d.h. einer „*hört die Glocken läuten*".

MARTLAND hatte 1928 als erster auf die *Schlagtrunkenheit („punch-drunkenness")* bei Boxern aufmerksam gemacht. Er beschrieb die klinischen Befunde von Boxern, die zunächst Gehstörungen entwickelten, vergeßlich wurden und eine Demenz entwickelten.

Das englische Wort „punch" kann einmal die Bedeutung von Schlag oder Hieb haben, zum anderen ist es eine Bezeichnung für ein im allgemeinen alkoholhaltiges Getränk (im Deutschen Punsch). Die Bezeichnung punch drunk stellt im Englischen ein Wortspiel dar, der „*punch drunk*" Boxer ist ein *schlag*trunkener Boxer, der völlig nüchtern das Bild eines *betrunkenen Boxers bietet.* Man findet in der deutschen Literatur hin und wieder die Übersetzung des „punch drunk" Boxers als „betrunkener" Boxer; das ist nach dem oben Ausgeführten falsch.

Die Natur und selbst die Existenz dieses Prozesses war viele Jahre lang umstritten. Es gibt noch heute Anhänger des Boxens, die das klinische und

morphologische Syndrom von „punch-drunkenness" („Schlagtrunkenheit") ver-
neinen. In den Jahren nach MARTLANDs Beschreibung des Syndroms wurden
überzeugende klinische und morphologische Befunde vorgelegt, die uns heute
erlauben, eine eingehende Beschreibung vorzulegen.

MARTLAND (1928), der die Gelegenheit hatte, ein Boxerhirn zu untersuchen,
extrapolierte von seiner Erfahrung mit akuten Schädel-Hirn-Verletzungen, daß
das Substrat das Ergebnis einer Vielzahl von petechialen Blutungen war, die zu
Narbenbildung besonders in zentralen Anteilen des Großhirns führten, eine
Ansicht, die, wie ich zeigen werde, in dieser Form falsch ist, und als überholt
angesehen werden muß. Neuropathologische Evidenz für das Auftreten solcher
morphologischer Befunde fehlt. Der sekundärtraumatische Hirndauerschaden
bei Boxern ist nicht das Ergebnis von petechialen Blutungen, sondern entwickelt
sich, ohne daß solche bestanden haben. Diese sog. petechialen Blutungen werden
in der Literatur immer wieder als das Substrat der Boxerenzephalopathie
angeschuldigt. Wahrscheinlich hat einmal in einem Gehirn eine hämorrhagische
Nekrose vorgelegen, die als solche nicht erkannt wurde, sondern als somatische
Basis für eine sog. Boxerenzephalopathie gedeutet wurde. Sicherlich gehören
einige der von COURVILLE fälschlich als sog. *diffuse kortikale Kontusionen*
beschriebene Gewebsalterationen, die in Wirklichkeit hämorrhagische Nekrosen
sind, hierher.

CORSELLIS u. BRIERLEY (1959) wiesen im Zusammenhang mit den petechialen
Blutungen auf ein Paradoxon hin: Folge man der Theorie der multiplen kleinen
Blutungen, so sei es schwer zu erklären, weil der klinische Befund sich gerade dann
progredient verschlechtere, besonders nach dem Zeitpunkt, nachdem man doch
annehmen könne, daß sich der pathologische Befund dann doch zunehmend
zurückgebildet habe.

Alle *Grade gestörter neurologischer Funktionen* des *pyramidalen, zerebellären* und
extrapyramidalen Systems, von *milden* zu *schwersten Formen*, sind beschrieben worden
(JOKL u. GUTTMANN 1933; CARROLL 1936; GUTTMANN u. WINTERSTEIN 1938; JOKL 1941; DE
GISPERT CRUZ 1943; GUILLAIN et al. 1948; LA CAVA 1949, 1963; CRITCHLEY 1957; MCALPINE
u. PAGE 1949; RAEVUORI NAALINMAA 1951; SCHWARZ 1953; TAYLOR 1953; GELLER 1953;
SOEDER u. ARNDT 1954; HENNER 1955, 1956, 1963, 1966; BERGLEITER u. JOKL 1956; PAMPUS
u. GROTE 1956; SERCL u. JAROS 1956, 1957, 1962; ULE 1956; GRAHMANN u. ULE 1957; Egon
MÜLLER 1958, 1963; WOLOWSKA 1960; SPILLANE 1962, 1965; COURVILLE 1962; MAWDSLEY
u. FERGUSON 1963; ISHERWOOD et al. 1966; HESE u. SIBILIAK 1967; GORALSKI u. SYPNIEWSKY
1967; BOUSSELJOT 1969; JOHNSON 1969; ROBERTS 1969).

ROBERTS (1969) untersuchte 224 frühere Berufsboxer, deren Namen als
Stichproben den Unterlagen des *British Board of Boxing Control* entnommen
wurden. Dieser Autor fand in 17% der untersuchten Boxer ein unschwer
erkennbares und relativ stereotypes Syndrom gestörter neurologischer Befunde,
die auf eine Beteiligung zerebellärer, pyramidaler und extrapyramidaler Bahnen
hinwiesen. Psychopathologisch lagen eine Reihe von Symptomen wie gestörte
intellektuelle Funktionen und besonders Merkfähigkeits- und Gedächtnisstörungen vor, bis zu ausgeprägter Demenz.

Außer dem *gewöhnlichen Bild der progressiven posttraumatischen Enzephalopa-
thien des Boxers* sind *Formen mit Hyperkinesen* bekannt (PARKER 1934; GREWEL
1941; HUSZAR u. Edith KÖRNYEY 1965).

3. Traumatische Verschlüsse der A. carotis interna

MURPHEY u. MILLER (1959) berichteten über eine traumatische Karotisthrombose bei einem jungen Boxer.

Ein 16jähriger hatte an einem Boxkampf teilgenommen, den er nach Punkten verloren hatte; er war nicht niedergeschlagen worden. Er ging selbst nach Hause. Am nächsten Tag wurde er stuporös, es bildete sich eine rechtsseitige Halbseitenlähmung mit einer Aphasie. Er war nicht in der Lage, sich selbst aus dem Bett zu erheben. *Arteriographisch* zeigte sich ein inkompletter Verschluß der linken A. carotis int. kurz nach der Bifurkation. Trotz operativer Entfernung des Thrombus kam es lediglich zu einer Defektheilung, vgl. auch Bd. 13/VI.B dieser Reihe, S. 39.

Abbildung 28 zeigt das Pneumenzephalogramm eines jungen Boxers, der im Alter von 18 Jahren einen traumatischen Verschluß der linken A. carotis int. erlitten hatte.

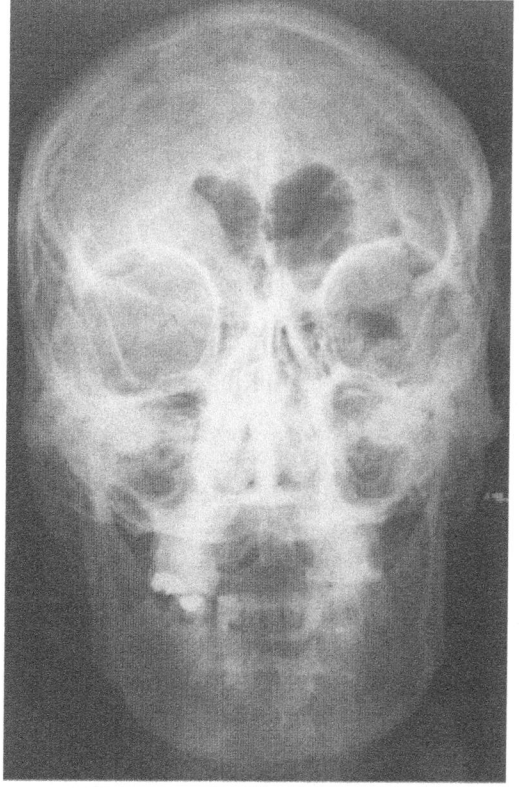

Abb. 28. Pneumenzephalogramm eines jungen Boxers mit Asymmetrie der Seitenventrikel, der linke Seitenventrikel ist erweitert. Der Boxer hatte 2 Jahre vorher, im Alter von 18 Jahren einen traumatischen Verschluß der linken A. carotis erlitten mit einer Aphasie und einer rechtsseitigen Halbseitenlähmung

V. Pathomorphologie

1. Akute Schäden

Alle Formen intrakranieller Blutungen sind als Folge von Kopftreffern bei Boxern beschrieben worden. *Epidurale Blutungen* sind relativ selten; einen Fall mit tödlichem Ausgang teilte KREFFT (1952) mit. *Einriß des Tentoriums mit Eröffnung des Sinus longitudinalis* wurde von WERKGARTNER (1935) mitgeteilt.

Subdurale Blutungen nach Kopftreffern sind häufig; sie machen mehr als 75% aller akuten Hirnschäden aus und stehen zahlenmäßig als Ursache der akuten Todesfälle im Boxen an erster Stelle (KOHLRAUSCH 1921, 2 Fälle; FRAENKEL 1922; MUNCK 1923, 2 Fälle; ROZMARIK 1924; WOLFF 1928; WEIMANN 1931; FOERSTER 1932; VON MARENHOLTZ 1932; HOROWITZ 1933; POPIELSKI 1934; KAPPIS 1938; FELC 1939; STILLE 1939; KREFFT 1952; BENES 1956; BERGLEITER u. JOKL 1956; PAUL 1957; STRASSMANN u. HELPERN 1968, 4 Fälle).

Operative Ausräumung des Hämatoms ist imperativ, unverzügliche Diagnosestellung deshalb unerläßlich (vgl. HALL et al. 1952; LECHOWSKI u. JEDLINSKI 1965). Nichtdestoweniger zeigen 4 ausgezeichnet untersuchte Kasuistiken von STRASSMANN u. HELPERN (1968), daß schwere sekundärtraumatische Komplikationen den Erfolg der Operation zunichte machen und tödliche Wirkung haben können.

Chronische subdurale Hämatome, eines davon doppelseitig, in denen der neurochirurgische Eingriff erfolgreich war, teilte POTHE (1964) mit.

Fälle von *akuten Boxerenzephalopathien* mit Überlebensdauer von einigen Tagen und Wochen wurden mitgeteilt von QUANDT u. SOMMER (1965, 33 Tage), PAMPUS u. NORBERT MÜLLER (1956, 20 Tage), COURVILLE (1964, über Berufsboxer DAVEY MOORE); vgl. den Fall „Kid" PARET.

2. Spät- und Dauerschäden

a) Auswahl aus der in der Literatur mitgeteilten Kasuistiken und Serien

Neben ausgezeichneten klinischen Untersuchungen über die Dauerschäden des ZNS als Folge wiederholter Kopftreffer beim Boxen, liegen nun auch ausführliche Mitteilungen zur Morphologie der Spätschäden des ZNS bei Boxern vor (BRANDENBURG u. HALLERVORDEN 1954; GRAHMANN u. ULE 1957; NEUBUERGER et al. 1959, 2 Fälle; PAYNE 1968, 6 Fälle; CORSELLIS et al. 1973, 15 Fälle; u. a.) Ein 1962 von COURVILLE veröffentlichter Fall überzeugt uns nicht, da schwerer Alkoholismus und Diabetes mellitus den klinischen und morphologischen Befund komplizierten. Es wurden diffuse Atrophien beschrieben, die in einigen Fällen in einem bestimmten Lappen ausgeprägter vorhanden waren. Erweiterungen des Cavum septi pellucidi waren ein häufiger Befund (SPILLANE 1962; MAWDSLEY u. FERGUSON 1963; u. a.). Es wurde ein diffuser und umschriebener Untergang von Nervenzellen mit gliöser Reaktion in Groß- und Kleinhirn berichtet. Senile Plaques und Alzheimer-Neurofibrillenveränderungen wurden in einigen Fällen gefunden (BRANDENBURG u. HALLERVORDEN 1954; GRAHMANN u. ULE 1957; PAYNE 1968; CORSELLIS et al. 1973; u. a.), ihre Entstehung und Beziehung zum Boxerhirnschaden ist noch ungeklärt.

BRANDENBURG u. HALLERVORDEN (1954) beschrieben die Befunde eines ehemaligen Amateurboxers, die im folgenden eingehend dargestellt werden. Der wesentliche neuropathologische Befund bestand in einer Alzheimer-Erkrankung mit einer kongophilen Angiopathie. Die Autoren sahen in diesem Befund einen echten Fall von Dementia pugilistica oder posttraumatischer Demenz. Diese Beschreibung wurde anfänglich sehr skeptisch aufgenommen und man vermutete lediglich eine Koinzidenz. Jedoch fand sie Bestätigung durch weitere Mitteilungen von GRAHMANN u. ULE (1957), NEUBUERGER et al. (1959), CONSTANTINIDES u. TISSOT (1967) sowie CORSELLIS et al. (1973). Die neuen Arbeiten wiesen auf die reichlich vorhandenen Alzheimer-Fibrillenveränderungen und die Abwesenheit von senilen Plaques in den von ihnen untersuchten Boxergehirnen hin.

Über eine posttraumatische Demenz nach einmaliger Gewalteinwirkung bei einem Nichtboxer berichtete CORSELLIS (1978), der sich eingehend mit den Problemen der posttraumatischen Demenz befaßte. Er sah im wesentlichen zwei Probleme bei der *posttraumatischen Demenz* im Hinblick auf *Schädel-Hirn-Verletzungen:* (1) Eines betrifft die Möglichkeit einer *progressiven Demenz vom Alzheimer-Typ* nach *einmaliger schwerer Gewalteinwirkung,* und (2) die *Möglichkeit* eines *Hirndauerschadens* nach *wiederholten* und *gehäuften Gewalteinwirkungen gegen den Kopf, wie beim Boxen.* CORSELLIS (1978) kommentierte dazu: „Wir beschäftigen uns hier nicht mit den Fragen des „Für“ und „Wider“ für diesen Sport, sondern sehen in ihm eine interessante Aktivität für diejenigen, die die Folgen gehäufter Gewalteinwirkungen auf das Gehirn von Gesunden studieren möchten.“

CORSELLIS u. BRIERLEY (1959) teilten die Hirnbefunde eines Mannes (Nichtboxer) mit, der im Alter von 50 Jahren als Fahrgast einen Autounfall mit Bewußtlosigkeit erlitten hatte. Es handelte sich um einen sehr erfolgreichen Geschäftsmann, der nach dem Unfall mit einer nur wenige Minuten anhaltenden Bewußtlogigkeit zunehmend deteriorierte und nach mehreren Jahren verstarb. Der Befund einer Alzheimer-Demenz legte die Frage nahe, ob es sich um einen der sehr seltenen Fälle handelte, wo das Syndrom traumatisch bedingt ist.

BRANDENBURG u. HALLERVORDEN (1954): Patient mit normaler Entwicklung, mittlere Reife, Kaufmann. Beginnt mit 18 Jahren zu boxen, gewinnt als Amateur mit 23 Jahren den Titel eines Deutschen Meisters der Mittelgewichtsklasse, den er über 6 Jahre hält. Als guter Taktiker bekannt. Wird mehrfach k.o. geschlagen.

Seine Frau berichtet von harten Trainingskämpfen, zahlreichen Kopftreffern, die keine k.o.-Wirkung hatten, ihm aber sehr zusetzten. Nach 11 Jahren gibt er als 29jähriger das Boxen auf, war nach Angaben von Sportkameraden „etwas weich“ geworden. Kaufmännische Tätigkeit.

Zehn Jahre später werden die ersten Symptome einer schleichend einsetzenden Wesensveränderung bei dem 39jährigen bemerkbar. Er wird nervös, unruhig, ängstlich. Stimmungslage häufig gedrückt, mitunter auch euphorisch. Schläft schlecht ein, Alpträume. Wachsende Vergeßlichkeit, behält aber einen Erinnerungsschatz aus der Jugend. Wegen dieser Störungen bald aus dem Kriegsdienst entlassen. Die Vergeßlichkeit nimmt stärker zu, Patient ist jetzt Mitte 40. Er vergißt selbst Daten seiner Boxerlaufbahn. Er wird redselig, schwatzhaft, die Sprache verliert an Deutlichkeit und wird verwaschen.

Im Alter von 46 Jahren werden in einer Neurologischen Klinik keine Besonderheiten an den Hirnnerven festgestellt, außer einer Schwäche im linken Mundast des N. facialis. Beiderseits gesteigerte Reflexe. Babinski links angedeutet, rechts schwach positiv. Normaler Tonus der Muskulatur, keine Paresen, keine Ataxie. Auffallende mimische Starre. Er wirkt zerfahren, zeitweilig desorientiert. Teils euphorische, teils deprimierte Stimmungslage.

In den folgenden Jahren Verschlechterung des Zustandes. Arbeitsunfähig und gänzlich hilflos. Keine zeitliche und örtliche Orientierung. Kindlich ängstlich, kann sich nicht beschäftigen und wird gereizt und verärgert, wenn alleingelassen. Mit zunehmender Demenz bildet sich ein regelrechter Parkinsonismus aus.

Im Alter von 50 Jahren nochmals in stationärer Behandlung. Jetzt außerordentlich bewegungsarm, Gang schlürfend, kurzschrittig von Propulsionen gestört, ohne Mitbewegungen. Mimik völlig erstarrt. Der Patient hält sich vorgebeugt, bewegt fortwährend die Finger nach Art der Geldzählbewegung. Tonus der Muskulatur ist in allen Extremitäten erhöht, die grobe Kraft vermindert. Gesteigerte Reflexe beiderseits; psychisch stark verlangsamt. Der Patient gibt an, daß seine Gedankentätigkeit aussetzt, er sich an nichts erinnern kann. Schwatzhaft, unruhig, meist gutwillig, manchmal stark gereizt. Die *Diagnose* lautet jetzt: *posttraumatischer Parkinsonismus* und *hirnatrophischer Prozeß*.

Schließlich stationäre Pflege. Anfängliche Phase von Antriebsarmut wird abgelöst von dranghafter Unruhe und Gereiztheit. Drei Monate nach der Aufnahme bewußtlos nach einem Sturz aufgefunden, *verstarb* nach 3 Tagen.

Die *Sektion* ergibt eine Massenblutung in den vorderen Abschnitten der rechten Hemisphäre. Keine Kontusionsherde. Mäßige Hirnatrophie mit Erweiterung der Ventrikel. *Histologisch* fand sich eine ausgeprägte „drusige Entartung der Hirngefäße" sowie eine ungewöhnlich reichliche Bildung von senilen Plaques. Sie füllten die gesamte Rinde sowie Striatum und Thalamus und waren in wesentlich geringeren Mengen auch im ganzen Hirnstamm anzutreffen. Es kamen auch Kernplaques in der Molekular- und Körperzellschicht des Kleinhirns vor. Reichliche Alzheimer-Fibrillenveränderungen der Ganglienzellen waren in der Rinde und im Striatum vorhanden, aber auch im Hypothalamus, in der Substantia nigra und im Locus coerulus. Im Rückenmark bestand eine mäßige Degeneration der Pyramidenseitenstrangbahnen.

GRAHMANN u. ULE (1957): Patient trat als 15jähriger einem Amateurboxclub bei und schloß sich einige Jahre danach einem Jahrmarktschausteller als Rummelboxer an. Angeblich nie k. o., sondern nur oft benommen. Sei nach 10 Jahren „weich" gewesen, gab mit 25 Jahren das Boxen auf. Arbeitete im erlernten Beruf als Schleusenwärter. Als 35jähriger erlebt er den ersten Anfall mit Zuckungen im rechten Arm und Bein, ohne Bewußtlosigkeit. Wiederholte Anfälle in unregelmäßigen, meist langen Intervallen, die nach einem Jahr ohne Behandlung aufhören. Der wenig differenzierten Ehefrau fiel der dann 36jährige wegen seiner psychischen Veränderung auf. Er verlangsamte, wurde interessenlos, saß untätig herum, weinte über Nichtigkeiten und wurde stärker vergeßlich. In dieser Zeit soll er auffallend stark geschwitzt und entsprechend viel Flüssigkeit zu sich genommen haben. Der Patient war bis auf Nasenbeinbruch (Boxen) nie ernsthaft krank gewesen; er war Nichtraucher, Nichttrinker. *Kliniküberweisung.*

Kräftig gebauter Mann mit groben Gesichtszügen, traumatischer Sattelnase, deformierten Ohren (Blumenkohlohren). Mimikarmes Gesicht, starrer Blick, linker Mundwinkel schlechter innerviert. Langsame, stockende Sprache. PSR links lebhafter.

EEG etwas unregelmäßig, aber ohne Herdstörungen oder Krampfwellen. *PEG:* Hydrocephalus ext. und int. *Psychisch* fallen Antriebsarmut, Verlangsamung, erschwerte Auffassung und herabgesetzte Merkfähigkeit auf.

Arbeitsversuch scheiterte; wurde als 47jähriger wegen Unfähigkeit entlassen und invalidisiert. Jetzt schneller Verfall; Ehefrau fand ihn „still und stumpf". War gewöhnlich kindlich gutartig, aber manchmal gereizt. Mußte wie ein Kind versorgt werden: Ankleiden, Toilette; fand sich in der Wohnung nicht mehr zurecht, aß maßlos; Libido und Potenz völlig geschwunden.

In Jahresfrist *erneute Klinikaufnahme in* erheblich verschlechtertem Zustand. Hochgradig verblödet, hilflos, unsauber. Lag ohne Eigenantrieb fast bewegungslos im Bett, ein blödes Lächeln auf den starren Lippen. Nahm von der Umgebung keine Notiz, interessierte sich nur für das Essen, das er gierig in sich stopfte, bis er den Mund nicht mehr schließen konnte.

Persönlich und örtlich orientiert, gibt aber das Datum immer falsch an. Gedächtnis zeigt Lücken für die letzten 10 Jahre. Herabgesetzte Merkfähigkeit, amnestische Leistungen nicht so schlecht, wie bei dem trostlosen Zustand zu erwarten wäre. Fügsam, willig, gutmütig. Kann rechts und links nicht unterscheiden. Die Handschrift, vor 2 Jahren noch deutlich, ist jetzt ein enges kleines Gekritzel.

Neurologisch besteht ein diskretes Parkinson-Syndrom, ein leichter Rigor des linken Armes mit Zahnradphänomenen, ein mittelschlägiger Tremor, eine fehlende Mitbewegung des linken Armes. Kleinschrittiger schlürfender Gang. Starres Gesicht, wenig modulierte Sprache.

Das *PEG* zeigt eine Zunahme der Erweiterung der Seitenkammern und des 3. Ventrikels seit dem letzten Befund vor 2 Jahren.

Nach der Luftfüllung Verschlechterung des Zustandes. Jackson-Anfälle im linken Arm und der linken Gesichtshälfte, die bald in einen Status epilepticus übergehen. Zunehmende Bewußtseinstrübung, hohes Fieber, profuse Schweißausbrüche. Der Tod tritt als Folge von Kreislaufschwäche ein.

Morphologisch fanden sich keine alten Kontusionsherde. Die Hirnkammern waren erweitert, es lag ein großes Cavum septi pellucidi vor. Mäßige diffuse Lichtung der Ganglienzellen in der Großhirnrinde. Deutliche Zellverarmung in der kompakten Zone der Substantia nigra mit reichlich Melanin frei im Gewebe. Die Zellen der Mittelhirnhaube lassen Alterationen im Sinne der Alzheimer-Fibrillenveränderung erkennen. Im Kleinhirn sind – entsprechend dem Befund der lokalen Läppchenatrophie –, Purkinje- und Körnerzellschicht stellenweise etwas gelichtet. Die genannten Fibrillenveränderungen finden sich auch in geringer Zahl in der Substantia nigra und gelegentlich in den Zellen des Thalamus. In der Großhirnrinde sind sie in größerer Menge im Gyrus hippocampi und im Nervenzellband des Ammonshornes vorhanden. Im Stirnhirn, Scheitellappen und in der Okzipitalrinde sind sie nur ganz vereinzelt zu sehen. Senile Plaques ließen sich weder mit Silberimprägnationsmethoden noch mit der PAS-Reaktion nachweisen. Die Hirngefäße zeigen bei Anwendung der PAS-Reaktion keine Besonderheiten.

NEUBUERGER et al. (1959) teilten 2 Beobachtungen mit:

1. Beobachtung: 46jähriger Patient, der vom 14. bis zum 36. Lebensjahr boxte. 130 Profikämpfe als Halbschwer- und Schwergewichtler, 30 k.o.-Niederlagen. Danach Rummelboxer. Während dieser Zeit angeblich nie k.o., aber häufig benommen. Im Alter zwischen 50 und 53 Jahren häufige Kopfschmerzen, verschiedentlich Anfälle von Bewußtlosigkeit, Zittern. Gelegenheitsarbeiter, Nachtportier in heruntergekommenen Hotels.

Neurologisch bestand feinschlägiger Tremor von Kopf und Nacken, der manchmal auf einen Arm, bevorzugt den rechten übergriff. Geringe Tonuserhöhung im rechten Arm, herabgesetzte Fähigkeit zu Alternativbewegungen. Aufwärtsblick eingeschränkt. Sonst *neurologisch* unauffällig. Das *EEG* zeigte intermittierende Ausbrüche von 4–5 s Wellen, offenkundig von der linken Temporalgegend ausgehend. *Psychisch* bestand Einschränkung der Merkfähigkeit, IQ 84. Die *Biopsie* ergab eine leichte Reduktion der Nervenzellen innerer Schichten des frontalen Kortex. Veränderungen ähnlich den senilen Plaques, aber keine typischen Plaques und keine fibrillären Veränderungen.

2. Beobachtung: 53jähriger Patient, der vom 18. bis zum 24. Lebensjahr boxte. Vor dem 20. Lebensjahr bestritt er 10 Kämpfe. Zeitungsausschnitte bezeichnen ihn als aggressiven Boxer, der auch etwas einstecken konnte und selbst nach einem Niederschlag aufstand und weitermachte. Nahm als Mittelgewichtler zuweilen schwerere Gegner an. Mußte wegen einer linksseitigen Lähmung das Boxen aufgeben. Das versuchte Comeback nach einem Jahr mißlang. Pferdezüchter und Hotelbesitzer mit einigem Erfolg.

Im Alter von 48 Jahren *erster Klinikaufenthalt.* Keine neurologischen und Persönlichkeitsveränderungen. Seine Frau bemerkte, daß er im folgenden Jahr vergeßlich, verwirrt, reizbar und launisch-verstimmt wurde. *Befund und Diagnose der Mayo-Klinik:* Leutseliger, munterer, ruheloser Patient, der hinsichtlich Zeit und Ort desorientiert ist. Kann nur einfache Rechenaufgaben ausführen. Ataktischer Gang, herabgesetzte Beweglichkeit der linken Hand, gesteigerte Eigenreflexe links. Normales *EEG.*

Diagnose: Psychotische Reaktion – Ergebnis eines organischen Hirnsyndroms – höchstwahrscheinlich von der Art einer traumatischen Enzephalopathie („punch-drunk").

In der Folgezeit zunehmende Verschlechterung und mehrere Hospitalaufenthalte. Überaktivität, Umtriebigkeit, Geschwätzigkeit und „Nervenzusammenbruch". Der Tod trat als Folge progressiver pulmonaler Insuffizienz ein.

Die sorgfältige Prüfung aller Unterlagen ergab, daß Gewalteinwirkung der einzige größere Faktor in der zerebralen Störung war. Die pulmonale Insuffizienz entwickelte sich etwa 3 Jahre nach Beginn der Störung der Geistesfunktionen und wurde erst 18 Monate vor seinem Tod schwerwiegend.

Gehirngewicht 1130 g. Schwere frontale Atrophie, besonders rechts, hier bis parietal reichend. Hirnwindungen verschmächtigt, Furchen verbreitert, Ventrikel leicht erweitert.

Feingeweblich fanden sich schwerste Veränderungen in Übereinstimmung mit dem makroskopischen Befund frontal. Der Kortex ist verdünnt. Die Schichtung der Hirnrinde ist teilweise aufgehoben, zahllose Nervenzellen sind untergegangen. Manche der noch vorhandenen Nervenzellen sind unauffällig, andere zeigen geringe bis mäßige degenerative Veränderungen. Die Zellfortsätze sind angedeutet angefärbt. Anzeichen eines Status spongiosus sind in den beiden oberflächlichen okzipitalen Schichten der Rinde sichtbar. Es besteht eine ziemlich weit fortgeschrittene Gliose mit vielen fibrillären Astrozyten. Ein Netzwerk von Gliafasern nimmt die Molekularschicht ein. Die subkortikalen und periventrikulären Marklager zeigen eine astrogliöse Reaktion und ein beträchtliches Maß an Gliafibrillen, vor allem um Gefäße gelegen.

Im Hippocampus findet sich ein Nervenzelluntergang im Präsubiculum. Die Markscheidenfärbung zeigt einen fortgeschrittenen Untergang von Markscheiden in dem befallenen Kortex und nur geringen fokalen Untergang im Marklager. Die kortikalen Neurone enthalten größere Mengen von Lipiden, mehr als sonst in dieser Altersstufe. Keine vaskulären Läsionen, keine senilen Plaques, keine Fibrillenveränderungen der Nervenzellen oder intrazelluläre argentophile Einschlüsse. Im Thalamus besteht eine leichte Gliose, aber die Nervenzellen sind hier wie im Nucleus lentiformis normal. Die Pyramiden zeigen eine schwere fibrilläre Gliose, rechts stärker als links. Im Kleinhirn besteht eine geringe Reduktion der Körnerzellen.

CORSELLIS et al. (1973) teilten in einer klassischen Studie die klinischen und pathomorphologischen Befunde von 15 ehemaligen Boxern mit: Davon waren 12 Berufs- und 3 Amateurboxer gewesen, darunter 2 Weltmeister und 6 Boxer, die größere Meisterschaftstitel errungen hatten. Ihrer Lebensgeschichte wurde retrospektiv nachgegangen. Die Autoren konnten bei Boxern ein charakteristisches morphologisches Schadensmuster im Gehirn identifizieren und beschreiben, das auf das Boxen zurückgeführt werden konnte und das viele Züge des Schlagtrunkenheitssyndromes aufweist (Tabelle 19).

Zwölf Krankengeschichten gaben Hinweise auf schwere Bewegungsstörungen (Tremor, Ataxie, Dysarthrie), in einigen Fällen Hemiparese. Die Hälfte von ihnen waren eine Zeitlang schwere Trinker gewesen, dann aber sehr intolerant für kleine Mengen Alkohol geworden. Vier waren in mindestens einen Verkehrsunfall verwickelt. Die meisten zeigten ausgeprägte physische und psychische Abbauerscheinungen im späteren Alter. Zwei waren Landstreicher, einer Straßenkehrer, 8 verstarben in psychiatrischen Anstalten. Zwei der 3 Amateurboxer waren bei relativem Wohlbefinden bis zu ihrem plötzlichen Tod, der dritte starb unter dem Bilde einer schweren Demenz mit dem typischen neuropathologischen Bild der Alzheimer-Erkrankung.

Fall 1: Die geschiedene Frau, eine Schwester, und ein Bruder des Boxers wurden befragt. Der Patient war ein intelligenter und gesunder Junge, war in der Volksschule ein guter Schüler und tat sich im Sport hervor. Er begann seine Laufbahn als Boxer im Alter von 12 Jahren anläßlich einer Wohltätigkeitsveranstaltung, und er kämpfte später als Berufsboxer für 14 Jahre. Er nahm an etwa 400 Boxkämpfen teil. Er verlor einige dieser Kämpfe und einer mußte gestoppt werden. Er kämpfte in den USA, wurde britischer Meister und Weltmeister.

Als junger Mann war er ruhig, generös und abstinent. Er heiratete in seinen frühen Zwanzigern, als er bereits soziale und faustkämpferische Erfolge erzielt hatte. Sein Leben wurde hektischer und „er änderte sich vollkommen". Er trank und wettete viel, und hatte Gedächtnisstörungen. Insgesamt war er in 3 Autounfälle verwickelt, bei einem dieser Unfälle erlitt er eine schwere Kopfverletzung und eine solche des rechten Auges mit einer dreimonatigen stationären Behandlung. Seine Ehe zerbrach, er verließ seine Familie und kehrte nur vereinzelt zu peinlichen Besuchen zurück. Er hatte Ausbrüche von Gewalttätigkeiten und war durch geringe Mengen Alkohol „knocked-out", sein Verhalten war widerwärtig. Sein Bruder bemerkte, daß „sein Gehirn nicht funktioniere, er mache Fehler

Tabelle 19. Vorkommen von 4 Typen von pathologischen Veränderungen. (Aus Corsellis et al. 1973)

Fall Nr.	Alter beim Tod in Jahren	Status als Boxer	Weite des Cavum pellucidum in mm	Fensterung des Septum pellucidum	Narben in den Kleinhirntonsillen	Substantia nigra		Zerebraler Kortex	
						Untergang von Purkinjezellen	Neurofibrilläre Veränderungen	Senile Plaques	Neurofibrilläre Veränderungen
1	63	PCh	8	+	+	+	++	0	+++
2	77	PCh	7	+	+	+++	+++	0	++++ +
3	62	PCh	5	+	+	+++	+++	0	++++
4	69	PCh	0	+	+	+	+++	0	++++
5	61	PCh	8	+	+	++	+++	+	++++
6	83	PCh	6	+	+	+	+++	0	++++
7	62	P	4	+	0	++	++	+	++++ +
8	71	P	4	+	0	+	++	0	++++
9	72	P	3	+	+	++	+	+	++++
10	67	P	8	+	0	+	0	0	+++
11	67	P	6	0	0	0	0	0	+++
12	91	P?	1	Nmf	0	0	+	+++	++
13	57	Am Ch	2	Nmf	+	0	0	+++	+++
14	61	Am Ch	?1	Nmf	0	Nmf	0	+	+++
15	58	Am	?3	Nmf	+	Nmf	0	0	0

P: professional
Am: amateur
Ch: champion

0: no change
+: change present
Nmf: not possible to assess

0: no change
+: slight change
Nmf: not possible to assess

++ moderate
+++ severe

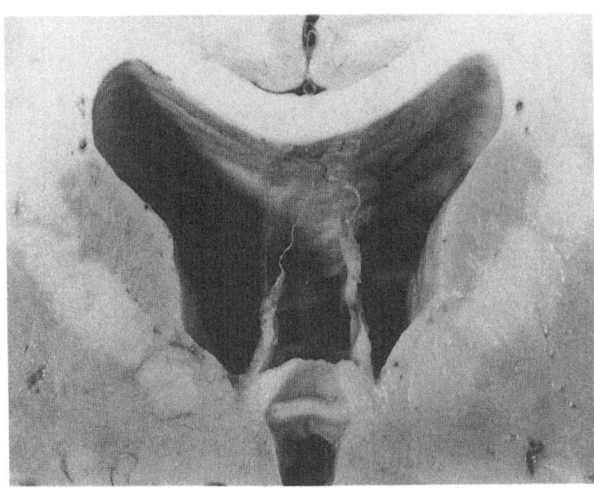

Abb. 29. Fall 1. Großhirn. Frontalschnitt durch die Vorderhörner beider Seitenventrikel. Lediglich wenige Reste des Septum pellucidum sind erhalten und sind durch ein weites Cavum getrennt. (Aus CORSELLIS et al. 1973)

beim Denken". Er konnte keine feste Beschäftigung halten und wurde ein Landstreicher. Im Alter von 62 Jahren wurde er verwahrlost und voller Läuse im Heizungskeller eines Hotels gefunden. Im Hospital konnte er Fragen beantworten, aber seine Sprache war verwaschen und undeutlich. Er war inkontinent. Die *körperliche Untersuchung* ergab eine rechtsseitige Ptosis und einen grauen Star (Katarakt). Sein Gang war unsicher. Er klagte über Rückenschmerzen. Ein Prostatakarzinom mit Knochenmetastasen wurde aufgedeckt. Er *starb* einige Monate später im Alter von 63 Jahren. Bei der *Autopsie* wurden Blumenkohlohren und eine gebrochene Nase gefunden, zusammen mit Exostosen der Metakarpalgelenke der rechten Hand.

Makroskopische Untersuchung: Das fixierte Gehirn wog 1310 g. Die Leptomeningen über beiden Großhirnhemisphären waren mäßig verdickt, es fanden sich jedoch keine kortikalen Narbenbildungen. Die großen Hirngefäße zeigten eine mäßige Atherosklerose. Beide Großhirnhemisphären waren etwas atrophisch. Der Boden des Hypothalamus war dünn und balloniert mit eingesunkenen Corpora mammillaria. Die Zerlegung in Frontalscheiben ergab eine mäßige Erweiterung der Seitenventrikel, in denen nur wenige Züge eines grob gefensterten Septum pellucidum sichtbar waren. Anterior waren die Septumreste etwa 8 mm entfernt, posterior war nichts verblieben, und die beiden abgeplatteten Fornices waren vollständig von der Unterfläche des Corpus callosum getrennt (Abb. 29, 30). Der 3. Ventrikel war mäßig vergrößert. Eine zystische Erweichung von 2–3 mm im Durchmesser fand sich in jedem Thalamus und im linken Putamen. Die Großhirnrinde erschien verdünnt. Das Substantia nigra zeigte einen sichtbaren Verlust von Pigment, am ausgeprägtesten in den beiden seitlichen zwei Dritteln (Abb. 31b). In den Nuclei pontis fand sich eine stecknadelkopfgroße Erweichung. Bei makroskopischer Betrachtung erschienen Kleinhirn und Medulla oblongata normal.

Histologische Untersuchung: Großhirnhemisphären: Die weichen Häute waren mäßiggradig verdickt. Die Großhirnrinde zeigte einen diffusen Verlust von Nervenzellen mit einer astrogliösen Proliferation. Die kortikale Atrophie war am ausgeprägtesten im Gyrus temporalis med., und besonders der Hippocampus zeigte einen vollständigen Verlust von Nervenzellen im Sommer-Sektor (Abb. 32a, b). Mäßiggradige Neurofibrillenveränderungen fanden sich verteilt in den Stirn- und Schläfenwindungen, waren aber besonders ausgeprägt in den beiden Unkus, im Nucleus amygdalae, im Gyrus hippocampalis und im Hippocampus (Abb. 33a, b). Alzheimer-Fibrillenveränderungen wurden auch in geringer

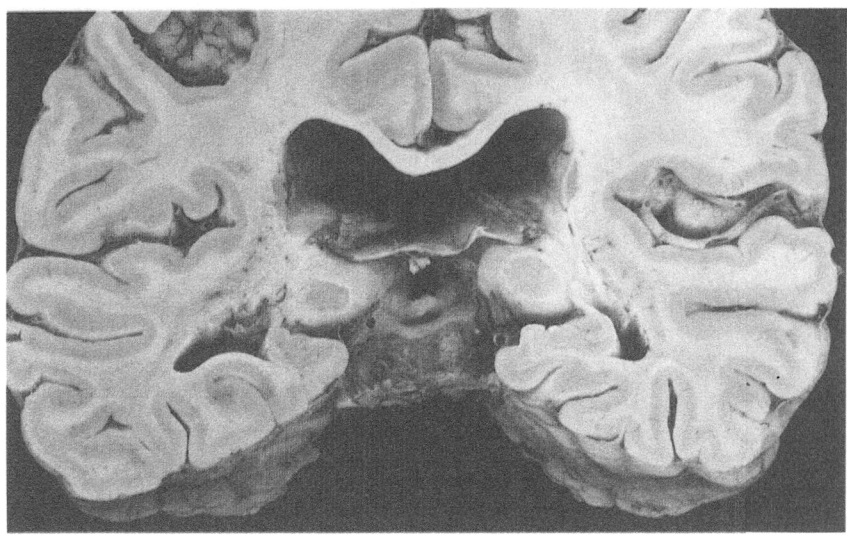

Abb. 30. Fall 1. Großhirn. Frontalschnitt durch einen mehr posterior gelegenen Anteil. Die abgeflachten Fornices sind von der Unterfläche des Corpus callosum vollständig getrennt. Auf dieser Schnittebene finden sich keinerlei Anteile des Septum pellucidum mehr. (Aus CORSELLIS et al. 1973)

Zahl in der grauen Substanz des Dienzephalon gesehen. Senile Plaques wurden in sämtlichen Regionen nicht gesehen. Die Körper beider Fornices waren dünn und verlängert. Sie erschienen schlecht myelinisiert und zeigten eine mäßige Gliose. Die Corpora mammillaria waren klein, viele der Nervenzellen waren geschrumpft, und es bestand eine ausgeprägte astrogliöse Reaktion.

Hirnstamm: Einer der beiden unteren Colliculi war durch eine alte zystische Erweichung teilweise zerstört. Die Ursache dafür blieb unklar. Die Substantia nigra zeigte einen mäßiggradigen Verlust von pigmentierten Nervenzellen mit einigem freiliegenden Pigment und eine Astrogliaproliferation. Die mediale Gruppe beider Seiten war am wenigsten befallen. Eine mäßige Zahl von Neuronen der Substantia nigra zeigte neurofibrilläre Veränderungen. Lewy-Körperchen wurden nicht gesehen. Die Nuclei pontis enthielten 2–3 mm im Durchmesser messende Erweichungen in der Nähe von verdickten und nekrotischen Gefäßen. Viele Zellen des Locus coeruleus und einige Nervenzellen in der Medulla zeigten Alzheimer-Fibrillenveränderungen.

Kleinhirn: Ein Areal von Atrophie der Folia mit Gliose und einem ausgeprägten Verlust von Purkinje-Zellen fand sich an der Unterfläche des Kleinhirns im Bereich der Kleinhirntonsillen. Das Kleinhirnmarklager in dieser Region zeigte eine teilweise Entmarkung, und es bestand eine ausgeprägte fibrilläre Gliose.

Fall 2: Der Bruder, die Schwägerin und ein Vetter wurden befragt. Er hatte seit seiner Jugendzeit geboxt, zunächt in Boxbuden, wo er mehrmals täglich kämpfte, später als Berufsboxer überall in der Welt. Er war für einige Jahre Weltmeister und nahm an mehr als 700 Boxkämpfen teil. Er zog sich in den früheren 30er Jahren nach einer Niederlage in einem Boxkampf, in dem er sehr viele harte Schläge hatte einstecken müssen, vom Boxsport zurück. Er wurde zu dieser Zeit als „der kleine alte Mann... der einen Punchingsack hergebe" bezeichnet.

Im Alter von 50 Jahren hatte er einen schwankenden Gang und seine Sprache war verlangsamt und verwaschen. „Man hatte tatsächlich den Eindruck, daß er immer betrunken war, obwohl er nie einen Tropfen Alkohol zu sich nahm." Während der

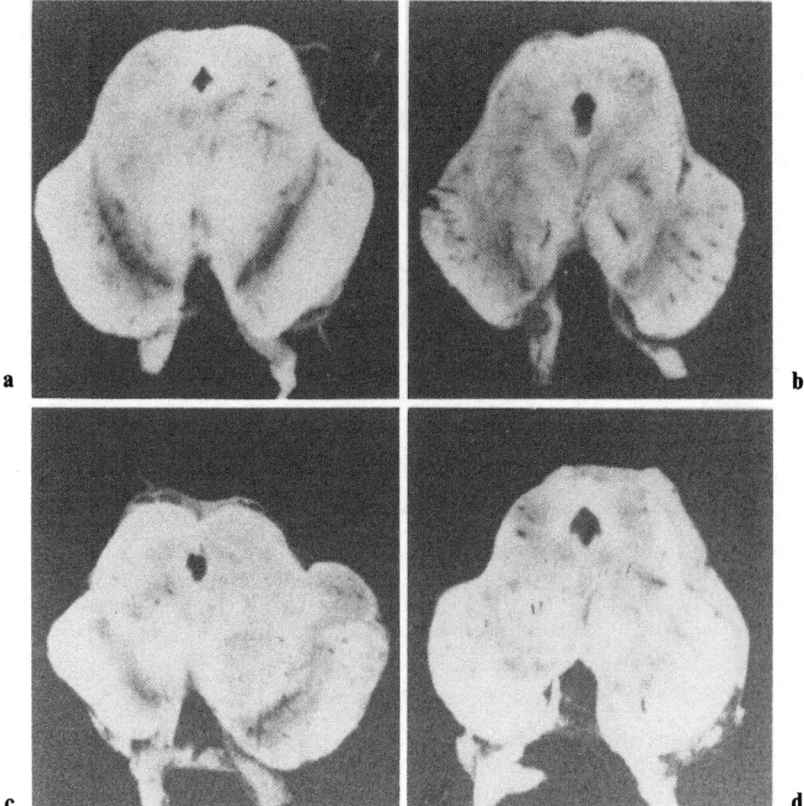

Abb. 31. a Transversalschnitt durch das Mittelhirn eines älteren Nichtboxers mit der Pigmentierung der normalen Substantia nigra, im Vergleich zu **b**, Fall 1, **c**, Fall 6, und **d**, Fall 4, alle eine erhebliche Abnahme des Pigmentes zeigend. (Aus CORSELLIS et al. 1973)

folgenden Dekade wurde er kindisch, er wollte oft gestreichelt und bestärkt werden. Er erlitt 2 Schädel-Hirn-Verletzungen, die nicht schwer waren, die jedoch seinen Gedächtnisverlust verstärkten. Anläßlich der zweiten Verletzung wurde ein leichter Diabetes mellitus festgestellt.

Im Alter von 67 Jahren entwickelte er eine akute Appendizitis und war verwirrt, urininkontinent und desorientiert. Sein Gedächtnis zeigte schwere Störungen. Sein Verhalten war kindisch. Er konnte sich an einiges aus seiner Karriere als Boxer erinnern, hatte aber Details vergessen. Er sprach undeutlich. Er war außerordentlich ataktisch und ging breitbeinig und stolperte häufig. Er vermochte nicht auf einem Bein zu stehen und beim Zehen-Fersen-Gang fiel er zur rechten Seite. Er hatte einen nach rechts gerichteten Nystagmus und einen Tremor der oberen Extremitäten.

Der *Liquor* und der Lues-Test waren normal. Ein *Pneumenzephalogramm* zeigte eine ausgeprägte symmetrische Erweiterung beider Seitenventrikel und ein vergrößertes Cavum septi pellucidi. Eine zerebrale Atrophie und ein Schlagtrunkenheitssyndrom wurden diagnostiziert.

Er verstarb dement und doppelt inkontinent in einer psychiatrischen Anstalt im Alter von 73 Jahren. Der Tod erfolgte infolge einer Bronchopneumonie als Folge einer organischen Demenz.

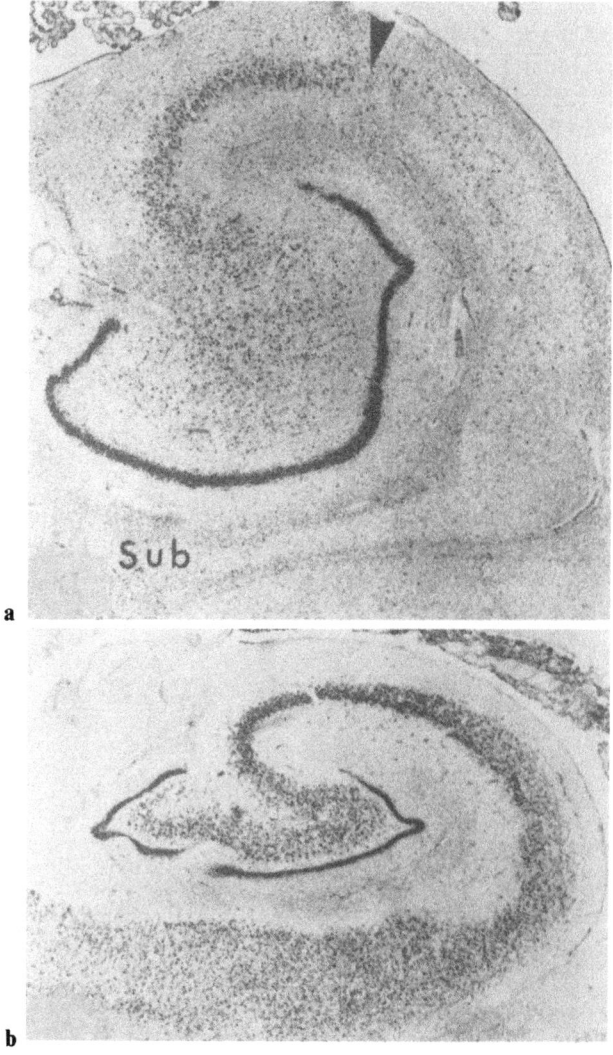

Abb. 32. a Fall 1. Der geschädigte Hippocampus zeigt einen fast vollständigen Verlust von Nervenzellen von der *Pfeilspitze* bis zur Subiculumregion (*Sub*). Kresylviolett, ×12. **b** Die normale Zelldichte und Population bei geringfügig geringerer Vergrößerung dargestellt. Kresylviolett, ×10. (Aus CORSELLIS et al. 1973)

Makroskopischer Befund: Die Leptomeningen waren mäßiggradig verdickt über beiden Großhirnhemisphären. Es fanden sich keine fokalen Schäden. Die Großhirnrinde war schwer atrophisch (das Gewicht des fixierten Gehirns betrug 960 g), am meisten beteiligt waren die Frontal- und Temporalpole auf beiden Seiten. Es fanden sich leichte atheromatöse Veränderungen an den großen Hirngefäßen. Der Boden des Hypothalamus war verdünnt und durchsichtig. Die Corpora mammillaria waren ungewöhnlich klein. Frontalschnitte durch das Großhirn zeigten eine ausgeprägte Erweiterung beider Seiten- und des 3. Ventrikels. Anterior waren gefensterte Überbleibsel der Schichten des Septum pellucidum durch eine Cavum etwa 7 mm weit getrennt (Abb. 34). Posterior bestand kein Septum mehr

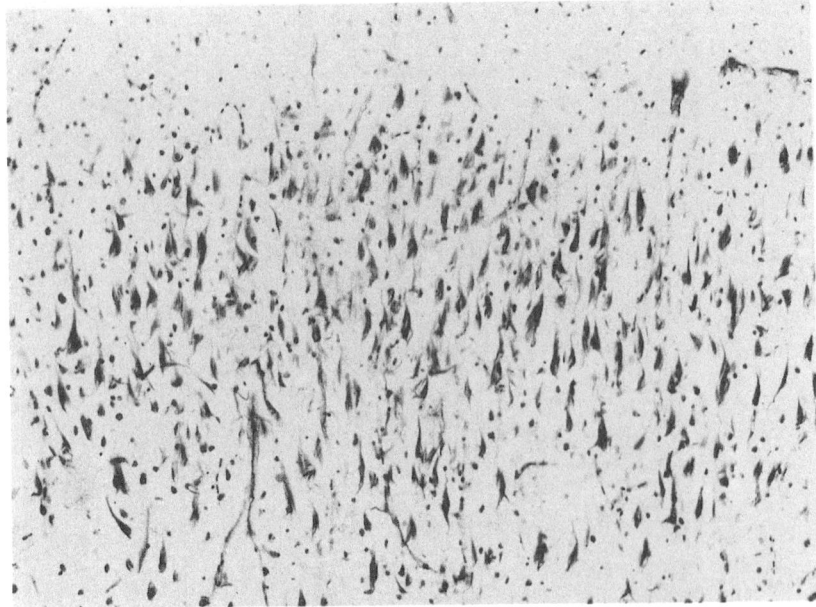

a

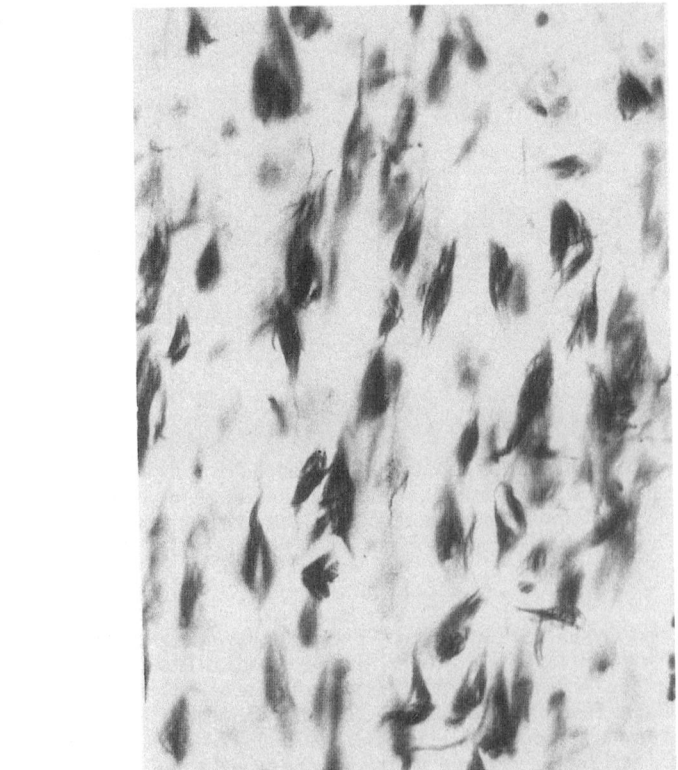

b

Abb. 33a. Fall 1. Alzheimer-Neurofibrillenveränderungen in den meisten Nervenzellen der Großhirnrinde des Gyrus parahippocampi. Von Braunmühl, ×40. **b** Ausschnitt mit stärkerer Vergrößerung der Fibrillenveränderungen im selben Fall wie in **a**. Von Braunmühl, ×450. (Aus CORSELLIS et al. 1973)

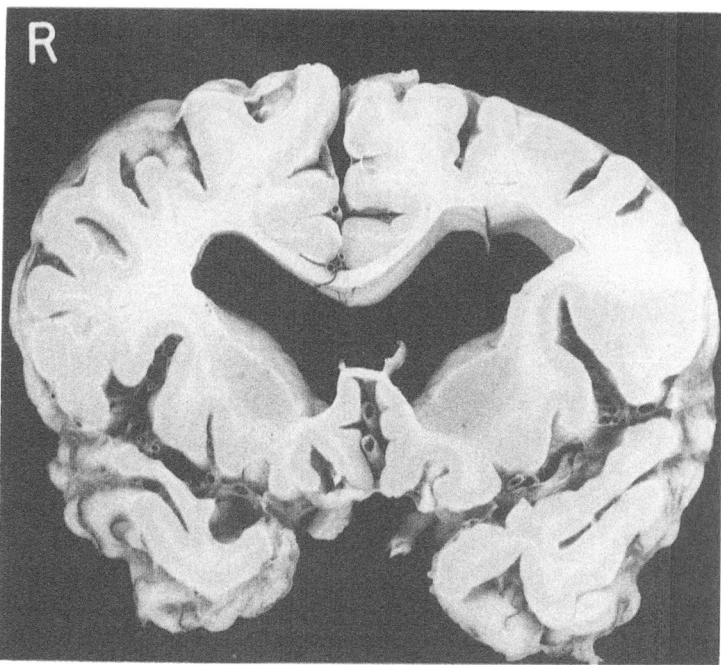

Abb. 34. Fall 2. Großhirn. Der Patient verstarb dement im Alter von 77 Jahren. Frontalschnitt durch das Großhirn in vorderen Anteilen der Hemisphären. Die Seitenventrikel sind erheblich erweitert und ein Divertikel des linken Seitenventrikels besteht im Bereich des dorsolateralen Winkels. Das Septum pellucidum besteht aus 2 kleinen Anteilen, die bis zu 7 mm voneinander getrennt sind. Es liegt eine ausgeprägte Rindenatrophie, besonders des rechten Temporallappens vor. (Aus CORSELLIS et al. 1973)

und der dünne abgeplattete Fornix war durch eine Spalte von 1,5 cm von der Unterfläche des atrophischen Corpus callosum getrennt. Das Vorderhorn des linken Seitenventrikels erstreckte sich in einen rostralen Divertikel mit glatter Wand, das einen Durchmesser von etwa 2,0 cm zeigte. Das Mittelhirn war ausgeprägt atrophisch und der Aquädukt erweitert. Die Pigmentation der Substantia nigra war in den mittleren Hälften normal, jedoch in den seitlichen reduziert. Pons, Medulla oblongata und Kleinhirn waren geringgradig atrophisch.

Histologische Untersuchung: Großhirnhemisphären: Die weichen Häute über beiden Großhirnhemisphären waren ausgeprägt verdickt. Die Großhirnrinde war verschmälert, besonders in den Frontal- und Temporallappen. Es lag ein schwerer Verlust von Nervenzellen in allen Rindenschichten mit Ausnahme der ersten vor (Abb. 35a, b). Es fanden sich eine ausgeprägte Proliferation von Astrozyten und eine subpiale fibrilläre Gliose. Viele der Nervenzellen in der Großhirnrinde zeigten neurofibrilläre Veränderungen, besonders betont in der medialen temporalen grauen Substanz. Einige wenige neurofibrilläre Veränderungen wurden im Thalamus und Hypothalamus gefunden. Senile Plaques wurden in keiner Region gesehen. Die weiße Substanz beider Großhirnhemisphären zeigte eine diffuse Entmarkung und eine mäßiggradige gliöse Proliferation. Die großen Hirngefäße zeigten fleckförmige atheromatöse Veränderungen. Viele kleine intrazerebrale Gefäße zeigten kollagenöse Verdickungen der Gefäßwand.

Hirnstamm: Viele pigmentierte Nervenzellen in der Substantia nigra waren ausgefallen. Die noch vorhandenen waren geschrumpft und einige zeigten neurofibrilläre Veränderungen. Die Degeneration war am ausgeprägtesten in den lateralen und mittleren Gruppen,

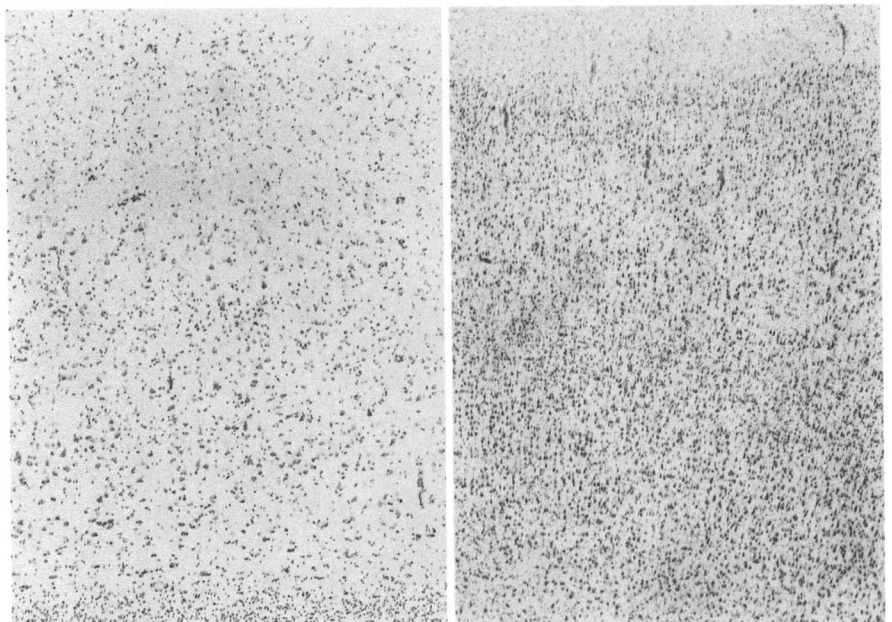

Abb. 35. a Fall 2. Massiver Untergang von Nervenzellen in vorderen Anteilen der temporalen Rinde ist sichtbar, im Vergleich mit **b**, die die Zytoarchitektur des Gehirns eines Mannes zeigt, der im Alter von 68 Jahren verstorben war und nicht geboxt hatte. **a, b** Kresylviolett, × 40. (Aus CORSELLIS et al. 1973)

rechts stärker ausgeprägt als links. Im Pons zeigten viele der pigmentierten Zellen des Locus coeruleus Neurofibrillenveränderungen. Es lag an beiden unteren Oliven ein Verlust von Nervenzellen mit reparativer fibrillärer Gliose vor.

Kleinhirn: Die Molekularzellschicht vieler Folia zeigte eine Zunahme an Zellen und eine fleckförmige fibrilläre Gliose. Zusätzlich lagen zwei umschriebene Schäden in den Folien vor. Die erste betraf die Kleinhirntonsillen. In dieser Region bestand ein ausgeprägter Verlust von Purkinje-Zellen und in geringerem Maße von Körnerzellen mit einer Entmarkung in den Striae medullares. Der zweite umschriebene Schaden bestand in einem kleinen Areal von frischer Infarzierung an der Dorsalfläche einer Kleinhirnhemisphäre. Das Kleinhirnmarklager zeigte eine allgemeine Entmarkung mit gewucherter fibrillärer Astroglia.

Fall 3: Die Ehefrau des Boxers wurde befragt. Er war im Ausland geboren worden und kam im jungen Kindesalter nach England. Er begann im Alter von 16 Jahren zu boxen und nahm an etwa 300 Berufsboxkämpfen während einer Zeit von 13 Jahren teil. Er war ein Gebietsmeister und boxte auch im Ausland. Er erlitt eine Nacken-Hals-Verletzung, die nicht mit dem Boxen zusammenhing, im Alter von 26 Jahren. Er boxte danach weniger und wurde im Alter von 30 Jahren ein Boxmanager. Seine Frau sah ihn kurz danach und bemerkte, „daß er bereits etwas durcheinander war". Im Alter von 36 Jahren fiel er oft nach rückwärts. Er äußerte, seine Mutter bestehle ihn und seine Frau sei ihm untreu. Im Alter von 44 Jahren erfolgte eine *stationäre Aufnahme* wegen Rückenschmerzen. Es bestand eine Osteochondrose der Halswirbelsäule. Sein Gang war gestört, an beiden Armen lag eine Spastik vor. An einen beginnenden Parkinson wurde gedacht. Im Alter von 50 Jahren war die Sprache verwaschen, und der Ausdruck „schlagtrunken" „punch-drunk" wurde gebraucht. Sechs Jahre später wurden in einem neurologischen Bericht ein extrapyramidaler

Tremor beider Hände und eine Ataxie beider Beine genannt. Es bestand eine leichte Dysarthrie. Ein *Pneumenzephalogramm* zeigte erweiterte Seitenventrikel und ein Cavum septi pellucidi. Im Alter von 61 Jahren wurde hervorgehoben, daß seine Gangunsicherheit und das Zittern der Hände schlimmer geworden seien. Er hatte Speichelfluß, einen Parkinson-Gesichtsausdruck. Seine Sprache war schwer zu verstehen, sein Gedächtnis ärmlich. Seine Frau erinnerte sich an Erregungszustände. Die Diagnose lautete, daß er eine diffuse degenerative Gehirnerkrankung habe, die sowohl das extrapyramidale als auch das pyramidale System befallen habe mit Nachlassen seiner mentalen Funktionen. Er vermochte nicht richtig zu sprechen oder zu schlucken. Er stürzte mehrfach und nach dem letzten Sturz entwickelte er eine Bronchitis sowie eine Bronchopneumonie und starb im Alter von 63 Jahren. Er hatte zeitweilig mäßig getrunken. Er hatte eine Pankreatitis im Alter von 55 Jahren gehabt, nach der er das Trinken ganz aufgab.

Makroskopischer Befund: Das Gewicht des fixierten Gehirns betrug 1260 g. Die weichen Häute und die Hirnrinde waren normal, es lagen keine oberflächlichen Narben vor. Die großen extrazerebralen Gefäße zeigten keine atheromatösen Veränderungen. Die Furchen an beiden Großhirnhemisphären waren geringfügig erweitert. Frontalserien durch das Großhirn zeigten eine mäßige Erweiterung beider Vorderhörner der Seitenventrikel. Die beiden Blätter des Septum pellucidum waren etwa 5 mm getrennt, sie bestanden nur noch aus wenigen Gewebezügen. Die Fensterung erstreckte sich durch das gesamte Septum. Graue und weiße Substanz beider Großhirnhemisphären waren normal, lediglich der Boden des Hypothalamus war ungewöhnlich dünn. Es bestand ein ausgeprägter Verlust von Pigment in der Substantia nigra, an der rechten Seite ausgeprägter als an der linken. Pons und Medulla oblongata waren normal. Das Kleinhirn war leicht atrophisch.

Histologische Untersuchung: Großhirnhemisphären: Die weichen Häute über beiden Großhirnmarklagern sind verdickt. Die Hirnrinde zeigt einen allgemeinen Verlust von Nervenzellen mit einer leichten reparativen gliösen Reaktion. Die Neurone im Bereich des Hippocampus zeigen einen erheblichen Verlust. In den Nervenzellen fanden sich zahllose neurofibrilläre Veränderungen in den Frontal- und Temporallappen. Sie waren besonders häufig in der anteromedialen und temporalen Großhirnrinde, im Nucleus amygdalae, dem Hippocampus und dem Gyrus parahippocampus (Abb. 36a, b), sie waren dagegen seltener in der grauen Substanz des Dienzephalon und der Area periventricularis. In den Arealen wurden keine Plaques gefunden. Das Centrum semiovale war gut bemarkt und eine gliöse Reaktion war abwesend. Die Körper der Fornices waren teilweise vom Dach der Seitenventrikel entfernt und waren etwas entmarkt und atrophisch. Die Corpora mammillaria waren klein, aber sonst unauffällig. Im tiefergelegenen Großhirnmarklager wurden keine anderen Anomalien gefunden.

Hirnstamm: Die Substantia nigra war schwerstens degeneriert, auf der rechten Seite mehr als auf der linken. Die meisten pigmentierten Nervenzellen waren untergegangen, und die verbliebenen waren geschrumpft und nur spärlich pigmentiert (Abb. 37a, b). Im umliegenden Gewebe fand sich viel Pigment. Einige der Nervenzellen zeigten neurofibrilläre Veränderungen (Abb. 38a, b), jedoch keine Lewy-Körperchen. Der mediale Anteil der Substantia nigra war am wenigsten befallen. Neurofibrilläre Veränderungen wurden im Locus coeruleus des Pons und gelegentlich in den Neuronen des periventrikulären Graus des Pons und der Medulla oblongata gefunden.

Kleinhirn: Im gesamten Kleinhirn zeigte die Molekularzellschicht eine feine fibrilläre Gliose, die stellenweise dichter war. Die am stärksten befallene Region lag im Areal der Kleinhirntonsillen, in der auch ein mäßiger Verlust der Purkinje-Zellen vorlag mit einigem Zellausfall auch in der Körperzellschicht und leichter Entmarkung.

Fall 4: Der Sohn und die Ehefrau wurden befragt. Der Sohn hatte ebenfalls geboxt, gab es jedoch im Alter von 28 Jahren auf, denn: „Ich fühlte, ich war geschädigt und wollte nicht so wie mein Vater werden."

Der Patient besuchte die Volksschule, wurde an einer „High-Schule" angenommen, aber er wies dies zurück. Er meldete sich im Alter von 15 Jahren zur Royal Navy. Da er als Amateurboxer erfolgreich war, wurde er Berufsboxer. In den nächten 25 Jahren nahm er an etwa 600 Boxkämpfen in allen Teilen der Welt teil. Er war Herausforderer für einen britischen Meistertitel. Eine Boxsportzeitschrift berichtete von ihm, daß er in einer Woche an jedem Tag an einem 15-Rundenkampf und am Sonntag an einem 20-Rundenkampf

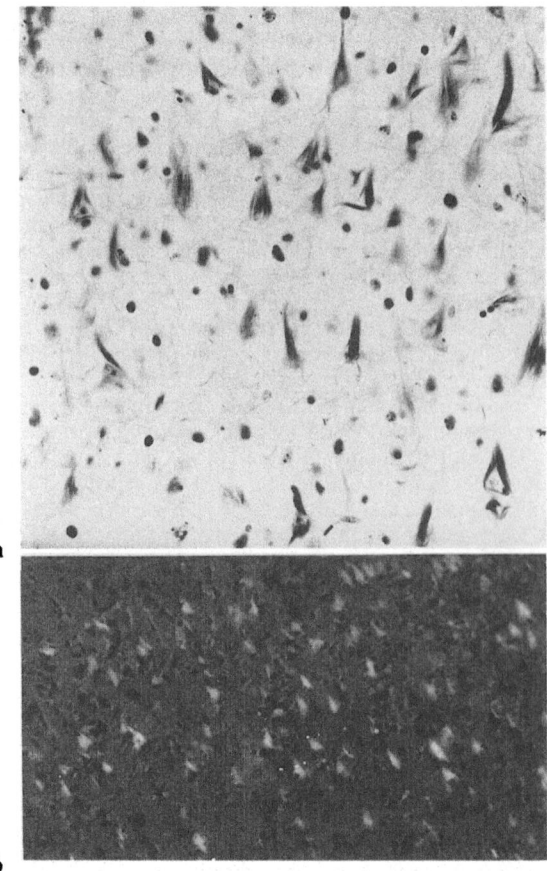

Abb. 36. a Fall 3. Alzheimer-Fibrillenveränderungen, die eine große Zahl von Nervenzellen im Gyrus fusiformis befallen haben. Von Braunmühl; × 240. **b** Kongorotfärbung im polarisierten Licht zeigt die Intensität der neurofibrillären Veränderungen in der mittleren temporalen Rinde des gleichen Falles, × 100. (Aus Corsellis et al. 1973)

teilgenommen hatte. In jungen Jahren wurde er für intelligent gehalten. Er hatte einen unbedeutenden Autounfall in seinen Zwanzigern. In seinen Mitdreißigern zeigte er Gangunsicherheiten, und nach seinem 40. Lebensjahr war sein Gang schlürfend. Er entwickelte einen ausgeprägten Tremor seiner Hände. Er hatte Schwierigkeiten, sich anzuziehen. Während dieser Zeit trank er für einige Jahre viel, jedoch kaum noch als er bemerkte, daß er es nicht mehr vertragen konnte. Er rauchte nur selten. Er zog sich im Alter von 40 Jahren vom Boxen zurück und arbeitete für 15 Jahre als Schreiner. Er wurde dann als invalide angesehen und arbeitete gelegentlich als ungelernter Arbeiter.

Im Alter von 57 Jahren wurde er in einem Krankenhaus wegen Rückenschmerzen aufgenommen. Er hatte einen spastischen Gang, verwaschene Sprache, Erscheinungen, die schon seit Jahren bestanden hatten. Im Alter von 64 Jahren wurde er in einer neurochirurgischen Klinik erneut untersucht.

Es lagen eine zunehmende Gangunsicherheit und ein mentaler Abbau mit Abbau der Gedächtnisfunktionen vor. Er konnte sich nicht länger ans Datum erinnern und erkannte seine Verwandten nicht. Seine Sprache war dysarthrisch, er hatte einen breitbeinigen ataktischen Gang, und das Romberg-Zeichen war positiv. Er wurde als leicht dement

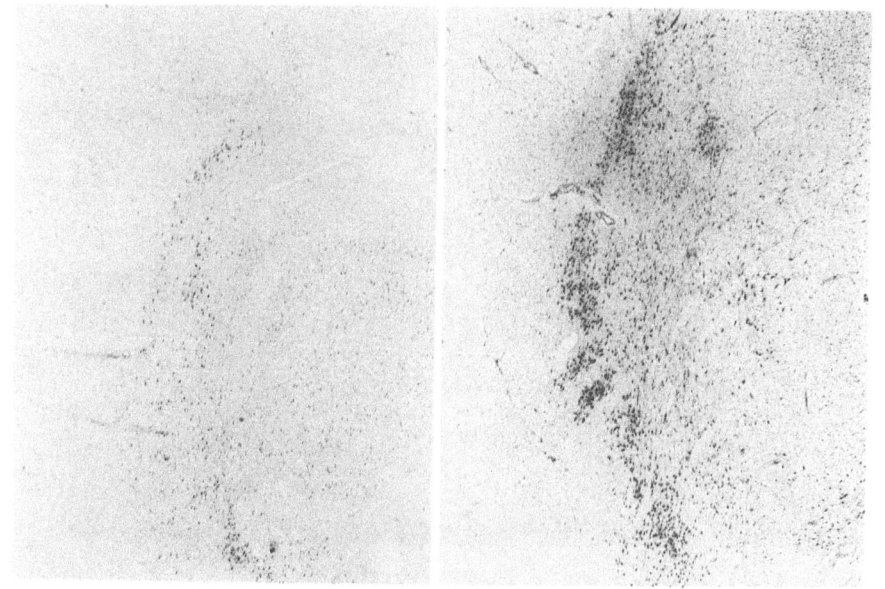

a   b

Abb. 37. a Fall 3. Mittelhirn. Die erhebliche Abnahme von pigmentierten Nervenzellen in der Substantia nigra ist sichtbar im Vergleich mit einem normalen Mittelhirn in **b**. **a, b** Kresylviolett, × 11. (Aus Corsellis et al. 1973)

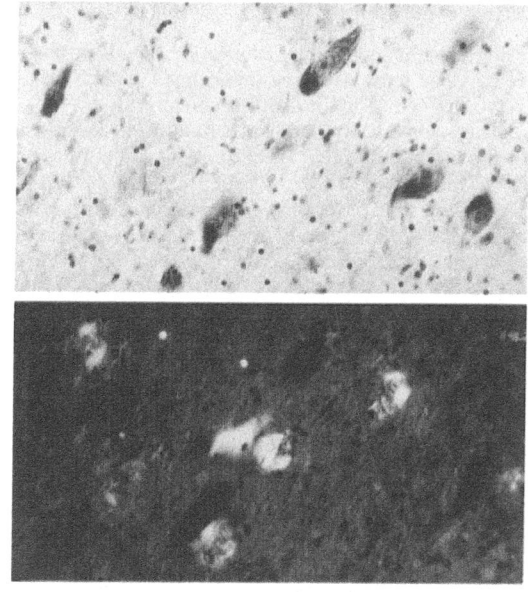

a

b

Abb. 38. a Fall 3. Ein Anteil der Substantia nigra gefärbt mit Kongorot und Hämatoxylin zeigt einige geschrumpfte Nervenzellen, die Pigment enthalten und einige zusätzliche Zellschatten von erheblich degenerierten Nervenzellen. **b** Das gleiche Gesichtsfeld in polarisiertem Licht. Doppelt refraktäre neurofibrilläre Fibrillenveränderungen können besonders in den Teilen gesehen werden, wo die Zellschatten der schwersten degenerierten Nervenzellen gesehen werden können in **a** u. **b**, × 220. (Aus Corsellis et al. 1973)

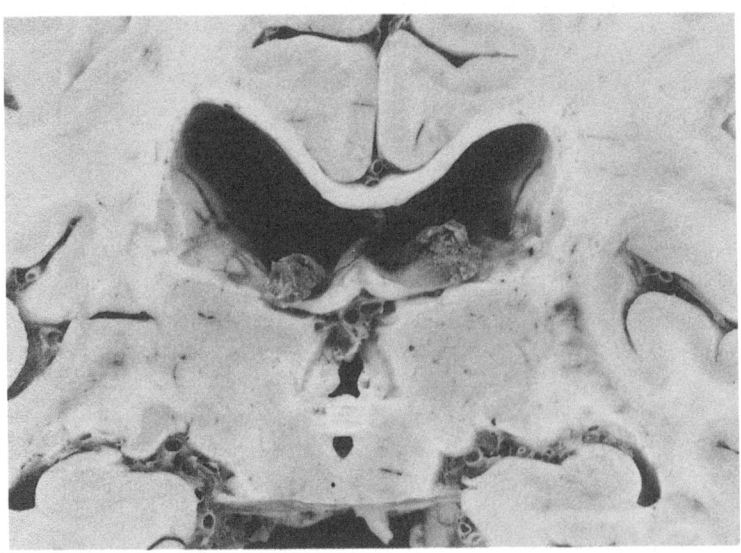

Abb. 39. Fall 4. Großhirn. Posteriorer Frontalschnitt durch die Großhirnhemisphären zeigt die Region des Septum pellucidum. Das Septum pellucidum ist in hinteren Anteilen weitgehend zerstört und die Körper der Fornices sind vollständig vom Corpus callosum getrennt. Makrofoto. (Aus CORSELLIS et al. 1973)

bezeichnet. Tremor wurde nicht gesehen. Das *Pneumenzephalogramm* zeigte eine allgemeine Erweiterung des Ventrikelsystems ohne Verlagerungen. Das Septum pellucidum wurde nicht genannt. Es wurden ein Punch-drunk-Syndrom und eine Osteochondrose der Wirbelsäule diagnostiziert. Im Alter von 69 Jahren wurde er in einem *Krankenhaus* wegen akuter Harnverhaltung aufgenommen. Er hatte einen Tremor beider Beine und ein Maskengesicht. Er entwickelte eine Infektion der Lungen und *starb* 3 Wochen später.

Makroskopischer Befund: Das Gewicht des fixierten Gehirns war 1205 g. Die Bulbi olfactorii sowie die umgebende orbitale Rinde zeigten eine rostfarbene Verfärbung. Die großen Gefäße der Hirnbasis zeigten keine Atheromatose. Die weichen Häute über beiden Großhirnhemisphären waren leicht verdickt. Die Hirnfurchen waren geringfügig erweitert. Frontalschnitte ergaben mäßiggradig erweiterte Seiten- und 3. Ventrikel. Das Septum pellucidum war intakt und ohne ein Cavum in den anterioren Anteilen, zeigte jedoch eine grobe Fensterung in dessen posterioren Anteilen (Abb. 39). Das Corpus callosum zeigte keine Narben, war jedoch nur etwa 2 mm dick in seinen posterioren Anteilen. Der Boden des Hypothalamus war dünn und durchscheinend. Das Mittelhirn war ungewöhnlich klein. Die Substantia nigra war fast ohne Pigment (Abb. 40). Das Kleinhirn war etwas geschrumpft. Pons und Medulla oblongata waren normal.

Histologische Untersuchung: Großhirnhemisphäre: Die großen Gefäße der Hirnbasis waren normal, jedoch zeigten die intrazerebralen Gefäße Verdickungen und Hyalinisierung der Wand. Die Großhirnrinde war nicht verschmälert, und ein allgemeiner Ausfall von Nervenzellen wurde nicht beobachtet. Der anteromediale temporale Kortex dagegen und besonders die Pedes hippocampi zeigten einen mäßiggradigen Verlust von Nervenzellen. Eine allgemeine Proliferation von Astrozyten bestand. Das Großhirnmarklager war gut myelinisiert, abgesehen von einigen Arealen von frischen Erweichungen lateral der und in den basalen Ganglien. Neurofibrilläre Veränderungen fanden sich verteilt in geringer Zahl in der Rinde der Frontal- und Parietallappen. Sie waren mäßiggradig vorhanden im Nucleus amygdalae und in der Rinde des Uncus gyri hippocampi sowie in dem para-hippocampalen Kortex. Senile Plaques wurden in allen Regionen nicht gefunden.

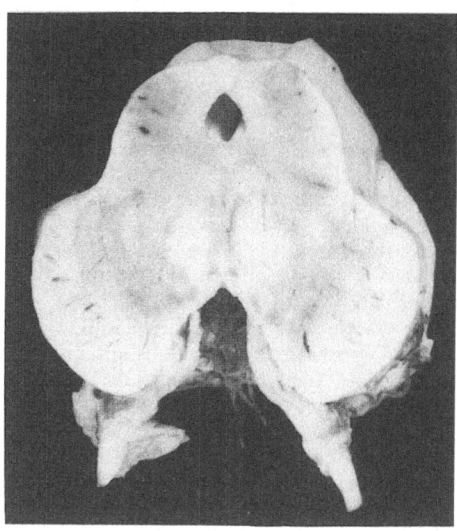

Abb. 40. Schnitt durch das Mittelhirn von Fall 4; ein ausgeprägter Verlust von Pigment in der Substantia nigra ist sichtbar. Makrophoto. (Aus CORSELLIS et al. 1973)

Der Thalamus zeigte einen Verlust von Nervenzellen in den anterioren Nuclei. Beide Fornices waren geringfügig atrophisch und wiesen eine mäßiggradige Gliose in den lateralen Anteilen auf. Die Corpora mammillaria zeigten nur wenige Neurone und viele der verbliebenen Nervenzellen waren geschrumpft.

Hirnstamm: Die Substantia nigra enthielt nur sehr wenige pigmentierte Neurone. Dieses Areal zeigte eine ausgeprägte Gliose und enthielt viel pigmenthaltigen Débris. Am stärksten befallen waren die lateralen und mittleren Gruppen. Einige neurofibrilläre Veränderungen wurden in Nervenzellen der Substantia nigra gesehen, jedoch keine Lewy-Körperchen. Der Locus coeruleus zeigte viele Neurofibrillenveränderungen.

Kleinhirn: In der Region der Kleinhirntonsillen fanden sich Narbenbildungen an der unteren Oberfläche der Kleinhirnmarklager. Es bestand ein ausgeprägter Verlust von Purkinje-Zellen und ein Untergang von Körnchenzellen mit Proliferation der Bergmann-Glia. Die Molekularzellschicht in dieser Gegend war verschmälert und zeigte eine ausgeprägte fibrilläre Gliose. Eine ähnliche, aber weniger ausgeprägte Atrophie der Folia bestand an der anterodorsalen Oberfläche.

Fall 5: Zwei der Boxerkollegen, einer ein Promoter und der andere sein Sekundant wurden befragt. Der Patient war taubstumm und hatte mit dem Boxen als Kind begonnen. Im Alter von 18 Jahren wurde er Berufsboxer, zunächst hauptsächlich in Boxbuden und später in regulären Boxkämpfen. Während einer Karriere als Berufsboxer von 18 Jahren war er für 2 Jahre Meister einer nördlichen englischen Region. Er hatte auch in Südafrika geboxt.

„Er war immer aggressiv und war so unpopulär bei den Zuschauern, daß sie wünschten, er würde geschlagen". Er nahm alle Herausforderungen an ohne Rücksicht auf Gewichtsklassen und mußte oft „fürchterliche Schlagserien" gegen seinen Kopf einstecken. Er schien manchmal in einem „Traumzustand" zu boxen. Er trank viel in seinen 20er Jahren. Am Ende seiner Karriere als Boxer war er nicht mehr in der Lage, seine persönlichen Dinge in Ordnung zu halten. Im Alter von 35 Jahren wurde er enuretisch und mußte in ein Heim gebracht werden. Er neigte zu Zornausbrüchen, war vergeßlich, jedoch reinlich und recht gut zu Fuß. Im Alter von 60 Jahren entwickelte er eine rechtsseitige Fazialisschwäche im Gesicht und eine rechtsseitige homonyme Hemianopsie. Im gleichen Jahr, wenige Monate vor seinem Tod, mußte er in eine Psychiatrische Anstalt eingewiesen werden. Der *Tod* erfolgte infolge einer Bronchopneumonie und einer kardialen Ischämie. Das Herz wog 370 g.

Makroskopischer Befund: Das fixierte Gehirn wog 1095 g. Die weichen Häute waren mäßiggradig verdickt. Die Furchen der Frontalregion und zu einem geringeren Grade auch die Temporalregion waren mäßiggradig erweitert. Die großen Arterien der Hirnbasis waren atheromatös und die des Kortex, die durch die A. cerebri post. gespeist wurden, war durch einen alten Infarkt zerstört worden. Frontalschnitte durch das Großhirn zeigen eine mäßige Erweiterung der Seitenventrikel und des 3. Ventrikels. Die beiden Lamellen des Septum pellucidum waren gefenstert und durch ein Cavum von etwa 8 mm Weite getrennt. Wenige Züge des Septum waren posterior wahrzunehmen. Das Corpus callosum war 3 mm dick und enthielt eine kleine gelbgefärbte Zyste an dessen rechter Grenze. Das rechte Putamen und die frontale Großhirnrinde waren erweicht. Der Aquädukt war erweitert. Es lag eine geringgradige Reduktion der Pigmentation in der Substantia nigra vor. Pons und Medulla oblongata erschienen intakt. Das Kleinhirn war um die Kleinhirntonsillen geringfügig atrophisch.

Histologische Untersuchung: Großhirnhemisphären: Die weichen Häute waren mäßiggradig bindegewebig verdickt. Die großen Gefäße der Hirnbasis waren ausgeprägt arteriosklerotisch. Es lag eine mäßiggradige kortikale Atrophie vor, die in den Frontallappen ausgeprägt war. Es lagen verschiedene umschriebene Nekroseherde im Centrum semiovale auf beiden Seiten vor, die größte maß 5 mm im Durchmesser. Im Corpus callosum bestand eine kleine Erweichung, die viele fetthaltige Makrophagen und Marchipositives Material enthielt. Ebenso lagen im Striatum und Pallidum umschriebene Nekrosen neben ausgedehnten Nekrosen und Narbenbildung der medialen Gyri des rechten Temporallappens und der Area striata vor. In keinem Areal lagen senile Plaques vor, jedoch fanden sich neurofibrilläre Veränderungen an allen Lappen des Großhirns. Diese Veränderungen waren besonders ausgeprägt in den Neuronen des Uncus gyri hippocampi und Gyrus parahippocampi auf beiden Seiten.

Hirnstamm: Die Substantia nigra zeigte einen geringgradigen Verlust von pigmentierten Nervenzellen mit freiliegendem Melaninpigment im umgebenden Gewebe. Einige wenige Nervenzellen zeigten neurofibrilläre Veränderungen. Lewy-Körper wurden nicht gesehen. Die kortikospinalen Bahnen auf beiden Seiten waren kleiner als gewöhnlich und peripher entmarkt.

Kleinhirn: Die Molekularzellschicht vieler Folia zeigte eine feine fibrilläre Gliose. Es fanden sich kleine umschriebene Herde von Nekrosen verschiedener Folia in der Umgebung verdickter Gefäße an der dorsalen Oberfläche der Kleinhirnhemisphären. Es fand sich auch eine umschriebene Narbenbildung in Foliae in der Tonsillenregion beider Kleinhirnhemisphären. Die befallenen Folia zeigten eine ausgeprägte fibrilläre Gliose mit fleckförmigem Verlust von Purkinje- und Körnerzellen. Das Marklager des Kleinhirns war allgemein nur geringfügig myelinisiert.

Fall 6: Ein jüngerer Bruder und ein Sohn wurden befragt. Der Bruder hatte während seiner Teens geboxt, hatte jedoch auf Zureden seiner Frau das Boxen aufgegeben, als er 2 schlagtrunkene Boxer sah.

Der Patient war ein durchschnittlich begabtes Kind. Er war, wie seine Mutter, stolz auf Kämpfen. Er begann in der Schule zu boxen und verließ sein Zuhause im Alter von 13 Jahren, um mit Boxbuden zu reisen. In einer Karriere als Berufsboxer über 25 Jahren hatte er in Großbritannien und in den USA etwa 500 Boxkämpfe bestritten. Er war Meister von England. Manchmal steckte er schwere Schläge ein und war gelegentlich k. o. geschlagen worden. Er war manchmal nicht in der Lage, sich an den Kampf in der letzten Nacht zu erinnern. Er war in der Lage bis zu seinem 32. Lebensjahr zu boxen, wenn „seine Beine nicht mehr mitmachten". Er entwickelte einen „hüpfend-tanzenden Gang" und seine Sprache war verwaschen. Sein Gedächtnis war gut. Er zog sich vom Boxen 6 Jahre später zurück und wurde Ringrichter und Promoter. Schließlich nahm er jede Arbeit an, die er erhalten konnte. Zwei Ehen zerbrachen im wesentlichen wegen seiner Zornausbrüche. Im Alter von 65 Jahren lebte er mit seinem Sohn zusammen, jedoch führten aggressive Zornausbrüche zur Verlegung in ein Pflegeheim. Er wurde etwas stiller, hatte gelegentlich jedoch noch aggressive Ausbrüche, die seine Verlegung in eine psychiatrische Anstalt notwendig machten. Bei der *Aufnahme* war er orientiert, jedoch war sein Gedächtnis schlecht. Er glaubte, daß Leute ihn berauben würden. Er war dysarthrisch und ataktisch mit einem langsamen schlürfenden Gang. Er hatte ein Parkinson-Aussehen und eine Schwäche seines linken Beines. Er war urininkontinent. Er starb im Alter von 83 Jahren an einer Bronchopneumonie.

Makroskopischer Befund: Das Gewicht des fixierten Gehirns betrug 1300 g. Die weichen Häute über beiden Großhirnhemisphären waren mäßiggradig verdickt. Es lag eine leichte rostfarbene Verfärbung beider Bulbi olfactorii vor und beider Temporalpole. Die großen Gefäße der Hirnbasis waren gewunden und fleckförmig verengt durch atheromatöse Formationen. Es lag keine kortikale Atrophie vor. Die Zerlegung des Großhirns in Frontalscheiben ergab eine mäßiggradige Erweiterung der Seiten- und des 3. Ventrikels. Das Septum pellucidum bestand aus zwei fragmentierten Blättern, etwa 6 mm voneinander entfernt, posterior verblieben nur noch einige wenige Gewebestränge. Der Fornix war vom Corpus callosum durch eine vertikale Lücke von 1,4 cm getrennt. Der Boden des Hypothalamus war papierdünn und durchsichtig. Der Kortex und die tiefgelegene weiße Substanz erschienen normal. Die Substantia nigra enthielt nur wenig Pigment. Der Rest des Hirnstammes erschien normal. Es lag eine leichte Erweiterung der Kleinhirnfurchen vor, die für eine leichte generalisierte Kleinhirnatrophie sprach.

Histologische Untersuchung: Großhirnhemisphären: Die weichen Häute über beiden Großhirnhemisphären und die großen Gefäße der Hirnbasis waren leicht verdickt. Die Großhirnrinde zeigte einen umschriebenen Ausfall von Nervenzellen und eine reaktive Gliose, besonders im mittleren Gyrus temporalis. Einige senile Plaques wurden in den Frontal-, Parietal- und Okzipitallappen gefunden; viele fanden sich im Gyrus parahippocampalis und im Hippocampus. Neurofibrilläre Veränderungen waren sehr viel weniger ausgeprägt und waren besonders zahlreich in der Rinde des Gyrus temporalis med. Beide Fornices zeigten eine Gliose, der linke war geschrumpft. Die Corpora mammillaria waren klein, einige der Nervenzellen waren geschrumpft. Es bestand eine ausgeprägte Gliose. Die weiße Substanz des Centrum semiovale war schlecht myelinisiert und zeigte eine Gliose.

Hirnstamm: Die Nervenzellen in der Substantia nigra waren verringert, besonders in den lateralen Anteilen. Viele der verbliebenen Zellen waren geschrumpft oder zeigten neurofibrilläre Veränderungen, Pigmentierte Nervenzellen im Locus coeruleus waren in gleicher Weise beeinträchtigt. Es fanden sich keine Lewy-Körper.

Kleinhirn: Die Molekularzellschicht vieler Foliae zeigte eine feine fibrilläre Gliose. Zusätzlich fanden sich in den Kleinhirntonsillen eine foliale Atrophie, eine Gliose und eine Entmarkung mit erheblichem Untergang von Purkinje- und Körnerzellen (Abb. 41 a, b). Das Marklager des Kleinhirns war im allgemeinen schlecht myelinisiert.

Fall 7: Die Ehefrau wurde befragt. Der Ehemann entstammte aus einer Familie von Boxern. Er war ein schlechter Schüler, er konnte zwar lesen und schreiben, aber er „tat es nie". Es begann als Berufsboxer im Alter von 16 Jahren und nahm in den nächsten 20 Jahren an etwa 400 Boxkämpfen teil. Er war ein populärer, erfolgreicher Boxer und reiste als Boxer mehrfach in alle Teile der Welt. Es gab das Boxen nach einem besonders harten Kampf, in dem er viele Schläge hatte einstecken müssen, auf und setzte seine Tätigkeit als Instruktor für Boxen und Sport an Schulen fort. Er mußte diese Tätigkeit nach einigen Jahren wegen schweren Alkoholmißbrauches aufgeben. Er zeigte Neigungen zu Zornausbrüchen. Einige Jahre später verlor er seinen Job in einer Druckerei, wo er während der Arbeitszeit schlief. Seither hat er nicht mehr gearbeitet. Im Alter von 54 Jahren wurde er „sehr unsicher auf seinen Füßen" und stürzte häufig. Er zeigte aggressive Attacken gegen seine Ehefrau. Gleichzeitig klagte er über sehr heftige Kopfschmerzen. Er war sexuell sehr aktiv. Er verließ das Haus halb angezogen und bettelte um Geld. Er hatte „glasig aussehende Augen". Zu bestimmten Zeiten war er harn- und stuhlinkontinent. Er sprach normal und hatte keinen Tremor. Er konnte nicht allein ohne Aufsicht gelassen werden. Im Alter von 59 Jahren wurde er in eine *Psychiatrische Klinik aufgenommen.* Man fand ihn schwer dement. Die Zusammenfassung lautete, daß die neurologische Untersuchung – auch der Gang – keine Auffälligkeiten zeigte. Ein *Pneumenzephalogramm* zeigte einen erweiterten 3. Ventrikel und erweiterte Seitenventrikel. Die Demenz verstärkte sich, und in den letzten beiden

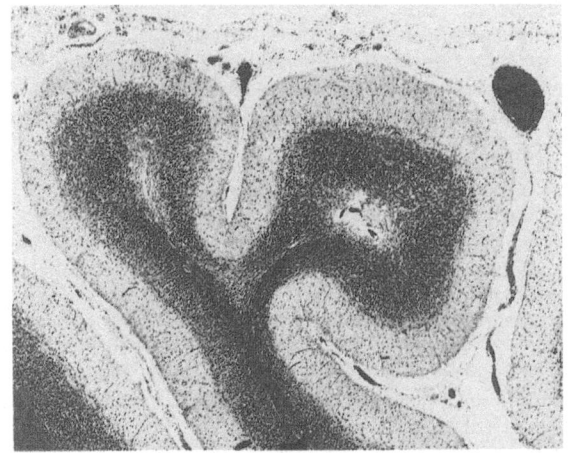

a

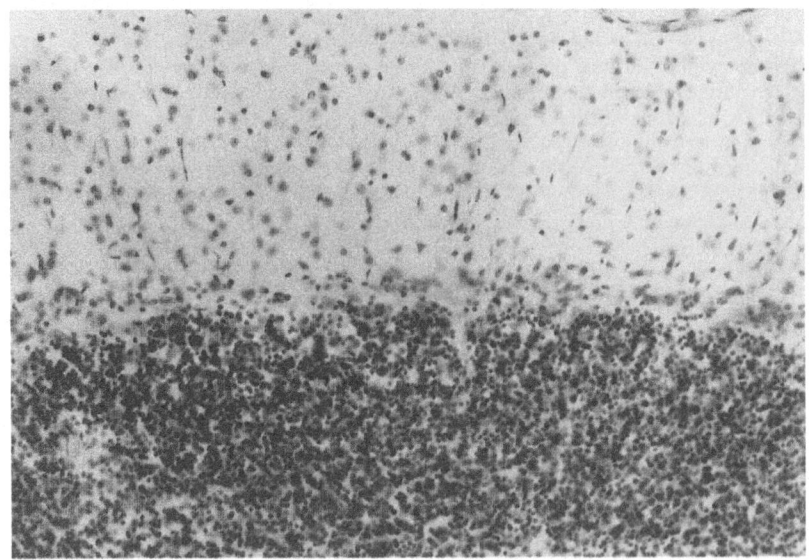

b

Abb. 41. a Fall 6. Markscheidenfärbung des Zerebellum ergibt Entmarkung im Marklager der Kleinhirntonsillen. Heidenhain-Woelcke; × 16. **b** Ein kleiner, aber repräsentativer
Anteil der in **a** abgebildeten Region zeigt eine vollständigen Untergang von Purkinjezellen
und Proliferation von Bergmann-Glia. Kresylviolett, × 128. (Aus CORSELLIS et al. 1973)

Lebensjahren alterte er sehr und wurde „ein sehr alter Mann". Er entwickelte eine
Bronchopneumonie und *starb* im Alter von nur 62 Jahren. Bei der *Autopsie* wurden
„Blumenkohlohren" und eine abgeplattete Nase festgestellt.

Makroskopischer Befund: Großhirnhemisphären: Das Gewicht des fixierten Gehirns
betrug 1090 g. Die weichen Häute schienen mäßiggradig getrübt. Die Furchen der Frontallappen waren leicht erweitert.

Am Kortex konnten keine Narben wahrgenommen werden. Die großen Gefäße der
Hirnbasis waren mäßiggradig atheromatös. Die Seiten- und der 3. Ventrikel waren
mäßiggradig vergrößert. Ein Cavum septi pellucidi war anterior nachweisbar, etwa 4 mm
weit. Posterior waren die Blätter des Septum weitgehend gefenstert. Das Corpus callosum

war in den hinteren Anteilen auf etwa 2 mm verdünnt. Der Kortex des Großhirns erschien normal. Es fanden sich im Thalamus und im Putamen auf beiden Seiten kleine zystische Erweichungen von bis zu 3 mm im Durchmesser. Die rechte innere Kapsel war braun gefärbt. Das Mittelhirn war leicht atrophisch, jedoch zeigte die Substantia nigra eine normale Pigmentation. Einige wenige Erweichungen von Stecknadelkopfgröße lagen in den Nuclei pontis vor. Der linke obere und mittlere Pedunculus cerebri zeigte kleine Areale von Gelbfärbungen ähnlich denen, die bei Gehirnverletzungen gesehen werden. Die Pyramiden in der Medulla oblongata waren normal. Die graue Substanz des Kleinhirns war dunkler verfärbt und geschrumpft.

Histologische Untersuchung: Großhirnhemisphären: Die weichen Häute und die kleinen Hirngefäße waren erheblich verdickt. Die großen Arterien am Gehirngrund zeigten eine mäßiggradige Atheromatose. Die Großhirnrinde zeigte keine Auffälligkeiten mit Ausnahme des Gyrus temporalis med., in dem umschriebene Nervenzellausfälle mit reaktiver Gliose nachweisbar waren. Viele neurofibrilläre Veränderungen fanden sich im Uncus gyri hippocampi, Nucleus amygdalae, Hippocampus und Gyrus parahippocampalis. Sie kamen sporadisch auch anderswo vor. In keiner Region bestanden senile Plaques. Im Corpus striatum und im Thalamus lagen kleinere perivaskuläre Erweichungen vor. Die größte von ihnen hatte Teile des rechten Putamen zerstört und erstreckte sich in die angrenzende innere Kapsel. Die weiße Substanz der inneren Kapsel des Großhirns zeigte eine leichte Entmarkung und eine mäßiggradige gliöse Reaktion.

Hirnstamm: Die Substantia nigra und der Locus coeruleus zeigten einen leichten Verlust von pigmentierten Nervenzellen mit Melaninpigment verstreut in der Umgebung. Der Schaden in der Substantia nigra war ausgeprägter in lateralen Anteilen. Einige wenige Zellen zeigten neurofibrilläre Veränderungen, jedoch keine Lewy-Körper. Das Tegmentum der Pons war durch eine zystische Erweichung, die verdickte Gefäße umgab, zerstört. Die linke untere Olive zeigte einen erheblichen Ausfall von Nervenzellen mit Gliose.

Kleinhirn: Die Molekularzellschicht einiger Foliae zeigte eine fibrilläre Gliose. Die Gefäße des Kleinhirns waren verdickt und kleine Erweichungen fanden sich verstreut in der nur wenig myelinisierten weißen Substanz. Die Kleinhirntonsillen waren nicht geschädigt.

Fall 8: Die 2. Ehefrau wurde befragt. Der Patient wurde im Ausland geboren, sie wußte wenig über sein früheres Leben. Er kam im Alter von 14 Jahren nach London. Er war von durchschnittlicher Intelligenz, man sagte von ihm, er spreche vier Sprachen. Er begann seine Laufbahn als Berufsboxer im Alter von 17 Jahren; nach seinen Angaben war er in 565 Boxkämpfen verwickelt. Er boxte in vielen Ländern. Manchmal habe er drei Kämpfe an einem Tag gehabt. Er zog sich vom Boxsport im Alter von 40 Jahren zurück. Danach arbeitete er bis zum 68. Lebensjahr als Arbeiter, allerdings war er zwischenzeitlich auch invalide.

Die Ehefrau erinnerte sich, daß er ein „Blumenkohlohr" gehabt habe. Er hatte auch eine gebrochene Nase, so daß er nicht richtig atmen konnte. Sie äußerte, seine einzigen Interessen bestünden im Boxen und im Wetten. „Er trank wenig, er konnte auch nicht, denn 2 kleine Gläser Ale (Bier) „knocked him out".

Eine wesentliche Verschlechterung setzte im 60. Lebensjahr ein. Er verlor sein Bewußtsein für 2 h und war danach ataktisch und hatte eine Schwäche der linken Körperseite. Mehrere ähnliche solcher Attacken traten in den folgenden 10 Jahren auf. Zwischen ihnen war er ataktisch mit einer Neigung zu Stürzen. Er hatte einen Tremor und konnte seine Krawatte nicht binden. Die letzte Attacke betraf seine rechte Seite. Seine intellektuellen Fähigkeiten und sein Verhalten verschlechterten sich. Er wurde gegen seine Frau gewalttätig, jedoch entschuldigte er sich später. Er verbrannte alle seine Zeitungsausschnitte und erbat sie dann zurück. Er versuchte, ohne Kleidung auf die Straße zu gehen. Er starb zu Hause im Alter von 71 Jahren.

Makroskopischer Befund: Das Gewicht des fixierten Gehirns betrug 1040 g. Die weichen Häute waren erheblich verdickt. Die großen Arterien der Hirnbasis waren mäßiggradig atheromatös. Es lagen zwei alte Erweichungen von 2 cm Durchmesser in den lateralen orbitalen Anteilen des rechten Frontallappens vor. Die Pole der Frontal- und Temporallappen waren ungewöhnlich spitz. Es bestand eine Erweiterung der Furchen über beiden Großhirnhemisphären. Die Zerlegung des Gehirns in Frontalscheiben zeigte eine mäßiggradige Erweiterung des Ventrikelsystems. Das Septum pellucidum war schwierig zu beurteilen, aber es war in den hinteren Anteilen nicht vorhanden, während anterior einige wenige Stränge der Wandung das Vorhandensein eines gefensterten Cavum von etwa 4 mm Weite zeigten. Mehrere Areale mit alten Erweichungen fanden sich verteilt innerhalb der Großhirnhemisphären und eine lag in der rechten inneren Kapsel. Der Kortex des Großhirns war etwas verdünnt und die basalen Ganglien waren atrophisch. Der Aquädukt war erweitert. Der rechte Pedunculus cerebri erschien kleiner als der linke. Die Substantia nigra schien ausreichend pigmentiert. Die rechte Seite des Pons und die rechte Pyramide in der Medulla oblongata waren geschrumpft. Die linke Kleinhirnhemisphäre zeigte einen Infarkt und war in ihrer ventralen Oberfläche teilweise zerstört, die rechte Kleinhirnhemisphäre erschien nicht beteiligt.

Histologische Untersuchung: Großhirnhemisphären: Die weichen Häute und die zerebralen Gefäße sind mäßiggradig verdickt. Der Kortex des Großhirn war intakt mit Ausnahme der mittleren Temporalregion, die einen Ausfall von Nervenzellen zeigte. Neurofibrillenveränderungen fanden sich verstreut in geringer Zahl in den Nervenzellen des Kortex und des Dienzephalon. Die größte Zahl wurde im Gyrus parahippocampalis und im Hippocampus gefunden. Einige senile Plaques fanden sich im frontalen und okzipitalen Kortex. Die Corpora mammillaria zeigten eine leichte Gliose, die Nervenzellen erschienen intakt. Viele Zellen im Thalamus erschienen geschrumpft. Die weiße Substanz der Großhirnhemisphären war schlecht myelinisiert und zeigte eine Gliose.

Hirnstamm: Die Substantia nigra und der Locus coeruleus zeigten einen leichten Ausfall von pigmentierten Zellen; freiliegende Pigmentgranula fanden sich zerstreut im umliegenden Gewebe. Einige der vorhandenen Neurone zeigten neurofibrilläre Veränderungen, Lewy-Körperchen wurden nicht gesehen.

Kleinhirn: Die ventrale Oberfläche der linken Kleinhirnhemisphäre einschließlich der Kleinhirntonsille zeigten eine ausgedehnte Nekrose der Folia. Die nekrotischen Areale fanden sich in der Umgebung von Gefäßen mit verdickter Wandung und verengtem Lumen. Die dorsale Oberfläche der rechten Kleinhirnhemisphäre zeigt eine ähnliche umschriebene Nekrose einiger Folia. Die rechte Kleinhirntonsille erschien normal.

Fall 9: Dieser Mann war ein Patient in einer Psychiatrischen Anstalt für die letzten 7 Jahre seines Lebens. Als junger Mann war der Patient als Sportlehrer tätig gewesen. Er boxte in der Armee und wurde später als Berufsboxer in Großbritannien und den USA recht erfolgreich. Er hatte im Blackfriars Ring und im Madison-Square-Garden in New York geboxt. Nach seiner Rückkehr nach England im Alter von 31 Jahren bemerkte sein Bruder einen Tremor der linken Hand und daß seine Sprache verwaschen und heiser war. Die Heiserkeit war die Folge eines Schlages gegen den Hals.

Der Patient begann exzessiv zu trinken und nahm einen Job nach dem anderen an. Im Alter von 65 Jahren unternahm er einen Suizidversuch und wurde in eine psychiatrische Anstalt aufgenommen. Ein Parkinson-Gesicht wurde beschrieben mit Tremor und Rigidität der linken oberen Extremität. Das linksseitige Stimmband war erheblich verdickt, er war dysarthrisch. Der Blutdruck betrug 210/130 mm Hg, man nahm eine Demenz als Folge einer Schädel-Hirn-Verletzung an. Eine linksseitige Halbseitenparese wurde 9 Monate vor seinem Tode festgestellt. Der Tod erfolgte im Alter von 72 Jahren an einer Bronchopneumonie.

Makroskopischer Befund: Das Gewicht des fixierten Gehirns betrug 1435 g. Die großen Arterien der Hirnbasis waren ausgeprägt atheromatös. Die weichen Häute waren leicht verdickt, und es fanden sich keine Anzeichen für traumatische kortikale Schäden. Die Zerlegung des Großhirns in Frontalscheiben zeigte eine leichte Vergrößerung der Seitenventrikel. Anterior konnte ein etwa 3 mm weites Cavum septi pellucidi gesehen werden, posterior war das Septum pellucidum etwas gefenstert.

In den Großhirnhemisphären lagen sonst keine anderen Schäden vor. Die Substantia nigra zeigte einen ausgeprägten Verlust von Pigment. Eine Kugelblutung von 3 cm Durchmesser war in den Nuclei pontis auf der linken Seite sichtbar. Das Kleinhirn erschien normal.

Histologische Untersuchung: Großhirnhemisphären: Die weichen Häute und die Gehirngefäße waren leicht verdickt. Der Kortex des Großhirns zeigte einen leichten Verlust von Nevenzellen mit astrogliöser Proliferation. Mäßiggradige Mengen von neurofibrillären

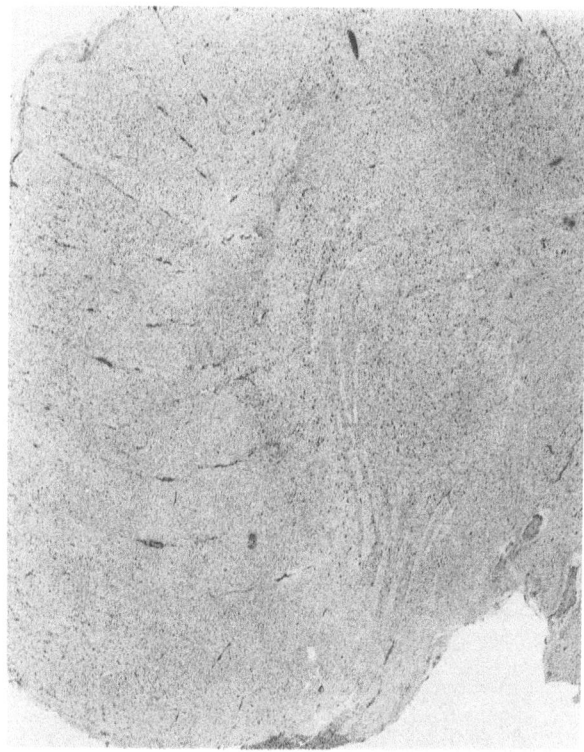

Abb. 42. Fall 9. Erheblicher Verlust von pigmentierten Nervenzellen in der Substantia nigra. Kresylviolett, × 14. (Aus CORSELLIS et al. 1973)

Veränderungen wurden in allen Regionen gesehen, sie waren aber besonders wahrnehmbar im Hippocampus und im Gyrus parahippocampalis. Senile Plaques wurden nicht gesehen. Beide Fornices waren gut myelinisiert. Sie zeigten eine leichte gliöse Reaktion. Die tieferen Anteile der grauen Substanz und das Marklager der Großhirnhemisphären zeigten ebenfalls eine Gliose.

Hirnstamm: Die Substantia nigra wies einen ausgeprägten Verlust von pigmenthaltigen Nervenzellen, besonders in den lateralen Anteilen, auf (Abb. 42). Erhebliche Mengen von Melaninpigment lagen frei im umliegenden Gewebe oder sie waren phagozytiert. Viele der noch vorhandenen Nervenzellen zeigten neurofibrilläre Veränderungen. Lewy-Körperchen wurden nicht gesehen. Pons und Medulla oblongata waren normal.

Kleinhirn: Es lag eine umschriebene Zone mit Läppchenatrophie vor sowie eine Narbenbildung in der Region der Kleinhirntonsillen (Abb. 43a, b). Der Rest des Kleinhirns erschien normal.

Fall 10: Der Patient war ein Berufsboxer. Es wurde gesagt, daß er ein Meister gewesen war, aber das ließ sich nicht bestätigen. Seine 2. Ehefrau, die wegen seiner Vorgeschichte befragt wurde, als er noch lebte, wußte wenig über seine frühere Karriere. Sie bemerkte zunächst, daß sein Gedächtnis, etwa im Alter von 40 Jahren, nachließ. Er arbeitete in ihrem Geschäft. Später arbeitete er als Arbeiter, und er war arbeitslos nach dem Verlust eines Auges (nicht Folge des Boxens). Er arbeitete danach als Straßenkehrer. Er und seine Frau tranken phasenhaft. Er war in seiner Umgebung als ein aggressiver Mensch bekannt, obwohl er ein guter Ehemann gewesen war. Im Alter von 60 Jahren entwickelte er eine linksseitige Halbseitenlähmung und wurde 3 Jahre später in eine Heilanstalt aufgenommen. Er

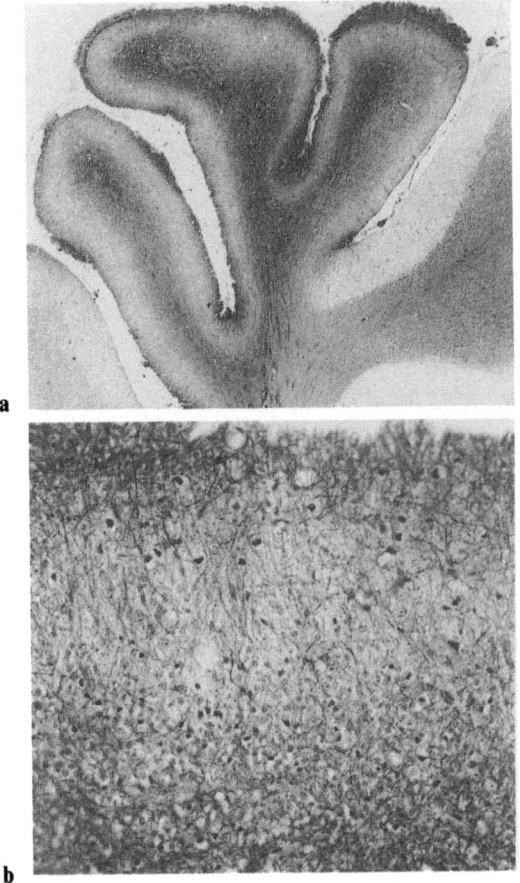

Abb. 43. a Fall 9. Kleinhirn. Atrophie und Gliose der Folia des Zerebellum im Bereich der Kleinhirntonsillen. Mallory-Ptah × 16. **b** Eine stärkere Vergrößerung der Molekular- zellschicht von **a** zeigt eine ausgeprägte fibrilläre Gliose. Mallory × 220. (Aus CORSELLIS et al. 1973)

war desorientiert und hatte einen ausgeprägten Verlust von frischem Gedächtnis. Er war paranoid und halluzinierte, war verwirrt und aggressiv. Die Luesreaktionen waren negativ. Die Diagnose lautete zerebrale Arteriosklerose und organische Demenz, wahrscheinlich traumatischer Ursache. Der Ausdruck „punch-drunk" wurde benutzt. Er zeigte einen weiteren Abbau in den nächsten 4 Jahren und *starb* im Alter von 67 Jahren.

Makroskopischer Befund: Das kleine atrophische fixierte Gehirn wog 1095 g. Die weichen Häute über beiden Großhirnhemisphären waren mäßiggradig verdickt; sie waren besonders dicht über der Hirnbasis und verbargen einen abnormalen dünnen Boden des Hypothalamus, dabei ragten die Corpora mammillaria kaum vor. Die großen Arterien an der Hirnbasis zeigten eine geringgradige Atheromatose. Narbenbildungen an der Groß- hirnoberfläche lagen nicht vor. Die Zerlegung des Gehirns in Frontalscheiben zeigte eine erhebliche Erweiterung der Seiten- und des 3. Ventrikels. Ein Cavum septi pellucidi, 8 mm weit, lag vor, und die Blätter des Septum waren erheblich gefenstert. Der rechte Globus pallidus und die rechte Capsula int. waren durch eine frische umschriebene Blutung zerstört, Hirnstamm und Kleinhirn waren klein, anderweitig aber unauffällig.

Histologische Untersuchung: Großhirnhemisphären: Die weichen Häute und die Hirngefäße waren mäßiggradig verdickt. Das Rindengrau zeigte einen diffusen Verlust von Nervenzellen mit astrogliöser Proliferation. Neurofibrillenveränderungen fanden sich reichlich in der gesamten Rinde, sie waren besonders reichlich im Hippocampus und im Gyrus parahippocampalis nachweisbar. Es fanden sich weitere fleckförmige Anhäufungen im Gyrus temporalis lat. und in der Insel. Senile Plaques fanden sich lediglich in der grauen Substanz des Gyrus temporalis med. Die Fornices waren dünn, ärmlich myelinisiert und zeigten eine Gliose. Teile des rechten Pallidum waren durch eine Blutung aus einem kavernösen Hämangiom zerstört worden. Der Schaden reichte bis in die angrenzende innere Kapsel. Die Nuclei des Thalamus und Hypothalamus zeigten eine Gliose, einige der Nervenzellen wiesen neurofibrilläre Veränderungen auf. Viele Gefäße im Centrum semiovale wiesen einen erweiterten perivaskulären Raum auf. Das Marklager zeigte eine leichte Gliose, war aber gut myelinisiert.

Hirnstamm: Die Substantia nigra wies einen mäßiggradigen Verlust von pigmentierten Nervenzellen auf mit Melaninpigment von zugrundegegangenen Zellen frei im Gewebe liegend. Der mediale Anteil war weniger beteiligt als der laterale. Viele der noch vorhandenen Neurone zeigten neurofibrilläre Veränderungen. Keine Lewy-Körperchen wurden gesehen. Einige Nervenzellen im Locus coeruleus enthielten neurofibrilläre Veränderungen. Die Medulla oblongata erschien normal.

Kleinhirn: Die Molekularzellschicht vieler Folia wies eine feine fibrilläre Gliose auf. Zusätzlich lag ein Areal mit Läppchenatrophie an der Unterfläche der Kleinhirnhemisphären in der Kleinhirntonsillenregion vor. Die befallenen Foliae wiesen umschriebenen Purkinje- und Körnerzellverlust auf mit Proliferation von Bergmann-Glia. Die Molekularzellschicht zeigte eine dichte fibrilläre Gliose.

Fall 11: Die Ehefrau des Patienten wurde befragt, aber sie wußte wenig über seine frühere Vorgeschichte. Er wurde auf den Westindischen Inseln geboren und hatte keine Verwandten in England. Er hatte als Berufsboxer bis zu seinem 35. Lebensjahr geboxt. Er diente dann im 2. Weltkrieg in der Armee. Nach dem Kriege arbeitete er in verschiedenen Jobs und bezog zwischenzeitlich Arbeitslosenunterstützung. „Er war ein wunderbarer Mann – niemals Streit." Im 48. Lebensjahr wurde er wegen einer Blut- und Liquorpositiven Lues mit Penizillin behandelt. In den folgenden Jahren wurde er wegen eines Papilloms der Blase behandelt. Während seiner letzten 6 Lebensjahre war er alert und zugewandt und arbeitete regelmäßig als Straßenkehrer. Im Alter von 67 Jahren wurde er wegen Herzversagens mit einer Vorgeschichte von zunehmenden Verwirrtheitszuständen *stationär aufgenommen.* Er war desorientiert und aggressiv. Argyll-Robertson-Pupillen waren vorhanden. Der Liquor war normal. Die Wassermann-Reaktion war im Blut positiv, im Liquor negativ. Er starb 3 Monate später im Alter von 67 Jahren.

Makroskopischer Befund: Das Gehirn wog nach Fixierung 1030 g. Die weichen Häute waren mäßiggradig verdickt, kein Anhalt für Narbenbildungen wurden im Kortex des Großhirns gefunden. Die Furchen des Großhirns waren leicht erweitert. Es lag eine ausgeprägte Atheromatose der Arterien der Hirnbasis vor, das Lumen der A. basilaris war halb eingeengt. Die Seitenventrikel waren mäßiggradig erweitert. Das Septum pellucidum bestand aus wenigen Gewebesträngen, die Blätter waren etwa 6 mm voneinander getrennt. Das Corpus callosum war etwa 3 mm dick in den vorderen Anteilen und verdünnte sich zum Splenium hin auf etwa 2 mm. Sonst waren keine auffälligen Befunde sichtbar. Das Mittelhirn mit Einschluß der Substantia nigra erschien normal. Die weichen Häute des Kleinhirns waren außergewöhnlich getrübt, das Kleinhirn sah sonst aber normal aus, wie auch der Pons und die Medulla oblongata.

Histologische Untersuchung: Großhirnhemisphären: Die weichen Häute und die Gehirngefäße sind verdickt. Der Kortex des Großhirns zeigte einen leichten Untergang von Nervenzellen mit ausgeprägter astrogliöser Reaktion. Viele der noch vorhandenen Neurone waren geschrumpft und dunkel gefärbt. Einige wenige neurofibrilläre Veränderungen wurden im Kortex des Temporallappens und im Hippocampus gefunden, senile Plaques wurden nicht gesehen. Die Fornices und die Corpora mammillaria konnten nicht beurteilt werden. Die graue Substanz des Dienzephalon zeigte eine mäßiggradige Gliose. In Striatum und Pallidum fanden sich mehrere zystische Erweichungen um verdickte Gefäße.

Das subkortikale Marklager war ärmlich myelinisiert und zeigte eine Gliose. Keinerlei Anhalt für Prozesse im Sinne eines luetischen Prozesses konnten aufgedeckt werden.

Hirnstamm und Rückenmark: Mittelhirn, Medulla oblongata und Rückenmark erschienen normal.

Kleinhirn: Das Marklager des Kleinhirns war ärmlich myelinisiert und zeigte eine leichte Gliose. Die Kleinhirntonsillen zeigten keine Schäden.

Fall 12: Über diesen Patienten konnte nicht mehr herausgefunden werden, als daß er in seiner Jugend ein Berufsboxer war. Er verbrachte die letzten Lebensjahre in einem Pflegeheim, da er fast blind war. Die Ursache seiner Erblindung war niemals diskutiert worden. Er war einzelgängerisch und im allgemeinen zufrieden, konnte aber gelegentlich recht aggressiv werden. Er war bis zu seinem Tod im Alter von 91 Jahren aktiv und geistig alert. Er starb an einer kardialen Ischämie. Die Heimleiterin äußerte, daß er niemals über Boxen sprach.

Bei der *Autopsie* konnten keine Stigmata seiner Boxerlaufbahn festgestellt werden, er war „ein alter Mann in einem bemerkenswert guten Zustand". Das Gehirn wurde aber wegen seiner Boxerlaufbahn untersucht.

Makroskopischer Befund: Das Gehirn hatte eine normale Größe, es lag lediglich eine geringe Erweiterung der Seitenventrikel vor. Die Arterien der Hirnbasis zeigten leichte atheromatöse Veränderungen. Die weichen Häute waren mäßiggradig verdickt. Fokale Läsionen lagen an der Hirnoberfläche nicht vor. Die Zerlegung des Gehirns in Frontalscheiben zeigte eine geringgradige Erweiterung der Seitenventrikel. Das Septum pellucidum zeigte ein 1 mm weites Cavum, jedoch waren die Blätter völlig intakt (Abb. 44). Die Substantia nigra war gut pigmentiert. Das Kleinhirn erschien normal.

Histologische Untersuchung: Großhirnhemisphären: Die weichen Häute und die Hirngefäße waren mäßiggradig verdickt. Der Kortex des Großhirns und die Stammganglien zeigten eine normale Zellpopulation, lediglich einige wenige Nervenzellen im mittleren

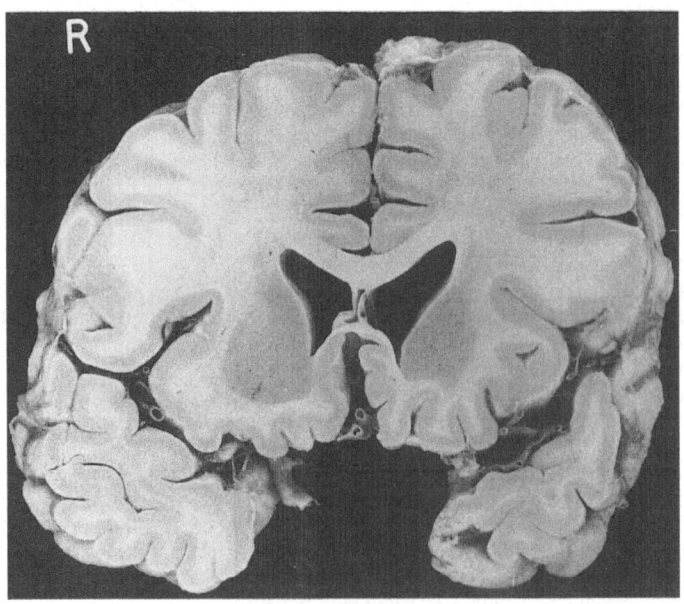

Abb. 44. Fall 12. Großhirn. Der Patient verstarb, mental zugewandt, im Alter von 91 Jahren. Frontalschnitt durch vordere Anteile des Großhirns. Die Seitenventrikel sind geringgradig vergrößert und es besteht ein Cavum septi pellucidi von etwa 1 mm Weite. Das Gehirn erscheint im ganzen normal. Makrophoto. (Aus CORSELLIS et al. 1973)

temporalen Kortex und im Thalamus zeigten neurofibrilläre Veränderungen, jedoch keine senilen Plaques. Die weiße Substanz des Großhirns erschien normal.

Hirnstamm: Mittelhirn, Pons und Medulla oblongata erschienen normal.

Kleinhirn: Die weichen Häute über dem Kleinhirn waren erheblich verdickt. Zwei nekrotische Herde hatten mehrere Foliae im lateralen Lappen der linken Hemisphäre als Folge eines Prozesses an den kleinen Gefäßen zerstört. Die Kleinhirntonsillen waren nicht beschädigt. Das Marklager und der Nucleus dentatus waren normal.

Insgesamt war das Gehirn in einem guten Zustand.

Fall 13: Die Tochter des Patienten wurde befragt. Ihr Vater hatte ihr gesagt, daß er ein schlechter Schüler und nur an Sport interessiert gewesen war. Er trat im Alter von 14 Jahren in die Royal Navy ein und erreichte den Rang eines Maat. Während dieser Zeit boxte er als Amateur und gewann die Meisterschaft der Royal Navy in seiner Gewichtsklasse. Er nahm auch an Schaukämpfen teil. Er war mehrere Male k.o. geschlagen worden. Er hatte „Blumenkohlohren" und eine deformierte Nase. Seine Frau beschrieb ihn als ausgeglichen und populär zu dieser Zeit mit einem ausgesprochenen Verantwortungsbewußtsein und starkem persönlichem Standard. Nach Ausscheiden aus der Navy arbeitete er mehrere Jahre bei der Polizei, dann als Dockarbeiter. Seine Tochter erinnert sich erst an ihn, als er als Arbeiter tätig war, er habe „immer Unfälle gehabt, wenn er Fahrrad fuhr". Im Alter von 34 Jahren hatte er nach einem solchen Unfall eine Gehirnerschütterung. Er wurde ambulant behandelt und war in der folgenden Nacht zu Hause delirant und brauchte eine Woche, um sich zu erholen. Während des 2. Weltkrieges war er wieder in der Navy und bildete Rekruten aus. Nach seiner Entlassung wurde er „mehr unklar" und „sprach langsamer". Er begann sein Äußeres zu vernachlässigen und beklagte, daß er Dinge nicht verstehen oder einen Bus nicht erreichen könne. Sein Sehvermögen und sein Gedächtnis ließen nach. Er hatte nie viel Alkohol getrunken, jetzt wurde er nach 2 pint (etwas weniger als 1 l) Bier gewalttätig, manchmal kam es zu Auseinandersetzungen mit seiner Frau. Er arbeitete als Milchmann, Busschaffner und später als Maschinist. Als er das nicht mehr konnte, wurde er von seiner Firma als Arbeiter eingesetzt. Nach 2 Jahren wurde er entlassen. Er mußte in einer *Heilanstalt aufgenommen* werden. Er war damals 53 Jahre alt. Bei der Aufnahme war er leicht verwirrt und berichtete über „black-outs". Seine Frau, die von ihm getrennt lebte, aber sich noch um ihn kümmerte, äußerte, daß sich seine Persönlichkeit zum schlechten verändert habe. Er war nicht in der Lage seine Adresse oder das Datum anzugeben. Er war etwas dyspraxisch, aber es lagen keine Koordinationsstörungen vor. Während des folgenden Jahres nahmen seine Gedächtnisfunktionen weiter ab, er war jetzt völlig desorientiert. Seine Sprache war verwaschen und, ebenso wie seine Bewegungen, verlangsamt und oszillierend. Er vermochte nicht, sich an- und auszuziehen. Ein *Pneumenzephalogramm* zeigte eine allgemeine Erweiterung des Ventrikelsystems. Alle anderen Tests waren negativ, auch der für Lues. Es wurde zusammengefaßt, daß „Rindenatrophie und Demenz eine Folge seiner früheren Tätigkeit als Boxer waren".

Der geistige Abbau setzte sich fort. Er wurde inkontinent, paranoid und aggressiv. Er aß am Tisch mit seinen Fingern. Er nannte eine Schachtel Zigaretten eine Blume. Er öffnete Knöpfe; wenn er gefragt wurde, streckte er die Zunge heraus. Er hatte weiterhin „black-outs", und einige Tage nach einem Krampfanfall *starb* er an einer Bronchopneumonie im Alter von 57 Jahren.

Makroskopischer Befund: Das Gewicht des fixierten Gehirns betrug 950 g. Die großen Arterien an der Hirnbasis waren normal. Die weichen Häute über den Großhirnhemisphären waren mäßiggradig verdickt. Keine Narbenbildungen konnten an der Kortex des Großhirns gesehen werden. Es lag eine mäßiggradige Hirnatrophie vor, die frontolateral am ausgeprägtesten war. Die Zerlegung des Gehirns in Frontalscheiben zeigte eine erhebliche Erweiterung der Seitenventrikel und ein Cavum septi pellucidi von mindestens 2 mm war in dessen gesamter Länge vorhanden. Das Corpus callosum war in seiner gesamten Länge auf etwa 2 mm verdünnt. Eine kleine alte Erweichung war in dessen vorderen Anteilen an der rechten Seite sichtbar. Die tiefen Rindenschichten waren atrophisch. Die Substantia nigra war gut pigmentiert. Die Oberflächen der Kleinhirntonsillen erschienen vernarbt und leicht atrophisch.

Histologische Untersuchung: Die weichen Häute und Gehirngefäße waren leicht verdickt. Die Großhirnrinde wies einen massiven Verlust von Nervenzellen auf, die

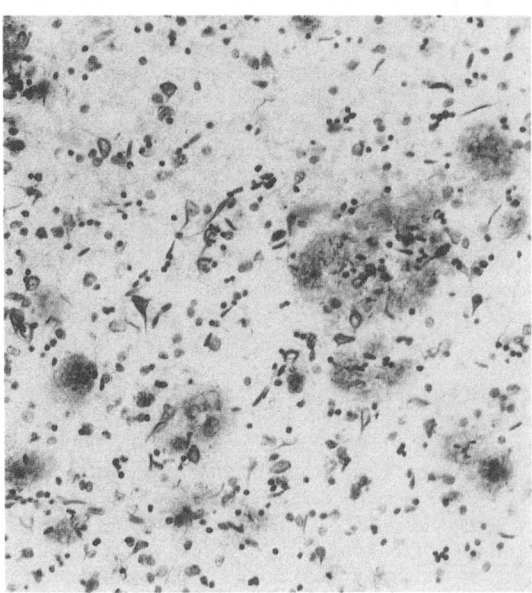

Abb. 45. Großhirn. Fall 13. Ausgeprägte Formationen von senilen Plaques und neuro-fibrillären Veränderungen in der Hirnrinde. Es handelt sich um das typische Bild der Alzheimer-Erkrankung. King's Amyloid, × 140. (Aus CORSELLIS et al. 1973)

durch Astroglia und eine fibrilläre Gliose ersetzt waren. Viele der verbliebenen Zellen zeigten neurofibrilläre Alzheimer-Veränderungen. Große Mengen von senilen Plaques wurden in allen Regionen gesehen (Abb. 45).

Die tiefgelegene graue Substanz wies eine mäßiggradige Gliose auf. Neurofibrilläre Veränderungen fanden sich im Thalamus und Hypothalamus. Die Fornices waren dünn, schlecht myelisiert und wiesen eine Gliose auf. Die Corpora mammillaria zeigten eine leichte Gliose. Das Mark der Großhirnhemisphären zeigte eine ärmliche Myelinisierung und Gliose.

Hirnstamm: Die Substantia nigra zeigte einen leichten Verlust von pigmentierten Zellen mit frei im umliegenden Gewebe liegenden Melaninablagerungen. Der Schaden in der Substantia nigra war am ausgeprägtesten in den lateralen Gruppen, die medialen Gruppen waren relativ intakt. Lewy-Körperchen wurden nicht gesehen. Jedoch zeigten einige der Zellen Neurofibrillenveränderungen. Einige Zellen im Locus coeruleus und im übrigen Pons waren in ähnlicher Weise verändert. Die Medulla oblongata und das Rückenmark waren normal.

Kleinhirn: Die Molekularzellschicht einiger Folia zeigte eine fibrilläre Gliose. Zusätzlich lagen eine umschriebene Atrophie einiger Folia sowie eine Gliose und Entmarkung in der Region der Kleinhirntonsillen vor (Abb. 46). Das Marklager des Kleinhirns zeigte eine leichtgradige diffuse Entmarkung. Der Nucleus dentatus war normal.

Fall 14: Die Ehefrau wurde befragt. Der Patient, sein Vater und seine beiden Brüder hatten geboxt. Er war ein durchschnittlicher Schüler. Mit 18 Jahren meldete er sich zur Royal Air Force und diente für 28 Jahre. Er war in dieser Zeit Amateurboxer und gewann mehrere RAF-Meisterschaften. Nach seinem Ausscheiden arbeitete er für 15 Jahre als Klempner. Er war ein ausgeglichener und populärer Mann, der glücklich verheiratet war und 5 Kinder hatte. Er trank und rauchte sehr mäßig. Er erlitt keine Verletzungen während seiner Karriere als Boxer und war nie ernstlich erkrankt. Seine Frau sagte, daß sein Sehvermögen, Hören, Sprechen und Gedächtnis bis zur Zeit seines Todes normal waren. Er *starb* im Alter von 61 Jahren an einer Hirnblutung.

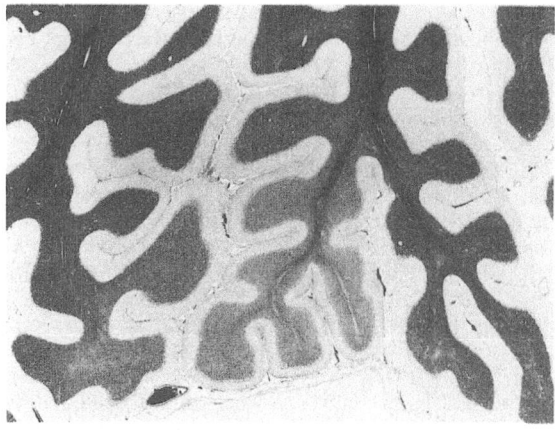

Abb. 46. Kleinhirn. Fall 13. Erbleichung und Entmarkung von verschiedenen Läppchen in der Region der Kleinhirntonsillen. Die schwersten Entmarkungen finden sich in Markstrahlen. Heidenhain-Woelcke, × 7. (Aus CORSELLIS et al. 1973)

Makroskopischer Befund: Das fixierte Gehirn wog 1395 g. Die Hirnwindungen waren abgeplattet und ein dünner Blutfilm lag subarachnoidal in der Gegend beider Fissurae laterales. Es bestand eine ausgeprägte Hernie an den Unci gyri hippocampi. Die Zerlegung des Großhirns in Frontalscheiben zeigte eine mäßiggradige Erweiterung beider Seitenventrikel, die mit geronnenem Blut gefüllt waren. Die Arterien an der Hirnbasis waren normal. Es konnte kein Aneurysma als Ursache für die Blutung identifiziert werden. Es lag ein Cavum septi pellucidi von etwa 1 mm Weite vor, jedoch ließ die Gehirnblutung keine genauen Angaben darüber zu. Das Mittelhirn war geschwollen. Die Substantia nigra zeigte keinen Pigmentverlust. Das Kleinhirn war geschwollen, und es lagen Schnürfurchenbildungen an den Kleinhirntonsillen vor.

Histologische Untersuchung: Normale weiche Häute. Kongestion der Hirngefäße. Mäßiggradige frische Blutungen lagen im Subarachnoidalraum und umgaben Gefäße im Großhirnmarklager. Die Großhirnrinde zeigte eine normale Zellpopulation, wies jedoch einige astrogliöse Reaktionen auf. Viele Nervenzellen waren geschrumpft. Einige wenige neurofibrilläre Veränderungen und senile Plaques lagen vor, sie fanden sich im Gyrus hippocampi und im Hippocampus. Die Fornices waren normal. Die Corpora mammillaria konnten nicht beurteilt werden. Frische Blutungen hatten den Nucleus caudatus teilweise zerstört. In Thalamus und Hypothalamus fanden sich viele geschrumpfte hyperchromatische Nervenzellen. Die Seitenventrikel enthielten geronnenes Blut. Die Blätter des Septum pellucidum waren separiert, sie waren durch die Blutung teilweise zerstört.

Hirnstamm: Der Aquädukt war erweitert und mit Blut angefüllt. Die Substantia nigra war normal pigmentiert. Es lagen keine neurofibrillären Veränderungen oder Lewy-Körperchen vor. Pons und Medulla oblongata waren normal.

Kleinhirn: Die Kleinhirnhemisphären waren geschwollen und die Region der Kleinhirntonsillen war zusammengepreßt. Die Molekularzellschicht vieler Folia zeigte eine feine fibrilläre Gliose mit Proliferation von Bergmann-Glia. Es bestand ein Ausfall von Purkinje-Zellen, besonders in der Region der Kleinhirntonsille.

Fall 15: Eine Schwester des Boxers und ein Schwager wurden befragt. Der Patient war ein durchschnittlicher Schüler. Später war er Amateurboxer in der Armee. Er war immer gesund und fit. Keine psychopathologischen oder neurologischen Auffälligkeiten wurden wahrgenommen. Er trank und rauchte nicht. Sein Arbeitsverhalten war zufriedenstellend bis zu seinem Tode infolge einer Schädelfraktur und traumatischen Hirnblutungen infolge eines Straßenverkehrsunfalls im Alter von 58 Jahren. Sein Gehirn wurde wegen seiner Tätigkeit als Boxer zur neuropathologischen Untersuchung übersandt.

Makroskopischer Befund: Großes, angeschwollenes Gehirn, die rechte Großhirnhemisphäre ist stärker befallen. Die Arterien der Hirnbasis zeigen keine atheromatösen Veränderungen. Ein Blutfilm bedeckt den rechten Temporallappen, der Kortex in diesem Bereich ist lazeriert. Geronnenes Blut füllt das linke Foramen von Luschka und greift auf die Unterfläche beider Kleinhirnhemisphären über. Die Kleinhirntonsillen erscheinen leicht atrophisch. Sie zeigten eine Schnürfurche, wie auch der rechte Uncus gyri hippocampi. Die Zerlegung des Gehirns in Frontalscheiben zeigt normale Seiten- und einen normalen 3. Ventrikel, die mit geronnenem Blut ausgefüllt sind. Das Septum pellucidum konnte wegen der Blutung nicht genau beurteilt werden, jedoch lag ein gefenstertes Cavum septi pellucidi von etwa 3 mm Weite vor. Posterior konnten keine Blätter des Septum identifiziert werden. Das Großhirnmarklager beider Seiten war diffus geschwollen. Der Thalamus und Hypothalamus auf beiden Seiten waren durch eine Blutung und durch eine Infarzierung weitgehend zerstört worden. Die Substantia nigra konnte nicht beurteilt werden.

Histologische Untersuchung: Die weichen Häute waren normal. Es lag eine Kongestion der Gefäße vor und kleine Mengen einer frischen subarachnoidalen Blutung überdeckten den frontalen, temporalen und okzipitalen Kortex. Die laterale Region des rechten Okzipitallappens war weitgehend nekrotisiert. Die Area calcarina war teilweise erhalten. Die rechte frontale Rinde zeigte viele ischämische Nervenzellen. Der übrige Kortex zeigte eine normale Zellpopulation. Es fanden sich weder neurofibrilläre Veränderungen noch senile Plaques.

Viele Nervenzellen im Striatum und Globus pallidus waren geschrumpft. Teile des anterioren Thalamus rechts und des Hypothalamus waren durch die Blutung völlig zerstört worden. Das subkortikale Mark zeigte nur eine blasse Färbung für Myelin und enthielt zahlreiche feine punktförmige Blutungen.

Hirnstamm: Mittelhirn und Pons waren durch die Blutung zerstört worden; die Substantia nigra konnte nicht beurteilt werden.

Kleinhirn: Eine mäßiggradige subarachnoidale Blutung bedeckte die Folia, stärkere Blutungen hatten die Unterfläche der rechten Kleinhirnhemisphäre teilweise zerstört. Ein einzelnes Läppchen enthielt eine umschriebene fibrilläre Gliose der Molekularzellschicht. Es fanden sich keine Narben oder andere Schäden an der Kleinhirntonsille.

CORSELLIS et al. (1973) hoben im neuropathologischen Befund der mitgeteilten Kasuistiken 4 Besonderheiten hervor: (1) *Anomalien* des *Septum pellucidum* und der *hypothalamischen Region*, (2) *traumatische Veränderungen* am *Kleinhirn*, (3) *Degeneration* der *Substantia nigra* und (4) *Vorkommen* von *Alzheimer-Fibrillenveränderungen* in bestimmten Regionen. Diese letzte Veränderung ist nach Auffassung von CORSELLIS et al. von besonderem Interesse im Hinblick auf das Altern und die Alzheimer-Erkrankung, um so mehr als senile Plaques im allgemeinen abwesend waren oder nur in geringer Zahl gesehen wurden.

b) Anomalien des Septum pellucidum und der hypothalamischen Region

Im Hinblick auf die *Anomalien* des *Septum pellucidum* und der *hypothalamischen Region* war der wichtigste Befund ein gefenstertes Cavum septi pellucidi in 12 von 13 Fällen (in 2 Fällen konnte kein Befund erhoben werden). Gewöhnlich waren die beiden Blätter des Septum pellucidum in ihrem vorderen Anteil zu eher dünnen Membranen verschmächtigt mit einer Weite zwischen 1 und 8 mm und einer Durchschnittsweite von 5,17 mm. Das Septum pellucidum fehlte häufig in hinteren Anteilen. Außerdem fand sich der Boden des Hypothalamus häufig überstreckt, während Fornix und Corpora mammillaria atrophisch waren. Es erschien CORSELLIS et al. (1973), daß die Strukturen in der Umgebung der Mittellinie besonders vulnerabel im Hinblick auf die gehäuften Gewalteinwirkungen beim Boxen waren.

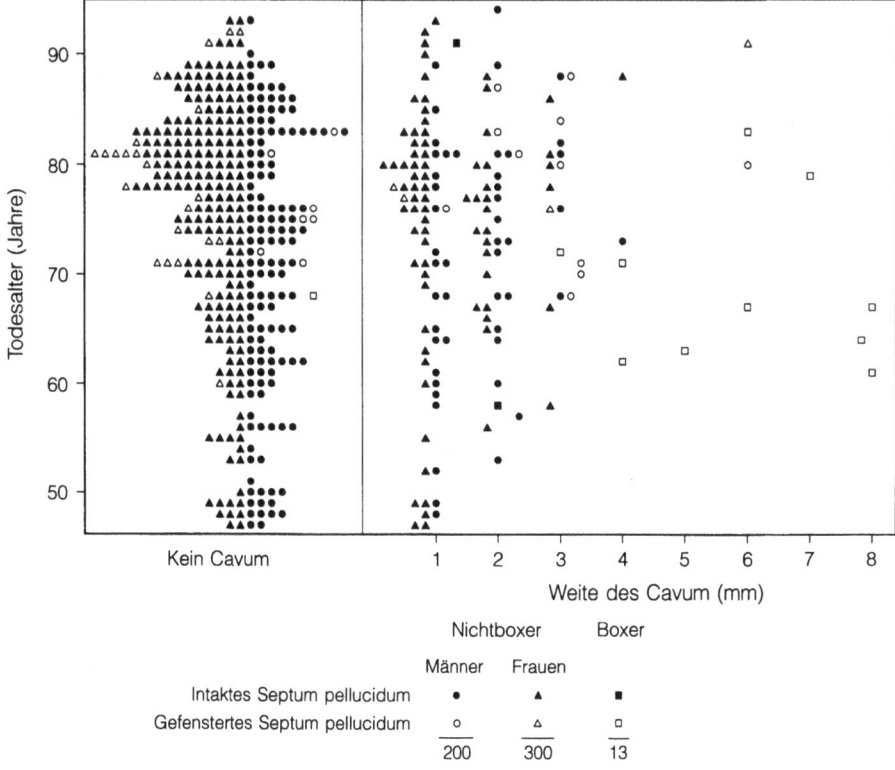

Abb. 47. Häufigkeit des Vorkommens von gefensterten und nichtgefensterten Cava septi pellucidi bei 500 Nichtboxern und 13 Boxern, dargestellt nach dem Alter beim Tod. (Aus CORSELLIS et al. 1973)

CORSELLIS et al. untersuchten die Gehirne von 500 Erwachsenen, 200 Männer und 300 Frauen, die nicht geboxt hatten, in der gleichen Weise wie die Boxergruppe. Die *Häufigkeit* von *gefensterten* und *nichtgefensterten Cava* in der *Boxer*- und *Nichtboxergruppe* ist in Abb. 47 zusammengefaßt. In der Gruppe der Boxer fand sich in der Regel ein erweitertes Cavum, seine Weite betrug im Durchschnitt das Dreifache dessen aus der Nichtboxergruppe und die Cavumwandungen waren in der Boxergruppe ohne Ausnahme gefenstert.

c) Traumatische Veränderungen am Kleinhirn

Die *traumatischen Veränderungen*, die sich auf das *Kleinhirn* bezogen, zeigten einen ausgeprägten Ausfall von Purkinje-Zellen. Um den Zellausfall zu quantifizieren, wurden Zellzählungen bei 11 Boxern und 11 Nichtboxern, die in der gleichen Altersgruppe wie die verstorben waren, durchgeführt. Die Abb. 48, 49 zeigen, daß die Zahl der Purkinje-Zellen innerhalb der Nichtboxergruppe nicht wesentlich schwankte, obwohl eine gewisse Abweichung zwischen den einzelnen untersuchten Gehirnen vorlag. Bei den Boxern dagegen war der mittlere Abstand zwischen Purkinje-Zellen 2- bis 3mal größer an den ventralen Anteilen des Zerebellum als im dorsalen Bereich. Das bedeutet, daß etwa die Hälfte bis zu ⅔ der Purkinje-Zellen in den befallenen Arealen ausgefallen sind.

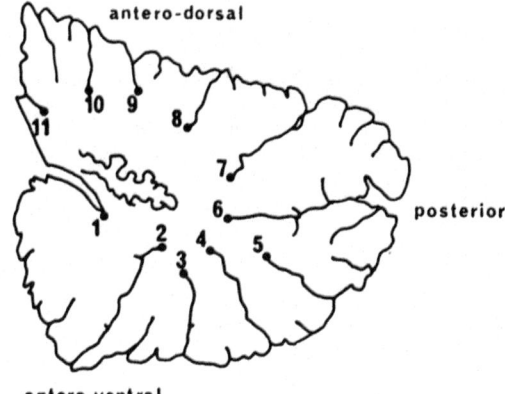

Abb. 48. Zeichnerische Darstellung der standardisierten histologischen Schnitte, die beim Zählen der Purkinjezellen und bei den Messungen gebraucht wurden. (Aus CORSELLIS et al. 1973)

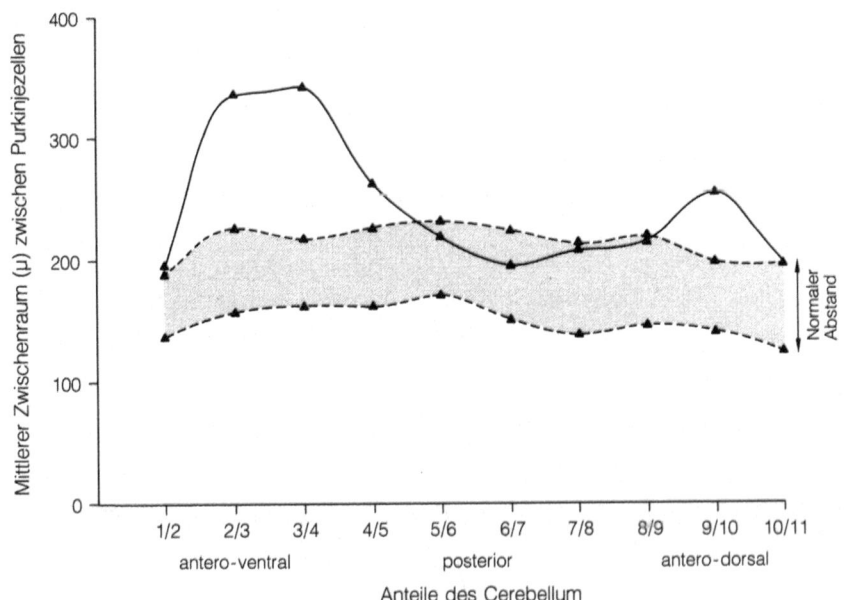

Abb. 49. Vergleich der Anzahl von Purkinje-Zellen bei 11 Boxern und 11 Nichtboxern. (Aus CORSELLIS et al. 1973)

d) Degeneration der Substantia nigra

Eine weitere, nicht seltene, traumatische Veränderung war der *Verlust* von *Pigment* und *Nervenzellen* in der *Substantia nigra*, die durch gliöses Gewebe ersetzt wurden. CORSELLIS et al. gaben tabellarische Zusammenfassungen dieser Veränderungen mit anderen Gewebeveränderungen. Ein weiterer auffallender Befund in den pigmenthaltigen Zellen der Substantia nigra waren das Vorkommen von

Neurofibrillenveränderungen, die so intensiv waren wie bei Fällen von *postenzepha-litischem Parkinsonismus.* Es war für CORSELLIS et al. deshalb nicht überraschend, daß diese Patienten zu Lebzeiten an einem *parkinsonartigen Syndrom* litten.

Ein *Parkinson-Syndrom* war bei 4 der Patienten von CORSELLIS et al. aufgeführt. Bei einigen weiteren Patienten konnte man den Schilderungen des Bewegungsablaufes in späteren Lebensabschnitten entnehmen, daß sich einige Symptome dieses Syndroms entwickelt hatten.

Bei *pathologischer Untersuchung* der 4 Patienten mit dem *klinischen Parkinson-Syndrom* ließ sich bereits *makroskopisch* eine *Abnahme* des *Pigmentes* in der *Substantia nigra* feststellen. Obwohl eine Reduzierung des Pigmentgehaltes schwierig zu erfassen ist, waren 7 der verbleibenden 11 Patienten ebenfalls beteiligt. Bei den am schwersten Betroffenen fand sich histologisch ein völliger Untergang der pigmentierten Neurone, während viele der anderen neurofibrilläre Veränderungen zeigten. Es bestand eine Tendenz, daß die medial gelegene Kerngruppe meist unbeteiligt geblieben war, während die intermediären und lateralen Zellgruppen stärker befallen waren.

e) Vorkommen von Alzheimer-Fibrillenveränderungen

In den Fällen von CORSELLIS et al. folgten die *neurofibrillären Veränderungen* nicht einem bestimmten Ausbreitungsmuster, sondern sie waren weit verteilt in der *Großhirnrinde* und im *Hirnstamm.* Der am meisten ins Auge fallende Befund war jedoch das Ausmaß der neurofibrillären Veränderungen in mittleren Berei-chen des temporalen Kortex. Größere Zahlen von Neuronen im Unkus, in kortikalen Anteilen des Nucleus amygdalae, im Hippocampus, im Gyrus parahippocampi und im Gyrus fusiformis waren befallen. Der widersprüchlichste Befund war die Geringfügigkeit oder in den meisten Fällen das völlige Fehlen von senilen Plaques, ein Befund, der schon von GRAHMANN u. ULE (1957) und später von CONSTANTINIDES u. TISSOT (1967) hervorgehoben worden war.

f) Diskussion der pathomorphologischen Befunde

Wenn man diese Befunde betrachtet, fassen CORSELLIS et al. zusammen, so beginnt ein *bestimmtes Schadensmuster deutlich zu werden: Erstens* finden sich sehr oft *Schäden* am *Septum pellucidum,* besonders wenn man die Pneumenzephalo-gramme in Betracht zieht. *Zweitens* findet sich in *einer Reihe von Fällen* ein *Parkinson-Syndrom* und ein *Nervenzellenausfall* in der *Substantia nigra. Drittens* wurde die Diagnose einer *Alzheimer-Erkrankung* häufig ins Gespräch gebracht, obwohl in den beschriebenen Fällen die ins Auge fallenden *morphologischen Veränderungen mehr im Vorliegen von neurofibrillären Veränderungen bestehen bei Fehlen von senilen Plaques.*

Es besteht kein Zweifel, daß bei den Beobachtungen dieser Autoren nicht nur allgemein eine *Abnahme des Hirngewichts* bestand, sondern ebenso eine *Vergröße-rung* der *Seiten-* und des *3. Ventrikels* und eine *Verdünnung des Corpus callosum,* alles Befunde, die für eine *Atrophie des Gehirns* sprechen.

Die Kombination der geschilderten Gewebeveränderungen war nur durch die gehäuften Gewalteinwirkungen gegen den Kopf zu erklären. *Nach Auffassung der*

Autoren existiert kein anderes neuropathologisches Syndrom, das den gleichen morphologischen Befund aufweist. Das läßt außer physischer Gewalteinwirkung alle anderen Schäden, wie Alkoholismus, Syphilis oder andere Erkrankungen des späteren Lebensalters ausscheiden.

Bei der Zusammenfassung ihrer morphologischen Befunde kommen CORSELLIS et al. zu dem Schluß, daß erhebliche Unterschiede erfaßbar wurden, wenn man die Gewebeschäden am Boxergehirn mit denen der verschiedenen organischen Demenzen vergleicht. *Zum ersten* seien die schon makroskopisch ins Auge fallenden Veränderungen der Septum pellucidum-Region bei Boxern so allgemein vorhanden, wie sie selten bei den allgemein bekannten Formen organischer Demenz auftreten. *Zweitens* sei der Gewebeschaden am Kleinhirn wesentlich verschieden von allen bekannten hereditären und anderen zerebellaren Atrophien, die von Demenz begleitet seien. *Drittens* finde sich keine ausgeprägte Tendenz von Ausfällen von Neuronen in der Substantia nigra bei Patienten mit einer Demenz, abgesehen von seltenen und besonderen Formen. Auf der anderen Seite liegt eine hervorragende Veränderung vor, die eindeutig den Gewebeschaden im Boxergehirn mit den organischen Demenzen verbinde, nämlich das Vorliegen von ausgeprägten Formationen von neurofibrillären Bündeln, denn diese Alterationen bildeten einen der wesentlichen Befunde der präsenilen und senilen Alzheimer-Demenz.

CORSELLIS et al. betonen wiederholt, daß die beschriebenen Gewebeveränderungen nur die der Alzheimer-Erkrankung sind. Weder die Veränderungen am Septum pellucidum oder in seiner Umgebung, noch die Kleinhirnschäden gehören zu dieser Erkrankung. Selbst für die Ausfallserscheinungen der Substantia nigra besteht keine Tendenz, vermehrt bei dementen Patienten aufzutreten. Die wichtige Verbindung zur Alzheimer-Erkrankung ist die überraschende Tendenz, daß Alzheimer-Fibrillenveränderungen sich in sehr großer Zahl entwickeln, während nur wenige und oft keine senilen Plaques gefunden werden. Wir wissen bisher nicht, warum gehäufte Gewalteinwirkung zu Gewebeschäden führt, die licht- und elektronenmikroskopisch von Veränderungen bei Alzheimer-Erkrankung nicht zu unterscheiden sind.

g) Cavum septi pellucidi und Boxen

Vergrößerung eines *Cavum septi pellucidi* wurde als Folge von hirnatrophischen Prozessen und nach stumpfen Schädel-Hirn-Verletzungen beschrieben. Vergrößerungen des Cavum septi pellucidi wurden auch bei Boxern gefunden, die an einer chronischen progressiven Enzephalopathie litten (SPILLANE 1962; CORSELLIS et al. 1973).

SPILLANE (1962) hatte bei älteren Boxern, die alle klinische Zeichen chronischer zerebraler Störungen zeigten und besonders durch ihre Agressivität auffielen, auf einen weiteren Befund aufmerksam gemacht. Vier seiner 5 Patienten zeigten im Pneumenzephalogramm ektatische Cava septi pellucidi.

Ein *Cavum septi pellucidi* kann in normalen Gehirnen bei der Autopsie gefunden werden. Dieser Spaltraum ist entwicklungsgeschichtlich bedingt. Die beiden Marklamellen, die in der Regel zu einer dünnen Membran in der Mittellinie zusammenwachsen, verschmelzen in einigen Fällen nicht vollständig, so daß ein mit Flüssigkeit gefüllter Spaltraum verbleibt, der zwischen vorderen Anteilen der Seitenventrikel liegt und nach dorsal von den Fornices begrenzt wird. Größere Cava septi pellucidi – sie kommunizieren nicht mit dem Ventrikelsystem – können im Pneumenzephalogramm dargestellt sein.

Das *Cavum Vergae* liegt dorsal von den Columnae fornicis und kann sich bis zum Splenium corporis callosi ausdehnen. Es wird in jedem Fall bei einem Cavum septi pellucidi gefunden, mit dem es kommuniziert. Jedoch findet sich nur in etwa 10 % aller Cava septi pellucidi ein Cavum Vergae.

SCHWIDDE (1952) fand ein Cavum septi pellucidi in 20,3 % (210mal) in 1033 formalfixierten Gehirnen.

h) Warum sind Spechte nicht „schlagtrunken" („punch drunk")?

Verschiedentlich wurde ich in Diskussionen, nachdem ich über die schweren Hirndauerschäden bei Boxern nach wiederholten und gehäuften Gewalteinwirkungen gesprochen hatte, gefragt, warum Spechte, deren lebenslange Aktivitäten doch darin bestehen, mit ihren Schnäbeln Hohlräume in Bäume zu hacken, nicht auch schlagtrunken sind. Zunächst habe ich auf diese ernstzunehmende Frage nicht viel antworten können. In Naturparks in den amerikanischen Bundesstaaten Texas und Louisiana und in meinem Garten habe ich Spechte in ihrem natürlichen Habitat beobachten können; sie wirkten auf mich jedenfalls nicht schlagtrunken oder hirnverletzt. Im folgenden werden einige Aspekte der *Biomechanik* des *Hackens* mit der *Schnabelspitze* sowie *anatomische Besonderheiten* des *Kopfes und Gehirns* des *Spechtes* besprochen werden.

MAY et al. (1979) untersuchten die *Trajekte* des *Hackens* von *Spechten* mit Hilfe von *Schnellbildkameras*. Diese Autoren konnten zeigen: (1) Daß die *Trajekte im wesentlichen linear* sind, mit nur einer geringfügigen Rotation des Kopfes, (2) daß *nach dem Auftreffen auf das Ziel nur geringfügige Bewegungen vorliegen*, (3) daß die *Auftreffgeschwindigkeit* in der Größenordnung von 600–700 cm/s ist, und (4) daß die *Verzögerung beim Auftreffen des Schnabels* in der Größenordnung von durchschnittlich 982 g liegt. Hervorzuheben ist, daß das Augenlid des Spechtes sich unmittelbar vor dem Auftreffen des Schnabels schließt und sich danach sofort wieder öffnet und auf dem Trajekt nach rückwärts offen bleibt. SPRING (1965) und MAY et al. (1979) haben die Theorie vertreten, daß das Schließen des Augenlides unmittelbar vor dem Auftreffen eine *Art von „Sicherheitsgurtfunktion"* ausübt, nämlich die Augen beim Aufschlag am Herausspringen zu hindern. Die Autoren fragen, ob natürliche Auslese das Überleben von Spechten mit linearen Trajekten begünstigt habe.

Zur *Anatomie des Spechtes:* Er hat *sehr kräftige Nackenmuskeln*, einen *engen Liquorraum mit relativ wenig Liquor*, das *Gehirngewicht* beträgt zwischen 1,25 und 3,95 g und ist wegen der geringen Größe und Gewichtes etwa 100mal weniger empfindlich gegen Gewalteinwirkungen als das des Menschen. *Zwischen Schädel und Schnabel findet sich eine Knorpelzone, die als Schockabsorber wirkt.* Interessant ist noch der Befund, daß der Specht, ehe er mit einer Hackfrequenz beginnt, zunächst ein- oder zweimal die Zielregion antippt, wie um „Maß zu nehmen".

Diese Befunde sind nicht von rein akademischem Interesse, denn ihre Analyse kann wesentliche Befunde für *Schutzhelmkonstruktionen* ergeben.

Die Schlußfolgerung von MAY et al. (1979) jedoch, daß, weil Spechte eine lineare Trajektionsbahn haben und nicht hirngeschädigt sind, demnach eine Rotationsbeschleunigung gefährlicher sein muß als die Linearbeschleunigung, ist nicht berechtigt. Ich habe an anderer Stelle ausgeführt, daß die Verletzungsmuster nach linearer und angulärer Beschleunigung oder Verzögerung unterschiedlich sind (UNTERHARNSCHEIDT 1963).

C. Schädel-Hirn-Verletzungen
bei Ausübung verschiedener Sportarten

I. Epidemiologie

Sportverletzungen wurden in einigen zusammenfassenden Darstellungen behandelt (BOIGEY 1938; THORNDYKE 1952, 1956; BREITNER 1953; JOHANSEN 1955; FREY 1959; HEISS 1963; GROH 1962; FRANKE 1980), aber es liegen nur spärliche Mitteilungen über *Schädel-Hirn-Verletzungen als Folge von Sportübungen* vor (BADER u. KLOTZ 1956; GURDJIAN u. WEBSTER 1958; KRAUS 1958; BECKER 1959; HEISS 1963; PÖSCHL u. KRIEGER 1963; PETERSON u. WENKER 1968; FRANKE 1970; R. C. SCHNEIDER 1973; R. C. SCHNEIDER et al. 1985; UNTERHARNSCHEIDT 1975; GREEN 1978; VIGOUROUX et al. 1978).

Im folgenden Kapitel werden die Schädel-Hirn-Verletzungen als Folge von athletischer Aktivität und Sportausübung in gestraffter Form besprochen. Motorsport, wie Auto-, Motorrad- und Motorbootrennen und Sportfliegen, und andere Sportarten, die eine besondere technische Ausrüstung verlangen, wie Aqualungentauchen oder Bergsteigen werden hier nicht berücksichtigt werden, sondern im wesentlichen die Sportarten, die im klassischen Sinne als athletische Übungen betrachtet werden müssen. Weiterhin werden solche Sportarten unberücksichtigt bleiben, bei denen für den Sportausübenden eine zu vernachlässigende Möglichkeit besteht, sich eine Schädel-Hirn-Verletzung zuzuziehen, wie Rudern, Tennis, Kegeln, Fechten u.a.

Die Schädel-Hirn-Verletzungen, die als Unfälle im Kontaktsport auftreten, sind im allgemeinen leichter Natur; sie können jedoch in einzelnen Fällen sehr schwerwiegend sein und zum Tode führen. Ihre Zahl ist aber insgesamt niedrig, berücksichtigt man die große Zahl der Sportler.

Eine *Sonderstellung* nimmt, wie im vorhergehenden ausgeführt wurde, das Boxen ein, in dem die *Hirnschädigung nicht Folge eines Unfalles oder Regelverstoßes ist, sondern bewußt herbeigeführt wird.* Die häufigen Gewalteinwirkungen sowohl im Training als auch in den einzelnen Boxkämpfen führen zu einem *kumulativen Hirndauerschaden*, der *Enzephalopathie des Boxers*, die schon während oder am Ende der Boxerkarriere faßbar wird, vgl. S. 56.

Eine zusammenfassende Darstellung der Schädel-Hirn-Verletzungen bei Ausübung verschiedener Sportarten wurde von UNTERHARNSCHEIDT (1975) vorgelegt, auf die ich verweise. Raummangel verbietet leider eine eingehende Diskussion der traumatischen Schäden.

BECKER (1959) berichtete über eine Serie von 8441 Unfallverletzten, die stationär aufgenommen worden waren. Unter ihnen befanden sich 196 Patienten, die beim Sport verunglückt waren. Die Zahl der Unfälle bei den verschiedenen Sportarten und die Beteiligung der Geschlechter ist in Tabelle 20 aufgeführt. Tabelle 21 gibt Art und Lokalisation der Verletzungen und ihrer Komplikationen wieder. Weitere tabellarische

Tabelle 20. Zahl der Unfälle bei den verschiedenen Sportarten und die Beteiligung der Geschlechter. (Aus BECKER 1959)

Nr.	Sportart	Männlich	Weiblich	Gesamt
1	Fußball	54	–	54
2	Geräteturnen	23	27	50
3	Motorradrennen	18	–	18
4	Pferderennen	11	–	11
5	Radrennen	7	–	7
6	Schwimmen	5	3	8
7	Sonstige Ballspiele	12	8	20
8	Leichtathletik	5	3	8
9	Schwerathletik	12	–	12
10	Wintersport	5	2	7
11	Autorennen	1	–	1
	Summe	153	43	196

Tabelle 21. Zahl der Schädeltraumen, Lokalisation und Art des Hirnschadens. (Aus BECKER 1959)

Nr.	Sportart	Zahl der Kopfver- letzungen	Gesamt- verletzung	Frakturen		Hirnschaden		
				Hirn- schaden	Gesichts- schaden	I	II	III
1	Fußball	11	54	2	3	9	–	–
2	Geräteturnen	13	50	–	–	13	–	–
3	Schwimmen	5	8	–	–	4	1	–
4	Motorradrennen	12	18	5	3	11	–	1
5	Rennreiten	7	11	–	2	5	–	–
6	Radrennen	6	7	–	–	6	–	–
7	Übrige	9	114	5	6	5	1	–

Zusammenstellungen über die Häufigkeit von Unfällen legten DANIELSSON u. WESTLIN 1973 (Tabelle 22) vor, über den Anteil der Sportunfälle an den Schädel-Hirn-Verletzungen veröffentlichte FRANKE (1985) (Tabelle 23).

Die in Abb. 50 angeführten Gruppen sind am meisten mit Schädeltraumen belastet. Die Reihenfolge verläuft vom Fußball über Geräteturnen, Schwimmen, Motorradrennen, Rennreiten, bis zum Fahrradrennen mit der höchsten Quote stumpfer Kopfverletzungen. Die hauptbeteiligten Sportarten nach der Ursache für die Schädeltraumen untersucht, lassen eine erhöhte Gefährdung bei allen Vorgängen erkennen, die mit einer besonderen Beschleunigung des Körpers verbunden sind. Je mehr dabei der Kopf nach vorn gebracht wird, um so größere Kräfte muß dieser bei einer plötzlichen Verzögerung des Bewegungsablaufes auffangen.

SMITHERS u. MYERS (1985) berichteten über insgesamt 1652 Sportunfälle, die an 3 Unfallabteilungen von Brisbane, Australien, in der Zeit vom 1.1.–31.12.1980 zusammengetragen wurden. Das Alter der Verletzten betrug zwischen 6 und 61 Jahre und betrug im Mittel 20 Jahre. Von den ausgewerteten 1591 Fällen entfielen allein 1000 (63%) Unfälle auf 4 größere Fußballvereine (Rugby, Soccer). 69% der Verletzungen ereigneten sich während eines Wettkampfes, 11% während des Trainings und 20% bei sonstiger sportlicher Betätigung.

Tabelle 22. Häufigkeit von Unfällen in verschiedenen Sportarten. (Aus DANIELSSON u. WESTLIN 1973)

Sportart	EASTWOOD (1969) Unfallhäufigkeit 10^3	HOWARTH (1966) Unfälle 10^3 und Behandlungszeit	APELQUIST (1962) Zahl der Unfälle und Jahr
Rugby	8,9	5,0	
Amerikanischer Fußball	6,1	9,0	8,9
Basketball	2,5	1,3	
Handball	1,6		6,3
Volleyball	0,1		
Tennis	0,1		
Eishockey	2,5	7,0	5,6
Bandy (ähnlich Hockey)			4,1
Skilaufen (Abfahrt)		6,0	
Skilaufen (Langlauf)	1,0		
Ringen	10,7		
Boxen	4,6		
Fechten	1,3		
Polo	11,2		
Schwimmen	0,6		

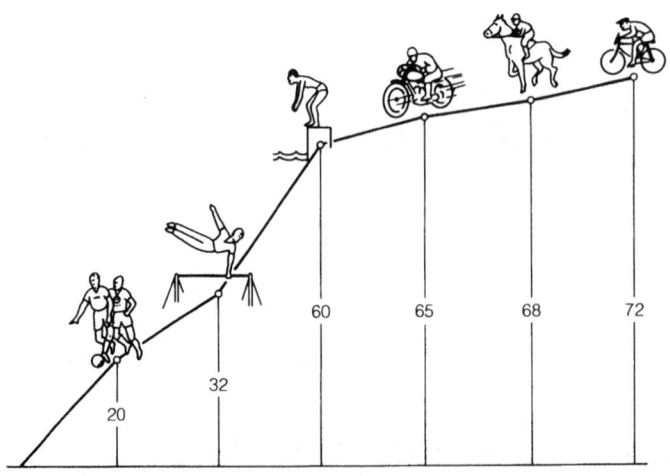

Abb. 50. Je mehr eine nach vorn geneigte Körperhaltung eingenommen wird, um so häufiger sind die Verletzungen des Schädels. Die Häufigkeit ist hier bei den einzelnen Sportarten auf 100 bezogen. (Aus BECKER 1959)

Tabelle 23. Anteil der Sportunfälle an den Schädel-Hirn-Traumen. (Aus Franke 1985)

Ort, Zeitraum, Autor	Unfallpatienten mit SHT; $n =$	%-Anteil der Sportunfälle
Potsdam (1970–1976) Röding et al.	2741 (stationär)	3,0
Erfurt (1950–1965) Reichel et al.	3173 (stationär)	4,1
Berlin-Pankow (1964–1966) Franke	829 (stationär)	6,2
Berlin Univ. Klinik (1956–1968)	2162 (Gesichtsschädel- frakturen, stationär)	7,2
Brisbane/Australien (1956–1967)	1077 (operierte Schädel- verletzungen)	8,0
Österreich 6 AUVA-Krhs. (1966–1977) Bertel	28 864 (stationär + ambulant)	8,93
Chemnitz (1966–1977) Hašek, Schuster	2181 (Kinder, stationär)	7,43
Greifswald (1971–1975) Brock et al.	437 (Kinder, stationär)	8,5
Moskau/UdSSR (1948) Damje	o. A. (Kinder, stationär)	10,1
Freiburg i. Br. (1952–1961) Gruenagel u. Junkat	2557 (Kinder, stationär)	12,6

Bei Sterbefällen während der Ausübung von Sport muß geklärt werden, ob dem Tod eine Gewalteinwirkung bei einem Unfall oder ein natürliches Krankheitsgeschehen zugrunde liegt. Gerchow (1973) hat hier mit Recht zwischen traumatischen und nichttraumatischen Zusammenbrüchen unterschieden.

Pollak u. Mortinger (1985), die eine zusammenfassende Studie zum Thema vorlegten, verweisen darauf, daß es wohl kaum eine sportliche Disziplin gebe, bei der es nicht schon zu plötzlichen Todesfällen gekommen ist. Die Autoren legen eine ausführliche Literaturübersicht vor, auf die ich verweise. Ungewöhnliche Ursachen von nichttraumatischen Sporttodesfällen, bei denen sich der krankhafte Prozeß intrakraniell fand, sind für diese Darstellung besonders wichtig.

II. Judo und Karate

Judo, zunächst *Jujutsu* genannt, wurde in Japan in der 2. Hälfte des 16. Jahrhunderts entwickelt. Der wohl bekannteste Meister des Jujutsu Jigoro KANOH (1860–1939) unternahm eine Analyse der verschiedenen Jujutsutechniken, entnahm ihnen das beste und entwickelte eine neue Technik, die er Judo nannte.

Karate ist eine Technik, die auf der Insel Okinawa im äußersten Süden Japans entwickelt wurde und die sich von dort etwa um 1900 über ganz Japan verbreitete.

Zwischen beiden Sportarten, Judo und Karate, bestehen fundamentale Unterschiede, auf die ich nicht näher eingehen kann. Hinsichtlich Einzelheiten verweise ich auf den ausgezeichneten Beitrag von NAKAMURA (1985).

Judo: In einer Serie, die aus der Orthopädischen Klinik der Jikei Universität in Tokyo veröffentlicht wurde (FUJI et al. 1972) erlitten 547 Patienten Sportverletzungen in einer 7-Jahresperiode mit 28 verschiedenen Sportdisziplinen. Die häufigsten Verletzungen traten bei Judo, Baseball, Volleyball, Soccer und Skilaufen auf.

Karate: Die Literatur über *Schädel-* und *Hirnverletzungen* bei *Karate* ist spärlich. Bei Schlägen oder Tritten gegen den Kopf können Schürf- und Prellwunden sowie Hirnerschütterungen auftreten. Eine Commotio cerebri kann aber auch die Folge des Aufschlagens des Kopfes auf den Boden sein. Bei Schlägen gegen den Kopf ist besonders die Schläfenregion wegen der relativen Dünne des Schädelknochens gefährdet. Schläge gegen die Halsregion können Schäden an der A. carotis verursachen, solche Manöver, die einen Ziegelsteine zu brechen in der Lage sind, können sicherlich auch zu schweren Körperschäden führen. Tritte nach Drehung um die Körperachse gegen den Kopf können zu Impressionsfrakturen oder Berstungsfrakturen der Orbita (Blow-out-Frakturen) führen (NAKAMURA 1985). Tödliche oder schwere Verletzungen werden wohl als Folge der raschen Ausbreitung dieses Sportes häufiger werden.

McLATCHIE et al. (1980) beschrieben die Verletzungen bei den 1. Europäischen Knock-down Karate Meisterschaften im Jahre 1978. 37 der 70 Wettkampfteilnehmer erlitten eine Verletzung, 15 von ihnen waren schwerwiegend, unter ihnen lagen auch Schädel-Hirn-Verletzungen vor.

III. Fußball („Soccer")

Schädel-Hirn-Verletzungen beim *Fußballspiel* („soccer") können Folgen von *Stürzen* gegen den Boden oder *Anprall gegen den Torpfosten*, *Tritte* gegen den *Kopf*, *Kopf zu Kopf Zusammenprall* oder *Kopfballspiel* sein.

Der Fußball hat ein Gewicht von etwa 500 g, das bei Regen und nassem Rasen auf 700 g ansteigen kann. Ein scharf getretener Fußball kann eine Geschwindigkeit von 80–90 km/h erreichen. Daraus kann entnommen werden, daß beim Köpfen des Balles erhebliche Energien auf den Kopf übertragen werden können. Abwehrspieler sind besonders gefährdet bei von Strafstoßspezialisten getretenen harten Strafstößen.

Die Mechanik eines Fußballes während des Fluges und sein Rückprall beim Köpfen war das Thema einer lesenswerten Arbeit von JOHNSON et al. (1972/1973) mit dem köstlichen Titel: *„The Impact, Rebound and Flight of a Well Inflated Pellicle as Exemplified in Association Football"*, auf die ich verweise. Das volle Verständnis des Inhaltes setzt für den in Physik oder Ingenieurwissenschaften nicht ausgebildeten Mediziner die Hinzuziehung eines Physikers oder Ingenieurs voraus, um den Inhalt dieser Schrift ganz erfassen zu können.

Mitteilungen über *Schädel-Hirn-Verletzungen* bei *Fußballspielern* wurden veröffentlicht von MERREM (1954), KREFFT (1955), JOHANSEN (1955), BADER u. KLOTZ (1956), DIEHL u. WILKE (1957), TIWISINA (1959), KRITKA u. NAPRAVNIK (1957), BECKER (1959), WEBER (1960), SCHMID et al. (1962), LUKASCH (1963), FISCHER u. FRIEDMANN (1966), FÖDISCH u. KLOSS (1966), WÜLLENWEBER (1962), TYSVÄER u. STROLI (1981), KRÖSS et al. (1983), SCHMITT (1983), SCHNEIDER (1984), PFEIL (1988).

JOHANSEN (1955) berichtete über 206 Verletzungen von Fußballspielern, in 10% war der Kopf beteiligt. Unter den 67 Sportverletzungen des Kopfes, über die BADER u. KLOTZ (1956) berichteten, waren 21 Verletzungen bei Fußballspielern; die meisten erlitten diese Verletzungen durch Fußtritte. Unter den 169 Fällen von geschlossenen Schädel-Hirn-Verletzungen als Folge von Sportverletzungen, veröffentlicht von BECKER (1959), waren 11 Fußballspieler. PÖSCHL u. KRIEGER (1963) berichteten über 45 tödliche Verletzungen beim Fußball, die in einer 10-Jahresperiode im Deutschen Sportverband auftraten. Schädel-Hirn-Verletzungen waren mit 27% die häufigste Todesursache. In 9 Fällen lagen Blutungen vor, in 2 Fällen Schädelbrüche mit Hirnkontusionen und eine Kontusion des Gehirns in einem Fall. Eine weitere tödlich ausgehende Verletzung war die Folge einer traumatischen Thrombose der A. carotis. PETERSEN u. WENKER (1968) berichteten, daß unter 95 Patienten, die in einer Neurochirurgischen Klinik wegen Sportverletzungen behandelt worden waren, zwischen 18 und 19% Fußballspieler waren. Die Ursache der Schädel-Hirn-Verletzungen waren mit abnehmender Häufigkeit Tritte gegen den Kopf. Zusammenprall von 2 Spielern, Stürze auf den Boden oder Anprall an Torpfosten. Sechzehn der Verletzten überlebten und 11 von ihnen setzten ihre sportliche Laufbahn fort.

Gefährlich ist der Zusammenprall zweier Spieler beim Kopfstoß, der in BECKERS (1959) Serie mehrfach zu Jochbeinfrakturen geführt hatte.

Häufige Verletzungen sind *subdurale Hämatome*. Ein akutes subdurales Hämatom lag bei einem Spieler vor, der wiederholt den Ball geköpft hatte und 2 h nach Spielende verstarb. Er hatte über Kopfschmerzen und Schwindel geklagt, denen Bewußtlosigkeit folgte (PETERSEN u. WENKER 1968). Drei weitere Spieler erlitten Kontusionen des Gehirns nach Köpfen. Ein weiterer Spieler erlitt eine massive Blutung in ein Glioblastoma multiforme, ein weiterer Spieler, der an einer Erkältung litt, erlitt einen embolischen Verschluß der A. cerebri med. Die Autopsie zeigte Lungenödem und Infarkte (DIEHL u. WILKE 1957). Jeweils zwei akute subdurale Hämatome wurden von KRAUS (1958) sowie WÜLLENWEBER (1967) berichtet. Zwei chronische subdurale Hämatome wurden von MERREM (1954) mitgeteilt, eines nach Köpfen und das andere infolge multipler Verletzungen.

Ein Spieler, über den LUKASCH (1963) berichtete, erlitt ein subdurales Hämatom, sowie eine subarachnoidale Blutung und intrazerebrale Blutungen in den Temporal- und Parietallappen mit begleitendem Hirnödem. Dieser Spieler erlitt eine Verletzung durch das Knie eines anderen Spielers in der Schläfenregion.

KRITKA u. NAPRAVNIK (1957) teilten die Krankengeschichte eines Spielers mit, der beim Köpfen mit dem Kopf eines anderen Spielers kollidierte und eine ovale Impressionsfraktur der linken Temporalregion erlitt.

Subdurale Hämatome wurden nach Kopfballspiel beschrieben (MERREM 1954; KRAUS 1958; WÜLLENWEBER 1962). Beim Köpfen des Fußballes werden demnach erhebliche Energien auf den Kopf des Spielers übertragen. Jedoch ist der Fußball sehr deformierbar. Subdurale Blutungen infolge gerissener Brückenvenen sind beim Köpfen Folge einer Rotationsbeschleunigung des Kopfes.

KRÖSS et al. (1983) konnten bei einem Patienten nach mehreren Kopfbällen beim Fußballspiel epileptische Manifestationen und einen okzipitalen Contrecoupherd beobachten. Daraufhin unternahmen die Autoren eine Reihenuntersuchung mit qualifizierendem EEG bei 10 Fußballspitzenspielern im Kopfballtraining. Dabei zeigte sich bei einem nach dem Spiel eine hirnlokale Verschiebung in den langsamen Frequenzbereich. Die Autoren leiten aus den Ergebnissen folgendes ab: (1) Eine generelle Schädigung des Gehirns durch das Köpfen beim Fußball ist nicht anzunehmen. (2) Bei besonders prädisponierten Individuen können aber Mikrotraumen durch Köpfen zu klinischen Manifestationen führen. (3) Subklinische Hirnfunktionsstörungen durch das Köpfen sind möglich. Die Autoren stellen die Frage, wieweit hierbei ähnlich wie beim Boxen durch einen Summationseffekt Hirndauerschäden zu befürchten sind; letzteres müßte anhand von Langzeitstudien noch überprüft werden.

SCHNEIDER (1984) maß in einer experimentellen Untersuchung die Ausführung von Fußballkopfstößen und die Winkelbeschleunigung des Kopfes. Zur Abschätzung des Verletzungsrisikos wurden die Meßergebnisse mit der Erträglichkeitskurve für Winkelbeschleunigung der Wayne State Universität verglichen. Die registrierten Beschleunigungen lagen deutlich unter der Verletzungsgrenze. Eine Extrapolation der Ergebnisse von den Laborbedingungen in die reale Situation des Fußballspiels läßt jedoch gelegentlich Gehirnerschütterungen und bei entsprechenden Stoßbedingungen sogar irreversible Verletzungen erwarten.

Die Zahl der schweren Schädel-Hirn-Verletzungen beim Fußball muß jedoch im Hinblick auf die sehr große Zahl von Fußballspielern gesehen werden. Es liegen keine Angaben über die Zahl der Fußballspieler vor, aber da Fußball ein Massensport in Europa, Zentral- und Südamerika, Afrika und Asien darstellt, kann man wohl von der größten Gruppe von Sportausübenden sprechen.

Ein *traumatischer Verschluß* der *A. carotis int.*, etwas oberhalb der Bifurkation, wurde bei einem Spieler nach Köpfen des Balles von WEBER (1960) berichtet. Eine weitere Krankengeschichte teilten FISCHER u. FRIEDMANN (1966) mit:

Ein 15jähriger stürzte beim Fußballtraining plötzlich bewußtlos zusammen. Er hatte Krampfanfälle, eine linksseitige Halbseitenlähmung. Es wurde zunächst ein epidurales Hämatom vermutet. Bohrlöcher brachten einen negativen Befund. *Angiographisch* zeigte sich ein Verschluß der rechten A. carotis int. kurz nach dem Abzweig der A. communicans post. Therapie mit Antikoagulantien brachte eine geringgradige Besserung, ein neurologischer Defekt blieb jedoch bestehen.

FÖDISCH u. KLOSS (1966) veröffentlichten eine weitere Beobachtung:

Nach mehrmaligem Köpfen fühlte ein 15jähriger Spieler einen leichten Stich in der rechten Parietalregion. Er setzte das Spiel fort und bemerkte nach Spielende Taubheit und zunehmende Schwäche der linken oberen Extremität und etwas später der linken unteren. Es bildete sich eine linksseitige Halbseitenlähmung mit motorischer Aphasie aus. Nach *Aufnahme* in einem *lokalen Hospital* führte die Verabfolgung von Apoplectal zu einer sofortigen Wiederherstellung der Beweglichkeit des linken Beines und zu einer weitgehenden Besserung der Lähmung des linken Armes. Sieben Tage später trat eine plötzliche Verschlechterung mit Parese und Schluckstörungen auf.
Ein *rechtsseitiges Karotisangiogramm* zeigte lediglich eine Füllung der A. carotis ext. Trotz Therapie mit Antikoagulantien trat 9 Tage später der Tod ein.

Die *Autopsie* zeigte einen *massiven Verschluß* der *rechten A. carotis int.* durch einen *großen Thrombus*, der die letzten 15 mm dieses Gefäßes und 8 mm der *A. cerebri med.* einnahm. Die *histologische Untersuchung* ergab, daß die Endothelschicht und die Tunica intima an der Innenfläche des Gefäßes, außer einer schmalen Zone, fehlten. Der Thrombus war fest mit der Tunica med. verhaftet. Etwas entfernt von der Thrombosezone lag ein aufgerollter Teil der Gefäßwand.

Eine Verletzung der Gefäßwand durch Knochenfragmente konnte ausgeschlossen werden.

Ein *rupturiertes Aneurysma* der *A. carotis* wurde von TIWISINA (1959) berichtet.

Schwere Schädel-Hirn-Verletzungen wurden bei Torhütern beschrieben. Am meisten exponiert ist der Torwart, und zwar dann, wenn er beim Hechtsprung nach dem Ball in den Schuß des Gegenspielers hineinfliegt. Der Tritt gegen den Kopf oder der Anprall desselben am Torpfosten sind Momente, die namentlich den Torwart bedrohen.

RAUSCHKE (1953) teilte die Krankengeschichte eines 19jährigen Torhüters mit, der auf nassem Spielfeld ausgerutscht und mit seinem Kopf gegen das Knie eines anderen Spielers gestoßen war.

Er *starb* 9 Tage später an einer Pneumonie. Es fanden sich Blutungen in der linken Schläfenmuskulatur und eine Impressionsfraktur von 5 × 6 cm des linken Schläfenbeins mit leichtem epiduralen Hämatom.

KREFFT (1955) berichtete über einen 26jährigen Torwart, der einen Fußtritt gegen seinen Kopf erlitt. Es bestand sofortige Bewußtlosigkeit und es trat 10 h später der *Exitus* ein. Es bestand eine Blutung in der linken Schläfenmuskulatur und eine 3,7 × 2,2 cm messende Impressionsfraktur im linken Schläfenbein. Der Tod war die Folge eines epiduralen Hämatoms und dadurch bedingten intrakraniellen Druckes.

SCHMID et al. (1962) berichteten über 3 tödlich ausgehende Schädelfrakturen des Calvarium und der Schädelbasis bei Torhütern als Folge direkter Gewalteinwirkung gegen den Kopf.

FREITAG u. SCHOLZ (1966) teilten die Krankengeschichte eines 26jährigen Torhüters mit, der eine ausgedehnte frontobasale Impressionsfraktur erlitten hatte.

SCHMITT (1983) berichtete über einen 28jährigen Polizeibeamten, der beim Fußballspiel im Rahmen des Dienstsportes plötzlich einen Zusammenbruch erlitt, bei dem er mit dem Kopf auf den Boden aufgeschlagen sein soll. Aus den äußeren Umständen war nicht ganz klar, ob es sich um einen Sturz im Zusammenhang mit der sportlichen Aktivität oder um einen Zusammenbruch aus natürlicher Ursache gehandelt hatte. Stark benommen sei er zunächst wieder aufgestanden und habe über Übelkeit geklagt; dann erneuter Zusammenbruch. Bei der *Aufnahme* in eine *Klinik* war er zunächst ansprechbar, trübte jedoch zunehemend weiter ein. *Neurologisch* bestanden ein deutlicher Meningismus, ein positiver Babinski und Fußkloni. Im *Computertomogram* schienen sich Hinweise auf eine intrakranielle Blutung mit Ventrikeleinbruch und auf einen akuten Hydrozephalus zu ergeben. Vier Tage nach dem Ereignis zunehmende Kreislaufinstabilität und Auftreten eines Diabetes insipidus. Am fünften Tag zunächst Schockzustand, dann weite Pupillen und Areflexie. Unter zunehmender Verschlechterung und Hypothermie schließlich *Exitus* 7 Tage nach dem Ereignis.

Die *gerichtliche Obduktion* erbrachte keine äußeren Verletzungen am Kopf.

Neuropathologische Untersuchung: Auch am Gehirn fanden sich keine Zeichen einer traumatischen Einwirkung in Form von Kontusionsherden oder Sonstigem. Es zeigte sich eine erhebliche Hirnschwellung (Gewicht 1700 g frisch). Die Blutgefäße an der Konvexität waren massiv gestaut, und perivenös sah man leichte fleckförmige Blutaustritte in den Subarachnoidalraum über den Eingängen in die Windungstäler. Die basalen Hirnzisternen waren massiv mit geronnenem Blut angefüllt, ohne daß sich an den Schlagadern des Hirngrundes ein krankhafter Befund ergeben hätte. Frontalschnitte zeigten, neben einer fleckigen Rindenzeichnung mit verwaschener Mark-Rinden-Grenze, eine komplette Tamponade aller Hirnkammern mit geronnenem Blut. Innerhalb des Gehirns war keine Blutung nachweisbar, die ins Kammersystem eingebrochen wäre. Es handelte sich offensichtlich um eine isolierte Ventrikelblutung, die in die basalen Hirnzisternen ausgetreten war.

Auf beiden Seiten wurde der Plexus chorioideus im Bereiche des Trigonum collaterale präpariert und mikroskopisch aufgearbeitet. Dabei fand sich beiderseits ausgeprägter jedoch links, eine angiomatöse Fehlbildung im Gebiete der Tela chorioidea und des Plexusstroma. Sie bestand aus großen, dicht beieinanderliegenden Buträumen mit teils sehr dünnen, im Aufbau indifferenten, teils dickeren, venös oder arteriell (mit elastischen Lamellen) differenzierten Wänden. Es handelte sich um eine arteriovenöse Mißbildung mit stark kavernösem Charakter.

SCHMITT verwies darauf, daß, obwohl Angiome des Plexus chorioideus in der Regel im Glomusteil der Seitenventrikel, nur etwa 3–5% der Fälle von zerebralen Angiomen im Autopsie- und Operationsmaterial ausmachen, bilden sie zusammen mit arteriovenösen Gefäßfehlbildungen der periventrikulären Abschnitte und der Stammganglien die häufigste Ursache spontaner intraventrikulärer Blutungen. Gelegentlich treten sie, wie in diesem Fall, doppelseitig auf. Bei der Abklärung eines Hämatozephalus sollte, wie SCHMITT hervorhebt, den Plexusangiomen das vornehmlichste Augenmerk gelten. Die gezielte, vor allem histologische Untersuchung des in die Blutmassen eingebetteten Plexus chorioideus fördert das sonst leicht zu verpassende Angiom zutage.

IV. Rugby

Rugby ist ein Kontaktsport, der ohne Schutzhelm gespielt wird. Jede Mannschaft besteht aus 13 Spielern (Stürmer und Dreiviertel), die unterschiedliche Aufgaben zu bewältigen haben. Der Sturm (8 Spieler) versucht, den ovalen Ball vom Gegner in direktem körperlichen Kontakt zu erringen. Über einen sog. Mittler wird der Ball zu Spielern der Dreiviertelreihe weitergegeben, die ausgezeichnete Kurzstreckler sind und versuchen, den Ball gegen die gegnerische Abwehrreihe zu tragen. Jederzeit kann der Ballträger von der gegnerischen Mannschaft gestoppt werden. Wird der Ball mit dem Fuß getreten, darf der Gegner nur den Ball zu erreichen versuchen, wird der Ball jedoch von einem Spieler getragen, gilt der Angriff der gegnerischen Mannschaft dem Ballträger. Der typische Angriff auf den Ballträger beruht auf dem sog. ,,tackling", wobei der Ballträger von einem gegnerischen Spieler an den Beinen gehalten wird. Dabei kann der Ballträger überraschend zu Fall kommen. Besonders das sog. ,,high neck takle" ist ein Regelverstoß, es birgt ein erhebliches Verletzungsrisiko.

Für den verteidigenden Spieler kann beim ,,tackling" besonders dann eine Verletzungs-möglichkeit auftreten, wenn der Angreifer seine Laufrichtung ändert.

Mit den *Schädel-Hirn-Verletzungen* beim *Rugby* befaßten sich COOK (1969), SERGEANT (1973), ROY (1974), MICHELI u. RISEBOROUGH (1974), WALKDEN (1975) sowie VANDERFIELD (1985).

Schädelverletzungen können die *Folge* von *direktem Kontakt mit anderen Spielern*, besonders deren *Schuhen*, oder vom *Aufprall des Kopfes auf den Boden*, gegen einen *Torpfosten* oder den *Kopf eines gegnerischen Spielers* sein.

Nach den Angaben von COOK (1969) sind leichtere geschlossene Schädel-Hirn-Verletzungen häufig. Es liegt das klinische Bild der Hirnerschütterung vor, nur mit dem bemerkenswerten Unterschied, daß bei Rugbyspielern keine Rentenansprü-che gestellt und erwartet werden; 7,8% der Verletzten wurden in einer Klinik stationär aufgenommen. Falls es zu Symptomen nach Rugbyverletzungen kam, so waren sie immer kurzdauernd. Fernbleiben von der Arbeit erfolgte immer nur gelegentlich und war nicht lange dauernd. Nach Ansicht von COOK zeigte sich, daß anhaltende Symptome und verlängerte Ausfälle, die oft auf eine Hirnerschütte-rung bezogen werden, durch solch eine Verletzung nicht verursacht werden.

SERGEANT (1973) berichtete über 4 Frakturen der HWS mit Dislokation in einem Zeitraum von wenigen Jahren. Einer dieser Verletzten starb, zwei hatten eine vollständige Quadriplegie und ein Patient mit einem neurologischen Befund zeigte eine völlige Rückbildung der Symptome. Eine detaillierte Schilderung der Verletzungen von Wirbelsäule und Rückenmark beim Rugby findet sich in Bd. 13/VII dieser Reihe, S. 529

V. Amerikanischer Fußball („Football")

1. Einführung

Es scheint mir angebracht, einen kurzen Abriß der traumatischen Schädel-Hirn-Verletzungen beim amerikanischen Fußball zu geben, da dieser Sport auch in Europa in zunehmendem Maße ausgeübt wird.

Die Regeln des amerikanischen Fußballspiels basieren sowohl auf denen des Rugby, als auch des Fußballes („Soccer"). Es wird von zwei Mannschaften zu je 11 Spielern gespielt. Das Spielfeld hat eine Größe von 100 yards (91,5 m) und 53 yards (48,5 m). Der lederne Ball ist eiförmig wie beim Rugby; er muß über die End- oder Torlinie in den End- oder Torraum getragen oder geworfen und von einem Spieler der eigenen Mannschaft, wenn der Ball geworfen wird, im Endraum aufgefangen werden. Die verteidigende Mannschaft versucht, den balltragenden Angriffsspieler zu stoppen oder zu Fall zu bringen („tackling").

EARL „Red" BLAIK, ehemals Coach der 4. Army und Dartmouth Mannschaft, schrieb in einem sehr kenntnisreichen Buch über amerikanischen Fußball mit dem Titel „*You Have to Pay the Price*": „Football games are not won by the faint aroma of good fellowship". Fußball ist ein rauher Kontaktsport und kann zu lebensgefährlichen und tödlichen Verletzungen, auch solchen des ZNS führen. SCHNEIDER et al. (1985) stellten deshalb zu Anfang ihrer großen zusammenfassenden Übersicht über Sportverletzungen beim amerikanischen Fußball die Frage: „Does one really have to pay the price of severe permanent injury or death?" Es heißt bei ihm weiter (1973): „There is probably no better experimental or research laboratory for human trauma in the world than the football fields of our nation."

Eine kleine Anekdote soll das noch etwas genauer beleuchten: Der legendäre verstorbene Coach der amerikanischen Fußballprofimannschaft „Green Bay Packers" im amerikanischen Bundesstaat Wisconsin, VINCE LOMBARDI, sagte einmal, amerikanischer Fußball sei kein Kontaktsport, Gesellschaftstanz sei ein Kontaktsport, amerikanischer Fußball sei ein Collisionssport (ich habe hier mit Absicht den englischen Ausdruck collision nicht übersetzt).

Die *Literatur*, die sich mit den *traumatischen Schäden* des *ZNS* beim *amerikanischen Fußball* befaßt, ist sehr umfangreich (TILLMANN 1932; HORAN 1934; BURNETT 1940; HANSON u. HAUSER 1945; MCPHEE 1947; REID u. SWAN 1952; EASTWOOD 1961; SCHNEIDER et al. 1961, 1966, 1969, 1973, 1985; MULLER u. BLYTH 1982).

Während des Jahres 1959 spielten etwa 2,5 Mill. Individuen Fußball in den USA. In dieser Gruppe fanden sich 65 690 College Fußballspieler. In diesem Jahr wurden 29 tödliche Unfälle bei Ausübung dieses Sports berichtet (EASTWOOD 1961). Die meisten Verletzungen waren die Folge von Blocken oder sog. tackling. GONZALES (1951) berichtete über 4 tödliche Schädel-Hirn-Verletzungen, bei 3 Spielern lagen subdurale Hämatome ohne Schädelfrakturen vor (die Spieler trugen Schutzhelme!), 2 von ihnen waren akut und eines chronisch. Der 4. Spieler erlitt einen Schädelbruch mit einem epiduralen Hämatom; der Spieler war in eine Mauer am Spielfeldende gelaufen. Im Jahre 1968 starben 40 Fußballspieler in den USA an den Folgen von Verletzungen (MAROON u. HEALION 1970). R. C. SCHNEIDER et al. (1961) untersuchten 14 tödliche Unfälle als Folge von Schädel- und Rückenmarksverletzungen während der Saison 1959–1960. Die Zahl und Art der Gewebeschäden sind den Veröffentlichungen von SCHNEIDER (1973) und SCHNEIDER et al. (1985) zu entnehmen. Für weitere Einzelheiten wird auf UNTERHARNSCHEIDT (1975) verwiesen.

Tabelle 24. Verschiedene Läsionen: 23 Fälle mit 5 Todesfällen. (Aus R. C. SCHNEIDER 1966)

Läsionen	Verletzungen	Todesfälle
Zerebrale Kontusion und Lazeration	17	
Anomalien der Arterien	2	2
Astrozytom	1	1
Kongenitale Schädeldeformation	1	1
Thrombose der A. basilaris	1	1
Thrombose der A. carotis int.	1	

Tabelle 25. Tödliche Verletzungen. (Aus R. C. SCHNEIDER 1966)

Anzahl der Fälle	Tödliche neurochirurgische Befunde	Bestätigt durch Autopsie
1	Epidurale Hämatome – mit intrazerebralem Blutgerinnsel	1
6	Subdurale Hämatome – mit intrazerebralem Blutgerinnsel	6
1	Subdural – nicht kombiniert mit anderen Läsionen	1
1	Thrombose der A. basilaris mit Infarkt des Pons	1
1	Mögliches intrakranielles Hämatom der hinteren Schädelgrube	0
4	HWS-Verletzungen	2
14	Insgesamt	11

Ich verweise auf die eingehenden und klassischen Darstellungen der Schädel-Hirn-Verletzungen beim amerikanischen Fußball, die von SCHNEIDER (1973) und SCHNEIDER et al. (1985) vorgelegt wurden.

Eine Aufstellung der verschiedenen Läsionen, über die SCHNEIDER (1966) berichtete, zeigt Tabelle 24. Die tödlichen Verletzungen sind in Tabelle 25 von SCHNEIDER (1966) dargestellt.

2. Kontusionelle Hirnschäden und Lazerationen des Hirngewebes

In der Serie von SCHNEIDER (1973) fanden sich 17 Fußballspieler, die kontusionelle Hirnschäden oder Lazerationen des Hirngewebes erlitten hatten.

3. Schädelfrakturen (Tabelle 26)

In der Serie von SCHNEIDER (1973) trugen 11 Spieler Schädelfrakturen davon, von denen 4 tödlich ausgingen, 2 der Spieler hatten vorgeschriebene Schutzmaßnahmen eingehalten (Schutzhelme). Einer der beiden tödlich verletzten Spieler hatte ein zusätzliches epidurales Hämatom, er starb 26 h nach der Verletzung. Zwei der Spieler, die tödliche Verletzungen erlitten hatten, hatten keine Schutz-

Tabelle 26. Schädelfrakturen: 11 Fälle mit 4 Todesfällen. (Aus R. C. SCHNEIDER 1966)

Ausrüstung	Neurologischer Befund[a]	Gesehen von einem Neurochirurgen	Operation durchgeführt	Zeitintervall bis zur Operation h	Weitere Verletzungen	Zeitintervall zwischen Verletzung und Tod h	Prognose
V	Ja	Ja	Nein	–	–	–	Ziemlich gut
F	Nein	Ja	Nein	–	–	–	Ausgezeichnet
P	Ja	Ja	Nein	–	–	–	Ziemlich gut
O	Ja (PW)	Ja	Nein	–	–	–	Schlecht
F	Ja	Ja	Nein	–	IC	–	Hoffnungslos
F	Nein (NPW)	Ja	Ja	4	–	–	Ausgezeichnet
O	Ja	Ja	Nein	–	SH	2	Tod
V	Nein	Ja	Nein	–	–	–	Ausgezeichnet
V	Ja	Ja	Ja	6 ½	ED	36	Tod
V	Ja	Nein	Nein	–	–	2	Tod
O	Ja	Nein	Nein	–	ED	8	Tod

[a] Abkürzungen: V = Vollständige Ausrüstung; F = fragliche Ausrüstung; P = teilweise Ausrüstung; O = keine Ausrüstung; PW = penetrierende Wunde; NPW = nicht penetrierende Wunde; IC = intrazerebraler Clot; SD = subdurales Hämatom; ED = epidurales Hämatom.

maßnahmen, vor allem keinen Helm getragen. Einer dieser tödlich verletzten Spieler hatte ein zusätzliches akutes subdurales Hämatom, das nicht operiert wurde, er starb nach 2 h. Der 2. Spieler hatte ein zusätzliches epidurales Hämatom, das operativ nicht entfernt wurde, er starb 8 h nach der Verletzung.

4. Epidurale Blutungen und Hämatome (Tabelle 27)

In der Serie von SCHNEIDER (1973) hatten 5 Spieler eine epidurale Blutung. Drei der Spieler hatten Schutzhelme getragen, einer hatte keinen getragen, vom 5. Spieler blieb es unbekannt. Zwei dieser Spieler hatten eine Schädelfraktur davongetragen, einer von ihnen hatte einen Schutzhelm getragen, der andere nicht.

5. Subdurale Blutungen und Hämatome

a) Akute subdurale Blutungen und Hämatome

In der Serie von SCHNEIDER (1973) hatten 69 Spieler eine subdurale Blutung erlitten. Für den Autor war die Tatsache besonders alarmierend, daß eine große Zahl dieser verletzten Spieler hochakute subdurale Blutungen erlitten hatte. Bei 24 verletzten Spielern betrug das Intervall zwischen Verletzung und Operation oder Tod lediglich 6 h. Sechs der verletzten Spieler starben, ohne daß ein operativer Eingriff vorgenommen worden war. 18 verletzte Spieler wurden operiert, nur 5 überlebten, 2 von ihnen hatten schwerste Hirnschäden und 3 zeigten ausgezeichnete Ergebnisse. Die Operationsmortalität dieser 13 operierten verletzten Spieler mit akuten subduralen Hämatomen betrug 71 %. Ein Großteil dieser Spieler war bereits nach 30–60 min tief bewußtlos und wurden in der Neurochirurgie bereits mit beidseitigen erweiterten und reaktionslosen Pupillen in einem agonalen Zustand aufgenommen. SCHNEIDER (1973) vergleicht die Mortalität in dieser Gruppe mit der in der Literatur: 83 % LAUDIG et al. (1941), 90 % ECHLIN et al. (1956), 80 % GURDJIAN u. WEBSTER (1958) und 73 % MCLAURIN u. TUTOR (1961).

b) Subakute subdurale Blutungen und Hämatome

In der Serie von SCHNEIDER (1973) fanden sich 14 Spieler mit subakuten subduralen Blutungen. Von dieser Gruppe wurden bei 43 % mit ausgezeichneten Erfolgen ein operativer Eingriff vorgenommen, 4 weitere zeigten ein einigermaßen gutes Ergebnis und 2 der verletzten Spieler verstarben nach der Operation. Vier dieser 14 Spieler starben ohne daß ein operativer Eingriff vorgenommen worden war.

c) Chronische subdurale Hämatome

Sechs der verletzten Spieler mit einem chronischen subduralen Hämatom wurden mit ausgezeichneten Ergebnissen operiert, ein 7. verstarb ohne daß ein operativer Eingriff vorgenommen worden war.

Tabelle 27. Epidurale Hämatome: 5 Fälle mit 4 Todesfällen. (Aus R. C. Schneider 1966)

Ausrüstung[a]	Schädelfraktur	Gesehen von einem Neurochirurgen	Operation durchgeführt	Zeitintervall zwischen Verletzung und Operation h	Prognose	Zeitintervall zwischen Verletzung und Tod	Autopsie
V	Nein	Ja	Nein	–		–	Nein
V	Ja	Ja	Ja	6 ½	Schlecht	36 h	Ja
F	Nein	Ja	Nein	–	–	2 Tage	?
O	Ja	Nein	Nein	–	–	8 h	Ja
V	Nein	Ja	Nein	–	–	5 Tage	Ja

[a] Abkürzungen: V = vollständige Ausrüstung; F = fragliche Ausrüstung; O = keine Ausrüstung.

Tabelle 28. Intrazerebrale Blutungen: 11 Fälle mit 6 Todesfällen. Intraventrikuläre Blutungen: 3 Fälle mit 2 Todesfällen. (Aus R.C. SCHNEIDER 1966)

Läsion	Nicht operiert		Operiert	
	Überlebt	Autopsie	Überlebt	Autopsie
Intrazerebraler Clot (5)[a]	1 hoffnungslos	1	1 hoffnungslos 1 „guarded"	1
Intrazerebraler Clot und subdurales Hämatom (4)			2 hoffnungslos	2
Intrazerebraler Clot und subdurales Hämatom und Brückenblutungen (2)				2
Intraventrikulärer Clot (3)		2	1 schlecht	
Total	1 hoffnungslos	3	1 „guarded" 1 schlecht 3 hoffnungslos	5

[a] Zahlen in Klammern geben die Gesamtzahl der Patienten in jeder Gruppe an.

6. Intrazerebrale und intraventrikuläre Blutungen (Tabelle 28)

In der Serie von SCHNEIDER (1973) fand sich ein verletzter Spieler mit einer massiven traumatischen intrazerebralen Blutung; er überlebte mit schweren Dauerschäden.

In der Serie von SCHNEIDER (1973) fanden sich 14 verletzte Spieler mit intrazerebralen Blutungen, von denen 8 verstarben. Vier dieser verletzten Spieler wurden nicht operiert, einer überlebte mit schwersten Körperschäden und 3 verstarben. Einer dieser 14 verletzten Spieler hatte eine zusätzliche Schädelfraktur. Fünf dieser Patienten wurden operiert und überlebten, jedoch waren die Ergebnisse nicht gut. Fünf der verletzten Spieler, die operiert worden waren, verstarben.

Diese intraventrikulären Blutungen haben keine einheitliche Mechanogenese, es kann sich (1) um Einbruch von intrazerebralen Blutungen in das Ventrikelsystem handeln und (2) können die Blutungen zunächst im Plexus chorioideus auftreten – sie entstammen Verletzungen von Gefäßen dieser Struktur – die dann in das Ventrikelsystem einbrechen.

7. Traumatische Läsionen des Pons (Tabelle 29)

In der Serie von SCHNEIDER (1973) fanden sich 4 verletzte Spieler mit Läsionen im Pons. Einer hatte primärtraumatische Blutungen im Hirnstamm und ein zweiter sekundärtraumatische Läsionen infolge eines supratentoriellen raumfordernden Prozesses. Ein 3. Spieler hatte einen supratentoriellen raumfordernden

Tabelle 29. Brückenblutungen: 17 Fälle und 16 Todesfälle (Aus R. C. SCHNEIDER 1966)

Läsion	Nicht operiert			Operiert		
	Überlebt	Keine Autopsie	Autopsie	Überlebt	Keine Autopsie	Autopsie
Brückenblutungen (2)	0		1			1
Brückenblutungen und epidurales Hämatom (1)	0		1			
Brückenblutungen und subdurales Hämatom (12)	0	1	4	1 schlecht	1	5
Brückenblutungen und subdurales Hämatom und intrazerebraler Clot (2)	0					2

[a] Zahlen in Klammern geben die Gesamtzahl der Patienten für jede Gruppe an.

Prozeß, der operativ ausgeräumt wurde; der Patient hatte sekundärtraumatische Läsionen im Hirnstamm und verstarb. Ein 4. Patient überlebte mit einer Therapie von massiven Dosen von Hydrokortisone.

8. Verletzte Spieler, die infolge anderer Prozesse verstarben

In der Serie von SCHNEIDER (1973) waren 4 verletzte Spieler, die später alle verstarben. Einer hatte ein Astrozytom, zwei hatten eine arteriovenöse Anomalie und einer eine kongenitale Schädelmißbildung.

9. Traumatischer thrombotischer Verschluß der A. carotis interna

In der Serie von SCHNEIDER (1973) fand sich ein Spieler, der nach einer stumpfen Gewalteinwirkung gegen den Hals einen traumatischen Verschluß der A. carotis int. erlitt.

10. Traumatischer thrombotischer Verschluß der A. basilaris

In der Serie von SCHNEIDER (1973) gab es einen Spieler mit einem traumatischen Verschluß der A. basilaris.

11. Traumatischer thrombotischer Verschluß beider Aa. vertebrales und der A. basilaris

In der Serie von SCHNEIDER (1973) zeigte ein Spieler einen beidseitigen Verschluß der Aa. vertebrales und der A. basilaris.

Tabelle 30. Schädel-, Hirn- und Wirbelsäulen-/Rückenmarksverletzungen, die von einer Gruppe von Neurochirurgen von März 1960 bis Januar 1964 behandelt wurden (Aus R. C. SCHNEIDER 1966)

Art der Verletzung	Anzahl der Fälle
Kopf	
Frakturen	
1 Basale Schädelfraktur	3
1 Fraktur der Orbita und des Os zygomaticum	
Commotio cerebri	26
Commotio und Contusio cerebri	
Zerebrale Krampfanfälle	4
Subdurale Hämatome	1
Wirbelsäule und/oder Rückenmark	
„Vollständige transversale Myelitis"	1
Vollständige Fraktur von Th_{12} mit Rückenmarkserschütterung	1
Rupturen von Zwischenwirbelscheiben	3
Verletzungen des Plexus brachialis	3

Einen guten Überblick über die verschiedenen Schädel-Hirn- und Wirbelsäulen-/Rückenmarksverletzungen ergibt Tabelle 30 von SCHNEIDER (1966); sie zeigt die Verletzungen, die von einer Gruppe von Neurochirurgen von März 1960 bis Januar 1964 behandelt worden waren.

12. Verletzungsmechanismen

Die wesentlichen Verletzungsmechanismen beim amerikanischen Fußball wurden von dem amerikanischen Neurochirurgen SCHNEIDER (1973) in einer sorgfältigen klassischen Studie analysiert. Der Autor nennt unter anderem die folgenden Verletzungsmechanismen, die häufig Folgen von Regelwidrigkeiten sind. Ich bringe sie zunächst in der englischen Terminologie: (1) *„Piling on"*, (2) *„Knee-to-head-injury"*, (3) *„Knee-to-face guard mechanisms with hyperextension injuries"*, (4) *„Hyperextension injuries of the cervical spine with vascular insufficiency to the brain stem and cervical spinal cord"*, (5) *„Tackling by the face guard"*, (6) *„Karate" blow technique*, (7) *„Head butting"*, (8) *„Forced cervical flexion injuries"* und (9) *„Stick-blocking"* oder *„spearing"*.

(1) *„Piling on"* bedeutet soviel wie *„Auffallenlassen auf einen gegnerischen Spieler"*, so daß dieser durch die Ellbogen, Knie oder Füße des Spielers, der diese Regelwidrigkeit begeht, verletzt wird.

(2) *„Knee-to-head injury"* oder *„Knie gegen Kopf Verletzung"* stellt einen Mechanismus dar, der zu schweren, oft tödlichen Verletzungen im amerikanischen Fußball führt. Das gebeugte Knie eines Spielers kollidiert mit dem Helm eines gegnerischen Spielers. Die Folgen sind Hirnerschütterungen oder HWS-Verletzungen.

(3) „*Knee-to-face guard*" *Mechanismus mit Hyperextensionsverletzung der HWS* besteht in einem Vorgang, bei dem das Knie eines Spielers mit dem Gesichtsschutz des Helmes eines gegnerischen Spielers kollidiert und dabei dessen HWS eine Hyperextension erhält. Die Hinterkante des Schutzhelmes wird dabei in die HWS gedrückt. Die Folgen können in Verletzungen der HWS bestehen.

(4) *Hyperextensionsverletzungen der HWS mit vaskulärer Insuffizienz des Hirnstammes und des Halsmarkes* entstehen dann, wenn ein Spieler einen Schlag gegen den Helm erleidet, wobei der nach rückwärts getrieben wird.

(5) „*Tackling by the face guard*" stellt eines der schlimmsten Regelwidrigkeiten dar. Ein Spieler greift mit seiner Hand in den Gesichtsschutz des Helmes und reißt den gegnerischen Spieler zu Boden. Dabei kommt es zu erheblichen Krafteinwirkungen, vor allem zu Torsionskräften auf die HWS mit der Folge von Verletzungen derselben.

(6) „*Karate*" *Schlag-Techniken* werden, nachdem Judo und Karate viele neue Anhänger gefunden haben, auch hin und wieder regelwidrig beim Fußballspiel angewandt. SCHNEIDER (1973) berichtete über einen Spieler, der einen Handkantenschlag gegen seinen Hals erlitten hatte und für etwa 5 min bewußtlos war. Er hatte einen traumatischen Dämmerzustand für etwa eine Stunde, bis er realisierte, daß er wieder Fußball spielte. Der Spieler hatte einen unauffälligen neurologischen Befund.

(7) „*Head butting*" oder *Kopfstöße* sollten nicht mehr ausgeführt werden. Diese gefährliche Technik besteht darin, daß ein Spieler seinen Kopf niedriger hält und mit gestreckter HWS in einen gegnerischen Spieler hineinläuft. Die Vertexregion des Schutzhelmes ist der Impaktor. SCHNEIDER (1973) beschrieb einen Spieler, der sichere Hirnschäden im Hirnstamm mit bleibendem neurologischem Defizit erlitt und einen zweiten, der ein akutes subdurales Hämatom entwickelte und der trotz eines operativen Eingriffes mit Entfernung des Hämatoms verstarb.

(8) „*Forced cervical flexion injuries*" oder *Hyperflexionsverletzungen der HWS* gehören zu den gefährlichsten Verletzungen beim amerikanischen Fußball. Es ist ein Mechanismus, der dem unter 7 genannten Kopfstoß ähnelt, nur hält der Spieler bei diesem Manöver seine HWS gebeugt. Die Folgen können Flexionsverletzungen der HWS sein. SCHNEIDER (1973) beschrieb 2 dieser Verletzungen, von denen eine recht glücklich ausging, während ein zweiter Verletzter verstarb.

(9) „*Stick-blocking*" oder „*spearing*" ist eine der gefährlichsten Techniken, die ein Spieler anwenden kann. Er gebraucht seinen Schutzhelm als Impaktor und richtet ihn beim Anprall gegen die Brustregion seines Gegenspielers, auf der die Numerierung angebracht ist, oder er versucht mit seinem Helm den Ball aus den Händen des Ballträger herauszustoßen. Die Folgen dieser Technik bestehen in Hyperextensionsverletzungen der HWS. Das „*spearing*" besteht darin, daß ein Spieler mit seinem Helm voraus in einen bereits am Boden liegenden Spieler anrennt.

VI. Basketball

Beim *Basketball* wird jeder Körperkontakt, wie Stoßen, Blocken, Rempeln und Stoßen durch Arme oder Beine als Regelwidrigkeit geahndet. Es ist also ein „körperloses Spiel". Das Spielfeld ist mit 26 × 14 m relativ klein; daraus leitet sich die Schnelligkeit des Spieles ab. Der an jedem Spielfeldrand in 3,05 m Höhe angebrachte Korb macht deutlich, warum große und sprunggewaltige Spieler bevorteilt sind. Der Ball hat einen Umfang von 75–85 cm und ein Gewicht von 600–650 g. Eine Mannschaft besteht aus 5 Spielern und 5 Auswechselspielern.

Verletzungen von Schädel und Gehirn können bei *Kollisionen der Köpfe von 2 Spielern auftreten*, die versuchen, den in der Luft befindlichen Ball zu erreichen, oder die versuchen, den Ball in einem sog. „rebound" zu erreichen. Es kann auch vorkommen, daß einem Spieler beim Sprung regelwidrig die Beine unter seinem Körper weggestoßen werden mit der Gefahr eines Aufschlagens mit dem Kopf auf den Holzboden des Spielfeldes. Hirnerschütterungen, Schädelbrüche und intrazerebrale Blutungen können die Folge sein.

SAMEK (1965) analysierte 1318 Unfälle beim Basketball. Verletzungen des Kopfes traten bei 129 Spielern (9,7%) auf.

GONZALES (1951) berichtete über 2 tödliche Schädel-Hirn-Verletzungen beim Basketball. Ein Spieler starb infolge eines traumatischen subduralen Hämatoms, ein weiterer starb an einer posttraumatischen Epilepsie, ein Jahr nach der Verletzung.

VII. Feld- und Hallenhandball

Schwere Schädel-Hirn-Verletzungen beim *Handball* sind sehr selten. Im allgemeinen treten Prell- und Quetschwunden des Kopfes auf. GONZALES (1951) berichtete über 3 Todesfälle, 2 waren die Folge von Schädelfrakturen und subduralen Blutungen. Der 3. Spieler hatte eine akute Meningitis nach Schädel-Hirn-Verletzungen erlitten. HEISS (1963) führte aus, daß es sich bei den beim Handball erlittenen Kopfverletzungen um Hautwunden und Prellungen handelte. Unter 95 von Neurochirurgen versorgten Sportverletzungen fanden sich 3 Handballspieler, die ihre Verletzungen beim Zusammenprall mit anderen Spielern erlitten hatten. Einer wurde wegen eines subduralen Hämatoms operiert (PETERSON u. WENKER 1968). Mir ist ein Spieler der deutschen Nationalmannschaft im Hallenhandball namentlich bekannt, der bei einem Länderspiel gegen Ungarn in Budapest bei einem Ballwurf so unglücklich zu Fall kam, daß eine schwere Schädel-Hirn-Verletzung mit prolongiertem Koma die Folge war.

VIII. Baseball

Baseball ist ein Rasenspiel wie Schlagball und hat seinen Ursprung im englischen Cricket. Es wird von je 9 Spielern gespielt: 1 Werfer („Pitcher"), 1 Fänger („Catcher"), 4 „Infielders" und 3 „Outfielders".

Der Werfer („Pitcher") steht in der Mitte des Spielfeldes, er versucht, den Ball dem Fänger („Catcher") seiner eigenen Mannschaft zuzuwerfen. Der Schlagmann der gegnerischen Mannschaft versucht, den geworfenen Ball im Fluge wegzuschlagen. Gelingt es ihm, so versucht er, jetzt Läufer geworden, das erste Laufmal („base") zu erreichen. Er kann auch bis zum 2. Laufmal weiterlaufen. Ist es ihm gelungen, alle 3 Laufmale zu erreichen, ohne von einem gegnerischen Spieler mit dem Ball berührt zu werden, so hat er für seine Mannschaft einen Lauf („home run") gewonnen.

Die Biomechanik des Ballwerfens ist ausgiebig untersucht worden (ATWATER et al. 1977, 1979; KING et al. 1979; GAINNOR et al. 1980).

Ein Ball wiegt etwa 170 g und kann, wenn er hart geworfen wird, eine Auftreffenergie von 650 inch.pounds (73,4 J) haben (GURDJIAN u. WEBSTER 1985).

Schädel-Hirn-Verletzungen können durch *Zusammenprall mit anderen Spielern* oder *Kollisionen mit Umzäunungen* oder *durch den Ball erfolgen.* Ein hart geworfener Ball kann eine Geschwindigkeit von bis zu 35 km/h erreichen. Der Ball kann aber auch durch ein Schlagholz beschleunigt werden und dann eine viel höhere Geschwindigkeit (bis zu 145 km/h) erreichen, als wenn er geworfen wird. Es besteht aber noch die weitere Möglichkeit von Verletzungen der Zuschauer durch einen harten Schlag entlang der Basislinie („live drive foul ball"), der in die Zuschauerkulisse fliegt.

Unter den 43 Verletzungen, über die GONZALES (1951) berichtete, waren 25 Schädelbrüche. Von diesen zeigten 14 epidurale Blutungen und zwei von ihnen waren von sog. Rindenprellungsherden an der Stoßstelle und im sog. Contrecoup-bereich begleitet. Vier andere dieser Gruppe zeigten weitere intrazerebrale Verletzungen. In 11 Fällen lagen subdurale Blutungen bei Vorhandensein von Schädelfrakturen vor. In dieser Gruppe war ein Fall enthalten mit doppelseitigen Rissen des Tentorium cerebelli. Zwei subdurale Blutungen kamen ohne Schädel-fraktur vor.

IX. Golf

Schädel- oder *Schädel-Hirn-Verletzungen* können die *Folge* einer *direkten umschriebenen Gewalteinwirkung* durch den *Golfball* oder *Golfschläger* sein.

Der beim Golf verwandte Hartgummiball hat einen Durchmesser von 4,1–4,3 cm und ein Gewicht von 46 g. Zum Schlagen des Balles stehen maximal 14 Schläger mit Metall- und Holzköpfen zur Verfügung. Die Köpfe der Schläger haben verschiedene Neigungen der Schlagflächen; dadurch kommen bei gleicher Technik verschiedene Flugbahnen des Balles zustande. Bei einem guten langen Schlag, dem sog. „Drive" erteilt der Schlägerkopf dem Golfball eine Geschwindigkeit von etwa 320 km/h, dabei wird der Ball momentan auf etwa ⅔ seiner ursprünglichen Form komprimiert. Daraus ergibt sich, daß der Golfball, der einen ungeschützten Kopf trifft, eine erhebliche kinetische Energie besitzt. Infolgedessen muß eine strenge räumliche Distanz zu Mitspielern und Zuschauern eingehalten werden, präventive Maßnahmen, die in der „Golfetikette" festgelegt sind. Mitspieler und „Caddies" (Golfjungen, die den Beutel mit den Schlägern tragen) müssen sich einmal *innerhalb* des *Gesichtsfeldes* und *außerhalb* des *Schwungbereiches* des *Spielers* aufhalten.

Der *Golfball* kann *jede Region* von *Gesichts-* und *Hirnschädel* treffen, während *Verletzungen durch Golfschläger* normalerweise den *Gesichts-* oder *frontale Partien des Gehirnschädels,* vor allem von Caddies, betreffen, wie GURDJIAN u. WEBSTER (1958) berichteten. Diese Autoren beobachteten 4 schwere Schädel-Hirn-Verlet-zungen durch Golfschläger, eine davon nahm einen tödlichen Ausgang.

PENBERTHY u. BEGLE (1927) teilten die Krankengeschichte eines 31jährigen Arbeiters mit, der auf einem Golfplatz unterhalb des rechten Auges von einem Golfball getroffen wurde. Es bestand eine unmittelbare Schwellung der rechten Gesichtsseite, die bald auch auf die linke übergriff. Der Patient gab bei der *stationären Aufnahme* an, daß er eine Hämophilie habe. Die Blutung hielt an, die blutige Verfärbung der Haut setzte sich bis eine Handbreit unter die Brustwarzen fort. *Röntgenaufnahmen* des *Schädels* waren negativ. Bei einer augenärztlichen Untersuchung 4 Tage später fand sich ein weißlich abgeblaßter N. opticus. Zwei Monate später bestand eine vollständige Atrophie des N. opticus, das rechte Auge war erblindet.

X. Wald- und Geländelauf

Stürze auf unebenem Gelände mit *Aufschlagen des Kopfes* auf *harten Boden* oder *vorragende Steine* sind möglich. JOHANSEN (1955) berichtete über 57 Verletzungen, von denen in 3% das Gesicht beteiligt war.

XI. Geräteturnen

Schädel-Hirn-Verletzungen sind möglich nach *Stürzen* vom *Barren*, *Reck*, bei Übungen an den *Ringen*, oder beim *Pferdsprung*. Die Unfälle ereignen sich überwiegend beim Abgang vom Gerät. Unter 95 Patienten, die wegen Sportverletzungen in einer neurochirurgischen Abteilung behandelt werden mußten, hatten 12 Verletzungen beim Geräteturnen erlitten; 8 von ihnen hatten gedeckte Schädel-Hirn-Verletzungen (PETERSON u. WENKER 1968). Gewöhnlich ist der Fall durch den Abstützmechanismus der Arme und Hände oder Schutzmatten etwas gedämpft. Die oben genannten Autoren berichteten über 2 Patienten, die gedeckte Schädel-Hirn-Verletzungen bei Stürzen beim Bodenturnen erlitten.

BECK et al. (1979) maßen bei Reckturnern die Beschleunigungskräfte in Augenhöhe. Die Autoren gingen von einem bereits früher beobachteten Fall eines Schülers aus, der im Anschluß an rückwärtige Knieumschwungübungen am Reck mit präretinalen Blutungen und Kopfschmerzen erkrankt war. Die Autoren nahmen systematische Untersuchungen an 2 Vergleichsgruppen (8- bis 14jährige) und einer Kontrollgruppe (16- bis 21jährige Turner) vor. Zwei Beschleunigungsmesser, die in Augenhöhe an einem leichten Plastikhelm montiert waren, maßen Dauer und Größe der Beschleunigung in den einzelnen Phasen der Turnübung. Die Autoren kamen zu dem Schluß, daß besonders bei erwachsenen Turnern die Toleranzgrenzen bei diesen Übungen überschritten werden. Für Kinder dagegen, die im Durchschnitt beim rückwärtigen Knieumschwung nur 2,1 g erreichten, ergaben sich kritische Beanspruchungen des Auges erst nach 25–60 g. Bei Erwachsenen erreichte ein Turner 3,76 g in nur 6 s. Die augenärztlichen Untersuchungen vor und nach den Übungen zeigten jeweils unauffällige Befunde.

XII. Leichtathletik

Kopfverletzungen spielen keine große Rolle bei diesen Sportarten. Stürze auf der Laufbahn führen zu Schädelprellungen oder Hirnerschütterungen. Nach den Mitteilungen von HEISS (1963) waren Gesicht und Kopf bei nur 5% von 90 mitgeteilten Verletzungen betroffen.

XIII. Medizinball

RENGER (1949) beschrieb eine *tödliche Schädel-Hirn-Verletzung* durch einen *Medizinball:*
Der 17jährige Patient wurde mit einem Medizinball am rechten Hinterkopf getroffen. Er sei nicht umgefallen, habe weder Übelkeit verspürt, noch habe er erbrochen und habe weitergespielt. Am Abend stellten sich Übelkeit und zunehmende Kopfschmerzen im Stirngebiet links ein. Drei Monate später nahm der Patient an einem Handballspiel teil. Danach habe er sich sehr schlecht gefühlt. Bei einer *stationären Behandlung* wurden keine Auffälligkeiten gefunden, er wurde nach Hause entlassen. Am nächsten Morgen wurden die

Eltern durch Schreien des Patienten geweckt. Sie fanden ihn im Schlafzimmer stehend, nicht ansprechbar, urininkontinent. Nach sofortiger *Einlieferung* in eine *Klinik* erfolgte unmittelbar der *Exitus* unter dem Zeichen akuten Hirndruckes.

Die *Autopsie* ergab ein linksseitiges handtellergroßes meningeales Hämatom mit Kompressionen der linken Großhirnhemisphäre.

XIV. Stabhochsprung

Die Gefahren liegen in einem Brechen des Stabes beim Springen oder bei inkorrekten Landungen nach dem Sprung mit möglichen okzipitozervikalen Verletzungen. Die Verletzungen der Wirbelsäule und des Rückenmarks werden in dem entsprechenden Beitrag abgehandelt, vgl. Bd. 13/VII dieser Reihe, S. 330.

XV. Kugelstoßen

Eine Sportlerin wurde am Kopf von einer 7,5 kg schweren *Kugel* getroffen und erlitt eine Impressionsfraktur des Schädels und eine gedeckte Hirnverletzung.

XVI. Diskuswerfen

Ein Individuum wurde im Bereich der rechten Schläfenregion von einem geschleuderten *Diskus* getroffen und erlitt eine offene Schädel-Hirn-Verletzung mit ausgedehnten Trümmerbrüchen des Schädels (PETERSON u. WENKER 1968).

DEMPSEY u. R. C. SCHNEIDER (1985) teilten die Krankengeschichte eines amerikanischen Highschool-Fußballspielers mit, der ein Spielfeld überquerte und dabei von einem Diskus am Kopf getroffen wurde. Er erlitt eine die Kalotte umlaufende Schädelfraktur, die in der rechten Frontoparietalregion imprimiert war. Er war nicht bewußtlos. Seine Beschwerden bildeten sich schnell zurück, bis auf eine geringgradige linksseitige Fazialisschwäche. Die Dekompression des Gehirns durch die ausgedehnten Schädelfrakturen retteten sein Leben.

XVII. Speerwerfen

Unfälle durch Speere können dann auftreten, wenn die Wurfbahn ungenügend abgesperrt ist, so daß Zuschauer oder andere Sportler getroffen werden. Es handelt sich dabei immer um penetrierende offene Schädel-Hirn-Verletzungen.

PORUBSKY (1958) berichtete über einen tödlichen Unfall mit einem Speer. Lehrlinge warfen ohne Aufsicht Speere und Diskus so, daß sich die Bahnen der Geräte kreuzten. Eine Person wurde, als sie gerade einen Diskus aufhob, an der Schläfe von einem Speer getroffen. Der Speer blieb stecken und wurde sogleich von Kameraden herausgezogen. Der Stichkanal reichte durch die linke Hemisphäre des Gehirns bis zu dem rechten unteren Stammknoten 12 cm tief. *Tod* nach 2 Tagen trotz intensiver chirurgischer Behandlung.

SUCKERT (1959) berichtete über eine *offene Schädel-Hirn-Verletzung mit nachfolgendem Hirnabszeß beim Speerwerfen.*

Beim Spiel mit einem Sportspeer prallte dieser von einem Baum ab, so daß er einen 14jährigen Jungen an der linken Schläfenseite verletzte. Die ca. 2 cm lange, scheinbar oberflächliche Wunde wurde vom praktischen Arzt mit Puderverband behandelt. Schon am nächsten Tag trat Fieber ein. Der Patient wurde 9 Tage nach dem Unfall und der Diagnose „Meningismus" *stationär aufgenommen.* Die oberflächliche Rißwunde zeigte reichliche Eitersekretion. Die *Liquor* war entzündlich verändert. Die *Röntgenaufnahmen* des

Schädels zeigten eine lochförmige Impressionsfraktur im Bereich des linken Schläfenbeines. Es traten gehäufte epileptische Anfälle auf, eine Verlegung in eine neurochirurgische Klinik waren nicht mehr möglich. Ein intrazerebraler Abszeß wurde abgesaugt, dabei wurden mehrere kleine Knochensplitter entfernt. Es bestand ein etwa 2 cm langer Knochendefekt.

XVIII. Reitsport

1. Einführung

Schädel-Hirn-Verletzungen beim *Reitsport* können die *Folge* von *Stürzen vom Pferd* auf den *Kopf, Stürzen vom Pferd* mit *Mitgeschleiftwerden, Stürzen mit dem Pferd* mit *Trampeln* mit *eisenbeschlagenen Hufen, Hufschläge* durch *eisenbeschuhte Hufe* gegen den *Gesichts-* und *Hirnschädel, Pferdebisse* und *Skalpierungsverletzungen* sein.

Kasuistiken und Serien von Verletzungen des *Gesichts-* und *Gehirnschädels* beim *Reitsport* wurden mitgeteilt von BENZLER (1894), STEINMANN (1904), FERRATON (1909), THÖLE (1909), VOGEL (1913), WEBER (1960), BARBER (1971, 1972), MAHALEY (1972), DANIELSSON u. WESTLIN (1973), GOULDEN (1975), GIERUP et al. (1976), SCHRÖTER u. WASSMANN (1976), BLÜMEL u. PFEIFER (1977), DITTMER u. WÜBBENA (1977), ROBSON (1979), BIXBY-HAMMETT (1983). Eine zusammenfassende Darstellung gab FIRTH (1985).

Pferde wiegen bis zu 500 kg und erreichen eine Geschwindigkeit von etwa 60–65 km/h. Der Kopf des Reiters befindet sich etwa 3 m über dem Boden. Bei einem Hufschlag mit einem eisenbeschlagenen Huf treten Kräfte von mehr als 10 Kilonewton (KN) auf (FIRTH 1985).

Stürze vom Pferd auf Kopf und *ausgestreckte Arme.* Der Kopf des Reiters hat dabei eine Flugbahn nach vorn, die in 3 m Höhe bei Geschwindigkeiten des Pferdes von bis zu 65 km/h beginnt und mit dem Aufprall auf den Boden endet (BARBER 1973; DITTMER u. WÜBBENA 1977). Die Situation beim Sturz vom Pferd ist ähnlich der beim Radrennen. Die plötzliche Verzögerung des Reiters nach vorn läßt ihn aus dem Sattel fliegen; er schlägt vorzugsweise mit Kopf und Schulter auf dem Boden auf. Die obligatorischen Schutzhelme sind bei schweren Stürzen durchwegs nicht ausreichend, um die erhebliche kinetische Energie beim Aufprall zu absorbieren.

Stürze vom Pferd und Mitgeschleiftwerden mit wiederholten meist okzipitalen Gewalteinwirkungen. Der Fuß des Reiters ist dabei im Steigbügel verfangen (GIERUP et al. 1976; ROBSON 1979).

Stürze mit dem Pferd und *Einklemmung zwischen Pferd und Boden.* Dabei kann es zu schweren Verletzungen von Kopf und Körper durch Kompressionskräfte kommen.

Stürze mit Trampeln durch *eisenbewehrte Hufe* können zu Schädel-Hirn-Verletzungen und anderen traumatischen Körperschäden führen.

Hufschläge durch *eisenbeschuhte Hufe* gegen den *Gesichts-* und *Hirnschädel* können eine derartige kinetische Energie erzeugen, die sowohl zu schweren Knochen- als auch Gehirnverletzungen führen kann.

Pferdebisse ergeben infizierte Biß- und Quetschwunden, die jedoch selten den Kopf betreffen.

Skalpierungsverletzungen treten beim Reiten ohne Schutzhelm und Verfangen der Haare in Baumzweigen auf (ROBSON 1979).

Bei Reitunfällen ist der Kopf in 16% betroffen (Straßenverkehrsunfälle in 70%), im Gegensatz zum Gehirnschädel ist das Gesicht weniger häufig in Mitleidenschaft gezogen (Verkehrsunfälle nur 23% der Kopfverletzungen; BLÜMEL u. PFEIFER 1977).

Sowohl nach Stürzen als auch als Folge von Hufschlägen wurden *Guerin-Querfrakturen* der *Maxillen* beschrieben (STEINMANN 1904; FERRATON 1909; THÖLE 1909 sowie VOGEL 1913).

GUÉRIN hatte in Tierversuchen Querfrakturen der Maxilla durch einen heftigen Schlag gegen das Gesicht gleich unterhalb der Nasenöffnungen erzielen können. Die Fraktur dehnt sich etwa 1 cm unterhalb des Os zygomaticum durch beide Maxillen aus und nimmt auch die Processi pterygoidei des Os sphenoidale in dessen unteren Anteilen ein. Weniger häufig als die Guérin-Fraktur ist ein Bruch, bei dem beide Maxillen vollständig von der Schädelbasis abgelöst sind. Die Verletzung kann durch eine Ruptur des harten und weichen Gaumens kompliziert sein. Diese Fraktur ist die Folge einer heftigen und breitflächig von vorn gegen das Gesicht einwirkenden Gewalt, etwa bei Hufschlägen oder in Fällen, in denen das Gesicht durch ein anderes Objekt beschleunigt wird, oder auch bei Stürzen mit dem Pferd, vgl. Gesichtsschädelverletzungen in Bd. 13/VI.A dieser Serie, S. 137.

2. Verletzungen durch Hufschläge

Epidurale Blutungen als Folge von Verletzungen der A. meningea media durch Huftritte können dabei auftreten.

BENZLER (1894) teilte die Krankengeschichte eines Soldaten mit, der einen Huftritt (von einem unbeschuhten Pferd) gegen die Frontalregion seines Schädels erlitten hatte. Es bestand eine sofortige Bewußtlosigkeit von etwa 30 min Dauer. Etwa 2 cm oberhalb der rechten Augenbraue bestand eine gelappte Rißplatzwunde von etwa 7–8 cm Länge, aus deren Mitte ein etwa 1 cm langer Hufsplitter herausragte. Der Splitter war so im Knochen eingekeilt, daß er selbst mit einer Zange nicht herausgezogen werden konnte. Er mußte herausgemeißelt werden. Die Lamina int. des Schädelknochens war in mehrere Fragmente gebrochen, die nach innen verlagert waren. Dennoch war die Dura mater unverletzt.

3. Schädel-Hirn-Verletzungen nach Reitunfällen

CAPDEVIELLE (1912) teilte die Beobachtung eines Reiters mit, der vom Pferd gestürzt war. Es fanden sich eine Wunde und ein subkutanes Hämatom der rechten Parietalregion. Es hatte eine kurzfristige Bewußtlosigkeit vorgelegen. Knochenfrakturen konnten nicht nachgewiesen werden. Noch am gleichen Nachmittag entwickelten sich ein tiefes Koma und zerebrale Anfälle. Der *Tod* erfolgte am nächsten Tag. Bei der *Autopsie* fand sich ein *epidurales Hämatom* der linken Parietalregion als Folge eines Risses des Sinus sagittalis sup. Weiterhin bestand eine Erweichung der linken Kleinhirnhemisphäre.

THÖLE (1909) beschrieb einen Unfall, bei dem ein Reiter von einem sich überschlagenden Pferd geworfen wurde, das schließlich auf den abgeworfenen Reiter stürzte, wobei der Sattel auf Gesicht und Brust aufschlug. Der nicht bewußtlose Patient erlitt einen Abbruch beider Oberkiefer von der Schädelbasis.

WEBER (1960) berichtete über ein 16jähriges Mädchen, das mit dem Kopf voran vom Pferd stürzte und mit dem Kopf auf einem großen Stein aufschlug. Es bestand eine frontale Impressionsfraktur, die operativ versorgt werden mußte.

Etwa 10% aller Sportverletzungen des ZNS, die in einer neurochirurgischen Klinik von PETERSON u. WENKER (1968) behandelt wurden, waren die Folge von Stürzen vom oder mit dem Pferd. Sieben der Verletzten, mehr als die Hälfte, mußten operativ versorgt werden; 2 hatten eine offene Schädel-Hirn-Verletzung, 2 intrakranielle Hämatome, 5 hatten periphere Nervenverletzungen.

Unter 92 beim Pferdesport Verletzten, über die DANIELSSON u. WESTLIN (1973) berichteten, hatten 8 eine Commotio cerebri erlitten.

In den Jahren 1971 und 1972 wurden 154 Patienten von BARBER (1973) wegen Reitunfällen in einem englischen Hospital stationär behandelt. Das Einzugsgebiet dieses Hospitals besteht aus einer Bevölkerung von etwa 400000, und es gibt schätzungsweise 3000 bis 4000 Reitpferde. Die Gesamtzahl der Patienten, die wegen Unfällen aufgenommen wurden, betrug 8768. Von den 154 Patienten wurden 131 als Reiter verletzt. Mit Ausnahme eines Mädchens, das mit ihrem Kopf gegen einen Baumast schlug, waren alle anderen Unfälle Folge von Stürzen vom Pferd, bei manchen kam es dabei zusätzlich zu Überrollen durch das gestürzte Pferd und Verletzungen durch Huftritte. Insgesamt erlitten 101 Patienten eine Commotio cerebri, 79 von ihnen hatten keine anderen Verletzungen. Elf der Patienten hatten posttraumatische Amnesien für mehr als 24 h. Vierzehn Patienten trugen Frakturen des Schädels davon, 4 davon waren Trümmerbrüche. Eine Patientin starb an den Folgen der Hirnverletzung, eine A. carotis int. war rupturiert, es lag weiter ein Riß des Pharynx vor. Es traten eine epidurale und eine subdurale Blutung auf, die jeweils chirurgisch entfernt wurden. Vier Patienten trugen nach Hufschlägen Frakturen im Gesichtsschädelbereich davon. Von den Patienten, die eine Commotio cerebri erlitten, trugen wenigstens 42 eine Reitkappe, 28 nicht. Die Zahl der Patienten soll etwa der der Motorradfahrer entsprechen, ein Bett im Krankenhaus sei ständig mit einem Reitunfall belegt.

Vier Patienten erlitten Frakturen der Wirbelsäule. Eine 71jährige Patientin hatte eine Fraktur des Os odontoideum mit einem Brown-Séquard Syndrom. Eine 59jährige Patientin hatte eine Fraktur des 2. und 3. Halswirbels ohne neurologische Befunde. Trümmerbrüche des 5. und 6. thorakalen und des 2. lumbalen Wirbelkörpers lagen bei einem 7jährigen Mädchen und einem 27jährigen Mann vor. Ein 15jähriges Mädchen hatte eine Fraktur der Wirbelbögen des 3. und 4. Halswirbels, ohne neurologischen Befund, nach Verletzung des Schädels durch einen Baumast.

SCHRÖTER u. WASSMANN (1976) gaben eine Übersicht über 40 Patienten, die bei einem Reitunfall eine Verletzung des ZNS erlitten und neurochirurgisch behandelt wurden. Dabei waren in 45% der Fälle Kinder und Jugendliche betroffen. Die Zusammenstellung der primären und permanenten Ausfallserscheinungen zeigt die Schwere der Verletzungen auf: 6 Patienten verstarben an einem unbeherrschbaren Hirnödem; 22 Patienten erlitten Schädelfrakturen, 20 eine schwere und 6 eine leichte Schädel-Hirn-Verletzung. Eine Querschnittslähmung trat bei 5 Patienten mit Wirbelsäulenfrakturen auf. Drei periphere Nervenverletzungen ereigneten sich im Zusammenhang mit Knochenbrüchen. In je einem Fall wurde das Schädel-Hirn-Trauma durch ein subdurales Hämatom bzw. einen Hirnabszeß kompliziert. Ein operativer neurochirurgischer Eingriff erwies sich bei 2 Patienten als notwendig. Der Reitunfall führte bei 25 Patienten zu schweren, irreversiblen Schäden des ZNS; in 4 weiteren Fällen ist das Ausmaß der bleibenden neurologischen Schäden noch nicht abzusehen. Zwei in der Klinik behandelte Reitunfälle werden als Fallbeispiele aufgezeigt.

Fall 1: Ein 50jähriger Reiter wird beim Ausritt von seinem Pferd abgeworfen, stürzt mit dem ungeschützten Kopf auf und ist sofort bewußtlos. Er wird sofort in die *neurochirurgische Klinik* unter dem Verdacht auf eine intrakranielle Blutung eingewiesen. Bei der *Aufnahme* ist der Patient soporös, seine rechte Pupille ist weit und ohne Lichtreaktion. Die *Röntgen-Schädelaufnahmen* zeigen eine sternförmige Fraktur frontotemporal rechts, ferner eine Frakturlinie von parietal vorne nach schräg unten ziehend. Eine sofortige *Probetrepanation* ergibt keinen Anhalt für ein intrakranielles Hämatom. Es besteht jedoch ein massives Hirnödem, das sich trotz Intensivtherapie nicht beherrschen läßt. Am 4. Tag nach dem Unfall *verstirbt* der Patient unter den Zeichen eines zentralen Herz-Kreislauf-Versagens.

Fall 2: Beim Besteigen eines Pferdes wird ein 11jähriger Junge von einem Hufschlag getroffen und ist sofort bewußtlos. Er erleidet eine ausgedehnte offene Schädel-Hirn-Verletzung rechts parietotemporookzipital, die sofort in der *neurochirurgischen Klinik* operativ versorgt wird. Nach vorübergehender leichter Besserung der Bewußtseinslage kommt es am 4. postoperativen Tage zu einer Ödemphase, ferner werden im Wundpunktat

Gasbrandkeime nachgewiesen. Trotz intensivster Behandlung u. a. auch in der Sauerstoff-
überdruckkammer *verstirbt* der Patient am 8. Tage an seinen Unfallfolgen.

Die Auswertung der von SCHRÖTER u. WASSMANN behandelten 40 Reitunfälle ergibt
folgende bemerkenswerte Umstände:

(1) Der Tod als unmittelbare Unfallfolge trat bei 6 Patienten (3 Kinder unter 11 Jahren)
ein. (2) Schädelfrakturen (darunter 5 geschlossene und 7 offene Impressionsfrakturen)
erlitten 22 Patienten. (3) Eine schwere gedeckte Schädel-Hirn-Verletzung erfolgte bei 20
Patienten. (4) Ein leichtes gedecktes Schädel-Hirn-Trauma ereignete sich bei 6 Patienten
durch einen Reitunfall. (5) Eine Querschnittslähmung trat bei 5 Patienten mit Wirbelfrakturen auf. (6) Traumatische periphere Nervenschädigungen ereigneten sich bei 3 Patienten im
Zusammenhang mit Knochenfrakturen. (7) Ein unbeherrschbares Hirnödem führte dabei
in 6 Fällen zum Tode, in einem Fall im Zusammenhang mit einer Gasbrandinfektion. (8)
Durch die Entwicklung eines subduralen Hämatoms, bzw. eines Hirnabszesses wurden in
jeweils einem Fall die Unfallverletzungen kompliziert. (9) Ein akuter operativer neurochirurgischer Eingriff erwies sich bei 20 Patienten (50%) als notwendig.

DITTMER u. WÜBBEMA (1977) berichteten über eine Serie von 367 Reiterunfällen, die in
den Jahren von 1959–1974 auf einer chirurgischen Abteilung versorgt wurden, davon 85
stationär und 282 ambulant. In 16% lagen Kopf- und in 6% Hirnverletzungen vor.

Insgesamt sind Schädel-Hirn-Verletzungen nach Reitunfällen häufiger als
allgemein angenommen wird, und es kommen durchaus auch schwere und
schwerste Verletzungen vor. Etwa zweimal mehr weibliche Patienten wurden
aufgenommen als männliche, ganz unabhängig vom Alter.

XIX. Rennreiten (Hindernisrennen, „Steeplechasing“)

Beim *Rennreiten* werden ebenfalls beträchtliche Geschwindigkeiten entwickelt
und wiederum geht der Reiter bei Störungen des Bewegungsablaufes, den Kopf
voran aus dem Sattel. Der Versuch des Stürzenden, die Wucht des Anpralls mit
den Armen zu mindern, führt häufig zu Unterarm- oder Schlüsselbeinfrakturen.
Dennoch genügt dies nicht zum hinreichenden Schutz des Kopfes, so daß
zusätzlich Schädel-Hirn-Verletzungen auftreten können.

Schädel-Hirn-Verletzungen bei *Jockeys*, die regelmäßig an *Hindernisrennen*
(*„steeplechasing“*) teilnehmen:

Von den *üblichen Schädel-Hirn-Verletzungen*, die bei *Unfällen* beim *Reitsport*
auftreten, müssen diejenigen von *Jockeys*, die regelmäßig an *Hindernisrennen*
(*„steeplechasing“*) teilnehmen, abgegrenzt und getrennt besprochen werden.
Jockeys bei *Steeplechasrennen* sind *häufigen Stürzen* ausgesetzt. bei ihnen wurden
Beobachtungen mitgeteilt, in denen Jockeys im Laufe ihrer Karriere als Rennreiter in bis zu 200 Stürze verwickelt waren und neben einzelnen schweren Schädel-
Hirn-Verletzungen jeweils insgesamt etwa 20 Hirnerschütterungen erlitten hatten.
*Diese wiederholten und gehäuften Gewalteinwirkungen führen zu Hirndauerschäden,
die denen von Boxern gleichen.*

GOULDEN (1975) untersuchte 208 Verletzungen, die 57 Steeplechasejockeys über einen
10jährigen Zeitraum erlitten hatten. Die meisten schweren Verletzungen waren die Folge
von Stürzen vom Pferd, 85% der Verletzungen lagen oberhalb der Hüftlinie, der obere Teil
des Körpers schlug normalerweise auf den Boden zuerst auf. Ich sollte hervorheben, daß
GOULDEN, ein ärztlicher Berater für eine staatliche englische Versicherungsgesellschaft,
Hirnerschütterungen gar nicht erwähnt.

Vor allem wenn man sich der erschütternden Krankengeschichten von FOSTER et al. (1976) erinnert, die ich im folgenden ausführlich darstelle, so gewinnt man den Eindruck, daß wegen unzureichender Aufnahme der Anamnesen GOULDEN wohl nur ein verfälschtes Bild der Verletzungsrisiken von Steeplechase-Reitern erhielt. Es zeigt sich hier auch, wie verschieden die Ergebnisse von zwei Autoren sein können, wenn der eine ein einzelnes von einer Serie von Patienten erlittenes Unfallereignis sieht, während der andere alle von einem Patienten in seiner Laufbahn als Steeplechasejockey erlittenen Unfälle erfragt und untersucht.

FOSTER et al. (1976) berichteten über 5 *National Hunt Jockeys*, von denen einer an den Folgen einer schweren Hirnverletzung verstarb, während die anderen wegen Folgen von häufigen Schädel-Hirn-Verletzungen einen schweren Hirndauerschaden zeigten.

Fall 1: Ein 26jähriger *National Hunt Jockey* wurde im Koma 30 min nach Sturz von einem Pferd *eingewiesen*. Er war ein Rennreiter in den vorausgehenden 8 Jahren gewesen, war häufig gestürzt und hatte 10- bis 15mal eine Hirnerschütterung erlitten! Die letzte Commotio cerebri war 3 Wochen vor dem tödlichen Unfall erfolgt.

Bei der *Aufnahme* blutete der Patient aus Nase und Mund und zeigte Hautabschürfungen am rechten Ohr und an der linken Frontalregion. *Röntgenaufnahmen* des *Schädels* zeigten eine rechts parietotemporale Schädellängsfraktur. *Bohrlöcher* ergaben keinen Anhalt für epi- oder subdurale Blutungen. Er *starb* 5 Tage später.

Es bestand eine bilaterale Bronchopneumonie. Das 1580 g wiegende Gehirn zeigte deutliche Abplattungen der Windungskuppen und eine erhebliche Lazeration der lateralen und unteren Anteile des linken Temporallappens. Ein leichter Druckkonus war durch das Tentorium cerebelli erfolgt und es bestand eine Schnürfurche in den Kleinhirntonsillen. Es bestanden ausgeprägte Blutungen und hämorrhagische Erweichungen in der parasagittalen Hirnrinde bds. Das Corpus callosum war durch Blutungen fast völlig zerstört. Es bestanden ausgeprägte Blutungen in den Stammganglien rechts. Es lagen ausgeprägte primärtraumatische Hirnstammschäden vor: Die Substantia nigra war bds. beteiligt. Der Pons zeigte keine Blutungen.
Histologisch fanden sich in der oberen Brücke zahllose Retraktionskugeln. Das Kleinhirn zeigte Hinweise auf alte Hirnschäden. Die Purkinje-Zellen an der Unterfläche des Kleinhirns waren ausgefallen, Bergmann-Glia war in diesen Bereichen proliferiert.
Neben den schweren Schädel-Hirn-Verletzungen, die zum Tode dieses Patienten führten, liegen eindeutige Anzeichen für einen schweren Hirndauerschaden vor, der die Folge der häufigen früher erfolgten Stürze ist.

Fall 2: Der 36jährige *National Hunt Jockey* hatte ein Jahr vor der Untersuchung seinen Sport aufgegeben. Er schätzte, daß er an etwa 2000 Rennen teilgenommen hatte und etwa 200 Stürze erlitten hatte. In 20 davon hatte er schwere Hirnerschütterungen mit langer, oft für mehrere Tage anhaltender, posttraumatischer Bewußtlosigkeit erlitten! Ihm war vor 6 Jahren erstmals aufgefallen, daß sein Gedächtnis nachgelassen hatte und es stellten sich epileptische Anfälle (Temporallappenepilepsie) ein. Er habe déjà-vu-Erscheinungen, Eindrücke von Entpersonalisierung, olfaktorische Halluzinationen (Geruch von brennendem Fleisch) und Perioden, an die er sich nicht mehr erinnern konnte (traumatische Dämmerzustände). Er hatte solche Attacken auch bei einem Rennen gehabt, das er gewann. Das *EEG* war pathologisch.

Fall 3: Der *National Hunt Jockey* gab seine Rennlaufbahn in seinen frühen Zwanzigern auf, als er zerebrale Krampfanfälle entwickelte. Die erste schwere Hirnerschütterung hatte er nach Sturz vom Pferd im Alter von 11 Jahren. Zwischen 1970 und 1972 war er in mehrere Stürze verwickelt mit mehreren Frakturen. In 6 dieser Stürze war er bewußtlos für eine Zeit von wenigen Minuten bis zu mehreren Stunden. Beim letzten Sturz vor Aufgabe des Sportes hatte er eine parietookzipitale Fraktur links und Blutung aus dem linken Ohr. Er war für mehrere Tage bewußtlos. Er hatte eine retrograde Amnesie für 24 h und eine posttraumatische Amnesie, die sich über 10 Tage erstreckte. Ein *Echoenzephalogramm* in der akuten Phase zeigte eine Verschiebung nach rechts von 7 mm. Innerhalb von Wochen nach diesem Unfall wurde er erneut als reittauglich angesehen und unter Vertrag genommen. Er fühlte sich jedoch nicht wohl und zog sich vom Sport zurück. Sieben Monate nach dem letzten Unfall hatte er ein déjà-vu-Erlebnis, das unmittelbar von Gehörhalluzinationen gefolgt war mit einem zerebralen Krampfanfall. Zwei weitere Krampfanfälle führten ihn zur neurologischen Untersuchung. Er hatte linksbetonte Reflexerhöhungen und einen mäßig schweren Defekt beim Hacken- und Zehengang. Das *EEG* zeigte Störungen.

Fall 4: Der junge *Springreiter* ritt seit seinem 6. Lebensjahr. Er hatte seit 10 Jahren an Pferderennen teilgenommen, die letzten 6 Jahre als *National Hunt Jockey*. Er berichtete von Dutzenden von Stürzen, bei denen er mindestens 20mal bewußtlos war, manchmal für mehr als eine Stunde. Er hatte während seiner Karriere 10 Frakturen erlitten. Nach einem besonders schweren Sturz vom Pferd war er für 2 Tage bewußtlos gewesen und konnte sich nicht erinnern, das Krankenhaus verlassen zu haben. Letztlich hatte er weitere schwere Stürze erlitten und posttraumatische Amnesien für eine Stunde. Einen Monat vor der Untersuchung hatte er an einem Rennen teilgenommen, das er gewonnen hatte, er konnte sich aber nicht an die beiden letzten Sprünge und an das Passieren des Zielpfostens erinnern. Während der letzten Monate vor der Untersuchung hatte er déjà-vu-Erlebnisse und komplexe visuelle Halluzinationen. Er bemerkte, daß sein Gang zunehmend unsicherer wurde und er stieß gegen Objekte sowohl an der rechten wie an der linken Seite. Er klagte über schlechtes Konzentrationsvermögen, beim Lesen oder bei Konversationen hatte er Mühe, dem Inhalt zu folgen. Seine Merkfähigkeit war schlecht geworden und er hatte Schwierigkeiten beim Anziehen. Er hatte beiderseits erhebliche Gesichtsfeldeinengungen und eine typische ataktische Gangunsicherheit mit einer mäßiggradigen zerebellaren Koordinationsstörung.

Psychometrische Untersuchungen ergaben einen verbalen IQ von 82 und einen nichtverbalen IQ von 68. Es bestand ein erheblicher intellektueller Abbau, man nahm an, daß sowohl die rechte als auch die linke Großhirnhemisphäre geschädigt war. Er hatte ein ärmliches auditorisches Kurzzeitgedächtnis, Schwierigkeiten neue Inhalte zu speichern und Gedächtnislücken für Altgedächtnis. Sein visuelles Kurzzeitgedächtnis war ebenfalls schlecht.

Fall 5: Dieser Patient wurde in einer Ambulanz gesehen. Er war in seinen 20er Jahren und war als *National Hunt Jockey* 10 Jahre lang geritten. Nach einem Sturz im Jahre 1971 war er für 5–6 h bewußtlos gewesen. Ein Jahr später erlitt er einen anderen schweren Sturz mit Schädelfraktur und Bewußtlosigkeit für 7 Tage. Er kann sich an das Rennen selbst nicht erinnern. Das Gedächtnis setzt wieder ein bei einer Versammlung von Springreitern am Abend vor dem Rennen. Er war in einem Krankenhaus für eine Dauer von 2 Wochen und hatte eine posttraumatische Amnesie für 7 Tage. Nach dem letzten Unfall litt er an Dysphasien und Schwäche des rechten Armes und Beines. Die Schwäche bildete sich zurück. Er nahm das Springreiten wieder auf, klagte jedoch über vorzeitige Ermüdbarkeit, häufiges Gähnen; er war enthemmt, abrupt und taktlos, verlor leicht sein Temperament und war deprimiert. Er bemerkte Merkfähigkeits- und Urteilsstörungen. Trotz all dieser Beschwerden gewann er in jedem der letzten beiden Jahre ein größeres nationales Springreiten.

Die *Untersuchung* zeigte Gedächtnisschwäche und eine Hyperreflexie des rechten Armes. Nach Behandlung mit Antidepressiva nahm er 6 Monate später seinen Beruf als Springreiter wieder auf. Seither hat er 3 weitere Hirnerschütterungen erlitten. Trotz Behandlung mit Antidepressiva fühlt er sich deprimiert und zeigte Temperamentausbrüche. Die *psychometrische Untersuchung* ergab einen verbalen IQ von 101 und einen Leistungs-IQ von 85. Der klinische Psychologe vertrat die Meinung, daß dieser Patient eine leichte allgemeine Leistungsminderung erlitten hatte, mit stärkerer Beteiligung der linken Großhirnhemisphäre. Das *EEG* war leicht abnormal.

XX. Radball

Beim *Radball* können *schwere Stürze* mit *Aufschlag* auf den *Boden* auftreten. Die entstehenden Verzögerungstraumen sind durchwegs geschlossener Natur.

STEINBACH (1965) beschrieb eine ungewöhnliche Beobachtung, bei der sich eine traumatische Thrombose der A. carotis entwickelte.

Ein 24jähriger Radballer stürzte während Übungen so unglücklich, daß er mit geöffnetem Mund auf eine vorstehende Stange seines Lenkers aufschlug. Er war nicht bewußtlos und konnte ohne Hilfe nach Hause gehen. Er fühlte dann Schmerzen im Mund und spuckte Blut aus. Bei *Aufnahme im Krankenhaus* wurde eine Wunde des weichen Gaumens genäht. Nach einigen Stunden wurde er bewußtlos und erlangte das Bewußtsein nach 5 Tagen wieder. Er entwickelte eine schlaffe Lähmung der rechten Körperhälfte, die später spastisch wurde. Es traten eine rechtsseitige Fazialisparese hinzu und Sprachstörungen.

Röntgenaufnahmen des Schädels waren unauffällig. Das *EEG* zeigte schwere Veränderungen über der linken Großhirnhemisphäre. Das *PEG* ergab eine erhebliche Erweiterung der Seitenventrikel auf der linken Seite. Eine *traumatische Thrombose der linken A. carotis* wurde angenommen. Es trat keine Besserung auf.

XXI. Skilaufen

1. Epidemiologie

Im Jahre 1958 gab es etwa 3,5 Mill. Skiläufer in den USA, jeder von ihnen lief etwa 12 Tage Ski, so daß 42 Mio. Skiläufertage bestanden. Die mitgeteilte Verletzungshäufigkeit betrug 2,7 für 1000 Skiläufertage in patrouillierten Gebieten. Man darf daher mit etwa 110 000 Verletzungen infolge Skilaufens rechnen. Es darf aber angenommen werden, daß die Verletzungshäufigkeit erheblich größer ist und etwa 5 für 1000 Skiläufertage beträgt (ERSKINE 1959). Es ist statistisch gesichert, daß Skiunfälle zunehmen (ASANG 1962; TERBIZAN 1966 u. a.).

ASCHERL et al. (1982) führten statistische Untersuchungen über Verletzungsmuster und Verletzungshäufigkeit beim alpinen Skilaufen durch. Sie konnten zeigen, daß eine deutliche Abnahme der ehemals typischen Verletzungsformen vorlag. Schwere Schädel-Hirn-Verletzungen sind jedoch häufiger geworden.

FORSTER u. STROHMEYER (1984) werteten Skiunfälle des Winters 1981/1982 aus und verglichen sie mit einer vergleichbaren Untersuchung aus dem Jahre 1959/1960. Dabei fand sich eine deutliche Zunahme der schweren Kopfverletzungen.

GUBELMANN (1985) berichtete, daß jährlich in der Schweiz etwa 65 000 Skiunfälle mit 1 Milliarde Schweizer Franken Gesamtschaden beobachtet werden. Stürze und Zusammenstöße sind etwa gleich häufig. Zwischen 1970 und 1985 verminderte sich die Zahl auf etwa die Hälfte, wohl dank besserer Sicherheitsbindungen. Brüche haben um etwa 25–30% abgenommen.

Kasuistiken und *Serien* von *Verletzungen* des *Gesichts-* und *Hirnschädels* beim *Skilauf* wurden veröffentlicht von: LEGRAND (1903), VON SAAR (1913), MANDL (1925), MORITSCH u. RUMMELHARD (1931), KNOFLACH (1933), VON BRANDIS (1934), SPRENGER (1937), PETITPIERRE (1939), PRIETZEL (1940), KIENER 1940), HAID (1955), MENNING (1956), HORNOF u. SCHMIED (1956), BÄTZNER (1957), PATSCHEIDER (1961), KIRCHMAIR (1964), KRONSCHWITZ u. NAGEL (1964), FÖDISCH u. KLOSS (1966), TERBIZAN (1966), WALDHARD u. BURRER (1970), KLOSS u. SCHARFETTER (1971), ARNOLD u. ACKMAN (1973), WALDHARD (1973), DAVIS et al. (1977), OH u. SCHMID (1983), FORSTER u. STROHMEYER (1984), STROHECKER et al. (1984), ASCHERL et al. (1985), GUBELMANN (1985).

2. Unfallmechanismen

Abfahrtslauf und *Langlauf* lassen sich im Hinblick auf die Unfallrate kaum miteinander vergleichen. Der durchschnittliche Abfahrtsläufer erreicht Geschwindigkeiten von etwa 50 km/h; bei Abfahrtsrennen sind Geschwindigkeiten zwischen 100 und 130 km/h nicht ungewöhnlich. ERSKINE (1959) verwandte mit Absicht den Ausdruck Ballistik, denn ein Skiläufer, der mit solch einer Geschwindigkeit eine Abfahrt bewältigt, verhält sich, und hat viele Eigenschaften wie ein Flugkörper. Unfallsituationen ergeben sich bei Aufprall auf feste Objekte, wie Bäume, Felsen, Begrenzungen etc. oder Zusammenstoß mit anderen Skiläufern oder durch Verletzungen mit dem Sportgerät, wie Skistöcke oder Skispitzen. Die Vorwärtsbewegung beim Lauf, die plötzlich durch Hindernisse, tiefen Schnee oder mangelnde Technik verzögert wird, führt, da der Läufer durch sein Momentum weiter nach vorn getragen wird, zu Stürzen. Fast alle Typen von Schädel-Hirn-Verletzungen sind die Folge von Verzögerungstraumen.

Schädel-Hirn-Verletzungen können sich schließlich auch noch einstellen durch den *herumwirbelnden Ski*, der durch ein *Sicherheitsband* mit dem *Skischuh* verbunden ist, um einen Verlust bei plötzlichem Nachgeben der Sicherheitsbindung zu vermeiden. Normalerweise verursacht solch ein herumwirbelnder Ski lediglich Schnitte oder Prellungen der Weichteile des Schädels, jedoch berichteten KLOSS u. SCHARFETTER (1971) über 2 Beobachtungen mit Schädelfrakturen und epiduralen Hämatomen.

3. Häufigkeit von Verletzungen

MORITSCH u. RUMMELHARDT (1931) sahen Verletzungen des Gesichts- und Gehirnschädels beim Skilaufen in 2,64 % der Unfälle. Es lag eine schwere Schädelbasisfraktur vor sowie 5 Patienten hatten eine Commotio cerebri. Die Prozentzahl für Verletzungen des Kopfes beim alpinen Skilauf wurden von PETITPIERRE (1939) für den Zeitraum von 1930 – 1937 mit 2,5 %, von BÄTZNER (1957) für den Zeitraum von 1949 – 1955 mit 2,6 %, von BAUMGARTNER (1960) mit 4,5 %, von TERBIZAN (1966) für den Zeitraum von 1956 – 1963 mit 1,9 % und von PHILADELPHY (1970) mit 3,3 % angegeben.

Verletzungen als Folge von Skilaufen in Freiburg aus dem Wintersportgebiet des Schwarzwaldes, betrugen zwischen 1949 und 1956 790. Von ihnen hatten 25 (2,6 %) Schädel-Hirn-Verletzungen, darunter 11 Schädelfrakturen (BÄTZNER 1957). In der Serie von TERBIZAN (1966) von 4224 Skiverletzungen waren 74 oder 1,5 % Schädel-Hirn-Verletzungen. Gehirnerschütterungen machten 4 % aller Kopfverletzungen aus.

HAID (1955) berichtete über 14 tödliche Skiverletzungen, die in der Chirurgischen Universitätsklinik Innsbruck von 1914 – 1954 behandelt worden waren. Einzelheiten finden sich in Tabelle 31. Die 14 tödlichen Skiunfälle, die sich im Verlauf von 14 Jahren ereigneten, ergaben eine durchschnittliche jährliche Mortalität von 1,27. Nach gut fundierter Schätzung stellt Innsbruck allein an einem schönen Sonntag 35 000 Skiläufer (MARBERGER 1952), wobei die meisten bis zu 10 Abfahrten unternehmen. In Tirol kann durchschnittlich mit 7 – 8 Mio Abfahrten pro Winter gerechnet werden. Das Mortalitätsrisiko des Skiläufers wäre somit ein Sechsmillionstel (HAID 1955).

Der Kopf war beim Skilaufen bei Männern in 16 % und bei Frauen in 10 % aller Verletzungen beteiligt, die Hals-/Nackenregion bei beiden Geschlechtern in 1 % (ARNOLD u. ACKMAN 1973).

WALDHART (1973) fand in Übereinstimmung mit PETITPIERRE (1939) sowie BREITNER (1953), daß die Mehrzahl der Verletzungen die Altersgruppe zwischen 21 und 30 Jahre betraf, gefolgt von der Gruppe der Jugendlichen zwischen 11 und 20 Jahren, und nicht die der über 40jährigen, wie PETITPIERRE angegeben hatte.

Tabelle 31. Tödliche Skiverletzungen im Einzugsgebiet der Chirurgischen Universitätsklinik Innsbruck (1911–1951). (Aus HAID 1955)

Zahl	Datum	Beruf, Alter	Unfallmechanismus	Verletzung	Eintritt des Todes	Todesursache
1	20.3.1944	Soldat, 20 Jahre	Mit dem Kopf gegen einen Baum gefahren	Schädelbasisbruch	nach 24 h	Durch Schädelbasisfraktur Zerreißung d. Art. carot. int.
2	16.2.1946	Hochschüler 25 Jahre	Sturz gegen einen Baumstrunk	Rippenbruch und innere Verletzungen	nach 2 Tg.	Rippenfraktur, Leberriß
3	29.12.1946	Schüler 15 Jahre	Mit dem Rippenbogen auf einen Wegrand gestürzt	Thoraxkontusion, innere Verletzung	nach ½ h	Verblutung infolge Lungen-, Leber- und Nierenrupturen
4	9.3.1947	Schüler 12 Jahre	Beim Skispringen von einem Konkurrenten auf den Kopf getroffen	Schädelbruch	nach ½ h	Ausgedehntes Bruchsystem des Hirnschädels mit Hirnquetschung
5	1947–1948	franz. Soldat	Zusammenstoß aus voller Fahrt, beide tot	Multiple Frakturen und innere Verletzungen	nach 2–3 h	Nicht obduziert
6	1947–1948	franz. Soldat				
7	1948–1949	franz. Soldat	Gegen einen Baum gefahren	Schädelbruch	nach ½ h	Nicht obduziert
8	6.1.1951	Lehrling 17 Jahre	Gegen einen Baum gefahren	Schädelbasisbruch	nach 3 h	Nicht obduziert
9	4.3.1951	Buchdrucker 25 Jahre	Selbst stehend von einem anderen Skiläufer angefahren	geringfügige Schwellung li. Halsseite	nach 20 h	Hirnlähmung durch autochthone Thrombose d. A. car. int.
10	12.1.1953	Skilehrer 27 Jahre	Im Sturz an einen Felsblock geschleudert	Oberschenkelbruch, Beckenbruch, innere Verletzungen?	nach 6 Tg.	Oberschenkelbruch, Beckenbruch, Leberriß, *massive Fettembolie*
11	20.1.1954	Austral. Student 26 Jahre	Mit dem Kopf auf einen Stein gestürzt	Schädelbasisbruch	nach ½ h	Nicht obduziert
12	17.2.1954	Metzger 24 Jahre	Aus der Piste nach abwärts in eine Baumgruppe geflogen	Thorax-, BWS- und innere Verletzungen	sofort	Fraktur des 10. Brustwirbels, Abriß der Aorta thor. Lungenriß
13	15.4.1954	Studienassessor	Über eine Wächte gefahren, Sturz über 200 m hohe Felswand	multiple Frakturen und innere Verletzungen	nach 8 Tg. tot geborgen	Nicht obduziert
14	18.4.1954	Arzt, 49 Jahre	Sturz auf harter Bahn	Schädelbasisbruch, HWS-Fraktur	nach 5 min	Nicht obduziert

4. Auswahl aus in der Literatur mitgeteilten Kasuistiken und Serien

Schädel-Hirn-Verletzungen beim Skilaufen wurden von KNOFLACH (1933) beschrieben. In 2 Fällen handelte es sich um Fissuren der Scheitel-/Stirnregion bei schweren Stürzen auf den Kopf bei vereister Piste. Einmal kam es dabei zu einer Schädelbasisfraktur.

Drei weitere Skiläufer fuhren gegen Bäume. Ein typisches Beispiel hierfür folgt:

31jähriger Skiläufer fuhr im Schuß gegen einen Baum. Er war sofort bewußtlos. Blutung aus der Nase, Erbrechen. Reagiert in der *Klinik* zunächst auf Anrufe, ist dann wieder bewußtlos. Schmerzhaftes Hämatom der rechten Stirngegend und der rechten Augenlider. *Röntgenologisch* ziehen 3 breite Frakturlinien vom Stirnbein über Scheitel- und Schläfenbein nach hinten, eine weitere gegen die Basis zum Planum sphenoidale. Die vordere Wand der Stirnhöhle ist eingedrückt. Keine neurologischen Herdsymptome. Kann nach 4 Wochen entlassen werden, ein Jahr später außer leichter Geruchsstörung gesund.

In 16 Fällen lagen Gehirnerschütterungen vor, 14mal war die Ursache ein Aufschlagen des Kopfes auf Steine, Holzblöcke und ähnliche Gegenstände. Die Bewußtseinsstörungen schwankten zwischen 30 min und 48 h.

OH u. SCHMID (1983) teilten die Kasuistik einer tödlichen säbelhiebähnlichen Spaltungsverletzung von Gesicht und Schädelkalotte eines Skifahrers mit, der von der Piste abgekommen war und gegen einen Fels geprallt war.

STROHECKER et al. (1984) behandelten im Zeitraum von November 1981 bis März 1982 33 Patienten stationär, die eine Schädel-Hirn-Verletzung beim Skilaufen erlitten hatten. Bei 4 Patienten erfolgte wegen intrakranieller Hämatome eine Kraniotomie. Ein Patient hatte einen bleibenden neurologischen Defekt, 2 Patienten befinden sich in einem apallischen Syndrom und 4 Patienten verstarben.

5. Skistockverletzungen im Bereich des Gesichtsschädels

KNOFLACH (1933) berichtete über Skistockverletzungen am Kopf oder im Gesicht.

31jähriger Apotheker stürzt mit dem Gesicht auf das stumpfe Ende des Skistocks. Benommenheit, schwerer Schock. Lappenwunde medial vom inneren Augenwinkel rechts. Großes Lidhämatom. Zerstörung der medialen Hälfte der Kornea, Irisprolaps. Links Protrusio bulbi: Quere Fraktur des Os frontale. *Operative Freilegung* der *Fraktur.* Abtragung der imprimierten Teile des Os frontale, des Siebbeins und der Lamina papyracea, letztere auf der linken Seite gegen die Orbita zu eingedrückt, wird entfernt. Das linke Auge ist amaurotisch.

44jähriger Ingenieur stürzt beim Skilaufen und stößt sich dabei den Knauf des Skistocks gegen das rechte Auge. Keine Bewußtlosigkeit, kein Erbrechen, leichte Blutung aus der Nase. Bei *Aufnahme* in die *Klinik* Lidhämatom rechts, Schwellung über dem Stirnbein, am Orbitalbogen. Keine offenen Wunden. *Röntgenologisch* findet sich eine Impression der Vorderwand der rechten Stirnhöhle. *Operative Freilegung* des Orbitalbogens, es ist die ganze Vorderwand der rechten und ein Teil der linken Stirnhöhle eingedrückt, die Splitter werden entfernt. Auch die Hinterwand der Stirnhöhle der rechten Seite ist zersplittert, ebenso das ganze Orbitadach.

Die Dura liegt frei, ist jedoch nirgends eröffnet. Entfernung von Knochensplittern und eines etwa 5 cm großen Brillenglassplitters. In den folgenden Tagen zeitweise Desorientiertheit, Korsakowscher Symptomenkomplex. Rapider Verfall. Am 38. Tag nach der Verletzung *Exitus* letalis. Die *Obduktion* zeigt einen großen Zerstörungsherd im Gebiet des rechten Gyrus rectus und einen großen, bindegewebig abgekapselten Blutungshohlraum im rechten Stirnhirn.

6. Traumatische Thrombosen der A. carotis bei Skiverletzungen

Verletzungen durch Skistöcke. Sowohl die *Skistockspitze* als auch der *stumpfe Knauf* können zu schweren und tödlich ausgehenden Verletzungen und Thrombosen der A. carotis führen (LEGRAND 1903; KIENER 1940; PRIETZEL 1940; FÖDISCH u. KLOSS 1966). Die *Gewalteinwirkung gegen den seitlichen Hals* kann sowohl *stumpf* als auch *penetrierend* sein. Die *Verletzung* der *A. carotis int.* kann sich aber auch entwickeln nach *Eindringen des Skistockes* in die *Mundhöhle*, wie in der zweiten Beobachtung von FÖDISCH u. KLOSS.

Die erste tödliche Verletzung einer A. carotis beim Skifahren wurde von LEGRAND (1903) mitgeteilt.

Traumatische Thrombosen der *A. carotis* nach *Skiverletzungen* wurden von LEGRAND (1903), SAAR (1913), MANDL (1925), KNOFLACH (1933), SPRENGER (1937) HAID (1955), KIRCHMAIR (1964), KRONSCHWITZ u. NAGEL (1964), FÖDISCH u. KLOSS (1966), KLOSS u. SCHARFETTER (1971) beschrieben.

7. Traumatischer thrombotischer Verschluß der A. carotis durch Gewalteinwirkung auf die Halsregion

Über eine weitere traumatische Thrombose der A. carotis nach stumpfer Gewalteinwirkung auf die Halsregion wurden von KIRCHMAIR (1964) berichtet. Es handelte sich um einen 49jährigen Patienten, der beim Skilaufen einen Sturz erlitten hatte, bei dem er auf die Seite gefallen war. Er setzte nach kurzer Benommenheit das Laufen fort. Am folgenden Tag hatte der Patient beim Skilaufen Übelkeit, Schwindelgefühl und Benommenheit. Im Verlauf der nächsten Stunden traten Kopfschmerzen, Sprach- und vorübergehend auch Sehstörungen auf. Der herbeigerufene Arzt stellte die Verdachtsdiagnose eines apoplektiformen Insultes und wies den Patienten *stationär* ein. In der Zwischenzeit war eine linksseitige Halbseitenlähmung aufgetreten. Außerdem lag eine motorische Aphasie vor. Am 4. Tag nach dem Unfall wurde eine *Karotisangiographie* rechts durchgeführt. Es zeigte sich etwa 2 cm nah dem Abgang der A. carotis int. aus der A. carotis comm. ein kompletter Verschluß, der sich nach unten als scharfrandig und konvex abgrenzte. Unmittelbar danach wurde eine Gefäßfreilegung eingeleitet, es zeigte sich, daß die A. carotis int. kurz nach ihrem Abgang mäßig aufgetrieben und von Thromben gefüllt war, die kranialwärts das Gefäßlumen bis zum Eintritt in den Canalis caroticus ausfüllten. Es wurde eine *Thrombektomie* ausgeführt und ein etwa 8 cm langer grauroter Thrombus entfernt. Eine 48 h später durchgeführte *Kontrollangiographie* zeigte einen der Erstuntersuchung identischen Befund mit neuerlichem Verschluß der A. carotis int. Es wurde eine Revision des Operationsgebietes durchgeführt.

Die A. carotis int. war durch Thromben ausgefüllt. Eine Beeinflussung der Hemiparese war nicht eingetreten. Eine *erneute Karotisangiographie* ergab wieder einen Verschluß der A. carotis int. durch Thromben. Die Sprachstörungen besserten sich zusehends.

FÖDISCH u. KLOSS (1966) veröffentlichten 2 typische Krankengeschichten von traumatischer Thrombose der A. carotis nach Skistockverletzungen. Beim *1. Fall* fand eine stumpfe Gewalteinwirkung gegen den Hals statt. Bei der *2. Beobachtung*, die später folgte, stieß sich ein Skiläufer beim Sturz das stumpfe Ende des Skistocks in den Mund.

Ein 25jähriger Skiläufer wurde auf einer stark befahrenen Piste, als er sich stehend etwas ausruhen wollte, von einem 2. Läufer angefahren und stürzte um. Er richtete sich sofort wieder auf, war nur kurze Zeit benommen und wollte die Fahrt fortsetzen. Dem Skiwildling, der anscheinend mit der Faust oder dem Kopf des Skistockes die linke Halsseite des Gestürzten getroffen hatte, war nichts zugestoßen. Ein Polizist des Streifendienstes, der den Unfall beobachtet hatte, stellte lediglich eine kaum schmerzhafte Schwellung im Bereich der linken Halsregion fest, bewog den jungen Mann aber doch, die kurze Strecke zur Bergstation mit ihm zu Fuß zurückzulegen und die Heimfahrt mit der Seilbahn anzutreten. Während des Aufstieges konnte der Patient plötzlich nicht mehr sprechen und bald danach verspürte er eine Unsicherheit und Schwäche in der rechten Hand.

Bei der *stationären Aufnahme* bestand eine rechtsseitige Hemiparese und eine motorische Aphasie. Nur mit Mühe konnte der Patient von der Notwendigkeit einer stationären

Aufnahme überzeugt werden. Zunahme der Halbseitenlähmung während der Nacht. Verschlechterung des Allgemeinbefindens und Eintrübung des Sensoriums. Unter dem Verdacht einer intrakraniellen Blutung wurde am nächsten Morgen eine linksseitige *Trepanation* durchgeführt, die aber weder ein epidurales noch ein subdurales Hämatom zeigte. Der Patient verstarb bald danach, insgesamt 20 h nach dem Unfall.

Bei der *Sektion* fand sich die linke A. carotis int. und der Anfangsteil der A. cerebri med. der gleichen Seite durch einen derben Thrombus völlig verschlossen. Nach Freilegung der entsprechenden Teile der Schädelbasis ergab sich, daß die A. carotis int. in ihrem Verlauf vom Foramen caroticum ext. über den Canalis caroticus, Sulcus caroticus, Sinus cavernosus bis zur Einmündung in die Schädelhöhle thrombotisch völlig verschlossen war.

Daß nicht alle schweren intraoralen Verletzungen durch Skistöcke zu einer traumatischen Thrombose der A. carotis führen, zeigt eine Beobachtung von SPRENGER (1937), der über einen 20jährigen Skiläufer berichtete, der beim Abfahrtslauf stürzte, wobei ihm der Skistock in die Mundhöhle gedrückt wurde. Die Unterlippe war verletzt und eine etwa 2 cm lange Wunde lag in der rechten vorderen Gaumenregion und erstreckte sich in den Peritonsillarraum. Die Wunde wurde genäht und der Patient hatte eine vollständige Besserung.

8. Traumatischer thrombotischer Verschluß der A. carotis durch Skistockverletzung im Mund

PRIETZEL (1940) veröffentlichte eine Beobachtung eines 15jährigen, der am Übungshang stürzt und sich dabei den etwas abgesplitterten Handgriff des Haselnußskistockes in den Mund stößt. Der Verletzte entfernte selbst den in den weichen Gaumen eingedrungenen Skistock. Dabei trat eine stärkere Blutung auf. Ungefähr 5 h nach der Verletzung *Aufnahme* in einer *Klinik*. Abbruch von 3 Zähnen. Der weiche Gaumen zeigte eine 3–4 cm lange, von der Uvula bis zum 2. oberen Molaren verlaufende, von Blutgerinnseln erfüllte Rißquetschwunde mit unregelmäßig aufgeworfenen Wundrändern. Der rechte hintere Gaumenbogen war aufgerissen. An der rechten Halsseite fand sich eine geringgradige, druckschmerzhafte Schwellung. *Wundrevision*. Die *neurologische Untersuchung* am nächsten Tag ergab eine komplette Halbseitenlähmung links, der Patient war tief bewußtlos. Am folgenden Morgen *Exitus letalis.*

Die bei der *Sektion* vorgenommene Untersuchung des Gehirns zeigte im Ausbreitungsgebiet der A. cerebri med. rechts eine ausgedehnte, z. T. hämorrhagische, z. T. anämische Erweichung. Der Nucleus caudatus und Nucleus lenticularis waren vollständig durchblutet. In der rechten A. cerebri med. fand sich innerhalb der Sylvii-Furche ein Embolus. Die genauere Präparation der Halsweichteile zeigte einen Wundgang, der sich ausgehend vom weichen Gaumen, zwischen dem rechten Kopfnicker und der tiefen Halsmuskulatur bis gegen den Warzenfortsatz nach oben hin erstreckte. Am Grund des Wundbettes war die A. carotis int. unmittelbar vor ihrem Eintritt in den Canalis caroticus spindelig aufgetrieben und fühlte sich derb an.

Bei der Untersuchung der A. carotis int. durch Präparation und an histologischen Schnitten zeigten die beiden inneren Schichten der Gefäßwand Querrisse, stromaufwärts 15 mm und stromabwärts 25 mm weit, fast rundum von der Adventitia (nicht innerhalb der Media) abgelöst. Die abgelösten inneren Schichten waren kegelförmig zusammengezogen. Im Bereich der Wandschädigung war sowohl der Rest der alten Lichtung wie der Spaltraum zwischen Mittel- und Außenhaut von einem gemischten Thrombus erfüllt, der sich bis in den Canalis caroticus fortsetzte.

Bei dem 2. von FÖDISCH u. KLOSS mitgeteilten Fall von traumatischer Thrombose der A. carotis war zu einer Verletzung der A. carotis vom Mund aus gekommen.

9. Verletzungen des Gesichts- und Gehirnschädels durch Skispitzen

Penetrierende Verletzungen des *Gesichts- und Gehirnschädels* können aber auch durch scharfe Kanten der aufgebogenen Skispitzen verursacht werden, wie KRONSCHWITZ u. NAGEL (1964) berichteten.

Die Skispitzen können Verletzungen im Bereich des Gesichtsschädels verursachen (VON SAAR 1913; MANDL 1925; KNOFLACH 1933).

KNOFLACH (1933) berichtete über eine penetrierende Verletzung oberhalb des linken Auges mit Beteiligung der vorderen Schädelgrube.

40jähriger stürzt auf die Skispitze, welche ihm oberhalb des linken Auges eindringt. Benommenheit, mehrfach Erbrechen. Es findet sich knapp unterhalb des linken Orbitalbogens eine 4 cm lange, das Oberlid durchtrennende Wunde. Der Bulbus des linken Auges ist vollkommen zertrümmert. Im oberen Orbitaldach findet sich eine 1 cm klaffende Splitterfraktur. Der Knochen wird soweit abgetragen, bis die Dura frei liegt. In dieser ist ein Schlitz, durch welchen Gehirnreste vorquellen. Einige imprimierte Knochensplitter werden entfernt. Bei einer Nachuntersuchung nach 4 Jahren geht es dem Patienten gut.

10. Schädel-Hirn-Verletzungen bei Verlust eines Skibrettes, das mit einem Fangriemen befestigt ist

Moderne Skier haben Sicherheitsbindungen, die sich bei Überschreiten bestimmter Kräfte automatisch öffnen. Um den Verlust des Skis zu verhindern, ist er mit einem Fangriemen am Knöchel des Skiläufers befestigt. Dabei kann der Ski herumwirbeln und den Läufer verletzen. Das ist besonders dann gefährlich, wenn der Fangriemen aus elastischem Material hergestellt ist. Normalerweise führen solche Zwischenfälle lediglich zu Prellungen oder Platzwunden im Gesicht. KLOSS u. SCHARFETTER (1971) berichteten jedoch über 2 Fälle, bei denen ein bei einem Sturz freigegebener Ski Schädelfrakturen mit einem epiduralen Hämatom verursachte.

XXII. Skispringen

Von KNOFLACH (1933) stammt die Bemerkung, daß jeder, der bei einem *Skispringen* zuschaue, dasselbe für eine halsbrecherische Aktivität ansehen müsse. Wie sich zeigen wird, ist die Verletzungsrate bei diesem gut überwachten Sport keineswegs hoch. Gefährdet ist vor allem der Beginner, der an kleinen Sprungschanzen trainiert hat, bevor er in Wettkämpfen von großen Schanzen springt. Daher nehmen Jugendliche in der Altersgruppe von 14–19 Jahren den größten Prozentsatz verletzter Springer ein (KNOFLACH 1933). Insgesamt sind Verletzungen nach Skispringen nicht häufiger als bei Abfahrtsläufen. Die Erklärung für diese zunächst überraschende Tatsache liegt darin, daß Skispringen ein gut überwachter Sport ist. Die Unfallverhütung wird dadurch sehr wirkungsvoll, daß Springen bei Vorliegen von ungünstiger Wetterlage, wie starken und böigen Winden oder vereister Aufsprungflächen nicht ausgetragen werden.

Skisprungschanzen haben eine Höhe von 20–189 m. Die letztgenannten werden auch Skiflugschanzen genannt.

Der Winkel der Schanze ändert sich am Absprung; bei Geschwindigkeiten des Springers von etwa 100 km/h auf 70 und 90 m Schanzen kann er in dieser Region seine Ballance verlieren und entweder schon auf der Schanze, oder wegen eines fehlerhaften Absprunges beim Aufsprung auf den Aufsprunghügel stürzen.

Schädel-Hirn-Verletzungen können dann auftreten, wenn der Springer zuviel Vorlage hat und bei der Landung nach vorn katapultiert wird. Stürze nach rückwärts sind weniger häufig.

JOHANSEN (1955), der eine Serie von 89 Unfällen untersuchte, fand, daß in 22% der Gesichts- und Gehirnschädel beteiligt war. Hirnerschütterungen waren relativ häufig.

Über einen ungewöhnlichen Unfall berichtete KNOFLACH (1965). Während ein 12jähriger die Aufsprungrampe vorbereitete, sprang ein anderer Jugendlicher von der Schanze und landete beim Aufsprung direkt auf dem 12jährigen. Es bestanden bei dem zu Boden Geschleuderten schwere kontusionelle Schäden an Groß- und Kleinhirn im sog. Contrecoupbereich vergesellschaftet mit einem subduralen Hämatom und schwersten Berstungsbrüchen. Der sofort Bewußtlose verstarb etwa 30 min nach der Verletzung (HUFNAGEL u. RANKE 1962).

XXIII. Rodeln

Ein- und zweisitzige *Rennrodel* erreichen auf Rodelbahnen Durchschnittsgeschwindigkeiten von etwa 95 km/h und Spitzengeschwindigkeiten von etwa 120 km/h. Die in Kurven gemessenen Gravitationskräfte betragen in supiner Position des Rodlers mehr als 4 g.

SCHMIDT (1985) berichtete über einen tödlichen Unfall auf der Kunsteisbahn am Königssee, wobei ein Jugendlicher, vermutlich als Folge eines „Black-out", in einer Kurvenkombination ohne Lenkreaktion senkrecht nach oben fuhr und dabei mit seinem Kopf gegen den Eisenmast eines Fanggitters geschleudert wurde.

Die von KNOFLACH (1933) mitgeteilten Fälle stammen noch aus einer Zeit, in der derartige Geschwindigkeiten wie auf modernen Rodelbahnen nicht erreicht wurden. Dennoch war auch damals bei Kollisionen der Kopf häufig beteiligt. Der Autor sah 3 Fälle mit schweren Hirnerschütterungen und 3 weitere mit Schädelbrüchen.

Zweiunddreißigjährige Frau verunglückte abends beim Rodeln. Genauer Vorgang wegen retrograder Amnesie nicht bekannt. Starke Blutung aus Kopfwunden, Erbrechen. Starkes Lidhämatom links, Rißwunden lateral vom Auge bis zum Ohr, von dort bis zum Scheitel und gegen die Stirn. *Röntgenologisch* fand sich eine Impressionsfraktur der linken Schläfenschuppe. Bei *Operation* Blutung aus A. meningea med. Tamponade der Wunde, Situationsnähte. Weiterer Verlauf o. B.

KNOFLACH (1933) stimmte von SAAR nicht zu, der meinte, Kopfverletzungen beim Rodeln seien selten.

XXIV. Bobsport

Bobrennen werden auf Kunsteisbahnen abgehalten, die eine Länge von 1200 m bei einem durchschnittlichen Gefälle von 8% haben. Bei neuangelegten Bahnen besteht die Auflage, daß die Gravitationskräfte nicht mehr als 4 g betragen dürfen. Der Zweierbob darf einschließlich Mannschaft bis zu 390 kg, der Viererbob bis zu 630 kg wiegen. Mannschaften, die die erlaubten Höchstgewichte nicht erreichen, dürfen die zum Maximalgewicht fehlenden Gewichte am Bob anbringen. Die von Bobschlitten erreichten Höchstgeschwindigkeiten liegen bei 130 km/h.

Die Gefahr von Schädelverletzungen besteht, wenn ein Bobschlitten in einer Kurve aus der Bahn gerät und gegen ein Hindernis anstößt, wobei es zu einer plötzlichen Verzögerung kommt, oder wenn es in unkorrekt angefahrenen Kurven zum Umkippen des Bobschlittens kommt.

Wegen des hohen Gewichtes und der großen Geschwindigkeiten des Schlittens kommt es bei Kollisionen zu erheblichen Verzögerungskräften. Naturgemäß ist der vorn sitzende Fahrer am stärksten gefährdet.

ALLARIA (1952) berichtete über 78 verletzte Bobsportler, die in Cortina d'Ampezzo, Italien, behandelt wurden. Kopf- und Torsoverletzungen lagen bei 35% vor. Am meisten gefährdet ist der vorn sitzende Boblenker.

XXV. Eislaufen

Schädel-Hirn-Verletzungen beim *Eislaufen* können die *Folge* von *Stürzen* auf die *Eisfläche, Zusammenprall* mit *anderen Läufern* oder *Barrieren* sein. Nach BIENER u. MÜLLER (1973) ist der Sturz auf die Eisfläche (62% aller Unfälle) die weitaus häufigste Unfallart, als zweithäufigste Unfallursachen fanden sich Zusammenstöße (22% aller Unfälle). Stürze gegen die „Bande" machen bei Männern 13% aus, sie kamen bei Frauen nicht vor. Auch COVENTRY (1965) kam zu dem Schluß, daß die meisten Verletzungen die Folge von Stürzen waren. In der Serie von JOHANSEN (1955) von 363 Verletzungen (243 Männer und 120 Frauen) fanden sich Verletzungen des Gesichts- und Gehirnschädels bei Männern in 32%, bei Frauen nur in 9%. Von den 806 Läufern, die in den Jahren 1957 und 1958 die Erste Hilfe Stelle der künstlichen Eisbahn in Basel, Schweiz, in Anspruch nahmen, hatten 29 eine Commotio cerebri. In der Serie von BIENER u. MÜLLER (1973) war die Kopfregion am häufigsten verletzt. Von insgesamt 4200 Verletzungen bei 2910 Unfällen waren allein 940 Kopfverletzungen. Dabei standen neben Prellungen, Quetschungen und Schürfwunden die Gehirnerschütterungen mit 250 Fällen im Vordergrund. Bei den Männern war in 25% aller Verletzungen der Kopf beteiligt, bei den Frauen in 17% (BIENER u. MÜLLER 1973).

Bei Stürzen mit dem Hinterkopf auf die Eisfläche (der Abstützmechanismus der Hände und Arme wird dabei nicht wirksam) können schwere Verzögerungstraumen des Kopfes mit Knochenfrakturen, Kontusionsherden am Gegenpol und intrakraniellen Blutungen auftreten.

XXVI. Eishockey

Schädel- und *Schädel-Hirn-Verletzungen* beim *Eishockey* können durch den *Schläger, die Scheibe („Puck"), die Schlittschuhe,* durch *„Bodychecks", Stürze* und die *Spielfeldeinfassung* erfolgen.

Über *Verletzungen* des *Gesichts-* und *Gehirnschädels* beim *Eishockey* berichteten SCOTT (1959), TOOGOOD u. LOVE (1966), FEKETE (1968), REEVES u. MENDRYK (1972), NAPRAVNIK (1972), HORNOF u. NAPRAVNIK (1973), FERRIENCIK (1979) und BULL (1985).

In einer Zusammenstellung von TOOGOOD u. LOVE (1966) fanden sich 17 (33%) Verletzungen von Gesichts- und Kopfschädel durch Schläger, 13 (18%) Verletzungen durch die Scheibe („Puck"), 12 (16%) durch die Schlittschuhe, 12 (16%) durch „Bodycheck" und 10 durch Stürze. Die durchschnittliche Häufigkeit von Eishockeyverletzungen betrug etwa 36 per 1000 Spielern (REEVES u. MENDRYK 1972). Der Kopf war mit 56% am häufigsten verletzt. Die Mehrzahl betraf den Gesichtsschädel. 52% der Schädel-Hirn-Verletzungen, der Gesichtsschädel ausgenommen, betrafen Spieler, die keinen Helm trugen. 73% von diesen Schädel-Hirn-Verletzungen betrafen den Torhüter, ¾ von ihnen waren die Folge von Gewalteinwirkungen durch den „Puck" und führten zu Lazerationen und/oder Kommotionen. Hervorzuheben ist, daß 88% der Spieler, die eine Commotio cerebri erlitten, einen Schutzhelm trugen. Die Ursache der Hirnerschütterung war in 38% die Folge von Kollisionen mit der Spielfeldeinfassung. In 82% der berichteten Unfälle war kein Arzt zugegen. Nach Angaben von HORNOF u. NAPRAVNIK (1973) wurden in der Tschechoslowakei in den Jahren 1967 und 1968 3895 Verletzungen bei 65881 Spielern registriert. Die meisten Verletzungen betrafen den Kopf (36,7%).

Die häufigsten Verletzungsursachen sind der Hockeyschläger mit 33% aller Verletzungen, der „Puck" in 18%, die Spielfeldeinfassung mit 16% und „Bodychecks" mit 12% (REEVES u. MENDRYK 1972).

Die *Scheibe („Puck")* besteht aus Hartgummi, hat eine Größe von 7,5 × 2,5 cm und wiegt 170 g, sie kann „gedrillt" werden und dabei eine Geschwindigkeit von 180 km/h erreichen. Der Typ der Gesichtswunden hängt von der Art ab, wie der „Puck" aufschlägt, entweder flach oder mit der Kante. Im letzteren Fall können Impressionsfrakturen auftreten.

Der *Schläger* kann zu Verletzungen an ungeschützten Körperstellen führen. Ein Schläger mit voller Kraft geschwungen besitzt eine hohe Geschwindigkeit und bei einem

Gewicht von 1,5 und 2 Pfund kann er mit einer geschätzten kinetischen Energie von 72 foot pounds auftreffen (FEKETE 1968).

Der *Torhüter*, der eine *Schutzmaske* aus *Kunststoff* trägt, ist gegen das Gesicht treffende Pucks nur relativ geschützt, denn bei hohen Geschwindigkeiten des Pucks kommt es zu derartiger Deformierung der Gesichtsmaske, daß eine umschriebene Gewalteinwirkung gegen das Gesicht zustande kommt.

In gleicher Weise können der Hockeyschläger und Schlittschuhe, wenn sie ungeschützte Teile des Kopfes treffen, Hautverletzungen, Schädelfrakturen und intrakranielle Blutungen verursachen.

Es ist schwer verständlich, daß auch heute noch Spieler, selbst Torhüter, das Eis betreten, ohne einen Schutzhelm zu tragen.

BULL (1985) teilte die Krankengeschichte eines 12jährigen Spielers mit, der Eishockey spielte, ohne einen Helm zu tragen. Er wurde von einem Hockeyschläger im Bereich der linken Parietalregion getroffen. Er war kurz bewußtlos, konnte aber selbst nach Hause gehen. Nachdem er für etwa 1 ½ h ferngesehen hatte, entwickelte er Kopfschmerzen und Somnolenz. Er wurde unmittelbar einem *Krankenhaus* überwiesen. Etwa 2 h nach der Gewalteinwirkung zeigte er rechtsseitig eine erweiterte Pupille, wurde bewußtlos und hatte beiderseits einen Babinski. Auf beiden Kopfseiten wurden *Böhrlöcher* angelegt. Linksseitig wurde ein massives epidurales Hämatom gefunden. Es wurde eine *Kraniotomie* durchgeführt, wobei eine heftige Blutung aus dem linken Gyrus lateralis unter Kontrolle gebracht wurde. Der Patient wurde wieder ansprechbar, *verstarb aber* noch in tabula infolge eines therapieresistenten Lungenödems. Die Zeitspanne zwischen Verletzung und Tod betrug nur 3 h.

Aber selbst bei Spielern, die einen Schutzhelm tragen, können Impressionsfrakturen des Schädels und Hirnerschütterungen vorkommen.

Ein derartiger Fall ist von FERRIENCIK (1979) mitgeteilt worden bei einem Spieler, der einen Helm trug, der wohl keinen ausreichenden Schutz gegen Kompressionskräfte aufwies, der eine Impressionsfraktur des Schädels mit einem Kommotionssyndrom davontrug.

FEKETE (1968) berichtete über zwei junge Eishockeyspieler, die beide Schutzhelme trugen und kurze Zeit nach Kopfverletzungen starben.

Fall 1: 16jähriger schlug mit der linken Schläfe auf das Eis auf, war sofort bewußtlos, hatte erweiterte reaktionslose Pupillen und *starb* 2 h später im Krankenhaus. Die *Autopsie* zeigte in der linken Temporalmuskulatur eine frische Blutung. Der Schädel war intakt. Es lag eine bilaterale subdurale Blutung vor. Die Kleinhirntonsillen waren in das Foramen occipitale magnum herniert. Außerdem lagen kleinere Kontusionsherde vor.

Fall 2: Ein 16jähriger Spieler erfuhr mit dem Schläger einen Schlag gegen die rechte Schläfenregion, erlitt einen Schädelbruch, verlor bald das Bewußtsein und *starb* innerhalb von 6 h mit erweiterten reaktionslosen Pupillen.

Die *Autopsie* zeigte Abrasionen der Kopfhaut über der rechten Schläfe. Auch hier lag eine Blutung der Temporalmuskulatur vor. Es bestand eine Impressionsfraktur rechts temporal. Die Fraktur kreuzte die A. meningea med. mit epiduralem Hämatom. Ödem des Gehirns mit Abplattung der Windungen und Verschmälerung der Furchen. Außerdem lag eine frische subdurale Blutung rechts temporoparietal vor, die nach vorn bis in die Frontalregion reichte.

XXVII. Turmspringen

Beim Turmspringen in Wasser aus verschiedener Höhe kann der Springer nach dem Absprung vom Bord des Springturms, wenn er nicht genug Abstand von demselben erreicht hat, mit seinem Kopf dort aufschlagen. Schädel-Hirn-Verletzungen, solche des kraniozervikalen Überganges und/oder HWS können die Folge sein.

Verletzungen des Kopfes, besonders der Kopfhaut, treten beim *Turmspringen* relativ häufig auf, besonders bei nach innen gerichteten 1 ½- und 2 ½fachen „Somersaults." Bei diesem Manöver kann der Kopf mit dem Absprungbrett in Kontakt geraten.

KIMBALL et al. (1985) berichteten über einen jungen Kollegen, Wasserspringer, der einen nach innen gerichteten 2 ½fachen „Somersault" ausführte und dabei eine transfrontale Lazeration der Kopfhaut erlitt, als seine Stirn den Rand des Absprungbrettes traf. Er war kurz bewußtlos und hatte einen kurzen generalisierten zerebralen Anfall beim Eintauchen ins Wasser. Er wurde aus dem Wasser herausgezogen und die Blutung durch einen Druckverband kontrolliert. *Röntgenologisch* fanden sich keine Frakturen des Schädels oder der HWS. Die Wunde wurde versorgt. Es traten keine weiteren Anfälle auf. Er gewann ein Jahr später eine olympische Goldmedaille.

KIMBALL et al. (1985) teilten einen weiteren, allerdings tödlichen ausgehenden Fall mit. Ein junger Wasserspringer versuchte einen rückwärtigen 3 1/2 „Somersault" und stieß dabei beim Absprung mit dem Kopf auf das Sprungbett. Er war unmittelbar bewußtlos und hatte bei *stationärer Aufnahme* erweiterte reaktionslose Pupillen. Es lag eine massive Blutung aus dem rechten Ohr vor und Gehirngewebe drang aus der Nase heraus. Er starb einige Tage nach dem Unfall. Bei der *Autopsie* fand sich *diffuse Hirnverletzung mit intrazerebralen Blutungen*, die wahrscheinlich vom *zerissenen linken Sinus lateralis* stammten.

XXVIII. Wasserskisport

Man unterscheidet beim *Wasserski 3 klassische Disziplinen: Slalom, Figuren* und *Springen*; dem kann noch das *Rennen* zugefügt werden.

Beim *Slalom* erreicht das mit konstanter Geschwindigkeit fahrende Zugboot eine solche von bis zu 58 km/h, da der gezogene Läufer einen sehr viel größeren Weg zurückzulegen hat, beträgt seine Geschwindigkeit häufig mehr als 100 km/h.

Beim *Springen* fährt das Zugboot in gerader Richtung mit einer konstanten Geschwindigkeit bis zu 57 km/h, während der Läufer den Bootskurs in möglichst stumpfem Winkel schneidet, um dann mit Endgeschwindigkeiten von mehr als 100 km/h auf die Schanze zuzufahren. Der Springer fliegt bis zu etwa 60 m durch die Luft und muß nach Aufsetzen auf die Wasserfläche noch mindestens 100 m weiterfahren.

GRACE (1985) berichtete von 3 erfahrenen Wasserskisportlern, die bei *Schanzensprüngen* tödliche Verletzungen erlitten. Sie kollidierten entweder mit der Seitenfläche der Rampe oder stürzten auf der Rampe selbst. Alle erlitten tödliche Schädel-Hirn- und HWS-Verletzungen.

Beim *Wasserskirennen* muß der Läufer vorbestimmte Strecken in möglichst kurzer Zeit zurücklegen. Es werden Distanzen bis zu 120 bzw. 150 km bei einer Durchschnittsgeschwindigkeit von etwa 120 km/h erreicht.

Verletzungen von *Kopf und/oder Gehirn* können bei *Sturz* mit *Aufprall auf die Wasseroberfläche* oder *Kollisionen mit der Schanze* oder *Treibgut* auftreten.

STUCK (1964) berichtete über zwei Wasserskiläuferinnen, die beide auf die Wasserfläche aufgeschlagen waren, eine hatte eine Hirnerschütterung, die andere eine Contusio cerebri erlitten.

XXIX. Fallschirmspringen

Fallschirmspringen als *Sport* hat in den letzten 30 Jahren eine erhebliche Zunahme erfahren. Obwohl die Gesamtzahl der schweren und tödlichen Verletzungen im Steigen begriffen ist, hat jedoch die Zahl der Sprünge mit schweren und tödlichen Verletzungen in Beziehung zur Zahl der Sprünge abgenommen. Im Jahr 1963 bestand eine Ratio von *einer* tödlichen Verletzung bei 17000 Sprüngen.

Über Verletzungen beim sportlichen und militärischen Fallschirmspringer berichteten ENCAUSSE (1939), TOBIN et al. (1943), LORD u. COUTTS (1944), KNEPPER (1945), KIEL (1965), ERÖS (1986).

Der *Fallschirmabsprung* wird allgemein in 4 Phasen eingeteilt: (1) *Besteigen und Aufenthalt im Flugzeug*, (2) *Absprung bis zur Entfaltung des Fallschirms*, (3) *Hängen am Fallschirm* und (4) *Landen.*

Unfälle mit Kopfverletzungen kommen besonders in der 2. und 4. Phase vor.

Eine *Windgeschwindigkeit* von 5 m/s entspricht einem Sprung aus einer Höhe von 1,3 m, eine solche von 10 m/s bereits einem Sprung aus 5,1 m. Bei Sprüngen aus einer Höhe von 1 m ergeben sich Verzögerungswerte zwischen 4 und 10 g an den Fersen und 3–4 g im Kopfbereich (ERÖS 1986).

Fallschirmöffnungsschock

Der Fallschirmöffnungsschock tritt bei Öffnung des Fallschirms auf, wobei das Momentum des fallenden Springers durch den sich aufblähenden Schirm plötzlich und abrupt verzögert wird. Die Wahrscheinlichkeit einer Verletzung des Springers hängt im wesentlichen von seiner Körperlage im Moment der Öffnung des Schirmes ab. Bei einem technisch einwandfreien Absprung wirkt die vom Schirm erteilte Verzögerung verteilt auf die gesamte Gurthalterung ein und wird vom Körper des Springers ohne Schwierigkeiten absorbiert. Befindet sich der Körper des Springers in einer ungünstigen Position, etwa bei Überschlagen oder Drehungen, kann der Öffnungsschock sehr erheblich und gefährlich sein und zu Verletzungen führen. Die Dynamik des Fallschirmöffnungsschocks wurde von HUSTON u. KAMMAN (1981) abgehandelt.

Man kann die *Verletzungsmechanismen* vereinfachend in zwei Gruppen einteilen: (1) *Indirekte Verletzungen von Kopf und Hals vom Whiplashtyp* und (2) *Verletzungen durch die Fallschirmleinen.*

(1) *Indirekte Verletzungen von Kopf und Hals oder Verletzungen vom Whiplastyp:* Beim Öffnungsschock des Fallschirms kommt es zu einer abrupten Beugung der HWS, das Kinn kann dabei zusätzlich auf die Übergangsregion zwischen Hals und Brustkorb aufschlagen. Es liegt demnach zunächst eine indirekte Verletzung von Kopf und Hals vor, kommt es noch zusätzlich zum Aufschlag mit dem Kinn auf vordere Körperanteile auch zu einer direkten Verletzung.

Stimmt jedoch die Körperachse des Springers nicht mit der des sich öffnenden Schirmes überein, er kann sich etwa mit seinem Kopf nach unten und mit seinen Beinen nach oben befinden, so kann unter diesen Bedingungen der Öffnungsschock besonders abrupt sein. Es kann zu plötzlichen abrupten indirekten Beschleunigungen von Kopf und Hals in verschiedenen Vektorrichtungen kommen, die zu einem Kontinuum von leichten bis zu schwersten, auch tödlichen Verletzungen führen können, wie sie in Bd. 13/VII dieser Reihe im Kapitel über die sog. Whiplashverletzungen, S. 306, ausführlich beschrieben wurden. Zusätzlich können noch mehr oder weniger ausgeprägte Neuropathien des Plexus brachialis (ROSEN 1945) auftreten.

(2) *Verletzungen durch die Fallschirmleinen:* Gelegentlich kann ein Arm, Bein oder Fuß in den Leinen „gefangen" werden. Bevor sich der Springer aus einer solchen Lage selbst befreien kann, kann der Öffnungsschock auftreten. Die Folgen können Verletzungen der Extremitäten, vor allem Frakturen, sein. Für die Entstehung von Wirbelsäulenverletzungen hat dieser Verletzungstyp weniger Bedeutung.

Sprünge erfolgen aus dem Flugzeug, das seine Geschwindigkeit auf etwa 110 Meilen/h herabgesetzt hat. Die amerikanischen militärischen Fallschirmspringer springen mit den Füßen nach unten in rascher Folge aus der Maschine. Deutsche Fallschirmjäger im 2. Weltkrieg sprangen mit einem Hechtsprung mit dem Kopf voraus aus der Seite der Transportmaschine. Sobald der Springer frei von der Maschine ist, wird der Fallschirm durch eine mit der Decke der Transportmaschine verbundenen Leine automatisch geöffnet. Der Schirm entfaltet sich, bläht sich in der Luft und reduziert die Fallgeschwindigkeit mit einem jähen Ruck, der auch als *Fallschirmöffnungsschock* bezeichnet wird. Der Springer driftet dann am aufgeblähten Fallschirm hinunter; er kann seine Richtung in gewissem Maße durch Fallschirmleinen beeinflussen. Er hält seine Füße zusammen, die Zehen nach unten gerichtet, Kniegelenke und Hüften leicht gebeugt.

Ein Problem beim Springen stellt böiger Wind dar. Fallschirmspringen an einem windigen Tag kann in einem gewissen Sinne mit einem Sprung vom Dach eines fahrenden Zuges verglichen werden. Der Wind verursacht Oszillationen, die den Springer mit seinem Schirm wie ein Pendel vor und zurück schwingen lassen. Der Bodenaufprall ist auch härter, der Boden wird in einem manchmal schwer vorauszubestimmenden Winkel erreicht. Springer können aufeinander zutreiben und die Leinen der Fallschirme können sich miteinander verhaken und den Schirm zum Kollaps bringe, so daß der Springer die letzte Strecke vor der Bodenlandung mit größerer Geschwindigkeit durchfällt und damit die *Aufprallgeschwindigkeit* auf den Boden erhöht ist.

Eine häufige Ursache für Frakturen der Wirbelsäule besteht in Bodenlandungen mit Aufprall von hinten. Der Springer hat den Boden bei einem pendelartigen Schwung nach vorn erreicht, seine Füße werden unter ihm weggerissen, er fällt hart auf sein Gesäß, manchmal auch auf seinen Hinterkopf. Sowohl Wirbelsäulenfrakturen als auch Schädel-Hirn-Verletzungen können die Folge einer solchen Landung sein. Die Wirbelsäulenfrakturen sind vom Kompressionstyp. Bei der plötzlichen harten Hyperflexionsbewegung der Wirbelsäule werden vordere Anteile der Wirbelkörper komprimiert und frakturieren. Der thorakolumbale Anteil der Wirbelsäule ist am häufigsten beteiligt, besonders L1, eine zweite Häufigkeit liegt in der mittleren Thorakalregion. Etwa 1/3 dieser Verletzten haben multiple Frakturen, nicht immer an nebeneinander liegenden Wirbelkörpern. Verletzungen des Rückenmarks sind bei diesem Typ der Wirbelsäulenverletzungen selten.

Obwohl der Springer einen Schutzhelm trägt, ist der Aufschlag mit dem Kopf, meist dem Hinterkopf so hart, daß infolge breitflächiger Gewalteinwirkung ein *Kommotionssydrom* auftreten kann. In einzelnen Fällen können jedoch auch primärtraumatische Hirnschäden auftreten, Hirnverletzungen, die auch tödlich sein können.

Unfallmechanismen

Ein Springer braucht nach Verlassen des Flugzeuges etwa 12 s, ehe er seine Endgeschwindigkeit von 120 km/h (oder 176 ft/s) im freien Fall erreicht.

Unfälle können bei Flugzeugabstürzen mit dem Fallschirmspringer an Bord vorkommen.

1. Ungewolltes Öffnen des Fallschirmes im Flugzeug

Der Luftzug im Flugzeug bei offener Tür kann den Schirm nach außen ziehen und mit ihm den unvorbereiteten Springer.

KIEL (1965): Ein 40jähriger Springer mit 118 Sprüngen wollte aus einer Höhe von 2160 m (7200 ft) aus einer Cessna 170B springen. Auf dem Weg zur Landezone öffnete sich sein Fallschirm im Flugzeug und zog den Springer nach außen. Er *schlug* gegen das *Heck des Flugzeuges* und erlitt eine *tödliche HWS-Verletzung.*

2. Defekt der statischen Zugleine

Bei einem 21jährigen Springer, bei seinem zweiten Sprung, riß die Zugleine, so daß der *Hauptfallschirm* nicht geöffnet wurde. Der *Reservefallschirm* konnte erst 30 m (100 ft) über dem Boden aktiviert werden. Der *Tod* erfolgte durch Aufprall auf den Boden.

3. Tödliche Verletzungen durch defekten Fallschirm

Ein 33jähriger Springer mit 169 Sprüngen gab eine Vorführung für Pfadfinder. Er hatte einen 20 s dauernden freien Fall aus 2130 m (7100 ft) geplant. Die *Fallschirmleinen verfingen sich in seinen Beinen* und er *landete mit dem Kopf zuerst.*

4. Tödliche Verletzungen durch Versäumnis, die Zugleine zu ziehen

Der Mechanismus oder die Mechanismen sind unklar. Ein hypnotischer Effekt als Folge von Blickfixation der Zielarea wird von erfahrenen Springern abgelehnt. Momentane Bewußtlosigkeit durch ein Karotis-Sinus-Syndrom wurde erwogen. Ebenso wurde an einen Suizid gedacht.

Ein 28jähriger Mann mit 5 Sprüngen mit einer statischen Zugleine und 6 Sprüngen mit freiem Fall hatte einen freien Fall von 15 s geplant. Er machte verschiedene Spiralen nach Verlassen des Fluzeuges und stabilisierte dann. Seine Hand war von 2500 m ab an der Zugleine, er zog sie jedoch nicht und erlitt tödliche Verletzungen beim Aufprall auf den Boden.

Ein *automatisches Aktivierungssystem* („*automatic activation device AAD*") kann derartiges verhindern, da dann der Fallschirm auf einer vorher festgelegten Höhe automatisch geöffnet wird.

5. Zusammenprall von zwei Fallschirmspringern in der Luft

Ein 23jähriger Springer mit 45 Freifall-Sprüngen sprang mit 6 anderen Springern bei einem Sprung aus 2250 m (7500 ft). Er öffnete seinen Fallschirm viel höher als geplant. Ein anderer Springer fiel durch den geöffneten Fallschirm, durch die Halteleine und auf den unteren Springer. Der untere Springer erlitt eine tödliche HWS-Verletzung. Der andere Springer brach sein Bein an zwei Stellen, konnte jedoch seinen Reservefallschirm öffnen und landete ohne Schwierigkeiten.

6. Ungewollte Landung auf Wasser

Unter den 100 Todesfällen nach Sportsprüngen, über die KIEL (1965) berichtete, fanden sich 19 Todesfälle bei Wasserlandungen. Darunter waren 15 Todesfälle durch Ertrinken, in allen Fällen konnten die Springer ihre Landungszonen an Land nicht erreichen, weil sie entweder zu klein war oder der Wind zu heftig. Für fortgeschrittene Springer sind Wasserlandungen vorgeschrieben.

Ein 31jähriger Berufsfallschirmspringer mit 14jähriger Erfahrung war unter Kontrakt genommen worden, eine Geburtstagstorte für eine Geburtstagsfeier am Strand zu liefern. Er unternahm einen Sprung mit freiem Flug an einem klaren Tag bei 15 mph Wind. Er war nicht in der Lage, nahe der Strandparty zu landen, sondern etwa 135 m vom Ufer. Die Tortenschachtel war so befestigt, daß er seine Schwimmweste nicht aktivieren konnte, er ertrank.

7. Landungen in Starkstromleitungen

Landungen in Starkstromleitungen führen zu Elektrokution.

8. Schwere Schädel-Hirn-Verletzungen bei der Landung mit und ohne Helm

Ein 34jähriger Springer, der seinen ersten Sprung mit einer statischen Zugleine unternahm, wurde von mit 15 mph wehendem Wind abgetrieben und landete auf einem Parkplatz, wo er beim Aufschlag mit dem Kopf auf die Stoßstange eines PKW tödliche Schädel-Hirn-Verletzungen erlitt. Er starb 2 Tage später, ohne das Bewußtsein wiedererlangt zu haben.

9. Trunkenheit beim Fallschirmspringen

Trunkenheit spielte lediglich in einem Fall eine wichtige Rolle. Ein 27jähriger Mann mit 47 Sprüngen im freien Fall nahm an einem nächtlichen Gruppensprung mit Leuchtsignalen teil, bei denen 20 Springer aus 4500 m (15000 ft) einen 80 s langen freien Fall eingeplant hatten. Der Springer fiel an den anderen Springern vorbei und betätigte die Zugleine zu spät und schlug auf der Landepiste des Flughafens auf. Der Blutalkoholspiegel betrug 2,52 mg‰.

10. Harte Bodenlandungen

Bei *normalen Wetterverhältnissen* beträgt die *Fallgeschwindigkeit* etwa 6,10 m/s oder 20 ft/s. Hier bestehen einige Variationen, bedingt durch das Gewicht des Springers und seiner Ausrüstung und durch Bodenwind, der zu Oszillationen des Schirms führt.

Es kann jedoch vorkommen, daß sich der Fallschirm nicht lege artis entfaltet, so daß die vertikale Fallgeschwindigkeit erhöht ist. Eine Reihe von technischen Störungen kann auftreten, bei denen sich der Schirm nicht entsprechend aufbläht. Die Fallschirmleinen können miteinander verstrickt werden, ein Teil des Schirmes selbst kann durch den Öffnungsschock ausgerissen werden oder 2 Springer nähern sich einander derart, daß Luft, wie bei Segelschiffen, aus einem Fallschirm weggenommen wird.

Gleichgültig welche technischen Störungen vorliegen, sie erhöhen die vertikale Fallgeschwindigkeit des Springers. Die *Aufprallgeschwindigkeit auf den Boden* ist erhöht, die mechanischen Eigenschaften verschiedener Körpergewebe können dadurch überfordert werden und schwere, oft ungewöhnliche Verletzungen können die Folge sein.

CICCONE u. RICHMAN (1948) haben Beispiele für derartige Verletzungen mitgeteilt:

Fall 1: Der Springer kollidierte mit einem anderen Springer in der Luft. Die folgenden Verletzungen lagen vor: (a) Kompressionsfraktur des 1. Lendenwirbelkörpers, (b) Fraktur mit Dislokation des 4. Lendenwirbelkörpers, (c) Trümmerfraktur der linken Tibia und Fibula, (d) multiple Frakturen des Beckens, darunter solche des rechten Azetabulums und des linken Schambeines, (e) multiple Frakturen der rechten Ossa tarsalia und (f) eine Gehirnerschütterung.

Fall 2: Eine verspätete Öffnung des Fallschirms war verantwortlich für: (a) Eine Kompressionsfraktur des 1. und 2. Lendenwirbelkörpers, (b) Querfrakturen der linken Tibia und Fibula und (c) eine Trümmerfraktur der rechten Fibula.

Versucht man, die Verletzungen zu analysieren, so muß man zugeben, daß sie wenig gemeinsames aufweisen, sie sind multipel und betreffen die langen Röhrenknochen und die Wirbelsäule. Die letztgenannten Verletzungen sind wohl die Folge von Stürzen auf das Gesäß oder den Rücken anstelle einer Bodenlandung auf die Füße. Es sind, wie weiter oben schon festgestellt wurde, Kompressionsfrakturen, dazu gehören auch die Frakturen der unteren Extremitäten. Die Frakturen der Tibia und Fibula zeigen nicht die Charakteristika von Torsionsfrakturen, die übrigens bei Springern auch vorkommen können.

11. Überleben trotz Aufprall auf den Boden nach Defekt des Schirmes

Ein Fall von erstaunlichem Überleben ereignete sich bei einem Springer.

Ein 34jähriger ehemaliger Fallschirmjäger hatte einen freien Fall von 30 s aus 2100 m (7000 ft). geplant. Alles war normal bis zum Augenblick der Betätigung der Zugleine. Als die Zugleine gezogen wurde, öffnete sich der Fallschirmsack, aber der Hauptfallschirm öffnete sich nicht (sog. „streamer"). Der Reservefallschirm wurde aktiviert, aber er wickelte sich um den ungeöffneten Hauptfallschirm. In einem letzten verzweifelten Versuch warf sich der Springer vor dem Aufschlag mit dem Rücken zu Boden. Obwohl er auf dem Boden hart aufschlug, blieb er bei Bewußtsein. Der Boden war ein frisch gepflügtes Kornfeld mit relativ weicher Oberfläche. Er trug Frakturen der unteren 4 LWK und des Beckens davon. Er wurde nach 15 Tagen aus dem Krankenhaus entlassen.

12. Auswahl aus in der Literatur mitgeteilten Serien

KIRBY (1974) berichtete über 520 Verletzungen beim Fallschirmspringen in der Britischen Armee, die schwer genug waren, um Hospitalbehandlung zu erfordern.

Die Mehrzahl der *Wirbelsäulenverletzungen* waren die Folge von harten Bodenlandungen, sie reichten von Verstauchungen bis zu schweren Frakturen. Die meisten Frakturen bestanden zwischen Th12/L1. In einem Fall war das Rückenmark mitverletzt, mehrere Springer entwickelten ein Ischiassyndrom. Ein Fallschirmspringer verstarb an den Folgen einer Lungenembolie 24 Tage nach der Verletzung und ein anderer an den Folgen einer HWS-Verletzung. Sechzehn Soldaten waren nicht mehr fallschirmtauglich und 7 wurden aus der Armee entlassen.

Verletzungen des Kopfes bestanden in: *Frakturen im Gesichtsschädelbereich* (4 Fälle), *Fraktur des Temporomandibulargelenkes* (ein Fall), *Gesichtsverletzungen* (2 Fälle), *penetrierende Verletzung eines Auges* (ein Fall) und *Reibungsverletzungen der Hals-/Nackenregion* (3 Fälle). Die Gesichtsschädelverletzungen waren die Folge von Kollisionen in der Luft mit einem anderen Springer oder dem Sack und die Verbrennungen in der Nacken-/Halsregion die Folge von Reibung der Sprungleine.

Hirnerschütterungen kamen bei 67 Fallschirmspringern vor, von denen die meisten bei harten Bodenlandungen auftraten.

ERÖS (1986) wertete Unfälle bei etwa 200 000 Fallschirmabsprüngen an der Luftlande-Lufttransportschule der Bundeswehr aus den Jahren 1975–1980 aus. Die Unfallrate betrug 0,25 %, von der topographischen Zuordnung nehmen die Verletzungen con kaudal nach kranial kontinuierlich ab.

Als für das *Fallschirmspringen typische Verletzung* wurde die *Kompressionsfraktur des 1. und 2. LWK* gefunden.

Der in der Bundeswehr verwendete, auf dem Rücken getragene Fallschirm T10 besitzt eine automatische Auslösung durch eine Aufziehleine, die an einem Drahtseil im Flugzeug eingehängt ist. ERÖS (1986) berichtete, daß es im Jahre 1976, 1977 und 1979 je einen tödlichen Unfall gab.

1976: *Unfallursache:* Fehlöffnung des Schirmes beim Freifallsprung, *Todesursache:* Schädel-Hirn-Verletzung, multiple innere Verletzungen.
1977: *Unfallursache:* Zusammenstoß zweier Springer in der Luft, *Todesursache:* Hohe HWS-Fraktur.
1979: *Unfallursache:* Fehlöffnung des Fallschirmes bei automatischem Springen, *Todesursache:* Schädel-Hirn-Verletzung, multiple innere Verletzungen.

Unter den Verletzungen im Sprungdienst gab es 18 Kompressionsfrakturen der LWK 1 und 2. Achtzehn Springer erlitten eine Commotio cerebri.

Die Unfallrate betrug 0,251 % im Sprungdienst der Bundeswehr, 0,1642 % im Bereich des Deutschen Aeroclubs, 0,562 % in der französischen Armee, 0,404 % in der israelischen Armee, 0,38 % in der italienischen Armee und 0,38 % in der amerikanischen Armee.

XXX. Feldhockey

Beim *Hockeyspiel* benutzt der Spieler ein Instrument, den Hockeyschläger, der nur auf einer Seite mit dem Ball in Berührung kommen darf. Der weißgestrichene Ball gleicht in seiner Größe etwa einem Tennisball, zeigt jedoch kaum Elastizität und wiegt etwa 150–170 g.
Verletzungen können auftreten durch den Ball, den Hockeyschläger, durch Zusammenprall mit anderen Spielern, sowie durch Stürze. GLASS (1928) beschrieb Kopfquetsch- und Kopfrißwunden im Gesicht.

XXXI. Drachenfliegen (Hängegleiter)

Der Traum des Ikarus, wie ein Vogel mit Flügeln durch die Luft fliegen zu können, ist vor etwa 30 Jahren in Erfüllung gegangen. *Hängegleiter* mit *Delta-* oder *Drachenflügeln* wurden nach dem 2. Weltkrieg entwickelt. Ein Drachenflieger kann sein Gurtsystem mit dem Hanggleiter verbinden und von einem Hang starten und seinen Gleiter in die Thermik leiten.
Aus den ersten primitiven „*Bambusbombern*" sind *leistungsfähige Fluggeräte* entwickelt worden, die erlauben, eine Höhe von 5000 m und Entfernungen von mehr als 200 km zu erreichen.

Unfälle sind die *Folgen* von *plötzlichem Absacken, schlechter Witterung, Zusammenstößen, Schäden am Gerät, falschem Zusammenbau* und *falscher Führung.*

Schädel-Hirn-Verletzungen, auch solche mit *Schädelbasisbrüchen*, treten bei Unfällen deshalb häufig auf, weil der Kopf auf Boden und Hindernisse bei der Landung zuerst aufschlägt.

Nach einem Aufprall auf den Boden, kann der Pilot sekundär mit seinem Kopf auch gegen eine Struktur des Gleiters anschlagen und dadurch eine Schädel-Hirn-Verletzung erleiden.

Es tragen zwar alle Piloten einen Sturzhelm, der einen ausreichenden Schutz erlauben soll, aber bei Übertragung erheblicher kinetischer Energie bietet auch er nicht mehr einen sicheren Schutz. Neben Schädel-Hirn-Verletzungen kommen auch solche in Kombination mit HWS- und/oder Halsmarkverletzungen vor.

Die Zahl der Personen, die Drachenfliegen ausüben, wurde im Jahr 1975 auf etwa 10 000 geschätzt.

Die meisten schweren und oft tödlichen Hirnverletzungen sind durchwegs die Folge von Abstürzen mit Aufschlag auf den Boden, wie die von KRISSOFF u. EISEMAN (1975) berichteten Kasuistiken zeigen.

Fall 1: Erfahrener Drachenflieger und Instruktor, der nach einem steilen Sturzflug auf den Boden aufschlug. Er erlitt eine *schwere Schädel-Hirn-Verletzung* und *starb* 24 h später. Bei der *Autopsie* fanden sich viele Schädelfrakturen, auch solche der Schädelbasis. Es lagen Lazerationen der Frontallappen vor und es bestand eine intraventrikuläre Blutung. Schnürfurchenbildung der Kleinhirntonsillen.

Fall 2: Ein 28jähriger erfahrener Drachenflieger geriet in Turbulenz und stürzte ab. Er hatte eine *geschlossene Schädel-Hirn-Verletzung* und eine lazerierte thorakale Aorta, neben Frakturen der Extremitäten und Rippen. Er *starb* in der folgenden Nacht. Die *Autopsie* zeigte Kontusionen der Parietal- und Frontalregion sowie traumatische Hirnstammschäden.

Fall 3: 23jähriger erfahrener Drachenflieger wurde wahrscheinlich durch eine nach unten gerichtete Luftströmung erfaßt und schlug auf dem Boden auf. Er *starb* an der Unfallstelle. Die *Autopsie* ergab schwere Schäden des Thorax, Herzens und der Lunge, Frakturen der Extremitäten. Der *Tod* erfolgte durch Ruptur der Aorta.

Fall 4: 30jähriger erfahrener Drachenflieger stürzte aus etwa 90 m auf ein Hausdach. *Tod* trat an der Unfallstelle ein. Er hatte vor dem Flug Alkohol konsumiert und war legal betrunken. Er trug keinen Sturzhelm. Eine *Autopsie* wurde nicht durchgeführt. Es lag jedoch eine *schwere offene Schädel-Hirn-Verletzung* mit *multiplen Frakturen* der *Schädelknochen* und *intrazerebralen Blutungen* und *traumatischen Schäden* der *HWS* vor.

Von 8 verletzten Drachenfliegern, die ihre Verletzung überlebten, hatte einer eine Kompressionsfraktur von 2 Wirbelkörpern und einer eine Schädel-Hirn-Verletzung mit Halbseitenlähmung.

UMACH et al. (1978) berichteten, daß in Tirol zwischen 1973, dem Beginn des Hängegleitersportes in dieser Region, und August 1977 64 Unfälle behördlich gemeldet wurden.

Von den insgesamt 64 gemeldeten Flugunfällen hatten sich 23% während der Startphase, 42% während des Fluges und 33% beim Landen ereignet. In 38 Fällen oder 42% waren fehlerhafte Bedienung der Steuerung durch den Piloten, in 21 Fällen oder 33% äußere Einflüsse, insbesondere in Form plötzlicher Windböen oder Abwinde, und in 4 Abstürzen oder 7% ein mangelhafter Zusammenbau des Fluggerätes für den Flugunfall verantwortlich.

Von den 66 in Unfälle verwickelten Piloten erlitten 11 tödliche Verletzungen, von denen 6 im Gerichtsmedizinischen Institut der Universität Innsbruck untersucht wurden.

Bei allen 6 tödlich Verunfallten wurden Verletzungen gefunden, die in 4 Fällen für den Tod entscheidend waren. Diese *Aufschlagverletzungen* waren durchwegs im *Bereich* des *Gesichtsschädels* lokalisiert und mit *typischen Überstreckungsverletzungen* der *oberen HWS* vergesellschaftet. Die *Verletzungen* an *Rumpf* und *Gliedmaßen* in *Form ausgedehnter*

Weichteilquetschungen und *multipler Knochenbrüche* waren bei dem Sturz aus der Höhe entsprechend zu erwarten, eine dadurch bedingte *massive Fettembolie* war in 2 Fällen für den tödlichen Ausgang mitentscheidend.

PENSCHUCK (1980) berichtete über 36 Verletzte, die in einem Beobachtungszeitraum von 2 ½ Jahren beim Drachenfliegen auftraten. Zwei der Unfälle verliefen tödlich, wobei in beiden Fällen *schwere Schädel-Hirn-Verletzungen* vorlagen.

XXXII. Windsurfen

Seit Mitte der 70er Jahre hat sich das *Windsurfen* in Europa stark ausgebreitet. Schon 1979 hatte dieser Sport bereits 200 000 Aktive.

SCHELLMANN u. VOCK (1981) berichteten über einen tödlichen Badeunfall durch Windsurfer. Nach Angaben von Augenzeugen kollidierte auf einem Baggersee das Brett eines Windsurfers etwa 20 m vom Ufer entfernt mit einem Schwimmer. Zur Unfallzeit herrschte stürmisches Wetter mit hohem Wellengang und Windböen von 5–6 Beaufort.

Hoch am Wind in Ufernähe fahrend, hatte der erfahrene Surfer nach seiner Einschätzung 1–2 m vor dem Bug seines Brettes plötzlich etwas Dunkles auftauchen sehen und sofort das Segel ins Wasser fallen lassen. Die unmittelbar danach eingeleiteten Tauch- und Rettungsversuche blieben erfolglos, erst am nächsten Tag konnte die Leiche des Verunglückten auf dem Boden des Sees in 6 m Tiefe geborgen werden.

Der Bug des Surfbrettes hatte am Oberarm des 22jährigen Schwimmers zunächst Anstoßverletzungen verursacht. Danach traf das Schwert die linke Schläfengegend des Kopfes, es fand sich eine etwa 4 cm lange, relativ glattrandige, die Kopfschwarte durchsetzende Platzwunde. Es lag keine Schädelfraktur vor. Der Tod trat vermutlich postkommotionell durch Ertrinken ein.

Nach den Angaben von SCHELLMANN u. VOCK (1981) können Windsurfer Geschwindigkeiten von über 40 km/h erreichen. Im geschilderten Fall kann man davon ausgehen, daß der Surfer vor dem Zusammenstoß mit seinem über 20 kg schweren Brett 15 bis maximal 20 km/h erreicht haben konnte.

XXXIII. Surfen

Verletzungen des *Kopfes* und des *Halsmarkes* können die *Folge* eines *Aufpralles des Surfboards* mit seiner flachen Seite oder seiner Kante gegen *den Kopf* sein, oder aber die messerartige vorstehende Steuerfinne vermag penetrierende Verletzungen zu erzeugen.

Ich konnte einen Fall beobachten, bei dem die Steuerfinne am kraniozervikalen Übergang eine vollständige Durchtrennung des Rückenmarks verursacht hatte (UNTER-HARNSCHEIDT, unveröffentlicht).

In Fällen von Bewußtlosigkeit infolge einer Hirnerschütterung besteht die zusätzliche Gefahr zu ertrinken.

Eine zusammenfassende Darstellung findet sich bei TANIGUCHI et al. (1985).

XXXIV. Schwimmen

Auch das *Schwimmen* läßt die Bedeutung der Körperhaltung für die Entstehung von *Schädel-Hirn-Verletzungen* erkennen. Schädel-Hirn-Verletzungen bei dieser Sportart ereignen sich beim Sprung ins Wasser, durch Aufprallen auf dem Boden des Beckens bzw. durch Anstoßen an die Wand desselben.

XXXV. Segeln

Ein *wesentlicher Mechanismus* beim *Segeln*, der zu *Kopfverletzungen* führt, ist die Seitwärtsbewegung des Hauptmastes bei Kurswechsel. Wenn der Hauptmast bei starkem und böigem Wind den Schädel trifft, können durchaus Schädel-Hirn-Verletzungen oder auch eine Hirnerschütterung resultieren. Im Falle von Bewußtlosigkeit kann der Segler noch über Bord fallen und ertrinken, vor allem als Alleinsegler.

XXXVI. Radrennen

Die *Biomechanik* des *Fahrradunfalles* und die für den *Radfahrer typischen Verletzungsmuster* wurden in einem vorhergehenden Kapitel, auf das ich verweise, ausführlich beschrieben. Hier wird nur über die besonderen Probleme des Radrennens berichtet werden.

Der Radrennfahrer nimmt eine weit nach vorn geneigte Stellung ein, bei welcher der Kopf besonders exponiert ist (vgl. Abb. 50). Außer dem Versagen des Rades ereignen sich die Stürze bei Kollisionen mit anderen Teilnehmern. Auch hier scheint der Schutz durch die Arme nicht sehr wirksam zu sein. Hinzu kommt, daß die Unfälle sich auf Holz- und Zementbahnen ereigneten. Die beobachteten Verletzungen, über die BECKER (1959) berichtete, betrafen ausschließlich den Hirnschädel.

XXXVII. Skateboard

STÜRZ u. ROSEMEYER (1979) sowie ROSEMEYER (1979) berichteten über *Verletzungen* beim *Skateboardfahren*, die überwiegend Kinder im Alter zwischen 10 und 14 Jahren betrafen. In einzelnen Fällen wurden schwere Schädel-Hirn-Verletzungen mitgeteilt, die auch durch Kollisionen mit Kraftfahrzeugen erfolgten.

Der Skateboardfahrer trägt einen Schutzhelm sowie Ellbogen- und Knieschützer.

XXXVIII. Trampolinspringen

Genaue statistische Angaben über die *Häufigkeit* von *Unfällen* und *Verletzungen* beim *Trampolinspringen* liegen uns nicht vor. *Unfälle* mit *Verletzungen* können dadurch vorkommen, daß der Springer: (1) Auf dem *Rahmen des Trampolins* aufschlägt, (2) nach einem *mißglückten Sprung auf dem Boden neben dem Trampolin aufschlägt*, oder (3) daß der *Springer mit dem Kopf*, mit der *Hals-/Nackenregion* oder mit dem *Rücken* auf dem *Trampolin* aufschlägt und dabei *Schädel-Hirn- und/oder Wirbelsäulen-/Rückenmarkschäden* erleidet, vgl. auch Bd. 13/VII dieser Reihe, S. 534.

XXXIX. Vergleich verschiedener Sportarten, bei denen Teilnehmer wiederholten und gehäuften Gewalteinwirkungen gegen den Kopf ausgesetzt sind

1. Einführung

Gehäufte Gewalteinwirkungen gegen den *Kopf* mit *nachfolgenden Hirndauerschäden* wurden bei *Boxern* beschrieben. *Vorübergehende Perioden* von *Amnesie* (es handelt sich wohl um kurze traumatische Dämmerzustände) wurden auch bei

Spielern von *amerikanischem Fußball* berichtet (YARNELL u. LYNCH 1973). Ähnliche klinische Befunde wurden auch bei *Rugbyspielern* mitgeteilt (COOK 1969). Für die beiden letztgenannten Sportarten wurden Hirndauerschäden durch wiederholte Gewalteinwirkung zwar als möglich in Erwägung gezogen, konnten bisher aber noch nicht mit Sicherheit nachgewiesen werden. Es kann hier aber noch eine Gruppe von Sportlern angereiht werden, nämlich *Jockeys*, die häufig an *Hindernisrennen (sog. „Steeplechasing")* teilnahmen und als Folge der *häufigen Stürze* mit *gehäuften Gewalteinwirkungen* gegen den *Kopf* durchaus schwere Hirndauerschäden aufweisen können. Hier soll aber noch einmal auf einen entscheidenden Unterschied hingewiesen werden. Beim Boxen ist die Hirnschädigung beabsichtigt, während sie bei allen anderen wirklichen Sportarten die Folge von Unfällen oder Regelwidrigkeiten sind.

Versucht man, die *Hirnschäden bei Boxern* mit *ähnlichen bei Ausübenden anderer Sportarten zu vergleichen*, so bieten sich *Sportarten an, bei denen häufig stumpfe Gewalteinwirkung auf den Kopf stattfindet*, nämlich: Amerikanischer Fußball, Association Fußball („Soccer") beim Köpfen des Balles, *Rugby* und Hindernisrennen („Steeplechasing" oder „National-Hunt-Rennen").

2. Amerikanischer Fußball

Beim *amerikanischen Fußball* trägt der Spieler einen *Schutzhelm*, der zweifellos eine schützende Wirkung hat. Dennoch kommen bei Spielern normalerweise kurzdauernde Zustände von Benommenheit, Desorientiertheit und traumatischen Dämmerzuständen vor. Hierfür hat sich der Slangausdruck *„gedingt"* eingebürgert. Diese Zustände können sowohl nach einer einzelnen stumpfen Gewalteinwirkung auftreten, die nahe der Grenzschwelle für eine Hirnerschütterung liegt, in einem Bereich, für den ich den Terminus Subcommotio (oder „subconcussion") eingeführt habe. Für unsere Fragestellung eines Vergleiches mit den gehäuften Gewalteinwirkungen bei Boxern ist aber die Frage der Häufung dieser subcommotionellen Gewalteinwirkungen von Bedeutung. Es muß in diesem Zusammenhang auch nicht jede Gewalteinwirkung von klinischen Erscheinungen, wie Benommenheit, Desorientiertheit, Verwirrtheit oder traumatischen Dämmerzuständen begleitet sein. In der Mehrzahl der Fälle bleiben diese wiederholten Gewalteinwirkungen klinisch latent. Wir müssen uns fragen, ob ein Spieler des amerikanischen Fußballs, dessen Kopf durch einen Schutzhelm geschützt ist, der in einer Saison etwa an 15 Spielen und entsprechenden Trainingsaktivitäten teilnimmt, im Verlauf einer aktiven Karriere, die meist als Amateur in Highschool-, College- und Universitätsmannschaften beginnt, und der dann, falls er ein erfolgreicher Spieler ist, in einer Profimannschaft weiterspielt, über einen Zeitraum von maximal 20–25 Jahren diesen wiederholten Subkommotionsdosen (man spricht hier auch wohl nicht zu Unrecht von „Mikrotraumen") letztlich am Ende seiner sportlichen Karriere oder auch später einen traumatischen Hirndauerschaden davonträgt.

Der amerikanische Fußballspieler JIM OTTO, der für die Oakland Raiders spielt, schätzt, daß er im Verlauf seiner aktiven Karriere etwa 20 Hirnerschütterungen erlitt; es wurden wegen Verletzungen mehrere Operationen an beiden Knien vorgenommen, die sowohl sein

Steh- als auch Gehvermögen erheblich eingeschränkt haben und es mußte ein traumatisch bedingter Bandscheibensequester operativ entfernt werden.

Während über die akuten traumatischen Schäden bei Spielern von amerikanischem Fußball eine umfangreiche Literatur vorliegt, gibt es in der Literatur über zerebrale Dauerschäden in diesem Sport lediglich Vermutungen. Die klassische Untersuchung über die Schädel-Hirn- und Wirbelsäulen-/Rückenmarksverletzungen bei Spielern des amerikanischen Fußballs stammt von dem amerikanischen Neurochirurgen SCHNEIDER (1973), auf die ich verweise (vgl. S. 102 und B. 13/VII dieser Reihe, S. 533). Weitere zusammenfassende Darstellungen stammen von UNTERHARNSCHEIDT (1975) sowie SCHNEIDER et al. (1985). Vor allem in den Darstellungen von SCHNEIDER (1973) sowie SCHNEIDER et al. (1985) sind die Verletzungsmechanismen detailliert dargestellt. SCHNEIDER, der lange Jahre als Neurochirurg in Ann Arbor, im amerikanischen Bundesstaat Michigan, tätig war, hatte hier den Vorteil, daß die Universität von Michigan eine der bekanntesten und erfolgreichsten Universitäts-Fußballmannschaften (Coach: Bo SCHEMBÄCHLER) der USA hatte.

Es muß hier noch auf einen wichtigen Unterschied hingewiesen werden. Beim Boxen erfolgen die stumpfen Gewalteinwirkungen gehäuft, unmittelbar aufeinanderfolgend, bei Amateurkämpfen in 3 Runden zu je 3 min, also über einen Zeitraum von 9 min, beim Berufsboxen dagegen in Kämpfen, die bis zu 15 Runden zu je 3 min Kampfdauer haben, insgesamt also bis zu 45 min. Aus Berichten der Literatur wissen wir, daß in einzelnen Boxkämpfen einige hundert Schläge den Kopf treffen können. Es ist der Summationseffekt, der zu den akuten und chronischen klinischen Befunden und morphologisch fundierten Hirndauerschäden führt.

Beim amerikanischen Fußball dagegen treten die Gewalteinwirkungen über längere Zeiträume verteilt auf und ihre Zahl ist sehr viel geringer als beim Boxen. Ich spreche hier im Gegensatz zu gehäuften Gewalteinwirkungen beim Boxen von wiederholter Gewalteinwirkung.

3. Association Fußball („Soccer")

Beim *Association Fußball („Soccer")* oder in europäischen, süd- und mittelamerikanischen Ländern kurz Fußball genannt, können Fußbälle geköpft werden.

Der Fußball wiegt etwa 300 g, ist extrem deformierbar und kann nach scharfen Schüssen (etwa durch Strafstoßspezialisten) eine Geschwindigkeit zwischen etwa 70 und 80 km/h erreichen. Daraus kann entnommen werden, daß beim Köpfen eines Balles erhebliche Energien auf den Kopf übertragen werden können. Die subduralen Blutungen nach Köpfen können wohl auf Abrisse von Brückenvenen bezogen werden als Folge der Rotationsbeschleunigung des Kopfes (MERREM 1954; DIEHL u. WILKE 1957; KRAUS 1958; WÜLLENWEBER 1962).

Im Vergleich zu einer behandschuhten Faust, die den Kopf des Boxers trifft, ist die Masse des Fußballs sehr viel geringer und seine Deformierbarkeit ist erheblich größer als die der weichesten Boxhandschuhe (16-Unzen).

In einer experimentellen Untersuchung maß SCHNEIDER (1984) die Ausführung von Kopfstößen beim Fußball und die dabei auftretende Winkelbeschleunigung. Zur Abschätzung des Verletzungsrisikos wurden die Meßergebnisse mit der Erträglichkeitskurve für Winkelbeschleunigungen der Wayne State Universität verglichen. Die registrierten Be-

schleunigungen lagen deutlich unter der Verletzungsgrenze. Eine Extrapolierung der
Ergebnisse von den Laborbedingungen in die reale Situation des Fußballspiels läßt jedoch
gelegentlich Gehirnerschütterungen und bei entsprechenden Stoßbedingungen sogar
irreversible Hirnverletzungen erwarten.

KRÖSS et al. (1983) konnten bei einem Patienten nach mehreren Kopfstößen beim
Fußballspiel epileptische Manifestationen und einen okzipitalen Contrecoupherd beobachten. Daraufhin unternahmen die Autoren eine Reihenuntersuchung mit qualifizierendem
EEG bei 10 Fußballspitzenspielern im Kopfballtraining. Dabei zeigte sich bei einem nach
dem Spiel eine hirnlokale Verschiebung in den langsamen Frequenzbereich. Die Autoren
leiten aus den Ergebnissen folgendes ab: (a) Eine generelle Schädigung des Gehirns durch
das Köpfen beim Fußball ist nicht anzunehmen. (b) Bei besonders prädisponierten
Individuen können aber Mikrotraumen durch Köpfen zu klinischen Manifestationen
führen. (c) Subklinische Hirnfunktionsstörungen durch das Köpfen sind möglich.

Die Autoren stellen die Frage, wieweit hierbei wie beim Boxen durch einen
Summationseffekt Hirndauerschäden zu befürchten sind, das letztere müßte
anhand von Langzeitstudien nachgeprüft werden.

Zusammenfassend kann gesagt werden, daß in Einzelfällen nach Köpfen
subdurale Blutungen beschrieben wurden (vgl. S. 97). Die Zahl dieser Unfälle ist
jedoch gering. Es liegen keine Zahlen über die Gesamtzahl der Fußballspieler vor,
aber da Fußball ein Massensport in Europa, Zentral- und Südamerika, Afrika
und Asien ist, repräsentiert dieser Sport bei weitem die größte Gruppe aktiver
Sportler.

4. Rugby

Rugby ist ein *typischer Kontaktsport*, der *ohne Kopfschutz* gespielt wird. Nach
den vorliegenden Untersuchungen sind geringfügige geschlossene Kopfverletzungen häufig. Die Symptome sind vergleichbar mit denen der Mehrzahl von
Patienten, die eine Hirnerschütterung erlitten haben, nur mit dem Unterschied,
daß bei Rugbyspielern keine Rentenansprüche gestellt und erwartet werden. Uns
liegen keine Langzeitbeobachtungen über mögliche Hirndauerschäden infolge
gehäufter Subkommotions- und Kommotionssymptome (Summationswirkung)
vor. Aus theoretischen Erwägungen sind leichte Hirndauerschäden durchaus
diskutierbar.

5. Hindernisrennen („Steeplechasing" oder „National-Hunt-Rennen")

Schädel-Hirn-Verletzungen bei *Jockeys*, die regelmäßig an *Hindernisrennen*
(*Steeplechasing*) teilnehmen, sind mitgeteilt worden (GOULDEN 1975; FOSTER et
al. 1976). Auch hier ist es notwendig, die Schädel-Hirn-Verletzungen nach einem
einzelnen Unfall von jenen Beobachtungen abzugrenzen, die nach wiederholten
Stürzen auftreten. Die Schädel-Hirn-Verletzungen nach einem einzelnen Unfall
gleichen denen, wie sie bei Teilnehmern am Reitsport auftreten. Jedoch habe ich
jene Hirndauerschäden getrennt von den erstgenannten besprochen, die regelmäßig an Hindernisrennen („Steeplechasing") teilnehmen. Jockeys bei Steeplechaserennen sind häufigen wiederholten und schweren Stürzen ausgesetzt, bei ihnen
wurden Beobachtungen mitgeteilt, in denen Jockeys im Laufe ihrer Karriere als
Rennreiter in bis zu 200 Stürze verwickelt waren und neben einzelnen schweren
Schädel-Hirn-Verletzungen insgesamt etwa 20 Hirnerschütterungen erlitten hat-

ten. Diese wiederholten und gehäuften Gewalteinwirkungen führen zu Hirndauerschäden, die denen von Boxern gleichen.

GOULDEN (1975) untersuchte 208 Verletzungen, die 57 Steeplechase-Jockeys
über einen 10jährigen Zeitraum erlitten hatten. Die meisten schweren Verletzungen waren die Folge von Stürzen vom Pferd, 85% der Verletzungen lagen
oberhalb der Hüftlinie, der obere Teil des Körpers schlug normalerweise auf den
Boden zuerst auf. Ich sollte hervorheben, daß GOULDEN, ein ärztlicher Berater für
eine staatliche englische Versicherungsgesellschaft, Hirnerschütterungen gar nicht
erwähnt. Vor allem wenn man sich der erschütternden Krankengeschichten von
FOSTER et al. (1976) erinnert, die ich im vorhergehenden ausführlich dargestellt
habe (vgl. S. 118), so gewinnt man den Eindruck, daß wegen unzureichender
Aufnahme der Anamnesen GOULDEN wohl nur ein verfälschtes Bild der Verletzungsrisiken von Steeplechase-Reitern erhielt. Es zeigt sich hier auch, wie
verschieden die Ergebnisse von 2 Autoren sein können, wenn der eine ein einzelnes
von einer Serie von Patienten erlittenes Unfallereignis sieht, während der andere
alle von einem Patienten in seiner Laufbahn als Steeplechase-Jockey erlittenen
Unfälle erfragt und untersucht.

Die schweren neurologischen Befunde, bei den genannten Rennreitern, die
Ausdruck eines schweren Hirndauerschadens sind, sprechen für die verheerende
Wirkung auch von wiederholten Gewalteinwirkungen gegen das Gehirn. Sowohl
beim Boxer, der in seiner aktiven Laufbahn längere Zeit Kopftreffern ausgesetzt
war, als auch bei den Rennreitern mit wiederholten Stürzen mit Beteiligung des
Kopfes findet sich ein irreversibler Hirndauerschaden, beim Boxer als Folge
gehäufter, beim Rennreiter als Folge wiederholter Gewalteinwirkungen. Die
Krankengeschichten beider Gruppen stellen erschütternde Beispiele der Folgen
von Schäden dar, wie sie bei Kollisionssportarten auftreten.

6. Kommentar und Zusammenfassung

Eingangs hatte ich den Terminus Kontaktsport gebraucht, er wird auch häufig
in der Literatur verwendet. Ich benütze ihn nicht mehr, seit ich ein Zitat des
verstorbenen sehr bekannten und legendären Fußballtrainers Vince LOMBARDI
gehört hatte, das ich aus S. 101 bereits angeführt habe.

Kommt es bei Rennreitern in Steeplechaserennen zu Stürzen, so können beim
Aufschlag mit dem Kopf auf dem Boden schwere Verzögerungstraumen auftreten.
Weiterhin besteht die Gefahr von nachfolgenden Pferden überrannt zu werden
und dabei weitere Körper- oder Schädel-Hirn-Verletzungen durch Huftritte zu
erleiden. Gelegentlich wird der Reiter vom ebenfalls stürzenden Pferd am Boden
eingeklemmt und zusätzlich verletzt.

Der Kopf des Boxers wird in seiner aktiven Laufbahn von Serien von Treffern
getroffen, von denen einige keine unmittelbare klinische Wirkung zeigen, einige
subklinische und einige deutliche klinische Zeichen zur Folge haben. Die Gewalt
eines Boxhiebes, vor allem in den höheren Gewichtsklassen, kann dem getroffenen
Kopf eine derartige Beschleunigung erteilen, daß ein Kommotionssyndrom mit
Tonusverlust und sofortiger Bewußtlosigkeit vorliegen kann. Primärtraumatische
Schäden im Sinne von sog. Rindenprellungsherden sind bei Boxern in wenigen
Fällen beschrieben worden, sie sind wohl als Folge des Aufschlagens des Kopfes

auf dem Ringboden im Sinne eines Verzögerungstraumas entstanden. Beim Boxen kommt es also zu gehäuften Gewalteinwirkungen meist mit Subkommotionsdosen und auch zu Kommotionsdosen (eine Form des „knock-out"). Hervorzuheben ist die Häufigkeit der meist klinisch unterschwelligen Gewalt.

Bei Stürzen in Hindernisrennen ist die Gesamtzahl der einzelnen Gewalteinwirkungen gegen den Kopf sicherlich geringer als beim Boxen, aber die Intensität der Gewalteinwirkungen ist im allgemeinen höher. Die Zahl der erlittenen Hirnerschütterungen, hier also wiederholt, in wenigstens mehrtägigen bis mehrwöchigen Intervallen erlitten, ist dagegen größer. Dazu kommt, daß bei einzelnen besonders schweren Stürzen auch primärtraumatische Gewebeschäden am Gehirn auftreten können. Ich denke hier an die sog. Rindenprellungsherde und traumatischen intrazerebralen Blutungen, die ja beim Boxen nur eine untergeordnete Rolle spielen. Die subduralen Blutungen infolge Abrisses von Brückenvenen nach einer Rotationsbeschleunigung kommen sowohl bei Stürzen von Reitern als auch bei Boxern nach „Haken" und sog. „Uppercuts" vor. Bei den Boxern machen ja diese subduralen Blutungen etwa ¾ der Zwischenfälle im Ring aus.

Vergleicht man die klinischen Bilder der Hirndauerschäden beider Gruppen, so haben sie sehr viel Gemeinsames. Es lassen sich m. E. jedoch auch Unterschiede im klinischen und morphologischen Bild herausarbeiten. Die Hirndauerschäden bei Boxern zeigen im allgemeinen mehr das Bild eines diffusen Hirndauerschadens, an dem sowohl das pyramidale als auch das extrapyramidale System beteiligt sein kann, neben einer ausgeprägten Mittelhirnsymptomatik im Sinne eines unvollständigen Parkinsonismus, sowie Kleinhirnstörungen. Herdstörungen können in einzelnen Fällen durchaus vorliegen. Bei den Jockeys, die im allgemeinen schwerere Gewalteinwirkungen wiederholt, in wöchentlichen oder monatlichen Abständen erlitten hatten, stehen Herdsymptome mehr im Vordergrund. Ein Grund dafür kann darin gesehen werden, daß bei einzelnen Stürzen sicherlich primärtraumatische Schäden, wie ausgedehnte sog. Rindenprellungsherde und/oder intrazerebrale Blutungen aufgetreten waren. Ohne eine Vorgeschichte zu haben, ist m. E. die Differentialdiagnose im Einzelfall zwischen einem Boxerhirnschaden und einer Hirndauerschädigung durch wiederholte Stürze bei Jockeys nicht möglich. Es muß auch darauf verwiesen werden, daß wir nur 5 klinische Kasuistiken von Hirndauerschäden bei Jockeys haben, während morphologische Untersuchungen bei deren Hirndauerschäden, von einer Ausnahme abgesehen, völlig fehlen. Die geringe Zahl der Beobachtungen von verletzten Jockeys macht eine Abgrenzung des Schadensmusters zwischen beiden Gruppen sehr schwierig. Erst nach Veröffentlichung und Auswertung weiterer entsprechender klinischer und möglichst auch pathomorphologischer Untersuchungen wird man eine bessere Differentialdiagnose zwischen den beiden diskutierten Schadesmustern herausarbeiten können.

Versucht man ein Art von Rangordnung im Hinblick auf die Gefährlichkeit der oben genannten Sportarten herauszuarbeiten, so muß ich als Arzt und Wissenschaftler Boxen als nicht akzeptierbar bezeichnen. Die Gefahr, einen mehr oder minder ausgeprägten Hirndauerschaden durch den Summationseffekt der Schläge davonzutragen, ist zu groß. An 2. Stelle muß ich hier die Hindernisrennen im Stil der Steeplechase- oder National-Hunt-Rennen nennen. Wie sich aus den von FOSTER et al. (1976) vorgelegten Kasuistiken ergibt, ist diese Sportart mit zu großen Risiken verbunden. Ich habe bisher diese Hindernisrennen, von einer Ausnahme in Irland abgesehen, nur im Fernsehen gesehen. Ebenso gefährlich wie für die reitenden Jockeys ist auch die Verletzungsgefahr für die teilnehmenden Pferde, von denen viele derartig schwere Verletzungen erleiden, daß sie an der Unfallstelle getötet werden müssen.

An dritter Stelle der Gefährlichkeit muß ich den Rugbysport nennen, da er ohne Schutzhelm ausgetragen wird. Über die Dauerschäden sind wir wegen des Fehlens von Langzeituntersuchungen nicht unterrichtet. Zumindest wurden bisher keine Veröffentlichungen über traumatische Demenzen beim Rugbysport vorgelegt.

Auch über Hirndauerschäden nach Einwirkung gehäufter Gewalt bei Spielern des amerikanischen Fußballs liegen keine Langzeitstudien vor, Einzelarbeiten über traumatische Demenzen für diesen Sport existieren in der Literatur nicht.

Der eigentliche Fußball (Soccer) stellt beim Köpfen keine ernstliche Gefahr dar. Eine Gefährdung durch Dauerschäden nach wiederholtem Köpfen kann zwar generell nicht ausgeschlossen werden. Jedenfalls wiegen die positiven Aspekte dieses Massensports alle anderen negativen weit auf.

Noch ein letztes Wort zum *Unterschied* zwischen *Boxen* und *allen anderen Sportarten*: Beim Boxen ist es das Ziel, den Gegner zu schädigen, ihn kampfunfähig zu machen, sein Bewußtsein auszulöschen. Der Hirndauerschaden wird mit Absicht herbeigeführt. Bei allen anderen Sportarten sind die Hirndauerschäden Folgen von Unfällen oder Regelwidrigkeiten, die von Schiedsrichtern geahndet werden. Beim Boxer, handelt es sich um vorsätzliche schwere Körperverletzungen, bei allen anderen Sportarten um solche durch Unfälle, oder bei Regelverstößen im allgemeinen um fahrlässige.

D. Hirnzerreißung (Lazeration und Zermalmung)

KOLISKO prägte 1911 den Begriff der *traumatischen Gehirnruptur* („*Rhexis cerebri*"), er bezweifelte, daß es sich um eine primäre Zerreißung des Parenchyms handelte, Nach seiner Ansicht erfolgte vielmehr eine Berstung von bereits bestehenden, „miliaren Aneurysmen" durch Blutdrucksteigerung im Augenblick der Gewalteinwirkung. Die auftretende Blutung führe zu einer Spaltung des Gewebes. Man kann KOLISKO die Priorität für die Einführung des Begriffes der traumatischen Gehirnruptur oder Rhexis cerebri auch heute noch zuschreiben, jedoch ist seine Vorstellung der Entstehung dieser Läsionen heute nicht mehr haltbar.

Sehr große Intensitäten der *einwirkenden Gewalt* erzeugen *schwerste Zerstörungen* von *Schädelknochen, Dura mater* und *Gehirn*. Am *Gehirn* liegen *schwerste Gewebezerreißungen* und *Zusammenhangsdurchtrennungen* vor, und oft sind *Knochenfragmente tief ins Hirngewebe eingedrückt*. Die traumatischen Veränderungen nehmen sowohl oberflächliche als auch tiefgelegene Hirnregionen ein. Ein Hirnlappen kann vollständig geborsten (burst) oder aufgeplatzt sein. Häufig ist das Ventrikelsystem eröffnet. Solche Verletzungen werden nicht überlebt.

Noch stärkere Zerstörungen des *Hirngewebes* treten bei den sog. *Kopfzermalmungen* nach *Überrollen* oder *Einklemmung des Kopfes*, oder auch bei *Flugzeugabstürzen* auf.

E. Ungewöhnliche Formen
von Schädel-Hirn-Verletzungen

I. Schädel-Hirn-Verletzungen durch herabfallende Kokosnüsse

Kokosnußbäume können eine *Höhe von 25–35 m erreichen*. Eine *reife Nuß mit ihrer Schale wiegt zwischen 1 und 4 kg. Schwere Schädel-Hirn-Verletzungen* sind daher durch *herabfallende Kokosnüsse* möglich, ebenso solche der Schultern und des Rückens.

Bei den den Kopf von oben treffenden Gewalteinwirkungen kommt es nicht zu einem Beschleunigungstrauma, sondern zu einem Impressionstrauma. Der Schädel wird auf der Scheitelhöhe lokal eingedellt, schnellt entweder in seine Ausgangslage zurück oder aber, wird die Verletzungsschwelle überschritten, treten komplizierte Schädelfrakturen auf. Die Wirbelsäule, die parallel zur Vektorrichtung der einwirkenden Kraft verläuft, erlaubt keine wesentliche Beschleunigung des getroffenen Körpers.

BARSS (1984) berichtete über Schädel-Hirn-Verletzungen durch herabfallende Kokosnüsse, die in einem vierjährigen Zeitraum in Papua behandelt wurden. Der Verfasser behandelte 4 Patienten mit derartigen Verletzungen, bei 2 der Patienten mußten Kraniotomien durchgeführt werden, 2 der Patienten waren sofort tot.

II. Schädel-Hirn-Verletzungen
durch abgesprungene Autoräder und -felgen

Ein *abgesprungenes Rad*, oft genügt auch schon die Radfelge, von einem der *üblichen LKW-Typen* (2,5–5 t) bei *Stadtgeschwindigkeit* genügt, um *schwere und auch tödliche Hirnverletzungen* zu erzeugen. Die dabei auftretende Energie reicht völlig aus, um Frakturen an den Schädelknochen zu erzeugen. Nach TERTSCH (1969) sind bei dieser flächig einwirkenden Gewalt Energien bis zu 1200 mkp möglich.

TERTSCH (1969) berichtete über 3 Patienten, die durch den Aufprall von abgesprungenen Autorädern an den Kopf schwere Schädel-Hirn-Verletzungen erlitten hatten.

F. Hirnödem und Hirnschwellung

I. Einführung

Das *Hirnödem* stellt eine häufige Reaktion des Gehirns auf unterschiedliche Schädigungen dar, sowohl solcher des Gehirns selbst, als auch sekundär als Folge von Noxen, welche die Körperorgane betreffen. Die Zunahme des Flüssigkeitsgehaltes ergibt eine Volumenvergrößerung des Gehirngewebes. Das Hirnödem tritt häufig als *gefährliche Komplikation nach geschlossenen und offenen Hirnverletzungen auf*. Man unterscheidet zwischen *perifokalem* oder *lokalem Ödem* in der Umgebung epi- und subduraler Hämatome, von primärtraumatischen Gewebeschäden wie sog. Rindenprellungsherden, Hirnwunden, Blutungen u. a. und *generalisiertem* oder *diffusem Ödem*, das sich aus dem lokalen Ödem entwickelt oder auch direkt nach der Gewalteinwirkung diffus ausbildet.

Bei Erwachsenen findet sich im allgemeinen nach Schädel-Hirn-Verletzungen dann ein erhöhter Schädelinnendruck, wenn raumfordernde Blutungen vorliegen. Bei Kindern ist ein generalisiertes Ödem sehr häufig. Es trifft jedoch nicht zu, daß jeder Patient mit einer schweren Schädel-Hirn-Verletzung einen erhöhten Schädelinnendruck hat. In dem Patientengut von LANGFITT u. BRUCE (1975) verstarben etwa ⅓ der Patienten ohne erhöhte Hirndruckwerte. Jedoch läßt sich die Faustregel aufstellen, daß insgesamt die Mortalität bei Patienten mit gesteigertem Schädelinnendruck höher ist.

Die Hirndruckzeichen – Abplattung der Hirnwindungen, Verstrichensein der Sulci, Zunahme des Hirngewichtes, Spannung der Dura mater, Einpressen des Gyrus cinguli, des Gyrus rectus, Schnürfurchenbildungen am Tentorium und Druckkonus der Kleinhirntonsillen – sind Zeichen dafür, daß das Volumen des Gehirns zugenommen hat und die Kapazität des Schädelinnraumes reduziert ist.

II. Historisches

Die ersten eingehenden histologischen Untersuchungen, die sich mit der Hirnschwellung befassen, gehen auf ANTON (1904) zurück. ANTON wies auf eiweißreiche Transsudate um die Gefäße hin. REICHARDT (1904) unterschied zwischen *Hirnschwellung* und *Hirnödem*. In der *Hirnschwellung* sah er einen Prozeß, der durch *intrazelluläre Aufnahme* von *Flüssigkeit* bedingt war, eine *Zunahme des Hirnvolumens* und *trockene Schnittflächen* aufwies. Im *Hirnödem* sah er eine *intrazelluläre Ansammlung* von *Flüssigkeit* mit *Volumenzunahme des Gehirns*, aber mit *feuchten, abfließenden Schnitten*. Historisch gesehen war die Hirnödemforschung von einer langen, sich über Jahrzehnte erstreckenden Kontroverse geprägt, nämlich ob die *Flüssigkeitsansammlung* im *intrazellulären* oder *extrazellulären Raum* vorliege. Hierbei handelt es sich wohl um zwei verschiedene Phasen des gleichen Prozesses.

Der *Terminus Ödem* leitet sich vom griechischen οἰδέω oder οἰδάω = Schwellen machen und τὸ οἴδεμα = Schwellung, Geschwulst ab.

III. Hirnschwellung und Hirnödem

Wichtig ist der Hinweis, daß die Unterscheidung einer „Hirnschwellung" von einem „Hirnödem" von REICHARDT (1904) stammt. Die „Schwellung" REICHARDTS deckt sich keineswegs mit dem Begriff „Schwellung" in der allgemeinen Pathologie, die darunter „jede Zunahme der Gewebsmasse ... gleich aus welcher Ursache" (DIETRICH 1929) verstand. Heute wird der Ausdruck „Hirnschwellung" häufig vom Kliniker gebraucht, während der Morphologe meist vom „Gehirnödem" spricht. Die angelsächsische und französische Literatur kennt den Begriff der Hirnschwellung nicht, sondern nur den des Hirnödems.

Auf dem Anschnitt des nichtfixierten Gehirns zeigt das Gewebe einen schwer beschreibbaren, matt spiegelnden Glanz und häufig auch abfließende Flüssigkeit. Heute sollte die Unterscheidung in ein Hirnödem, wenn die Schnittfläche spiegelnd und die Flüssigkeit mit dem Messer abstreifbar ist, und in eine Hirnschwellung, wenn das Gewebe trockener ist und Blut aus den angeschnittenen Kapillaren nicht der Schwerkraft folgend abfließt, nicht mehr unternommen werden. Der *Ausdruck Hirnschwellung* sollte der *Klinik* vorbehalten werden, während der *Ausdruck Hirnödem* eine *morphologische Bezeichnung* beinhaltet. Die Kontroversen über den angeblichen Unterschied zwischen Hirnschwellung und Hirnödem, also intrazellulärer und extrazellulärer Prozeß sind nicht mehr aktuell. Elektronenmikroskopische Untersuchungen haben eindeutig ergeben, daß die Flüssigkeitsansammlung sowohl intrazellulär, besonders bei Astrozyten, als auch im extrazellulären Raum besteht. Die Zellmembran des Astrozyten kann rupturieren.

Die Flüssigkeit im posttraumatischen Ödem ist ein proteinreiches Plasmaexsudat, das Albumin enthält. Das ödemhaltige Gewebe enthält große Mengen von Natrium und Chloriden.

Ein massives Ödem kann sich bereits Minuten nach einer Gewalteinwirkung entwickelt haben. KOBRINE et al. (1977) vermochten das bereits nach 20 min nachzuweisen. Es ist interessant darauf hinzuweisen, daß zerebrale Hypoxie allein, als Folge entweder von Einschränkung der Blutzufuhr zum Gehirn oder von geringer Sauerstoffsättigung des Blutes, nicht zu meßbarem Hirnödem führt.

Bei ausgedehnter lokaler Zerstörung von Hirngewebe (die englische Sprache hat hier einen treffenden Ausdruck, nämlich „pulping of the brain tissue"), etwa unter einer Impressionsfraktur, in einer gequetschten Hirnwunde oder bei Schußverletzungen mit rasanten Geschossen, ist der Gewebezusammenhang weitgehend zerstört. Dabei sind sowohl Nerven- als auch Gliazellen und Gefäße zerstört, das Ergebnis ist nekrotisches Gewebe, das von einer Zone umgeben ist, in der eine Permeabilitätsstörung der Gefäße besteht. Das Ödem, das sich in dieser Zone bildet, das klassische Beispiel ist das lokale kryogene Ödemmodell, wurde von KLATZO (1967) als vasogen bezeichnet. Neben der vasogenen Ödemflüssigkeit findet sich in solchen Arealen, in denen der Zusammenhang des Hirngewebes durch die einwirkende mechanische Gewalt in erheblichem Maße zerstört ist, auch direkter Austritt von Blut durch verletzte Gefäße ins umliegende Hirngewebe ebenso wie Freisetzung von den verschiedensten Zellorganellen nach Zerstörung der Zellmembran in mechanisch in Mitleidenschaft gezogenen Gewebsarealen. Die freigesetzten Blut- und Gewebesbestandteile bestehen zusammen mit dem vasogenen Ödem, haben sicherlich als „Fokus" einen erheblichen Einfluß auf die Bildung weiterer vasogener Ödemflüssigkeit.

Obgleich die mechanische Gewalteinwirkung zunächst die graue Substanz des Gehirns betrifft, also die Groß- und Kleinhirnrinde – die viel gefäßreicher als das weiße Marklager ist –, entwickelt sich das Hirnödem viel ausgeprägter im weißen Marklager. Plasma dringt aus verletzten Rinden- und Markgefäßen sowie durch die Wandung makroskopisch intakt gebliebener Gefäße in die Umgebung aus und breitet sich entlang der Myelinscheiden in zentral gelegene Anteile des Marklagers aus.

Die Volumenvermehrung des Gehirns geht mit einer Zunahme des Umfanges des Organs und erheblicher Gewichtszunahme einher. Die *Hirnwindungen* sind abgeflacht und verbreitert, die *Furchen* verstrichen. Bis zu einem bestimmten Grad wird die Volumenzunahme kompensiert, darüber hinaus erzeugt sie *Massenverschiebungen*, die zu *weiteren Komplikationen* führen.

Kompression tritt dann ein, wenn der intrakranielle extravaskuläre Druck den intravaskulären hydrostatischen Blutdruck übersteigt. Zunächst werden die Kapillaren und dünnwandigen Venen komprimiert mit dem Ergebnis einer Verlangsamung des Blutkreislaufes. Schließlich kommt es zu einer Kompression der Arterien.

Man unterscheidet die anämischen (weißen) Nekrosen, die durch Kompression von Arterien und damit Behinderung der arteriellen Blutzufuhr bedingt sind

Kleiner   Incisura   Falx
Keilbeinflügel   tentorii   cerebri   Sinus rectus

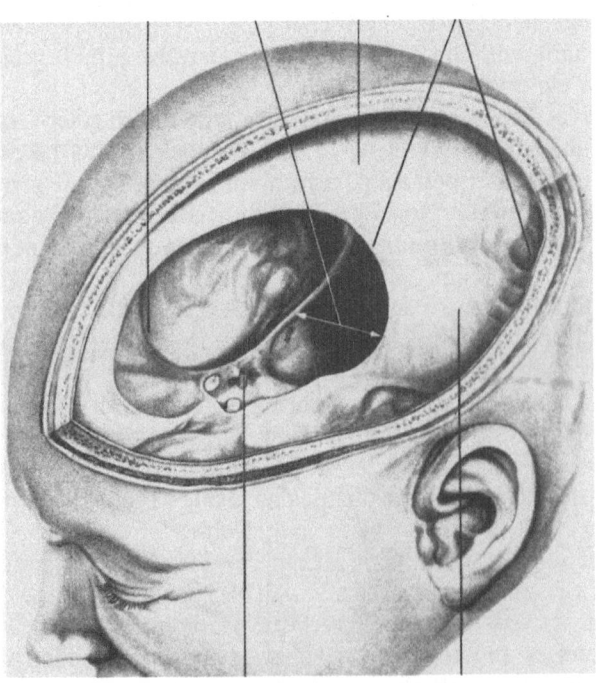

Hypophysenstiel   Tentorium cerebelli

Abb. 51. Die Kammerung des Schädels durch Falx und Tentorium. Der *Pfeil* geht quer durch den Tentoriumschlitz. (Aus Kautzky et al. 1976)

(SPATZ 1939) und die hämorrhagischen Nekrosen (bevorzugt in den Windungstälern), die durch Kompression der Venen und der damit verbundenen venösen
Ablußbehinderung entstehen (vgl. STOCHDORPH 1966; SCHEWE u. ADEBAHR 1970).

IV. Falx cerebri und Tentorium cerebelli

Der Schädelinnenraum ist durch Duraduplikationen, die Falx cerebri und das
Tentorium cerebelli in 3 unvollständig voneinander getrennte Hohlräume geteilt
(Abb. 51, 52). Ober- und unterhalb des Tentorium cerebelli liegt der supra- bzw.
infratentorielle Raum. Der supratentorielle Anteil ist von der in der Mittellinie
liegenden Falx cerebri in 2 seitliche Abteilungen geschieden (Abb. 53, 54).
Insbesondere wird die Oberfläche des Corpus callosum von der Falx nicht

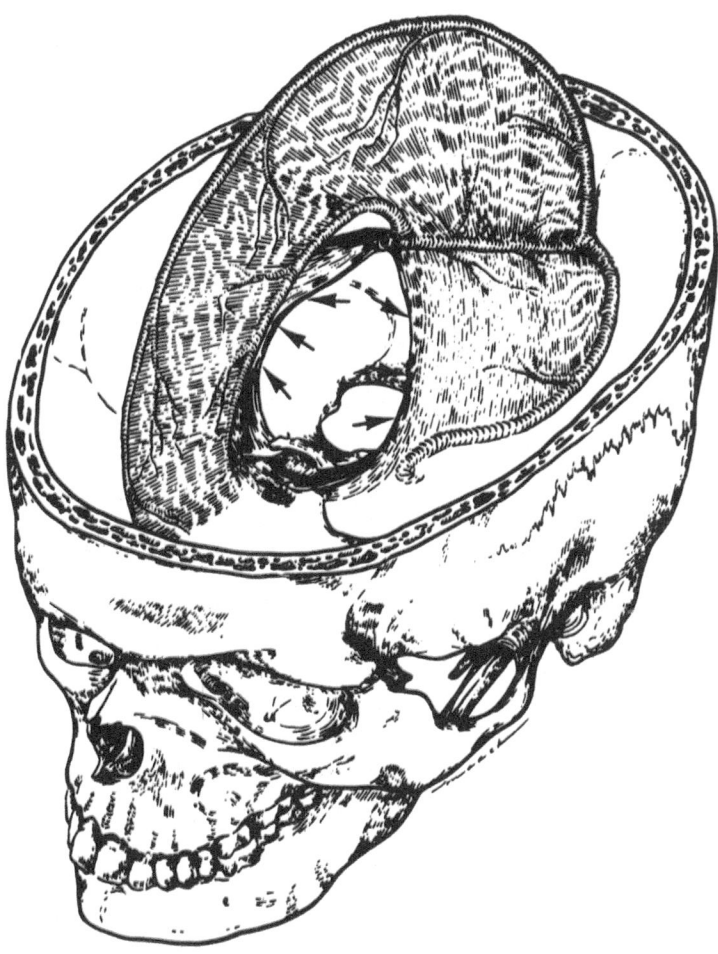

Abb. 52. Schematische Darstellung der Falx cerebri und des Tentorium cerebelli. Die Incisura tentorii ist durch *Pfeile* gekennzeichnet. (Aus OSBORN 1977)

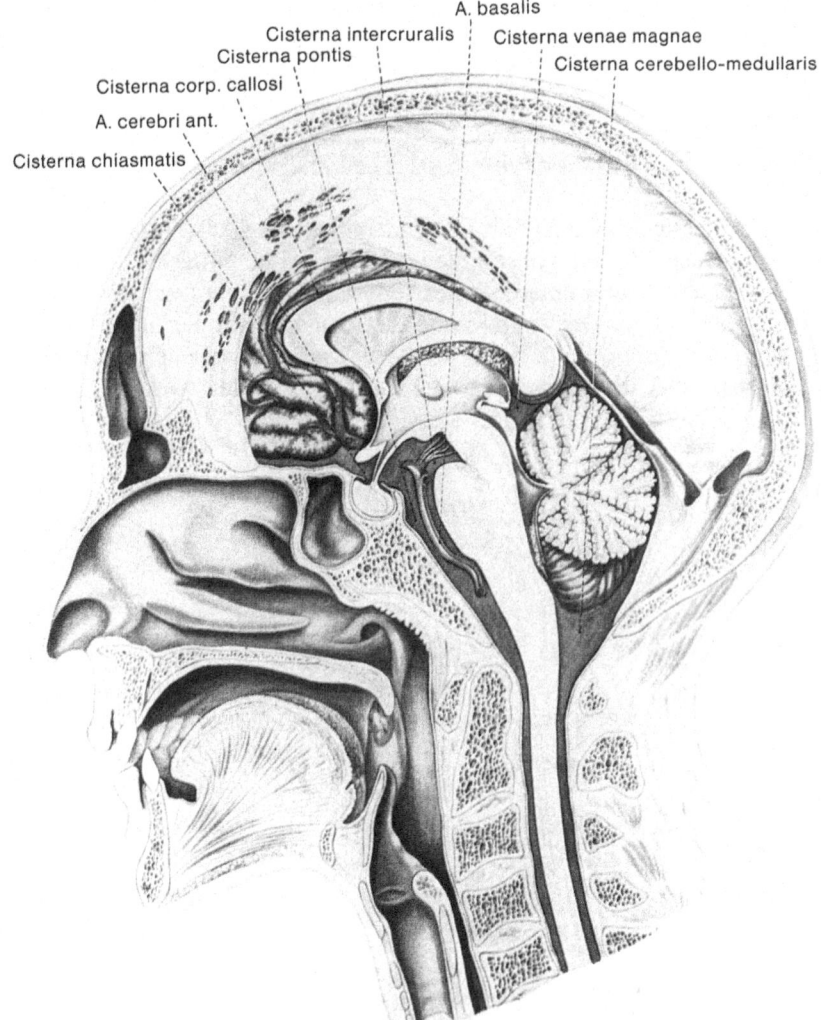

Abb. 53. Mediansagittalschnitt durch Schädel, Gehirn und Hals. Die äußeren Liquorräume mit den Zisternen sind dargestellt. Man beachte die Beziehungen des freien Falx-
randes zum Balken, zur medialen Hemisphärenfläche und zur A. cerebri ant. Kommunikation der Cisterna chiasmatis entlang des Hypophysenstiels mit der Cisterna hypophyseos.
Beim Menschen bedeckt Liquor die Oberfläche der Hypophyse. (Aus FERNER u. KAUTZKY
1959)

berührt; sie ist vor allem in ihren frontalen Anteilen schmäler und damit vom
Balken weiter entfernt. Der infratentorielle Raum ist nach oben durch den
Tentoriumschlitz (Abb. 55, 56) und nach unten durch das Foramen occipitale
magnum abgegrenzt. Wir müssen betonen, daß in Form und Größe der Incisura tentorii eine außerordentliche Schwankungsbreite besteht (SUNDERLAND
1958).

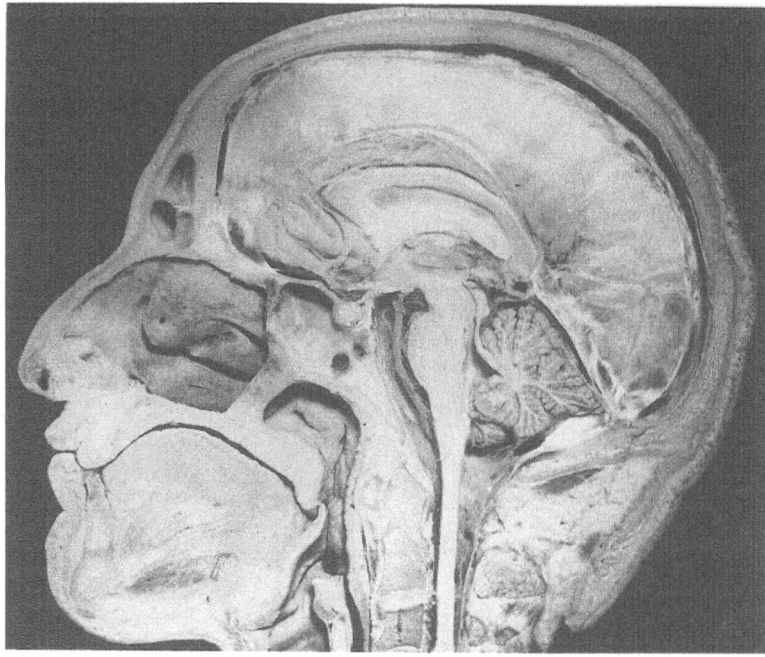

Abb. 54. Mediansagittalschnitt durch den menschlichen Gesichts- und Gehirnschädel. Die Medulla oblongata liegt bei sämtlichen Stoßrichtungen im Zentrum der Äquatorialebene, in der immer der Druck Null herrscht. (Aus SELLIER u. UNTERHARNSCHEIDT 1963)

Die Tentoriumöffnung, obwohl schon frühen Anatomen bekannt, wurde erst relativ spät eingehender untersucht und beschrieben. GROENEVELD u. SCHALTENBRAND (1927) gaben den Längsdurchmesser mit 40–50 mm und eine Weite von 35 mm an. ECHOLS u. RICKLES (1946) nannten Maße von 50 × 25 mm. CATELAND (1944) wies als erster auf die erheblichen individuellen Schwankungen in Größe und Form der Tentoriumöffnung hin; nach seinen Messungen betrug der Längsdurchmesser etwa 50 mm und der Querdurchmesser zwischen 28 und 33 mm. CORSELLIS (1958) gab die Fläche der Tentoriumöffnung – das sog. Foramen ovale von PACCHIONI – bei postmortalen Untersuchungen zwischen 10 und 23 cm² an. SUNDERLAND (1958) berichtete über Längsdurchmesser zwischen 44 und 75 mm und Querdurchmesser an der weitesten Stelle zwischen 23 und 29 mm und am Dorsum sellae zwischen 19 und 35 mm. SUNDERLAND hob bei der Autopsie normaler Gehirne die erheblichen Unterschiede im freien Raum zwischen dem freien Rand des Tentoriums und der Seitenfläche des Mittelhirns hervor; in einigen Fällen bestand ein direkter Kontakt zwischen freiem Rand und Mittelhirn (Abb. 57). Die Öffnungsfläche beträgt nach den Angaben von BRATZKE (1981) zwischen 10 und 23 cm², der Abstand vom Dorsum sellae zum oberen Ponsrand 2–12 mm.

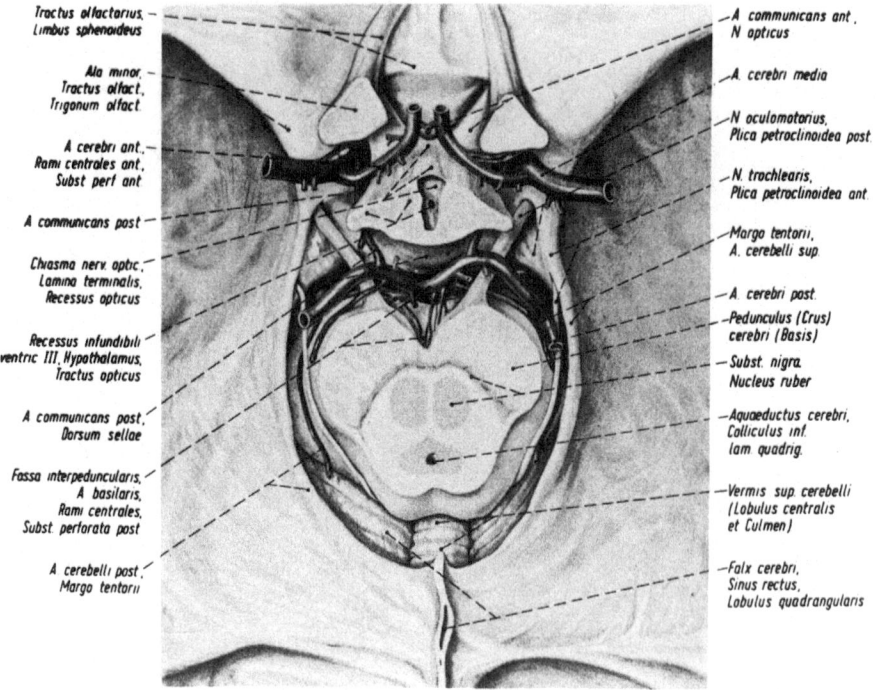

Tractus olfactorius,
Limbus sphenoideus

Ala minor,
Tractus olfact,
Trigonum olfact

A cerebri ant.,
Rami centrales ant,
Subst perf ant

A communicans post

Chiasma nerv. optic,
Lamina terminalis,
Recessus opticus

Recessus infundibuli
ventric III, Hypothalamus,
Tractus opticus

A communicans post,
Dorsum sellae

Fossa interpeduncularis,
A basilaris,
Rami centrales,
Subst perforata post

A cerebelli post,
Margo tentorii

A communicans ant,
N opticus

A cerebri media

N oculomotorius,
Plica petroclinoidea post

N trochlearis,
Plica petroclinoidea ant

Margo tentorii,
A cerebelli sup

A cerebri post

Pedunculus (Crus)
cerebri (Basis)

Subst. nigra,
Nucleus ruber

Aquaeductus cerebri,
Colliculus inf.
lam. quadrig.

Vermis sup cerebelli
(Lobulus centralis
et Culmen)

Falx cerebri,
Sinus rectus,
Lobulus quadrangularis

Abb. 55. Blick von oben nach schräg vorn auf die Incisura tentorii und ihre Umgebung.
(Aus Pernkopf 1957)

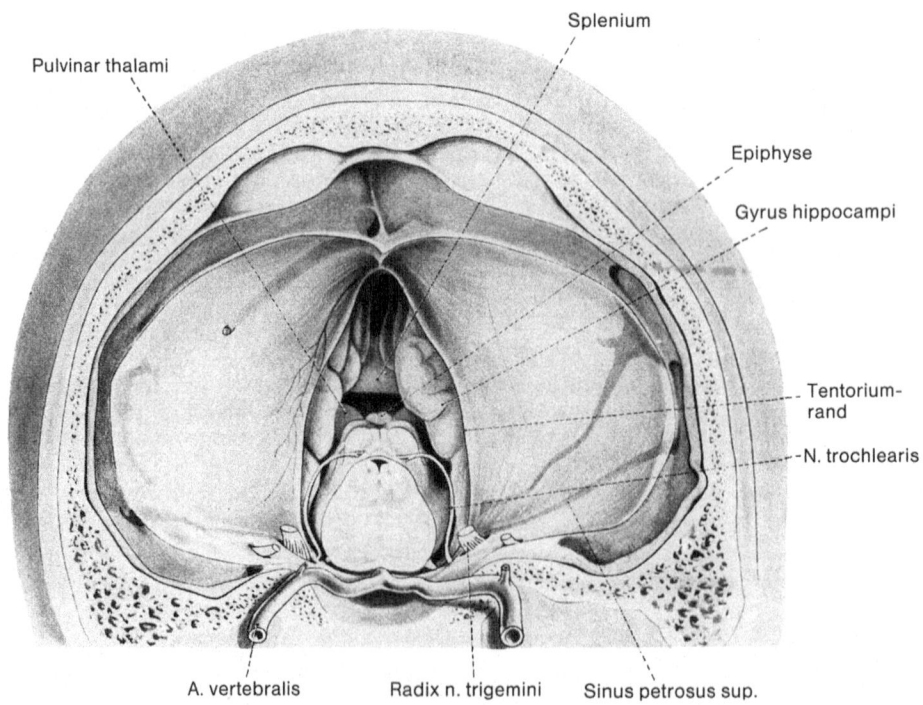

Pulvinar thalami

Splenium

Epiphyse

Gyrus hippocampi

Tentorium-
rand

N. trochlearis

A. vertebralis   Radix n. trigemini   Sinus petrosus sup.

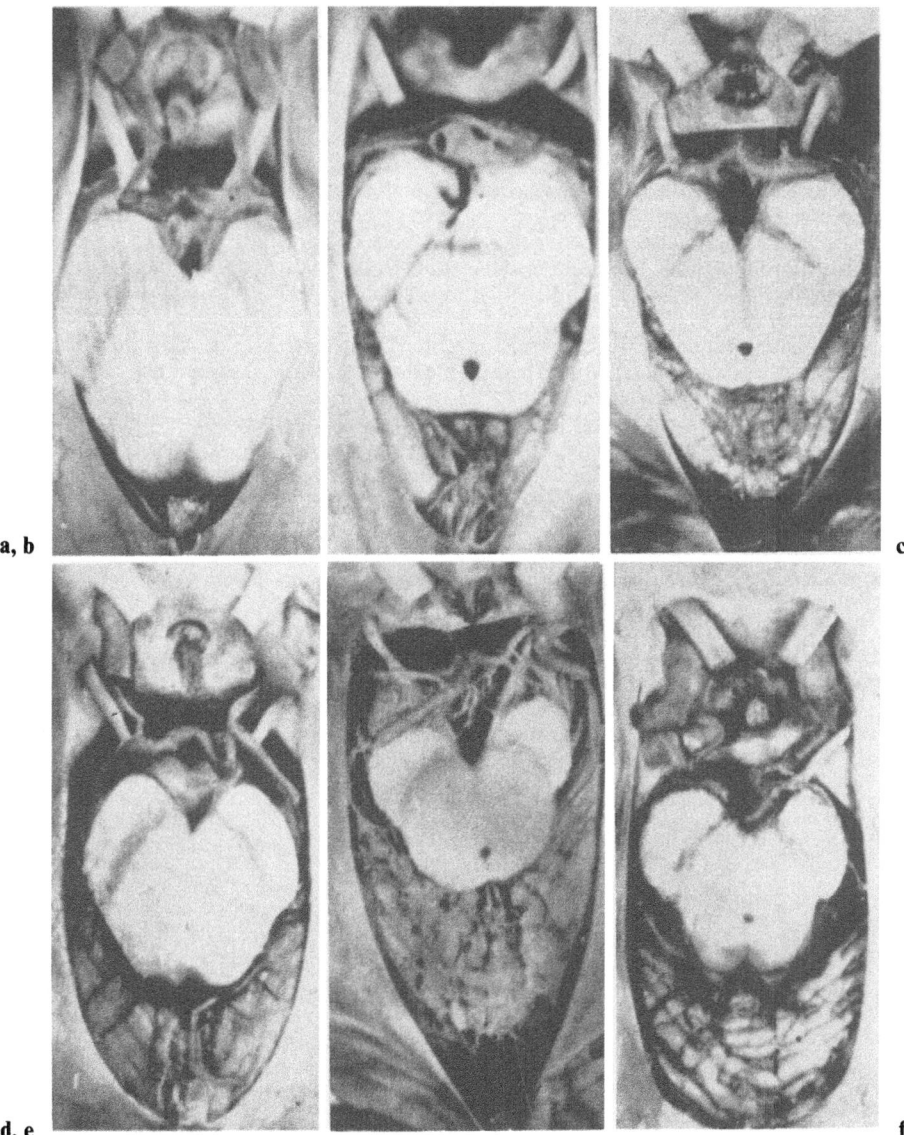

a, b   **c**

d, e   **f**

Abb. 57a–f. Variationen der Größe und Form der Incisura tentorii; Hirnstamm in der Ebene der Vierhügelplatte durchschnitten. (Nach SUNDERLAND 1958, aus KESSEL et al. 1969)

Abb. 56. Die Hirnteile im Bereich des Tentoriumschlitzes. Blick aus der hinteren Schädelgrube auf den Mittelhirnquerschnitt, den Gyrus hippocampi beiderseits und das Splenium des Balkens. (Aus FERNER u. KAUTZKY 1959)

V. Historische Aspekte zu den Massenverschiebungen des Gehirns

GROENEVELD u. SCHALTENBRAND (1927) hatten als erste einen Fall von Verformung lateraler Mittelhirnanteile durch einen supratentoriellen raumfordernden Prozeß beschrieben.

Eine weitere wesentliche Studie wurde 1929 von KERNOHAN u. WOLTMAN veröffentlicht, die auf die Einkerbungen (mit Erweichung) der gegenseitigen lateralen Mittelhirnfläche hinwiesen, den sog. „tentorial" oder „Kernohan notch". Diese morphologischen Befunde sind das morphologische Substrat der dabei klinisch beobachteten *homolateralen Pyramidenbahnsymptome*. Weitere wesentliche Beiträge stammen von SPATZ u. STROESCU (1934) und SPATZ (1937).

Auf einen weiteren Mechanismus machte CAIRNS (1937) bei Kleinhirntumoren aufmerksam. Dabei können Vorderlappenanteile des Kleinhirns durch den Tentoriumschlitz *nach oben verlagert* werden.

Eine eingehende Schilderung der hämorrhagischen Infarkte infolge von Massenverschiebungen, insbesondere die des Okzipitallappens legten MOORE u. STERN (1938) vor.

Das Vordringen und die Einklemmung von Anteilen der Frontalwindungen in die mittlere Schädelgrube wurde von ZÜLCH (1938) sowie FINKELMAN (1938) beschrieben.

Die Massenverschiebungen des Gehirns bei kriegsbedingten Schädel-Hirn-Verletzungen wurden von ZÜLCH (1941), FISCHER-BRÜGGE (1949) analysiert. Auf das Auftreten von temporalem Druckkonus bei epiduralen und subduralen Hämatomen wurde von EVANS u. SCHEINKER (1943) hingewiesen.

RIESSNER u. ZÜLCH (1939) hatten auf die ausgeprägten Verlagerungen und Verschiebungen der Hirnachse bei Massenverschiebungen hingewiesen. ZÜLCH prägte hierfür den Begriff der „achsialen" Verschiebung (Abb. 58 a, b).

Der Leser, der an historischen Aspekten interessiert ist, findet eine klassische Darstellung bei ZÜLCH (1959), auf die ich verweise.

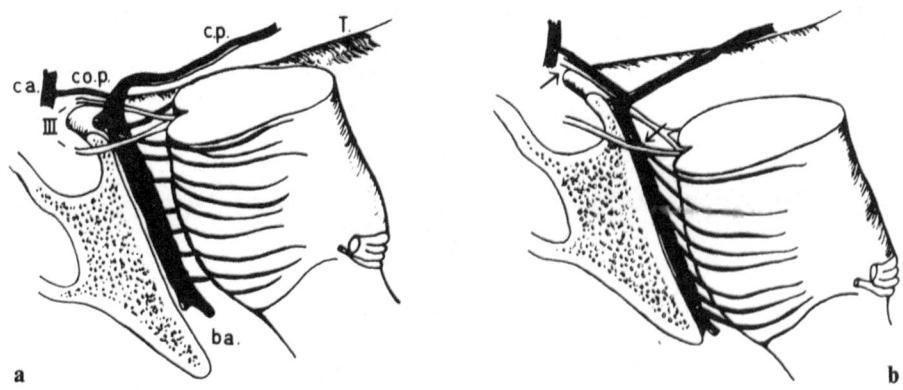

Abb. 58. a Schematische Darstellung der normalen Lage des Hirnstammes mit den versorgenden Gefäßen aus der A. basilaris (lange perforierende paramediane Äste) und dem Verlauf der Nn. oculomotorii (*ba* A. basilaris, *ca* A. carotis, *co.p.* A. communicans post., *c.p.* A. cerebri post., *T* Tentorium, *III* N. oculomotorius). **b** Axial- und kaudalverlagerter Hirnstamm infolge eines transtentoriellen Druckkegels mit Streckung, Zerrung und möglichem Einreißen der Gefäße und Dehnung der Nn. oculomotorii, die auch am Tentoriumrand und der A. cerebelli sup. stranguliert werden können (*Pfeile*). (Aus KRENKEL u. BRÖCHELER 1983)

Fokale oder generalisierte Druckerhöhung in diesen Abschnitten kann die Verdrängung oder Einklemmung von Hirngewebe bewirken. Diese Vorgänge werden auch als „*cones of pressure*" (VINCENT et al. 1936), *Prolaps, Hernie* (MEYER 1920), *Druckkegel, Druckkonus, Zisternenverquellung* (HASENJÄGER u. SPATZ 1937; SORGO 1939), *Tamponade* oder *Verkeilung* (OSTERTAG 1956), *innerer Hirnprolaps* (ZÜLCH 1956) u. a. bezeichnet. Diese Verlagerung von Hirnanteilen ist ein häufiger Befund. Der Begriff *zerebellärer Druckkonus* wurde zuerst von CUSHING (1917) gebraucht. Diese Massenverschiebungen wurden von ZÜLCH (1959) ausführlich behandelt.

VI. Einteilung der Massenverschiebungen und Hernien von Hirngewebe

Massenverschiebungen und *Hernien* von *Hirngewebe* lassen sich aus didaktischen Gründen in folgende *regional definierbare morphologische Entitäten gliedern:* (1) *Massenverschiebungen von supratentoriellen Hirnanteilen in die infratentoriell gelegene hintere Schädelgrube.* Die Hernienbildungen am Tentorium cerebelli können sich mehr einseitig entwickeln, etwa nach im wesentlichen einseitig vorliegenden traumatischen intrakraniellen Schäden, wie epiduralen oder subduralen Hämatomen oder einer traumatischen Blutung in einer Großhirnhemisphäre, oder es besteht von Beginn an ein bereits generalisiertes (bilaterales) Hirnödem, bei dem sich die Hernienbildungen auf beiden Seiten der Unterflächen der Temporallappen (Unci gyri hippocampi) am Tentoriumrand finden. Die Verschiebungen und Einklemmungen von supratentoriellen Hirnanteilen mit Ausbildung eines „temporalen Druckkonus" wurden zunächst von VINCENT et al. (1930) beschrieben. Es handelt sich dabei, wie schon oft gesagt, um mediale Anteile der Schläfenlappen, die am Tentorium cerebelli eingepreßt und eingeklemmt werden (VAN GEHUCHTEN 1937; BAILEY 1933). Ein zunächst nur einseitiges, fokales Hirnödem kann später generalisieren und damit zu einem supratentoriellen Druckkonus an beiden Temporallappen mit axialer Verschiebung von Großhirnanteilen in den infratentoriellen Raum führen. (2) *Seitliche Hernien des Gyrus cinguli unter der Falx cerebri zur Gegenseite in der Cisterna interhemisphaerica.* (3) *Massenverschiebungen im Bereich des kleinen Keilbeinflügels (Cisterna fissurae lateralis).* (4) *Das Syndrom der Einklemmung der Lamina quadrigemina und des N. oculomotorius.* (5) *Das Syndrom der Störung in der Durchblutung der A. cerebri post. bei Hernien und Einklemmung im Tentoriumschlitz.* (6) *Zerebellärer Druckkonus durch den Tentoriumschlitz nach oben.* (7) *Druckkonus der Kleinhirntonsillen im Foramen occipitale magnum.*

Bei *einseitigen raumfordernden Prozessen im Gehirn,* wie epiduralen, subduralen Blutungen, größeren raumfordernden Arealen von Rindenprellungsherden oder traumatischen Hämatomen – übrigens auch bei raumfordernden Prozessen nichttraumatischer Genese –, kann es zu seitlichen Massenverschiebungen des Gehirns kommen mit Verschiebung von Mittellinienstrukturen, etwa den 3. Ventrikel, auf die Gegenseite. Dabei können auch erhebliche Verformungen der Seitenventrikel auftreten.

Es ist aber immer auch zu bedenken, daß in gleicher Weise Schrumpfungsvorgänge am Gehirngewebe – es spielt dabei keine Rolle, wie dieser Prozeß entstanden ist – ebenfalls Verlagerungen, Ausziehungen, „Wanderungen" von Ventrikelanteilen zur Folge haben können.

1. Massenverschiebungen von supratentoriellen Hirnanteilen in die infratentoriell gelegene hintere Schädelgrube

Im *supratentoriellen Bereich* kann ein einseitig (lateral) gelegener raumfordernder Prozeß, etwa eine epi- oder subdurale Blutung oder eine intrazerebrale Blutung ein zunächst fokales Hirnödem hervorrufen, das sich generalisieren kann oder es kann eine allgemeine Drucksteigerung des Gehirns bestehen, wie bei generalisiertem Ödem.

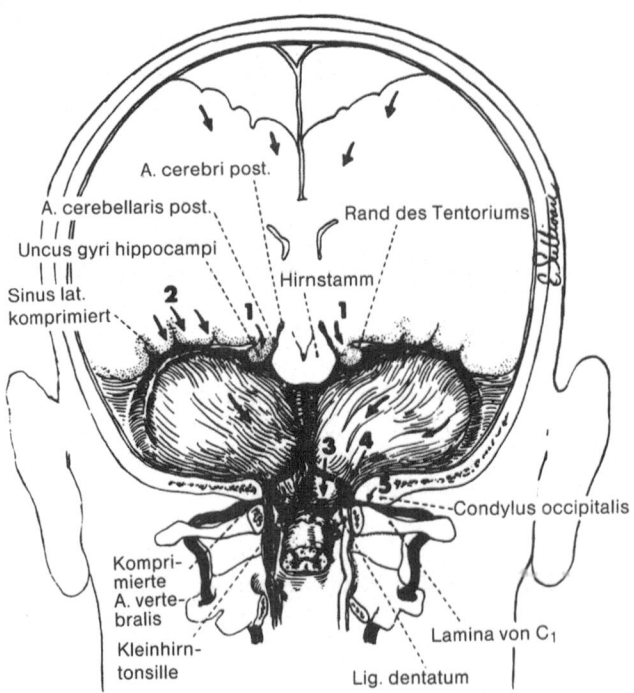

Abb. 59. Die Abbildung zeigt den Mechanismus bei gesteigertem intrazerebralem Druck infolge beidseitiger raumfordernder Prozesse am Vertex. Akute transtentorielle Schnürfurchenbildung mit Hernie des Uncus gyri hippocampi (*1*) Kompression der A. cerebri post., A. cerebellaris sup. und des Hirnstammes; (*2*) Einengung des Subarachnoidalraumes, der Brückenvenen und des Sinus lateralis. Akuter tonsillärer Druckkonus; (*3*) mit Komprimierung der medullären Zentren und der A. vertebralis am Foramen occipitale magnum; (*4*) Gleichzeitig kann ein Verschluß der A. vertebralis zwischen der okzipitalen Kondyle und dem Atlas bestehen; (*5*) die Druckwirkung des sich nach unten ausdehnenden Gehirns und die Fixation des zervikalen Rückenmarks durch die Ligamenta dentata; (*6*) resultiert in Verformung des Rückenmarks und damit petechialen Blutungen. (Aus SCHNEIDER et al. 1970)

Bei ausgedehntem generalisiertem Ödem, bilateralen epi- oder subduralen Hämatomen, vor allem im Vertexbereich oder beiderseitigen ausgeprägten primärtraumatischen Hirnschäden, entsteht ein beiderseitig von oben wirkender Druck auf den Tentoriumschlitz. Daraus kann ein *bitemporaler Druckkonus* mit *ausgeprägter hufeisenförmiger Hernienbildung um den Hirnstamm entstehen, der in die hintere Schädelgrube reicht* (Abb. 59, 60 a, b).

Durch die *abwärts gerichtete Druckwirkung* können *mediobasale Anteile der Temporallappen (Unci gyri hippocampi)* durch *den Tentoriumschlitz nach unten (infratentoriell)* in die *hintere Schädelgrube gepreßt werden* [einseitige (Abb. 61, 62) oder *doppelseitige deszendierende transtentorielle Hernien* oder *transtentorieller Druckkonus*].

Transtentorielle Hernien wurden von MEYER (1920), VINCENT et al. (1936), DAVID (1937), JEFFERSON (1938), REID (1940), SCHWARTZ u. ROSNER (1941), SCHEINKER (1945), VINCENT u. ROSIER (1947), MUNRO u. SISSON (1952), JEFFERSON u. SHELDON (1956), AZAMBUJA et al. (1956), KAUFMAN u. CLARK (1969) mitgeteilt. Zusammenfassende Darstellungen stammen von FINNEY u. WALKER (1962) sowie WALKER (1969).

Diese *transtentorielle Schnürfurchenbildung* manifestiert sich klinisch vor allem in der *Einklemmung des Mittelhirns*. Sie kann sich sowohl *ein-* als auch *doppelseitig* entwickeln, kann ohne oder mit nur geringen klinischen Befunden einhergehen.

Transtentorielle Schnürfurchenbildungen können isoliert auftreten, jedoch auch kombiniert mit Einpressung der Kleinhirntonsillen durch das Foramen occipitale magnum in den Spinalkanal vorkommen. Diese Einpressung in das Hinterhauptloch verursacht Schäden an Pons und Medulla oblongata.

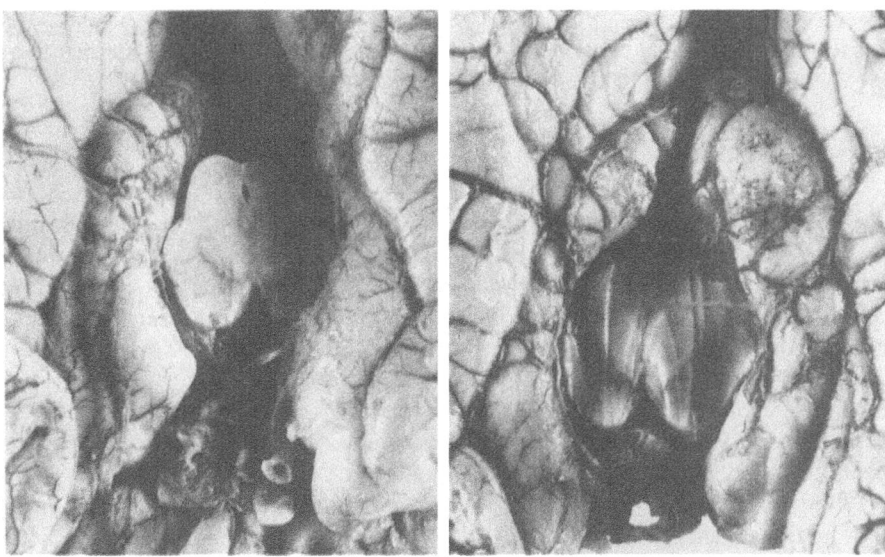

a   b

Abb. 60. a Große ringförmige Hernie durch Cisterna interhemisphaerica, ambiens und basalis mit seitlicher Verlagerung, aber ohne wesentliche Verformung des Mittelhirns. **b** Hochgradige Hernie durch Cisterna ambiens und basalis mit petechialen Blutungen, zipfelförmiger kleiner Hernie der Cisterna ambiens der Gegenseite. Seitenverschiebung, aber nur geringe Verformung des Mittelhirns (Aus ZÜLCH 1959)

Sehnervenkreuzung   Temporaler Druckkegel

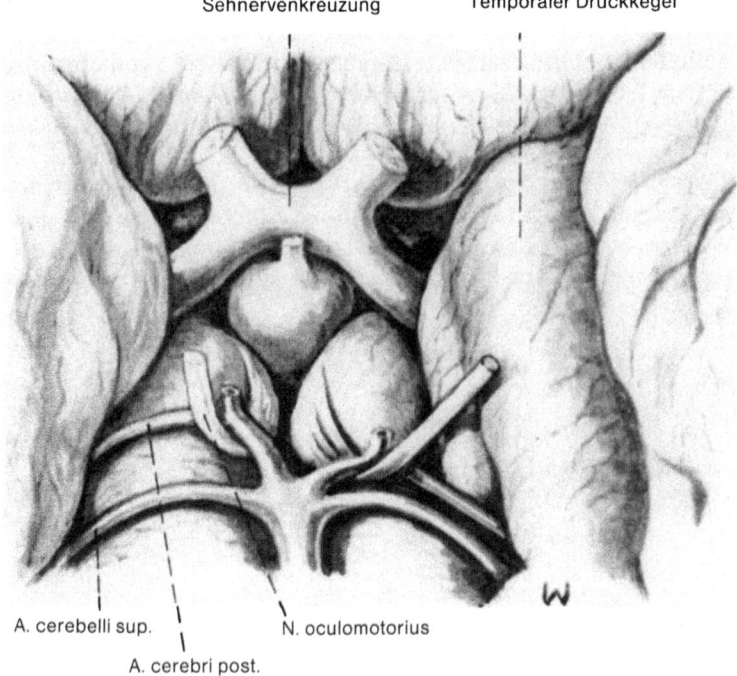

A. cerebelli sup.   N. oculomotorius

A. cerebri post.

Abb. 61. Ansicht der Regio interpeduncularis; ausgedehnter temporaler Druckkonus links (im Bild rechts), durch ein epidurales Hämatom verursacht. Man beachte die Abknickung der Nn. oculomotorii durch die nach unten verlagerte A. cerebri post., die geänderte Verlaufsrichtung der Nerven und die Druckwirkung der temporalen Hernie auf den Hirnstamm. (Aus SUNDERLAND u. BRADLEY 1953)

Die *Folgen* einer solchen *von oben nach unten gerichteten Druckwirkung* sind: (1) *Mehr* oder *minder tiefe Einschnitte* im *Bereich medianer Anteile* des *Temporallappens*, nämlich der *Unci gyri hippocampi*, die zu *Kontaktnekrosen* führen (Abb. 63, 64a–c), (2) *Störungen* der *Liquordynamik*, (3) *Gewebeschäden* durch *mechanische Kompression großer Hirnarterien* und *Venen*, die *Erweichungen* in deren Ausbreitungsgebieten zur Folge haben (Abb. 65).

Die *Kompression* des *homolateralen Hirnschenkels* (*Pedunculus cerebri*) des *Mittelhirns* führt zu einer *Beteiligung der kortikofugalen Bahnen* (*Pyramidenbahnen*), die eine *kontralaterale Hemiparese* nach sich zieht (Abb. 66, 67).

Eine *Halbseitenlähmung* kann vorliegen, verursacht durch eine Schädigung der Pyramidenbahnen in ihrem Verlauf durch das Mittelhirn entweder durch die Hernie selbst (die Halbseitenlähmung ist dann kontralateral) oder aber durch eine Kompression des gegenseitigen Crus cerebri gegen den scharfen Rand des Tentorium (*gleichseitige oder paradoxe Halbseitenlähmung*). Dieser Einschnitt in das Gewebe mit lokalem Gewebsuntergang ist gut sichtbar (sog. „*Kernohan notch*" 1929).

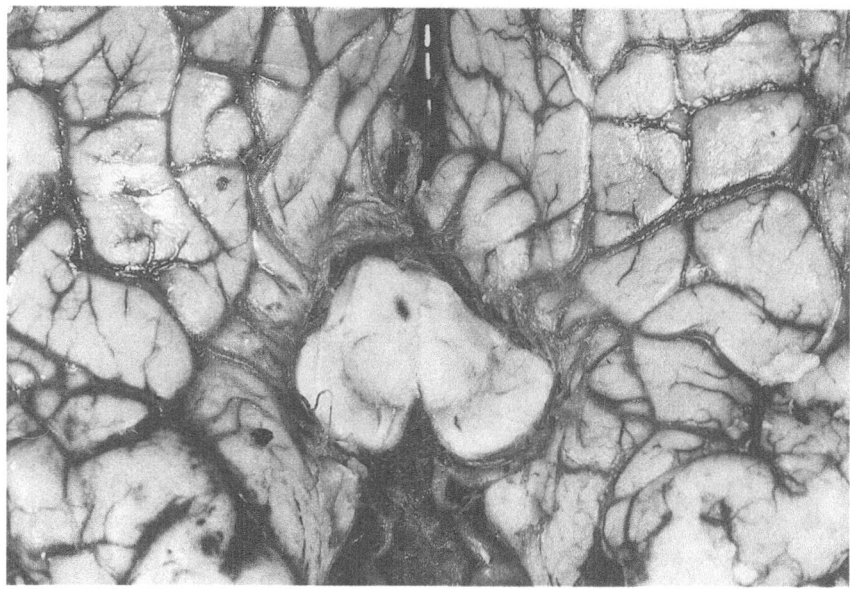

Abb. 62. Großhirn. Blick auf das Mittelhirn mit Verziehung und Verdrängung des Mittel-hirns infolge homolateral einwirkenden supratentoriellen Druckes mit daraus resultieren-der Schnürfurchenbildung im rechten Uncus gyri hippocampi. Makrofoto

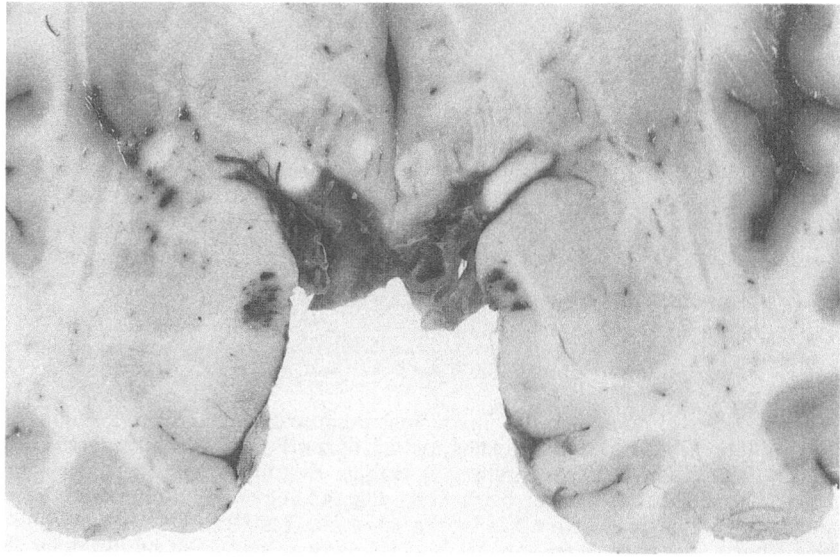

Abb. 63. Großhirn. Schlag mit einem Stein ins Gesicht, sofortige Bewußtlosigkeit, Frak-turen von Schädelbasis, linkem Schläfen-, Stirn- und Schläfenbein. Frontalschnitt durch das Großhirn. Einschnitte und beginnende hämorrhagische Infarzierung in beiden Unci gyri hippocampi durch den freien Rand des Tentorium. Samml. MPI für Psychiatrie. Makrofoto

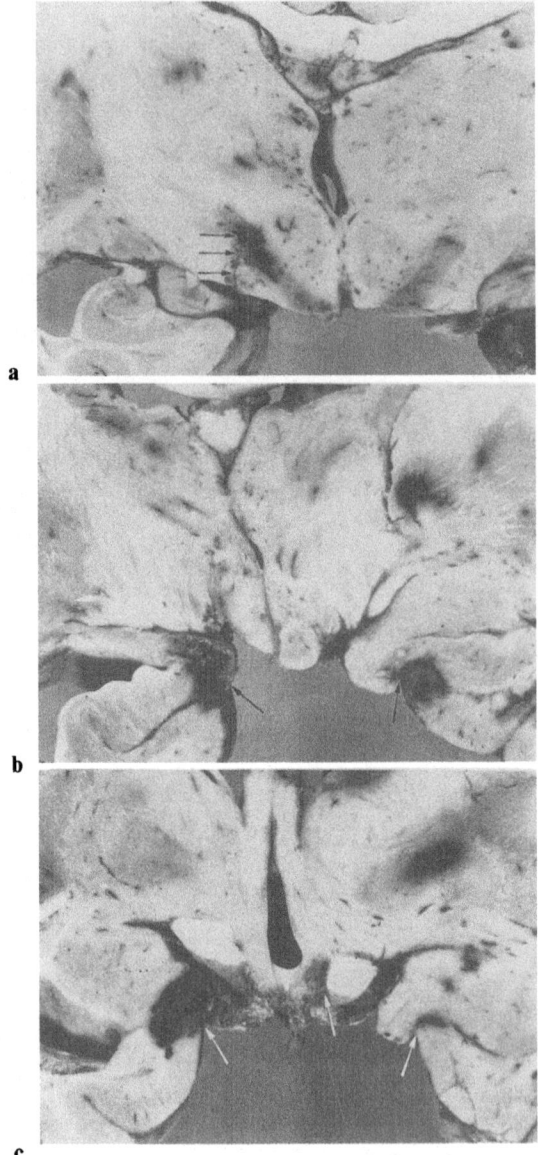

Abb. 64. a Tiefes Einschneiden des linken Tentoriumrandes bis in die Substantia nigra. Kleinere Blutungen im linken Thalamus und im linken Fornix. Hämorrhagische Erweichung in der rechten Temporalwindung. **b** Blutige Zertrümmerung am linken Unkus, weniger stark am rechten Unkus, beide durch Quetschung am Tentoriumrand. Kleinere Blutung am rechten Pallidum. **c** Leichte Verschiebung des Hirnstammes nach links bei doppelseitigem – rechts riesigem – subduralem Hämatom. Quetschung mit Blutungen links am Mandelkern durch Druck gegen den Tentoriumrand bzw. die Sellakante, ähnliche leichtere Quetschung am rechten Infundibulumrand und am Hypophysenstiel. Kirschkerngroße Blutung im rechten Pallidum. (Aus Zülch 1959)

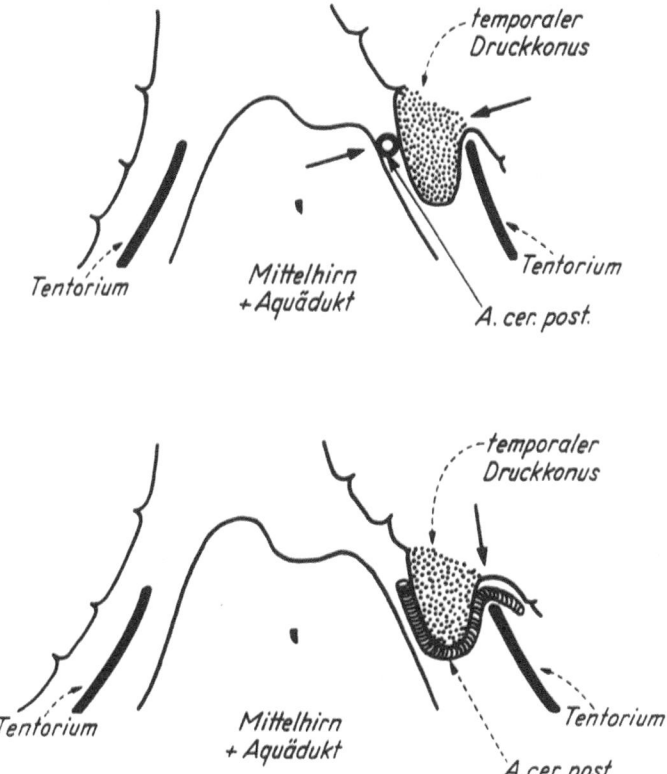

Abb. 65. Zur Entstehung der hämorrhagischen Infarkte im Okzipitallappen bei „temporalem Druckkonus". Es ist nicht etwa ausschlaggebend, daß die A. cerebri post. flach durch die Hirnrinde gequetscht wird. Wichtig ist vielmehr, daß die Arterie tatsächlich über den scharfen Rand des Tentoriumschlitzes gezerrt und in der Längsrichtung gedehnt wird. (Aus ZÜLCH 1959)

GROENEVELD u. SCHALTENBRAND schrieben 1927 über einen Patienten mit einem seit vielen Jahren bestehenden Duraendotheliom, bei dem sich durch Druckwirkung auf die gegenüberliegende Seite des Mittelhirns durch die Kante des Tentoriumsschlitzes homolaterale Pyramidenbahnzeichen ausbildeten. Die Gewebsveränderungen wurden als „scharf begrenzte tiefe Nekrosen mit Zeichen älterer und frischerer Organisation" beschrieben. Sie hoben hervor, daß die Gefäße selbst nicht betroffen waren. Ihre Erklärung für diese keil- oder kerbenförmigen Erweichungen lautete, daß sich „der Tentoriumrand in die anatomische Einschnürung des Hirnstammes hineinlegt..., so daß er bei Druckerhöhung wie ein stumpfes Messer auf das eindringende Gewebe einwirkt".

KERNOHAN u. WOLTMAN (1929) fanden bei der Auswertung von 276 Hirntumoren in 12% lokale Eindellungen und Einkerbungen in lateralen Anteilen des Hirnstammes, die kontralateral zum raumfordernden Prozeß gesehen wurden. Klinisch bestanden infolge Beteiligung der Pyramidenbahnen homolaterale Halbseitenlähmungen; ein Teil bildete sich nach operativer Entfernung des Tumors zurück. Die Autoren sahen in dieser Läsion die Folge von Druck verursacht durch die Kante des Tentorium auf das Crus cerebri.

Diese Gewebeschäden werden auch als „Kernohans notch" bezeichnet, ein guter deutscher Terminus ist „Kontaktnekrose".

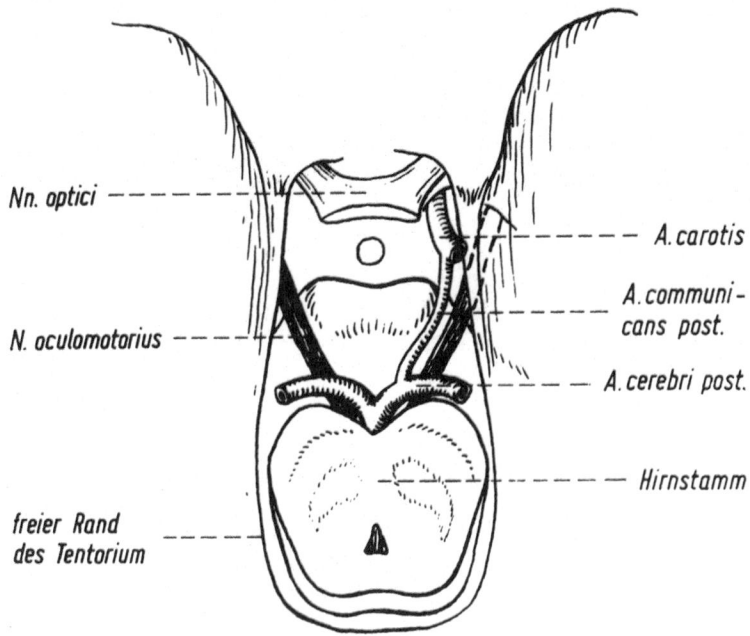

Abb. 66. Schema der normalen Anatomie im Bereich der Incisura tentorii. Großhirnhemisphären entfernt, Hirnstamm im Niveau der Inzisur durchtrennt. (Aus KESSEL et al. 1969)

Der *Druckkonus am Tentorium cerebelli* war bereits klinisch von VINCENT et al. (1936) und JEFFERSON (1938) beschrieben worden, nämlich beidseitige Okulomotoriuslähmung und Infarzierung medialer Anteile des Okzipitallappens durch Einklemmung der A. cerebri post. (JEFFERSON 1938; MOORE u. STERN 1938; REID u. CONE 1939). Auf die engen Beziehungen zwischen Bewußtseinsstörungen und Tentoriumeinklemmung wiesen CAIRNS (1939), MCNEALY u. PLUM (1962) hin.

2. Seitliche Hernie des Gyrus cinguli unter der Falx cerebri zur Gegenseite in der Cisterna interhemisphaerica und Schnürfurchen in oberen Balkenanteilen durch die Falx cerebri

Bei einem einseitigen raumfordernden Prozeß werden Anteile der homolateralen Großhirnhemisphäre nach medial und über die Mittellinie hinaus zur Gegenseite verdrängt (Abb. 68 a, b). Die Falx cerebri verhindert die Verdrängung bis zu einem gewissen Grade, ehe sie in eine Schrägstellung abweicht. Es drängen mediale Anteile des Großhirns unterhalb der Falx cerebri in der Cisterna interhemisphaerica auf die Gegenseite. Eine Verlagerung kann jedoch nur in frontalen Anteilen erfolgen, in etwas geringerem Maße auch im mittleren Bereich, denn dort ist der untere Rand der Falx cerebri am weitesten vom Balken entfernt (Abb. 69 a, b).

Liegt bei Hernien des Gyrus cinguli nur eine kurze Anamnese vor, so können histologische Veränderungen in der Großhirnrinde durchaus fehlen, wie Abb. 70 zeigt.

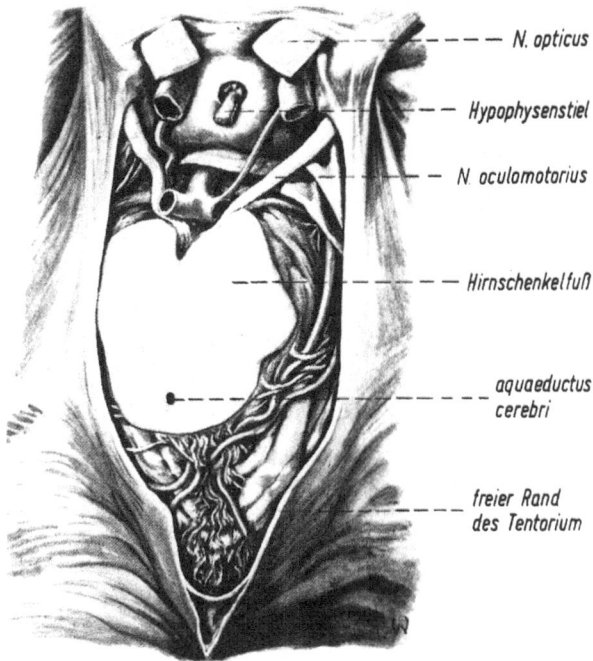

- - - — N. opticus

- - — Hypophysenstiel

- — N. oculomotorius

- — Hirnschenkelfuß

- — aquaeductus cerebri

- — freier Rand des Tentorium

Abb. 67. Region des Tentoriumschlitzes nach Einwirkung eines temporalen Druckkegels rechts infolge eines epiduralen Hämatoms. Beide Großhirnhemisphären entfernt; Hirnstamm (durchschnitten) nach links verdrängt, linker (!) Hirnschenkel deformiert; rechter Okulomotorius maximal gespannt, linker Okulomotorius schlaff. (Nach SUNDERLAND u. BRADLEY 1953, aus KESSEL et al. 1969)

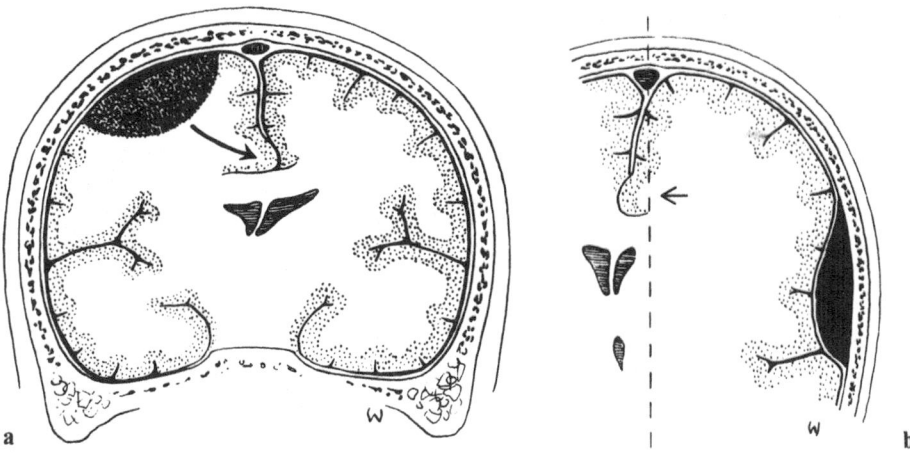

a   b

Abb. 68. a Suprakallöser Druckkegel (*Pfeil*) bei paramedianem Hämatom (Schema). **b** Verdrängung der Großhirnhemisphäre mit suprakallösem Druckkegel (*Pfeil*) bei epiduralem Hämatom (Schema). (Aus KESSEL et al. 1969)

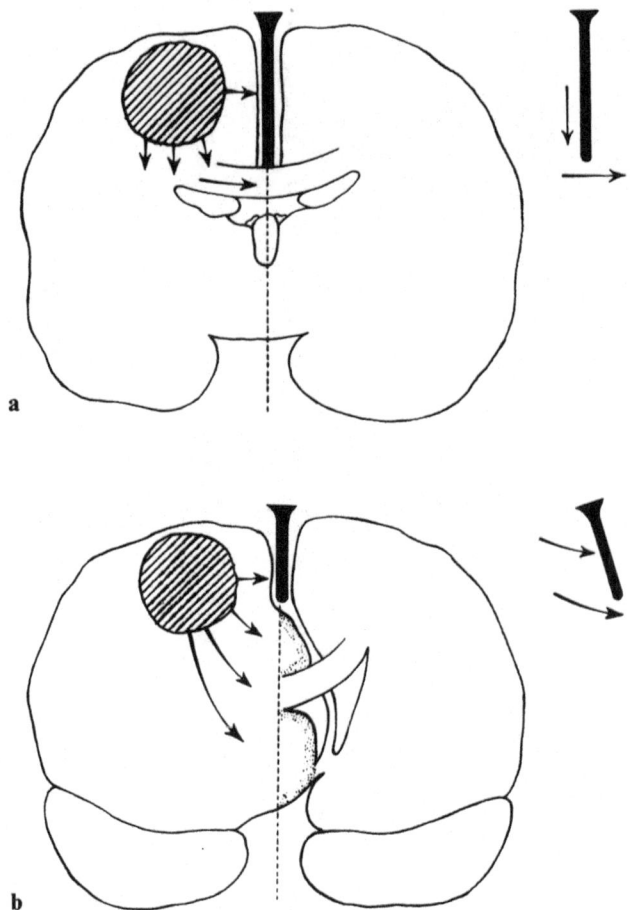

Abb. 69a, b. Unterschiede in den Massenverschiebungen bei raumfordernden Prozessen im Parietal- und Frontallappenbereich. **a** Im Parietalgebiet liegt der Unterrand der Falx direkt dem Corpus callosum auf, eine Seitenverschiebung des Hirns ist nur möglich, nachdem vorher der Balken abwärts verschoben ist. Hier kann infolge ihrer Befestigung die Falx nur mit größter Kraft seitlich verschoben werden. **b** Im Frontalgebiet ist eine seitliche Massenverschiebung des Hirns viel einfacher, da die Falx einen großen Abstand vom Corpus callosum hat. Auch kann die Falx selbst (siehe rechts am Rand) bei nötigem Druck nach lateral verschoben werden. (Aus KAUTZKY et al. 1976)

Eine Schädigung oberer Balkenanteile kann auch durch Schnürfurchen durch die untere Falxkante entstehen, die diese Formation manchmal zur Hälfte „durchschneiden". Eine hochgradige Volumenvermehrung des Gehirns kann dasselbe „anheben" und gegen die untere Falxkante pressen. Weiter oben wurde von „Durchschneiden" der Balkenformation gesprochen, es handelt sich dabei um einen Prozeß, der sich nicht wie bei einem Messerschnitt abspielt, sondern das durch seine Volumenvermehrung sich nach oben ausbreitende Gehirn drückt sich langsam in die oberen Balkenanteile. Derartige Läsionen des Corpus callosum

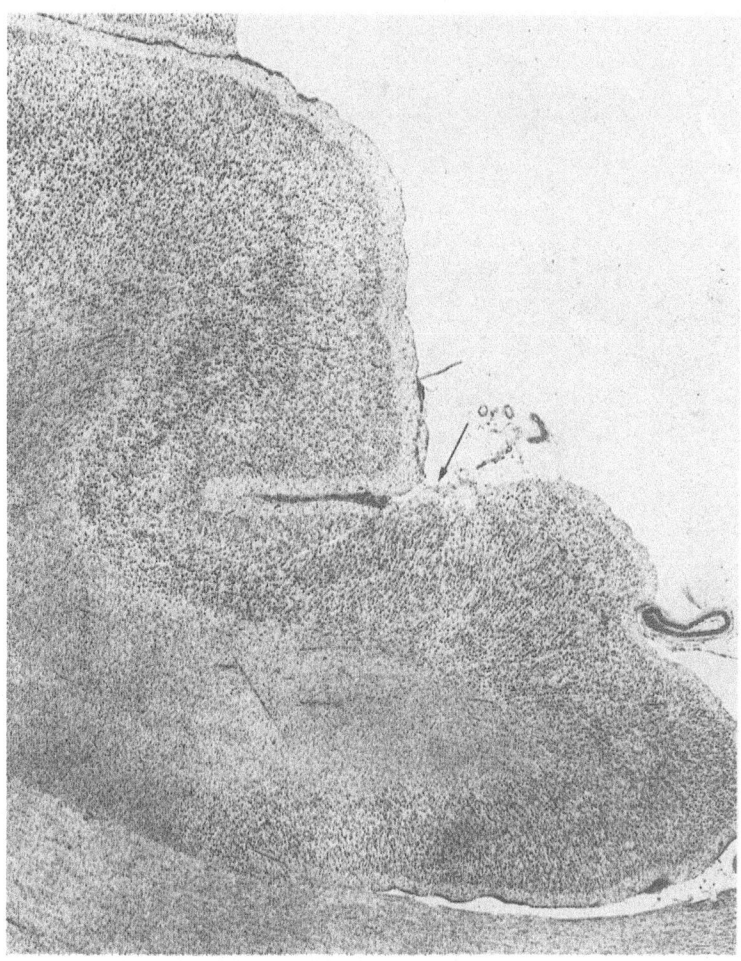

Abb. 70. Hernie des Gyrus cinguli bei Glioblastom mit kurzer Anamnese bei einem Erwachsenen. Es fehlt jede histologische Veränderung. Kresylviolett, × 25. (Aus ZÜLCH 1959)

treten bei raumfordernden Prozessen im Gehirn auf, sei es als Folge von Schädel-Hirn-Verletzungen, Neoplasmen oder Massenblutungen.

Eine derartige scharfe Schnürfurche an der Vorderfläche des Balkenrostrum zeigt Abb. 71 a, auf der Aufnahme von oben auf die Balkenformation (Abb. 71 b) sind Blutungen in dem geschädigten Balkenbereich wahrzunehmen. Ein weiteres Beispiel findet sich in Abb. 72 a, b, die zeigt, wie tief die Einschnitte in obere Balkenanteile sein können. Ein spätes Stadium eines solchen Prozesses zeigt Abb. 73. Hier ist es zu einer Entmarkung des Balkens beiderseits infolge einer „Schnürfurche" durch die untere Falxkante, die ihn zur Hälfte „durchschnitten" hatte, gekommen. In den entmarkten Balkenanteilen finden sich kleinere Blutungen. Diesen Veränderungen am Balken ist bisher nicht viel Aufmerksamkeit geschenkt worden.

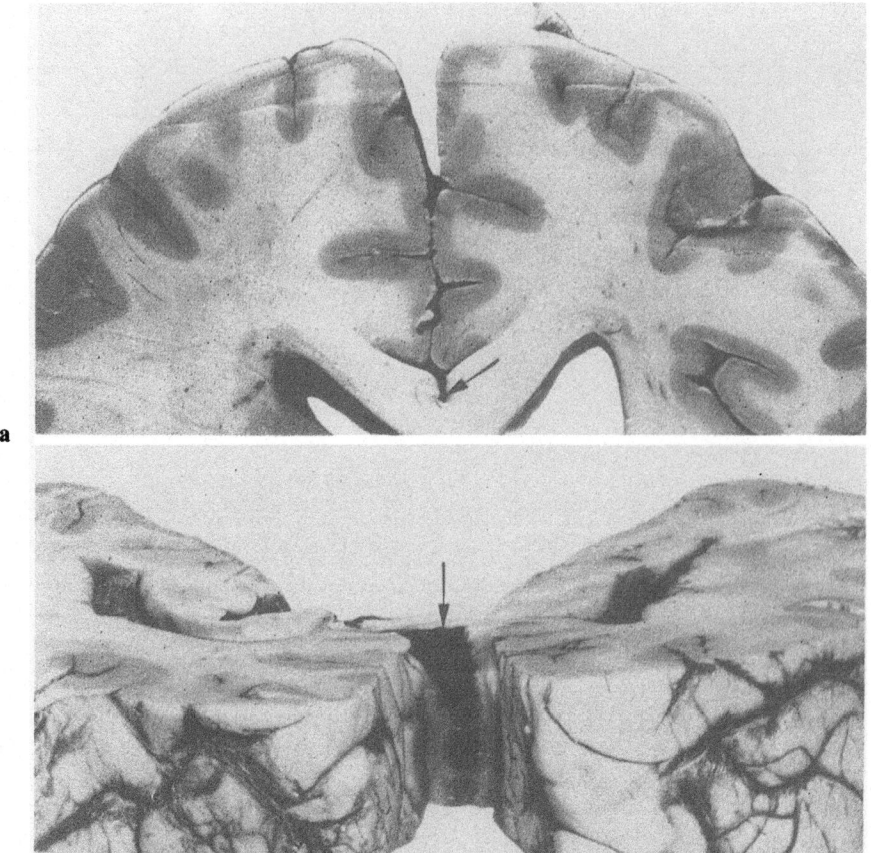

Abb. 71. a Scharfe Schnürfurche an der Vorderfläche des Balkenrostrum auf einem Frontalschnitt durch das Gehirn, der Balken ist vorn an der Falxkante angekommen. Hydrocephalus occlusus durch Tumor der hinteren Schädelgrube. **b** Blutungen in die Schnürfurche des Balkens. (Aus ZÜLCH 1959)

Außerdem können an der *Basis des Großhirns* die Corpora mamillaria und der *Hypophysenstiel* auf die *Gegenseite verschoben werden* (vgl. Kapitel über die Hypophysenschäden in Bd. 13/VI.B dieser Reihe, S. 544).

3. Massenverschiebungen im Bereich des kleinen Keilbeinflügels (Cisterna fissurae lateralis)

Eine Volumenvermehrung infolge eines raumfordernden Prozesses sowohl in der vorderen als auch mittleren Schädelgrube führt zu einer Verschiebung von Großhirnanteilen über den kleinen Keilbeinflügel, der die vordere von der mittleren Schädelgrube trennt. Bei ausgeprägter Volumenzunahme in den Frontallappen kommt es zu einem „*frontalen Druckkonus*" (ZÜLCH 1959) nach

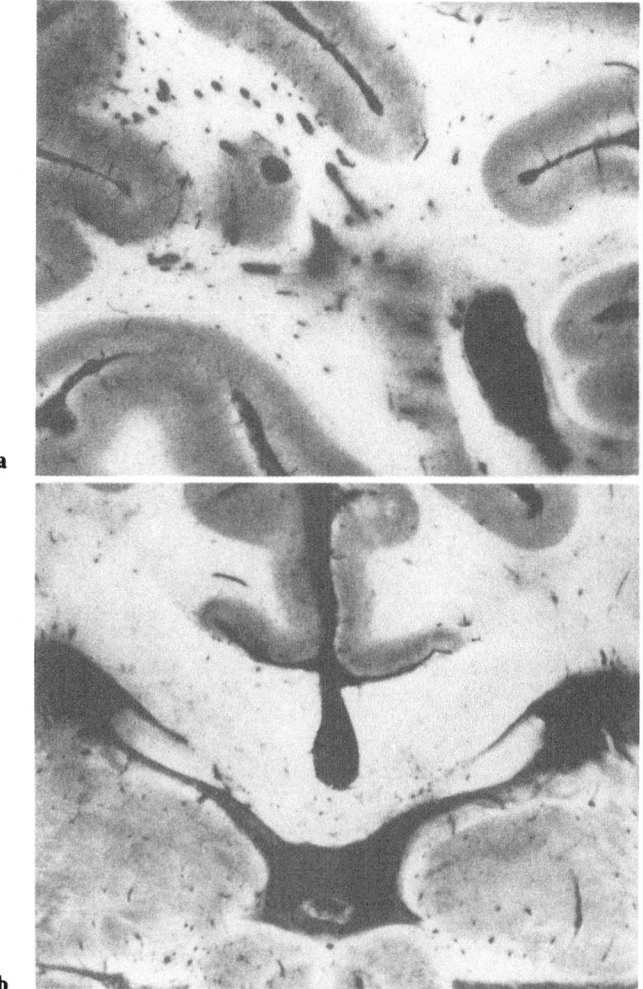

a

b

Abb. 72. a Hochgradige Volumenvermehrung durch Hyperämie der arachnoidalen und zerebralen Gefäße (tiefe Markvenen!). **b** Durch die Volumenvermehrung wurde im Parietalgebiet der Balken angehoben und durch die untere Falxkante eingeschnitten! (Aus ZÜLCH 1959)

„hinten" bzw. „unten" (Abb. 74). Wichtig ist der Hinweis, daß Verlagerungen von Hirngewebe auch in der *umgekehrten Richtung, von temporal nach frontal*, d. h. von *unten nach oben vorkommen können*. Diesen Massenverschiebungen ist in der Literatur bisher leider wenig Aufmerksamkeit geschenkt worden. Für praktische Zwecke hält ZÜLCH (1959) es für wichtig, von einem „*frontalen Druckkonus*" nach „hinten" bzw. „unten", oder von einem „*temporalen Druckkonus*" nach „*vorn*" bzw. „oben" zu sprechen. Der *kleine Keilbeinflügel* hinterläßt regelmäßig an den vorbeigleitenden Massen eine *scharfe Schürfwunde*, die ein guter Indikator für die Verschiebungsrichtung ist.

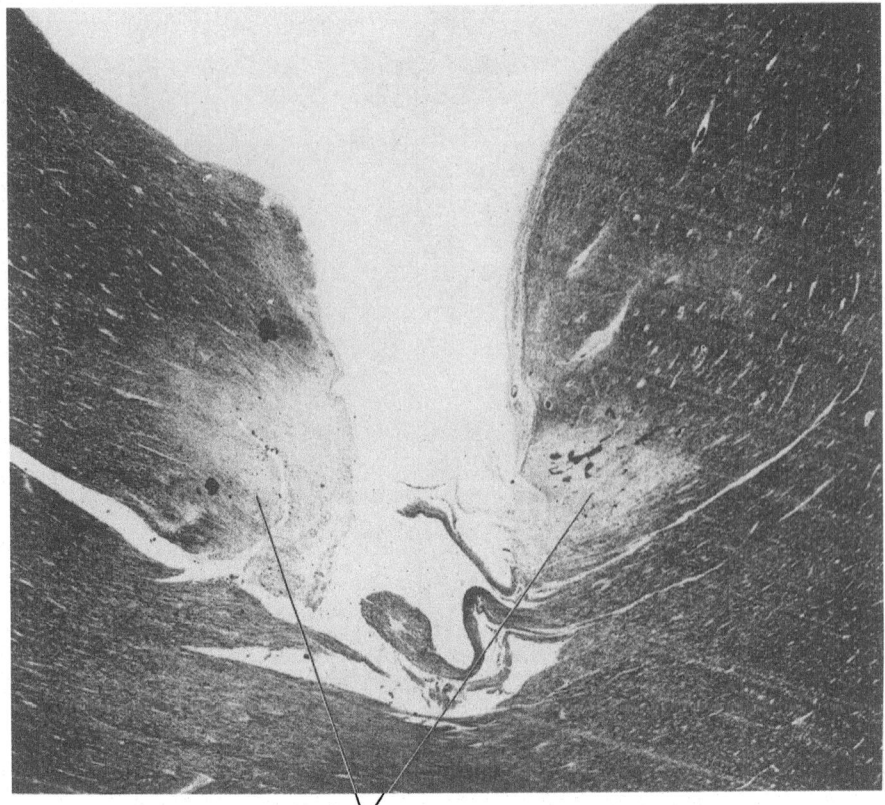

Entmarkung mit kleinsten Blutungen

Abb. 73. Entmarkung des Balkens beiderseits einer „Schnürfurche" durch die untere Falxkante, die ihn zur Hälfte durchschnitten hatte. Markscheidenfärbung nach SPIELMEYER. (Aus ZÜLCH 1959)

4. Das Syndrom der Einklemmung der Lamina quadrigemina und des N. oculomotorius

a) Einklemmung der Lamina quadrigemina

Eine *transtentorielle Hernie* vermag auch eine *Druckwirkung* auf den *Colliculus superior* der *Lamina quadrigemina* (*Vierhügelplatte*) auszuüben mit einer daraus resultierenden *vertikalen Blickparese* (*Parinaud-Syndrom*).

b) Pathogenese der Pupillenerweiterung

Eines der *wichtigsten klinischen Symptome* resultiert aus einer *Beteiligung des N. oculomotorius*, nämlich zunächst in einer *vorübergehenden Verengung der Pupille* (FOLEY 1956). Diese Verengung zu Beginn kann fehlen und eine

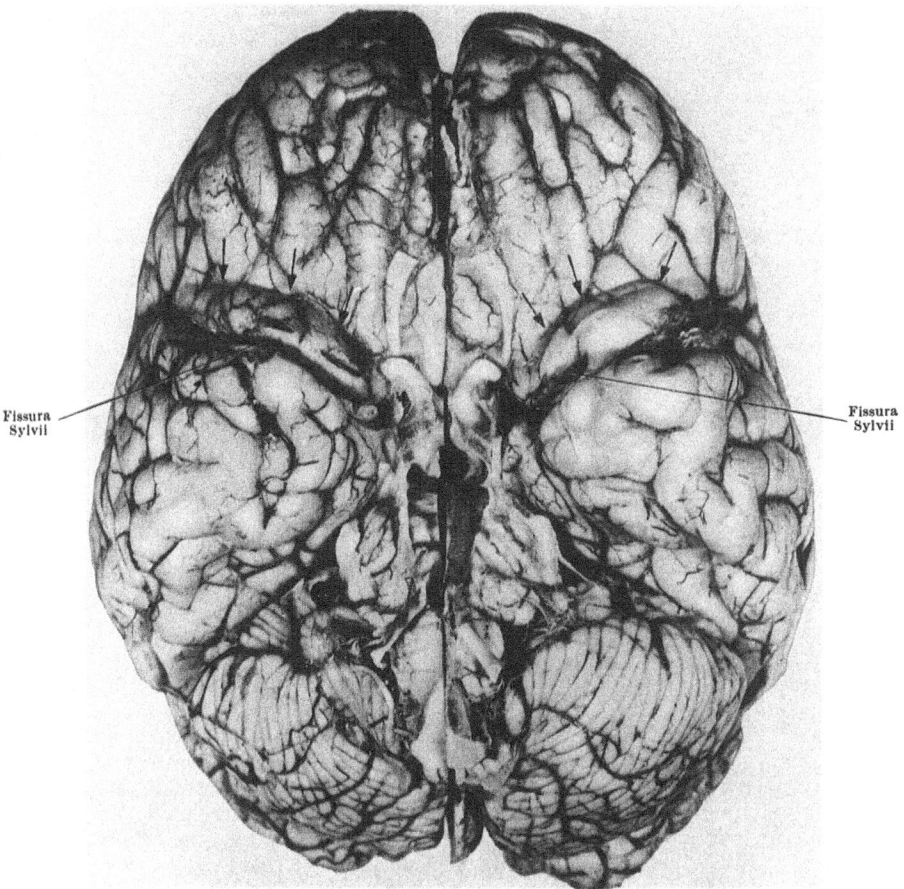

Abb. 74. Frontallappen-Hernien nach unten: Vordringen von kaudalen Teilen der Fronto-orbitalwindungen über den Keilbeinflügel (s. *Pfeile!*) in die mittlere Schädelgrube bei Hydrocephalus occlusus. Die herabgedrängte und nach rückwärts verlagerte Fissura Sylvii ist gespreizt (s. *Hinweislinie*). (Aus ZÜLCH 1959)

Erweiterung mit träger Lichtreaktion kann das erste Symptom sein. *Zunehmende Erweiterung ohne jede Reaktion auf Lichtreiz folgt mit Ptosis und Einschränkung der Augenbewegungen.* Eine Wiederherstellung der Funktionen vollzieht sich in umgekehrter Reihenfolge. Diese Symptome können jedoch auch beidseitig auftreten, wenn eine Hernie auf beiden Seiten vorliegt (Abb. 75).

Der *N. oculomotorius* kann bei *einseitiger Zunahme* des *Volumens* einer *Großhirnhemisphäre,* auch bei epiduralen und subduralen Hämatomen, *mechanisch geschädigt werden* (Abb. 76). Es finden sich *ein* oder *zwei Schnürfurchen,* die quer zum Nerven verlaufen. Die distale Schnürfurche ist von der proximalen etwa ½ cm entfernt. Die *erste (proximale) Schnürfurche* befindet sich am Nerven etwa nach dem Verlassen der Brücke, dort wo der Nerv zwischen der A. cerebri post. und der A. cerebelli sup. verläuft (Abb. 77). Die *zweite (distale) Schnürfurche* liegt

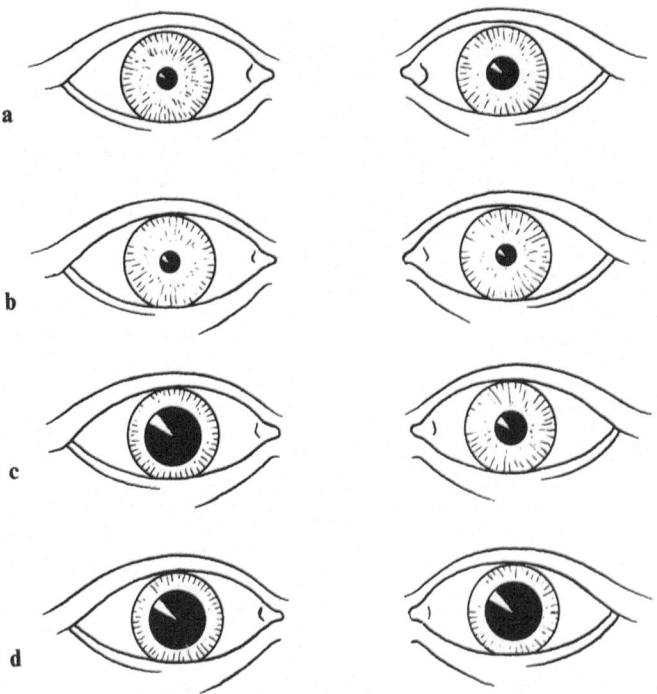

Abb. 75 a–d. Pupillenveränderungen bei traumatischer Hirndrucksteigerung. **a** Einseitige Pupillenverengung als Ausdruck einer Reizung der pupillokonstruktorischen parasympathischen Fasern im Nervus oculomotorius. **b** Beidseitige Pupillenverengung. **c** Einseitige Pupillenerweiterung und Lichtstarre als Ausdruck der Lähmung der pupillokonstriktorischen parasympathischen Fasern. **d** Doppelseitige Pupillenerweiterung und Lichtstarre im präterminalen Stadium. (Nach EBERLE 1973)

dort, wo der Nerv über die Plica petroclinoidea med. in die Dura mater einzieht. Die erste Schnürfurche ist die Folge einer *Strangulierung* des *Nerven* durch eines der genannten Gefäße bei *axialer Verschiebung des Hirnstammes*. Die zweite (distale) Schnürfurche ist die Folge einer mechanischen Einwirkung der lateralen Clivuskante. Sie ist die Folge von allen axialen Verlagerungen des Hirnstammes nach unten, dabei wird der Nerv über das Duraligament, das die hinteren Sellafortsätze mit der Felsenbeinkante verbindet (Plica petroclinoidea med.), wie ZÜLCH (1959) es nennt, hinübergezerrt (vgl. auch FISCHER-BRÜGGE 1949); vgl. Abb. 78, 79.

Im folgenden werde ich einige Ansichten von Autoren, die einige Teilaspekte der Nervenschädigung diskutieren, aufführen.

REID (1940) sowie JENNETT u. STERN (1960) sind der Meinung, daß die Erweiterung der Pupille die direkte Folge von Druckeinwirkung von Herniengewebe auf den N. oculomotorius sei. WELTE (1943) erklärte die initiale Pupillenverengung mit dem frühen Befallensein der kleinen, etwa 5 µ messenden, mehr empfindlichen Fasern als den großen, 15–18 µ messenden Fasern, die die äußeren Augenmuskeln innervieren. FISCHER-BRÜGGE (1950, 1951) beschrieb kleinere Blutungen im N. oculomotorius rostral vom Clivus; nach

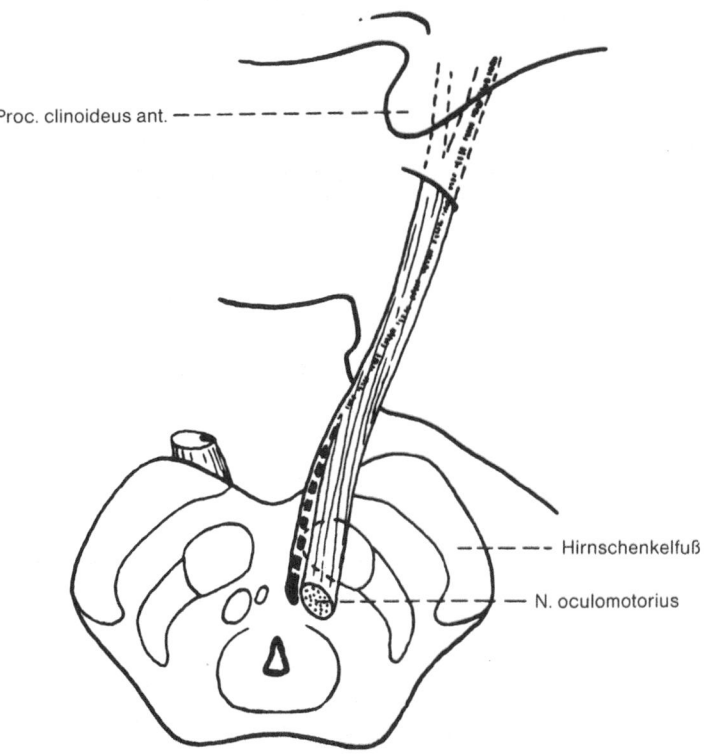

Abb. 76. Schematische Darstellung der Verlaufs des N. oculomotorius und der pupillokonstriktorischen Fasern (*punktiert*). (Nach LAZORTHES 1955, aus KESSEL et al. 1969)

seiner Meinung wurde der Nerv beim Übertritt über den vorderen Rand des Clivus komprimiert. JOHNSON u. YATES (1955) glauben, daß die Kompression des Nerven an seinem Übertritt durch das Lig. petroclinoideum liegt. Die Lähmung des N. oculomotorius ist nach der Ansicht von SUNDERLAND u. HUGHES (1946) durch Abknickung des Nerven bedingt durch die nach unten verlagerte A. cerebri post., die mit rostralen Anteilen des Pons durch die A. basilaris fest verankert ist.

ZÜLCH (1959) hat darauf verwiesen, daß der Ausdruck von FISCHER-BRÜGGE „*laterale Clivuskante*" ungenau beschrieben sei. Ich folge seinen Ausführungen. Nach den anatomischen Lehrbüchern (z. B. RAUBER-KOPSCH) bildet der rückwärtige „abschüssige" Teil des Dorsum sellae „den oberen Teil des Clivus". Eine Clivuskante wird nicht beschrieben. Denn der Nerv liegt nicht dem knöchernen Clivus auf, sondern einer elastischen Duraduplikatur der „Plica" (oder Ligamentum) petroclinoidea medialis (s. RAUBER-KOPSCH 1940). An der Spitze des Felsenbeines trifft der äußere mit dem inneren Rand (des Tentoriums) zusammen. Eine von der Felsenbeinspitze zum Processus alae parvae gespannte Fortsetzung dieses Randes wird Plica petroclinoidea lateralis genannt. Die von der Felsenbeinspitze zum Processus dorsi sellae gespannte Fortsetzung heißt „Plica petroclinoidea med.". Unter dieser Plica petroclinoidea med. liegt der Sinus petrosus inf. (RAUBER-KOPSCH, Abb. 192, 564). Wichtig ist demnach nach ZÜLCH (1959), daß der Nerv nicht über eine harte, sondern eine elastische Kante hinwegzieht.

A. cerebri post.   N. III mit proximaler Kerbe

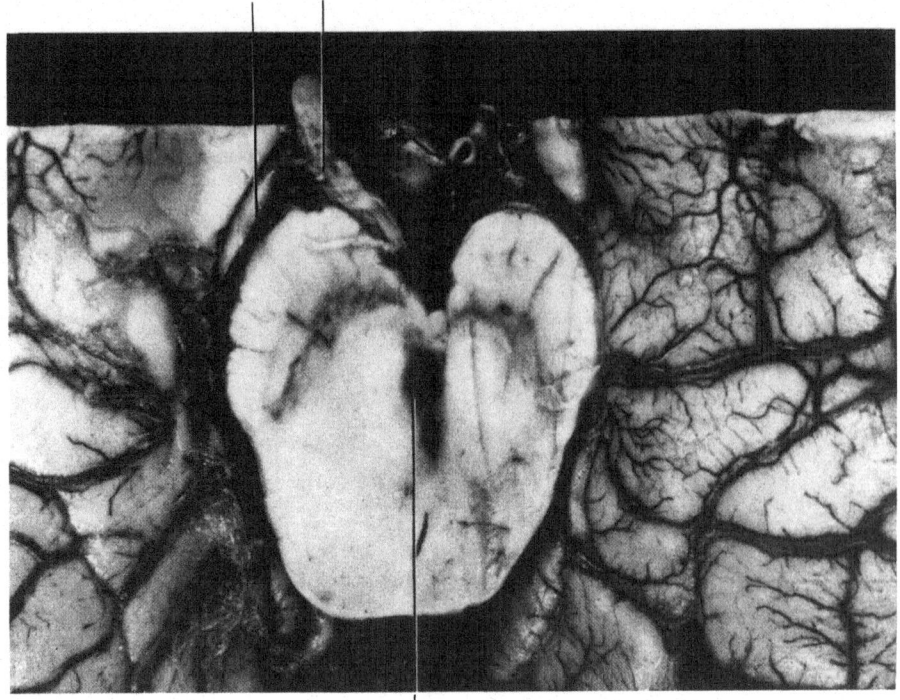

Kleine Hirnstammblutung

Abb. 77. Proximale Kerbe im N. III zwischen A. cerebri post. und A. cerebelli sup. (Aus ZÜLCH 1959)

5. Das Syndrom der Störung in der Durchblutung der A. cerebri posterior bei Hernien und Einklemmungen im Tentoriumschlitz

Die *hämorrhagischen Infarkte* im *Bereich* des *Okzipitallappen* durch *Einklemmung der A. cerebri post.* im *Tentoriumschlitz* (vgl. Abb. 65) wurden erstmalig von MEYER (1920), JEFFERSON (1938), MOORE u. STERN (1938), ZÜLCH (1938, 1959), RIESSNER u. ZÜLCH (1939), REID (1940), EVANS u. SCHEINKER (1943), LINDENBERG (1957), ADEBAHR u. SCHEWE (1967) u.a. beschrieben.

Man kann neben den relativ selten vorkommenden *Totalinfarkten*, die das gesamte Ausbreitungsgebiet der A. cerebri post. einnehmen, auch *kleinere Infarkte*, die nur eine Minimalzone des Versorgungsgebietes der A. cerebri post. einnehmen, vorfinden (Abb. 80, 81). Im Okzipitalbereich bestehen ausgeprägte meningeale Anastomosen, die Randgebiete mitversorgen und damit die Ausdehnung der hämorrhagisch erweichten Zone verringern. In einzelnen Fällen findet sich auf einer Seite ein Totalinfarkt, während auf der Gegenseite nur ein kleiner

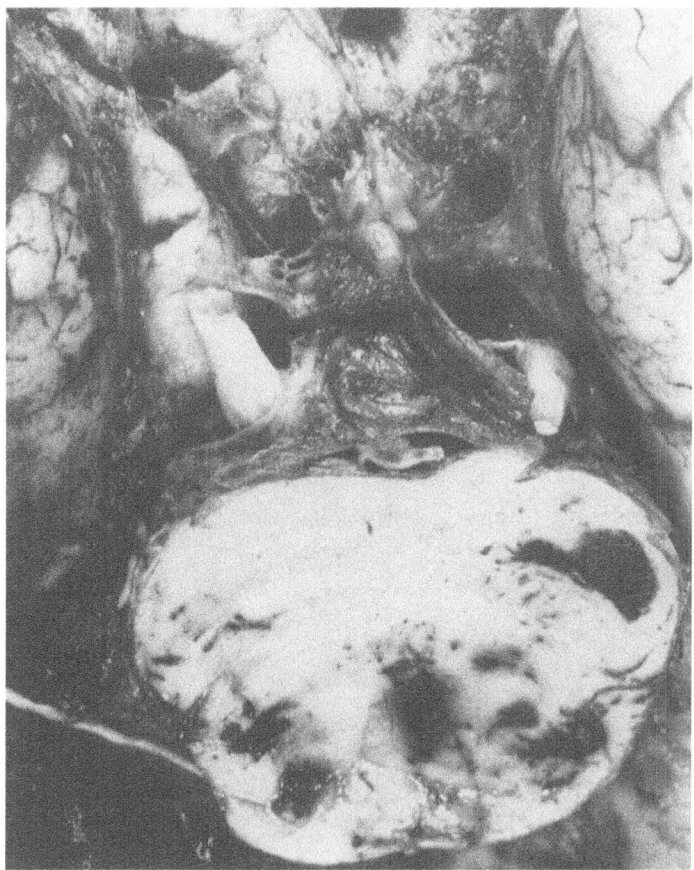

Abb. 78. Kleine Massenblutungen in der dorsalen Brücke bei rechtseitigem ausgedehntem subduralem Hämatom. Uncushernie rechts, Subarachnoidalblutungen im Hippocampus-gebiet, Schnürfurche im rechten N. III. (Aus Zülch 1959)

Infarkt vorliegt. Es muß aber darauf verwiesen werden, daß eine venöse Stauung vorliegen kann. Die Unterscheidung dieser beiden Typen gelingt nicht immer.

Am häufigsten kommen *hämorrhagische Erweichungen* medialer Teile der *Okzipitallappen* vor, hier ist besonders die *Area calcarina* betroffen, die eine *direkte Folge* einer *mechanischen Kompression der A. cerebri post.* ist (Jefferson 1938; Moore u. Stern 1938; Reid u. Cone 1939) oder *indirekt* durch *Kompression der überstreckten Arterie über dem durch Ödementwicklung verlagerten N. oculomotorius* Reid u. Cone 1939) entstanden ist. Die hämorrhagische Erweichung von Teilen des Okzipitallappens führt klinisch zu herabgesetztem Sehvermögen und homonymer Hemianopsie.

Außer der *Erweichung im Bereich der A. cerebri post.* allein, kann aber auch eine *Kombination* mit einer *Erweichung* im *Einzugsgebiet der A. cerebri ant.*

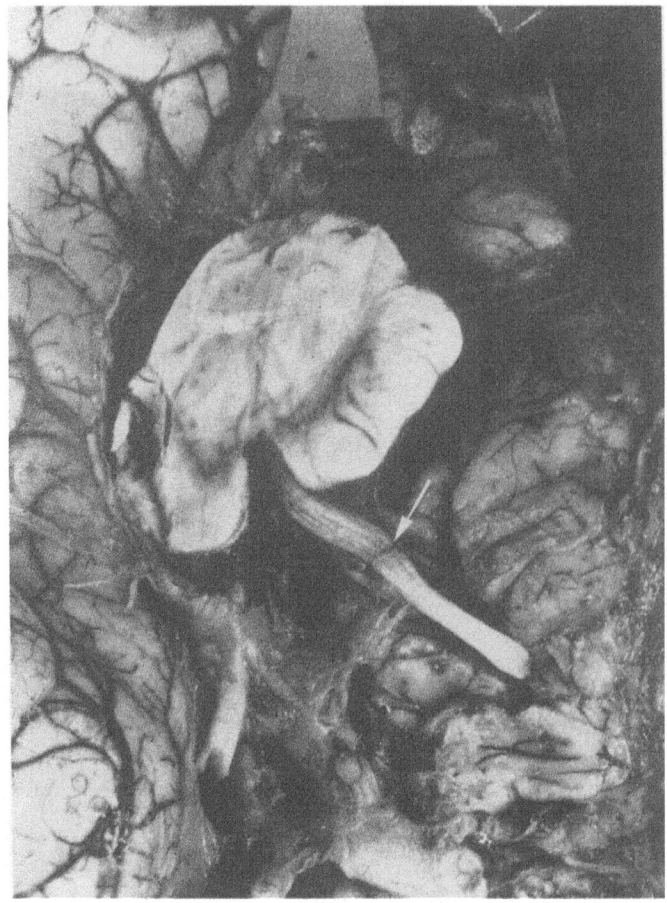

Abb. 79. Blutige Schnürfurche am linken N. III an der lateralen Clivuskante. Blutige Einkerbung am Hirnschenkelfuß der Gegenseite durch Druck gegen den Tentoriumrand. (Aus ZÜLCH 1959)

auftreten, über die EVANS u. SCHEINKER bei zwei ihrer Patienten berichteten. Bei der letztgenannten Form kommt es zu einer Schnürfurchenbildung des Gyrus supracallosus unter dem Unterrand der Falx mit der daraus resultierenden Kompression der A. cerebri ant. Erweichungen im Ausbreitungsgebiet der A. cerebri med. sind am seltensten; sie sind die Folgen von besonders großen und nach anterior reichenden Hernien, die die A. cerebri med. gegen den Keilbeinflügel drücken.

Eine *infratentorielle Drucksteigerung* kann sich aber auch indirekt oder sekundär durch Ausbreitung eines supratentoriellen gesteigerten Druckes nach unten durch den Tentoriumschlitz in die hintere Schädelgrube ausdehnen und eine Hernie oder Einklemmung der Kleinhirntonsillen durch das Foramen occipitale magnum in den Spinalkanal bewirken (Pierre MARIE 1900), ein Prozeß, der im folgenden Abschnitt ausführlich behandelt wird (vgl. Abb. 59).

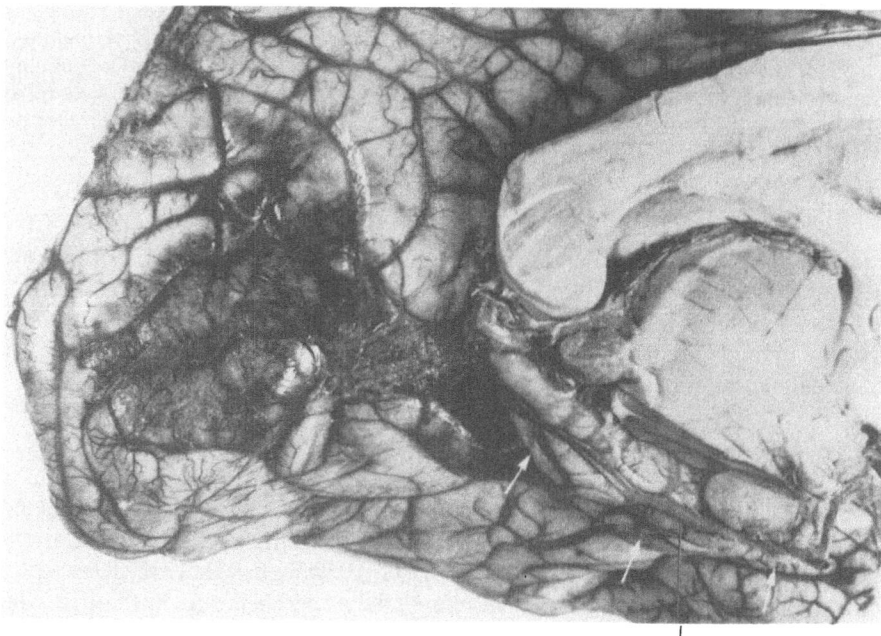

A. cerebri post.

Abb. 80. Hochgradiger temporaler Druckkonus mit bogenförmiger Verlagerung von A. cerebri post. und folgendem hämorrhagischem Infarkt im Okzipitallappen. (Aus ZÜLCH 1959)

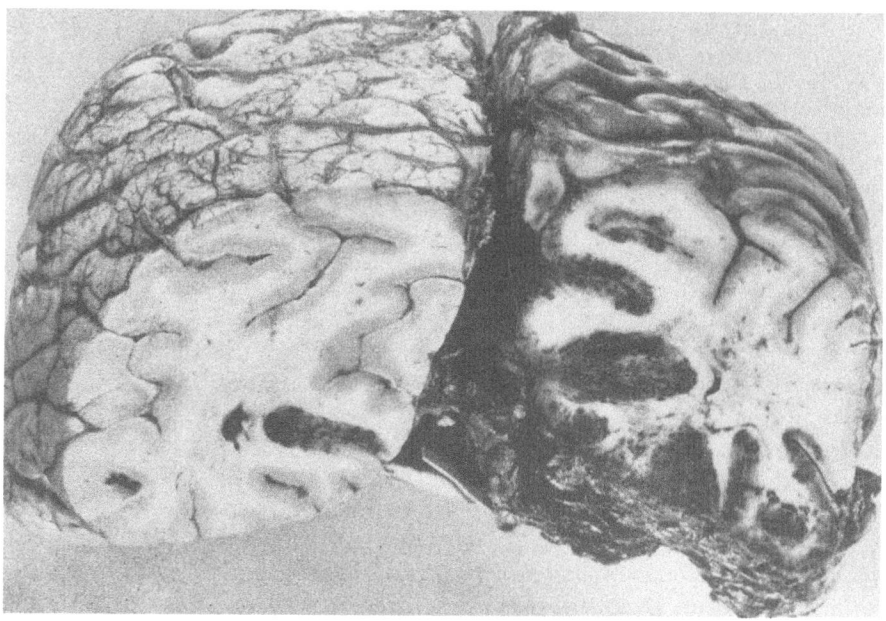

Abb. 81. Riesiger hämorrhagischer Infarkt des *ganzen* Versorgungsgebietes der A. cerebri post. rechts, bei doppelseitigem, rechts riesigem, subduralem Hämatom. Links besteht nur ein „Kleinst"-Infarkt im Zentrum des Versorgungsgebietes. (Aus ZÜLCH 1959)

SCHEWE u. ADEBAHR (1970) stellten 46 Beobachtungen aus der Literatur zusammen, mit hämorrhagischen Erweichungen in 37 Fällen, weißen Erweichungen in 9 Fällen. Unter ihren eigenen 1049 Schädel-Hirn-Verletzungen fanden sich in 21 Fällen sekundärtraumatische Okzipitallappenerweichungen, davon 17 hämorrhagische und 4 weiße. Doppelseitige hämorrhagische Erweichungen bestanden in 2 Fällen. Die Erweichungen waren stets auf die Rinde beschränkt, bis auf 3 Ausnahmen von weißen Erweichungen, die dem Versorgungsgebiet der A. cerebri post. entsprachen und Rinde und Mark einnahmen.

Eine *Sonderstellung* nimmt die *Area striata* ein, die in verschieden starkem Maße betroffen sein kann (JEFFERSON 1938; MOORE u. STERN 1938; REID u. CONE 1939; ADEBAHR u. SCHEWE 1967). Der sog. *Calcarina-Ast* der *A. cerebri post.* kann bei *gesteigertem Hirndruck* am *Tentoriumschlitz* abgeklemmt werden und anämische Erweichungen nach sich ziehen (SPATZ 1939). Der venöse Abfluß aus dieser Region erfolgt über die V. occipitalis in die Zisternenvenen und läßt die Zisternenverquellungen entstehen (SPATZ u. STROESCU 1934).

6. Zerebellarer Druckkonus durch den Tentoriumschlitz

Eine Volumenvermehrung in der hinteren Schädelgrube führt zu einer Verlagerung von Teilen des Vorderlappens des Kleinhirns durch den Tentoriumschlitz nach oben (CAIRNS 1937; ZÜLCH 1938, 1959; LEBENAU 1938; RIESSNER u. ZÜLCH 1939). Dieser Druckkonus verschiebt die A. cerebelli sup. nach oben. Man spricht von einer *aszendierenden transtentoriellen Hernie* („*superior cerebellar grooves*") (vgl. Abb. 86) (KLINTWORTH 1968).

7. Druckkonus der Kleinhirntonsillen im Foramen occipitale magnum

Die zapfenförmige Verlagerung und Einpressung der Kleinhirntonsillen in das Foramen occipitale magnum (zerebellärer Druckkonus) bei erhöhtem intrakraniellem Druck wurde zuerst von CHIARI (1891, 1895) beschrieben. Weitere Beobachtungen von zerebellärem Druckkonus wurden bei Hirntumoren von Pierre MARIE (1900) und Folke HENSCHEN (1910) mitgeteilt. Der Terminus „*zerebellärer Druckkonus*" oder „*Tonsillendruckkonus*" wurde 1917 von Harvey CUSHING eingeführt. Die erste systematische Untersuchung der Massenverschiebungen des Gehirns bei Hirntumoren stammt von MEYER (1920). Er beschrieb Verlagerungen von Teilen des Gehirns über Kanten der Schädelknochen der Schädelbasis als „*Hirnhernien*". Vom gleichen Autor stammt auch die noch heute gültige Einteilung der Verschiebungsprozesse des Gehirns gegen drei anatomische Strukturen: die *Falx cerebri*, den *Tentoriumschlitz* und das *Foramen occipitale magnum*.

Weitere Beiträge zum traumatischen Druckkonus am Kleinhirn stammen von BENNET (1933), DAVID (1937), WACKENHEIM et al. (1974), FRIEDE u. ROESSMAN (1976). Eine *Volumenvermehrung* in der *hinteren Schädelgrube* führt neben der bereits im *vorhergehenden genannten Verschiebung* des *Vorderlappens* des *Kleinhirns nach oben* zu einer nach oben gerichteten transtentoriellen Hernie (ECKER 1948; CUNEO et al. 1979), auch zu einer *Verschiebung der Kleinhirntonsillen* (Abb. 82–84) und des *distalen Anteiles der Medulla oblongata nach unten* (Abb. 85). Die *Kleinhirntonsillen* werden beim *Durchtritt durch das Foramen occipitale magnum* durch den *knöchernen Rand desselben eingeschnürt*, so daß sich eine *Schnürfurche* bildet (Abb. 86).

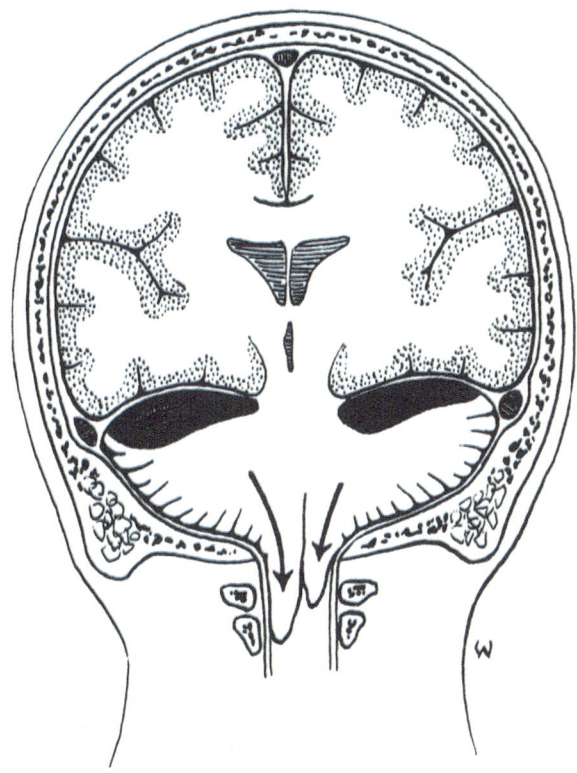

Abb. 82. Zerebellarer Druckkegel bei ausgedehnter Kontusion des Kleinhirns (Schema). (Aus KESSEL et al. 1969)

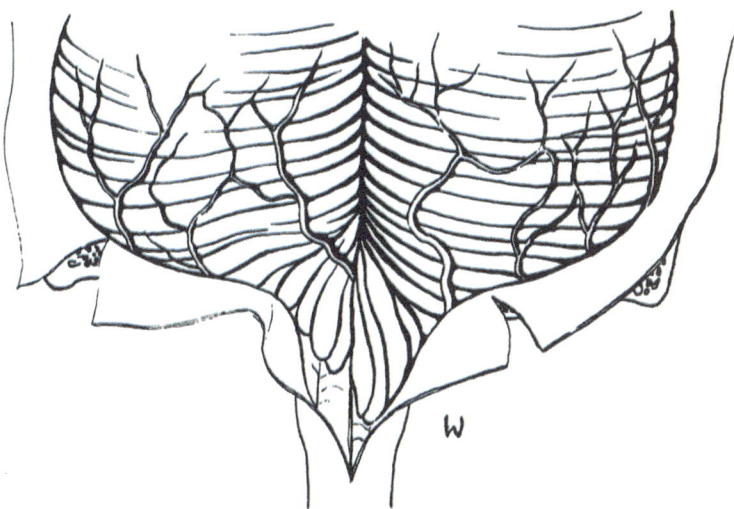

Abb. 83. Zerebellarer Druckkegel. Kleinhirn nach Eröffnung der Dura mater von dorsal her gesehen. Beide Tonsillen sind in den Rückenmarkskanal eingepreßt, die rechte mehr als die linke. (Aus KESSEL et al. 1969)

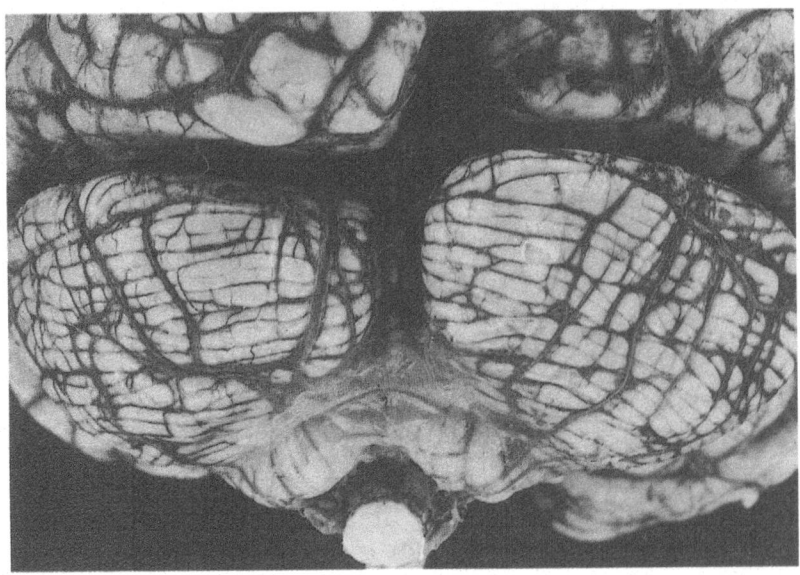

Abb. 84. Schnürfurchenbildung der Kleinhirntonsillen, die bei gesteigertem Hirndruck nach gedeckter Schädel-Hirn-Verletzung in das Foramen occipitale magnum gepreßt sind. Makrofoto

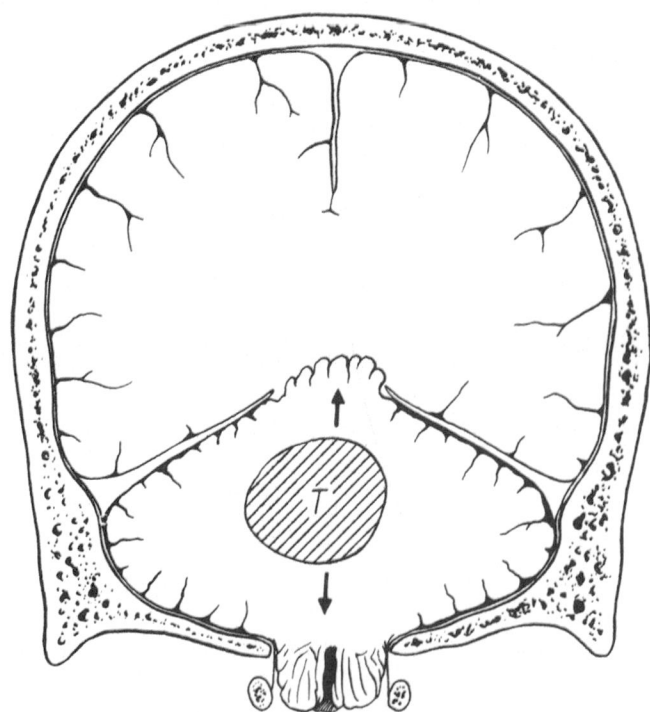

Abb. 85. Halbschematisches Modell der Massenverschiebung bei einem Tumor der hinteren Schädelgrube. Hier wird eine Hernie nach „oben" in den Tentoriumschlitz, eine zweite nach „unten" in das Foramen magnum gepreßt („Kleinhirn-" oder „Tonsillendruckkegel"). (Aus KAUTZKY et al. 1976)

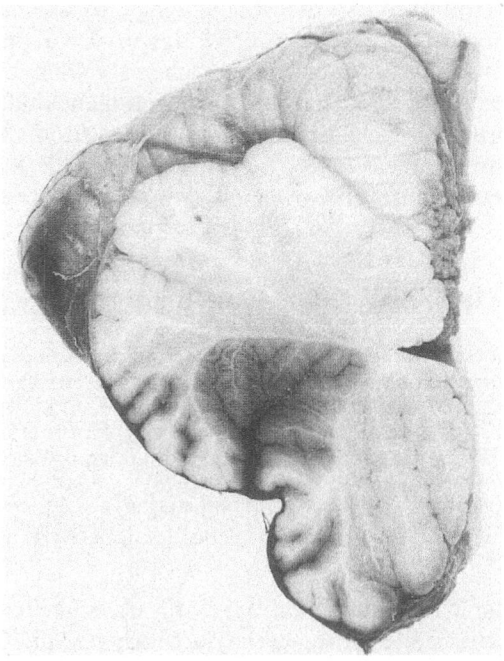

Abb. 86. Kleinhirn. Verkehrsunfall, Hubschrauberverlegung, dabei einmal Herzstillstand, Koma. Multiple Schädelfrakturen. Fistel des Sinus cavernosus. Überlebenszeit ca. 12 h. Schnürfurchenbildung der Kleinhirntonsillen. Hämorrhagische Infarzierung des Klein-hirngewebes, das durch das Foramen occipitale magnum in den Wirbelkanal gepreßt wurde (Makrofoto. Samml. MPI für Psychiatrie, München)

Ein Druckkonus der Kleinhirntonsillen ist aber nicht nur die Folge einer Volumenvermehrung im infratentoriellen Raum, sondern es kann auch eine Volumenvermehrung im supratentoriellen Raum Auswirkungen auf den infraten-toriellen Raum haben, wie von RIESSNER u. ZÜLCH (1939) erstmalig gezeigt wurde (vgl. Abb. 59).

Hervorzuheben ist noch, daß der Druckkonus doppelseitig, aber auch halbseitig stärker ausgeprägt auftreten kann. Ausgeprägte und anhaltende Druckkonen können die Ursache kleiner Blutungen und Erweichungen im Gewebe sein. Als Komplikationen kann die A. cerebelli inf. post. ebenfalls hinabverlagert werden.

RÖTHIG (1976) unternahm systematische Untersuchungen über den sog. Konus basaler Kleinhirnanteile. Er konnte eine konusförmige Ausziehung basaler Kleinhirnanteile in 80,9% eines unausgewählten Obduktionsgutes beobachten. Bei Föten fehlt er, bei Säuglingen kommt ein Kleinhirndruckkonus in 12,8%, im Alter von 1–14 Jahren in 66,7% und ab 15 Jahren in 91,8% vor. Fast ausnahmslos sind an die Tonsillen angrenzende Kleinhirnabschnitte an der

Konusbildung beteiligt, so daß die Bezeichnung „Tonsillenkonus", wie RÖTHIG (1976) hervorhob, unkorrekt ist. Korrelationen der Konushöhe zu klinisch angegebenen Hirndruckzuständen wie auch zu Fällen mit raumfordernden Prozessen bei der Autopsie lassen sich angeblich nicht finden. Demnach ist die Bezeichnung „Druckkonus" falsch. RÖTHIG (1976) vertritt die Meinung, daß nur bei stärkeren Konusgraden von 10 mm und darüber die Konusbildung für die Diagnose einer eventuellen Hirnvolumenvermehrung vertretbar ist.

8. Lichtmikroskopische Befunde des Hirnödems

Unsere *lichtmikroskopischen Kenntnisse* des *morphologischen Bildes* des *Hirnödems* und der damit verbundenen klinischen Syndrome beruhen auf den klassischen Beiträgen von HASSIN (1918), SPATZ u. STROESCU (1934), HASENJÄGER u. SPATZ (1937), RIESSNER u. ZÜLCH (1939), SCHOLZ (1949), REICHARDT (1957), STRUCK u. KUHN (1963), FEIGIN u. POPOFF (1963), BAKAY u. HAQUE (1964), BAKAY (1965), SCHRÖDER u. WECHSLER (1965), KLATZO (1967), MANZ (1974), FEIGIN u. BUDZILOVICH (1976).
Zusammenfassende Darstellungen veröffentlichten REICHARDT (1942), HÄUSSLER (1936, 1937), LAZORTHES u. CAMPAN (1963, 1974), ISHII (1966), KLATZO u. SEITELBERGER (1967), DE VLIEGER et al. (1981).

Wichtig ist die Beobachtung, daß Fixierungsflüssigkeiten, wie Formalin, nur verlangsamt ödematisiertes Hirngewebe durchdringen; die Gefahr autolytischer Veränderungen besteht daher.

In der Darstellung der *akuten* und *Spätphase des Hirnödems* werden die Veränderungen von Marklager und Rinde getrennt behandelt.

In der *akuten* Phase zeigt sich das *Marklager* weniger stark anfärbbar, insgesamt fahler tingiert. Die *Achsenzylinder* sind völlig normal, sind aber wegen der Auflockerung des Gewebes mehr separiert. Die Auflockerung erfolgt herdförmig oder diffus und zeigt sich besonders in der Trennung der Markscheiden. Dadurch kommt auch die fahle Tingierung zustande. Die *Oligodendroglia* zeigt das Bild der *akuten Schwellung* mit *perizellulären Halos* und *eosinophilem Zytoplasma*. Bei leichteren und mittelschweren Formen proliferieren die *astrogliösen Elemente* und bilden eine dichte *Fasergliose*, besonders deutlich perivasculär und subependymär. Bei schweren Formen zeigt die *Astroglia regressive Alterationen*, Schwund und Retraktion der Zellfortsätze. *Phagozyten* sind nur vereinzelt vorhanden. *Perivasculär* bestehen Seen von homogen gefärbtem Material, das in Konsistenz und Farbe intravaskulären Substanzen ähnelt, anscheinend handelt es sich um Komponenten von Blutplasma. Der Prozeß ist im tiefen Marklager am stärksten ausgeprägt; die U-Fasern sind fast vollständig vom pathologischen Prozeß frei und daher im Markscheidenbild dunkler dargestellt. Auch die Astrozyten zeigen in diesem Bereich bei Anwendung der Goldsublimatmethode ein normales Bild (FEIGIN u. POPOFF 1962 u.a.).

In der *Spätphase* ist eine *diffuse Entmarkung* sichtbar, die jedoch stellenweise stärker ausgeprägt sein kann. Auch hier sind die U-Fasern in weit geringerem Maße beteiligt und viel dunkler anfärbbar. Es ist zu einem Untergang von Markscheiden gekommen, deren Fragmente noch sichtbar sind. Weniger stark ist die Verminderung der *Axone*. Die *Oligodendroglia* zeigt eine Abnahme von Zahl und Größe der Kerne. Die *Astroglia* ist geschwollen, *Fasergliose* ist darstellbar.

Die Zahl der Makrophagen ist relativ klein. Die *Gefäße* zeigen eine hyaline Umwandlung ihrer Wandung und sind von perivaskulären Haloformationen umgeben. Umschriebene Abschnitte können eine *zystische Degeneration* aufweisen.

Das *feingewebliche Bild des Hirnödems der Rinde* zeigt *perizelluläre Haloformation* um *Nervenzellen* und *gliöse Zellelemente*, so daß Bilder ähnlich dem *Status spongiosus* entstehen. Es liegt ein *umschriebener* zuweilen *diffuser Nervenzelluntergang* mit *gliöser Reaktion* vor. Auch in der Rinde sind mit verschiedenen Färbemethoden seenhafte *eiweißreiche Transsudate* nachweisbar, die *Blutplasmasubstanzen* gleichen.

Ein *posttraumatisches Ödem des Gehirns* kann zu einem *Dauerschaden* im Sinne einer *Ödemnekrose* (Hans JAKOB) mit starker gliöser Narbenbildung führen. Schrumpfung und Verhärtung des Großhirnmarklagers ziehen eine erhebliche Hirnatrophie mit Erweiterung des Ventrikelsystems nach sich.

Leider steht bisher in der Lichtmikroskopie keine Färbemethode zur Verfügung, die frühe Stadien eines Hirnödems darstellt. Was wir färbetechnisch erfassen können sind Ödemfolgen oder Spätschäden.

9. Hirnödem im elektronenmikroskopischen Bild

Unser diesbezügliches Wissen beruht einmal auf experimentellen Modellen, die an mehreren Tierarten unter Anwendung verschiedener Noxen erforscht wurden, zum anderen auf der Untersuchung von meistens formalinfixiertem menschlichem Gewebe (CLASEN et al. 1958; CLASEN u. PENN 1987; NIESSING u. VOGEL 1960; ULE 1962, 1967; STRUCK u. KUHN 1963; TANI u. EVANS 1965; LONG et al. 1966; WECHSLER et al. 1967).

Um ein *Hirnödem zu erzeugen*, wurden folgende *Modelle* angewandt: *Hochdosierte Röntgenbestrahlung* (HAGER et al. 1961), Infektion mit *Polioenzephalitisvirus* (NELSON et al. 1961), *intravenöse Injektion* von *destilliertem Wasser* (LUSE u. HARRIS 1960, 1961), *Ligatur von Halsvenen* und *Chloroforminjektion* (SHIMODA 1961), *Thiophenvergiftung* der *Kleinhirnrinde* (ULE 1962), *Kälteverletzungen* (KLATZO et al. 1958; TORACK et al. 1959; REULEN et al. 1964; SCHRÖDER u. WECHSLER 1965; MIGUEL u. HAYMAKER 1967), *intrakranielle Druckerhöhung* mit *intrakraniellen Ballonen* (ISHII et al. 1959; RAIMONDI et al. 1962; TANI u. EVANS 1965).

Demnach wurden sehr verschiedenartige Noxen angewandt. Größere Serien von experimentell erzeugtem Hirnödem nach Gewalteinwirkung sind erforderlich, ehe die Ergebnisse auf die Situation des posttraumatischen Hirnödems beim Menschen übertragen werden können.

Der Austausch zwischen Kapillaren und Nervenzellen erfolgt durch astrogliöse Elemente. Elektronenmikroskopische Untersuchungen zeigen, daß die Astrozyten, die mit fußartigen Fortsätzen der Kapillarwandung aufliegen, zunächst eine starke Flüssigkeitsaufnahme erkennen lassen. Astrogliöse Elemente, die ein helles, substanzarmes Zytoplasma zeigen, lassen sich im EM-Bild ohne Schwierigkeit identifizieren (vgl. HAGER 1964). Bei der Flüssigkeitsaufnahme in den Astrozyten, an der sich die an den Gefäßen inserierenden Füße sowie die Zellfortsätze und ihre Ausläufer, das Neuropil beteiligen, handelt es sich um eine *intrazytoplasmatische Wasseraufnahme.* HAGER (1964) betont, daß Oligodendroglia und Nervenzellen weder eine starke Schwellung noch sonstige bedeutende Veränderungen zeigen, und daß es zu keiner bemerkenswerten extrazellulären Flüssigkeitsansammlung komme.

Die *Großhirnrinde* ließ eine *generalisierte Schwellung* der *Astroglia* und *starke Flüssigkeitsaufnahme bis ins Neuropil* hinein, ohne jegliche nekrotische Erscheinung in diesen Zellen erkennen (SCHRÖDER u. WECHSLER 1965; WECHSLER et al. 1967). Faßbare Veränderungen der Nervenzellen sowie der Oligodendroglia bestanden nicht. Der interstitielle und extrazelluläre Raum war nicht vergrößert. Augenfällig war der Befund der starken Flüssigkeitsaufnahme durch die Astroglia.

Im *Marklager* war seröses (proteinarmes) Ödem immer begleitet von extremer Vergrößerung des extrazellulären Raumes mit Auflockerung und Trennung der markhaltigen Nervenfasern. Auch hier zeigten die *Astrozyten* eine allgemeine Schwellung und Flüssigkeitsaufnahme. Die *Oligodendroglia* war nicht in gleichem Maße beteiligt. *Plasmatisches (proteinreiches) Ödem* war mit *serösem Ödem* kombiniert. Die *plasmareiche Flüssigkeit* bestand in elektronendichter Substanz von homogener oder feingranulierter Form, die sich in einem extrem erweiterten extrazellulären Raum ausbreitete. Die Astrozyten scheinen diese Mengen von Flüssigkeit nicht zu absorbieren (WECHSLER et al. 1967).

Zusammenfassend ist zu sagen, daß sich die Ansammlung von Flüssigkeit in der grauen Substanz hauptsächlich intrazellulär zeigt, während sie in der weißen Substanz hauptsächlich im extrazellulären Raum vor sich geht. WECHSLER et al. (1967) sehen die unterschiedliche Reaktionsweise durch die größeren Expansionsmöglichkeiten im extrazellulären Raum der weißen Substanz bedingt, während nach SCHRÖDER u. WECHSLER (1965) in der grauen Substanz die Adhäsionskräfte benachbarter Zellmembranen sehr viel wirkungsvoller sind. Elektronenmikroskopisch ließen sich auch keine Unterschiede in der Feinstruktur von serösem (proteinarmem) und plasmatischem (proteinreichem) Ödem nachweisen. Es bestehen also Schwierigkeiten, die feingeweblichen Befunde des eigentlichen Ödems von den Ödemfolgen zu unterscheiden.

Der Neuropathologe ist bei der Untersuchung von Ödemschäden des Gehirns in der mißlichen Lage, daß er anläßlich der Untersuchung des Gehirns nach der Autopsie wenig darüber weiß, was sich in den letzten dramatischen Minuten oder Stunden vor dem Tode des Patienten wirklich abgespielt hat. *Er sieht im Mikroskop das Äquivalentbild des Endzustandes eines sich über einen längeren Zeitraum hinziehenden pathophysiologischen Ablaufes.*

Noch ein weiterer Hinweis ist zu beachten, nämlich, daß die uns in der Lichtmikroskopie zur Verfügung stehenden histologischen Untersuchungsmethoden einmal nur den Schaden als *Folge* der Ödem*wirkung* zeigen, und zum anderen, daß gerade diese Methoden recht grob sind und im wesentlichen nur die Endzustände mittelschwerer bis schwerer Ödemwirkungen darstellen.

KLATZO hatte 1967 *zwei verschiedene Formen* von *Hirnödem* unterschieden, das *vasogene* und das *zytotoxische.* Diese Unterscheidung ist jetzt weitgehend akzeptiert. Beide Formen scheinen jedoch nebeneinander vorzukommen. Die Unterteilung in ein vasogenes und ein zytotoxisches Gehirnödem durch KLATZO (1967) kann als ein wesentlicher Fortschritt angesehen werden.

Analysiert man die Pathophysiologie des *vasogenen Ödems*, so kann man *3 Stadien* unterscheiden: (1) Die *Entstehung* und *Blutung*, (2) die *Ausbreitung* und (3), falls der Prozeß überlebt wird, die *Rückbildung*.

10. Ödemformen

a) Vasogenes Hirnödem

Der dem *vasogenen Hirnödem* zugrunde liegende Mechanismus besteht in einem *Zusammenbruch* der *Blut-Hirn-Schranke* mit der Folge eines Exsudates oder Transsudates von Bestandteilen des Plasmas, wie Wasser, Natrium und Plasmaproteine in den extrazellulären Raum. Dieser *extrazelluläre Raum* im Gehirn schwillt infolge der Flüssigkeitsaufnahme an. Der grundlegende Mechanismus besteht in der Schädigung der Gefäßwand, die zu einer *erhöhten Permeabilität* führt, so daß Plasmasubstanzen in den umgebenden extrazellulären Raum eindringen können.

Die Gefäßwand der Kapillaren ist normalerweise undurchlässig für Proteine und Salze. Geht diese Schrankenfunktion verloren, so entwickelt sich ein vasogenes Ödem (RAPOPORT 1976). Ödemflüssigkeit ist ein Plasmafiltrat, dessen Konzentration an Proteinen häufig der des Plasmaproteins nahekommt (Go et al. 1976). Das Filtrat aus den Kapillaren, das Proteine und Salze enthält, dringt von der grauen Hirnsubstanz ins subkortikale Marklager mit einer Geschwindigkeit von etwa 2,5 mm/h ein. Daraus kann abgeleitet werden, daß ein generalisiertes Ödem der Hirnsubstanz sich maximal über einen Zeitraum von Tagen entwickelt.

Diese Schrankenstörungen mit erhöter Durchlässigkeit der Gefäßwand wurden im Tiermodell mit verschiedenen Methoden zur Erzeugung von Ödem elektronenmikroskopisch eingehend untersucht (BAKAY u. HAGUE 1964; KLATZO 1967; HIRANO et al. 1969; LONG 1970; BAKER et al. 1971).

Der Durchtritt der Flüssigkeit durch die Gefäßwand erfolgt lediglich in der geschädigten Zone, während die Gefäße außerhalb vom Fokus der Schädigung intakt sind. Die extrazellulär gelegene Flüssigkeit breitet sich durch den Innendruck der Kapillaren entlang den Leitungsbahnen in die weißen Strangareale aus. Der arterielle Blutdruck ist der entscheidende Faktor bei der weiteren Ausbreitung der Ödemflüssigkeit, je höher er ist, desto ausgeprägter ist die Ausbreitung des Transsudates (KLATZO et al. 1967). Sicherlich spielt auch die Größe des Fokus bei der Ausbreitung der Ödemflüssigkeit eine Rolle.

Das vasogene Hirnödem breitet sich vorzugsweise in die weiße Marksubstanz des Gehirns aus und läßt die graue Substanz, wie Hirnrinde und Stammganglien weitgehend unbeteiligt.

Beim vasogenen Ödem ist der physiologisch bereits vorhandene extrazelluläre Raum (etwa 15% – 25%) erheblich vergrößert (BAKER et al. 1971; BLAKEMORE 1969; HIRANO et al. 1969; LEE u. BAKAY 1966; LONG et al. 1966). In diesen erweiterten extrazellulären Räumen breitet sich die Ödemflüssigkeit aus.

Während wir über die Bildung und Ausbreitung des vasogenen Ödems aus der Literatur relativ gut unterrichtet sind, sind unsere Kenntnisse über die Rückbildung eher dürftig. Es scheint mehrere Mechanismen zu geben, wie Rückfluß in Kapillaren, Aufnahme in Zellen etc.

Das vasogene Hirnödem kann als der häufigste Typ von Hirnödem gelten, denn es findet sich bei fast allen fokalen Läsionen im Hirngewebe, seien es nun Blutungen, Wunden, infektiöse Prozesse oder Tumoren.

b) Zytotoxisches Hirnödem

Das *zytotoxische Hirnödem* besteht in einer Ansammlung von Flüssigkeit, die im intrazellulären Raum lokalisiert ist und das Ergebnis einer Störung des Zellstoffwechsels ist. Die intrazelluläre Flüssigkeit stammt aus dem extrazellulären Raum, der dadurch verkleinert ist. Hypoxie wird als wesentlicher Faktor für die Zellstoffwechselstörung gesehen (YU et al. 1972). Das *zytotoxische Hirnödem* ist demnach charakterisiert durch eine abnorme Flüssigkeitsaufnahme verschiedener Zellelemente im Hirnparenchym und das *vasogene Hirnödem*, bei dem eine lokale erhöhte Schrankendurchlässigkeit der Hirngefäße für Blutplasmabestandteile besteht, die zu einer extrazellulären Verschiebung der Ödemflüssigkeit führt.

Der Transport des Blutplasma geschieht durch pinozytotische Aktivität durch das Endothelium. Daneben spielt sicherlich ein anderer Prozeß eine Rolle, besonders in akuten Zuständen nach mechanischer Gewalteinwirkung. Dann kann ein direkter Flüssigkeitstransport durch Spalten im Endothel erfolgen.

Die von KLATZO vorgenommene Einteilung wurde von GO (1981) weitergeführt, der *4 Typen* oder *Kategorien* von *Hirnödem* unterschied, nämlich neben dem *vasogenen* und *zytotoxischen*, ein *osmotisches* und *hydrostatisches*, die einzeln oder in Kombination miteinander vorkommen sollen.

c) Osmotisches Hirnödem

Das *osmotische Hirnödem* ist die Folge einer schweren Störung des Wasserhaushaltes, die verschiedene Ursachen haben kann. Der wesentliche und den Prozeß auslösende Mechanismus besteht in einem osmotischen Gradienten zwischen Blutplasma und Hirngewebe. Zusätzlich ist die Produktion von Liquor im Plexus chorioideus erhöht.

d) Hydrostatisches Hirnödem

Die *hydrostatische Hirnödem* besteht in einem proteinfreien Transsudat, das sich im Hirngewebe als Folge eines erhöhten hydrostatischen Druckes ansammelt.

11. Klinische Befunde

Die *Hirnschwellung* äußert sich in einer Reihe von subjektiven Beschwerden und objektiven Befunden, die je nach dem Schweregrad mehr oder minder vollzählig vorhanden sind. Es entwickeln sich Kopfschmerzen, dann Schwindel, Brechreiz und Erbrechen, die Bewußtseinslage engt sich ein, es können sich tiefe Bewußtlosigkeit und Koma entwickeln, Bradykardie und Stauungspapille treten auf. Das weitere klinische Bild ist von der Kompression und Einklemmung des Hirnstammes beherrscht.

Das *vollausgebildete klinische Bild transtentorieller Schnürfurchenbildung* zeigt tiefes Koma, erweiterte lichtstarre Pupillen und Dezerebration, die Prognose ist durchweg infaust, vor allem wenn Atemlähmungen hinzutreten.

Schnürfurchenbildungen der Kleinhirntonsillen durch das *Foramen occipitale magnum* führen zu einem Ödem der Medulla oblongata, deren Kompression Symptome hervorruft, die auf den Nervus vagus bezogen werden können. Atem- und Schluckstörungen, Bradykardie, Erbrechen, steifer Nacken gehören zum klinischen Bild. Plötzlicher Atemstillstand kann zu sofortigem Tod führen.

Da die Untersuchungen von ISHII et al. (1967) mit Versuchsanordnungen vorgenommen wurden, die ausgezeichnete Modelle für die Erklärung intrakranieller Drucksteigerung bei epiduralen raumfordernden Prozessen abgeben, sind sie nachstehend ausführlich dargestellt.

Das Auffüllen eines epidural gelegenen intrakraniellen Ballons mit Flüssigkeit erzeugt im Versuchstier (Hund) einen sofortigen intrakraniellen Druckanstieg und ebenso schnellen Rückgang des Drucks auf die Ausgangslage. Der intrakranielle Druck wird durch Einpumpen von Flüssigkeit schrittweise erhöht. Sobald er 120 mm Hg erreicht, steigt auch der Blutdruck an, um eine ausreichende Blutversorgung aufrechtzuerhalten. Wenn der Ballon langsam über 10–15 min aufgefüllt wurde, kehrte der intrakranielle Druck nach Ablassen des Ballondrucks auf seinen Ausgangswert zurück. Wurde der Ballondruck erst nach 30 min reduziert, fiel der intrakranielle Druck zunächst ab, erhöhte sich aber bald wieder für die nächsten 20–30 min. Wurde die kritische Krompression zwischen 60 und 90 min erhalten, so war der intrakranielle Druckanstieg rasch und in ausgeprägter Form zu beobachten. Diesen Typ der Kompression überlebten die Tiere gewöhnlich nur für wenige Stunden. Hatte sich der zweite intrakranielle Druckanstieg entwickelt, so hatten dehydrierende Maßnahmen, wie hypertonische Harnstofflösungen, keinen therapeutischen Effekt. Die allgemeine Tendenz zu einem unaufhaltsamen intrakraniellen Druckanstieg konnte nicht verhindert werden; allenfalls wurde ein sehr kurzfristiger Abfall nach jeder Injektion beobachtet, wonach der Druck sofort auf seinen vorigen Wert oder darüber hinaus anstieg. Ein weiterer interessanter Befund bestand in der Feststellung, daß jede zusätzliche Injektion von Harnstoff mit einer deutlichen Zunahme der Amplitude des intrakraniellen arteriellen Drucks verbunden war. Die Erklärung besteht in der schnell einsetzenden Erweiterung der Blutgefäße, die den Raum ausfüllen, der durch die Entfernung der Gewebeflüssigkeit aus dem Gehirn entstanden war. Die Autoren sehen die Abnahme des Blutdrucks und die Rückkehr zu einem normalen Puls, wenn der Ballondruck nach kurzer Kompressionswirkung abgelassen wurde, als Folge der sistierenden Druckwirkung des Ballons auf das medulläre Vasopressorenzentrum.

Die Autoren interpretieren ihre Beobachtungen wie folgt: Der intrakranielle Druck kehrte sofort zum Normalwert zurück, wenn der Ballondruck nach einer Zeit der kritischen Kompression, und nachdem der Tonus der Gehirngefäße schwer geschädigt war, aufhörte. Der sofort nachlassende Gefäßwiderstand erlaubte aber, daß sogleich Blut in das Gefäßsystem strömte, was eine neue Druckerhöhung bewirkte. Wenn der intrakranielle Druck nun darüber hinaus ansteigt, wird der Vasopressorenmechanismus aktiviert, der systolische Blutdruck steigt mit erneutem Einfließen von Blut weiter an, gefolgt von weiterem intrakraniellen Blutdruckanstieg und erneuter vasomotorischer Reaktion. So folgt dem intrakraniellen Druckanstieg der Blutdruckanstieg. Das Zentrum für die Kontrolle der Vasomotorik wurde mit Hilfe stereotaktischer Methoden von der gleichen Autorengruppe im dorsomedialen Kern des Hypothalamus, rostral der Corpora mammillaria gefunden.

Es fällt auf, daß mechanische Noxen, wie aufblasbare intrakranielle Ballone, zur Nachahmung von epi- und subduralen raumfordernden Prozessen in nur wenigen Untersuchungen angewandt wurden. Es ist zu früh, die Ergebnisse der meisten Experimente mit nichtmechanischen traumatischen Noxen auf die Situation des posttraumatischen Hirnödems zu übertragen.

G. Schädel-Hirn-Verletzungen in utero, im Neugeborenen-, Säuglings-, Kleinkindes- und Kindesalter

I. Epidemiologie

Tod infolge von Unfällen ist die *wichtigste Todesursache* in der *Altersgruppe unter 14 Jahren.* Es ist geschätzt worden, daß 1963 in den USA mehr als 65 Mio. Jugendlicher und Kinder von 14 Jahren oder jünger lebten, das waren 31 % der Gesamtbevölkerung der USA von 195 Mio. Im gleichen Jahr betrug die Zahl der durch Unfallereignisse Getöteten unter 14 Jahren 16368, von 130748 der Gesamtbevölkerung. Im gleichen Jahr wurden 2147 Kinder als Fußgänger von Motorfahrzeugen getötet. Es kann weiter angenommen werden, daß etwa 12 Mio. aus dieser Altersgruppe im gleichen Jahr in einen Unfall verwickelt waren und 150000 Dauerschäden davontrugen. Wenn man annimmt, daß nicht signifikante Verletzungen in ärztliche Behandlung gelangten, so kann man bei konservativer Schätzung zu etwa 15 Mio. jährlicher Verletzungen kommen.

RIVARA (1985) legte epidemiologische Daten vor, aus denen sich ergibt, daß die Hälfte der Todesfälle in der Altersgruppe 0–19 Jahre auf äußere Gewalteinwirkungen zu beziehen sind. Die für die Volkswirtschaft entstandenen Kosten sind sehr hoch. Der vormalige Surgeon General of the Public Health Service schrieb: „If a disease were killing our children in the proportions that accidents are, people would be outraged and demand that this killer be stopped".

McCORMICK et al. (1981) untersuchten eine Serie von 4989 Kindern im Hinblick auf Verletzungen. Bis zur Vollendung des 1. Jahres (Säuglingsalter) hatten 8,6 % eine Verletzung davongetragen, die eine ärztliche Behandlung erforderte.

Tabelle 32 gibt die Todesursachen bei Kindern und jüngeren Erwachsenen in den USA für das Jahr 1984 an.

Tabelle 33 zeigt die Todesfälle infolge Verletzungen bei Kindern in den USA aus dem Zeitraum von 1980–1985.

Tabelle 32. Todesursachen bei Kindern und jüngeren Erwachsenen, USA, 1984. (Aus National Center for Health Statistics. Advance report of final mortality statistics, 1984, NCHS Monthly Vital Statistics Report, September 1986, 35 (b) Suppl. 2)

Ursache	Alter					
	1–4		5–14		15–24	
	Zahl	%	Zahl	%	Zahl	%
Verletzungen	3 155	43	4 859	54	29 646	76
Kongenitale Anomalien	946	13	484	5	516	1
Infektionen	661	9	408	4	746	2
Neoplasmen	612	8	1 287	14	2 293	6
Kardiovaskuläre Erkrankungen	411	6	470	5	1 507	4
Alle anderen	1 587	21	1 568	17	4 109	11

Tabelle 33. Todesfälle infolge Verletzungen bei Kindern, USA, 1980–1985. (Aus WALLER et al. 1989)

Alter	Todesfälle pro 100 000 Kinder
<1	33,9
1–4	25,4
5–9	14,4
10–14	16,2

Die führenden Todesursachen und die Prozentzahl der Todesfälle durch Verletzungen bei Kindern verschiedener Altersgruppen in den USA sind in Abb. 87 angegeben.

Abbildung 88 zeigt eine Zusammenstellung kindlicher Todesfälle im Verkehr im Jahre 1967 in einigen europäischen Ländern. Die Bundesrepublik Deutschland liegt in dieser vergleichenden Darstellung an erster Stelle.

Abbildung 89 zeigt die Zahl der Kinder mit Schädel-Hirn-Verletzungen, die in den Jahren 1951 bis 1973 in einem Krankenhaus in Newcastle upon Tyne in England stationär behandelt wurden. Die Zahlen versechsfachten sich etwa in etwas mehr als 20 Jahren.

Etwa die Hälfte der 113 563 Personen, die im Jahre 1967 an Unfallfolgen verstarben, starben an den Folgen eines Kfz-Unfalles (National Safety Council, 1968). Unter diesen 53 041 Unfalltoten bei Kfz-Unfällen waren 42 941 Fahrzeuginsassen. Kinder im Alter unter 14 Jahren machten 6 % dieser Todesfälle aus, etwa 2–3 % von diesen Todesfällen waren Kinder, die jünger als 5 Jahre waren.

1. Unfälle im Säuglingsalter und Kleinkindesalter

Etwa eine Million der jährlich etwa 3,5 Mio. Neugeborenen in den USA (30 %) werden pro Jahr von den Krankenhäusern, in denen sie geboren wurden, in Kraftfahrzeugen nach Hause gebracht ohne jegliche Schutzmaßnahmen oder Sicherheitssitze. Oft werden Sicherheitssitze deshalb nicht gekauft, weil sie zu „teuer" sind (FRIEDMANN u. VINETZ 1989). Neugeborene lassen sich im normalen Autositz nicht festschnallen, da sie für die anatomischen Gegebenheiten eines Neugeborenen nicht konstruiert wurden.

Werden die *geburtstraumatischen Verletzungen ausgeschlossen*, so ergibt sich für das 1. Lebensjahr die folgende Verteilung: Am *häufigsten* kommen *Unfälle vor als Folge von Stürzen von der Kommode, aus dem Bett, vom Arm Erwachsener* (61 %). An *zweiter Stelle* finden sich *Verbrennungen*; *Folgen von Verkehrsunfällen* sind *selten* (18 %) (Abb. 90). Etwa 60 % aller unfallbedingten Verletzungen in dieser Altersgruppe sind Schädel-Hirn-Verletzungen, es bleiben damit etwas mehr als 20 % für traumatische Schäden anderer Körperregionen übrig (JOPPICH u. KÜHNL 1969; JOPPICH et al. 1972).

Die weitere diagnostische Untersuchung der Schädel-Hirn-Verletzungen ergibt, daß die Verletzungen des knöchernen Schädels mit 78 % an erster Stelle stehen, eine Commotio cerebri liegt bei 12 % und eine Contusio cerebri bei 4 % vor (SCHYDLO u. GLEISS 1970; JOPPICH et al. 1972).

Im Vergleich mit anderen Altersgruppen spielt der *Unfalltod* im *Säuglingsalter* eine untergeordnete Rolle. Während im Kleinkindesalter etwa ¼ bis ⅓ und im Schulalter bis über die Hälfte aller Todesfälle Unfallfolgen sind, zeigen die Sterblichkeitsstatistiken verschiedener Länder einheitlich, daß unter 100 verstorbenen Säuglingen nur einer oder zwei einem Unfalltod erlegen sind (JOPPICH et al. 1972). Hinsichtlich der *Unfallmorbidität* liegen Schätzungen von BETKE (1964) vor, daß auf jedes unfalltote Kind 40 Kinder kommen, die wegen eines Unfalles stationär und 400 Kinder, die ambulant ärztlich betreut werden müssen. Die überwiegende Zahl der von JOPPICH et al. (1972) behandelten Säuglinge verunglückte durch Stürze aus geringer Höhe, nämlich 61 % (Abb. 91).

Die Unfähigkeit des Säuglings, während des Falles zweckmäßige Abwehrbewegungen zu machen, und die relative Schwere des Kopfes führen fast immer zu einem Aufprall des Kopfes

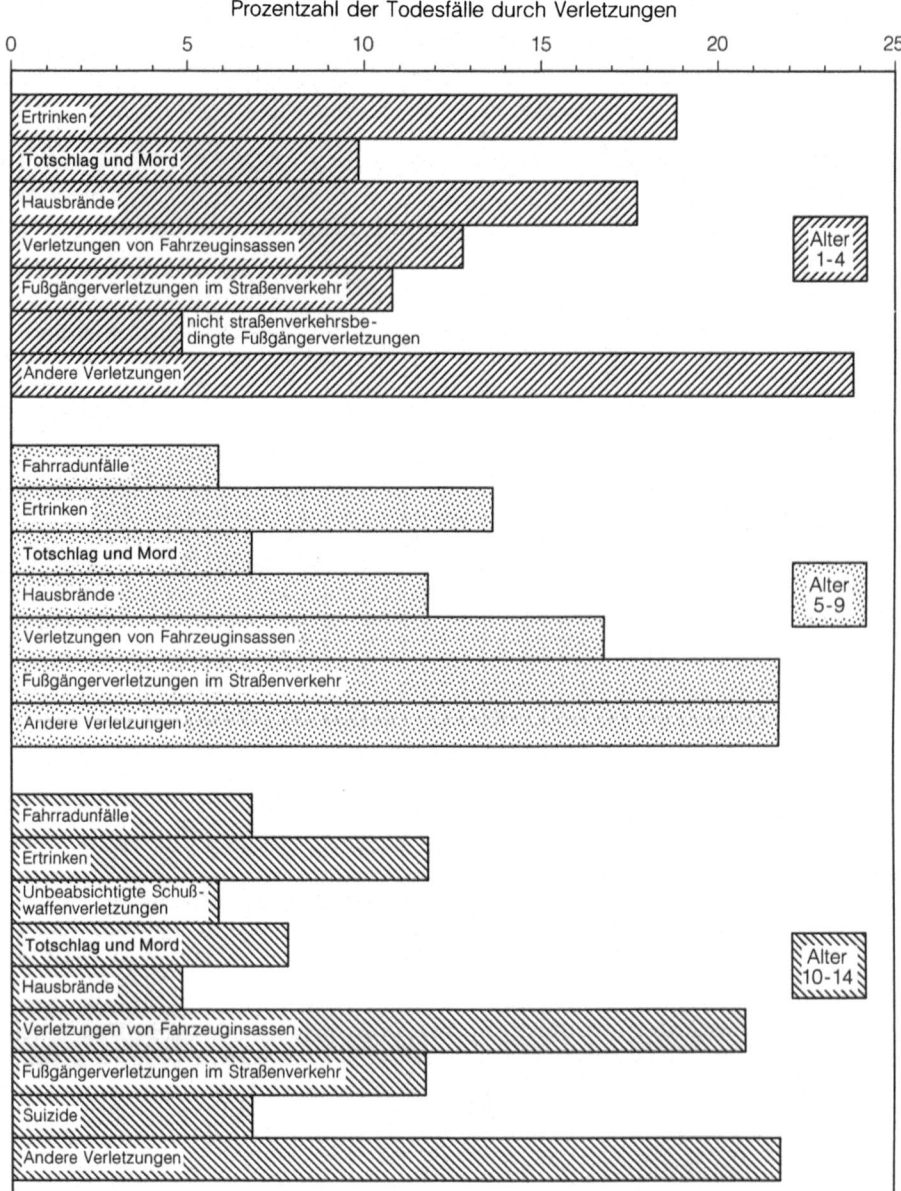

Abb. 87. Die führenden Todesursachen infolge von Verletzungen bei Kindern verschiedener Altersgruppen. Viele der Unterschiede können als Folge zunehmender motorischer Aktivität, Unabhängigkeit und altersbedingtem Bewußtsein auftreten. Beispielsweise nehmen verkehrsbedingte Fußgängerverletzungen eindeutig bei 5- bis 9jährigen zu und in der Gruppe der 10- bis 14jährigen ab. Dies ist erklärt mit zunehmendem Bewegungsradius und erstem Kontakt mit dem Straßenverkehr und der späteren Entwicklung dieses Risiko herabzusetzen. (Aus WILSON 1989, zusammengestellt aus WALLER et al. 1989)

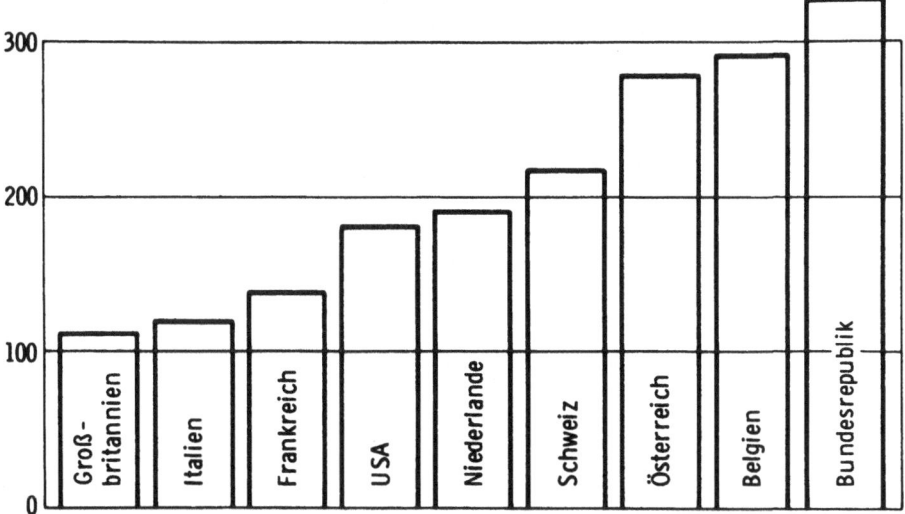

Abb. 88. Kindliche Todesfälle im Verkehr (Fußgänger und Radfahrer) im Jahre 1967 in einigen europäischen Ländern. Die Zahlen beziehen sich auf jeweils 100 000 Kinder, so daß die Angaben untereinander vergleichbar bleiben. (Aus MÜLLER-LUEKEN 1972)

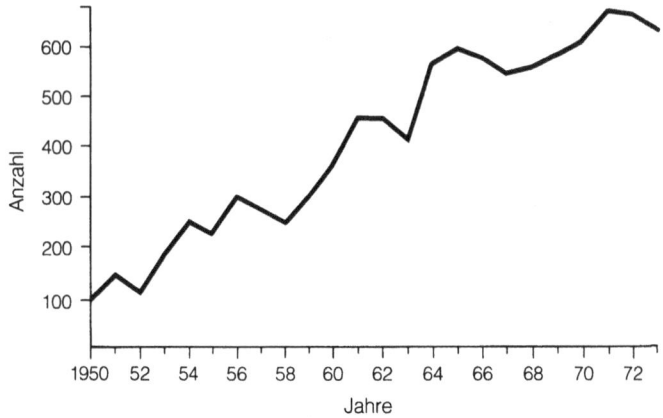

Abb. 89. Zahl der Kinder mit Schädel-Hirn-Verletzungen, die in den Jahren 1951 bis 1973 in einem Krankenhaus in Newcastle upon Tyne, England, stationär behandelt wurden. (Aus CRAFT et al. 1972)

schon aus geringer Fallhöhe, ja selbst beim Hinfallen auf ebener Erde bei den ersten Gehversuchen (JOPPICH et al. 1972).

Nach den Angaben von GUTIERREZ u. RAIMONDI (1975) werden die Neugeborenen und Kleinkinder gewöhnlich in den Notaufnahmeraum gebracht mit einer Gewalteinwirkung gegen den Schädel in der Vorgeschichte mit nachfolgenden Krampfanfällen. Die Bewußtseinslage ist normalerweise herabgesetzt. Das Kind sieht bleich aus, hat vortretende Fontanellen, die bei Berührung eine unebene Oberfläche haben. Blutungen in der Retina sind häufig. Fokale neurologische Zeichen, solche die für eine Massenverschiebung des

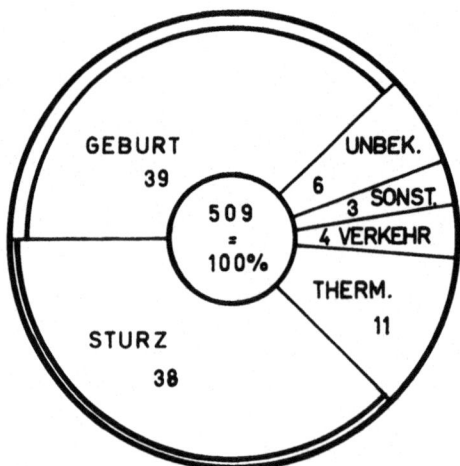

Abb. 90. Prozentuale Verteilung der häufigsten Unfallursachen bei 509 Säuglingsunfällen (mit Geburtsverletzungen). (Aus Joppich et al. 1972)

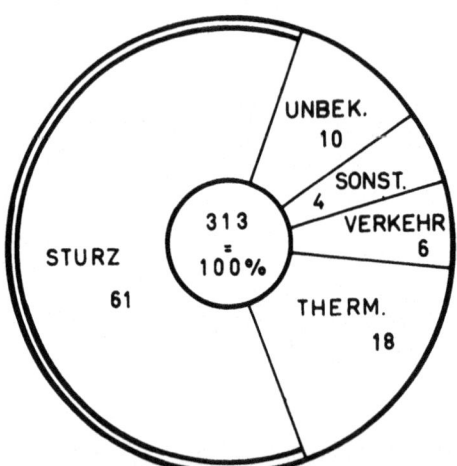

Abb. 91. Prozentuale Verteilung der häufigsten Unfallursachen bei 313 Säuglingsunfällen (ohne Geburtsverletzungen). (Aus Joppich et al. 1972)

Gehirns sprechen, wie Pupillendifferenzen, können vorliegen in Abhängigkeit von der Größe der akuten Hämatome (Tabelle 34).

In der Serie von 27 Neugeborenen und Kleinkindern von Gutierrez u. Raimondi (1975) waren 5 Neugeborene (18,5%), 19 Kleinkinder (70,3%) und 3 Kleinkinder älter als 2 Jahre (11,1%). Der jüngste Patient war 38 h und der älteste 5 Jahre alt; das häufigste Alter war zwischen 1 und 3 Monaten (29,6%) (Tabelle 35).

In dem Krankengut von Joppich et al. (1972) fanden sich bei 313 Säuglingen (mit 319 Verletzungen), 181 mit einer Schädel-Hirn-Verletzung (57,8%). In 114 Fällen wurden eine Schädelfraktur (77,8%) nachgewiesen, 55mal (30,3%) war eine Commotio cerebri und 11mal eine Contusio cerebri diagnostiziert worden. Ein subdurales Hämatom trat 4mal auf (2,2%) (Abb. 92).

Tabelle 34. Symptome und Befunde bei Neugeborenen (5 Fälle), Kleinkindern (19 Fälle) und Kleinkindern älter als 2 Jahre (3 Fälle). (Aus GUTIERREZ u. RAIMONDI 1975)

Symptome und Befunde	Neugeborene		Kleinkinder		Kleinkinder und älter als 2 Jahre	
	Zahl	%	Zahl	%	Zahl	%
Blutungen der Retina	2	40	12	63,1	1	33,3
Krampfanfälle	4	80	13	68,4	–	–
Hervortretende Fontanellen	4	80	11	57,8	–	–
Anämie	4	80	10	52,6	–	–
Schwaches Schreien	3	60	–	–	–	–
Lethargie	2	40	–	–	–	–
Nystagmus	2	40	–	–	–	–
Veränderungen der Bewußtseinslage	–	–	13[a]	68,4	3[b]	100
Hemiparese	–	–	8	42,1	3	100
Erbrechen	–	–	3	15,7	–	–
Anisokorie	–	–	–	–	3	100

[a] Lethargie und Koma.
[b] Zwei Koma und 1 Stupor.

Tabelle 35. Altersverteilung der Neugeborenen und Kleinkinder. (Aus GUTIERREZ u. RAIMONDI 1975)

Gruppen	Alter	Zahl der Patienten	%
Neugeborene	1–30 Tage	5	18,5
Kleinkinder	1–3 Monate	8	29,6
	4–6 Monate	5	18,5
	7–9 Monate	3	11,1
	10–12 Monate	1	3,7
	12–24 Monate	2	7,4
Kleinkinder und älter	>24 Monate	3	11,1

Die *Mortalität* nach *schweren Schädel-Hirn-Verletzungen* in *verschiedenen Lebensaltern* weist erhebliche Unterschiede auf.

In der Serie von WERTHEIMER u. DESCOTES (1961) betrug die *Mortalität* bei 310 Patienten mit schweren Schädel-Hirn-Verletzungen im Alter bis zu 10 Jahren 10%, bis zu 20 Jahren 30%, bis zu 40 Jahren 21–36% und bei den mehr als 40jährigen 50–75%. Von TÖNNIS et al. (1963) sowie GRÜN (1966) wurde hervorgehoben, daß Schädel-Hirn-Verletzungen im Kindes- und Jugendalter bei statistischer Betrachtung eines klinischen Krankengutes eine etwas günstigere Prognose als vergleichbare Schädel-Hirn-Verletzungen im Erwachsenenalter haben. Insgesamt liegt aber im Kindesalter oft ein sehr ausgeprägtes Hirnödem vor.

Die *Mortalität* der *Schädel-Hirn-Verletzungen* bei *Säuglingen* beträgt nach den Angaben von GÄDECKE (1962) 1,9% und nach SCHYDLO u. GLEISS (1970) 2,4%.

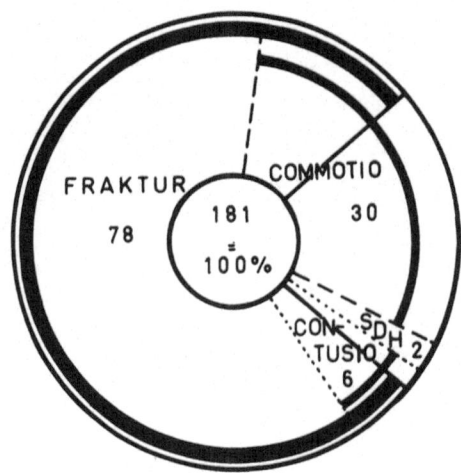

Abb. 92. Prozentuale Verteilung bei 181 Schädelhirntraumen im Säuglingsalter. (Aus JOPPICH et al. 1972)

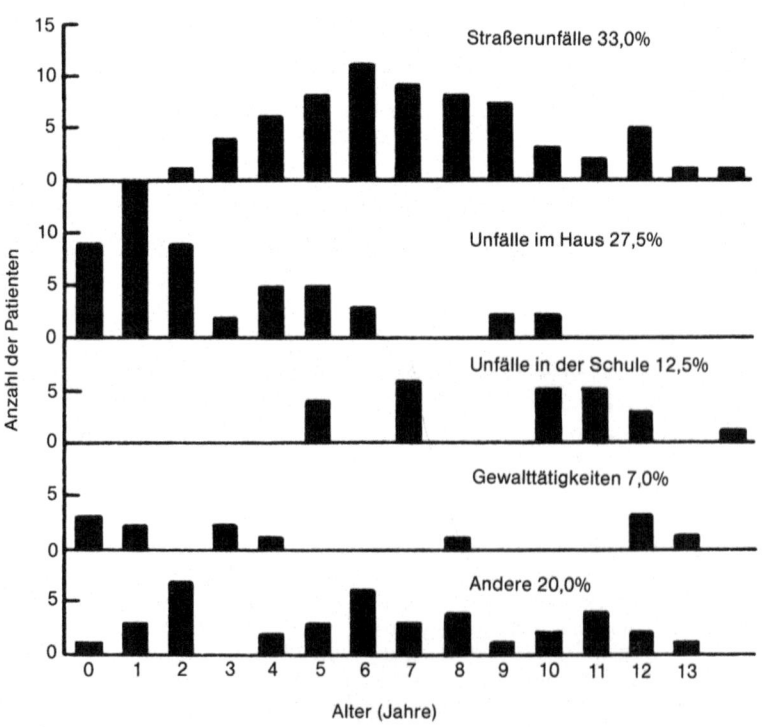

Abb. 93. Typ von Unfall in 200 kindlichen Schädel-Hirn-Verletzungen. (Aus CRAFT et al. 1972)

Tabelle 36. Unfallarten und Alter der betroffenen Kinder. (Aus KIENE u. KÜLZ 1968)

	Lebensjahr															
---	1.	2.	3.	4.	5.	6.	7.	8.	9.	10.	11.	12.	13.	14.	15.	
I. Verkehrsunfälle davon	2	1	3	15	8	14	5	5	5	5	4	1	1	1	1	71
Motorradunfälle		1	2	10	5	6	1	3	4	1	1		1			35
Autounfälle	1		1	5	3	5	3	1	1	4	1				1	26
Fahrradunfälle							2	1	1		2	1				7
Sonstige Verkehrs-unfälle	1					1							1			3
																71
II. Stürze aus geringer Höhe	9	8	5	2	1	4	1	1			1					32
aus großer Höhe		9	4	10	5	5	6	2	4	1	1					47
																79
III. Schläge und Würfe		2	3	2	1			1			3		1		1	14
IV. Explosionen						1		1								2
V. Ursache unbekannt		4														4
VI. Geburtstrauma	1															1
VII. Quetschung			1					1								2
VIII. Sonstiges	1															1
																174

2. Unfälle im Kindesalter

Etwa $^1/_5$ aller unfallverletzten Kinder weisen Mehrfachverletzungen auf, nach SPIER u. REISMANN (1968) 14,5% bzw. LANGER u. GÖRING (1967) 29,1%.

Der *Anteil schwerer Schädel-Hirn-Verletzungen* ist hoch. Traumatische intrakranielle Blutungen und Kontusionen kamen am häufigsten vor; 88% der Verletzungen betrafen den Hirnschädel und 11% den Gesichtsschädel. Geschlossene Schädel-Hirn-Verletzungen kamen in 85% vor, sie überwogen damit deutlich.

Die Unfallarten und das Alter der betroffenen Kinder ist in Tabelle 36 aufgeführt. Den Typ des Unfalls bei 200 kindlichen Schädel-Hirn-Verletzungen zeigt Abb. 93, Tabelle 37 zeigt eine Verteilung nach Alter und Ätiologie von Schädel-Hirn-Verletzungen bei Kleinkindern weniger als 2 Jahre alt.

Zwischen *Stadt-* und *Landkindern* bestehen Unterschiede. Bei *Stadtkindern* kommen Unfälle beim Spiel häufiger vor, Verkehrs- und Haushaltsunfälle zeigen

Tabelle 37. Verteilung nach Alter und Ätiologie von Schädel-Hirn-Verletzungen bei Kleinkindern weniger als 2 Jahre alt. (Aus DiRocco u. Velardt 1986)

Alter			Ätiologie	
0–2 Monate	4%		Stürze	79%
2–6 Monate	17%		Straßenunfälle	8%
6–12 Monate	31%		Kindesmißhandlung	2%
12–18 Monate	22%		Andere	10%
18–24 Monate	26%			

[a] Die Daten entstammen einer Serie von 1719 Beobachtungen die im Hospital de la
Timone, Marseille, Frankreich, über einen Zeitraum von 13 Jahren gemacht wurden.

eine gleiche Verteilung, landwirtschaftliche Unfälle spielen sich naturgemäß nur
bei der Landbevölkerung ab.

Die *Letalität* für Unfallfolgen im Kindesalter beträgt 2,4% (Bonse 1969), die
für mehrfachverletzte Kinder 15% (Joppich u. Kühnl 1969).

II. Biomechanik und anatomische Besonderheiten

Bei der Besprechung der Schadensfolgen sind unter Einbeziehung von
epidemiologischen Daten der Unfälle besonders die altersspezifischen Besonderheiten des traumatischen Schadens zu berücksichtigen und zu besprechen.

*Neugeborenes, Säugling, Kleinkind und Kind sind auch anatomisch gesehen
keine kleinen Erwachsenen.* Ihre *anatomischen Strukturen* besitzen andere Proportionen, andere physikalische Eigenschaften. Die Diskussion der Besonderheit der
traumatischen Hirnschäden im Kindesalter muß deshalb mit einer Schilderung
der Besonderheiten des kindlichen Körpers, insbesondere seines Schädels und
seiner Halsstrukturen verbunden werden.

*Wachstum und Entwicklung des menschlichen Körpers von der Geburt bis zum
Senium verlaufen durch verschiedene Phasen, in denen Perioden schnellen Wachstums von solchen langsameren abgelöst werden.*

Das *Gehirn* entwickelt sich in der *Periode vor der Geburt* sehr schnell, während
sich das *Wachstum im Vorschulalter* erheblich verlangsamt. Bei der Geburt hat das
Gehirn ein Gewicht von etwa 25% des Erwachsenengehirns, während das
Körpergewicht des Neugeborenen zu dem des Erwachsenen lediglich etwa 5%
beträgt (Stuart u. Stevenson 1950). Etwa die Hälfte der Gewichtszunahme des
Gehirns erfolgt im 1. Lebensjahr und hat etwa 75% seiner Größe am Ende des 2.
Lebensjahres erreicht (Abb. 94).

Änderungen im Körpergewicht folgen ebenfalls charakteristischen Entwick-
lungsphasen, die eng an bestimmte Lebensalter gebunden sind (Martin u. Thieme
1954; Krogman 1960; Meredith 1963; Krogman u. Johnston 1965). Vom 10.
Tag nach der Geburt, wenn der postnatale Gewichtsverlust wieder aufgehoben ist,
besteht eine beständige Gewichtszunahme, so daß in den ersten beiden Lebensmonaten das Neugeborene um etwa 2 Pfund Gewicht pro Monat zunimmt, das
entspricht etwa einer Unze (28,5 g) pro Tag (Krogman 1941). Im Alter von 5
Monaten hat sich das Geburtsgewicht verdoppelt. Vom 6. Lebensmonat an nimmt

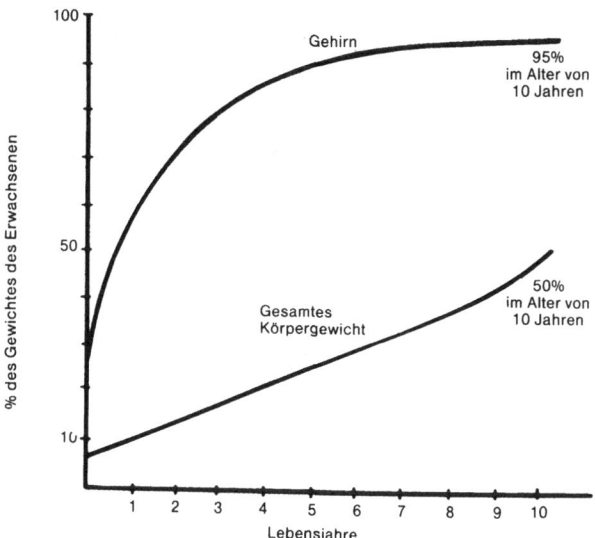

Abb. 94. Schnelleres Wachstum des Gehirns verglichen zu dem des Körpers. (Aus PEACOCK 1986)

das Körpergewicht lediglich um etwa je ein Pfund pro Monat zu, so daß sich das Körpergewicht bei der Geburt am Ende des ersten Lebensjahres verdreifacht und am Ende des zweiten vervierfacht hat. Von diesem Zeitpunkt an verringert sich die Zunahme des Körpergewichtes auf etwa ein halbes Pfund pro Monat (KROGMAN u. JOHNSTON 1965). Vom 2.–9. Lebensjahr liegt die Zunahme des Körpergewichtes bei etwa 5 Pfund pro Jahr. Im Alter von 5 Jahren ist das Körpergewicht 6mal größer als es bei der Geburt war, und im Alter von 10 Jahren ist das Körpergewicht 10mal größer, als es bei der Geburt gewesen war (KROGMAN 1960).

Veränderungen in Körpergröße und Körperproportionen zeigen ebenfalls altersspezifische Entwicklungen (Abb. 95–97). Das Neugeborene hat etwa eine Körperlänge von 50 cm. Im ersten Lebensjahr nimmt die Länge um etwa 15 cm zu. Bis zum 7. Lebensjahr nimmt die Länge um etwa 4,5 cm pro Jahr zu. Nach dem 7. Lebensjahr nimmt die Länge um etwa 3 cm pro Jahr zu bis etwa zu Beginn der Pubertät, wenn eine vergrößerte Wachstumsrate einsetzt. Im 4. Lebensjahr hat sich die Körperlänge verdoppelt und im 13. Lebensjahr verdreifacht. Die Körperlänge eines Erwachsenen beträgt etwa das dreifache eines zweijährigen. Vom 2. bis zum 14. Lebensjahr nimmt die Körperlänge (gemessen in inches, 1 inch = 2,5 cm) nach der Formel zu: Körperlänge = Alter in Jahren × 2,5 + 30 (WEECH 1954).

Ein anderer *sehr wesentlicher Aspekt* ist die *Proportion zwischen Sitzgröße und gesamter Körperlänge* (Abb. 98). Die *Sitzgröße* beträgt bei der Geburt etwa 70% der Körperlänge, im Alter von 3 Jahren jedoch nur noch 57%. Im 13. Lebensjahr beträgt die Sitzgröße bei Mädchen und 2 Jahre später bei Jungen etwa 50% der Körperlänge. Das *Wachstum der langen Röhrenknochen* erfolgt so lange wie der Epiphysenknorpel vorhanden ist, und endet, wenn derselbe verknöchert und die umgebenden Knochenanteile miteinander fest verbindet (BURDI et al. 1969).

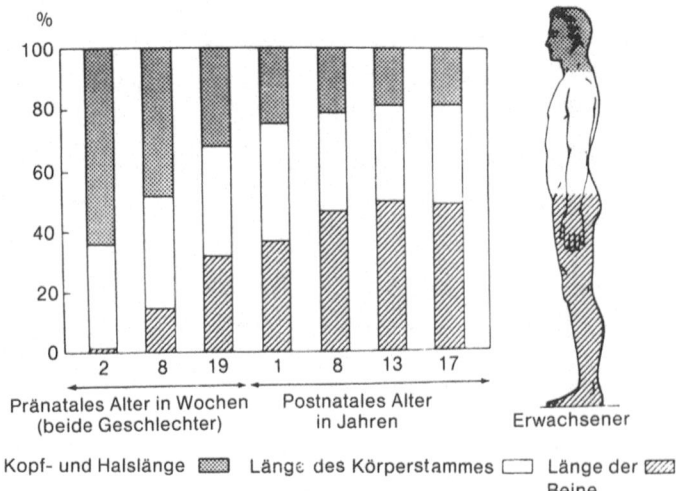

Abb. 95. Prozentuale Verteilung der Körpersegmente in Beziehung zur prä- und postnatalen Entwicklung (Nach SALZMANN (1943), aus BURDI et al. 1969)

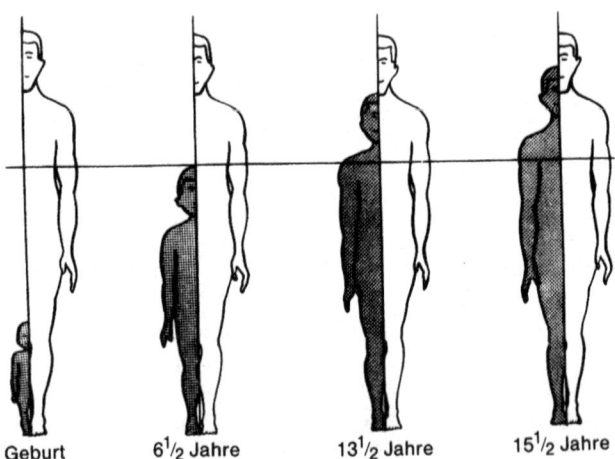

Abb. 96. Zunahme der Körpergröße während der postnatalen Entwicklung im Vergleich zur Körpergröße des Erwachsenen. (Nach CHENOWETH u. SELKIRK 1937, aus BURDI et al. 1969)

In den *frühen Lebensjahren* nimmt das *Längenwachstum* erheblich zu. Zusätzlich treten *Änderungen in der Körperhaltung* auf, von liegender zu einer Art aufgerichteter, aber zusammengekauerter Haltung, ein Prozeß, der innerhalb relativ kurzer Zeit abgeschlossen ist. Diese Fakten sind von größter Bedeutung für die Entwicklung von Schutzmaßnahmen für Kinder in verschiedenen Lebensaltern. Sicherlich sind Sicherheitsgurte in einem größeren Maße einstellbar, aber sie müssen den dem jeweiligen Lebensalter entsprechenden Körperproportionen entsprechen.

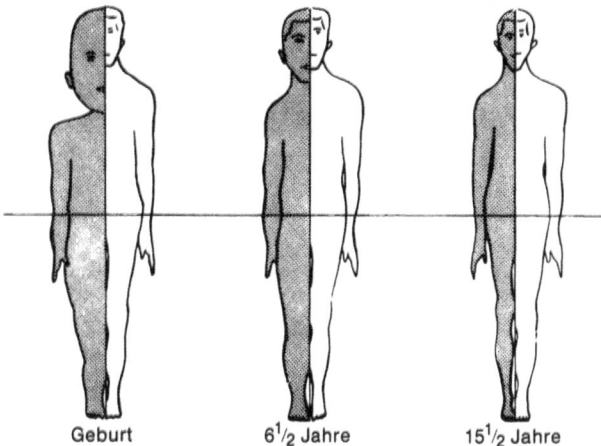

Abb. 97. Entwicklung der Körperproportionen, dargestellt im direkten Vergleich zwischen Erwachsenem, Neugeborenem, Kind und Heranwachsendem. (Nach CHENOWETH u. SELKIRK 1937, aus BURDI et al. 1969)

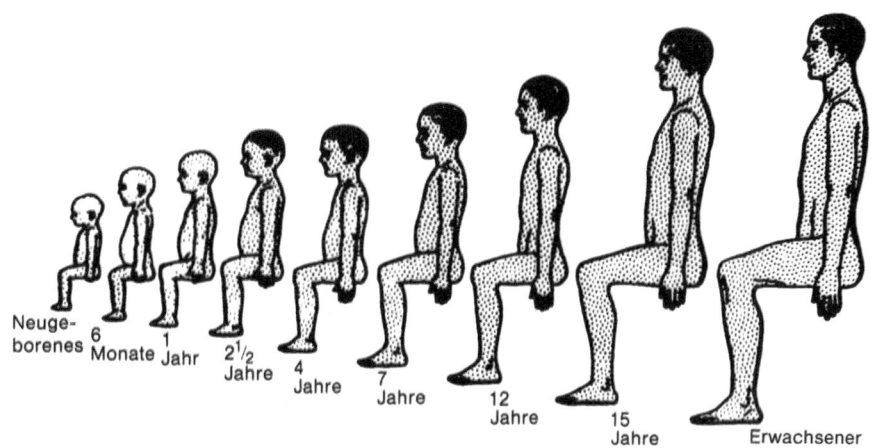

Abb. 98. Änderungen in der Sitzhöhe von Geburt bis Erwachsenenalter. (Aus BURDI et al. 1969)

Im allgemeinen haben Kinder beiderlei Geschlechtes bis etwa zum 10. oder 11. Lebensjahr gleiche Körperlänge, gleiches Gewicht und gleiche Körperproportionen. Mädchen erreichen ihre Pubertät frühzeitiger mit einer Wachstumszunahme zwischen dem 11. und 14. Lebensjahr. Im frühen bis mittleren Heranwachsendenalter nimmt die Körperlänge von Jungen zu, die dann die der Mädchen überholt (WATSON u. LOWREY 1967).

Bei der Geburt hat der Kopf etwa ¼ der Körperlänge, während dieselbe Proportion beim Erwachsenen 1:7 beträgt (Abb. 99). Außerdem ist der Rumpf länger und die oberen Extremitäten sind länger als die unteren. Vom 6.

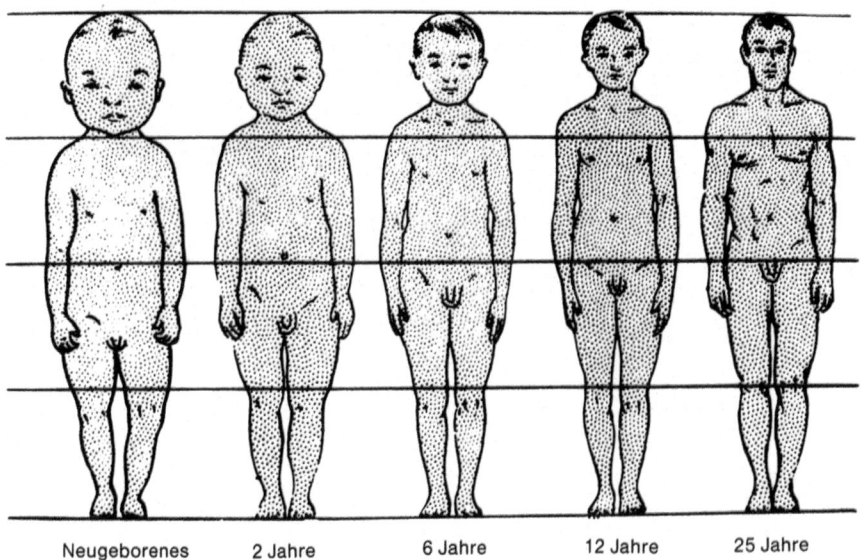

Abb. 99. Proportionale Änderungen der Körpersegmente mit steigendem Alter. (Aus BURDI et al. 1969)

Lebensmonat bis zur Pubertät wachsen die Extremitäten schneller als der Kopf. Dann ist die Wachstumsrate von Rumpf und Extremitäten etwa gleich. Beim Neugeborenen liegt die *Mitte der Körperlänge* etwas oberhalb seines Nabels, im Alter von 2 Jahren liegt dieser Punkt etwas unterhalb des Nabels und im Alter von 16 Jahren etwa nahe der Symphysis pubis (BURDI et al. 1969).

Auch der *Körperschwerpunkt des Kindes* ist je nach Alter, Körperlänge, Gewicht und Körperform verschieden. Aus ausgedehnten Untersuchungen, die SWEARINGEN u. YOUNG (1965) an Individuen im Alter von 5, 10, 12, 15 und 18 Jahren durchführten, ergab sich, daß der Körperschwerpunkt in einer asymmetrischen ellipsoiden Region liegt. Er lag weit oberhalb des Bauchgurtes. Dieser hochgelegene Körperschwerpunkt bei Kindern muß dann berücksichtigt werden, wenn Sicherheitsgurte benützt werden, die für Erwachsene konstruiert wurden. Die größere Körpermasse des Kindes oberhalb des Sicherheitsgurtes kann dazu führen, daß der kindliche Körper bei einer Verzögerung weiter nach vorn geschleudert wird als es bei einem Erwachsenen geschieht. Bei Kindern unter dem 3. Lebensjahr liegt der Körperschwerpunkt noch höher (YOUNG 1966).

Statistische Auswertungen von Kfz-Unfällen, in die Kinder verwickelt waren, zeigen, daß der kindliche Kopf die am häufigsten und schwersten verletzte Körperregion darstellt. In einer Studie, in der 14 520 ländliche Kfz-Unfälle mit 31 925 Insassen ausgewertet wurden, zeigt sich, daß Kinder – von Neugeborenen bis einschließlich des 11. Lebensjahres – in 77% Verletzungen des Kopfes und Gehirns erlitten (MOORE et al. 1959). Dieser Prozentsatz lag über dem der Jugendlichen und Erwachsenen. Allerdings war die Schwere der Verletzungen im generellen nicht so schwer wie die bei Erwachsenen. Eine weitere Studie bestätigte diese Ergebnisse (KIHLBERG u. GENSLER 1967). Hier ist der Hinweis angebracht,

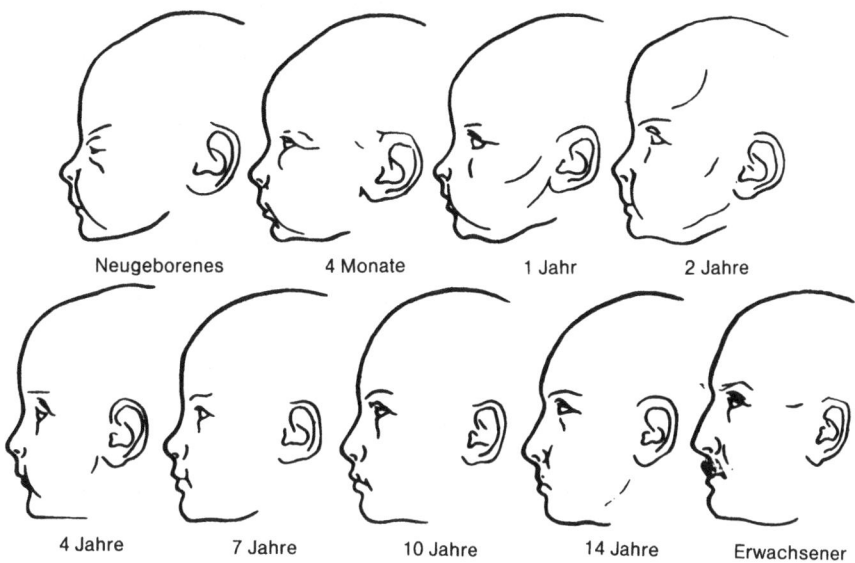

Neugeborenes   4 Monate   1 Jahr   2 Jahre

4 Jahre   7 Jahre   10 Jahre   14 Jahre   Erwachsener

Abb. 100. Veränderungen im Profil von Gesicht und Kopf. (Aus BURDI et al. 1969)

daß der fötale Kopf und damit auch das Gehirn in utero bei an- und nichtangeschnallten Schwangeren bei Autounfällen verletzt werden kann (CROSBY et al. 1968). Diese Verletzungen werden eingehend auf S. 207 dargestellt. Die größere Wahrscheinlichkeit des Kindes, Schädel-Hirn-Verletzungen zu erleiden, kann sowohl aus anatomischen als auch biomechanischen Gesichtspunkten abgeleitet werden. Der Kopf des Kindes ist, wie bereits im vorhergehenden ausgeführt wurde, größer als der des Erwachsenen (YOUNG 1966) (vgl. Abb. 99). Diese größere Kopfmasse, der höher gelegene Körperschwerpunkt und, nicht zu vergessen, die schwächeren Hals-, Nacken- und HWS-Strukturen sind sicherlich wesentliche Faktoren, die die größere Häufigkeit von Schädel-Hirn-Verletzungen bei Kindern erklären.

Beim *Neugeborenen* ist der *Gesichtsschädel kleiner als der Gehirnschädel, die Proportion beträgt etwa 1:8*. Beim Erwachsenen dagegen beträgt diese Proportion 1:2,5. Im Vergleich zum Gesichtsprofil hat das Kind eine hohe vorragende Stirn, die die Größe seiner Frontallappen widerspiegeln (Abb. 100). Beim Neugeborenen, Kleinkind und Kind ist das Gesicht unterhalb des massiven Hirnschädels quasi verborgen (Abb. 101). Die Proportionen kleiner Gesichtsschädel und großer Hirnschädel lassen sich bis zum 7. und 8. Lebensjahr nachweisen (Abb. 102). Das vertikale Wachstum des Gesichtsschädels des Kindes verläuft in Schüben, die mit Atmungsnotwendigkeiten und dem Durchbruch und Wachstum der Zähne zusammenhängen. Die Wachstumsperioden finden innerhalb der ersten 6 Lebensmonate, im 3. und 4. Lebensjahr, vom 7.–11. Lebensjahr und erneut zwischen dem 16. und 19. Lebensjahr statt (BURDI et al. 1969).

Die Form des Kopfes des Neugeborenen, Kleinkindes und Kindes ist von der des Erwachsenen recht unterschiedlich (Abb. 103). Beim Neugeborenen, Kleinkind

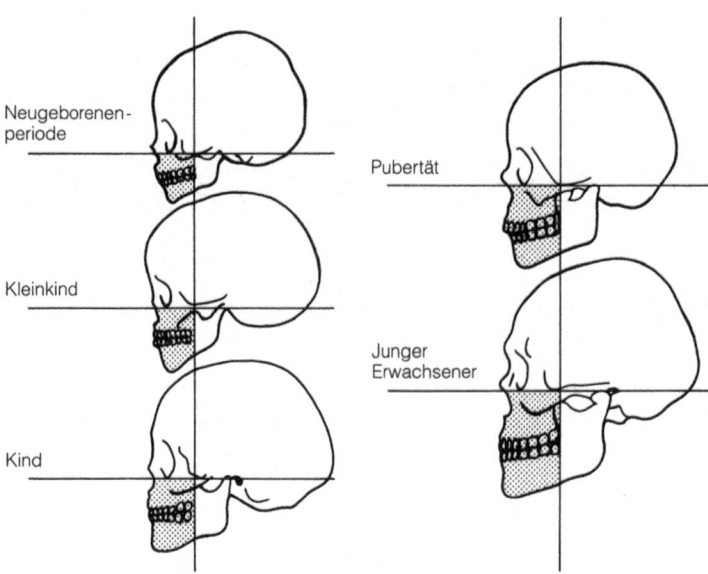

Abb. 101. Veränderungen von Gesichts- und Gehirnschädel im Verlaufe der Entwicklung.
(Aus BURDI et al. 1969)

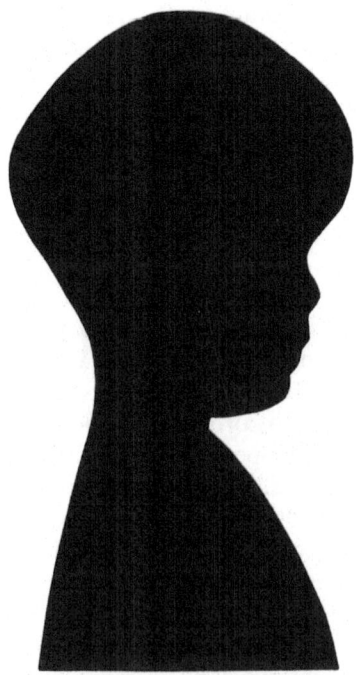

Abb. 102. Silhouette eines normal entwickelten 5jährigen Jungen mit dem typischen großen Kopf und dem kurzen Nacken. (Aus BURDI et al. 1969)

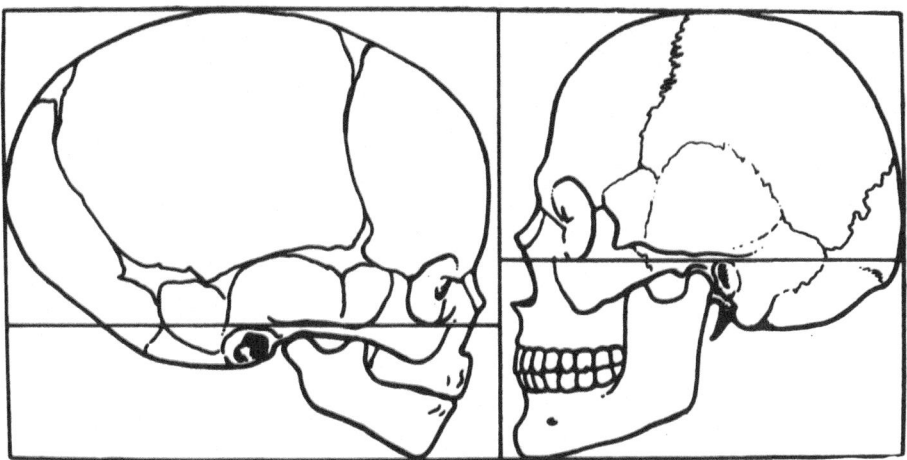

Abb. 103. Ein Vergleich der Proportionen des Gesichts- und Gehirnschädel beim Kind und Erwachsenen. Die horizontale Linie erstreckt sich durch die gleichen anatomischen Strukturen beider Schädel. (Aus BURDI et al. 1969)

und Kind ist die Schädelkalotte viel größer und ausgewölbter mit größeren Ausweitungen frontal und parietal (vgl. Abb. 103). Beim Neugeborenen beträgt der Schädelumfang etwa 19,5–21,0 cm. Während der ersten 3 Lebensmonate nimmt er um 17% zu und um 25% im 6. Lebensmonat. Während der Zeit bis zum 2. Lebensjahr nimmt er nur etwa 2,5 cm zu und vom 3.–5. Lebensjahr beträgt die Zunahme nur noch etwa 1,35 cm. Vom Ende des ersten Lebensjahres bis zum 20. Lebensjahr nimmt der Schädelumfang nur um 10 cm zu (Abb. 104). Der Schädelumfang nimmt im ersten Lebensjahr wegen des Wachstums des Gehirns schnell zu. Bereits im 18. Lebensmonat beträgt das Gehirngewicht etwa 70% des Erwachsenen, im 3. Lebensjahr 80%, und zwischen dem 5. und 8. Lebensjahr etwa 90% und im 10. Lebensjahr etwa 95%. Das Gehirngewicht des Erwachsenen beträgt etwa 1350 g.

Der Schädel von Neugeborenen, Kleinkindern und Kindern ist wegen der segmentalen Entwicklung der Schädelhüllen und der Dünne und Elastizität der einzelnen Knochen sehr biegsam und elastisch.

Die Verbindungen zwischen den bindegewebigen Matrixplatten des Schädeldaches sind weit und bestehen aus dünnen bindegewebigen Hüllen. Diese Areale, die sog. Fontanellen sind am ausgeprägtesten in der frontalen und occipitalen Region (Abb. 105). Die Fontanelle des Os mastoideum schließt sich etwa 6–8 Wochen nach der Geburt. Die frontale Fontanelle ist durch Knochenwachstum etwa im 17. Lebensmonat geschlossen.

Bei der Geburt sind die anatomischen Strukturen für die Entwicklung der *Zähne* bereits vorhanden. Die ersten Zähne brechen etwa im 6. Lebensmonat durch. Die *ersten* oder *Milchzähne* werden etwa im 5.–6. Lebensjahr durch die *endgültigen Zähne* ersetzt.

Gewalteinwirkungen gegen das Kinn von Kleinkindern können zu ernsthaften Problemen bei der Dentition führen. Gewalteinwirkungen gegen den Unterkiefer

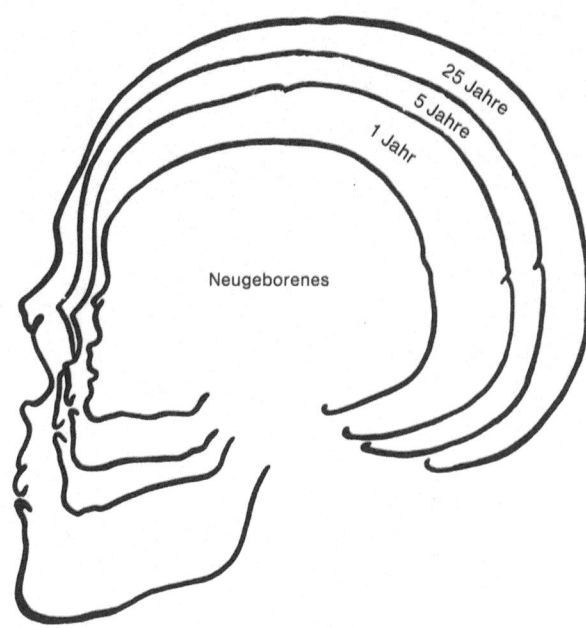

Abb. 104. Schädelprofile zeigen die Veränderungen in Größe und Form. (Mod. von MORRIS, aus BURDI et al. 1969)

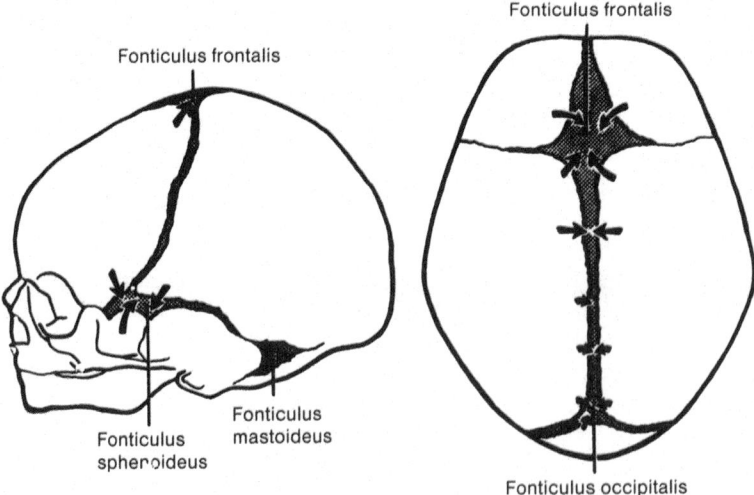

Abb. 105. Form und Lage der Fontanelle. Die Pfeile zeigen die Richtung des Schlusses der Fontanellen an. (Aus BURDI et al. 1969)

von Kleinkindern können zu abnormalen Gesichtsprofilen im späteren Lebensalter führen.

Für die *besonderen Verletzungsmuster* der *kindlichen Schädel-Hirn-Verletzungen* tragen die große Kopfmasse, die elastischen und biegsamen Schädelgewölbe und die großen und weiten Fontanellen bei. Diese anatomischen Besonderheiten machen den kindlichen Kopf viel vulnerabler gegen Gewalteinwirkungen als den des Erwachsenen.

Gewalteinwirkungen gegen die Schädelkalotte des Neugeborenen, Kleinkindes und Kindes kann zu besonderen Frakturen führen, die im folgenden eingehend besprochen werden. Die Biomechanik des Anpralls des kindlichen Kopfes ist von der des Erwachsenen sehr verschieden.

Kleinkinder- und Kinderschädel sind extrem deformierbar, einmal wegen der außergewöhnlichen Flexibilität einzelner Matrixplatten des Schädeldaches und Knochen, besonders im Bereich der Fontanellen. Umschriebene Gewalteinwirkungen gegen den deformierbaren kindlichen Schädel erzeugt tiefe Impressionen am Knochen und hat ausgedehnte Hirnschäden an der Einwirkungsstelle zur Folge. Da die Dura mater mit der Lamina int. der Schädelkalotte fest verbunden ist, kann bei größeren Frakturen die Dura mater über längere Strecken zerrissen sein. Infolge Liquordurchtritts in den subgalealen Raum können sich „*wachsende Frakturen*" bilden. *Umschriebene Gewalt* erzeugt eine *Eindellung der Schädelkalotte (Grünholzfraktur)*.

Wegen der *großen Deformierbarkeit des kindlichen Schädels* nimmt die Möglichkeit von primärtraumatischen Schäden durch Überdehnung und Zerrung des Hirngewebes zu. Die Läsionen am Gegenpol sind dagegen weniger häufig, weil verglichen mit dem Erwachsenen der Bereich des reduzierten Druckes kleiner ist. Umgekehrt kommt im Senium wegen der größeren Starrheit des Schädels diesen Gegenpolläsionen stärkere Bedeutung zu, weil der Bereich des reduzierten Druckes entsprechend größer ist, während die Folgen der Schädeldeformation geringe Bedeutung haben. Ausbreitung und Qualität der Gewebeschäden müssen demnach für Kinder und Kleinkinder auf der einen Seite und Erwachsene auf der anderen Seite verschieden sein. In kleinkindlichen Gehirnen sind sog. Rindenprellungsherde im Gegenpolbereich sehr selten, aber Stoßpolverletzungen (Impressionsfrakturen) entsprechend häufiger.

Die *Hals-, Nacken- und HWS-Strukturen* des *Neugeborenen, Kleinkindes* und *Kindes* zeigen einige Besonderheiten, die ich zu analysieren versuche. Zunächst einmal entwickelt sich die *Stärke der Hals-* und *Nackenmuskulatur* erst mit steigendem Alter. Berücksichtigt man die erhebliche Kopfmasse, die auf einer recht dünnen und noch sehr unentwickelten Hals-Nackenregion ruht, und berücksichtigt man, daß die Hals-Nacken-Muskeln noch nicht voll entwickelt sind, so ergibt sich daraus, daß heftige Kopfbewegungen von Neugeborenen und Kleinkindern bei Beschleunigungs- und Verzögerungstraumen sehr problematisch sind (vgl. Abb. 102). Die *Halswirbel* stellen noch *unvollkommen entwickelte anatomische Strukturen* dar. Die *Wirbelkörper* sind hauptsächlich noch knorpelig, mit einem sich nur langsam entwickelnden Verknöcherungsprozeß. Die Gelenkverbindungen zwischen den einzelnen Wirbelkörpern und die Ligamente der Wirbelsäule sind viel schwächer als beim Erwachsenen. Daher kann es sehr leicht zu Dislokationen von Wirbelkörpern mit möglicher Schädigung des Rücken-

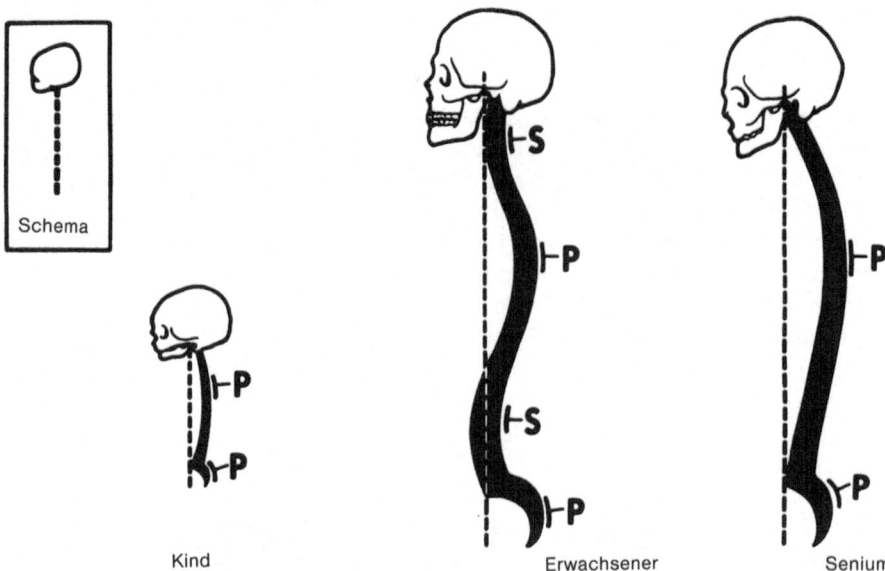

Abb. 106. Kurvatur der Wirbelsäule unter besonderer Berücksichtigung der Entwicklung primärer Kurvaturen (*P*) und sekundärer Kurvaturen (*S*). Man beachte, daß im Kindesalter nur 2 primäre Kurvaturen bestehen, nämlich die thorakale und die sakrale. Beim Erwachsenen finden sich sekundäre Kurvaturen in der Hals- und Lendenregion. Beim alternden Menschen verbleibt nur eine primäre Kurvatur. (Nach JOHNSON u. KENNEDY, aus BURDI et al. 1969)

marks kommen. Vor allem *indirekte Gewalteinwirkungen* auf Kopf und Hals des Neugeborenen und Kleinkindes in jeder Vektorrichtung können schwerste Verletzungen zur Folge haben. Dazu gehört auch Schütteln und Schaukeln, wie in einem weiteren Abschnitt über die kindlichen Schüttelverletzungen vgl. Bd. 13/VII dieser Reihe, S. 306, ausgeführt werden wird („Whiplash-Shaken-Infant-Syndrome"). Daher schützen Schulter-Bauch-Sicherheitsgurte das Neugeborene und das Kleinkind nicht gegen indirekte Verletzungen. In einem gesonderten Kapitel werden diese besonderen Probleme eingehend abgehandelt werden.

Aus didaktischen Gründen wird hier auch die *Biomechanik* der *Wirbelsäule* des *Neugeborenen* und *Kleinkindes* besprochen. Die *aufrechte Körperhaltung* entwickelt sich in mehreren Stadien von Liegen und Kriechen unter Koordinierung der Wirbelsäule, des Beckens und der Extremitäten. Die ersten Steh- und Gehversuche des Kleinkindes zeigen ein im Becken noch geneigtes, noch unkoordiniertes Individuum, das noch keine Ähnlichkeit mit dem Stehen und Gehen eines Erwachsenen hat. Erst wenn sich die lumbale Lordose der Wirbelsäule entwickelt hat, kann das Kind richtig aufrecht stehen und gehen. Diese Entwicklung geht parallel mit der der Bauchmuskulatur. Das Becken des Kindes dreht sich mehr nach oben und vorn, damit sind die Voraussetzungen für die Körperhaltung des Erwachsenen gegeben. Die Kurvatur des Os sacrum ist bei der Geburt bereits vorhanden, allerdings ist die darüberliegende Wirbelsäule noch gerade (Abb. 106). Die Kurvatur der Wirbelsäule entwickelt sich dann, wenn der

Kopf aufrecht gehalten werden kann und die Halsmuskulatur mit ihrem Tonus sich entwickelt hat. Im 3. oder 4. Lebensmonat kann das Kleinkind mit Unterstützung und im 7. Lebensmonat ohne Hilfe sitzen. Im 8.–9. Lebensmonat kann das Kleinkind gewöhnlich mit Unterstützung stehen und im Alter zwischen 10 und 14 Monaten allein ohne Unterstützung.

Kleinkinder und Kinder benötigen, das ergibt sich aus dem oben gesagten, besondere auf sie zugeschneiderte Sicherheitssysteme.

III. Anatomische Vorbemerkungen zur Entwicklung des Gehirns

Das *menschliche Gehirn* besitzt etwa 1×10^{12} Neurone und jedes kortikale Neuron hat bis zu 30000 Präsynapsen (TANNER 1978). Die Entwicklung dieser komplexen Struktur nimmt einen längeren Zeitraum ein, das Gehirn muß auch eine bestimmte Größe erreichen, um diese Neuronen, die Neuroglia, deren Dendriten und Synapsen zu beherbergen. Die Größe, in der sich das menschliche Gehirn in utero entwickeln kann, ist begrenzt durch Größe und Form des Geburtskanals. Zum Zeitpunkt der Geburt haben die Umhüllungen des Gehirns einen idealen Zustand zwischen Starrheit und Deformierbarkeit erreicht, der Verformungen während des Geburtsvorganges im Geburtskanal erlaubt.

Bei der *Geburt* ist die Zahl der Neurone im Gehirn die gleiche wie bei Erwachsenen. Aber die Entwicklung der Glia, die der synaptischen Verbindungen und der Dendritenentwicklung hat erst begonnen. Die Myelinisierung ist erst im 10. Lebensmonat abgeschlossen.

Die schnelle Entwicklung des Gehirns im Vergleich zu dem aller anderen Körperorgane ergibt, daß es von frühfötaler Zeit an dem Gehirngewicht des Erwachsenen näher liegt, mit Ausnahme vielleicht der Augen. Bei der Geburt hat das Gehirngewicht etwa 25% des Erwachsenengehirns erreicht, obwohl das Körpergewicht nur 5% des Erwachsenen ausmacht. Während das Gehirngewicht des Neugeborenen 15% seines Körpergewichts ausmacht, beträgt es beim Erwachsenen nur 3% (FRIEDE 1975, 1989). Im Alter von 6 Monaten beträgt das Hirngewicht des Neugeborenen etwa 50% des Erwachsenengehirns, im Alter von 2 Jahren 75% und im Alter von 5 Jahren nahezu 90% des endgültigen Gewichtes. Im Alter von 10 Jahren liegt die Zahl bei etwa 95%. Diese Entwicklung steht im Gegensatz zum Körpergewicht, das bei der Geburt nur 5% des jungen Erwachsenen und im Alter von 10 Jahren nur etwa 50% beträgt (CHEEK 1975). Hinsichtlich Einzelheiten über die Entwicklung des Gehirns und seiner Hüllen verweise ich auf PEACOCK (1986).

IV. Intrauterine Schädel- und Schädel-Hirn-Verletzungen

1. Historisches

In der Literatur des 19. Jahrhunderts sind eine Reihe intrauteriner Schädelbrüche mitgeteilt worden. Die erste Zusammenstellung dieser Verletzungen stammt von BRINTON (1884), der übrigens auch Frakturen anderer Knochen mitberücksichtigte. Neun der von BRINTON mitgeteilten Beobachtungen stammten von GURLT (1857), der Autor selbst fügte eine zehnte eigene Beobachtung hinzu, über die später auch FLECKEN (1862) berichtete.

Beobachtungen von *intrauterinen Schädelfrakturen* und *Hirnverletzungen* wurden mitgeteilt von GURLT (1857), BRINTON (1884), SCHMITT (zit. nach GURLT 1858), SCHNUHR,

WITTZACK, ALBERT, HEYFELDER (zit. nach BRINTON 1884), CARUS, OSIANDER und D'OUTREPONT (zit. nach GURLT 1858), DÜNTZER (zit. nach BRINTON 1884), FLECKEN (1862), LUNNEY (1886), GORHAN (1885), ALVAREZ (1888).

Bei den zunächst veröffentlichten Fällen hatte man angenommen, daß *intrauterine Schädel-Hirn-Verletzungen* die Folge von geburtstraumatischen Komplikationen waren. Jedoch ergaben weitere eingehende Untersuchungen, *daß in vielen Fällen Kopf und Gehirn des Kindes bereits im Uterus durch Druck- und Gewalteinwirkung traumatisch geschädigt werden, ehe der Geburtsvorgang einsetzte.*

2. Veröffentlichungen seit der Jahrhundertwende

Seit der Jahrhundertwende erfolgten weitere Mitteilungen von intrauterinen Verletzungen des Fötus, die bei einem Teil auch tödlich verliefen (CROSLAND 1903; PUGLIESE 1904; SMITH 1913; BROWNE 1936; JONES u. O'NAN 1940; FLEW 1943/1944; BARR 1952; SEEAR u. WOEPPEL 1953; KOBAK u. HURWITZ 1954, 2 Fälle; BERNHEIM et al. 1956; RAWL 1957; BROADBENT u. HOCHSTRASSER 1957; PIKE 1958; DYER u. BARCLAY 1962; THEURER u. KAISER 1963; PARKINSON 1964; MAGGIORA u. VERGANO 1964; WALLNER u. ROSEFELDT 1966; THOULON u. EYRAUD 1967; CREASMAN et al. 1968; ALEXANDER u. DAVIS 1969, 7 Fälle; RANEY 1970; HEILMANN 1970, 1971; KÜHN u. ZOCHER 1971; ROGULIC u. SCHMUTTERER 1973; STICHNOTH 1973; ALEXANDER u. KUSHNER 1975; MACDONALD et al. 1977; GUHA-RAY 1979; MARESCH u. MAURER 1985).

3. Stumpfe und penetrierende Gewalteinwirkungen gegen das Abdomen und deren Folgen

Sowohl bei stumpfen als auch penetrierenden Gewalteinwirkungen gegen das Abdomen kann der gravide Uterus völlig unverletzt bleiben. Dennoch können trotz völlig unverletzter Uteruswand Verletzungen des Fötus auftreten. Gewalteinwirkungen gegen den graviden Uterus können aber auch zu Ablösungen der Plazenta und zu Rupturen des graviden Uterus führen. Bei der letztgenannten Verletzung kann der Fötus aus dem rupturierten Uterus herausgepreßt werden. Eine Verletzung des graviden Uterus kann aber auch die Folge von Beckenfrakturen schwangerer Frauen sein.

4. Traumatischer intrauteriner Fruchttod infolge mechanischer Gewalteinwirkung gegen den mütterlichen Uterus

Der *traumatische intrauterine Fruchttod* infolge *mechanischer Gewalteinwirkung* gegen den *mütterlichen Uterus* nimmt unter der *Gesamtzahl der Fälle intrauterinen Fruchttodes* nur einen geringen Prozentsatz ein. KÜHN u. ZOCHER (1971) zitieren statistische Auswertungen von KRASNER (1937), DEUBEL (1948), HERRMANN (1949), SIEGELER (1953), PANKAMAA (1955), ELYASHERVICH (1961) sowie STROMME u. HAYWA (1963) nach denen sie mit 1–2 % hinter Schwangerschaftstoxikosen, Nabelschnuranomalien, plazentaren Störungen, vorzeitiger Plazentalösung, Mißbildungen der Frucht und Infektionskrankheiten der Mutter zurücktreten.

5. Schadensmuster beim Föten nach stumpfer Gewalteinwirkung gegen den graviden Uterus

Folgen stumpfer Gewalteinwirkungen gegen den graviden Uterus können beim Föten zu *folgenden Schäden* führen: (1) *Haut-* und *Weichteilverletzungen* (STECK 1934; WURST 1944), (2) *Frakturen* von *Knochen*, besonders des *Schädels* und (3) *intrakranielle Blutungen* (KNÖRR 1951). Diese Verletzungen können für den Föten tödlich sein.

6. Mechanische stumpfe Gewalteinwirkungen in den letzten Monaten der Gravidität

Analysiert man die in der Literatur mitgeteilten Fälle, so ergibt sich, daß sich die Schwangeren in den letzten Monaten der Gravidität befanden, in denen der wachsende Uterus der Graviden einen großen Leibesumfang gibt und gegen mechanische Gewalteinwirkung relativ ungeschützt ist. Zudem ist die Bewegungsfähigkeit der Graviden eingeschränkt (vgl. Abb. 107). Neben dem Fötus erleiden auch die schwangeren Frauen Verletzungen. In den letzten Jahrzehnten haben Verkehrsunfälle zu einer zunehmenden Zahl von intrauterinen Verletzungen geführt (vgl. Abb. 108).

7. Stumpfe Verletzungen des Abdomen von Frauen

Die stumpfen Verletzungen des Abdomen bei Frauen haben auch mit der Zunahme der Kfz-Verletzungen dramatisch zugenommen. In etwa 50% der mitgeteilten Beobachtungen lagen Kfz-Unfälle vor, die restlichen 50% waren die Folge von Stürzen, Schlägereien oder anderen stumpfen Verletzungen. Die Gewalteinwirkung ist gewöhnlich sehr schwer und Begleitverletzungen liegen vor (GRISWOLD u. COLLIER 1961).

Ruptur des Uterus ist selten. DYER u. BARKLAY (1962) konnten aus der Literatur insgesamt 51 Fälle zusammenstellen. Seitdem wurden dieser Aufstellung noch weitere Beobachtungen zugefügt (SNIDOW 1935; COUTTS 1936; STAPELTON 1937; WOODHULL u. MINOT 1942; ELIAS 1950; McCLURE 1954; MORRISON u. DOUGLAS 1954; McCARTY u. RISLEY 1956).

Über intrauterine Verletzungen des Fötus durch stumpfe Gewalteinwirkungen gegen das mütterliche Abdomen berichteten JONES u. O'NAN (1940), SEEAR u. WOEPPEL (1953), BROADBENT u. HOCHSTRASSER (1957), PIKE (1958), DYER u. BARCLAY (1962), RODNEY (zit. nach DYER u. BARCLAY 1962), THEURER u. KAISER (1963), PARKINSON (1964), WALLNER u. ROSEFELDT (1966).

Intrauterine Frakturen des *kindlichen Schädels* können das Ergebnis von *direkter äußerer Gewalteinwirkung* gegen den *schwangeren Uterus* sein, oder aber durch *Druckwirkung* des *kindlichen Schädels* gegen *knöcherne Anteile* des *mütterlichen Beckens*, besonders das *Promontorium* entstehen, oder Folge von *Zangenentbindungen* sein.

Unter den *kindlichen Schädelfrakturen* überwiegen die des *Os parietale*, es folgen solche des *Os occipitale*, der *Basis des Schädels*, der *Mandibula* sowie *Impressionen des Os frontale*. Es können auch Frakturen an mehreren Regionen des knöchernen Schädels vorliegen. Außer *Frakturen des Schädelknochen* können *Nahtsprengungen* vorliegen, wie etwa in der Beobachtung von GURLT (1857) sowie in einer von KÜHN u. ZOCHER (1971). Diese Frakturen des Schädels des Fötus können durchaus überlebt werden. Sie können aber *kombiniert* mit *epiduralen* und *subduralen* sowie *intrazerebralen Blutungen einhergehen.*

Die *Durchsicht der Literatur* ergibt, daß die *Schädelbrüche in utero fast ausschließlich am Ende der Schwangerschaft beobachtet wurden.* Die Erklärung dafür hängt vom Stand des Uterus ab, von seiner Höhe mit dem Beckeneingang und mit der Lage des Fötus in diesem Schwangerschaftsabschnitt.

In der früheren Literatur war es keine generell geübte Praxis, die Lage des kindlichen Kopfes im Uterus vor der Geburt festzustellen. Daher ist es retrospektiv nicht möglich, den genauen Mechanismus der Impressionsfrakturen des kindlichen Schädels in diesen Fällen zu rekonstruieren.

Als *Gewalteinwirkungen* finden sich *Schläge, Stöße* und *Stürze gegen die Abdominalregion, Vorliegen von Exostosen* oder *Tumoren der Lendenwirbelsäule* sowie *Folgen von Zangenentbindungen.*

Impressionsfrakturen im *Schädel von Neugeborenen* sind oft die *Folge von Druckwirkungen gegen die mütterliche Symphyse* oder das *Promontorium des Os sacrum.* Unter solchen Bedingungen kann ein mehrere Zentimeter messender Anteil des Scheitelbeines des Neugeborenen oft von löffelförmiger Gestalt imprimiert sein. Diese Verletzungen finden sich also bei den Neugeborenen, deren Mütter nicht in Unfälle verwickelt waren. Diese Frakturen wurden von TKACZ (1960) mit den *Grünholzfrakturen der langen Röhrenknochen* verglichen.

Tabellarische Zusammenstellungen über einige der bisher in der Literatur mitgeteilten Fälle von traumatisch bedingten intrauterinen Schädelfrakturen geben Tabellen 38 und 39.

SCHMITT (zit. nach GURLT 1858): 20jährige Frau, im 8. Monat ihrer 5. Schwangerschaft, erhielt einen heftigen Schlag. Das Kind wurde nach normaler Schwangerschaft mit einer Fraktur auf der Scheitelhöhe geboren.

SCHNUHR (zit. nach BRINTON 1884): 38jährige Mutter stürzte im 8. Schwangerschaftsmonat. Das Kind zeigte nach der Geburt eine tiefe Schädelimpression über der rechten Frontalregion. Der imprimierte Knochen formte sich in den folgenden 3 Monaten in seine normale Lage zurück.

WITTZACK (zit. nach BRINTON 1884): Die schwangere Frau war von einem Baum gefallen. Es lag eine große Schädelimpression über der linken Stirn- und Scheitelregion vor.

ALBERT (zit. nach BRINTON 1884): Eine gesunde Bauersfrau war 8 Tage vor dem Geburtstermin mit der rechten Bauchseite auf einen Grenzstein gefallen. Das Kind zeigte eine Fraktur des linken Scheitelbeines.

HEYFELDER (zit. nach BRINTON 1884): Eine im 8. Monat schwangere Frau erlitt eine heftige Gewalteinwirkung durch einen herausragenden scharfen Bettpfosten. Spontanbewegungen des Kindes hörten sofort auf. Blutungen aus der Vagina. Nach *Zangenentbindung* zeigte das Kind eine tiefe Knochenimpression über der linken Frontalregion, einige Tage später traten Krampfanfälle auf.

CARUS (zit. nach GURLT 1858): Zweites Kind einer rachitischen Mutter, das eine tiefe Knochenimpression über der rechten Frontalregion zeigte. CARUS führte die Verletzung auf Druckwirkung durch den letzten Lumbalwirbel gegen den kindlichen Schädel zurück.

OSIANDER (zit. nach GURLT 1858): Das Kind wurde ohne Zange entwickelt. Es bestand eine tiefe Knochenimpression des Schädels, die auf Druckwirkung gegen den Lumbalwirbel zurückgeführt wurde.

D'OUTREPONT (zit. nach GURLT 1858): Die Patientin hatte eine Exostose ausgehend vom 4. oder 5. LWK. Das Kind zeigte eine Knochenimpression der Frontal-

Tabelle 38. Übersichtstabelle über einige in der Weltliteratur mitgeteilte Fälle verkehrstraumatisch bedingter intrauteriner Schädelfraktur des Kindes ohne Uterusruptur. (Aus HEPP et al. 1972)

Jahr	Autoren	Alter, Parität der Mutter	Zeitpunkt der Gravidität	Verletzungen der Mutter	Verletzungen des Kindes	Lage des Kindes und Art der Entbindung	Kind post partum
1940	JONES u. O'NAN	39jährige	36. Woche	Beckenfraktur	Scheitelbeinfraktur	Schädellage; Sectio	lebt
1950	R. G. MASTERSON	18jährige I.-para	nahe am errechnetem Termin	keine Verletzungen	Intrakran. Hirn-blutung; Verdacht auf Schädelfraktur	Schädellage; spontan	†
1953	SEEAR u. WOEPPEL	21jährige III.-para	35. Woche	Beckenfraktur	Scheitelbeinfraktur	Schädellage; spontan	†
1957	BROADBENT u. HOCH-STRASSER	26jährige II.-para	etwa 4 Wochen vor errechnetem Termin	keine wesentlichen Verletzungen	Mandibulafraktur	Schädellage; spontan	lebt
1962	DYER u. BARCLAY	22jährige III.-para	am errechnetem Termin	Beckenfraktur	Fraktur des Os occipitale	Schädellage; Sectio	lebt
1963	THEURER u. KAISER	22jährige I.-para	3 Wochen vor errechnetem Termin	Mandibulafraktur, Kopf- und Hüft-prellungen	multiple Schädel-frakturen, Hirn-blutung	Schädellage; Forceps	†
1964	PARKINSON	24jährige I.-para	38. Woche	Beckenfraktur	biparietale Schädelfraktur	Schädellage; spontan	†
1966	WALLNER u. ROSEFELDT	23jährige I.-para	mens. IX	Fraktur des 4. LWK	Scheitelbeinfraktur beidseitig und vordere Schädel-grube	Schädellage; spontan	†
1967	GELEHRTER	25jährige Schwangere	mens. X	Schädel-Hirntrauma; Oberschenkelfraktur	biparietale Schädel-fraktur; subarach-noidale Blutung	Schädellage; spontan	†
1969	HEILMANN	22jährige II.-para	mens. VII	Schädel-Hirntrauma, genitale Blutung; Schock	multiple Schädel-frakturen	Schädellage	†
1969	Universitäts-Frauenklinik Freiburg	22jährige I.-para	39. Woche	Beckenfraktur	Fraktur des rechten Os parietale und temporäre Hirn-blutung	Schädellage; spontan	†

Tabelle 39. Eine Zusammenstellung von 13 in der Literatur von 1857 bis 1966 veröffentlichten Fällen von intrauterinen Schädelfrakturen

Autor	Zustand des Kindes bei Geburt	Art der kindlichen Schädigung	Art und Folgen des mütterlichen Traumas
GURLT (1857)	Lebend, starb aber wenige Tage post partum	Impression am linken Os frontale	Anstoßen des Leibes im 8. Graviditätsmonat gegen Bettgestell, danach heftige Leibschmerzen, Blutabgang aus Vagina
GURLT (1857)	Tot	Impression am rechten Os parietale, Auseinanderweichen der Pfeilnaht	Sturz der Schwangeren (22 Jahre) 8 Tage vor errechnetem Geburtstermin auf Leib, dabei Krachen im Leib verspürt, Ohnmacht, am folgenden Tag Geburt, e.l. der Mutter an den Folgen der uterinen Blutung
ALVAREZ (1888)	Lebend	Fraktur am Os occipitale (Querlage)	Im 9. Graviditätsmonat Sturz einer 25jährigen Multipara auf den Leib, danach keine Beschwerden
JONES u. O'NAN (1940)	Lebend	Impressionsfraktur des rechten Os parietale	Verkehrsunfall: 35jährige Gravide (36. Graviditätswoche) geriet unter umstürzenden Lastkarren, danach heftige Schmerzen im Bereich der rechten Hüfte, 5 Tage danach Sectio
SEEAR u. WOEPPEL (1953)	Tot	Fraktur des rechten Os parietale	21jährige Multipara in 35. Graviditätswoche von Auto angefahren, dabei Beckenbrüche, bald danach Totgeburt
BROADBENT u. HOCHSTRASSER (1957)	Lebend	Mandibulafraktur	Autounfall 1 Monat vor Entbindung: Anprall mit Leib gegen Armaturenbrett, danach bei Schwangeren keine Verletzung
PIKE (1958)	Tot	Schädeldachimpressionsfraktur	Sturz auf Treppe in 36. Graviditätswoche, 13 Tage danach Totgeburt
DYER u. BARCLAY (1963)	Lebend	Impression des Os occipitale	Am Ende der Gravidität Autounfall mit Beckenbrüchen, 16 Stunden danach Sectio
THEURER u. KAISER (1963)	Tot	Fraktur des rechten Os parietale, Fraktur des Os occipitale, Schädelbasisfraktur	Autounfall der 22jährigen Nullipara 3 Wochen vor Entbindungstermin (gegen Lenksäule und Tür geworfen), Beckenbrüche, bewußtlos, wenige Stunden danach Totgeburt
PARKINSON (1964)	Tot	Biparietale Schädelfraktur	24jährige II.-Gravide erlitt in 38. Graviditätswoche Autounfall (fuhr gegen Bordstein), dabei gegen Lenksäule geschleudert und verkeilt, Beckenbrüche, 4 Stunden später Totgeburt

Tabelle 39 (Fortsetzung)

Autor	Zustand des Kindes bei Geburt	Art der kindlichen Schädigung	Art und Folgen des mütterlichen Traumas
MAGGIORA u. VERGANO (1964)	Lebend	Fraktur des linken Os parietale	25jährige II.-para im 9. Graviditäts-monat Autounfall (fuhr gegen Baum), Becken- und Schenkelhals-brüche, 10 Tage danach Spontan-geburt
WALLNER u. ROSEFELDT (1966)	Tot	Biparietalfraktur, Schädelbasisfraktur der vorderen rechten Schädelgrube	25jährige I.-para in 36. Graviditäts-woche Autounfall (fuhr gegen Lichtmast), dabei mit Leib gegen Armaturenbrett geworfen, Bruch des 4. LWK., 1 Tag später Totgeburt
KÜHN u. ZOCHER (1966)	Tot	Fraktur des linken Scheitelbeins und Keilbeinkörpers, Aufsprengung der Sutura parietotem-poralis und spheno-temporalis links	Schwangere im 7. Monat von Motor-rad von hinten angefahren und 4 m tiefen Abhang hinabgestoßen, Aufprall mit Bauch und Kopf, danach leichte Commotio, starke Blutung aus Vagina, sofort Sectio

region, es starb 4 Wochen später und zeigte Kompressionserscheinungen am darunter-liegenden Gehirn.

DÜNTZER (zit. nach BRINTON 1884): Vierte Schwangerschaft einer rachitischen Mutter. Das Kind zeigte eine Knochenimpression über der linken Parietalregion bis zur Sutura sagittalis reichend. Die Mutter hatte eine taubeneigroße Exostose zwischen dem 4. und 5. Lendenwirbel.

FLECKEN (1862): Eine Frau war im 6. Schwangerschaftsmonat eine Treppe hinterge-fallen. Sie wurde von einem normalen voll ausgetragenen Kind entbunden; ein zweiter 6 Monate alter Fötus hatte über dem Calvarium weit auseinanderklaffende Schädelknochen; ein scharfes herausragendes Knochenstück hatte die Kopfhaut durchbohrt.

LUNNEY (1880): Eine Schwangere stolperte etwa 10 Tage vor der errechneten Geburt und stieß mit der linken Bauchseite gegen eine scharfe Türkante. Kindesbewegungen hörten sofort auf. Eine *Totgeburt* 8 Tage später zeigte eine Fraktur des linken Stirn- und Schläfenbeins.

GORHAN (1885): Eine im 6. Monat Schwangere war während eines Streites mit ihrer Schwägerin zu Boden geworfen und getreten worden. Eine *Totgeburt* 2 Monate später zeigte eine Fissur beider Scheitelbeine.

CROSLAND (1903): Schwangere fiel eine Kellertreppe herab und schlug mit ihrer Sakralregion auf. Vier Tage später *Totgeburt* mit Trennung der Temporal- und Parietalre-gionen. Die Knochenstücke waren verschoben und nach außen gerichtet. Fraktur des Unterkiefers. Der Autor nahm an, daß die Verletzung die Folge des Anstoßes des kindlichen Schädels gegen das Promontorium des Os sacrale war.

PUGLIESE (1904): Zwölf Monate altes Kind, dessen Mutter im letzten Schwangerschafts-monat Anfälle hatte, bei einem stürzte sie zu Boden. Der Autor fand eine Trennung der Knochen der Frontalregion, etwas links von der Frontanelle zur Nasenwurzel reichend.

FLEW (1943, 1944): Die Gesäßlage verursachte einige Schwierigkeiten, der Kopf verblieb für einige Zeit im Beckeneingang. Es fand sich eine Impressionsfraktur über der rechten Temporoparietalgegend. Das Kind wurde einem Neurochirurgen überwiesen, der die Impressionsfraktur anhob. Unauffälliger Verlauf.

BARR (1952): Erste Schwangerschaft einer 26jährigen. In der 37. Schwangerschaftswo-che wurde festgestellt, daß der Kopf durch einen fibroiden Tumor, der sich an der

Hinterwand des Uterus befand, aus dem Becken gedrückt worden war. Das Kind wurde durch Kaiserschnitt 10 Tage vor dem Gestationstermin entbunden und zeigte eine große Impressionsfraktur im linken Parietalknochen. Die Knochenimpression bildete sich innerhalb der nächsten 15 Tage spontan zurück, das Kind war aber im Alter von 15 Monaten retardiert.

McCarty u. Risley (1956) berichteten über die Ruptur eines 3 Monate schwangeren Uterus. Die Patientin erlitt einen 4 cm langen Riß an der Vorderwand des Uterus. Als Begleitverletzungen bestanden multiple Beckenbrüche und solche von langen Röhrenknochen als Folge eines Kfz-Unfalles.

Es lagen sonst keine weiteren abdominellen Verletzungen vor, die Uteruswunde wurde genäht.

Pike (1958): Fünfte Schwangerschaft einer 31 jährigen Patientin, die vorwärts gegen eine Treppenstufe gefallen war. Normale Geburt ohne Zange. Es lag eine Knochenimpression des rechten Stirnbeins vor. Die Knochenimpression wurde gehoben, das Kind entwickelte sich normal. Der Autor führte die Verletzung auf Einwirkung des mütterlichen Promontoriums zurück.

Aus der frühen Literatur, vor allem der des letzten Jahrhunderts, war, worauf bereits hingewiesen worden war, die Lage des kindlichen Kopfes im mütterlichen Uterus durchwegs nicht bekannt. Nachdem aber innerhalb der letzten Jahrzehnte die Lage des kindlichen Kopfes, besonders kurz vor Einsetzen der Wehen, bekannt ist, vermochten Alexander u. Davis (1969) die neuere Literatur durchzuarbeiten mit dem Ziel, die Lage des kindlichen Kopfes im Uterus mit den Schädelfrakturen zu korrelieren. Diese Autoren berichteten über 7 Fälle aus der Literatur, denen sie 6 eigene zufügten. In fast allen dieser Fälle waren die *Impressionsfrakturen* des *kindlichen Schädels* das Ergebnis von Druckwirkung des mütterlichen Promontoriums.

Die wohl ungewöhnlichste Beobachtung wurde in einem *Abstract* im *Obstetrical and Gynecological Survey* aus dem *Journal of the Indonesian Medical Association* (1960) mitgeteilt. Eine im 7. Monat Schwangere wurde oberhalb ihres Nabels von einem Blitzschlag getroffen, der einen 10 cm langen Riß der Vorderwand des Uterus verursachte. Es erfolgte eine Totgeburt; die Uteruswunde wurde genäht, die Frau überlebte.

In einem der Fälle von Alexander u. Kushner (1975) zeigten anteroposteriore und seitliche *Röntgenaufnahmen* des *mütterlichen Beckens*, die 2 h nach Einsetzen der Wehen gemacht worden waren, daß der kindliche Kopf im Becken in linker okzipitotransversaler Lage fixiert war. Auf dem *lateralen Röntgenbild* bestand eine massive Depression der linken Temporoparietalregion gegen das Promontorium. Das Kind wurde mittels Kaiserschnitt, also ohne Forceps entbunden. Dieser besondere Fall bestätigte die Meinung früherer Autoren, daß es sich hierbei um den typischen Mechanismus intrauteriner Schädelfrakturen handelte.

In einem anderen Fall von Alexander u. Kushner (1975) war die Mutter bei einem Kfz-Unfall kurz vor Ende der Gestationsperiode verletzt worden. Es bestand ein Beckenbruch und das rechte Acetabulum pelvis und laterale Anteile der Symphysis pubis waren nach median versetzt. Als das Kind mit einer glatten Depression in der linken Temporoparietalregion geboren war, wurde angenommen, daß dies die Folge der direkten Gewalteinwirkung der Frakturen des mütterliche Beckens war. Eine eingehende *Analyse* der *Röntgenaufnahmen*, die den *kindlichen Schädel* zur Zeit des Unfalles und während der Geburt zeigten, ergab, daß die Depression des Schädelknochens die Folge von Druckwirkung gegen das Promontorium und nicht durch die Beckenfrakturen verursacht war.

Axton u. Levy (1965) berichteten über 31 Fälle; sie benannten diese *Impressionsfrakturen* „*congenital moulding depressions of the skull*" und führten sie auf intrauterine Druckwirkung des kindlichen Schädels gegen mütterliche Beckenknochen zurück. In 18 ihrer Beobachtungen hatte das Promontorium die Depression des kindlichen Schädelknochens bewirkt.

Die *deprimierten Schädelteile* können *alle Schwerestufen* aufweisen, *von kaum wahrnehmbaren Eindellungen der Stirn bis zu vollständiger Eindrückung einer ganzen Hälfte des kindlichen Schädels.*

Der resultierende Schaden am Gehirn hängt von mehreren Faktoren ab: (1) Dem *Ausmaß* der *Depression* des *Schädelknochens*, (2) der *Zeitdauer*, in der sie sich entwickelte, und (3) dem *Zeitraum* seit sie bestand.

BROWNE (1936) und BERNHEIM et al. (1956) hatten Beobachtungen mitgeteilt, in denen sie die Impressionen des kindlichen Schädels im ersten Fall auf Druckwirkung durch den eigenen Fuß und im zweiten Fall auf Druckwirkung durch den Fuß des Zwillingsbruders während der pränatalen Entwicklung zurückführten, eine Interpretation, die von ALEXANDER u. KUSHNER (1975) jedoch entschieden zurückgewiesen wurde.

8. Beobachtungen von intrauterinen Schädel- und Schädel-Hirn-Verletzungen des Fötus bei Schwangeren, die in einen Kfz-Unfall verwickelt, von einem PKW angefahren worden waren oder sonstige stumpfe Gewalteinwirkungen erlitten

Die Zahl der *intrauterinen Schädel-* und *Schädel-Hirn-Verletzungen bei Föten von Schwangeren*, die in einen *Kfz-Unfall verwickelt* waren oder von einem *PKW oder Motorrad angefahren wurden, ist groß*. Daneben kann eine Schwangere auch abdominelle Verletzungen durch Stürze, Tritte, Prügel oder Kompression durch schwere Gegenstände erleiden.

Intrauterine Verletzungen des Fötus durch Verkehrsunfälle wurden veröffentlicht von JONES u. O'NAN (1940), WOODHULL u. MINOT (1942), MORRISON u. DOUGLAS (1945), SEEAR u. WOEPPEL (1953), McCARTEY u. RISLEY (1956), BROADBENT u. HOCHSTRASSER (1957), DYER u. BORDAY (1962) 2 Fälle, RODNEY (zit. n. DYER u. BARCLAY 1962), THEURER u. KAISER (1963), PARKINSON (1964), RUBOVITS (1964), ELLIOT (1966), WALLNER u. ROSEFELDT (1966), THOULON u. EYRAUD (1967), CROSBY (1968), CROSBY et al. (1968), HEPP et al. (1972), CROSBY u. COSTILOE (1971), HEILMANN (1971), ONI et al. (1984).

JONES u. O'NAN (1940) berichteten über eine 39jährige Schwangere, die kurz vor der Entbindung in einen Kfz-Unfall verwickelt war. *Röntgenologisch* wurde eine Beckenfraktur festgestellt, beide Rami des rechtsseitigen Os pubis waren gebrochen. Eine *Impressionsfraktur* des *Parietalknochens* wurde *radiologisch* nachgewiesen. Am Unfalltag wurde das Kind mit Hilfe eines Kaiserschnittes entwickelt. Die röntgenologisch bereits diagnostizierte Impressionsfraktur verschwand innerhalb der nächsten Wochen. Informationen über die Lage des Kopfes im Uterus liegen nicht vor.

SEEAR u. WOEPPEL (1953) berichteten über eine 21jährige III.-Para, die einen Kfz-Unfall 5 Wochen vor Ende der Gestationsperiode erlitten hatte. Sie saß auf dem vorderen Beifahrersitz eines PKW, der an einem Frontalzusammenstoß beteiligt war. Sie wurde gegen das Armaturenbrett und die Windschutzscheibe geschleudert. Es lagen Lazerationen an der Stirn und am rechten Armgelenk vor. Sie klagte über Schmerzen im Lumbosakralgelenk. Es konnten fötale Herztöne gehört werden. *Röntgenologisch* wurden Becken- und Schambeinfrakturen nachgewiesen.

Es erfolgte ein Spontanpartus eines toten Kindes. Es bestand eine ausgedehnte Fraktur von 11 cm Länge auf der rechten Seite des kindlichen Kopfes. Periost und Dura mater waren gerissen, Blut und Hirngewebe drangen in den subgalealen Raum.

BROADBENT u. HOCHSTRASSER (1957) teilten die Krankengeschichte einer Schwangeren mit, die im 9. Schwangerschaftsmonat einen Autobusunfall erlitten hatte. Es erfolgte ein Spontanpartus eines lebenden Knaben mit einer Mandibulafraktur.

PIKE (1958) berichtete über eine schwangere Patientin, die 13 Tage nach einem Sturz auf der Treppe eine Spontangeburt hatte. Das Kind lebte, es hatte eine 3–5 cm breite Stirnbeinfraktur.

DYER u. BARCLAY (1962) berichteten über eine 22jährige III.-Para, die unmittelbar am Geburtstermin einen schweren Kfz.-Unfall erlitt. Es lag eine Beckenfraktur vor. Durch

Kaiserschnitt wurde ein lebendes Kind entwickelt. Das Neugeborene hatte eine etwa 3 cm lange Fraktur des Os occipitale.

RODNEY (zit. nach DYER u. BARCLAY 1962) berichtete über eine 18jährige I.-Para, die am Geburtstermin einen Kfz-Unfall erlitt. Die Schwangere selbst trug keine Verletzungen davon. Es erfolgte ein Spontanpartus eines toten Kindes. Es bestand eine intrakranielle Blutung.

THEURER u. KAISER (1963): Patientin war gegen Ende ihrer Schwangerschaft kurz vor stationärer Aufnahme in einen Sportwagenunfall verwickelt. Beckenfrakturen der Mutter. *Röntgenologisch* wurde eine Fraktur im Bereich der rechten Scheitelregion festgestellt, neben anderen Schädelfrakturen. Es bestanden weiterhin ein Riß in der Dura mater sowie ausgedehnte subdurale und subarachnoidale Blutungen; beidseitig war das Tentorium cerebelli gerissen. Die Lage des kindlichen Kopfes war nicht angegeben. Es erfolgte ein Spontanpartus eines toten Kindes mit Frakturen des rechten Os parietale und Os occipitale.

PARKINSON (1964) teilte die Befunde einer Schwangeren mit, die 14 Tage vor dem Entbindungstermin einen Kfz-Unfall erlitten hatte. Es erfolgte ein Spontanpartus eines toten Kindes mit biparietaler Schädelfraktur.

WALLNER u. ROSEFELDT (1966) teilten die Befunde einer Patientin mit, die im 7. Schwangerschaftsmonat einen Kfz-Unfall erlitten hatte. Es folgte ein Spontanpartus eines toten Kindes mit biparietaler Schädelbasisfraktur der vorderen Schädelgrube.

GELEHRTER (1967) berichtete über eine Schwangere, die im 10. Schwangerschaftsmonat einen Kfz-Unfall erlitten hatte. Es erfolgte ein Spontanpartus eines toten Kindes mit einer biparietalen Schädelfraktur.

ALEXANDER u. DAVIS (1969) stellten die Literatur der letzten 15 Jahre zusammen und fügten 6 eigene Beobachtungen hinzu (Abb. 107, 108). Die Anwendung von Röntgenuntersuchungen und die genaue Feststellung der Lage des kindlichen Schädels in utero erlaubte eine exakte Interpretation der Mechanogenese und formalen Pathogenese dieser Frakturen.

Fall 2: Das Kind war durch Kaiserschnitt ohne Anwendung einer Zange geboren worden. Die junge Mutter hatte etwa einen Monat vorher einen Autounfall erlitten, wobei die rechte Seite ihres Beckens eine Fraktur davongetragen hatte, die das rechte Acetabulum einnahm und die laterale Grenze der Symphysis nach medial verschoben hatte. Der kindliche Schädel befand sich in linksokzipitaler transversaler Position. Am Schädel des Kindes konnte eine 3 × 3,5 cm messende glattrandige Impressionsfraktur in der linken Temporoparietalregion wahrgenommen werden. Die Fraktur wurde am 6. Tag nach der Geburt gehoben; das darunterliegende Gehirn war normal. Das Kind entwickelte sich normal.

Fall 5: Ein 7 Wochen altes Kind fiel beim Herunterrollen eines Kinderwagens an einer Treppe heraus. Es war nicht bewußtlos, zeigte jedoch eine Fraktur in der rechten Okzipitoparietalregion. Während der Aufnahme der Vorgeschichte stellte sich heraus, daß das Kind bei der Geburt eine geringgradige Impressionsfraktur im Bereich der linken Frontalregion etwa am Haaransatz gehabt hatte. Diese Impressionsfraktur hatte unverändert bis zur Aufnahme anläßlich des Unfalles bestanden. Es wurde angenommen, daß die Impressionsfraktur die Folge von Kompression des Schädels gegen das Promontorium des mütterlichen Os sacrum war.

Wenn ALEXANDER u. DAVIS in einer Periode zwischen 1951 und 1968 – also 17 Jahren – in einem einzigen Krankenhaus 6 eigene Fälle beobachten konnte, so kann daraus geschlossen werden, daß diese Verletzungen des Neugeborenen keineswegs so selten sind, wie man der spärlichen Literatur entnehmen kann. Diese kindlichen Verletzungen werden wohl allgemein auf geburtstraumatische Schäden bezogen und somit falsch gedeutet.

HEILMANN (1970) berichtete über eine 22jährige II.-Para im 7. Schwangerschaftsmonat, die von einem Motorrad mit Beiwagen von hinten angefahren wurde und einen etwa 4 m tiefen Abhang hinabstürzte. Der Aufprall erfolgte auf Kopf und Bauch. Nach Schockbekämpfung wurde eine sofortige Laparotomie durchgeführt. Der Uterus war intakt, eine 1300 g schwere und 39 cm lange Totgeburt wurde entwickelt. Die Plazenta war vollständig abgelöst und zerfetzt.

Es lagen multiple Frakturen bzw. Aufsprengungen der Nähte an der Schädelkalotte und Schädelbasis, eine Fraktur des Os parietale links, etwa parallel zur Sutura coronaria in der Mitte des Knochens, breite Aufsprengungen der Knochennaht zwischen Os frontale

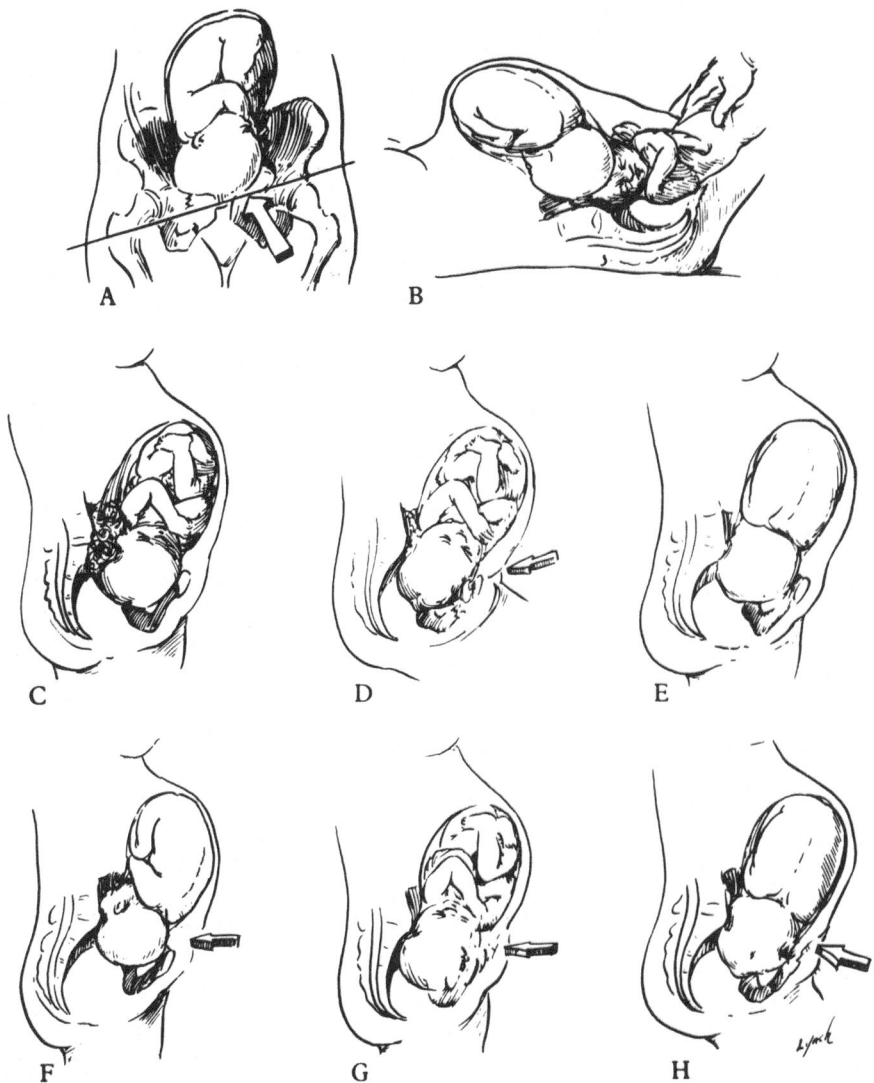

Abb. 107. Darstellung von 8 Fällen von intrauterinen Schädel-Hirn-Verletzungen aus der medizinischen Literatur, in denen die Lage des kindlichen Schädels mitgeteilt war. *A* Fraktur des mütterlichen Beckens, Kaiserschnitt, Schädelfraktur rechts parietal (JONES u. O'NAN 1940). *B* Zwillingsgeburt, erheblicher suprapubischer Druck, die rechte Seite des ersten Kindes wurde gegen das Promontorium des Os sacrum gepreßt (FLEW 1943/44). *C* Fibroider Tumor des Uterus, Kaiserschnitt, Impression im Schädelknochen parietal links (BARR 1952). *D* Fraktur des mütterlichen Beckens, direkte mechanische Einwirkung von Beckenfragmenten gegen die rechte Schädelseite (SEEAR u. WOEPPEL 1953). *E* Enges Becken; radiographischer Nachweis von Impressionen der rechten Parietalregion gegen das Promontorium des Os sacrum (RAWL 1957). *F* Mutter stürzte vorwärts gegen Treppenstufe 13 Tage vor Geburt, Eindrücken des kindlichen Schädels in das Promontorium (PIKE 1958). *G* Splitterbruch des mütterlichen Beckens, kindlicher Kopf in der linken Hinterhauptslage, die Fraktur des rechten Parietalknochens war das Ergebnis der Zertrümmerung der Rami pubis (DYER u. BARCLAY 1962). *H* Frakturen des mütterlichen Beckens, Kaiserschnitt, Fraktur rechts parietal, Lage des kindlichen Kopfes nicht angegeben (THEURER u. KAISER 1963). (Aus ALEXANDER u. DAVIS 1969)

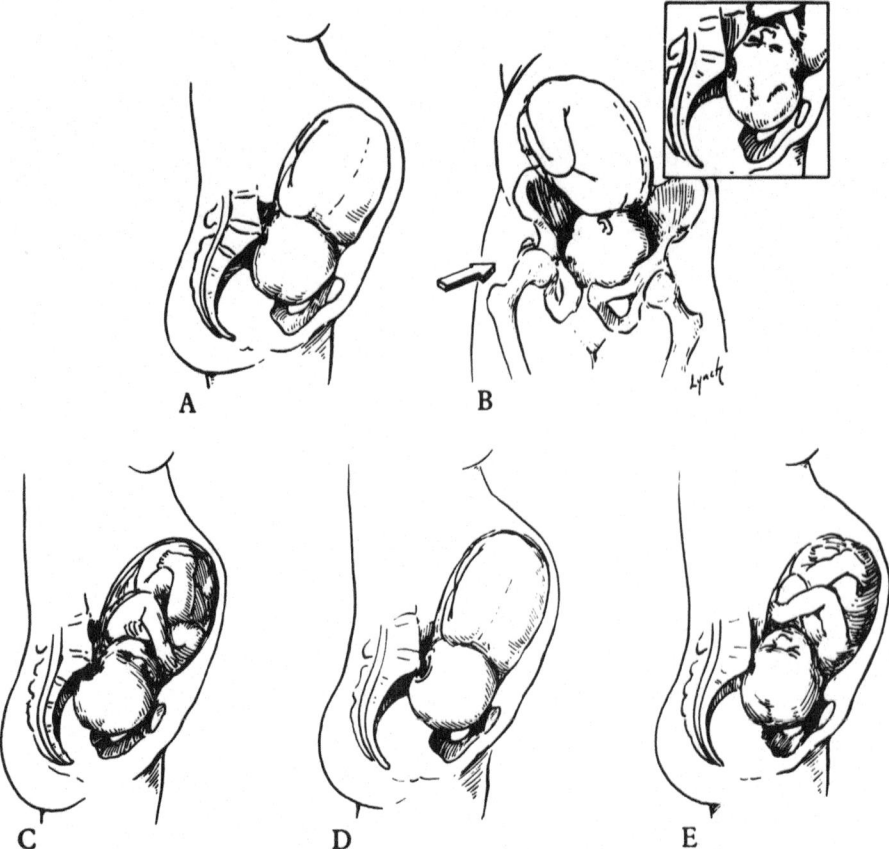

Abb. 108. Darstellung von 5 intrauterinen Schädel-Hirn-Verletzungen. (Aus ALEXANDER u. DAVIS 1969)

und der Felsenbeinpyramide entlang der hinteren Begrenzung der linken vorderen Schädelgrube, breite Fraktur durch den Türkensattel an der Schädelbasis, subdurales Hämatom über dem linken Parietalhirn vor. Die Gehirnsubstanz zeigte eine Contusio cerebri.

KÜHN u. ZOCHER (1971) beschrieben eine fötale intrauterine Schädel-Hirn-Verletzung nach stumpfer Gewalteinwirkung als Folge eines Angefahrenwerdens durch ein Motorrad:

Eine Schwangere im 7. Monat wurde von einem Motorrad rücklings angefahren. Sie stürzte dadurch einen 4 m tiefen Abhang hinab. Wegen traumatisch bedingter vorzeitiger Plazentalösung wurde sofort nach *Krankenhausaufnahme* eine *Schnittentbindung* durchgeführt und eine 1380 g schwere und 39 cm lange, kurz vorher abgestorbene weibliche Frucht entnommen. Ihre *Sektion* ergab 2 Hautplatzwunden an der linken Schläfe, ausgedehnte Kopfschwartenunterblutungen über dem linken Scheitel- und Hinterhauptbein, 2 Schädelfrakturen sowie Knochennahtaufsprengungen an Schädelkalotte und Schädelbasis, ein paranußgroßes subdurales Hämatom und eine Contusio cerebri mit ausgedehnten Rindenprellungsherden am linken Parietalhirn sowie Contrecoupwirkung rechtsseitig am Parietalhirn und an der Kleinhirnhemisphäre. Im einzelnen fanden sich eine Fraktur des linken Scheitelbeines und des Keilbeinkörpers im Bereich des Türkensattels sowie breite Aufsprengungen der Sutura parietotemporalis (Sutura squamosa) links und der gleichseitigen Sutura sphenotemporalis.

Die *Mutter* erlitt bei dem Unfall eine leichte Commotio cerebri und einen kleinen Serosaeinriß an der Uterushinterwand.

HEPP et al. (1972) berichteten über eine 22jährige I.-Para mit einem normalen Schwangerschaftsverlauf, die eine Woche vor dem errechneten Geburtstermin einen schweren Verkehrsunfall erlitt. Die schwangere Frau saß als Beifahrerin auf dem rechten Vordersitz eines PKW. Bei einer Geschwindigkeit von etwa 90 km/h kam der Wagen ins Schleudern und stellte sich quer, wobei ein entgegenkommendes Fahrzeug in die rechte Seite des quergestellten Wagens fuhr und diesen auf der Seite der schwangeren Beifahrerin eindrückte. Die Schwangere, die nicht angeschnallt war, wurde bei dem Unfallhergang zweimal gegen das Armaturenbrett geworfen, einmal beim Bremsen und erneut beim Aufprall des anderen Wagens.

Die schwangere Frau wurde sofort nach dem Unfall bewußtlos in eine nahegelegene chirurgische Abteilung eingeliefert. Eine dort durchgeführte *Beckenübersichtsaufnahme* zeigte einwandfrei eine Beckenfraktur mit Ausriß eines Knochenfragmentes aus dem rechten Schambein und eine Symphysensprengung. Außerdem erhob sich der Verdacht auf eine in Fortleitung der Beckenfraktur entstandene Impressionsschädelfraktur des kindlichen Kopfes.

Die Patientin wurde umgehend in die Universitäts-Frauenklinik eingewiesen, da mittlerweise Wehen eingesetzt hatten.

Diagnostisch bestand Verdacht auf traumatisch bedingte vorzeitige Plazentalösung mit intrauterinem Fruchttod, wahrscheinlich zusätzlich bedingt durch eine Impressionsfraktur der rechten Stirn-Scheitel-Schläfenregion des Kindes.

Eine *Spontangeburt* wurde angestrebt und nach zweistündigem unauffälligem Geburtsverlauf ließ sich ein 3700 g schweres, 50 cm langes, frisch totes männliches Kind aus I. Hinterhauptslage entwickeln.

An der rechten Stirn-Scheitel-Schläfenregion des Neugeborenen fand sich die bereits röntgenologisch gesehene Eindellung.

Die Austastung des Uterus ergab keinen Hinweis auf eine traumatisch bedingte Ruptur.

Über der rechten Stirn-Schläfen-Region fiel ein etwa pflaumengroßer, blauer Fleck auf. Beim Abziehen der Kopfschwarte zeigte sich, daß sie praktisch in ihrer ganzen Ausdehnung unterblutet war. Unter dem ganzen Schädeldach fand sich flüssiges und geronnenes Blut. Das Schädeldach und die harte Hirnhaut waren von rechts hinten bis rechts vorn und oben aufgerissen. Das Gehirn war stark zerfließlich.

Es unterliegt keinem Zweifel, daß ein Kausalzusammenhang zwischen Verkehrsunfall und mütterlicher Beckenfraktur sowie kindlicher Schädelfraktur und vorzeitiger Plazentalösung mit intrauterinem Fruchttod gegeben ist.

ROGULIC u. SCHMUTTERER (1973) berichteten über eine 19jährige Erstgebärende, die im 9. Schwangerschaftsmonat bei einem Verkehrsunfall eine Beckenfraktur erlitten hatte.

Das Kind erlitt hierbei intrauterin multiple Schädelfrakturen. Am 5. Tag nach dem Unfall wurde das Kind durch Schnittentbindung geboren. Durch die erlittenen Schädelfrakturen mit Zephalhämatomen kam es zu einem raschen, bedrohlichen Anstieg des Serumbilirubinspiegels. Nach der zweimaligen Austauschtransfusion am 2. und 3. Tag post partum gedieh der Säugling altersgemäß.

Die *Röntgenaufnahmen des Schädels* zeigten im Bereich des Zephalhämatoms am Scheitelbein bds. Impressionen mit Abflachung der Kalotte, ferner sah man Fissuren am rechten Scheitelbein, ebenso links am Rande der großen Fontanelle, an der rechten Stirnhirnschuppe eine von der Stirnnaht bis zur Kranznaht reichende klaffende Fissur.

STICHNOTH (1973): Eine im 8. Monat schwangere 36jährige Frau stößt als Fahrerin eines PKW, Typ Opel Kadett, wegen einer Vorfahrtsverletzung eines LKW mit diesem zusammen. Der Zusammenstoß erfolgt an ihrem PKW frontal. Sie erleidet hierdurch lediglich Platz- und Schürfwunden im Gesicht und eine Verletzung am linken Knie. Da sie seit dem Unfall Lebenszeichen der Frucht nicht mehr wahrgenommen haben will, erfolgte am nächsten Tag die Entbindung durch Kaiserschnitt, nachdem durch *Röntgenaufnahmen* der Verdacht einer Schädelfraktur erweckt worden war.

MARESCH u. MAURER (1985) berichteten über eine im 9. Monat Schwangere, die Beifahrerin im PKW ihres Ehemannes war. An einer rechtwinkeligen Kreuzung im Stadtbereich Kollision mit einem von rechts her kommenden, aber im Nachrang befindlichen PKW. Drei Tage später Totgeburt.

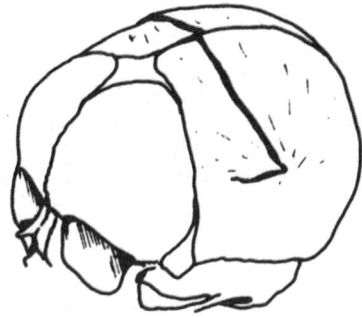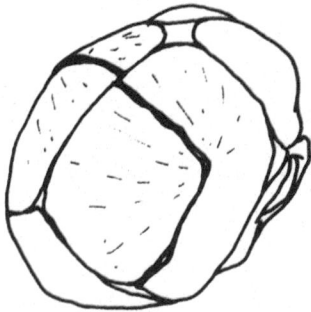

Abb. 109. Schädelbruch im Mutterleib. Die beiden winkelförmigen Scheitelbrüche gleichen jenen, die in der gerichtlichen Medizin als „Brüche des Neugeborenenschädels" bekannt sind. Vorgeschichte: Die im 9. Monat Schwangere war Beifahrerin im PKW ihres Ehemannes. An einer rechtwinkligen Kreuzung im Stadtbereich Kollision mit einem von rechts kommenden, aber im Nachrang befindlichen anderen PKW. Drei Tage später Totgeburt. (Aus MARESCH u. MAURER 1985)

Aus dem *Obduktionsbefund:* 46 cm lang, keine Mißbildungen, mäßige Verfärbung der Nabelschnur. Keine Spuren extrauterinen Lebens. Beidseits seitlich und über der Scheitelhöhe ausgedehnte Blutunterlaufung der weichen Schädeldecken. Nach Ablösung der Beinhaut von den Schädelknochen wird beidseits je ein winkelförmiger Bruch des Scheitelbeins sichtbar (Abb. 109). Mäßige, aber deutliche Blutung subdural und subarachnoidal.

Nach Ansicht der Verfasser ist der Fötus wegen der gegen den Kopf erfolgten Gewalteinwirkung vermutlich bald (Stunden) nach dem Unfall abgestorben. Die Schwangere hatte u. a. einen Beckenbruch erlitten, dennoch brauchte während der Spontangeburt ärztlich nicht eingeschritten werden.

Eine Zusammenstellung von 53 Patientinnen, die während ihrer Schwangerschaft verletzt worden waren, legten DYER u. BARCLAY (1962) vor. In den meisten Fällen war der schwangere Uterus unverletzt. Die Autoren fanden 2 Föten in dieser Serie, die Verletzungen des Schädels und Gehirns erlitten hatten.

Fall 1: Eine 22jährige hatte am Ende ihrer Gestationsperiode einen Verkehrsunfall erlitten. Sie klagte über Schmerzen im Bereich des unteren Abdomen, der Symphyse und der unteren Rückenregion. *Röntgenaufnahmen des Beckens* zeigten Trümmerfrakturen und Verschiebungen.

Die Wehen begannen 11 h nach der *stationären Aufnahme.* Es wurde eine Kaiserschnittentbindung wegen der Unstabilität der Beckenfrakturen vorgenommen. Das Neugeborene hatte eine Impressionsfraktur von etwa 3 cm Durchmesser im rechten Okzipitalbereich.

Fall 2: (VON MASTERSON): 18jährige Erstgebärende, die nahe dem Ende der Gestationsperiode in einen Verkehrsunfall verwickelt war. Sie war bei der Fahrt von einem anderen PKW an der Fahrerseite getroffen und gegen das Armaturenbrett geschleudert worden. Fötale Bewegungen wurden nicht mehr gefühlt. Fötale Herztöne verschwanden 2 h nach der *stationären Aufnahme.* Die Schwangere selbst hatte keine wesentlichen Verletzungen davongetragen. Eine Totgeburt wurde am nächsten Tag entwickelt. Die *Autopsie* zeigte intrakranielle Blutungen.

Es unterliegt keinem Zweifel, daß trotz schwerer und schwerster Verletzungen von Schwangeren eine Schädigung oder Verletzung des ungeborenen Kindes fehlen kann. DYER u. BARCLAY (1962) sahen unter 30 schweren Verletzungen nach Kfz-Unfällen in der Schwangerschaft nur 7 Todesfälle des Fötus.

BIANCHI u. SAMAJA (1967) teilten 2 Spontangeburten bei Müttern mit, die einen schweren Verkehrsunfall erlitten hatten.

9. Zur Frage des Tragens von Sicherheitsgurten bei schwangeren Kraftfahrzeuginsassinnen

Es besteht in der Literatur eine Kontroverse darüber, ob Schwangere in Kraftfahrzeugen einen Sicherheitsgurt tragen sollen und gegebenenfalls welchen Typ. Grund für Sorge liegt darin, daß bei plötzlichen Verzögerungen des Fahrzeuges bei Unfällen kinetische Energie vom Gurt über das Abdomen auf Uterus und Fötus übertragen wird.

In der Zwischenzeit konnte aber eindeutig gezeigt werden, daß die bestehende Kontroverse eindeutig zugunsten des Tragens von Sicherheitsgurten entschieden wurde (Committee on Medical Aspects of Automobile Safety: Automobile Safety Belts during Pregnancy, 1972). Eine Schwangere sollte, ob sie nun einen PKW fährt oder Beifahrerin ist, immer einen Sicherheitsgurt tragen. CROSBY u. COSTI-LOE (1971) sowie CROSBY et al. (1972) konnten überzeugend darlegen, daß der Gebrauch von Bauchgurten mit oder ohne Schultergurt mehr fötale Leben und auch solche der Mutter erhalten hat als ihr Nichtgebrauch.

Der Bauchgurt und der Dreipunktgurt sind vor allem bei Hochschwangeren nicht ideal, da sie eine erhebliche Kompression der Bauch- und Brustorgane bewirken. Am geeignetsten für eine Schwangere ist ein Schultergurt, der den schwangeren Uterus nicht überquert. Den besten Schutz bietet wohl der Airbag. Kommt es aber zu einer Kollision von der Seite, aus Richtung 9:00 oder 15:00 so haben diese Schutzmaßnahmen allerdings auch nur einen sehr beschränkten Wert.

10. Stumpfe Gewalteinwirkungen auf den graviden Uterus durch Sicherheitsgurte

Einige Fälle von *intrauteriner Schädel-* und *Schädel-Hirn-Verletzung bei schwangeren Kraftfahrerinnen*, die einen *Bauchgurt* trugen, wurden beschrieben:

RUBOVITS (1964) berichtete über eine im 6. Monat Schwangere, die durch einen Bauchgurt bei einem Unfall eine Ruptur des Uterus erlitt. Die Patientin saß auf dem Beifahrersitz als der PKW, der eine Geschwindigkeit von etwa 35 Meilen/h hatte, mit einem entgegenkommenden Wagen kollidierte. Die Patientin erhielt erste Hilfe in einem nahegelegenen Krankenhaus und wurde dann weiterverlegt.

Bei der *Aufnahme* in diesem Hospital war die Patientin bewußtseinsklar, alert und nicht im Schock. Es lagen multiple Schürf- und Platzwunden im Gesicht und an den Extremitäten vor. Es bestand ein streifenförmiger Eindruck des Bauchgurtes an der unteren Abdominal-region. Der Uterus konnte in seinen Umrissen palpiert werden. Es bestand aber eine erhebliche Spannung der Bauchdecke.

Der Hämoglobinwert betrug 7 g% und wies auf einen Blutverlust hin. Eine *Röntgenauf-nahme des Abdomens* etwa 48 h nach dem Unfall erbrachte die Diagnose. Der Fötus lag in oberen Anteilen des Abdomens, während der Uterus in unteren Anteilen sichtbar war.

Bei einer Laparotomie wurde eine massive abdominelle Blutung aufgedeckt. Das linke Horn des Uterus zeigte einen 6 cm langen Riß, der von Plazentagewebe ausgefüllt war. Die Nabelschnur konnte in den oberen abdominellen Raum verfolgt werden, wo der tote Fötus frei liegend gefunden wurde. Der Fötus war durch die Gewalteinwirkung, die den Uterus beim Unfall durch den Bauchgurt traf, durch das linke Horn des Uterus in die Bauchhöhle ausgepreßt worden.

RANEY (1970) berichtete über eine 28jährige Patientin, die in der 28. Schwangerschaftswoche einen Autounfall erlitten hatte, die einen Bauchgurt benutzte. Der Sicherheitsgurt verhinderte, daß sie aus dem Wagen geschleudert wurde, löste aber eine

Abortion aus. Die *Autopsie* des *Kindes* zeigte eine *akute intrakranielle Blutung* als *Folge* von *traumatischen Einrissen* im *Tentorium;* der Tod wurde auf diese Verletzungen bezogen.

11. Intrauterine Schädel-Hirn-Schäden des Fötus durch penetrierende Verletzungen des graviden Uterus

Intrauterine Schädel-Hirn-Schäden des Fötus durch penetrierende Verletzungen des graviden Uterus können durch Geschosse, Granatsplitter, Messer, iatrogen (Amniozentesis) etc. entstehen (ECKERLING u. TEAF 1950; KOBAK u. HURWITZ 1954; WRIGHT et al. 1954; HERVÉ 1957; DYER u. BARCLAY 1962; KRACKE 1963; CREASMAN et al. 1968).

a) Penetrierende Verletzungen des graviden Uterus durch Geschosse

Die Literatur über Schußverletzungen des schwangeren Uterus wurde von KOBAK u. HURWITZ (1954) ausgewertet. Die Autoren fanden in der Literatur 31 Fälle und fügten 4 weitere Fälle hinzu. CARTER (1955), BEATTIE u. DALY (1960) veröffentlichten je eine weitere Beobachtung, so daß bis dahin 39 Fälle veröffentlicht worden waren.

Unter den 39 Fällen von Schußverletzungen des graviden Uterus kam es in 3 Fällen auch zum Tod der verletzten Mutter. Liegt eine Gestationsperiode von mehr als 7 Monaten vor, und der Fötus scheint zu leben, so ist eine sofortige Kaiserschnittentbindung angezeigt. Ein Vorteil besteht auch darin, daß evtl. bestehende Verletzungen des Fötus nach der Kaiserschnittentbindung sofort behandelt werden können.

Die Analyse der 39 Fälle von Schußverletzungen des graviden Uterus ergibt, daß 26 der Föten 7 Monate alt oder älter waren. Zehn dieser Föten starben infolge der Schußverletzungen. Von den übrigen 16 Patientinnen wurden 11 durch einen Kaiserschnitt entbunden mit 8 Neugeborenen, die überlebten. Fünf wurden vaginal entwickelt, 3 von ihnen überlebten. Die Mortalität der Föten bei Kaiserschnitt betrug 27% und die bei vaginaler Entwicklung 40%.

Eine 20jährige Primigravida erlitt dadurch eine Schußverletzung des Abdomens, daß sie bei Schießübungen eine .22 Kaliber Pistole fallen ließ. Es bestand eine Schwangerschaft im 7. Monat. Etwa 1¼ h nach stationärer Aufnahme wurde eine Laparotomie vorgenommen; im Abdomen fanden sich etwa 200 ccm Blut. Im Uterus fand sich auf der rechten Seite, etwa 8 cm von der Mittellinie entfernt, eine Wunde. Nach der Operation konnten fötale Herztöne nicht länger wahrgenommen werden. Eine Woche später wurde nach vierstündigen Wehen ein mazeriertes Kind geboren. Die Patientin selbst erholte sich.

Über *intrauterine Verletzungen des Fötus durch Schußverletzungen* berichteten KOBAK u. HURWITZ (1954), CARTER (1955), HERVE (1957), BEATTIE u. DALY (1960), DYER u. BARCLAY (1962) 4 Fälle.

KOBAK u. HURWITZ (1954) teilten 2 Beobachtungen mit:

Fall 1: Eine 16jährige Primigravida im letzten Trimester ihrer Schwangerschaft erhielt einen Bauchschuß. Nach einer *explorativen Laparotomie* begannen Wehen und es erfolgte spontan eine *Totgeburt.* Zwei Geschosse wurden im kindlichen Schädel gefunden.

Fall 2: Eine 30jährige Frau, die einen Bauchschuß erlitten hatte, wurde von einem lebenden Kind mittels Kaiserschnitt entbunden. Ein Geschoß wurde in oberen Anteilen des kindlichen Schädels nahe der Sutura occipitoparietalis gefunden.

HERVÉ (1957) berichtete über eine im 8. Monat Schwangere, die eine Schußverletzung des Uterus erlitt. Der Uterus zeigte eine penetrierende Schußverletzung. Es wurde eine

Hysterektomie vorgenommen, das Geschoß hatte das Herz des Föten durchdrungen und zu dessen sofortigem Tod geführt.

DYER u. BARCLAY (1962) beobachteten in ihrer Serie von 7 penetrierenden Verletzungen des Abdomens von Schwangeren. Fünf von ihnen waren die Folge von Schußverletzungen und 2 Messerstichwunden.

Eine Schußverletzung betraf nur die Bauchhaut, 4 den Uterus, von denen 3 gravide waren. Bei 2 Föten lagen tödliche Schußwunden vor.

Die 4 Schußverletzungen des schwangeren Uterus im folgenden zusammenfassend dargestellt:

Fall 1: Eine 21jährige Schwangere erlitt gegen Ende der Gestationsperiode eine akzidentelle Schußverletzung der mittleren Abdominalregion, als eine .38 Kaliber Pistole zu Boden fiel. Fötale Herztöne konnten gehört werden. Die *Röntgenaufnahmen* zeigen den Fötus mit einem Geschoß in seinem Abdomen. Bei einer 2 h später vorgenommenen *Exploration* wurde eine blutende Einschußwunde an der Vorderwand des Uterus gesehen, die genäht wurde. Zwölf Stunden später erfolgte eine Totgeburt. Das Geschoß lag im fötalen Abdomen, es hatte Leber, Milz und Darm durchbohrt.

Fall 2: Eine 20jährige erlitt nach dem Ende der Gestationsperiode eine akzidentelle Schrotschußverletzung. Die ersten beiden Schwangerschaften waren durch Schnittentbindungen beendet worden. Fötale Herztöne lagen vor. Schrotschußverletzungen bestanden im rechten Bein und Abdomen. *Röntgenaufnahmen* zeigten zwei Schrotkugeln in der Region des Fötus und Uterus. Ein normales Kind wurde durch einen Kaiserschnitt entwickelt, es fand sich ein etwa 1,5 cm langer Riß der Vorderwand des Fundus. Die übrigen Schrotkugeln konnten in der Plazenta gefunden werden.

Fall 3: Eine 14jährige Primigravida war in der 24. Schwangerschaftswoche mit einer Schußverletzung der Hüfte aufgenommen worden. Das Geschoß drang in das Abdomen ein, penetrierte das linke Horn des Uterus und blieb im Fuß des Föten stecken. Fötale Herztöne wurden nicht mehr gehört. Bei einer *Laparatomie* konnte eine Hämostase nicht erreicht werden, so daß eine Hysterotomie notwendig wurde; es lag eine Totgeburt vor.

Fall 4: Eine etwa 19jährige erhielt etwa in der 32. Gestationswoche eine Schußverletzung des Abdomens mit einem 22-Kaliber-Gewehr. Das Geschoß konnte *röntgenologisch* im rechtsseitigen Bereich des 4. Lumbalwirbels nachgewiesen werden. Fötale Herztöne waren nicht hörbar. Bei der *Exploration* war die Bauchhöhle blutgefüllt, der Uterus zeigte eine Ein- und Ausschußwunde. Ein Kaiserschnitt mit Hysterektomie wurde ausgeführt. Es lag eine Totgeburt vor.

b) Penetrierende Verletzungen des Abdomens bzw. des graviden Uterus durch Messerstiche

Stichverletzungen des schwangeren Uterus sind seltener als entsprechende Schußverletzungen (GUADAGNINI 1930; BADIA u. CHARLTON 1940; WRIGHT et al. 1954; BOCHNER 1961).

Bei allen diesen genannten Fällen wurden Bauchorgane mit Ausnahme der Uterus verletzt. Bei keinem dieser Fälle war die Uterushöhlung penetriert worden. Alle konnten mit einer Naht der Stichwunde behandelt werden. Alle Kinder wurden später vaginal entwickelt.

Es kann aber bei Verletzungen des Abdomens durch Messerstiche natürlich auch der Uterus verletzt werden. DYER u. BARCLAY (1962) teilten 2 entsprechende Fälle mit:

Fall 1: Die Messerstichverletzung erfolgte gegen Ende der Schwangerschaft. Das Messer drang 9 cm links des Nabels ein. Eine Totgeburt wurde durch Kaiserschnitt entwickelt. Das Messer hatte das kindliche Rückenmark durchtrennt.

Fall 2: Die gravide Patientin erhielt eine Messerstichverletzung in der 14. Gestationswoche. Stichwunden der Därme wurden genäht. Eine Hysterotomie wurde durchgeführt zur Blutstillung des Uterus.

Sämtliche penetrierenden Verletzungen über die DYER u. BARCLAY berichteten, sowohl bei Schuß- als auch Stichverletzungen, führten zu einem Abbruch der Schwangerschaft.

c) Iatrogene Verursachung (Amniozentesis) einer intrauterinen Schädelverletzung des Fötus

Als weitere *iatrogene Verursachung* einer *intrauterinen Schädel-Hirn-Verletzung* kann Amniozentesis, die als diagnostischer Eingriff vorgenommen wird, angeführt werden.

CREASMAN et al. (1968) berichteten über eine Schwangere, die nach einer Gestationsperiode von 28 Wochen eine schmerzlose vaginale Blutung hatte. Eine Amniozentesis für eine Amniographie wurde durchgeführt und 20 ml Natrium-Diatrizonat wurden injiziert.

Es wurde angenommen, daß eine Lage des Fötus mit dem Vertex in der linken okzipitoanterioren Position bestand, so daß die Injektionsnadel in die rechte paramediane Region eingeführt wurde, etwa 2 cm unterhalb des Umbilicus. Eine danach vorgenommene *Röntgenaufnahme* ergab Kontrastmedium im Gehirn und Rückenmark des Fötus und eine *Autopsie* des *totgeborenen Kindes* zeigte eine *subdurale Blutung* und *geschädigtes Hirngewebe.*

12. Traumatische Rupturen des schwangeren Uterus

Beobachtungen von traumatischer Ruptur des schwangeren Uterus wurden mitgeteilt von SNIDOW (1935), COUTIS (1936), WOODHULL u. MINOT (1942), MORRISON u. DOUGLASS (1945), ELIAS (1950), McCLURE (1954), McCARTY u. RISLEY (1956), RUBOVITS (1964), HAKANSON (1966), THOULON u. EYRAUD (1967), EATON u. DANZIGER (1967).

Der Fötus ist durch die Uteruswandung und durch die Amnionflüssigkeit von Gewalteinwirkungen von außen in einem gewissen Maße geschützt. Die Amnionflüssigkeit wirkt als ein hydraulisches System. Allerdings kann dieses hydraulische System, das einerseits eine Art von Stoßdämpfereffekt hat, aber auch bei entsprechender Gewalteinwirkung eine Art von Sprengwirkung entwickeln; Risse der Uteruswand sind die Folge. Eine weitere Gefahr besteht in einer traumatischen Ablösung der Plazenta.

In Fällen von Ruptur des graviden Uterus wird der Fötus in die Bauchhöhle gepreßt. Der Fötus wird wegen fehlender plazentarer Perfusion nicht überleben. Der rupturierte Uterus kann sich kontrahieren, so daß fortgesetzte Blutungen nicht mehr erfolgen.

Beobachtungen von Rupturen des graviden Uterus wurden beschrieben bei Patientinnen, die *Verkehrsunfälle* erlitten hatten *ohne einen Sicherheitsgurt* zu tragen (MORRISON u. DOUGLASS 1945). Bei *Fahrzeuginsassen, sowohl PKW-Lenker* als auch *Insassen,* die einen *Sicherheitsgurt* trugen (RUBOVITS 1964) und bei schwangeren Frauen, die anderwertige schwere Unfälle erlitten. Die Mütter konnten in einigen Fällen überleben.

Eine Literaturzusammenstellung von WOODHULL u. MINOT aus dem Jahre 1942 erbrachte 46 Fälle von Ruptur des graviden Uterus infolge äußerer Gewalteinwirkung; der Autor fügte einen eigenen Fall hinzu. Bei allen Beobachtungen war der Tod des Fötus Folge der Uterusruptur.

SNIDOW (1935) veröffentlichte die Krankengeschichte einer im 6. Monat schwangeren Patientin, die auf einer Treppe gestolpert war und eine scheinbar unwichtige Gewalteinwirkung erlitten hatte. Die Laparotomie 10 h später zeigte einen Längsriß des Uterus an dessen Hinterfläche.

COUTTS (1936) berichtete über eine schwangere Patientin, die von einem Autobusrad getroffen worden war.

WOODHULL u. MINOT (1942) veröffentlichten die Befunde einer in der 30. Woche Schwangeren, die aus einem PKW geschleudert worden war und von diesem überrollt wurde. Der Fötus wurde durch die Hinterwand des Uterus in die abdominelle Höhlung gepreßt.

MORRISON u. DOUGLASS (1945) berichteten über eine traumatische Ruptur eines schwangeren Uterus bei einem Verkehrsunfall bei einer Patientin, die keinen Sicherheitsgurt trug. Die Patientin war aus dem PKW geschleudert worden und starb. Die Autopsie ergab eine vollständige Längsruptur des Uterus, Fötus und Plazenta fanden sich frei im Abdomen.

ELIAS (1950) berichtete über eine ausgeprägte Verletzung des Fötus nach traumatischer Ruptur des graviden Uterus bei einer Mutter, die eine massive Lazeration der Bauchwand und einen Riß des Uterus erlitten hatte. Fötus und Plazenta wurden in der Bauchhöhle gefunden. Der Fötus hatte eine Trümmerfraktur des 5. Halswirbels mit einer Dislokation erlitten. Die Mutter überlebte die subtotale Hysterektomie.

THOULON u. EYRAUD (1967) berichteten über eine 26jährige, die im 7. Monat schwanger und in einen Kfz-Unfall verwickelt war. Sie erlitt mehrere Frakturen der unteren Extremitäten, des Beckens und thorakoabdominelle Verletzungen. Sie verstarb noch an der Unfallstelle. Durch einen postmortalen Kaiserschnitt wurde ein totes Kind entwickelt. Der Uterus war an der Vorder- und Hinterfläche rupturiert. Es bestand eine rechtsparietale Schädelfraktur.

Die Autoren geben an, daß in der Literatur etwa 66 Fälle von Utersusruptur mitgeteilt worden seien.

Fälle von traumatischer Ruptur des Uterus mit Verletzung des Föten beschrieben JONES u. O'NAN (1940), SEEAR u. WOEPPEL (1953), BROADBENT u. HOCHSTRASSER (1957), DYER u. BARCLAY (1962) 2 Fälle, THEURER u. KAISER (1963), PARKINSON (1964), THOULON u. EYRAUD (1967).

13. Beckenfrakturen bei schwangeren Frauen

Über Beckenfrakturen, die zu Verletzungen des schwangeren Uterus führte, berichtete SCHUMANN (1932). Dieser Autor fand 6 Beobachtungen in der Literatur, denen er zwei eigene hinzufügte (MEYER u. COMMINS 1941; VOEGELIN u. MCCALL 1944, 3 Fälle; MCCARTY u. RISLEY 1956 sowie MULLA 1957, 3 Fälle).

Die Zunahme des Kraftfahrzeugverkehrs hat auch zu einer Zunahme der Beckenfrakturen bei Frauen geführt. Die Beckenfrakturen können die Folge von Kfz-Insassenverletzung oder Folge von Angefahrenwerden sein. Gelegentlich vermögen auch einfache Stürze zu Beckenfrakturen zu führen.

14. Forensische und legale Aspekte der pränatalen fötalen Verletzungen, auch solchen mit tödlichem Ausgang

Für Gerichtsmediziner ist der Hinweis von Bedeutung, daß aufgrund des Strafrechtes der Bundesrepublik Deutschland eine *fahrlässige Tötung eines ungeborenen Kindes nicht strafbar* ist. Der § 218 StGB beinhaltet nur vorsätzliche Handlungen. Strafrechtlich beginnt der Schutz des Lebens vor fahrlässigem Handeln mit dem Beginn der Geburt.

Anders liegt die Situation *zivilrechtlich*. Ein zivilrechtliches Verfahren könnte bei Nachweis der Schuld durch den anderen PKW-Fahrer geführt werden, denn der Fötus gilt juristisch als ein Körperteil der Mutter. Gehen wir davon aus, daß ein Kind eine intrauterin erlittene Schädel-Hirn-Verletzung durch einen Kfz-Unfall überlebt hatte und mit einem Hirnschaden geboren wird, so besteht strafrechtlich keine Möglichkeit den Täter zur Verantwortung zu ziehen, lediglich die Mutter kann zivilrechtliche Ansprüche stellen.

V. Intrakranielle Blutungen der Frühgeborenen

1. Einführung

Unter einem *prämaturen Neugeborenen („premature infant")* werden *alle Neugeborenen mit einem Körpergewicht von weniger als 2500 g bei der Geburt erfaßt*. Das Neugeborene mit einem niedrigen Geburtsgewicht kann eine *retardierte intrauterine Entwicklung* oder aber eine *kurze Gestationsperiode* gehabt haben, es ist im ersten Fall *„a small – for date infant"*, im letzteren ein *„premature infant"*.

Beim *Frühgeborenen* sind *intrakranielle Blutungen* der *häufigste traumatische Schaden* des *ZNS* (GRÖNTOFT 1954; JAMES et al. 1984). Der Terminus *intraventrikuläre Blutung* war als *klinische Diagnose* zunächst bei den Kleinkindern eingeführt worden, die blutigen Liquor und klinische Befunde von zerebralen Störungen hatten (GRÖNTOFT 1954; AHMANN et al. 1980; JAMES et al. 1984).

Nach *Einführung der Computertomographie* und von *Ultraschall* wurde dieses *klinische Syndrom* weiter beschrieben (GRÖNTOFT 1954; FEDRICK u. BUTLER 1970; TSIANTOS et al. 1974; PAPILE et al. 1978; AHMANN et al. 1980; LACEY u. TERPLAN 1982; McCOMB et al. 1983; MENT et al. 1984). Weitere Untersuchungen ergaben, daß die *intraventrikulären Blutungen* der *Frühgeborenen* der *Keimschicht* entstammen, die unterhalb des *Ependyms* der *Seitenwände* der *Vorderhörner* der *Seitenventrikel* liegt (VOLPE 1977; MENT et al. 1984). Innerhalb der subependymär gelegenen Matrix finden sich Neuroblasten, die am ausgeprägtesten in der 24.–32. Gestationswoche sind (BURSTEIN et al. 1979). Da sich die genannten Blutungen lediglich bei Frühgeburten finden, wurde das *„Intraventrikuläre Blutungssyndrom"* in das *„Germinal Matrix Blutungssyndrom"* umbenannt (MENT et al. 1984). Es werden in der modernen Literatur aber auch noch andere Bezeichnungen gebraucht, wie *„subependymäres Blutungssyndrom"* (AHMANN et al. 1980; LIECHTY et al. 1983; ROSS u. DIMETTE 1965), oder das *„periventrikuläre intrakranielle Blutungssyndrom"* (VOLPE 1977).

Zusammenfassend handelt es sich beim *„germinalen Matrix Blutungssyndrom"* um ein sowohl *klinisch* als auch *neuropathologisch charakteristisches Phänomen* bei *Frühgeburten*, bei denen die Blutungen sich sowohl in das Parenchym des Großhirnmarklagers ausbreiten als auch in das Ventrikelsystem einbrechen. Die *klinische Diagnose* beruht im wesentlichen auf *Computertomographie* und *magnetischem Resonanzscanning*.

2. Häufigkeit

Die *Häufigkeit* dieses Syndroms wird in der Literatur verschieden hoch angegeben, je nachdem welche klinische Untersuchungsmethoden angewandt wurden. Die Häufigkeit unter 7000 Frühgeburten in Großbritannien wurde mit 1,1 % angegeben, während kürzlich vorgenommene Untersuchungen von Frühgeburten eine Häufigkeit von 25 und 75 % angaben (TSIANTOS et al. 1974; BURSTEIN et al. 1979; AHMANN et al. 1980). In den letzten Übersichten wird angegeben, daß bei vaginal geborenen Frühgeburten mit einer Gestationsperiode von weniger als 34 Wochen in 90 % ein germinales Matrix Blutungssyndrom vorliegt.

Das *germinale Matrix Blutungssyndrom* kommt beim männlichen Geschlecht häufiger als beim weiblichen vor, das Verhältnis beträgt 2:1 (FEDRICK u. BUTLER 1970). Die Ursachen hierfür sind nicht bekannt.

Verschiedene Formen von mechanischer Gewalteinwirkung für das *Zustandekommen* des *germinalen Matrix Blutungssyndrom* wurden angeschuldigt (GRÖNTOFT 1954; FEDRICK u. BUTLER 1970). Die Theorie der traumatischen Entstehung dieses Syndroms während des Geburtsvorganges kann jetzt als widerlegt gelten (TSIANTOS et al. 1974). Untersuchungen mit Anwendung von radioaktiven Markern haben ergeben, daß die meisten dieser Blutungen sich erst zwischen dem 1. und 3. Tag nach der Geburt entwickeln; auch wurden multiple Blutungsepisoden aufgedeckt (TSIANTOS et al. 1974). In diesem Zusammenhang ist von Belang, daß unter totgeborenen Frühgeburten das germinale Matrix Blutungssyndrom lediglich 5 % beträgt (AHMANN et al. 1980). Das oben genannte Syndrom tritt häufig bei Kindern mit einem *respiratorischen Distress-Syndrom* auf (GRÖNTOFT 1954; FEDRICK u. BUTLER 1970; AHMANN et al. 1980, JAMES et al. 1984). Die *Häufigkeit* von intraventrikulären Blutungen ist am größten in der Gruppe der Frühgeburten mit einem Geburtsgewicht von weniger als 1000 g, während das gleichzeitige Vorkommen von intraventrikulären und intraparenchymalen Blutungen des Großhirnmarks häufiger unter älteren Frühgeburten vorkommt (PAPILE et al. 1978).

3. Pathophysiologie

Während der *Gehirnentwicklung* findet die *wesentliche venöse Drainage zentral statt*, im wesentlichen durch die *V. Galeni*; die oberflächlich gelegenen kortikalen Venen sind zunächst noch unvollkommen entwickelt (LACEY u. TERPLAN 1982). Die besonders gefäßreiche germinale Matrix um den Nucleus caudatus wird durch Endäste der V. striothalamica in Richtung zum Foramen Monroi drainiert, von wo das venöse Blut in die V. cerebri int. und die V. Galeni fließt (ROSS u. DIMMETTE 1965; TOWBIN 1968). Mit zunehmender Gehirnreifung nimmt die germinale Matrix zunehmend an Zahl ab, dabei auch der Gefäßreichtum in dieser Region. Gleichzeitig geht damit eine Entwicklung der kortikalen Venen einher; es vollzieht sich daher eine *Änderung der venösen Drainage* auf die kortikalen Venen und den Sinus sagittalis sup.

Die zunächst subependymär im Bereich des Nucleus caudatus gelegene Blutung dehnt sich zunächst in die umgebende Keimzellschicht (germinale Matrix) aus, ehe sie in das Ventrikelsystem einbricht (ROSS u. DIMMETTE 1965). Es können sich noch Infarkte innerhalb der germinalen Matrix ausbilden, die zu

Leukomalazien führen können (VOLPE 1977). Nach den Angaben von ROSS u. DIMETTE (1965) sind 70% der Blutungen einseitig.

Der *Einbruch der Blutungen durch das Ependym in das Ventrikelsystem kann zu Zirkulationsstörungen des Liquors führen*, vor allem wenn sich Koagula im 4. Ventrikel bilden. Andererseits kann sich neben dem erstgenannten akuten Hydrozephalus aber auch ein kommunizierender bilden (AHMANN et al. 1980; McCOMB et al. 1983; JAMES et al. 1984; MENT et al. 1984).

VI. Geburtstraumatische Schäden des Schädels und Gehirns

1. Einführung

Ausgezeichnete Abbildungen von intrakraniellen Blutungen bei Neugeborenen finden sich bereits im Atlas der pathologischen Anatomie von CRUVEILHIER (1828–1835). Eine der wichtigen frühen Veröffentlichungen über geburtstraumatische Schäden stammt von HOLLAND (1922), der Titel lautet „*Cranial Stress in the Fetus during Labour*". In einer Serie von 168 Totgeburten und Todesfällen des Neugeborenen war bei 81 (48%) das Tentorium cerebelli gerissen, und kam in 5 Fällen zusammen mit einem Riß der Falx cerebri und in 6 mit einer subduralen Blutung vor. Die meisten dieser *geburtstraumatischen Schäden* waren die *Folge* von *Beckenendlagen*, von *Zangenentbindungen* oder bei *Geburten* bei *verengtem Becken*. In einigen Fällen war sie jedoch das Ergebnis einer anscheinend normalen Geburt. In der Diskussion zu dem oben erwähnten Referat von HOLLAND warnte BALLANTYNE (1920) davor, daß man bei geburtstraumatisch bedingten Blutungen im Gehirn den Rissen der Duraduplikaturen eine zu große Bedeutung zumesse. BALLANTYNE wies auf die Fallbeschreibung von Sir WILLIAM OSLER hin, der bei einem Fötus, der nach dem Tod der Mutter durch Kaiserschnitt entwickelt worden war, ebenfalls intrazerebrale Blutungen fand. Hier wurde angenommen, daß die Blutung die Folge von Anoxie bedingt durch den Tod der Mutter war.

Es unterliegt keinem Zweifel, daß die Zahl der traumatischen Geburtsschäden des Zentralnervensystems (übrigens auch des peripheren) in den letzten Jahrzehnten in Industrieländern abgenommen hat. Die Verbesserungen sind im wesentlichen die Folge regelmäßiger Schwangerschaftsbetreuung, besserer diagnostischer Möglichkeiten und Überwachung komplizierter Geburten. Geburten finden durchwegs in Spezialkliniken statt mit Zugang zu allen modernen geburtshilflichen Ausrüstungen. Weiterhin hat die Zahl der Kaiserschnitte erheblich zugenommen. Dennoch spielt auch heute noch das mechanische Trauma eine große Rolle bei der Entstehung von Schädel-Hirn- und Rückenmarksverletzungen, auch solchen mit Todesfolge bei Neugeborenen. GRESHAM (1975) nannte Zahlen, daß neben jedem Todesfall als Folge von Geburtsverletzungen 20 Neugeborene eine größere Geburtsverletzung erleiden.

2. Epidemiologie

Es kann angenommen werden, daß bei *etwa 30% aller Totgeburten* eine *Schädel-Hirn-Verletzung* die *Hauptursache* oder *einen wesentlichen Faktor darstellt*. Bei *Routineautopsien* von *Totgeburten* und *Neugeborenen* finden sich bei 5–10% der Autopsien makroskopische Gewebeschäden am Gehirn und an den Hirnhäuten (DAVISON u. SNAITH 1964).
    In einer englischen Statistik aus dem Jahr 1961, die 811 281 lebend geborene Neugeborene erfaßte, starben 1508 an den Folgen geburtstraumatischer Schäden und weitere 2647 an den Folgen von Asphyxie und Atelektasen, das bedeutet 1,9 und 3,3% je

1000 Lebendgeburten. Es liegen jedoch keine entsprechenden Zahlen für die 15727 Totgeburten vor (DAVISON u. SNAITH 1964). Die gleichen Autoren nehmen eine *perinatale Mortalität* infolge geburtstraumatischer Schäden von 5–7 pro 1000 *Geburten* und eine *Mortalität* von 2–4 pro 1000 *Lebendgeburten* an.

WIRTH u. MARKERT (1984) untersuchten 213 Unfalltodesfälle von Säuglingen und Kleinkindern im Zeitraum von 1970–1979 in der DDR. Während tödliche Verkehrsunfälle im Säuglings- und Kleinkindesalter noch an 2. Stelle standen, nahmen sie bei Kindergartenkindern bereits den 1. Platz ein. Es ergab sich, daß Kinder unter 6 Jahren vorwiegend beim Betreten oder Überqueren der Fahrbahn tödlich verletzt wurden. Bei 52 der insgesamt 63 Fälle lag eine Beteiligung des Kopfes vor. Bei 45 Verkehrsopfern lagen Hirnkontusion und/oder Zerreißungen vor, zumeist in Kombination mit Schädelfrakturen.

Untersuchungen des *Italian Statistics Institute* (DI ROCCO u. VELARDI 1986) ergaben, daß 2,7% aller Todesfälle bei Kindern, die unterhalb der ersten 12 Lebensmonate im Jahre 1975 stattfanden, eine direkte Folge von Geburtstraumen war.

3. Mechanische Kräfte, die während des Geburtsverlaufes auf den Schädel des Neugeborenen einwirken

Mechanische Kräfte, die *während des Geburtsverlaufes* auf den *Schädel des Neugeborenen* einwirken, vermögen infolge *Deformation des Schädels* und *Verformung des Gehirns* und *seiner Hüllen traumatische Gewebeschäden* zu erzeugen; es handelt sich dabei um die *geburtstraumatischen Schäden* im eigentlichen Sinn. Es gibt aber noch weitere geburtstraumatische Schäden, im wesentlichen die Folgen von Asphyxie, die neben den eigentlich mechanisch bedingten auftreten, die im Rahmen dieses Beitrages auch kurz besprochen werden.

Während des Durchtrittes des kindlichen Kopfes durch den elastischen Geburtskanal kommt es unter normalen Umständen lediglich zu einer *Verformung* (kranieller Streß, HOLLAND 1922; BORELL u. FERNSTRÖM 1958), die keinerlei traumatische Gewebeschäden zur Folge hat. Normalerweise zeigt der Kopf Flexion, so daß der kindliche Kopf die verschiedenen Anteile des Geburtskanals mit seinem kleinsten Durchmesser durchdringt. Kommt es dagegen zu einer Überstreckung des Kopfes, so durchdringt der kindliche Schädel den Geburtskanal mit seinem okzipitofrontalen Durchmesser, der mit etwa 14 cm größer ist als der der meisten Beckendurchmesser. Weitere Komplikationen können sich entwickeln, wenn eine Diskrepanz zwischen dem Durchmesser des Kopfes und dem des Beckens besteht. Ist der Geburtsverlauf sehr schnell, so verbleibt relativ wenig Zeit für eine elastische Ausweitung des Geburtskanals.

Während des Geburtsvorganges ist der kindliche Kopf Kontraktionen der Uterusmuskulatur und *intraabdominellem Druck ausgesetzt.* Studien über die Verformung des kindlichen Kopfes bei der Geburt beruhen im wesentlichen auf *Röntgenuntersuchungen* (HENDERSON u. SHERMAN 1946). MOLOY (1942) berichtete über eine Verlagerung der Ossa parietalia infolge Enge des Beckens. BORELL u. FERNSTRÖM (1958) untersuchten die Verformung des Kopfes bei 27 Neugeborenen während normaler und pathologischer Geburten mit Hilfe von Röntgenuntersuchungen, das Ausmaß der Verformung des Schädels hängt von der Größe der Beckenöffnung ab. Die Dynamik des Geburtsvorganges ist daher abhängig vom Volumen des kindlichen Kopfes und dem Beckendurchmesser der Mutter unter Berücksichtigung der Lage des Fötus. Die größte Verformung liegt vor, wenn der

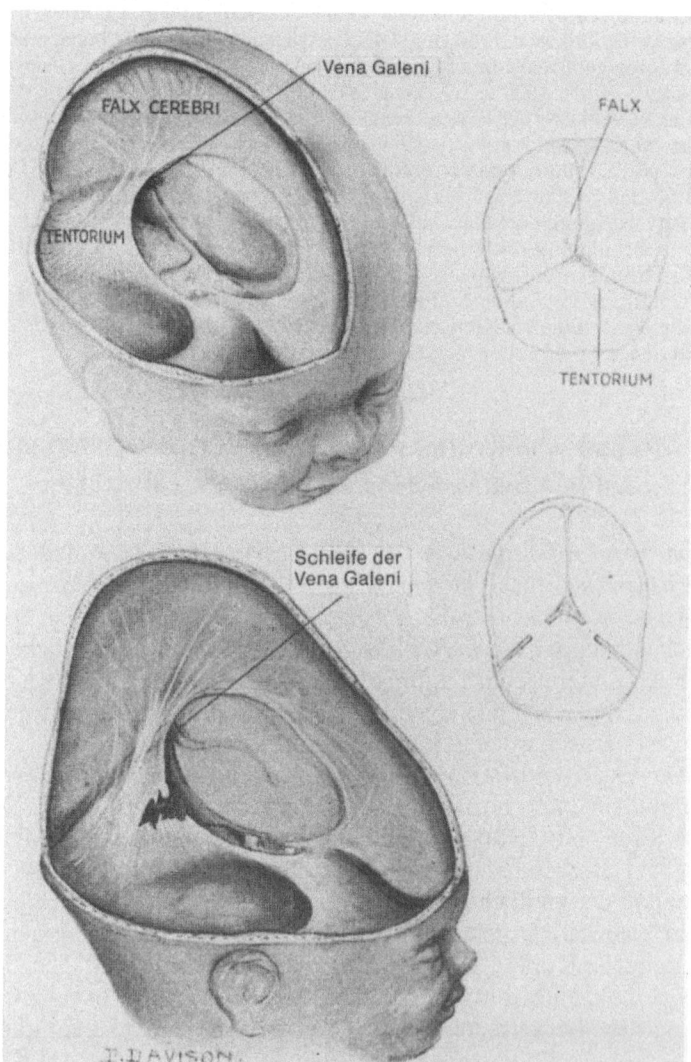

Abb. 110. Zerrung der Falx und Einreißen des Tentorium cerebelli nach Verformung des kindlichen Schädels bei der Geburt. (Aus DAVISON u. SNAITH 1964)

kindliche Kopf das Becken durchdringt, bei weiterem Vordringen des kindlichen Kopfes in die Beckenweichteile nimmt die Verformung ab oder verschwindet völlig. Sie tritt wieder auf, wenn der kindliche Kopf die Vulva durchdringt und der muskuläre Anteil des Introitus vaginae wirksam wird.

Der *kindliche Schädel* hat wegen seiner *Elastizität* die *Eigenschaft, seine Form zu ändern* und sich schrittweise an den Widerstand, den der Geburtskanal ihm entgegensetzt, zu adaptieren. Das gilt nicht nur für die Schädelhülle, sondern auch für den Schädelinhalt, nämlich das Gehirn mit seinen Häuten. Die Schädelbasis des kindlichen Kopfes ist relativ starr und kaum veränderbar in Form und Größe,

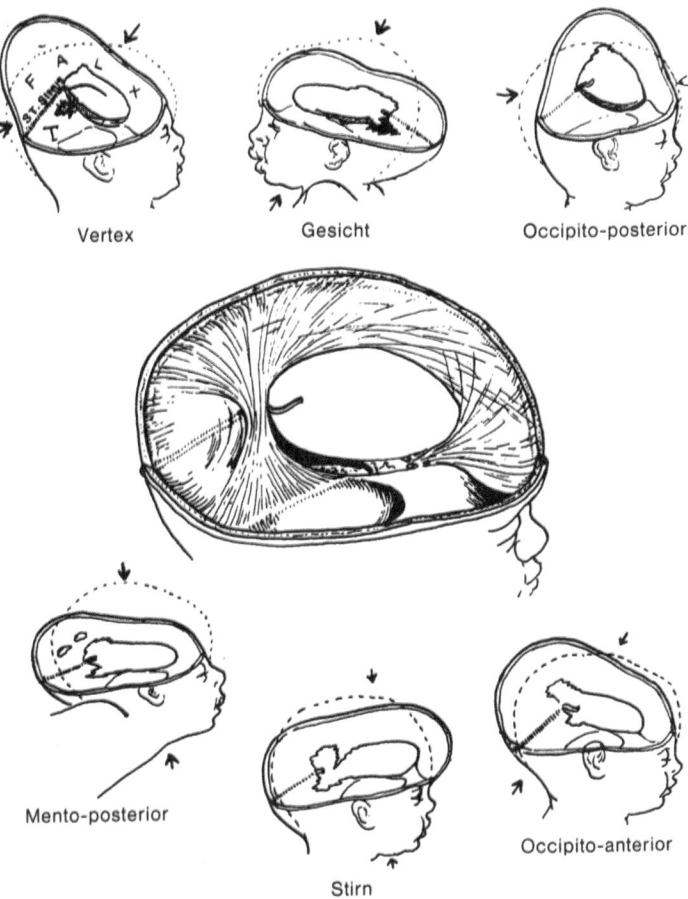

Abb. 111. Verformung (molding) des kindlichen Schädels während der Geburt bei verschiedenen Lagen. (Aus DAVISON u. SNAITH 1964)

dagegen ist die Schädelkonvexität, bestehend aus den vier verschiedenen Knochenlamellen, nämlich dem frontalen, okzipitalen und den beiden parietalen, äußerst deformierbar. Während der Geburt ist die Veränderung des Schädels noch keineswegs abgeschlossen und die Strukturen bestehen noch vollkommen aus Membranen, die sich vorn und hinten zu Fontanellen ausdehnen. Druck auf den Schädel bewirkt Streckung der Membranen. Dabei kann es zu Überschichtungen von verschiedenen Knochen kommen. Einengung des bitemporalen Durchmessers des kindlichen Schädels ist maximal, die im subokzipitobregmatischen dagegen wenig ausgeprägt. Die Form des kindlichen Schädels wird während der Wehen ovoid. Diese Veränderung des kindlichen Schädels wird „*moulding*" (MOLOY 1942; AXTON u. LEVY 1965) genannt (Abb. 110). Das führt zu Zugspannungen und Überstreckungen verschiedener Anteile der Dura mater, besonders der Falx cerebri und des Tentorium cerebelli, Strukturen, die in der Tat einreißen können (Abb. 111). Die Formverschiebungen der Schädelknochen ziehen auch solche des Gehirns und der Gefäße nach sich. Risse von Blutgefäßen führen zu extra- und intrazerebralen Blutungen. Verschiebungen des Kleinhirns in das Foramen occipitale magnum führen zu Einschnürungen an den Kleinhirntonsillen.

4. Einteilung der Geburtsverletzungen

Die *Schäden bei der Geburt* lassen sich in *2 größere Gruppen einteilen*, nämlich *mechanisch* und *hypotensiv-hypoxisch* bedingte.

Die *eigentlichen mechanisch bedingten Geburtsverletzungen* oder *perinatalen Verletzungen* lassen sich aus *didaktischen Gründen* in *folgende Gruppen* einteilen: (1) *Extrakranielle Blutungen*, (2) *Frakturen* des *Schädels*, (3) *intrakranielle Blutungen*, (4) *Kontusion* des *Gehirns*, (5) *Kontusion* des *Kleinhirns*, (6) *Verletzungen* des *Rückenmarks* und (7) *periphere Nervenverletzungen*.

In diesem Beitrag werden vorzugsweise die mechanischen Hirnschäden bei der Geburt besprochen. Es ist daher eine unerläßliche Voraussetzung, sich die Besonderheiten, die bei den Geburtsverletzungen bestehen, vor Augen zu führen. Die *mechanische Gewalt* trifft *unreifes Hirngewebe* mit *nicht vollentwickelten Neuronen* und *nicht* oder *kaum myelinisierten Bahnen*. Daraus ergibt sich, daß Ausbreitung und Qualität anders sein müssen, als wenn eine solche mechanische Schädigung auf ein ausgereiftes Gehirn einwirkt. Während die Vorderwurzeln des Rückenmarks sich bereits in einem sehr frühen Stadium (etwa 16. Fötalwoche) zu myelinisieren beginnen, beginnt die der Pyramidenbahnen etwas vor der Geburt und ist erst im 2. Lebensjahr vollendet. Muskeltonus und pathologische Pyramidenbahnzeichen werden erst mit fortschreitender Myelinisierung wahrgenommen.

Die *mechanische Schädigung* des noch *unreifen Nervensystems* führt zum *Status dysmyelinatus*.

Die *Literatur* über *Geburtsverletzungen* ist umfangreich: YLPPÖ (1919, 1926), BENECKE (1910), SCHWARTZ (1922, 1924, 1961, 1964), HOLLAND (1922, 1937), VON JASCHKE (1928, 1929), MUNRO (1928), PADDOCK (1929), NAUJOCKS (1929, 1930, 1934), ECKHARDT (1930), IRVING (1930), CATEL (1932), HAUSBRANDT u. MEIER (1936), HALLERVORDEN (1937), MORSTAD (1953), EMMINGER (1955), HUTCHINSON u. YATES (1956), ALPERS u. BERRY (1960), YATES (1962), RUBIN (1964), GELEY u. HARTL (1972), TAN (1974), GRESHAM (1975), POTTER u. CRAIG (1976), GUHA-RAY (1976), JÄHRIG u. TISCHER (1978), ALVAREZ-GARIJO et al. (1981), PUTET u. LAPRAS (1981).

Zusammenfassende Darstellungen stammen von EHRENFEST (1931), RYDBERG (1932), POTTER u. ADAIR (1949), POTTER (1952, 1961), SIEGMUND (1955), TOWBIN (1970), Dagobert MÜLLER (1973), HOVIND (1986).

Während der Geburt, entweder einer *spontanen* oder *Zangengeburt*, können *traumatische Hirnschäden* auftreten. Die geburtstraumatisch bedingten Blutungen wurden von YLPPÖ (1926) unter *klinischen*, und von SCHWARTZ (1922, 1961, 1964) unter *pathologischen Aspekten* in zusammenfassender Form veröffentlicht. Die von SCHWARTZ vorgelegte monographische Darstellung enthält eine Literaturübersicht von 4621 Arbeiten. Nach dem didaktisch und inhaltlich ausgezeichneten Überblick, den TOWBIN (1970) vorlegte, ist dieses Thema dann erst wieder in monographischer Form von DAGOBERT MÜLLER (1973) unter Berücksichtigung

moderner biomechanischer Aspekte in einer äußerst lesenswerten und originellen
Darstellung bearbeitet worden.

DAGOBERT MÜLLER (1973) hob ausdrücklich hervor, daß es keinesfalls darum
geht, irgend eine außerfachliche Kritik an der Geburtshilfe zu üben, wie sie von
SCHWARTZ (als Pathologe), YLPPÖ (als Pädiater) und VOSS (als Otologe!)
zeitweilig vorgetragen wurde und die von JASCHKE (1928) zu der Bemerkung
veranlaßte: „Ganz allgemein dürfte es sich empfehlen, die Geburtshilfe den
Geburtshelfern zu überlassen und mit einer Kritik geburtshilflicher Tätigkeit ohne
genügende Sachkenntnis zurückhaltender zu sein!" Es geht, wie DAGOBERT
MÜLLER schrieb, „ausschließlich um die Aufklärung der Ursache bestimmter
topischer Schädigungen des Gehirns mit einer bestimmten klinischen Symptomatik, die in unser Fachgebiet fällt, da sie ja nun das Nervensystem betrifft. Wir
können daher keine, wie immer gearteten Hinweise oder gar Ratschläge für andere
Geburtshilfen geben…"

Die Fragestellung bei unseren morphologischen Untersuchungen lautet daher,
wie es auch DAGOBERT MÜLLER (1973) hervorhob, von unserer Seite *nicht*, ob und
wie *alle* Geburten pathologisch sind, sondern, „unter welchen Bedingungen und
unter welchen Symptomen Geburten als pathologisch anzusehen und zu diagnostizieren sind" (DAGOBERT MÜLLER 1973).

a) Geburtstraumatische Veränderungen der Schädelkapsel

Über *Schädel-Hirn-Verletzungen* des *Neugeborenen* nach *Vakuumextraktion* berichtete
PLAUCHE (1979). *Zephalhämatome* nach *Vakuumextraktion* beschrieben INGRAM u. HAMIL-
TON (1950), STANLEY u. BASCOUR (1961), BÖHM (1965), FAHMY (1971), SEIFERT (1973). Über
Zephalhämatome mit *gleichzeitiger Schädelfraktur* berichteten KENDALL u. WOLOSHIN
(1952). *Massive Blutungen* in der *Kopfhaut* von *Neugeborenen* beschrieben KOZIN et al.
(1964).

Beim *Caput succedaneum* handelt es sich um ein *umschriebenes Areal des
Kopfes* mit *teigig-ödematöser Schwellung der Kopfhaut*, des *Bindegewebes der
Kopfhaut und der Galea aponeurotica*, das sich dort am Kopf findet, wo er im
Geburtskanal bei der Geburt am niedrigsten stand (Abb. 112). Diese Schwellung
ist die Folge von Kompressionen durch die Zervix. Das Ödem ist oberflächlich
und bezieht das Periost nicht ein. Es ist ein häufiges Ereignis nach vaginaler
Entwicklung.

Das *Caput succedaneum* kann in Einzelfällen in *Kombination* mit *Lazerationen
der Kopfhaut* und mit *oberflächlichen Nekrosen* der *Haut einhergehen. Die Gefahr
einer späteren Infektion* ist möglich. Die *Anwendung eines Vakuumextraktors* kann
ähnliche Gewebeveränderungen ergeben.

Das *Cephalhaematoma subperiostale* ist die häufigste Verletzungsform einer
mechanischen Gewalteinwirkung an der Schädelkalotte. Die Angaben über die
Häufigkeit dieser Läsion reichen von 0,2 % (TAN 1974) bis 2,49 % (KENDALL u.
WOLOSHIN 1952). Bei einer Serie von Sektionsfällen sahen FRITZSCHE u. DOHRN
(1959) solche Läsionen bei 6,8 %. JÄHRIG u. TISCHER (1978) fanden in ihrer Serie
von 3482 ausgewerteten Behandlungsfällen ihrer Abteilung für pathologische
Neugeborene 111mal ein Zephalhämatom, das entspricht 3,2 %.

Verschiedene Verfasser haben hervorgehoben, daß bei genauer Untersuchung
von Patienten mit Zephalhämatomen Fissuren der Schädelknochen röntgenolo-

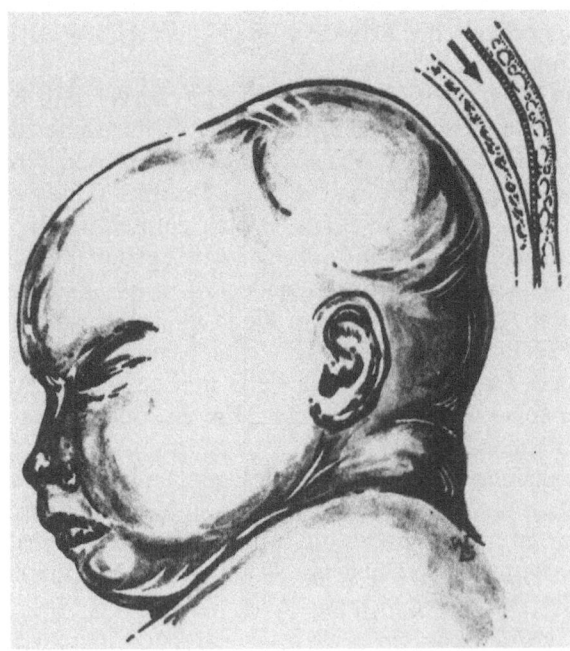

Abb. 112. Parietales Kephalhämatom. (Aus TISCHER 1985)

gisch erfaßbar sind. KENDALL u. WOLOSHIN (1952) nannten 25%, CHASLER (1967) 50%.

KOZINN et al. (1964) berichteten über *massive Blutungen in die Kopfhaut bei Neugeborenen*. Bei jedem dieser Patienten wurde ein *Defekt in der Koagulation* entdeckt. Bei nur einem Kind wurde röntgenologisch eine Längsfraktur des Schädels aufgedeckt.

Der *Austritt von Blut* kann nicht nur eine *schwere Anämie* hervorrufen, sondern auch eine *ausgeprägte Hyperbilirubinämie* mit allen daraus entstehenden Komplikationen. Ein Gramm Hämoglobin vermag 35 mg Bilirubin zu erzeugen (ODELL 1963).

b) Schädelfrakturen des Neugeborenen

Über *Schädelfrakturen* des *Neugeborenen* als *Folge* einer *Geburtsverletzung* berichteten McTLUGH (1963), über *Kalottenfrakturen* KOTLAREK et al. (1978), über *Verletzungen* der *Okzipitalknochen* von *Neugeborenen* HEMSATH (1934), über *Impressionsfrakturen* bei *Neugeborenen* SAUNDERS et al. (1979), über *prä- oder postnatale Zelluloidballimpressionen* des *Hirnschädels* KRENKEL (1970). *Schädelbasisfrakturen beim Neugeborenen* sind sehr selten (VON REUSS 1914; ERBSLÖH 1937; HARRIS u. STEINBERG 1954).

Impressionen des Schädeldaches können die Folge von Unfällen der Schwangeren sein oder unter der Geburt durch Andrücken des kindlichen Kopfes an Symphyse oder Promotorium und nach Zangenentbindungen und Vakuumextraktionen sein.

TISCHER u. JÄHRIG (1982) berichteten über eine intrauterin entstandene Impressionsfraktur bei einem Zwilling als Folge einer Raumforderung durch den Kopf des Geschwisters.

c) Intrakranielle Blutungen bei unreifen und reifen Neugeborenen

Intrakranielle Blutungen bei unreifen und reifen Neugeborenen wurden mitgeteilt von SEITZ (1908, 1910), WARWICK (1919), CAPON (1922), SAENGER (1924), SHARPE (1927), GREENE (1928), SILVERBERG (1928) 6 Fälle, CAPPER (1929), GRÖNTOFT (1953, 1954), HICKEL (1972), BRAND u. LUDWIG (1983).

Zusammenfassende Darstellungen stammen von KEHRER (1939) sowie HALLER u. WILLE (1983).

d) Geburtstraumatische epidurale Blutungen und Hämatome

Epidurale Blutungen und *Hämatome* des *Neugeborenen* wurden beschrieben von LOFKOWITZ (1936), CAMPBELL u. COHEN (1951), CARTER (1960), KAZNER (1972), TAKAGI et al. (1978), MERRY u. STUART (1979), HASSLER et al. (1982), AOKI (1983), GAMA u. FENICHEL (1985), CHOUX (1986).

Die *geburtstraumatischen epiduralen Blutungen* bei *Neugeborenen* treten nach *Steißlagen, schwierigen Zangengeburten und Vakuumextraktionen auf.* Diese Schäden sind oft durch Formveränderungen des kindlichen Schädels im Geburtskanal bedingt und können ohne gleichzeitige Frakturen am Schädel einhergehen. Diese Verletzung ist beim Neugeborenen wegen der engen Verhaftung des Schädels mit der Dura mater extrem selten. Bei etwa 20% der Fälle fehlen Schädelbrüche (CARTER 1960; TAKAGI et al. 1978); liegen Frakturen vor, so sind es gewöhnlich Längsfrakturen. Die epiduralen Hämatome werden gewöhnlich bei Autopsien gefunden (TAKAGI et al. 1978). Eine Literaturübersicht legten GAMA u. FENICHEL (1985) vor.

Bei den epiduralen Blutungen bei Neugeborenen ohne Vorliegen einer Schädelfraktur liegen insbesondere deshalb Besonderheiten vor, weil in diesem Alter ausgeprägte fibrovaskuläre Verbindungen zwischen dem Schädelknochen und der Dura mater bestehen. Die Diploe ist in diesem Alter außerordentlich gefäßreich. Die Blutungsquelle kann daher in der Diploe liegen. In der Serie von CHOUX et al. (1986) lag der Ursprung der Blutung in 24% im Knochen.

Die zwischen der *Lamina int.* und dem *Endost liegende Blutung* entstammt entweder *Ästen* der *A. meningea med.*, dem *venösen Sinus* oder den *Diploegefäßen nach Schädelfrakturen.* Bei Autopsien werden diese epiduralen Blutungen beim Neugeborenen in 2% aller intrakraniellen Blutungen der Neugeborenen gesehen.

Eine hierhergehörende Beobachtung wurde von CAMPBELL u. COHEN (1951) mitgeteilt: Beckenendlage, nachfolgender Kopf wurde mit der Zange entwickelt. Okzipitale Schädelfraktur, Zephalhämatom und seit dem 7. Tage halbseitenbetontes Krampfen. Es lag eine ausgedehnte epidurale Blutung supra- und infratentoriell vor. Die Blutung wurde operativ entfernt, die Blutungsquelle jedoch nicht gefunden. Der Junge war im Alter von 10 Jahren gesund.

Beim *Säugling* kann der *hämorrhagische Schock* das *führende Symptom* einer *intrakraniellen Blutung* sein.

Fall von KAZNER (1972): Ein 5 Monate alter Säugling war aus dem Babykorb gefallen und bot zunächst keine Besonderheiten. Einige Zeit später fällt der Mutter auf, daß das heftig schreiende Kind immer blasser wird. Der herbeigerufene Arzt vermutet eine innere Blutung und überweist das Baby sofort in eine *Kinderklinik.* Dort zeigt das leichenblasse Kind bei der *Aufnahme* keine erkennbare Spontanatmung mehr. Anzeichen für eine abdominelle Blutung fehlen. Auf künstliche Beatmung erholt sich das Kind etwas und bewegt spontan Arme und Beine. Bei der *konsiliarischen Untersuchung* durch einen *Neurochirurgen* steht der hämorrhagische Schock im Vordergrund. Außer einer gespannten Fontanelle und einer leichten Anschwellung hinter dem rechten Ohr wird kein krankhafter Befund erhoben. *Echoenzephalographisch* läßt sich ein ausgedehntes Epiduralhämatom über der rechten Hirnhälfte nachweisen. Das Kind wird sofort *operiert*, es wird ein 120 ccm großes Epiduralhämatom entfernt, das sich unter dem rechten Scheitelbein ausgebreitet hat. *Postoperativ* erholt sich das Kind unter mehreren kleinen Bluttransfusionen in kürzester Zeit vollständig.

Die auftretenden Blutungen sind häufig mit schwerer Anämie und Schock verbunden, denn 150 ccm machen 40 % des gesamten Blutvolumens in diesem Alter aus.

e) Geburtstraumatische subdurale Hämatome

Akute subdurale Blutungen und *Hämatome* des *Neugeborenen* als *Geburtsverletzung* veröffentlichten CAPON (1922), CHASE (1930), HAUSBRANDT u. MEIER (1936), CRAIG (1938), INGRAHAM u. HEYL (1939), INGRAHAM u. MATSON (1944, 1954), COBLENTZ (1940), GOVAN u. WALSHE (1947), ELVIDGE u. JACKSON (1949), SCHIPKE et al. (1954), GRÖNTOFT (1954), SULAMA u. VARA (1952), BUSHE (1956), HALLER et al. (1956), SCHREIBER (1959), SCHWARTZ (1961), KLEIN (1963), JOPPICH u. SCHULTE (1968), PONTE et al. (1971), ADAMS et al. (1977), LARROCHE (1977).

In der *Neugeborenenperiode* steht das *Geburtstrauma* als Ursache für die Entwicklung *subduraler Hämatome* zahlenmäßig an erster Stelle. Mit hinreichender Sicherheit konnte in etwa 50 % dieser Fälle ein mechanisch atypischer Geburtsverlauf als Ursache angenommen werden (CAPON 1922; CRAIG 1938; STRATTEN 1948; ELVIDGE u. JACKSON 1949; SCHIPKE et al. 1954; SCHWARTZ 1961). HAUSBRANDT u. MEIER (1936) nennen sogar 76,8 %. Bei Neugeborenen sind etwa 80 % der subduralen Hämatome doppelseitig. INGRAHAM u. HEYL (1939), INGRAHAM u. MATSON (1944, 1954) sowie HALLER et al. (1956) vertraten die Ansicht, daß fast alle subduralen Hämatome in den ersten Lebensmonaten traumatischen Ursprungs sind. Für diese Ansicht sprechen nach Auffassung von JOPPICH u. SCHULTE (1968) nicht nur die Zahlen der oben genannten Autoren, sondern auch die Tatsache, daß subdurale Hämatome bei Neugeborenen im Gegensatz zu Ventrikel- oder Hirnsubstanzblutungen signifikant häufiger bei großen und übergroßen Kindern nach Geburt aus Beckenendlage oder nach Zangengeburten gefunden werden (CHASE 1930; SCHIPKE et al. 1954; GRÖNTOFT 1954; SCHREIBER 1959; ABROMS et al. 1977). Beziehungen zwischen komplizierten Entbindungen und Vorkommen von subduralen Hämatomen waren offenkundig. LARROCHE (1977) fand bei 700 Autopsien in 18 % subdurale Blutungen bei voll ausgetragenen Neugeborenen und in 11 % bei Frühgeburten. Steißgeburten führen besonders häufig zu Schädel-Hirn-Verletzungen und besonders auch zu subduralen Hämatomen (SULAMA u. VARA 1952). Subdurale Blutungen kommen bei Kindern von Primiparen häufiger vor als bei Multiparen. Fortentwicklung der geburtshilflichen Technik hat zu einer weiteren Abnahme der Zahl der subduralen Hämatome geführt (HALLER et al. 1956).

Nach den Angaben von CAPON (1922) haben 2 % aller *Totgeborenen* ein *subdurales Hämatom* als Folge einer schwierigen Geburt. Weitere Fälle wurden mitgeteilt von CRAIG (1938), SCHIPKE et al. (1954) sowie SCHWARTZ (1961).

LARROCHE (1977) fand unter 700 Autopsien subdurale Hämatome in 11 % bei Frühgeburten und in 18 % bei ausgetragenen Neugeborenen.

Bei der Analyse fällt auf, daß viele der Neugeborenen mit subduraler Blutung Steißgeburten waren. Weiter ist bekannt, daß die Zahl von subduralen Blutungen bei Primiparen größer ist. Sie kommen häufiger bei voll ausgetragenen Kindern vor als bei Frühgeburten mit kleinerem Kopf (BAKAY u. GLASAUER 1980). Sie werden gewöhnlich bei Autopsien gefunden.

α) Klinische Befunde

Das Neugeborene zeigt normalerweise innerhalb von 24 h nach der Geburt Atemstörungen, Blässe, Bewußtseinsstörungen, ungleiche Pupillen, fokale Anfälle, Hemiparese. Retinablutungen sind bei etwa 30–50 % der Fälle vorhanden.

β) Mechanogenese und formale Pathogenese

Die *subduralen Hämatome des Neugeborenen* sind im wesentlichen die *Folge von Abrissen der Brückenvenen* oder von *Einrissen von Duraduplikaturen*, welche *venöse Sinus* haben, insbesondere des *Tentorium cerebelli*. Risse des Tentorium cerebelli wurden bereits von CRUVEILHIER (1835) sowie VIRCHOW (1856) beschrieben. Die mechanische Belastung des Tentorium cerebelli während der Geburt mit Verkürzung des anteroposterioren und Verlagerung des kraniokaudalen Schädeldurchmessers wurde von einer Reihe von Autoren nachgewiesen (BENEKE 1910; HOLLAND 1920, 1922, 1937; SAENGER 1924).

Die Duraduplikaturen, die sehr widerstandsfähig und reißfest sind, können wohl dann verletzt werden, wenn die Schädelverformung schnell erfolgt. Ein Einriß des Tentoriums bleibt ohne Folgen, jedoch führt das Einreißen des Blutleiters zu Blutungen in die vordere, in seltenen Fällen auch in die hintere Schädelgrube (HALLER et al. 1956). Kleinere Blutungen werden wohl wieder resorbiert.

Die *subdurale Blutung* ist *beim Neugeborenen demnach fast ganz durch Risse von Venen und Sinus verursacht: Sinus sagittalis inf., Sinus transversus, Sinus rectus, Vena Galeni, Sinus occipitalis* oder *oberflächliche Venen der Hirnrinde*. Kombiniert mit ihnen können andere traumatische Schäden vorkommen.

Das subdurale Hämatom des Neugeborenen kommt bei Knaben zweimal häufiger vor als bei Mädchen (GOVAN u. WALSHE 1947).

Der Prozentsatz von prämaturen und vollausgetragenen Neugeborenen mit subduralen Blutungen ist etwa gleich. Diese Blutungen sind die Folge von Geburten, bei denen eine Disproportion zwischen kindlichem Kopf und mütterlichem Geburtskanal besteht, sie kommen bei Primiparen oder älteren Multiparen mit langer Wehendauer vor. Andere Fälle sind die Folge von Gesichts- oder Gesäßlagen, Drehmanövern unter der Geburt oder Forzeps- bzw. Vakuumextraktionen.

f) Risse der Falx cerebri und des Tentorium cerebelli

α) Historisches

Ich folge im geschichtlichen Überblick GOERTTLER u. FRIEDERIKE JULIANE DRAISBACH (1963). Die ersten Beschreibungen der „*Apoplexie des enfants nouveau-nés*" stammen von CRUVEILHIER (1829–1835). Eine weitere frühe Arbeit stammt von RUDOLF VIRCHOW, der im

Jahre 1851 in einer rechtsmedizinischen Kasuistik von einer „*Geburtsverletzung*" sprach. Die erste zusammenfassende Darstellung veröffentlichte der Pathologe FERDINAND WEBER im Jahre 1851 in seiner Schrift „*Beiträge zur pathologischen Anatomie des Neugeborenen*". Die Sektionsbefunde aus dem pathologischen Institut der Jahre 1874–1888 und 1889–1911 wurden von WEYHE (1889) und KOWITZ (1914) ausgewertet; die Autoren konnten zeigen, daß eine „Geburtsverletzung" bei 15% aller verstorbenen Neugeborenen die Ursache einer intrakraniellen Blutung war. KUNDRAT (1889) sah in der mechanischen Verletzung (Verformung des Schädels, Verschiebung der Schädelknochen gegeneinander sowie Reißen der Brückenvenen) das wesentliche Element für die Verursachung von Blutungen. Demgegenüber sah SEITZ (1907) in der venösen Hyperämie als Folge der Asphyxie den entscheidenden Faktor in der Entstehung der Blutungen. Hier klingt also zum ersten Mal die Kontroverse mechanistischer oder asphyktischer Verursachung der Blutungen an.

Weitere Beiträge stammen von BENEKE (1910) und seinen Schülern POTT (1911), KRUSKA (1915) sowie GABRIEL (1921). SCHWARTZ (1921, 1926, 1927) führte systematische Untersuchungen der Gehirn verstorbener Neugeborener durch und beschrieb Blutungen, die er als Folge von Zirkulationsstörungen infolge eines reduzierten Druckes ansah.

Der Pädiater YLLPÖ (1919, 1924, 1926) bezog die intrakraniellen Blutungen auf fötale Unreife. Gynäkologen akzeptierten die Bedeutung von Blutungen als Todesursache für einen geburtstraumatischen Hirnschaden entweder gar nicht oder spielten deren Bedeutung herab (SELLHEIM 1926; VON JASCHKE 1926; CREUTZFELDT u. PEIPER 1932; GRUENWALD 1951).

Die Lokalisation der Risse des Tentorium cerebelli wurde von einer Reihe von Autoren beschrieben (HOLLAND 1922; BEITZKE 1922; CHASE 1930; KUHN 1931; KEHRER 1939).

GOERTTLER u. DRAISBACH (1963) hoben hervor, daß die Rupturen des Tentorium cerebelli makroskopisch ausgiebig untersucht wurden, daß aber systematische histologische Untersuchungen fehlten. Die Entwicklung der Fasersysteme des Tentorium war von MARKOWSKI (1931), HOCHSTETTER (1939) und WITZIG (1940) analysiert worden. Der Verlauf der Fasern war von POPA (1924, 1936), BLUNTSCHLI (1925) sowie WIMMER (1944) beschrieben worden. Die in das Tentorium cerebelli mündenden Venen und die Struktur der Gefäßwände wurden von MÜLLER (1931), SCHLESINGER (1939), KRAYENBÜHL u. RICHTER (1952), JOHANSON (1954) sowie FERNER (1958) untersucht.

β) Anatomische Vorbemerkungen

Anatomische Vorbemerkungen über die Faserverläufe der Falx cerebri und des Tentorium cerebelli sowie der aus dem Terminalisbereich gespeicherten großen Hirnvenen (Vv. cerebri int.).

Die *Falx cerebri* und das *Tentorium cerebelli* wirken als Verstrebungen, die eine übermäßige Deformation des Gehirns verhindern. Bei übermäßiger Zugwirkung an der Dura mater oder ihren oben aufgeführten Duplikaturen kommt es jedoch zu Einrissen dieser Strukturen. Dabei werden venöse Abflüsse, die in diesen Strukturen verlaufen, zerrissen und Blutungen sind die Folge.

Die *mechanische Festigkeit* des *Tentorium cerebelli* bei *Neugeborenen* und *Säuglingen* wurde von COUTELLE (1960) untersucht, die beim Erwachsenen von DIRNHOFER et al. (1979).

Die *Vereinigungsstelle von Falx cerebri und Tentorium cerebelli* ist besonders häufig verletzt. Es kommt dann zu Blutungen aus der Galeni-Vene oder dem Sinus rectus. Hervorgehoben werden soll, daß diese Einrisse oft die Folge von vertikal gerichteten Vergrößerungen des Schädeldurchmessers sind.

Im Vorangehenden habe ich ausgeführt, daß die Duraduplikaturen sehr widerstandsfähig und reißfest sind, sie können gleichwohl bei plötzlich eintretender Verformung des Schädels verletzt werden. Ein Einriß des Tentoriums selbst bleibt gewöhnlich ohne Folgen, jedoch führen Einrisse von venösen Sinus zu folgenschweren Komplikationen, wie Blutungen in die vordere als auch hintere Schädelgrube (HALLER et al. 1956).

γ) Auswahl aus in der Literatur mitgeteilten Serien

Die Faserverläufe der Falx cerebri und des Tentorium cerebelli wurden, wie im historischen Abschnitt mitgeteilt wurde, von POPA (1924, 1936), BLUNTSCHLI (1925), WITZIG (1940) sowie GOERTTLER u. DRAISBACH (1963) beschrieben. Nach den Angaben von GOERTTLER u. DRAISBACH (1963) sind trotz ausgeprägter Variabilität die Hauptzüge immer gleich angeordnet. Nach diesen Autoren inseriert ein Hauptfaserzug an der Crista galli und fächert sich in der vorderen Falx auf, ihm strahlen vom Okzipitalpol bzw. dem linken Tentorium entspringende Faserzüge entgegen, die ihrerseits von Fasern überkreuzt werden, die aus dem vorderen Tentorium bzw. von den Felsenbeinpyramiden ihren Ursprung nehmen. Vom Foramen occipitale magnum bzw. der Falx cerebri entspringende Fasern bilden die Unterfläche des Tentorium und strahlen von Mitte hinten fächerförmig nach ventral und lateral. „Diese vier Systeme sind ideal an mögliche Deformationen des kindlichen Schädels unter der Geburt angepaßt, indem sie auf Schädeldruck in jeder Dimension (biparietal, frontookzipital, mentookzipital) nachgeben können. Es erhebt sich die Frage, warum Risse in diesem System überhaupt unter komplikationslosen Geburten bei normal großen und viel zu kleinen Früchten entstehen können" (GOERTTLER 1961).

In der Beschreibung der aus dem Terminalisbereich gespeisten großen Hirnvenen (Vv. cerebri int.) folge ich GOERTTLER (1961). Sie vereinigen sich gewöhnlich in Höhe der Epiphyse zur V. magna Galeni, sie können aber auch getrennt in den Sinus rectus einmünden. Die V. magna Galeni erhält Zufluß aus der bei Neugeborenen auffallend großen V. basalis (Rosenthal) und nimmt noch die Kleinhirnvenen auf. Diese Vene bildet eine eigentümliche, okzipitalwärts konvexe Schleife und mündet spitzwinkelig in den Sinus rectus. „Dieser spannungsfreie Mittelpunkt des Tentorium cerebelli ist durch starke Faserzüge gesichert" (GROETTLER 1961).

Alle großen Hirnvenen sind nach den Angaben von GOERTTLER (1961) extrem dünnwandig, sie zeigen rein kollagene, sehr lockere Scherengitter. Sie haben das Aussehen schlaffer oder stark blutgefüllter „Säcke", besitzen eine erhebliche Füllungskapazität. Ständige Blutzufuhr bei Abflußverminderung bzw. venöser Rückstauung kann nach GOERTTLER zunächst Diapedesisblutungen, unter Umständen erheblichen Ausmaßes, entstehen lassen. GOERTTLER u. DRAISBACH (1963) beobachteten bei mehreren z. T. aus dem Uterus entnommenen sehr kleinen Föten multiple Einblutungen in die Stammganglien, Plexus chorioidei, Ventrikel und Arachnoidea. Auch ohne Tentoriumzerreißungen wurden von diesen Autoren Subarachnoidal- und Ventrikelblutungen bei nicht ganz reifen Früchten gesehen. Nach Ansicht dieser Autoren sind neben Diapedesisblutungen wohl auch Risse der prall mit Blut gefüllten Venen möglich.

GOERTTLER (1961) fand bei Föten bis zu 30 cm bereits typisch ausgerichtete Fasern, außerordentlich zart und locker gefügt, die in ihren Maschen einige weitlumige Venen enthalten. Unreife und zumeist lebensunfähige Frühgeburten (Längen bis 40 cm und Gewichte bis 1500 g) zeigen bereits Verstärkungen einzelner Faserzüge und eine dichtere Webart des Tentorium, in dessen Maschen wiederum sehr weite Venen auffallen. Letztere besitzen ausschließlich von einer einzelnen Endothellage umsäumte Wandungen. „Trotz zunehmender Faserverstärkung bleiben auch bei lebensfähigen unreifen und reifen Neugeborenen große Verschieberäume erhalten, die als Plexus cavernosus tentorii imponieren; man kann von einer geradezu schwammwerkartigen Auflockerung sprechen. Alle einmündenden Gehirnvenen sind extrem dünnwandig und meist von einer einzigen Endothelschicht umsäumte Schläuche ohne Muskulatur mit ganz zarten Elasticafasern" (GOERTTLER 1961).

Nach Ansicht von GOERTTLER (1961) ist eine intrakranielle Blutüberfüllung entscheidend an der Entstehung von Rissen und Blutungen im Tentoriumbereich beteiligt. „Wenn ein lockeres Maschenwerk in verschiedenen Richtungen gezerrt wird, kann es diesem Zuge nachgeben, *wenn* die in den Maschen befindliche Flüssigkeit abfließen kann. Dies entspräche der Entleerung des tentoriellen Schwammwerkes unter der normalen Geburt. Wenn eine übergroße Flüssigkeitsmenge (bzw. Blut) in das Schwammwerk eingefüllt bzw. am Abfluß behindert wird, „verbreitert" sich das System allseitig unter leichter Anspannung der Fasern... Folgt jetzt – bei blutgefülltem System – ein Zug in irgendwelcher Richtung, ist eine Verschiebung (mit Volumenverlust) nicht möglich und es muß zu inneren oder äußeren Einrissen kommen. Dieser Mechanismus macht verständlich, warum völlig normale Tentorien nach vorheriger Überfüllung ihrer Venenplexus auch ohne übermäßige Gewalteinwirkung einreißen können" (GOERTTLER 1961).

Ein normales Tentorium hält – ob reif oder unreif – erheblichen Deformationen des Kopfes stand, *ohne* zu reißen.

Risse des *Tentorium cerebelli* bei *Neugeborenen* beschrieben BENEKE (1910, 1912), BAUEREISEN (1911), BEITZKE (1922), HALLER et al. (1956), SCHMIDTMANN (1958), BISMARCK (1938), EMMINGER (1954), GOERTTLER u. Friederike Juliane DRAISBACH (1963), STELLWEG-CARION (1979), *Risse* von *Tentorium cerebelli* und *Falx cerebri* BISMARCK (1938). Eine Aufspleißung des Tentoriums mit subduraler Blutung berichtete CHASE (1930).

Diese Verletzungen des Tentorium wurden von EMMINGER (1954) systematisch untersucht. Der Verfasser fand bei der Untersuchung der Säuglingstodesfälle aus dem Zeitraum der letzten 5 Jahre unter 749 Sektionsfällen von Neugeborenen bis zum Alter von 3 Jahren 200mal Veränderungen, die er wie folgt beschrieb:

(1) Etwa in der Mitte der Falx cerebri gibt es kleine Einrisse mit einer ziemlich dichten Blutung in dem überaus zarten, feinen Gespinst der harten Hirnhaut.

(2a) An dem dem Kleinhirnrücken zugewandten Rand des Tentorium cerebelli finden sich einseitig oder beidseitig schräge Einrisse mit einer meist recht geringen Blutung in die Blätter der Dura mater.

(2b) Es gibt aber auch einen sich durch einen zackigen Rand deutlich von jedem Artefakt abgrenzenden Riß am oberen und unteren Blatt des Tentorium cerebelli, meist in der Mitte oder in dem medialwärts gelegenen Drittel des Kleinhirnzellblattes lokalisiert.

(3) Typische und mit nichts zu verwechselnde Blutungen der V. terminalis: Ein Blutkoagulum auf der einen Seite im V. terminalis-Gebiet kompakt, und normalerweise nie vorhanden.

(4) Es kommen mehr oder weniger ausgedehnte Blutungen in die Blätter des Tentorium cerebelli vor, ohne daß mit Lupenvergrößerung zackige Rißränder auf dem oberen oder unteren Blatt festgestellt werden können.

(5) Es sind Blutungen auf der harten Hirnhaut der hinteren Schädelgrube, selten der mittleren Schädelgruben, und zwar in feinen Schlieren, in der Regel leicht verwischbar, nachweisbar.

(6) Es lassen sich schließlich an denselben Stellen mehr oder weniger ausgedehnte rostbraune Flecken aufdecken.

Unter 749 Sektionen von Kindern konnte EMMINGER 200mal solche Schädigungen feststellen. Neunmal war eine sichere V. terminalis-Blutung aufzudecken. Achtmal ergaben sich Risse in der Falx cerebri und 114mal sind, nach seinen Kriterien beurteilt, einwandfreie Tentoriumrisse beobachtet worden. Die von EMMINGER erhobenen Zahlen von 28% Schäden im Gesamtmaterial und 18% Schäden nur in Form von Rissen der Dura mater entsprechen gut den Zahlen, wie sie MEYER (1949) mit 16% angab.

Eingehende Untersuchungen zur Entstehung der Tentoriumrisse und intrakraniellen Blutungen als Folge geburtstraumatischer Schäden haben GOERTTLER u. Friederike Juliane DRAISBACH (1963) vorgelegt. Diese klassische Studie muß von jedem der sich über dieses Thema informieren möchte, zu Rate gezogen werden.

GOERTTLER u. DRAISBACH (1963) berichteten über die Ergebnisse einer kombinierten makroskopisch-lupenpräparatorisch-mikroskopischen Untersuchung der großen Hirnvenen und der Dura septalis von 50 menschlichen Früchten aller Entwicklungsstadien; dabei wurden klinische und anamnestische Daten mitverwertet.

Die Autoren beschrieben die Faseranordnung in Falx cerebri und Tentorium cerebelli und stellen den Verlauf der großen, zum Tentorium führenden Hirnvenen dar. Lage und Ausmaß der makroskopisch erfaßbaren Risse in den duralen Septen sowie Blutungen werden besprochen. Sie werden in Verbindung mit der Textur und mit Angaben über den Geburtsverlauf gebracht.

Die Stufenschnittanordnungen der harten septierenden Hirnhäute und der großen Hirnvenen führten diese Autoren zur Einordnung der unreifen Früchte und Neugeborenen in 4 verschiedene Gewichtsklassen mit differenten Merkmalen histaler Reife. Das durale Flechtwerk, das sich aus einem lockeren frühzeitig „ausgerichteten" System zu einem derb-kollagenen Maschenwerk entwickelt, zeigt eine mit der Reife zunehmende Vaskularisation in den Maschen der Falx cerebri und Tentorium cerebelli (Plexus cavernosus tentorii). Die Autoren heben die Wandschwäche der zum Tentorium führenden Hirnvenen hervor.

Die Verfasser erweiterten die Texturanalyse der duralen Septen zu einer Funktionsanalyse der harten Hirnhäute unter der Geburt. Danach erscheinen Falx durae matris und Tentorium cerebelli optimal an Schädeldeformationen in jeder möglichen Richtung „angepaßt". Dies ist für die Konfiguration des kindlichen Schädels in den mütterlichen Geburtswegen mit Anspannung der harten Hirnhäute von großer Bedeutung.

Neben der mechanischen Gewalteinwirkung ist eine endokranielle Hyperämie pathogenetisch wesentlich an der Zerreißung der unter normalen Umständen dehnbaren Dura septalis beteiligt. Unter den zahlreichen ätiologischen Faktoren, die eine endokranielle Blutfülle fördern, z.B. Thoraxkompression, verkürzte

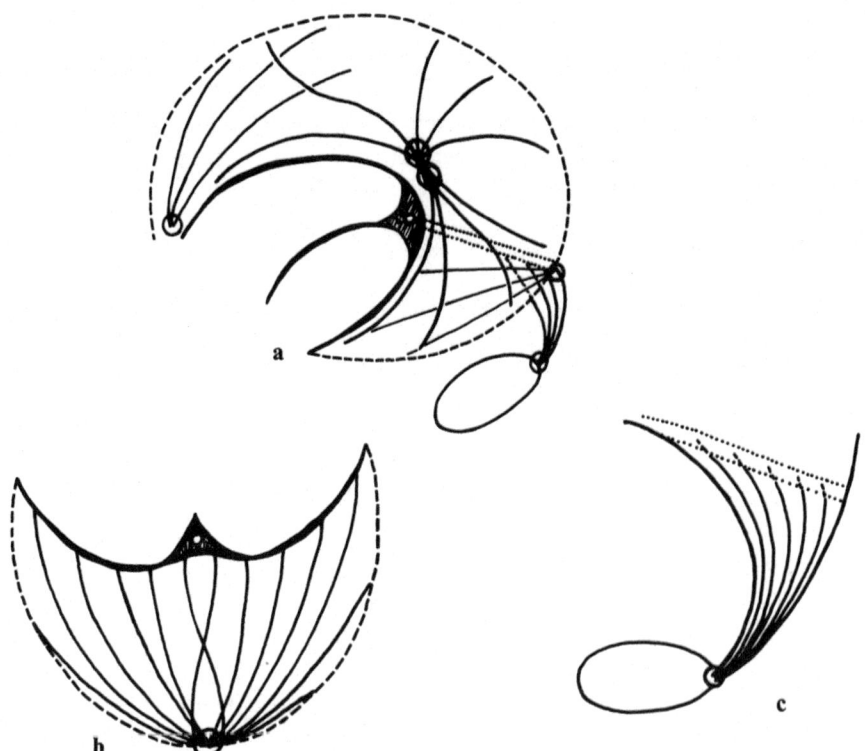

Abb. 113a–c. Bauplan der Dura septalis (Schema). *Gestrichelt* = Ansatz an der Schädel-kalotte; *stark ausgezogen* = freier Rand von Falx cerebri und Tentorium cerebelli. **a** An-sicht von seitlich (und etwas von vorne): Vereinfachte Wiedergabe der Hauptfaserzüge von Falx cerebri, Tentorium cerebelli und Kleinhirnsichel. *Linker Kreis* = vorderer Ursprung der Falxfaserung. *Doppelkreis* = hinteres Zentrum der Falx- und oberer Sammelpunkt der tentoriellen Faserung. Markierung der Mündung der V. cerebralis magna (Galeni) an der Vereinigungsstelle von Großhirnsichel und Zelt. *Punktiert* = Sinus rectus mit unterem Ursprung der Zeltfaserung (*kleiner Kreis*) an dessen okzipitalem Ende. *Ellipse* = Foramen occipitale magnum mit dem Zentrum der Kleinhirnsichelfasern an der hinteren Zir-kumferenz (*Kreis*). **b** Faserzüge des Tentorium cerebelli in der Ansicht von kaudal mit unterem Ausgangspunkt (*Kreis*). **c** Textur der Falx cerebelli. *Punktiert* = Sinus rectus; *Kreis* = Faserzentrum; *Ellipse* = Foramen occipitale magnum. (Aus GOERTTLER u. DRAISBACH 1963)

Geburtsdauer etc., spielt nach Ansicht der Verfasser auch eine durch andere Ursachen induzierte Asphyxie eine wichtige Rolle.

Überraschenderweise warnen die Autoren vor einer allzu mechanischen Auslegung des „Geburtstraumas". „Die tentorielle Zerreißung bildet den Aus-gangspunkt und nicht den Endpunkt differentialdiagnostischer Überlegungen" (GOERTTLER u. DRAISBACH 1963).

Den „Bauplan" der Dura septalis zeigt Abb. 113a–c.

Das gepunktete Feld zeigt die üblichen Areale, in denen Risse in der Falx cerebri und im oberen Tentorium cerebelli auftreten sowie die Hauptfaserzüge in frontolateraler Sicht (Abb. 114).

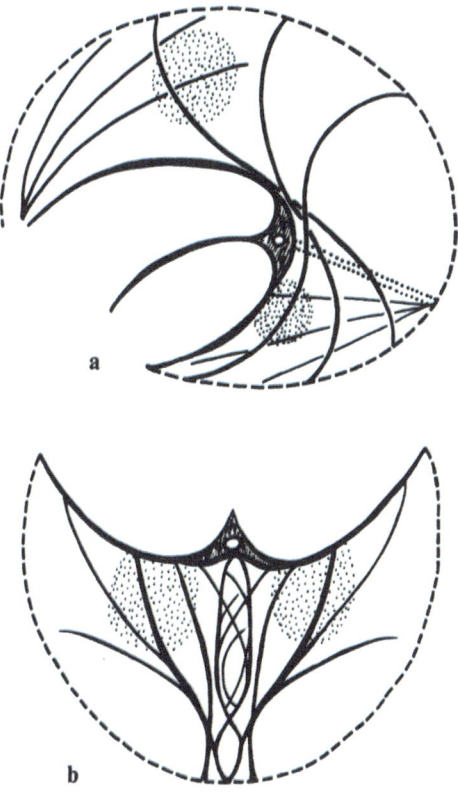

Abb. 114a, b. Schematische Darstellung der Hauptfaserzüge (*durchgezogene Linien*) und Lage der häufigsten Verletzungen (*punktierte Felder*) in den duralen Septen. *Gestrichelte Linie* = Ansatz der Dura septalis an der Schädelkalotte. **a** Ansicht von seitlich (und etwas von vorne) Mündung der V. cerebralis magna (Galeni) im Vereinigungsbezirk der beiden Tentoriumschenkel und der Falx cerebri; punktierter, schräg abwärts gerichteter Kanal = Sinus rectus. **b** Ansicht des Tentorium cerebelli von unten. Mündung der V. cerebralis magna durch Kreis markiert. Verstärkungszüge „gurten" den Boden des Sinus rectus. (Aus GOERTTLER u. DRAISBACH 1963)

Eine piale Hyperämie und Diapedesisblutungen zwischen den Intersepten und der Epiphyse zeigen Abb. 115a–c.

Die Histogenese der duralen Septen bei Früchten der Gruppe III (1501– 2500 g) mit ausgeprägter Lamellierung und weiten kommunizierenden Bluträumen zeigt Abb. 116a, b.

Eine venöse Hyperämie und intratentorielle Verletzung mit Blutextravasation ist in Abb. 117a–d dargestellt.

Eine schematische Wiedergabe der möglichen Blutungen von Falx cerebri und Tentorium cerebelli unter der Geburt ist in Abb. 118a–h dargestellt.

STELLWEG-CARION (1979) fand am Wiener Institut für Gerichtliche Medizin in den Jahren 1957–1976 52 tödliche Tentoriumrisse bei Obduktionen. Dreimal wurden sie als Nebenbefund gesehen, ohne daß sie die Todesursache darstellten. Fünfzehn der Tentorium-

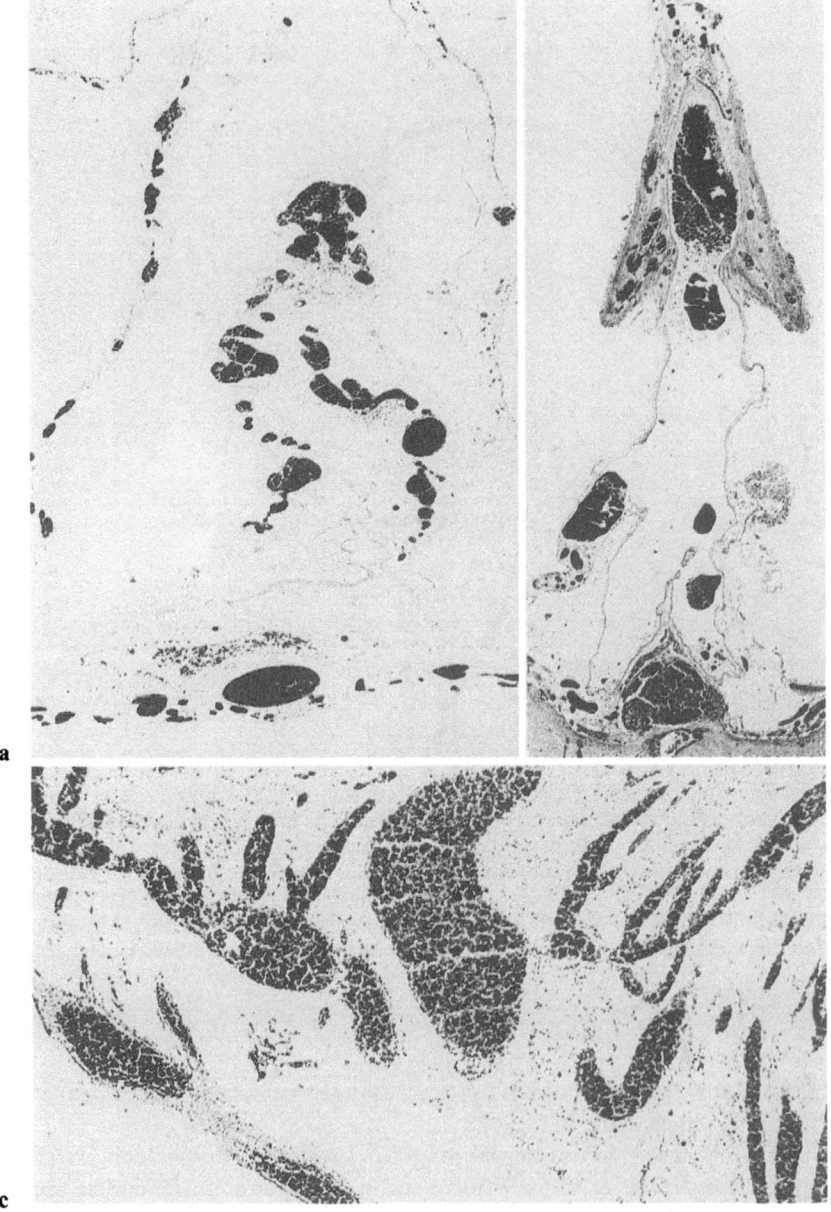

a

c

Abb. 115a, c. SN 353/57: Piale Hyperämie und Diapedesisblutungen im Raum zwischen den Durasepten und der Epiphyse. Schräg- und quergetroffene, prall mit Blut gefüllte Venen (Vergr. a ×21; c ×44). **b** Vereinigung der Vv. cerebri int. oberhalb der Epiphyse (unten im Bild) zur weiten, dünnwandigen V. cerebralis magna. Aufnahme der rechten V. basalis (Rosenthal) – links im Bild – und Einmündung der großen Hirnvene in den strotzend blutgefüllten Sinus rectus. Hyperämie, Dehiszenzen und Blutaustritte im Tentorium cerebelli (Vergr. ×8). (Aus GOERTTLER u. DRAISBACH)

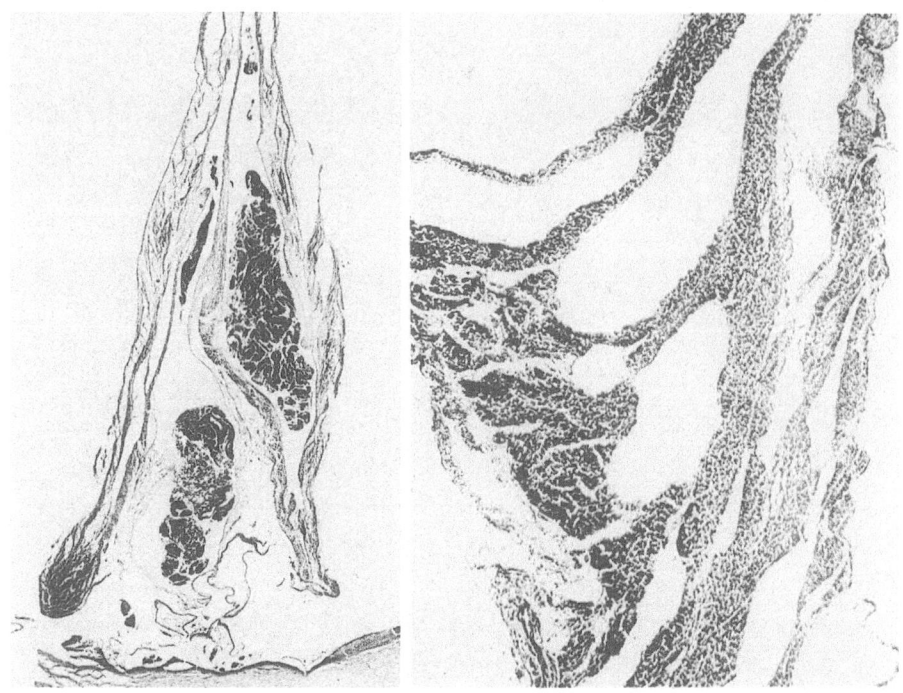

a   b

Abb. 116a, b. Histogenese der duralen Septen bei Früchten der Gruppe III (1501–2500 g) mit ausgeprägter Lamellierung und weiten kommunizierenden Bluträumen. **a** Einmündung der vollentfalteten und mit Blut gefüllten V. cerebralis magna (Galeni) in den Sinus rectus (SN 230/60; laufende Nr. 30; ×10). **b** Plexus cavernosus tentorii. Die Umgebung der venösen Hohlräume ist bereits fest gefügt. (SN 166/60; laufende Nr. 26; ×66). (Aus GOERTTLER u. DRAISBACH 1963)

risse wurden bei Totgeburten gesehen, 25 der Neugeborenen verstarben innerhalb kurzer Zeit nach der Geburt, 12 überlebten mehr als 3 h. Die Rißstelle war in 24 Fällen beidseitig, 11mal rechts und 17mal links gelegen. Einundzwanzig der tödlichen Tentoriumrisse traten bei untergewichtigen Neugeborenen oder Frühgeburten auf. Häufig ließ sich anamnestisch eine überaus rasch verlaufene Spontangeburt feststellen. Es lag eine deutliche Bevorzugung des männlichen Geschlechts vor.

g) Subdurales Hydrom

Die Dura des Säuglings und Kleinkindes reagiert auf mechanische Gewalteinwirkung mit der Effusion eines eiweißreichen Exsudates, das sich klinisch als subdurales Hydrom manifestiert (BANNWARTH 1949; VOßSCHULTE 1950; PIA 1961).

h) Geburtstraumatische epidurale Blutungen und Hämatome der hinteren Schädelgrube

Über *epidurale Hämatome* der *hinteren Schädelgrube* bei Neugeborenen berichteten ESPARZA et al. (1982).

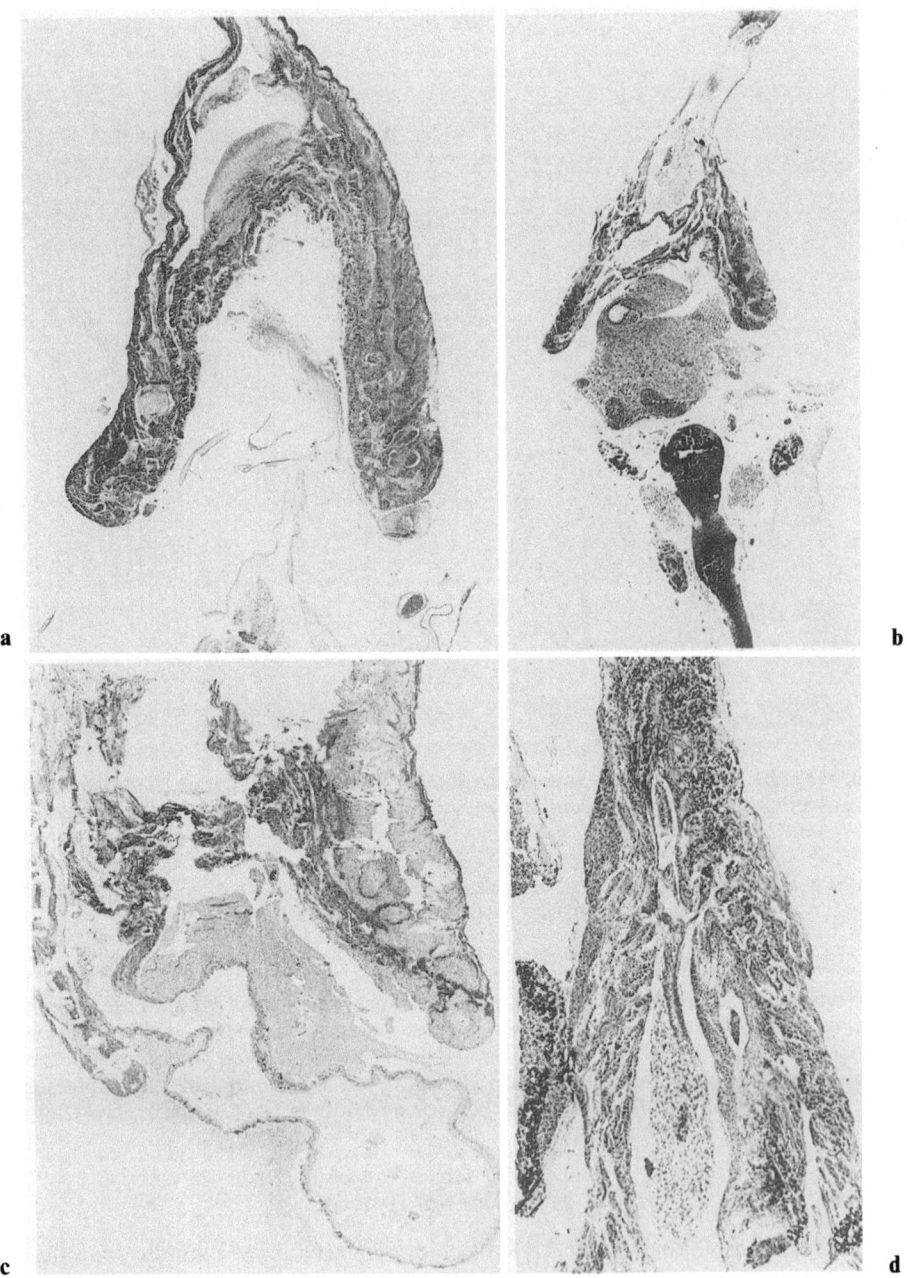

a   b

c   d

Abb. 117a–d. Histopathologische Befunde bei reifen Tot- und Neugeborenen der Gruppe IV (über 2501 g). **a** Übersichtsaufnahme: Venöse Hyperämie, intratentorielle Verletzungen mit Blutextravasation; verbreiterte Zeltschenkel (SN 294/60; laufende Nr. 42; ×6). **b** Zerstörung der lamellären Zeltstruktur durch innere Dehiszenzen mit Subrachnoidal- und Ventrikelblutung (Mitte, beziehungsweise unten im Bild) (SN 200/60; laufende Nr. 39; ×4). **c** Zerreißung des Zeltgewebes (oben im Bild) durch maximale akute und chronische Blutfülle (Bindegewebe = schwarz, Blut = hell); starkwandige V. cerebralis magna (vgl. auch Abb. a) bei konnataler Trikuspidalinsuffizienz (Ebstein-Anomalie); subarachnoidale Blutaustritte (SN 775/59; laufende Nr. 46; ×8). **d** Detailaufnahme: Weite Blutleiter des Tentorium cerebelli. Links im Bild: Ein pilzförmiges Blutkoagel, das einem äußeren Tentoriumriß aufgelagert ist (SN 200/60; laufende Nr. 39; ×17). (Aus GOERTTLER u. DRAISBACH 1963)

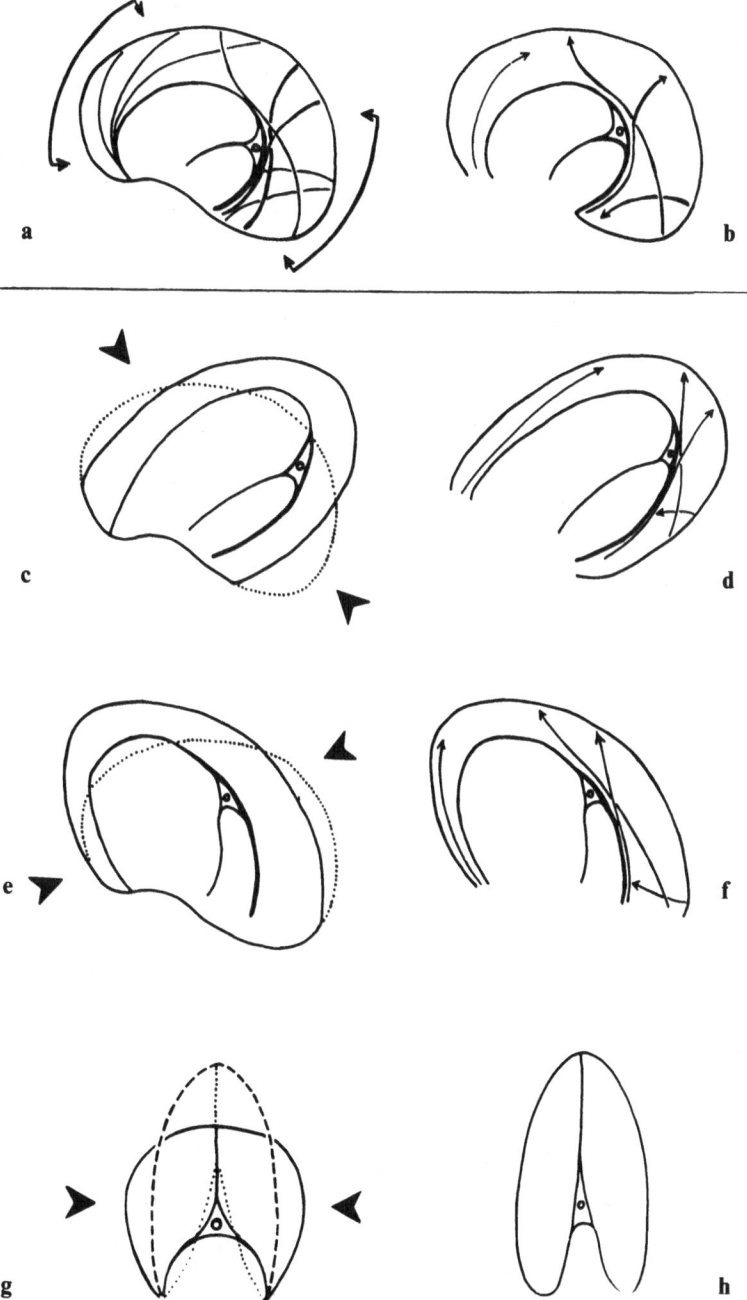

Abb. 118a–h. Schematische Wiedergabe der möglichen Belastungen von Falx cerebri und Tentorium cerebelli unter der Geburt. **a–f** Ansicht von schräg-seitlich. **g** u. **h** Ventralansicht eines in Höhe beider Parietalbeine gelegten Frontalschnittes durch den Schädel (*gestrichelt* = Schädelumriß, *punktiert* = Dura septalis). – In **a** sind die Hauptfaserzüge entsprechend den Abb. 113 und 114 eingezeichnet, sie werden in den Schemata **b, d** und **f** durch *Pfeile* angedeutet. Die *Pfeile* auf beiden Kreisbogen der Abb. **a** begrenzen die Sektoren der normalerweise in der Sagittalebene wirksamen Drücke. *Pfeilspitzen* in **c, e** und **g** markieren bestimmte Belastungen mit Deformationen des Schädels (Normalform in **c** und **e** = punktiert) in einer Dimension. Einzeichnung entsprechender Umlagerung der Hauptfaserzüge in **d** und **f**. (Aus GOERTTLER u. DRAISBACH 1963)

i) Geburtstraumatische subdurale Blutungen und Hämatome der hinteren Schädelgrube

α) Einführung

Über *subdurale Hämatome* der *hinteren Schädelgrube* beim *Neugeborenen* berichteten HEMSATH (1934), COBLENTZ (1940), REIGH u. NELSON (1962), NORLÉN et al. (1964), DANY et al. (1966), SHEALY (1966), FRENCH u. DUBLIN (1977), BLANK et al. (1978), SERFONTEIN u. STEIN (1980), TAKAGI et al. (1982), VIELVOJE et al. (1982). In dem von SHEALY (1966) berichteten Fall lag noch eine *Meningitis*, bei dem von VIELVOJE et al. (1982) ein gerissenes *Tentorium cerebelli* und bei dem von NORLÉN et al. (1964) ein *Hydrozephalus* vor.

β) Ätiologie

Das *subdurale Hämatom der hinteren Schädelgrube* ist praktisch immer die Folge einer Gewalteinwirkung, bei Neugeborenen die Folge eines Geburtstraumas; sie sind selten. Im wesentlichen sind diese Blutungen die Folgen schwieriger Geburten aus Beckenendlage und nach Zangengeburten (BLANK et al. 1978; SERFONTEIN u. STEIN 1980). Normalerweise ist diese *Blutung* die *Folge* einer sog. *Osteodiastase* des *Okzipitalknochens*, sie kann ganz selten aber auch aus einem *eingerissenen Tentorium* stammen (HEMSATH 1934; COBLENTZ 1940; ROTHBALLER 1962). JOPPICH u. SCHULTE (1968) zitieren SCHROEDER, der bereits 1871 einen geburtstraumatisch bedingten Riß in der Synchrondrose zwischen der Squama und der Pars lateralis des Os occipitale veröffentlicht hatte. Die Squama kann mehr oder weniger gegen das Kleinhirn eingedrückt sein, was röntgenologisch leicht sichtbar gemacht werden kann. Dieses Syndrom ist heute sehr selten geworden, jedoch macht HEMSATH noch 1934 die traumatische Blutung in die hintere Schädelgrube für 48% aller kindlichen Todesfälle bei Beckenendlage, für 33% bei Zangenentbindungen und für 2,3% bei Spontangeburten verantwortlich.

Diese subduralen Blutungen der hinteren Schädelgrube (infratentoriell) sind die Folge von Zerreißungen des Tentorium cerebelli (s. vorangehendes Kapitel) oder okzipitaler Osteodiastase. Wichtig ist der Hinweis, daß diese Blutung schnell zu tödlicher Kompression des Hirnstammes führt.

γ) Auswahl aus in der Literatur mitgeteilten Serien

COBLENTZ (1940) hatte über ein zerebelläres subdurales Hämatom bei einem 2 Wochen alten Kind mit sekundärem Hydrozephalus berichtet, dessen klinische Erscheinungen sich nach einem operativen Eingriff zurückbildeten.

NELSON (1959) veröffentlichte eine Beobachtung eines subduralen Hämatoms der hinteren Schädelgrube bei einem Neugeborenen mit einem Hydrozephalus, bei dem das Hämatom evakuiert und ein Shunt angelegt wurde.

REIGH u. NELSON (1962) berichteten über ein männliches Neugeborenes mit einem subduralen Hämatom mit gleichzeitiger subarachnoidaler Blutung der hinteren Schädelgrube mit einem sekundären Hydrozephalus.

Alle der oben mitgeteilten Beobachtungen wiesen einen sekundären Hydrozephalus auf. Es ist erwähnenswert, daß auch als Folge eines ein- oder doppelseitigen subduralen Hämatoms oder von Effusionen über den Großhirnhemisphären Fälle von Hydrozephalus in der Literatur mitgeteilt werden.

GRILLES u. SHILLITO (1970) beschreiben einen Fall von Einreißen des Tentorium cerebelli mit supratentorieller Herniation des Kleinhirns mit Kompression der Kleinhirnrinde.

δ) Klinische Befunde

Bei *subduralen Blutungen* der *hinteren Schädelgrube* beginnen die Symptome normalerweise nach einem kürzeren Intervall (8,6 h) nach TAKAGI et al. (1982). Diese Autoren fanden Atemstörungen in 100%, Zyanose in 32% und Krampfanfälle in 20%. Der klinische Befund hängt von Lokalisation und Größe der Blutung ab. Körperliche Unruhe kannn oft das einzige Zeichen kleinerer Blutungen sein.

Bei massiven infratentoriell gelegenen subduralen Blutungen kann Opisthotonus, Nackensteifigkeit vorliegen, gefolgt von Pupillenerweiterung, Bradykardie, Atemstörungen und Herzstillstand. Die *Computertomographie* ist das wichtigste diagnostische Mittel.

j) Die subarachnoidale Blutung des Neugeborenen

Die *primäre subarachnoidale Blutung* besteht in einer Ansammlung von Blut im subarachnoidalen Raum, es handelt sich dabei nicht um eine Ausdehnung etwa einer subduralen oder intrazerebralen Blutung. Derartige Blutungen sind häufig bei Frühgeburten (ROBERTS 1925; RUBIN 1964; SORENSEN 1986). Es besteht eine enge Beziehung zwischen blutigem Liquor und Blutungen in der Retina (HOVIND 1986).

Die *Blutungsquelle* der *primären subarachnoidalen Blutung* ist im allgemeinen venöser Herkunft, d.h. aus Brückenvenen.

Die *wesentliche Komplikation* ist der *Hydrozephalus*. Verklebungen und Adhäsionen im Bereich der Cisterna magna und des 4. Ventrikels führen zu einer Abflußbehinderung des Liquors.

k) Das Kommotionssyndrom und die sogenannten „cerebral concussions" bei Neugeborenen und Kleinkindern

Nach einer Gewalteinwirkung auf den Kopf bei einem Kleinkind, meist infolge Sturzes, *liegt in der Regel ein klassisches Kommotionssyndrom nicht vor*, es besteht keine initiale Bewußtlosigkeit. Erst nach Minuten bis Stunden treten Schläfrigkeit, Blässe, Erbrechen und Tachykardie auf. Jetzt kann sich auch eine zunehmende Bewußtseinsstörung bis zu tiefem Koma ausbilden.

Bei der Besprechung der biomechanischen Besonderheiten des Schädels von Neugeborenen und Kleinkindern, vgl. S. 203, wurde auf dessen erhebliche Deformierbarkeit hingewiesen. Gewalteinwirkungen auf den Schädel von Neugeborenen und Kleinkindern müssen deshalb zu Schadensmustern führen, die von denen des Erwachsenen und besonders des alten Menschen mit dessen extrem rigiden und undeformierbaren Schädelkapsel sehr verschieden sind.

Geringfügige Gewalteinwirkungen sind bei Kleinkindern und Kindern ein häufiges Ereignis, etwa Stürze beim Spielen oder Anstoßen an Gegenstände. Gewöhnlich sind diese Geschehnisse ohne klinische Bedeutung und werden schnell vergessen.

SCHNITKER (1949) beschrieb ein *Syndrom einer „cerebral concussion" (etwa wohl Hirnerschütterung) bei Kindern*, das er folgendermaßen schildert:

Das Kleinkind oder Kind stürzt beim Spiel und schlägt mit der Stirn auf dem Boden auf oder stößt gegen ein anderes Objekt. Es ist für einen Augenblick benommen und es weint gewöhnlich. Dem folgt ein Periode klaren Bewußtseins von etwa 2 h Länge, während der sich das Kind in einem leichten Schockzustand befindet, manchmal besteht Erbrechen. Das Kind, dem allgemein Bettruhe verordnet wurde, verfällt in Schlaf. Während dieser Periode ist das Kind weniger aufweckbar, so daß die Eltern besorgt werden und ärztliche Hilfe in Anspruch nehmen. Wird dann das Kind von einem Arzt gesehen, der die Symptome erfährt – Gewalteinwirkung gegen den Kopf, luzides Intervall, Stupor – so denkt er an ein epidurales Hämatom, aber der neurologische Befund ist unauffällig. Der verspätet einsetzende Stupor hält etwa 3–6 h an, der sich in die Nacht fortsetzt. Das Kind wacht am nächsten Tag völlig normal ohne jegliche Beschwerden oder Befunde auf.

SCHNITKER (1949) wertete eine Serie von 11 Kindern im Alter von 21 Monaten bis 11 Jahren aus. Von Interesse ist der Hinweis, daß 6 Kinder aus der Serie von 11 Kindern solche von Ärzten waren, die wegen der möglichen Komplikationen von Schädel-Hirn-Verletzungen alarmiert wurden.

Der Unfallmechanismus bestand in einem Sturz von einem Dreirad, einer Schaukel, auf Treppen oder Anschlagen des Kopfes an einen Baum, Tisch etc. In allen Fällen erfolgte die Gewalteinwirkung gegen die Stirn oder die Schläfenregion. Es lagen Schürfwunden oder Prellungen an der Kopfhaut vor, aber keine offenen Lazerationen. Bei 6 der 11 Kinder wurden Röntgenaufnahmen des Schädels angefertigt, die sämtlich unauffällig waren. Bei 3 Kindern war eine Lumbalpunktion durchgeführt worden, die Befunde waren normal.

Im Hinblick auf den Mechanismus nimmt SCHNITKER ein leichtes Hirnödem an, das sich bis zum Hypothalamus ausbreitet. Das von DANDY (1946) postulierte Konzept eines „Sitzes des Bewußtseins" in der linken Großhirnhemisphäre, an dessen medialem Aspekt im Bereich des Ausbreitungsgebietes der linken A. cerebri ant., lehnt SCHNITKER zu Recht ab.

An anderer Stelle habe ich ausgeführt, vgl. Bd. 13/VI.A dieser Reihe, S. 361, daß der Ausdruck „concussion" vieldeutig ist. SCHNITKER führt leider nicht aus, wie er ihn auffaßt. Wird der Terminus „concussion" hier mit Hirnerschütterung oder Commotio cerebri gleichgesetzt, so ist das abzulehnen, denn es fehlen die für dieses klinische Syndrom typische Bewußtlosigkeit und Tonusverlust. In diesem Zusammenhang verweise ich auf die große Deformierbarkeit des Kopfes des Säuglings und Kleinkindes, die bei Gewalteinwirkungen mit Beschleunigung oder Verzögerung eine zu Erwachsenen verschiedene Druckverteilung ergibt, vgl. Bd. 13/VI.A dieser Reihe, S. 53.

Kommentare zu diesem Syndrom oder weitere Schilderungen konnte ich in der Literatur nicht finden, eine Auseinandersetzung mit diesen Befunden halte ich jedoch für erstrebenswert.

l) Zerreißungen des Marklagers von Säuglingen

Bei Neugeborenen und Säuglingen im Alter bis zu etwa einem Jahr bestehen typische Gehirnverletzungen in Rissen des Marklagers oder der Hirnrinde. Nachdem Säuglinge das 1. Lebensjahr erreicht haben, werden auch morphologische Veränderungen gesehen, die den Rindenprellungsherden Erwachsener gleichen. Die pathomorphologischen Alterationen bei Kindern im Alter von etwa einem bis zwei Jahren, die an Schädel-Hirn-Verletzungen sterben, zeigen Übergangsformen vom kleinkindlichen Typus der primärtraumatischen Hirnschäden, im wesentlichen aus Rissen des unreifen Gewebes bestehend, bis zu den mehr für den Erwachsenen typischen Verletzungsfolgen mit sog. Rindenprellungsherden. Nach

Vollendung des 2. Lebensjahres findet sich fast ganz ein Typus der Schädel-Hirn-Verletzung vom Erwachsenentyp.

LINDENBERG u. FREYTAG (1969) sahen bei Säuglingen bis zu 5 Monaten häufig Zerreißungen der Marksubstanz, meist im Bereich der Orbital-, der Temporallappen und den 1. und 2. frontalen Windungen. Sie fanden sich im allgemeinen bilateral, sie dehnten sich gelegentlich in die Hirnrinde oder die Ventrikelwände, oder beide aus. Blutungen in die Risse waren durchwegs sehr leicht. In der Umgebung dieses gerissenen Gewebes ließ sich nach 36 h eine astrogliöse Proliferation nachweisen, die am 3. Tag ausgeprägt war. Nach einem Monat lag ausgedehntes astrogliöses Strauchwerk vor. Diese astrogliöse Reaktion spricht dafür, daß es sich um intravitale Verletzungen gehandelt hat und nicht um Artefakte etwa bei der Herausnahme des Gehirns aus der Schädelhöhle. Die oben genannten Autoren erklären die Pathogenese dieser Verletzungen damit, daß diese durch Auseinanderreißen des weichen noch nicht myelinisierten Gewebes zustande kommen. In dem Spaltbereich fehlen Blutungen. Diese *Läsionen* sind im *Computertomogramm* beschrieben worden (ORDIA et al. 1981). Hervorzuheben ist, daß derartige Geweberisse lediglich bei Kleinkindern unterhalb der Altersgruppe von 5 Jahren vorkamen. Man hat theoretisiert, daß die weiche Beschaffenheit des noch nicht myelinisierten Gehirns bei der Entstehung dieser Geweberisse eine Rolle spielt. Die ausgeprägte Deformierbarkeit des Schädels des Säuglings und Kleinkindes in dieser Altersgruppe spielt wohl ebenfalls mit.

m) Traumatische Hirnstammschäden als Folge von Geburtsverletzungen

Traumatische Hirnstammschäden als Folge von *Geburtsverletzungen* wurden von einigen Autoren als Folge *längsgerichteter Streß- und Zugwirkung* erklärt, ähnlich wie die des Rückenmarks (CROTHERS 1923; EHRENFEST 1931; FÖDERL 1931).

HOLLAND (1922) versuchte, die Hirnstammverletzungen durch Kompression zu erklären, bedingt durch Kompression des supratentoriellen Raumes, der zu einer Reduzierung des infratentoriellen Raumes führe; dabei werde das Gewebe in das Foramen occipitale magnum gepreßt.

n) Schäden an den Temporallappen, die auf eine angebliche Verformung des kindlichen Kopfes bei der Geburt zurückgeführt werden

EARL et al. (1953) hatten über einen Dauerschaden in den Temporallappen bei Neugeborenen berichtet, Befunde, die in der geschilderten Form keineswegs gesichert sind. Die Autoren hatten eine *relative Gliose der Temporallappen* (*„incisural sclerosis"*) infolge *Verformung des kindlichen Kopfes (*„moulding"*) während des Geburtsvorganges* beschrieben. Ihre Befunde basierten auf dem Vorliegen von astrozytärer Gliazellproliferation in den Temporallappen bei 157 Patienten mit einer Temporallappenepilepsie, bei denen während eines neurochirurgischen Eingriffes Gewebeproben entfernt worden waren. Fünfundzwanzig dieser Patienten hatten in der Vorgeschichte Angaben über schwierige Geburten.

Die gleichen Autoren berichteten auch über Versuche, bei denen die Köpfe totgeborener Kinder mit Gummibändern fest umschnürt worden waren, die dann gefroren und geschnitten wurden; die Gehirne zeigten angeblich Schnürfurchenbildungen am Uncus gyri hippocampi. Mit Recht hat FRIEDE (1989) darauf verwiesen – es ist ihm voll zuzustimmen –, daß dieses sog. „Modell" ignoriert, daß der gesamte kindliche Körper dem intrauterinen Druck ausgesetzt ist, wenn der Kopf des Kindes in den Geburtskanal eintritt. Die Parenchymschäden des Temporallappens, im Sinne der „incisural sclerosis" wurden bei

Autopsien nicht gesehen, es sei denn sie wurden als eine postkonvulsive Sklerose der Ammonshornformation oder eine Gliose bei Bestehen einer Temporallappenepilepsie gedeutet. Man kann FRIEDE (1989) durchaus zustimmen, wenn er urteilt: „One may conclude that evidence for the production of permanent cerebral damage by intrapartum herniation of cerebral tissue is still inconvincing. There is also reason to believe that cerebral herniations from increased intracranial pressure are generally less severe in infants than in children or adults".

o) Intrazerebrale Blutungen als Folge von Rissen von zerebralen Venen

Von besonderer Bedeutung bei der Entstehung von geburtstraumatischen Schäden ist das venöse zerebrale Abflußsystem. Diese Venen, die das venöse Blut in die Gehirnsinus ableiten, sind kurze dünne Gefäße, die auf Überstreckung leicht reißen. Der venöse Abfluß aus dem Plexus chorioideus fließt in die große Vene von Galen ab, die sich mit dem Sinus sagittalis inf. vereinigt.

p) Folgen von Asphyxien

Ein *anderer Mechanismus*, der zu *Hirnschäden führt*, besteht in *Asphyxie*, die zu Schäden an den Nervenzellen als Folge von Sauerstoffmangel führt, die wiederum das Ausmaß der aus anderen Ursachen vorhandenen Blutungen vergrößern. Anoxie hat darüber hinaus eine Wirkung auf das Atemzentrum, damit ergeben sich weitere Störungen der Atemfunktionen. Man kann feststellen, daß Anoxie traumatische Hirnschäden verschlimmert und daß traumatische Gehirnschäden eine bestehende Anoxie verschlechtern.

q) Subependymäre und intraventrikuläre Blutungen

α) Einführung

Subependymäre Blutungen bei *unreifen* und *reifen Neugeborenen* veröffentlichten ROSS u. DIMMETTE (1965), LEECH u. KOHNEN (1974).

Intraventrikuläre Blutungen bei *unreifen* und *reifen Neugeborenen* beschrieben ROHRBACH (1953), JEAN (1958), LARROCHE (1964, 1979), ROSS u. DIMMETTE (1965), SÖRENSEN (1966), FEDRICK u. BUTLER (1970), LEECH u. KOHNEN (1974), PEVSNER et al. (1976), DONAT et al. (1978), PAPILE et al. (1978, 1979, 1980), VOLPE (1978, 1981), PALMA et al. (1979), SHINNAR et al. (1982), HELLMANN u. VANNUCCI (1982), LACOY u. TERPLAN (1982).

Bei *subependymären* und *intraventrikulären Blutungen* spielen neben dem mechanischen Trauma auch hypoxisch-ischämische Prozesse mit (HOVIND et al. 1967; COLE et al. 1974; AHMANN et al. 1980). Vor Einführung der Computertomographie wurden diese Blutungen lediglich bei Autopsien diagnostiziert (JEAN 1958).

β) Auswahl aus in der Literatur mitgeteilten Kasuistiken

ROHRBACH (1953) wertete eine Serie von 402 Sektionen von Föten, Frühgeburten und reifen Neugeborenen aus, die sich aufschlüsseln in 250 Föten von 20–34 cm Länge, 100 Frühgeburten von 35–47 cm Länge sowie 52 reife Neugeborene.

Tabelle 40. Gesamtüberblick über die Sektionsbefunde (Aus ROHRBACH 1953)

	Gesamtzahl: 402		
	Föten 250 in %	Frühgeburten 100 in %	Neugeborene 52 in %
Intrakranielle Blutungen	31,2	44,0	14,0
Ventrikelblutung	17,6	16,0	–
Tentoriumriß	0,8	6,0	5,7
Hirnsubstanzblutung	4,8	5,0	5,7
Subdurale Blutung	6,8	17,0	3,8
Subpiale Blutung	8,0	14,0	7,6
Epidurale Blutung	0,8	–	1,9
Blutung in hintere Schädelgrube	3,6	4,0	1,9
Subpleurale Blutung	4,8	19,0	25,0
Subendokardiale Blutung	1,6	6,0	–
Subepikardiale Blutung	9,6	30,0	36,5
Nebennierenblutung	2,8	3,0	1,9
Thymusblutung	4,5	9,0	13,4
Subkapsuläres Leberhämatom	10,0	13,0	5,7
Mit Blutung in die Bauchhöhle	4,5	5,0	3,8
Mißbildungen	2,0	6,0	11,4

Während bei reifen Kindern und Frühgeburten Hirnventrikelblutungen bekannt sind, war der Autor überrascht, daß bei routinemäßig durchgeführten Sektionen der Früchte von 20–34 cm Länge 44 von diesen = 17,6% eine Gehirnventrikelblutung aufwiesen. Diese war meist auf die Seitenventrikel beschränkt, jedoch waren häufig auch der 3. und 4. Ventrikel mit betroffen. Das Blut war meist locker geronnen oder auch flüssig.

Im gleichen Prozentsatz wie die oben genannten Föten wiesen auch die Frühgeburten von 35–47 cm Länge eine Gehirnventrikelblutung auf, nämlich in 16% der Fälle. Auffallend ist, daß von den 52 zur Obduktion gekommenen, reifen Neugeborenen bei keinem eine Hirnventrikelblutung gefunden wurde. Als wichtige Beobachtung hob der Autor hervor, daß von den insgesamt 60 Föten und Frühgeborenen mit Ventrikelblutungen, 34 = 56,6% diese als alleinigen pathologischen Befund bei der Sektion aufwiesen.

Ein Tentoriumriß konnte der Autor nur 11mal = 2,7% beobachten, in keinem Fall bestand gleichzeitig eine Hirnventrikelblutung.

Einen Gesamtüberblick über die Sektionsbefunde gibt Tabelle 40.

ROHRBACH sieht als häufigste Ursache der intrakraniellen Blutungen eine venöse Rückstauung des Blutes in die venösen Hirnsinus und deren Venenverzweigungen an, die er als Folge einer intrauterinen Asphyxie, meist bedingt durch die pausenlose Wehenfolge, Nabelschnurkomplikationen und Placenta praevia ansieht.

γ) Pathogenese

Die *Pathogenese* dieser *subependymär-intraventrikulären Blutungen* ist heute besser verstanden. Die reichlich vorhandenen Kapillaren und Venen in der subependymär gelegenen Matrix reißen leicht ein. Bei Neugeborenen mit einer Gestationsperiode von weniger als 28 Wochen findet sich der Ursprung der subependymären Blutungen etwas unterhalb des Caput des Nucleus caudatus und Thalamus. Nach der 32. Woche sind derartige Blutungen relativ selten (SÖRENSEN 1966; HOVIND 1986). Dagegen kommen mit zunehmendem Gestationsalter Blutungen in Großhirnrinde und -mark häufiger vor.

Man nimmt heute an, daß ein plötzlicher Anstieg des arteriellen Blutdruckes zu Einrissen der zarten Kapillaren in der subependymären Matrix führt (HARCKE et al. 1972; LOU et al. 1979; HILL u. VOLPE 1981; FRIIS-HANSEN 1985).

Etwa 50% aller Neugeborenen mit einer Gestationsperiode von weniger als 30 Wochen haben eine intrazerebrale Blutung (DEONNA et al. 1975). Die Blutung erfolgt bei etwa 80% der Neugeborenen innerhalb der ersten 72 h nach der Geburt (HOVING 1986).

Eine *häufige Komplikation* ist ein *posthämorrhagischer Hydrozephalus* (LORBER u. BHAT 1974; KOROBKIN 1975; WISE u. BALLARD 1976; KRISCHNAMOORTHY et al. 1979; MENT et al. 1984).

r) Intrazerebrale Verletzungen

Posttraumatische intrazerebrale Hämatome sind bei *Kleinkindern* seltener als bei älteren Patienten. Gliedert man die intrazerebralen Blutungen von Frühgeburten aus – man sollte das auch wegen der unterschiedlichen Mechanogenese tun – so sind sie noch seltener. Die posttraumatischen intrazerebellären Blutungen scheinen relativ häufiger zu sein als die intrazerebralen.

Eine Serie von 53 Fällen von *intrazerebralen Blutungen* bei *Tot-* und *Neugeborenen* wurde von HEMSATH u. CANAVAN (1932) veröffentlicht. Weitere Beobachtungen von *intrazerebralen Blutungen* stammen von EAST (1927), NOCCIOLI (1968), OTTO (1983), SHANKARAN (1983).

s) Intrazerebelläre Blutungen

Intrazerebelläre Blutungen kommen bei Frühgeburten relativ häufig vor. Man nimmt an, daß die subependymären Matrixblutungen der Großhirnhemisphären nach Ventrikeleinbruch sich in den 4. Ventrikel und von dort in das Kleinhirn ausdehnen. Hier sind aber weitere klärende neuropathologische Untersuchungen notwendig. Die *klinische Diagnose* erfolgt mit Hilfe der *Computertomographie*.

t) Traumatischer thrombotischer Verschluß der A. carotis interna

KAK u. GORDON (1972) teilten die Kasuistik eines 17 Monate alten weiblichen Kleinkindes mit, das nach einer Gewalteinwirkung gegen den Kopf bei einem Straßenverkehrsunfall einen thrombotischen Verschluß der A. carotis int. aufwies. Es lagen ein linksseitiges präorbitales Hämatom und Hautabschürfungen an der Vorderwand des Thorax vor. Röntgenaufnahmen des Schädels und Thorax zeigten keine Frakturen.

Das Kleinkind hatte eine rechtsseitige Halbseitenlähmung und war benommen und stumm. Die physiologischen Eigenreflexe waren rechtsseitig erhöht. Eine linksseitige Arteriographie der A. carotis 20 Tage nach dem Unfall zeigte einen vollständigen Verschluß der A. carotis int.

u) Hirntod bei Neugeborenen und im frühen Kindesalter

Über *Hirntod* bei *Neugeborenen* und im *frühen Kindesalter* berichtete MÜLLER (1973).

v) Die zerebrale Diplegie (zerebrale Kinderlähmung), Morbus Little

WILLIAM JOHN LITTLE vertrat 1843 die Ansicht, daß *zerebrale Diplegie* bei *Kindern* die *Folge* einer *Geburtsverletzung* ist. GOWERS (1888) bestätigte die Vorstellung von LITTLE über die *zerebrale Kinderlähmung*. Seine mitgeteilten Beobachtungen hatten die folgenden Gemeinsamkeiten: Erstgeburt, Asphyxie, komplizierte (Beckenlagen-)Geburten. Nach Angaben von ROBERTS (1925) war das Auftreten von intrakraniellen Blutungen direkt proportional zur Zahl der pathologischen Wehen. SALOMONSEN (1928) hob hervor, daß sogar eine normale Geburt ein Trauma für das Kind sei: „The traumatic effects of labor upon the brain give rise to demonstrable lesions in such a large proportion of cases that it attains the character of a physical law." EHRENFEST (1931), dem wir eine umfassende Monographie verdanken, fand Nystagmus bei 35% von normal geborenen Kindern und Blutungen in der Retina bei 12%. Er vertrat die Meinung, daß diese Befunde für physiologische Geburtsverletzungen („physiological birth injuries") sprächen.

w) Verletzungen der V. cerebri magna während der Geburt

Während einer Geburt kann es durch *Druckwirkung auf den kindlichen Kopf* zu einer *Zerrung der dünnwandigen V. cerebri magna* kommen, die *infolge Überstreckung reißt*.

Das Gefäß verläuft zwischen Epiphyse und Corpus callosum in einer S-förmigen Krümmung um das Splenium des Corpus callosum und überbrückt die Cisterna venae magnae bis zur Einmündung in den Sinus rectus.

SCHMITT u. SANDER (1981) schreiben mit Recht, daß das Vena magna Galeni-System (V. cerebri magna, Vv. cerebri parvae sive int., Vv. basales Rosenthal, Vv. terminales) ein in der Neuropathologie und Neurotraumatologie wenig beachtetes Gebiet ist. Es ist den Autoren zuzustimmen, daß über natürliche Erkrankungen der erwähnten Gefäße in der Literatur kaum etwas bekannt ist und über Verletzungen nur im Zusammenhang mit der Geburtstraumatologie etwas zu finden ist (GOERTTLER u. DRAISBACH 1963; MÜLLER 1973).

Über *Blutungen* im *Gebiet der V. terminalis* berichteten RUCKENSTEINER u. ZÖLLNER (1929).

x) Einfluß von Vakuumextraktion bei der Geburt auf Zahl und Schwere der Verletzungen

Die Frage, ob Vakuumextraktion bei der Geburt Zahl und Schwere der Verletzungen des Neugeborenen günstig oder gegenteilig beeinflußt hat, kann nicht entschieden werden, da keine überzeugenden vergleichenden Serien vorliegen.

γ) Verletzungen der A. vertebralis

Eine beachtliche Zahl von *Verletzungen* der *A. vertebralis* bei *verstorbenen Neugeborenen* wurde von HUTCHINSON u. YATES (1956) sowie YATES (1959) gefunden. YATES (1962) fand bei 42 von 150 Gestorbenen *intramurale Blutungen* in *einer* oder *beiden Vertebralarterien* und einmal eine *frische Thrombose*.

z) Verletzungen der Wirbelsäule und des Rückenmarks

Die Verletzungen der Wirbelsäule und des Rückenmarks werden in Bd. 13/VII dieser Reihe, S. 350, beschrieben.

5. Stürze von Säuglingen aus dem Bett, vom Arm, Wickeltisch oder aus dem Kinderwagen

Stürze von Säuglingen aus dem Bett, vom Arm, Wickeltisch oder aus dem Kinderwagen sind relativ häufige Ereignisse. Man kann wohl davon ausgehen, daß es kaum einen Säugling gibt, der nicht zumindest einmal auf diese Weise aus „*geringer Höhe*" gestürzt ist.

Über Folgen von *Stürzen* im *Säuglingsalter* berichteten HOLCZABEK et al. (1972).

Das Ausmaß der posttraumatischen Schäden braucht nicht immer eine logische Folge der erlittenen Gewalteinwirkung zu sein. Ein Kind, das beispielsweise aus einem Fenster im ersten Stockwerk fällt, kann vielleicht nur geringgradig benommen sein, während ein Kleinkind, das vom Sofa auf den mit einem Teppich bedeckten Fußboden fällt, eine massive intrakranielle Blutung davontragen kann.

Im Neugeborenen- und Kleinkindesalter ist der Schädelknochen viel deformierbarer als im Erwachsenenalter. Die Suturen des Schädels und die Fontanellen sind noch nicht geschlossen.

Schädelknochen und Gehirn des Neugeborenen und Kleinkindes unterscheiden sich vom Erwachsenen also durch: (1) *Verschiedene Größenmaße* der *anatomischen Strukturen* und (2) *verschiedene Materialeigenschaften* der *Gewebe*. Von der Analyse der Biomechanik her läßt sich bereits ableiten, daß sich die gedeckten Schädel-Hirn-Verletzungen von denen der Erwachsenen erheblich unterscheiden müssen, und der Vergleich der Schadensmuster beider Gruppen bestätigt das ganz eindeutig.

Der Schädel kann häufig Frakturen zeigen, ohne daß eine Verletzung des Gehirns selbst besteht. Jedoch ist andererseits die Zahl der Patienten mit schweren Hirnverletzungen, die auch Schädelfrakturen aufweisen, groß. Es kann jedoch auch eine schwere Hirnverletzung vorliegen ohne jegliche Beteiligung des Schädelknochens.

Frakturen des Schädels des Säuglings nach Stürzen aus niedriger Höhe scheinen häufiger vorzukommen als bisher angenommen wurde (HOLCZABEK et al. 1972; SÖLCH u. SCHICKEDANZ 1976; KOTLAREK et al. 1978; FRANZEN-WOBBE 1983; WEBER 1984).

6. Differentialdiagnose gegenüber „Kindesmißhandlung"

Die wohl *schwierigste Differentialdiagnose* besteht im *Hinblick auf „Kindes-mißhandlung"*. Dabei spielen die Begleitverletzungen sowie die Tatumstände eine bedeutsame Rolle (HABERDA 1911; SCHULTZE 1929; MANZKE u. ROHWEDDER 1967; STAAK et al. 1967; HOLCZABEK et al. 1972; TRUBE-BECKER 1982; ENGELS 1983 u. a.).

7. Postmortale Sturzversuche

In Fortführung früherer experimenteller, postmortaler Schädelbruchverletzungen von Säuglingen nach Stürzen aus 82 cm Höhe *(Wickeltischhöhe)* führte WEBER (1984) weitere Sturzversuche im freien Fall, ohne „vis a tergo" aus, so daß Ergebnisse von 50 Fällen vorliegen.

Bei diesen Versuchen schlugen der Körper in horizontaler Position und der Schädel im parietookzipitalen Bereich gleichzeitig auf. Der Aufschlag erfolgte in je 5 simulierten Sturzvorgängen auf Stein-Kachel-Boden (A), Teppichboden (B) und Linol-Schaumstoff (C). Bei weiteren 10 Versuchen erfolgte der Aufschlag auf eine 2 cm dicke Schaumstoffmatte (D), sowie in 25 Versuchen auf eine zweifach gefaltete, insgesamt etwa 8 cm dicke Kamelhaardecke (E). Zur Befunderhebung erfolgte: (1) Die anschließende Obduktion, (2) Dickenmessungen des Kalottenknochens entlang der Bruchspalten und (3) die Diaphanie der Kalotten nach mechanischer Entfernung des Periosts und der Dura mater.

Bei den *Stürzen auf Stein-Kachelboden, Teppichboden* oder *Linol-Schaumstoff* wurden in allen Fällen postmortale Kalottenfrakturen beobachtet. Daraus zog WEBER den Schluß, daß nach Sturzvorgängen *grundsätzlich* nicht die Annahme der Unversehrtheit des Säuglingsschädels berechtigt sei.

Bei den 35 *Sturzvorgängen* auf *weich gepolsterten Untergrund* (Schaumstoffmatte, Kamelhaardecke) kamen in 5 Fällen im Os parietale lokalisierte Frakturen vor. Von den 10 Sturzversuchen auf die dicke Schaumstoffmatte wurde nur in einem Fall eine Kalottenfraktur beobachtet. Nach den 25 *Sturzversuchen* auf die *zweifach gefaltete, ca. 8 cm dicke Kamelhaardecke* waren in 4 Fällen Biegungsfrakturen (Zelloloid-, Linienfrakturen) festzustellen.

Die *Dicke des Kalottenknochens* entlang der Frakturspalten schwankte zwischen 0,1 und 0,4 mm. Bei der *Diaphanie* zeigte sich, daß sich die Frakturen dieser Fälle jeweils in papierdünnen Knochenarealen, d. h. in den hellen, durchscheinenden Anteilen befanden. *Die streifig-bogenförmigen hinteren Anteile des Os parietale sind auch im fortgeschrittenen Säuglingsalter als Prädilektionsstellen für Frakturen nach Stürzen aus geringer Höhe anzusehen.*

WEBER (1984) hob besonders hervor, daß die Fragilität des Säuglingsschädels nach Stürzen sich nicht ohne weiteres von den Erkenntnissen ableiten läßt, die an Schädeln erwachsener Personen gewonnen wurden. Im Unterschied zum Schädel des älteren Kleinkindes bzw. des Erwachsenen sind die 5 dünnwandigen Knochenschuppen der Säuglingskalotte in ausgedehnten Bereichen ohne Diploe und somit einschichtige Deckknochen, zudem peripher an den Suturen und Fontanellen teilweise breitstreifig bindegewebig miteinander verbunden.

Es war schon PANNING (1940) aufgefallen, daß bei mechanischer Gewalteinwirkung jede Knochenschuppe für sich allein reagiert. In gewissen Grenzen erschöpfen sich die

Stoßenergien in lokal umschriebenen Anteilen des Schädeldaches (SELLIER u. UNTERHARN-SCHEIDT 1963; SELLIER 1968, 1970).

Das Alter der 45 männlichen Säuglinge lag zwischen 2,3–3,4 Monaten. In diesem Alter können Säuglinge, worauf WEBER hinwies, bereits selbständig, etwa durch Körperdrehung, ihre Lage verändern. WEBER (1984) zieht daraus den folgenden Schluß: „Man muß nach den vorliegenden Untersuchungsergebnissen die Überzeugung gewinnen, daß die sowohl von Laien als auch von Ärzten „bagatellisierten" Stürze von Säuglingen aus niedriger Höhe ursächlich für neuropsychiatrische Folgezustände sein können, die bisher vordergründig als *genuin* bezeichnet werden."

Ob jeweils mit diesen Schädelfrakturen nach solchen Stürzen eine Hirnverletzung entsteht, konnte in diesen postmortalen Studien nicht nachvollzogen werden.

WEBER (1984) empfiehlt, daß in jedem Fall eines Sturzes aus niedriger Höhe eingehende diagnostische Untersuchungen rechtzeitig eingeleitet werden müssen (SCHYDLO u. GLEISS 1971; HOLCZABEK et al. 1972; HERBICH et al. 1973; SÖLCH u. SCHICKEDANZ 1976; STARKE u. STRAUBE 1982; STARKE u. STRUGALLA 1983).

Sicher ist WEBER (1984) zuzustimmen, wenn er schreibt, daß in der bisherigen Literatur bei experimentellen Modellversuchen die Inhomogenität der Kalottenschuppen des Säuglingsschädels unberücksichtigt gelassen wurde (HABERDA 1911; FRITZ STRASSMANN 1925; GEORG STRASSMANN 1927; PANNING 1939, 1940; SELLIER 1971; LINDGREN 1966; VON ESSEN 1972).

Die von WEBER vorgelegten Untersuchungsergebnisse zeigen, daß für die Fragilität des Säuglingsschädels Prädilektionsstellen in den einschichtigen Deckknochenteilen des Os parietale bestehen.

VII. „Sudden Infant Death Syndrome" (SIDS)

Im Rahmen von histologischen Untersuchungen wurden von MISSLIWETZ et al. (1986) in 7 von 15 Fällen von „*sudden infant death syndrome*" (SIDS) eine massive fettige Metamorphose der Gliazellen des periventrikulären frontalen Marklagers vorgefunden. Eine Kontrollgruppe von 6 Kleinkindern, die infolge eines anderen natürlichen oder gewaltsamen Todes gestorben waren, wies in keinem Fall diese morphologischen Veränderungen auf. Dünnschichtchromatographische Analysen der beim SIDS in den Gliazellen gespeicherten Lipide ergab einen hohen Anteil von Cholesterinestern. Die fettige Gliametamorphose wird als morphologisches Substrat einer geringgradigen Schädigung unterschiedlicher Ätiologie der metabolisch besonders aktiven, noch unreifen Gliazellen der periventrikulären Marksubstanz in Erwägung gezogen. Weitere Serien sind notwendig, um diese interessanten Befunde zu sichern.

VIII. Schwere und tödliche Verletzungen bei Neugeborenen und Säuglingen, die von anderen Kleinkindern und Kindern verletzt wurden

ADELSON (1972) beschrieb 5 Beobachtungen von tödlichen Schädel-Hirn-Verletzungen bei Säuglingen im Alter von 7 Wochen bis 8 Monate, die von anderen Kleinkindern und Kindern im Alter von 2 ½ bis zu 8 Jahren verletzt worden waren. Vier der 5 Kinder hatten Lazerationen der Dura mater mit Austritt von Hirngewebe. Diese Verletzungen waren die Folge von stumpfer Gewalt mit Spielzeugen gegen den Kopf, oder einfaches Umstoßen auf den Boden. In einem Fall war ein 6 Monate altes Mädchen von ihrem retardierten 6jährigen Bruder aus dem Kinderbett gestoßen worden und schlug auf dem Boden auf.

Die *Gewebeschäden* müssen *differentialdiagnostisch* von solchen nach *akzidentellem Herausfallen aus dem Bett abgegrenzt werden* (HELFER et al. 1977).

IX. Perinatale Hirnschäden

1. Einführung

Die *perinatale Periode* wird gewöhnlich von der *30. Gestationswoche* bis *zum Ende des 1. Lebensmonats* definiert. *Hirnschäden*, die in *dieser Periode entstanden sind*, werden daher als *perinatale bezeichnet*. Klinisch bieten diese Prozesse das Bild einer Entwicklungsstörung als Folge eines Geburtsschadens.

Über *perinatale Hirnschäden* wurde von REINHOLD u. GEORGIADES (1972), DEONNA et al. (1975), PAPE u. WIGGLESWORTH (1979), BROCKERHOFF et al. (1981), ROSKE (1982), FRIIS-HANSEN (1985) berichtet.

Die *perinatalen Hirnschäden* können in (1) *mechanisch-traumatisch* und in (2) *asphyktisch-zirkulatorisch* verursachte *Läsionen* gegliedert werden.

FRIEDE hob 1983 hervor, daß diese Läsionen nach morphologischen Gesichtspunkten recht klar zu klassifizieren sind; ich folge seiner Einteilung:

(1) *Mechanisch-traumatische Läsionen* bestehen in solchen Läsionen, die durch *äußere Gewalteinwirkung* auf den *Fötus im Uterus, während* des *Geburtsvorganges* und auf den *Säugling im 1. Lebensmonat* entstanden sind. Sie bestehen in Frakturen des Schädels, Lazerationen der Duraduplikaturen des Schädels, wie Falx cerebri und Tentorium cerebelli, partiellen oder vollständigen Durchtrennungen des Rückenmarks, Läsionen des Plexus brachialis u.a. Diese Schäden finden sich im allgemeinen bei reifgeborenen Säuglingen.

(2) *Asphyktisch-zirkulatorische Läsionen* haben eine *komplizierte Pathogenese*, es müssen mehrere Schädigungsfaktoren zusammen vorliegen. FRIEDE (1983) hat mit Recht hervorgehoben, daß die perinatale Periode mit einer Periode progressiver Ausreifung des Zentralnervensystems zusammenfällt und daß nicht alle Regionen des Gehirns zu einem gegebenen Zeitraum gleichwertig in bezug auf ihre Auswertungen des Energiestoffwechsels (Sauerstoffbedarf) oder bezüglich des Fortschrittes der morphologischen Differenzierung, z.B. der Markreifung, oder

selbst bezüglich des Abschlusses der Zellteilung nervöser Elemente sind. Daher hat nicht jede Region in jedem Entwicklungsstadium denselben Grad der Vulnerabilität gegen eine gegebene schädigende Noxe. FRIEDE (1983) hat die Arten der perinatalen Hirnschäden dargestellt, wobei subtile Unterschiede der Pathophysiologie mit dem Läsionstyp in Beziehung gesetzt wurden.

Die *Trennung von mechanischen und hypoxämisch bedingten Läsionen bei Neugeborenen ist nicht immer möglich* (REDDEMANN u. SEIDLITZ 1974). Letztere stehen nach Angaben der genannten Autoren mit 90 % eindeutig im Vordergrund. Dieser Prozentsatz scheint zu hoch gegriffen.

Auf die *Lokalisation der intrazerebralen Blutungen im Abflußgebiet der inneren Hirnvenen* wurde besonders von SCHWARTZ (1921, 1928) aufmerksam gemacht. Die genannten Blutungen liegen in der fötalen Keimschicht in den Wandungen der Seitenventrikel (subependymäres Keimlager). Hier vereinigen sich die Äste der V. thalamostriata. In diesem Bereich finden sich etwa ⅔ der Blutungen. Diese Blutungen können sich entweder in das Marklager des Großhirns ausdehnen oder in den Seitenventrikel einbrechen. Der Sauerstoffmangel während des Geburtsvorganges wird als entscheidender Faktor bei der Entstehung dieser Blutungen angesehen.

Frakturen des Schädelknochens können mit *epiduralen Hämatomen* einhergehen. Es kann sich bei den Frakturen um Längsimpressionen oder solchen der Schädelbasis handeln.

Lazerationen des Tentorium cerebelli sind die Folge der mechanisch bedingten Verformung des kindlichen Schädels während der Geburt. Dabei können Risse eines Sinus mit ausgedehnten venösen Blutungen auftreten, die sich etwa in der Cisterna ambiens oder der hinteren Schädelgrube finden. Als Folge von Rissen des Tentoriums können sich große subdurale Hämatome entwickeln.

Lazerationen der Falx cerebri sind ebenfalls Folge von Schädeldeformationen bei der Geburt. FRIEDE (1983) verwies darauf, daß sie nicht mit einer physiologischen Fenestration der Falx oder mit den bei Frühgeborenen sehr häufig *intrafalzinen Petechien*, welche ohne Lazerationen auftreten, verwechselt werden.

Zerreißungen der Wirbelsäule, häufig im Zervikalbereich, ist die Folge von extremer Zerrung in der Längsachse, oder durch Rotation etwa bei Zangenanwendungen oder Wendungen, oder Hyperextension bei Schädellage. Es können *partielle* oder *totale Durchtrennungen des Rückenmarks* vorkommen, besonders bei *Steißlage*. Das Rückenmark kann weiterhin durch Blutungen und Hämatome der Rückenmarkshäute komprimiert werden. Hinsichtlich Einzelheiten verweise ich auf Bd. 13/VII dieser Reihe, S. 84; der die traumatischen Schäden der Wirbelsäule und des Rückenmarks behandelt.

Zusammenfassende Darstellungen über die *perinatalen Schäden* gab FRIEDE (1976, 1989), auf die ich verweise (Abb. 119). Es kann nicht eindringlich genug empfohlen werden die klassische Darstellung von FRIEDE (1989) zu Rate zu ziehen.

2. Intrakranielle Blutungen bei asphyktischen Frühgeborenen

Die weiter oben genannten Blutungen sind typisch für reife Neugeborene. Die im folgenden dargestellten Blutungen sind typisch für Frühgeburten, sie nehmen mit fortschreitender Reife ab. Beide Blutungstypen unterscheiden sich demnach

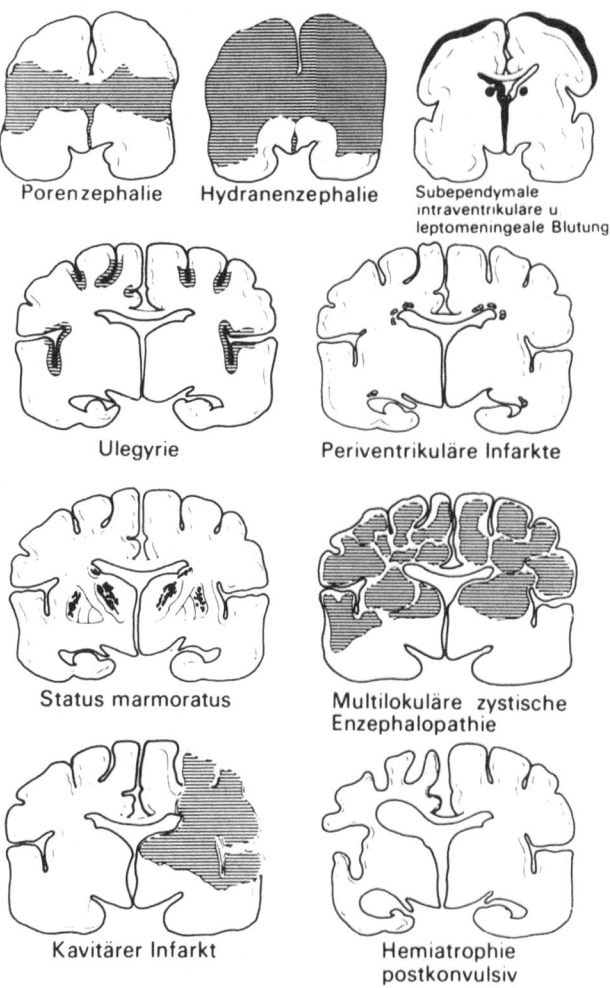

Abb. 119. Arten der perinatalen Hirnschäden. (Aus FRIEDE 1983)

hinsichtlich ihrer Ätiologie und morphologischen Besonderheiten. Die letztgenannten pathomorphologischen Alterationen wurden auch als *„asphyktische"* *Blutungen* bezeichnet, sie sind ein typischer und fast regelmäßiger Befund bei der Autopsie von Frühgeborenen (SCHWARTZ 1921; LARROCHE 1964; ROSS u. DIMMETTE 1965).

Bevorzugte Lokalisationen dieser Blutungen sind die *Wandungen der Seitenventrikel*, sie *gehen meist von der V. terminalis aus*. Die zunächst perivaskulären subependymär gelegenen Blutungen durchbrechen das Ependym und dringen in die Seitenventrikel ein, die sie schließlich austamponieren. *Andere Lokalisationen für solche Blutungen* sind der *Plexus chorioideus der Seitenventrikel;* sie können subarachnoidal und subpial über den Großhirnhemisphären oder in der Kleinhirnrinde liegen.

Die im vorhergehenden genannten Blutungen können durchaus bereits intrauterin auftreten, sie treten jedoch in der Regel Stunden bis Tage nach der Geburt auf. Die Mehrzahl dieser Läsionen führt zum Tode.

Die intraventrikulär gelegene Blutung dehnt sich innerhalb von einigen Tagen in die basalen Zisternen aus, die posthämorrhagische leptomeningeale Fibrose führt im Organisationsstadium zu einem Hydrozephalus (LORBER u. BASSI 1965; LARROCHE 1972).

3. Ulegyrien

Unter dem von BRESLER 1899 geprägten Begriff *Ulegyrie* versteht man Läsionen der Großhirnrinde in den Windungstälern, während die Windungskuppen relativ oder völlig unbeteiligt sind. An Stelle der zerstörten Hirnrinde, auch auf das subkortikale Marklager übergreifend, findet sich eine gliöse Narbe. Bei stärkerer Ausprägung des Prozesses kann die gesamte Großhirnrinde, sowohl Windungskuppen als auch -täler, ausgedehnte Narbenformationen aufweisen. Bei *starker Ausdehnung dieses Gewebeschadens* liegt daher eine *völlige Verödung großer Rindenanteile* vor. Man spricht dann von einer *lobären Sklerose. Die ulegyrischen Läsionen sind die Folge von ischämisch-anoxischen Prozessen bei Säuglingen.*

4. Status marmoratus

Unter einem *Status marmoratus* versteht man *Narben* in den *Stammganglien;* sie finden sich in der Mehrzahl in *Nucleus caudatus* und *Putamen, weniger häufig im Thalamus.* Die genannten Narben sind hypermyelinisiert. Die befallenen Gebiete zeigen Schrumpfungen. Kommen diese Läsionen in den Stammganglien multipel vor, so präsentieren sich die miteinander konfluierenden Narben mit den myelinisierten Fasern makroskopisch als *marmorierte Zonen. Die feingewebliche Untersuchung* zeigt *fibrilläre Gliose* mit *miteinander verflochtenen Markfasern,* die die Narbengebiete in allen Richtungen durchdringen. *Vereinzelte verkalkte Nervenzellen* sind sichtbar. Der genannte Prozeß weist auf eine perinatale bzw. frühkindliche Entstehung hin. *Status marmoratus und Ulegyrien können gemeinsam vorkommen.*

5. Porenzephalien

Die Abbauvorgänge am unreifen ZNS laufen außerordentlich schnell und gründlich ab. Die verletzte Zone wird nekrotisch und verflüßigt sich innerhalb weniger Tage. Es entsteht ein zystischer Defekt der ohne wesentliche gliöse oder mesodermale Reaktion gegenüber dem umgebenden intakten Gewebe getrennt ist. Das Endstadium stellt eine *Porenzephalie* dar (SPATZ 1920, 1921).

Bei den *Porenzephalien* handelt es sich nicht um typische perinatale Schäden, sie entstehen vorwiegend pränatal, intrauterin. Es sind sog. *enzephaloklastische Läsionen.* Porenzephalie bezeichnet einen *Defekt des Großhirns,* der die *gesamte Hemisphäre befallen* hat und eine *Kommunikation mit der Oberfläche eingegangen* ist. Es handelt sich hier um den *Residual- oder Endzustand vieler ätiologisch unterschiedlicher Prozesse.* Es kann auch eine Kommunikation zwischen dem

Ventrikelsystem und den äußeren Liquorräumen bestehen. Hervorzuheben ist, daß die Randgebiete der zystischen Defekte glattwandig sind und keine gliösen Narben zeigen, im Gegensatz zu später entstandenen Läsionen. Eine bevorzugte Lokalisation liegt im Ausbreitungsgebiet der A. cerebri med. Auch in den umgebenden Randgebieten ist die Großhirnrinde verändert, oft finden sich *Polymikrogyrien*, eine *Rinde mit abnormer Faltung und gestörter Schichtung*.

Ätiologisch handelt es sich um Folgen fötaler Minderdurchblutung oder Gefäßverschlüsse im Ausbreitungsgebiet der A. carotis.

6. Hydranenzephalie

Unter einer *Hydranenzephalie* versteht man eine *Einschmelzung der Großhirnhemisphären*, die nur noch aus einer *membranumgebenden flüssigkeitsgefüllten Blase* bestehen. Diese Gewebsläsionen finden sich bilateral. Die Ventrikelwände sind eingeschmolzen, mehr resistentere Anteile der Großhirnbasis bleiben erhalten, die Stammganglien sind abgeplattet und deformiert. Die Bulbi und intraorbitalen Anteile der Nn. optici sind intakt. In besonders schweren Fällen können auch die Stammganglien, das Dienzephalon und Mesenzephalon zerstört sein. Läsionen der Kleinhirnhemisphären können vorkommen (HALSEY et al. 1971).

7. Periventrikuläre Infarkte

Unter *periventrikulären Infarkten*, von BANKER u. LARROCHE (1962) auch als *periventrikuläre Leukomalazien* bezeichnet, versteht man *periventrikuläre multiple kleine herdförmige Erweichungen*, oft nur wenige mm im Durchmesser, die im subependymären Grau der lateralen Wände der Seitenventrikel liegen. Sie finden sich frontal, parietal, temporal und okzipital. Von diesem Prozeß bleiben die Wandungen des 3. und 4. Ventrikels immer frei. Die Herde, die im Frühstadium graugefärbte Erweichungen darstellen, nehmen nach einigen Tagen eine weiß- bis gelbliche Färbung an. Nach Resorption des Gewebedébris liegen multiple subependymäre ventrikelnahe Hohlraumbildungen vor.

Histologisch handelt es sich um *Endzustände von ischämischen Nekrosen*, die *vereinzelt* auch *hämorrhagisch tingiert* sein können. Dabei handelt es sich um sekundäre Blutungen in bereits bestehende periventrikuläre Infarkte (ARMSTRONG u. NORMAN 1974).

Diese periventrikulären Infarkte finden sich sowohl bei Frühgeborenen als auch reifen Säuglingen. Es handelt sich um eine Läsion, die nur in der perinatalen Periode vorkommt. Dieser Gewebeschaden ist die Folge von Distress-Syndromen, Atemschwierigkeiten und Reanimationen.

Die periventrikulären Infarkte sind, nach den Angaben von FRIEDE (1983) typisch zirkumskripte und totale Läsionen; sie sind von der diffusen Verfettung der weißen Substanz zu unterscheiden *(neurogliale fettige Metamorphose)*, welche in nahezu jedem zur Autopsie kommenden Säuglingsgehirn zu finden ist. Hierbei handelt es sich um Ansammlungen von Fett in Astrozyten (SCHNEIDER et al. 1976), wahrscheinlich als Ausdruck besonderer Vulnerabilität des unreifen Gliagewebes.

8. Diffuse Parenchymschäden

Die Pathomorphologie der anoxisch-ischämischen Enzephalopathie wurde im Bd. 13/VI.B dieser Reihe, S. 478 beschrieben.

Das *Verteilungs-* und *Schadensmuster* der *ischämisch-anoxischen Parenchymschäden* beim *Neugeborenen unterscheidet sich* von dem *Erwachsener*. Die Erklärung liegt in dem verschiedenen Reifungsgrad, der eine geringere Vulnerabilität gegen Sauerstoffmangel zur Folge hat. Weiterhin zeigt das unreife Nervengewebe eine andere Gewebsreaktion auf Noxen, worauf bereits SPATZ (1920, 1921) hingewiesen hatte.

Ein gut abgegrenztes Syndrom diffuser ischämisch-anoxischer Parenchymschäden beim Neugeborenen ist die *pontosubikuläre neuronale Nekrose*. Dabei liegt eine partielle oder subtotale Nekrose der Neurone der graune Substanz von Pons und Subiculum vor. Bei der letztgenannten Struktur sind die dem Subiculum angrenzenden Anteile des Sommerschen Sektors mitbefallen. Der Untergang der Nervenzellen erfolgt durch Karyorrhexis, während die eosinophilen Zellveränderungen, die so typisch für den Erwachsenen sind, in den Hintergrund treten. Dieser beschriebene Prozeß kann über die eingangs beschriebene Lokalisation in ausgeprägten Fällen hinausreichen und die Großhirnrinde und die Körperzellschicht des Kleinhirns mit einbeziehen.

Die Gewebsveränderungen der Kleinhirnrinde sind von FRIEDE (1983) eingehend analysiert und beschrieben worden. Ich folge ihm in dieser Darstellung: Die Kleinhirnrinde des Säuglings ist relativ resistent gegen anoxisch-asphyktische Schädigungen. Typische Restzustände manifestieren sich als fokale oder diffuse Sklerose im Sinne einer gliösen Schrumpfung und Verhärtung des Gewebes bei subtotalem Verlust des nervösen Parenchyms.

Verschiedene Verteilungsmuster solcher Sklerosen sind bekannt: *Superfiziell*, die exponierten Kuppen der Gyri betreffend, *zentrolobulär*, d.h. vorzüglich die tiefer gelegenen Rindenabschnitte affizierend, oder im Bereich einer bilateralen Zone, welche annähernd dem Grenzgebiet zwischen der A. cerebelli sup. und A. cerebelli inf. ant. entspricht.

9. Hypotensive Hirnstammnekrose

Bei der *hypotensiven Hirnstammnekrose* handelt es sich um eine *Sonderform der anoxischen Enzephalopathie*. Sie findet sich hauptsächlich nach passagerem Herzstillstand und tritt bei Kleinkindern häufiger als bei Erwachsenen auf. Bei den pathomorphologischen Alterationen handelt es sich um nahezu symmetrische nekrotische Zonen in Kerngebieten des Hirnstammes, z.B. Hirnnervenkernen, Substantia reticularis, Tectum etc. (SCHNEIDER et al. 1975). Die Nekrosen liegen vorwiegend in zentralen Anteilen des geschädigten Kerngebiets, dabei bleiben die peripher gelegenen Nervenzellen weitgehend intakt. Diese Gewebeschäden können mit ausgeprägten diffusen anoxischen Schäden der Großhirnrinde gemeinsam vorkommen.

Gewebeschäden dieses Typs wurden im Tiermodell durch Atem- oder Herzstillstand experimentell erzeugt (MYERS 1975; MYERS u. YAMAGUCHI 1977).

10. Perinatale Gefäßverschlüsse

Zerebrale Infarkte durch *Gefäßverschlüsse* etwa im Bereich der *A. carotis* oder *A. vertebralis* sind in der perinatalen Periode recht selten. Eher finden sich kleinere embolische Infarkte, die embolisch (Thromboembolie, Plazentarzotten, intravaskuläre Koagulation) entstanden sind. Arteriell vaskulookklusive Infarkte sind, wie FRIEDE (1983) hervorhob, in der Regel nicht als typische geburtsbezogene Schäden aufzufassen, sondern eher durch extrem früh einsetzende postnatale Krankheitsprozesse bedingt.

Auch die *Sinusthrombosen* sind nach FRIEDE (1983) fast immer *postnatale Erkrankungen*, die besonders in der 2. Hälfte des 1. Lebensjahres im Verlauf von Enteritiden, Sepsis oder bei kongenitalen Herzfehlern entstehen, oder aber als lokale propagierte Thrombophlebitiden im Laufe einer neonatalen Leptomeningitis. Restzustände bestehen aus zystischen Hohlraumbildungen im Einzugsgebiet großer Venenstämme. FRIEDE verweist auf den Umstand, daß bei ungenügender Dokumentation der Vorgeschichte solche Läsionen auch fälschlich als Geburtsschäden interpretiert werden. Aus diesem Grunde wurde diese Läsion hier auch besprochen.

X. Die traumatischen Schäden des Kleinkindes

1. Einführung

Die *Verletzungen* der *äußeren Hüllen* des *Kopfes*, das „*moulding*", das *Caput succedaneum*, *Zephalhämatome* (vgl. Abb. 112), *Kopfschwartenverletzungen* etc. sind *isoliert für das Nervensystem bedeutungslos*, sie können jedoch *in Zusammenhang mit intrakraniellen Verletzungen vorkommen*, deshalb werden sie hier kurz erwähnt. Beispielsweise haben 25% der Neugeborenen mit einem Zephalhämatom eine Schädelfraktur und 0,5–1,0% ein intrakranielles Hämatom (KENDALL u. WOLOSHIN 1952).

2. Extrakranielle Hämatome bei Kleinkindern und Kindern

Die *extrakraniellen Hämatome* bei *Kindern* können in 3 Gruppen eingeteilt werden (Abb. 120): (a) *Subkutane*, (b) *subgaleale* und (c) *subperiostale*. Es besteht insofern Verwirrung hinsichtlich der Nomenklatur dieser Blutungen, als sie alle als *Zephalhämatome* bezeichnet werden können. Es ist aber genauer, als Zephalhämatome lediglich die Blutungen zwischen Periost und Schädelknochen zu bezeichnen. Unterschiedliche Nomenklaturen werden von einigen Autoren angewandt (POTTER u. CRAIG 1976; LARROCHE 1977).

Anatomisch kann man *4 verschiedene Gewebestrukturen* unterscheiden: (1) *Haut* mit *Faszie*, (2) *Galea aponeurotica* oder *epikraniale Aponeurose*, (3) *Periost* und (4) *Schädelknochen*. Eine Blutung kann sich zwischen jeder dieser Strukturen finden.

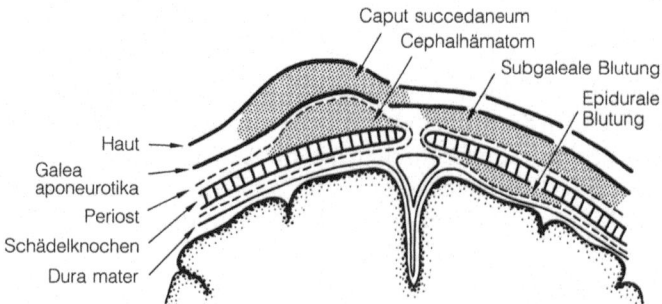

Abb. 120. Verschiedene extra- und intrakranielle anatomische Strukturen in denen traumatische Blutungen bei Neugeborenen und Kleinkindern auftreten können. (Aus Hovind 1986)

a) Posttraumatisches subkutanes Hämatom

Posttraumatische subkutane Hämatome im *Kleinkindes-* und *Kindesalter* sind häufig und können selbst nach geringgradigen Gewalteinwirkungen auftreten. Sie können erhebliche Ausmaße einnehmen und auch bilateral vorkommen. Nach den Erfahrungen von Choux (1986) weisen etwa ⅓ aller Kleinkinder unter 2 Jahren, die wegen einer Schädel-Hirn-Verletzung stationär aufgenommen werden, ein subkutanes Hämatom auf. Diese Befunde können damit erklärt werden, daß die Kopfhaut des Kleinkindes besonders gefäßreich ist. Diese subkutanen Hämatome können zu einer erheblichen Anämie führen.

Posttraumatische subkutane Hämatome können über dem gesamten Hirnschädelbereich auftreten, finden sich aber am häufigsten parietal und frontal (Choux 1986). Eine Sonderform stellen die *orbitalen Hämatome* dar, die ein- oder beidseitig auftreten können. Entwickelt sich die Blutung sogleich nach der Gewalteinwirkung, so entstammt sie dem subkutanen Gewebe, im Gegensatz dazu liegt eine Schädelfraktur vor, wenn sich eine solche Blutung nach einigen Stunden bis Tagen entwickelt.

b) Subgaleales Hämatom

Ein *subgaleales Hämatom* liegt zwischen der *Galea aponeurotica* und dem *Pericranium*. Es wird auch *subaponeurotisches Hämatom* genannt. Da der subgaleale Raum keine Adhäsion aufweist, können sich Blutungen in diesem Raum über große Teile der Kopfschwarte ausbreiten. Diese subgalealen Hämatome finden sich häufig bei Neugeborenen nach vaginaler oder Zangengeburt. Sie finden sich meist über dem Parietalknochen und können sich über den gesamten Kopf ausbreiten. Bei Kleinkindern und Kindern kann ein subgaleales Hämatom bei Gewalteinwirkungen gegen den Kopf mit oder ohne Schädelbruch auftreten. Gewöhnlich bilden sich diese Hämatome innerhalb von 1–2 Wochen aus und bilden sich innerhalb von 4 Wochen wieder zurück. Die meisten dieser Blutungen sind venöser Herkunft. *Koagulopathien* können vorliegen, so daß entsprechende Tests durchgeführt werden müssen.

Ein subgaleales Hämatom kann sich nach verschiedenen Traumatypen herausbilden. Oft genügen schon geringfügige Gewalteinwirkungen (SCOTT 1936; HAMLIN 1968; ADELOYE u. ODEKU 1975). Es wurden Beobachtungen mitgeteilt, in denen Ziehen an den Haaren solche Blutungen auslöste (CANTU 1971; FABER 1976; FALFO et al. 1981).

CHOUX (1986) sieht für die Entstehung von subgalealen Hämatomen im wesentlichen 2 Mechanismen: (1) Eine *radial ansetzende Gewalt*, etwa *Ziehen an den Haaren;* das zu Zerrungen von Venen im subgalealen Raum führen kann und (2) *tangentiale Bewegungen*, wie sie bei Geburtstraumen auftreten, und die die mobile Galea über das fixierte Periost verschieben. *Verkalkung* von *subgalealen Hämatomen* ist *selten*.

c) Subperiostales Hämatom (subperiostales Zephalhämatom)

α) Einführung

Bei einem *Zephalhämatom* findet sich eine *Blutung zwischen Periost* und der *Tabula ext. des Schädelknochens*, man spricht deshalb genauer von sog. *subperiostalen Zephalhämatomen*. Sie sind im allgemeinen einseitig, liegen meist in der Parietalregion und dringen nicht über die Mittellinie auf die andere Schädelseite über. Sie liegen zwischen den Suturen des Schädeldaches und sind von ihnen begrenzt. Ein solches Hämatom bildet sich durch Abscherung des Periostes während der Geburt. Es kommt durch Flüssigkeitseinstrom und weitere Sickerblutungen zu einer Größenzunahme. Das Hämatom wird normalerweise allmählich spontan resorbiert. Nehmen die Blutungen jedoch ein zu großes Ausmaß ein, so müssen sie unter aseptischen Bedingungen aspiriert werden. Bei Unterlassung können sich randständige, „uhrdeckelartige" *Verknöcherungen* bilden (ESSBACH 1961). Bleibende, manchmal groteske Deformitäten der Kalotte können bestehen bleiben, das sog. *Cephalhaematoma deformans* (SCHÜLLER u. MORGAN 1946). Gewöhnlich liegen sie parietal, können sich aber nach frontal und/oder okzipital ausdehnen.

β) Altersverteilung

Die Altersverteilung in Monaten von Kindern, die wegen Schädel-Hirn-Verletzungen stationär aufgenommen wurden, zeigt Abb. 121.

γ) Häufigkeit

Die *Häufigkeit* von *Zephalhämatomen* wird wie folgt angegeben: TAN (1970) 0,20%, SJÖVALL (1936) 0,141%, ZELSON et al. (1974) 1,5%. Sie treten bei etwa 1–2% aller normalen Geburten auf. In der Vergangenheit, als Zangengeburten häufiger waren, kamen sie auch häufiger vor.

Die *Häufigkeit* von *Schädelfrakturen* wird bei HARWOOD-NASH (1973) und ZELSON et al. (1974) mit 5% und von KENDALL u. WOLOSHIN (1952) mit 25% angegeben. Bei Neugeborenen mit beidseitigem Zephalhämatom liegen bei 18% Schädelfrakturen vor (ZELSON et al. 1974). In etwa 10% der Fälle bildet sich eine Verkalkung der Membranen, aber nur in wenigen Fällen ist eine chirurgische Entfernung des verkalkten Hämatoms notwendig. Die Verkalkungen bilden sich gewöhnlich 2–5 Wochen nach der Geburt, können aber in wenigen Fällen bereits in der 1. Woche auftreten (CHOUX 1986). Die

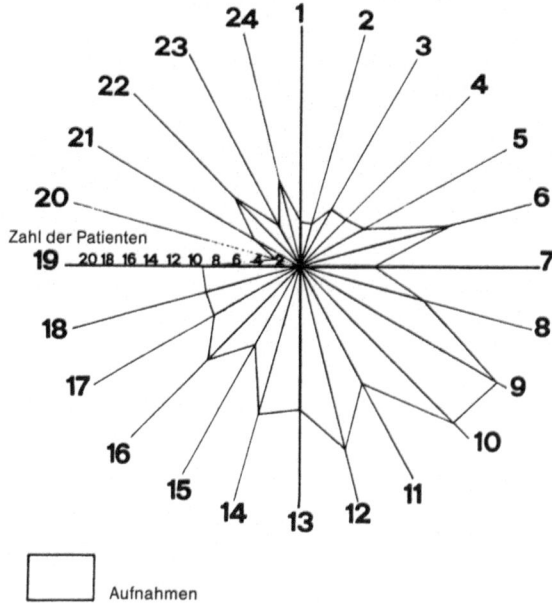

Abb. 121. Altersverteilung in Monaten von Kindern, die wegen Schädel-Hirn-Verletzungen stationär aufgenommen wurden. (Aus DI ROCCO u. VELARDI 1986)

Verteilung der Kinder mit röntgenologischen Zeichen für Schädelfraktur im Vergleich zur Gesamtzahl der wegen Schädel-Hirn-Verletzungen aufgenommenen Kinder zeigt Abb. 122.

δ) Pathogenese

Die *Pathogenese* dieser Hämatome ist einmal durch die manchmal vorliegenden Schädelfrakturen, zum anderen durch Abscherung oder Abhebung des Periostes vom unterliegenden Schädelknochen infolge der Deformattion des Schädels im knöchernen Becken bedingt.

ε) Klinische Befunde

Es handelt sich um eine harte Masse unter der Kopfhaut, die sich häufig noch in den ersten Stunden nach der Geburt ausdehnt. Am Rand der Blutung kann das abgehobene hochgestellte Periost mit dem Finger palpiert werden. Das unkomplizierte Zephalhämatom stellt kein Problem dar, es sei denn, es ist mit weiteren intrakraniellen Läsionen kombiniert. *Infizierte Zephalhämatome* und *solche mit Abszeßbildung* sind heute sehr selten.

Die *Kombination* eines *Zephalhämatoms* und einer *Kalottenfissur* kann zur Ausbildung eines großen *Zwerchsackhämatoms* mit *epiduraler Ausbreitung* und *Kompression* des *Gehirns* führen (ESSBACH 1961). Etwa ¼ aller Schädelbrüche des Kindesalters sind *Impressionsfrakturen* (KIENE u. KÜLZ 1968). „Auch ohne begleitende Hirnverletzung ist die *Schädelfraktur* in jedem Fall den schweren

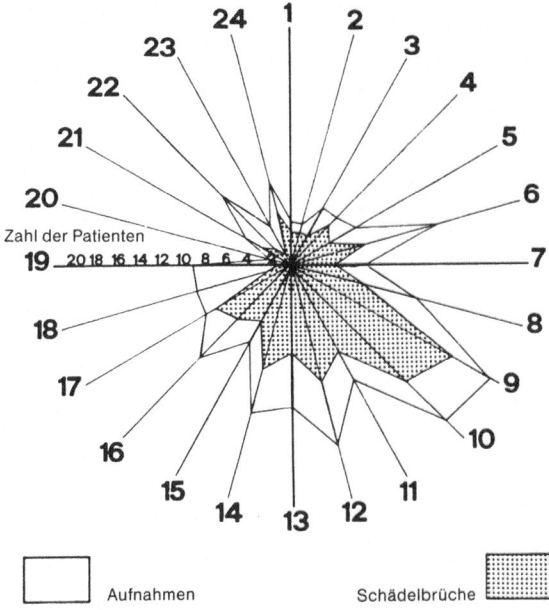

Abb. 122. Verteilung der Kinder mit röntgenologischen Zeichen für Schädelfrakturen im Vergleich zur Gesamtzahl der wegen Schädel-Hirn-Verletzungen aufgenommenen Kinder. (Aus Di Rocco u. Velardi 1986)

Kopfverletzungen zuzurechnen. Die lockere Anheftung der Galea begünstigt bei Kindern die Ausbildung riesiger, *subgalealer Frakturhämatome*, die zu Blutungsschock und Blutungsanämie führen können" (Kiene u. Külz 1968).

3. Subepikranielle Hydrome bei Säuglingen und Kleinkindern

Das *subepikranielle Hydrom*, eine *Ansammlung von Liquor mit oder ohne Blutbeimischung unter dem Epikranium*, die als weiche flukturierende Masse zu tasten ist, ist eine nach Gewalteinwirkung auf den Schädel von Säuglingen, Kleinkindern und Kindern mit Fraktur des Schädels auftretende Komplikation. Die Veränderungen bilden sich gewöhnlich nach einigen Stunden oder Tagen, meist nach stumpfer Gewalteinwirkung, heraus. Diese Schwellungen können sich dramatisch vergrößern und eine ganze Hälfte des Epikranium einnehmen. In 80 % der Beobachtungen werden Längsfrakturen der Schädelkalotte meist in der Parietalregion festgestellt. Frakturen, die Suturen überschreiten, wurden beschrieben. Der Riß in der Arachnoidea findet sich im Bereich der knöchernen Frakturen, somit das Eindringen von Liquor in den subepikraniellen Raum unter die epikranielle Aponeurose oder Galea erlaubend.

Diese Veränderungen wurden inkorrekt als *falsche (spurious) Meningozele* (Voris 1950) beschrieben.

EPSTEIN et al. (1961) teilten ein Krankengut von 13 Kindern mit subepikraniellen Hydromen nach Kopfverletzung mit. Das Alter lag zwischen 5 Monaten und 13 Jahren. Fünf der 13 Kinder waren jünger als ein Jahr. Alle Kinder hatten Unfälle durch Stürze erlitten, mit Ausnahme einer Verletzung durch einen Baseball-Schläger. Eines der Kinder stürzte von einem Fahrrad und war 3 Tage bewußtlos. Alle anderen Kinder hatten keine Bewußtlosigkeit erlitten.

Man spricht bei *Kleinkindern* bei *Stürzen* zu *ebener Erde* oder aus *geringer Höhe* von *Flachstürzen*. Sie verlaufen meist harmlos, können aber in Einzelfällen, wenn der Kopf auf eine harte Unterlage oder vorstehende Kanten aufschlägt, zu schweren Schädel-Hirn-Verletzungen führen. Im Gegensatz dazu spricht man von *Hochstürzen* bei *Stürzen* aus *großer Höhe*, *Fensterstürzen*, *Treppenstürzen*, *Stürzen von Baum* oder *Mauer*.

Die meisten Stürze in der Altersgruppe bis zu 2 Jahren erfolgen aus einer Höhe von weniger als 90 cm. Die meisten dieser Unfälle führen nicht zu Verletzungen (LEVIN 1972; HELFER et al. 1977).

Stürze, die in der *Altersgruppe unter 2 Jahren* die *wesentliche Ursache für Schädel-Hirn-Verletzungen* sind, können in *4 Hauptgruppen* gegliedert werden, nämlich (1) *Stürze* von *Wickeltischen, Wiegen, hohen Stühlen* etc. (also Stürze infolge mangelnder Aufsicht und Überwachung) und (2) solche von oder gegen *Möbel* oder *Treppenstürze*, meist die Folge von ersten Gehversuchen, (3) *Stürze* aus *geringer Höhe*, auch solchen in Kraftfahrzeugen und (4) *Folgen* von *Kindesmißhandlungen*. Die letztgenannten Unfallformen nehmen die differenzierteste Gruppe dieser Altersgruppe ein.

Stürze von Wickeltischen und in *Krankenhäusern von Untersuchungstischen* machen etwa 11 % aller Stürze aus (KRAVITZ et al. 1969; LEVIN 1972). Dem steht ein nur geringer Prozentsatz von Stürzen von Arm und Hand von Erwachsenen gegenüber, nämlich 1,9–4 %. *Kindliche Gehwagen („infant walker")* sind nicht ohne Risiko, bei Stürzen nahmen sie etwa 2 % aller mitgeteilten Fälle ein. Schädel-Hirn-Verletzungen und Schädelbrüche wurden bei 10,6 % von 47 Kleinkindern beobachtet, die aus einer Gruppe von 150 Unfällen mit diesem Gerät hatten (KAVANAGH u. BANCO 1982).

Mit *zunehmender Fähigkeit* des *Kleinkindes sich aufzurichten*, zu *sitzen* und zu *gehen*, nimmt die *Zahl* der *Unfälle* zu, bis gegen Ende dieser Periode die Häufigkeit wegen sicheren Gehens abnimmt.

4. Unfälle mit Kindergehwagen („baby walker")

In einer retrospektiven Studie berichteten WELLMAN u. PAULSON (1984) über Unfälle, die sich mit einem *Kindergehwagen („baby walker")* ereignet hatten; sie wurden im Notaufnahmeraum einer US Großstadt (Cleveland im Bundesstaat Ohio) in einem Zeitraum, der sich über 23 Monate erstreckte, behandelt. 97 % der in Unfälle mit Gehwagen verletzten Kinder erlitten Verletzungen des Gesichts und Kopfes, 68 % waren die Folgen von Treppenstürzen mit dem Gehwagen.

5. Frakturen des Schädels des Kleinkindes

Auf die *Besonderheiten* der *Schädelbrüche im 1. und 2. Lebensjahr* sind SCHYDLO u. GLEISS (1970) eingegangen.

Die *Dura mater* ist im *1. Lebensjahr* besonders fest an den Schädelknochen angeheftet (BENNINGHOFF 1952). Bei *Kalottenfrakturen* kommt es *deshalb häufig zu Einrissen der Dura mater.*

6. Wachsende Schädelfrakturen des Kleinkindes

Beobachtungen von *wachsenden Schädelfrakturen* des *Kleinkindes* wurden von ITO et al. (1977) sowie KINGSLEY et al. (1978) mitgeteilt.

7. Epidurale Hämatome bei Kleinkindern

Eine Serie von 8 Beobachtungen von *epiduralen Hämatomen* bei *Kleinkindern* wurde von ZUCCARELLO et al. (1983) mitgeteilt. Ihre Prognose ist günstiger als bei älteren Kindern und Erwachsenen.

Epidurale Hämatome sind im Kleinkindesalter (bis zum Ende des 2. Lebensjahres) häufiger als im Vorschul- und Schulalter. Es stellt sich die Frage, ob diese epiduralen Hämatome andere klinische Erscheinungen und Verläufe aufweisen.

GAAB u. GRUSS (1979) veröffentlichten 7 Fälle von epiduralem Hämatom im Kleinkindesalter aus den Jahren 1959–1976. Nach oft leichten Stürzen aus niedriger Höhe fehlt die primäre Bewußtseinsstörung, als erstes Symptom zeigt sich meist ein charakteristisches subgaleales Hämatom am Ort der Gewalteinwirkung. Der erhebliche Blutverlust unter die Galea und in den Epiduralraum, oft aus venöser Blutungsquelle bei Nahtsprengung oder Fraktur, führt zu einer Anämie und zum Schocksyndrom. Eine Bewußtseinstrübung tritt oft erst mehr als 12 h nach der Gewalteinwirkung auf und zählt zu den bedrohlichen Spätsymptomen, ebenso wie eine Pupillenstörung oder fokale neurologische Ausfälle. Terminal kann es durch das Zusammenspiel von Entblutungsschock und zunehmender Hirnkompression zu einem foudroyanten Verlauf mit Koma, plötzlichem Atemstillstand und irreversiblem Kreislaufzusammenbruch kommen. Die Prognose ist nach GAAB u. GRUSS (1979) bei rechtzeitiger operativer Behandlung günstiger als bei Erwachsenen.

8. Subdurale Hämatome bei Kleinkindern

Die *Alters-* und *Geschlechtsverteilung* der *subduralen Hämatome bei Kleinkindern* findet sich in Abb. 123.

9. Posttraumatische leptomeningeale Zysten bei Kleinkindern

Die *posttraumatische leptomeningeale Zyste* bei *Kleinkindern* (TAVERAS u. RANSOHOFF 1953; GROB 1957) ist eine ungewöhnliche Komplikation. Gewöhnlich findet sich eine geringfügige Längsfraktur der Schädelkalotte mit einem darunterliegenden (zunächst meist nicht diagnostiziertem) Durariß. Normalerweise erholt sich das Kind schnell und komplikationslos von dem Unfall. Monate oder Jahre später bildet sich über der verletzten Stelle eine pulsierende Schwellung heraus. *Röntgenologisch* ist ein größerer Schädeldefekt sichtbar.

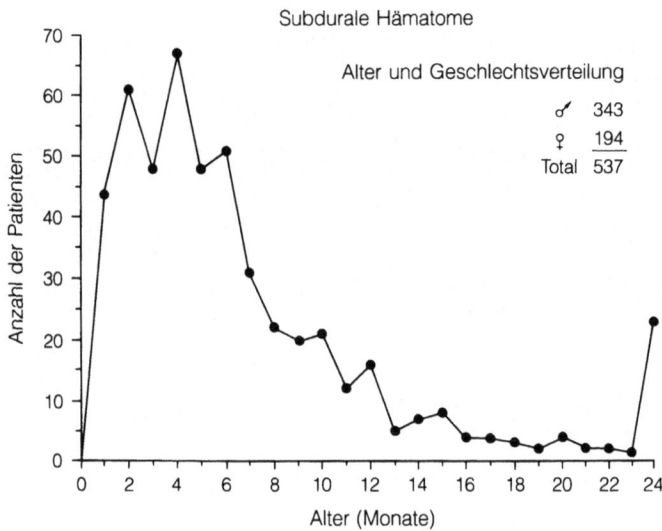

Abb. 123. Alters- und Geschlechtsverteilung von 537 aufeinanderfolgenden subduralen Hämatomen im Kleinkindesalter. (Aus MATSON 1969)

10. Hemiatrophische Läsionen des Großhirns
bei Säuglingen und Kleinkindern

Hemiatrophische Läsionen des Großhirns sind eine Schädigungsfolge, die nur am unreifen Gehirn im Kindesalter bis etwa zum Abschluß des 4. Lebensjahres auftreten. Die Folge besteht in einer Halbseitenlähmung, die auch als infantile Hemiplegie bezeichnet wird.

Es fällt auf, daß trotz der großen Zahl von schweren Schädel-Hirn-Verletzungen während der noch nicht geschlossenen Hirnreifung hemiatrophische Schäden und infantile Hemiplegien selten zu sein scheinen.

11. Hirnabszeß nach geschlossener Schädel-Hirn-Verletzung
bei einem Kleinkind

Die *Entwicklung* eines *ausgedehnten frontalen Abszesses* nach einer *geschlossenen Schädel-Hirn-Verletzung* bei einem 5jährigen Kind wurde von VIALATTE et al. (1963) beschrieben.

12. Posttraumatischer Hydrozephalus
bei Neugeborenen und Kleinkindern

Posttraumatischer Hydrozephalus bei *Neugeborenen* und *Kleinkindern* wurde von LIERSSEN et al. (1981) mitgeteilt. Ein solcher tritt auch häufig nach subduralen Hämatomen der hinteren Schädelgrube und supratentoriellen subduralen Hämatomen auf.

XI. Die traumatischen Schäden im Kindesalter

1. Einführung

Ich habe mich bemüht, so weit es möglich war, die traumatischen Schäden des ZNS von Kleinkindern bis etwa zum 4. Lebensjahr von denen der Kinder und Jugendlichen getrennt darzustellen, da altersbedingte Unterschiede im Schadensmuster bestehen. Eine klare Trennung ist jedoch nicht immer möglich, da in vielen Arbeiten die traumatischen Schäden von Kleinkindern, Kindern und Jugendlichen zusammen dargestellt werden. Zukünftige Beiträge in diesem Bereich sollten mehr die verschiedenen Altersstufen berücksichtigen, getrennt darstellen und miteinander vergleichen.

Wir sprechen von der Geburt bis zum 1. Lebensjahr vom Säuglingsalter, vom 1.–4. Lebensjahr vom Kleinkindesalter, vom 4.–6. Lebensjahr vom Vorschulalter und vom 7. Lebensjahr vom Kindesalter. Leider halten sich viele Autoren nicht an derartige Einteilungen, sprechen stattdessen lediglich von „Kindern".

Kasuistiken und Serien von *Schädel-Hirn-Verletzungen* des *Kindes* wurden vorgelegt von DETTLING (1952), HARRIS (1957), DUNCAN (1958), BURKINSHAW (1960), RICKHAM (1961), PUDENZ et al. (1961), MATSON (1961, 1968, 1969), AHRER u. KLOSS (1962), EYDT u. HEINISCH (1962), HOOPER (1962), KREBS u. MLETZKO (1962), HAWKES (1963), HENDRICK et al. (1964), KEDDY (1964), PIA (1964), BRANDESKY (1965), FONKALSRUD (1966), BONSE (1969), CANESTRI u. MONZALI (1970), HARTL (1970), BLÄSIG u. SCHOMBERG (1971), CRAFT et al. (1972), FLACH et al. (1972), PENZHOLZ (1972), REHBEIN (1972), SHULMAN (1972), NATELSON u. SAYERS (1973), HARWOOD-NASH (1973), JAMIESON u. KAYE (1974), GENIESER u. BECKER (1974), CHODKIEWICZ et al. (1975), GREEN (1977), CHRISTIAN (1978), ILLINGWORTH (1979), DI ROCCO et al. (1980), BERGER (1981), JONASCH u. BERTEL (1981), IVAN et al. (1983), JELLINGER (1983), CHRISTIAN et al. (1984), HOFFMANN u. TAECHOLARN (1986).

Zusammenfassende Darstellungen der *Schädel-Hirn-Verletzungen* bei *Kindern* erfolgten durch HINDMARSH et al. (1946), COCHET (1960), EHALT (1961), GÄDEKE (1962, 1966, 1967), HENDRICK et al. (1964), CHUGOT u. ESTEVE (1969), KIENE u. KÜLZ (1968), MEALEY (1968), MATSON (1969), LANGE-COSACK u. TEPFER (1973), CRAFT (1975), GRATZ (1979), SHAPIRO (1983), TISCHER (1985), RAIMONDI et al. (1986).

Die *Schädel-Hirn-Verletzungen des Kleinkindes und Kindes* können *Folge direkter* und *indirekter Gewalteinwirkung* sein, ebenso sollte die bei Erwachsenen angewandte Trennung der Arten der Gewalteinwirkung in stumpfe und scharfe angewandt werden, die wiederum zu geschlossenen bzw. offenen Verletzungen führen.

Die *Einführung* der *Computertomographie* hat auch im Bereich der kindlichen Schädel-Hirn-Verletzungen zusätzliche diagnostische Möglichkeiten gebracht. Die diagnostische Erfassung und die Verlaufsbeobachtung von intrazerebralen traumatischen Läsionen ohne Vorliegen von Blutungen oder Hämatomen im Bereich der Umhüllungen des Gehirns hat neue interessante Einblicke gebracht (ELLISON et al. 1978).

2. Epidemiologie

RIVARA (1985) berichtete, daß über die Hälfte der Todesfälle in der Altersgruppe 0–19 Jahre auf äußere Gewalteinwirkung zurückzuführen sind. Heranwachsende aus Familien mit niedrigerem Einkommen sind häufiger betroffen.

Sehr junge Kleinkinder haben zwar die geringste Verletzungsrate, auf der anderen Seite jedoch die höchste Mortalität pro Unfall (DI ROCCO u. VELARDI 1986). Die meisten Unfälle bei Kleinkindern in der Altersgruppe bis zu 2 Jahren finden im Haus statt.

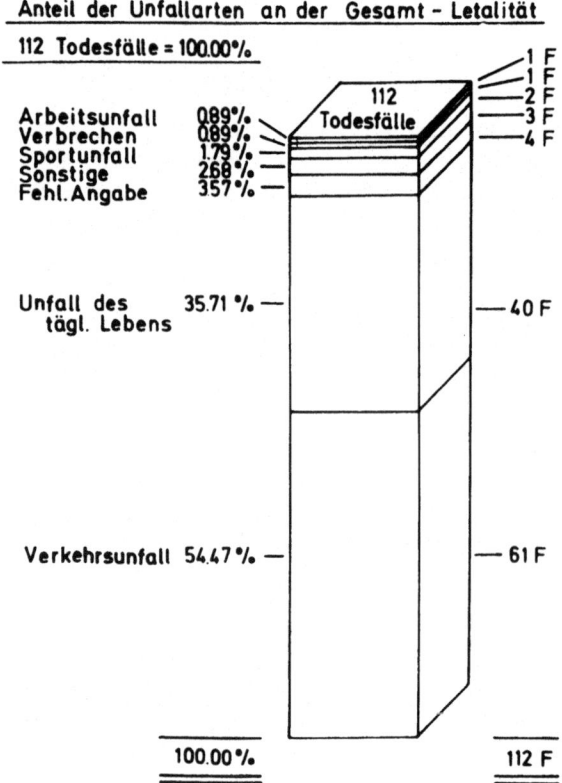

Abb. 124. Von den 112 Todesfällen in der Serie von 810 schwer und multipel verletzten Kindern sind 61 Fälle (54,5%) Folge von Verkehrsunfällen. (Aus KÜHNL et al. 1972)

In einer Serie von 4989 Kleinkindern in der Altersgruppe bis zu einem Jahr erlitten 8,6% Verletzungen, die ärztliche Behandlung erforderten. Etwa $^1/_6$ dieser Kinder mußte stationär aufgenommen werden, fast die Hälfte von ihnen wegen Schädel-Hirn- oder Nacken-/HWS-Verletzungen (McCORMICK et al. 1981). In einer Serie von 8363 Kleinkindern bis zum 3. Lebensjahr, die über einen Zeitraum von 5 Jahren stationär aufgenommen wurden, erlitten 3% Schädel-Hirn-Verletzungen (CANESTRI u. MONZALI 1970).

KÜHNL et al. (1972) berichteten über eine Serie von 810 schwer und multipel verletzten Kindern, von denen 112 tödliche Verletzungen erlitten; 61 von diesen tödlichen Verletzungen (54,5%) waren Folge von Verkehrsunfällen (Abb. 124). Der Anteil der Todesursachen bei den 112 tödlich verletzten Kindern ist in Abb. 125 dargestellt.

Es wurde postuliert, daß die relative Größe des kindlichen Schädels im Vergleich zum Rest des Körpers für den hohen Anteil von Schädel-Hirn-Verletzungen in dieser Gruppe verantwortlich ist (KRAVITZ et al. 1969; SMITH et al. 1975; CHAMBERLAIN u. SIMPSON 1979).

Die *Häufigkeit* von *Schädel-Hirn-Verletzungen* bei *Knaben* und *Mädchen* zeigt, daß sie häufiger bei Knaben auftreten, auch in den 1. Lebensmonaten (CHODKIEWICZ et al. 1975; DI ROCCO et al. 1980; GIRARDET 1982).

3. Auswahl aus in der Literatur mitgeteilten Serien

In einer Serie von 150 Kindern mit Schädel-Hirn-Verletzungen über die HARRIS (1957) berichtete, hatten 61% leichtere Verletzungen, die nur eine kurze stationäre Behandlung

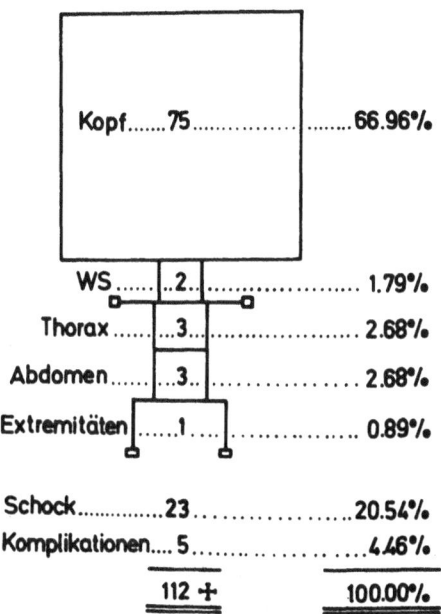

Kopf........75.................66.96%

WS........2.....................1.79%
Thorax......3...................2.68%
Abdomen.......3.................2.68%
Extremitäten........1..............0.89%

Schock...............23.............20.54%
Komplikationen....5.................4.46%

112 +   100.00%

Abb. 125. Anteil der Todesursachen bei 112 Kindern. (Aus KÜHNL et al. 1972)

erforderten. Die restlichen Kinder hatten schwere Schädel-Hirn-Verletzungen. In der Gruppe der Erwachsenen hatten 32% eine leichte und 68% eine schwere Schädel-Hirn-Verletzung. Bei Kindern liegen in einem größeren Prozentsatz Impressionsfrakturen vor. Schädelbasisfrakturen sind bei Kindern selten. Die Sinus frontalis, die sich bei Kindern erst im 6.–7. Lebensjahr ausbilden, sind kaum beteiligt. Sieben Prozent der Kinder hatten epidurale, 4% subdurale und 6% intrazerebrale Hämatome, die entsprechenden Prozentzahlen für Erwachsene betrugen 4%, 13% und 2%. Beidseitige subdurale Hämatome waren häufiger bei Kindern als bei Erwachsenen. In der Serie von HARRIS traten 15 Todesfälle (10%) auf. Unter den 150 Unfällen waren 56 Straßenverkehrsunfälle, 7 Kinder erlitten Verletzungen beim Radfahren, 9 als Fahrzeuginsassen und 40 als Fußgänger; 37 der Kinder stürzten und der größte Teil der restlichen Gruppe erhielten Schläge gegen den Kopf. Die Geschlechtsverteilung männlich : weiblich betrug 3:1.

LUFF et al. (1979) analysierten 155 tödliche Kinderunfälle (bis zum 14. Lebensjahr) im Straßenverkehr. Die 5- bis 9jährigen Kinder sind als aktive Verkehrsteilnehmer am stärksten gefährdet. Fast 80% der Fußgänger waren 3–8 Jahre alt. Die Fahrradfahrer traten erst ab dem 8. Lebensjahr in Erscheinung. Mit Kinderfahrzeugen, Roller, Dreirad oder anderen, verunglückten 3- bis 6jährige.

Obduktionen wurden bei 119 von 155 Unfalltoten vorgenommen. Am Schädel fanden sich in 60,5% Frakturen und in 94% Hirnverletzungen. Brüche der HWS lagen in 20,1%, der BWS in 5% und der LWS in 1,7% der Fälle vor. Etwa ⅔ der Kinder verstarben sofort oder in den ersten 24 h nach dem Unfall.

DHELLEMMES et al. (1985) berichteten über eine Serie von 144 Kindern, die zwischen 1969 und 1982 wegen extraduraler Hämatome operiert wurden. Die Gesamtmortalität lag

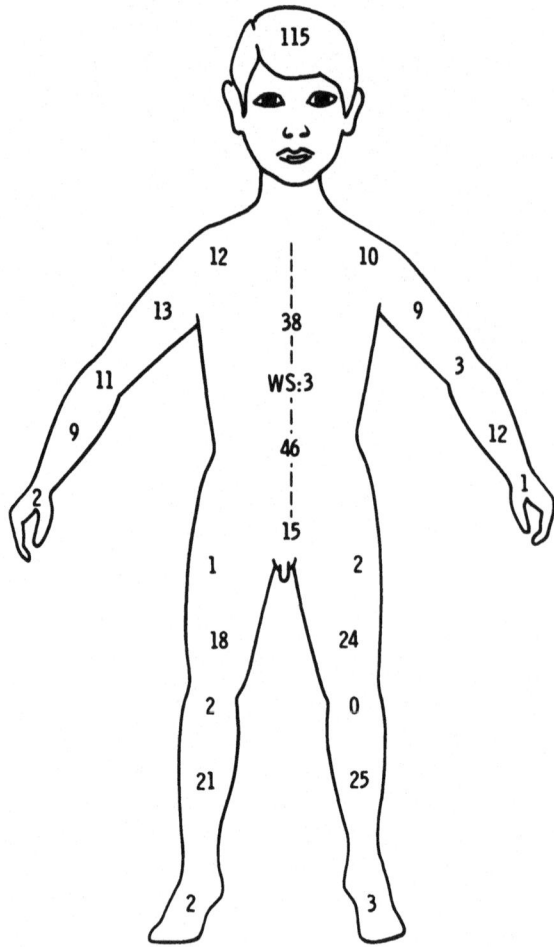

Abb. 126. Lokalisation von 448 Einzelverletzungen bei 145 mehrfachverletzten Kindern. (Aus VOTH u. FAUPEL 1977)

bei 9%, es überwogen Knaben (104) gegenüber Mädchen (40). Der Altersgipfel lag zwischen 7 und 15 Jahren, es handelte sich meist um Verkehrsunfälle. Im Säuglingsalter war bei 90% der Kinder eine Anämie zu finden. Bei 109 von 144 Kindern fand sich röntgenologisch eine Schädelfraktur. 13 Kinder starben, bei 97 trat eine völlige Heilung ein. Die Einführung der Computertomographie verbesserte die Diagnosestellung erheblich.

4. Mehrfachverletzungen

Abbildung 126 ergibt, daß von 145 mehrfachverletzten Kindern, die in der Neurochirurgischen Universitätsklinik in Mainz behandelt wurden, 115 Schädel-Hirn-Verletzungen aufwiesen; in 20% kam es zu einer Defektheilung.

5. Die verschiedenen Unfallformen

a) Sturzverletzungen

Stürze in der Vertikalen aus großer Höhe stellen eine wesentliche Ursache für tödliche Unfälle dar. Im allgemeinen sind Kinder unter 5 Jahren betroffen (SPIEGEL u. LINDAMAN 1977). Die hauptsächlichen Unfallfolgen in dieser Gruppe bestehen in schweren Schädel-Hirn-Verletzungen mit und ohne Schädelbrüchen, evtl. kombiniert mit intrakraniellen Blutungen (SMITH et al. 1975).

TISCHER (1964) berichtete über 75 Kinder, die aus einem Fenster gestürzt waren, 12 aus dem Erdgeschoß, 31 aus dem 1. Stock, 21 aus dem 2. Stock, 7 aus dem 3. Stock, 3 aus dem 4. Stock und 1 ohne nähere Angaben. Dabei ist allerdings zu berücksichtigen, daß die Angabe von Stockwerken, aus welchen die Kinder gestürzt sind, nur bedingt auf die tatsächliche Fallhöhe schließen läßt. Gerade im Gebiet einer Großstadt weist die Höhe der Stockwerke beträchtliche Unterschiede auf. Meist waren es Kleinkinder, die aus dem Fenster herausstürzten.

Weitere Angaben über Sturzverletzungen aus der Höhe bei Kindern finden sich bei BARLOW et al. (1983).

Zusammenfassend ist über die Unfallformen festzustellen, daß sie im Vergleich zum Erwachsenenalter in der Mehrzahl der Fälle weniger schwerwiegend und anders lokalisiert sind. So konnte in dieser Serie keine einzige Verletzung der Wirbelsäule festgestellt werden. Schädelbasisbrüche waren seltener, während Schädeldachfrakturen häufiger vorkamen.

b) Verletzungen durch Kfz-Unfälle

Kraftfahrzeugunfälle sind die führenden Ursachen für *Verletzungen*, auch *tödlichen*, in den *Altersgruppen über 2 Jahren*. Schädel-Hirn-Verletzungen mit oder ohne Schädelbrüche sind bei etwa einem Viertel aller Kinder vorhanden, die einen Straßenunfall hatten (ILLINGWORTH 1979). Die Zahl der Kinder, die bei Kfz-Unfällen verletzt wurden, liegt zwischen 59 und 79% (SNYDER u. O'NEIL 1975).

Die *Besonderheiten kindlicher Verkehrsunfälle* wurden von RYAN (1967) hervorgehoben.
Das *Verletzungsmuster von Kindern über 5 Jahren* ist dadurch bestimmt, daß dieselben vom Gehsteig plötzlich und unerwartet auf die Straße laufen und dann von Kraftfahrzeugen erfaßt werden. Das *Verletzungsmuster von Kindern unter dem 5. Lebensjahr* ist dadurch bedingt, daß sie meist in *Garagenausfahrten* vom *zurücksetzenden Wagen erfaßt und überrollt werden* (BRISON 1988).

In der Altersgruppe der Kleinkinder unter 2 Jahren kommt es nur sehr selten zu Verletzungen derselben durch Angefahrenwerden als Fußgänger oder in Kinderwagen, sondern die *Schädel-Hirn-Verletzungen* sind die *Folge* von *Unfällen* als *Insassen* von *Kraftwagen*. Die Mortalität von Kleinkindern in den ersten 6 Lebensmonaten, die eine Schädel-Hirn-Verletzung erlitten, ist sehr hoch, sie ist dreimal höher als die der Kinder über dem 6. Lebensjahr. Man hat im wesentlichen *2 Faktoren* für diese *hohe Mortalität* verantwortlich gemacht: (1) Die *besonderen Gewebeeigenschaften* des *frühkindlichen Schädels* und *Gehirns* und (2) die *hohe Wahrscheinlichkeit*, daß sich das *Kleinkind* auf dem *Beifahrersitz* befindet und/oder in den *Armen* von *Passagieren* gehalten wird (LINDENBERG u. FREYTAG

1969; BAKER 1979; SCHERZ 1981). SCHERZ (1981) konnte zeigen, daß Kleinkinder bis zum Alter von 10 Jahren, die nicht angeschnallt waren, 10mal häufiger in Verkehrsunfällen getötet wurden als solche, die angeschnallt waren. Fast 80% dieser Beobachtungen waren Kinder jünger als 2 Jahre. Bei Kleinkindern muß weiter noch daran gedacht werden, daß nicht alle Unfälle im Kraftfahrzeug Folge eines Unfalls infolge Kollision sein müssen, sondern die Kinder können ebenfalls verletzt werden in Situationen, in denen sie im Wagen selbst stürzen (61%), Stürze infolge plötzlicher Verzögerung des Wagens (22%) oder Schleudern oder Kurvenfahren (17%) (AGRAN 1981).

c) Fahrradunfälle bei Kindern

CRAFT et al. (1973) analysierte 405 Fahrradunfälle von Kindern unter 15 Jahren, die als Folge des Unfalls stationär behandelt werden mußten. Die Zahl der Schädel-Hirn-Verletzten bei den normalen Fahrrädern betrug 18,7%, die der Hochräder 35,1%.

d) Häusliche Verletzungen bei Kindern

Häusliche Verletzungen bei *Kindern* wurden von HAGGERTY (1959) beschrieben.

e) Unfälle mit dreirädrigen Fahrzeugen

Über Unfälle von Kindern mit *dreirädrigen Fahrzeugen* (Dreirad), die von Kindern gefahren wurden, berichteten GOLLODAY et al. (1985). Zwölf Kinder im Alter zwischen 3 und 12 Jahren (Durchschnittsalter 8,7 Jahre) erlitten tödliche Verletzungen bei Kollisionen oder Umstürzen der Fahrzeuge. Die meisten Verletzungen betrafen den Kopf und oberen Torso. Es wurden verschärfte Regulationsbestimmungen für die Führung solcher Fahrzeuge von Kindern gefordert.

f) Sportverletzungen

RIEMER (1981) berichtete über 139 Sportunfälle von Kindern bis zum 15. Lebensjahr, die in den Jahren 1973–1979 behandelt wurden. 103mal (74,1%) lagen Knochenbrüche und 36mal (25,9%) Weichteilverletzungen vor. Achtzig unfallverletzten Jungen standen 59 verletzte Mädchen gegenüber. Die unfallträchtigste Sportart war das Turnen, gefolgt von Reiten, Fußball und Skifahren. Kopf, Wirbelsäule und Rumpf waren nur in 10,1% der Fälle betroffen.

6. Epidurale Blutungen und Hämatome bei Kindern

a) Einführung

Generell kann gesagt werden, daß *posttraumatische epidurale Blutungen* und *Hämatome* bei Kleinkindern und Kindern seltener sind als bei Erwachsenen. Schließt man die Neugeborenen ein, so finden sich etwa die Hälfte aller epiduraler Blutungen bei Kleinkindern und Kindern innerhalb der ersten beiden Lebensjahre. Bleiben die epiduralen Blutungen der Neugeborenen dagegen ausgeschlossen, so treten sie vor dem 2. Lebensjahr seltener auf. Dagegen sind vergleichsweise die subduralen Blutungen und Hämatome bei Kleinkindern und Kindern häufig.

Epidurale Blutungen und *Hämatome* bei *Kleinkindern* und *Kindern* wurden mitgeteilt von LEFKOWITZ (1936), GOODE (1936), INGRAHAM et al. (1949), CAMPBELL u. COHEN (1951), CARTER (1960), GOUTELLE et al. (1970), HAWKES u. OGLE (1962), HENDRICK et al. (1964), AUSTIN u. NIELSON (1964), QUELOZ (1967), MATSON (1969), DECHAUME et al. (1970), GRISOLI (1971), KAUFMANN u. HERZOG (1974), CHOUX et al. (1975), GAAB et al. (1975), CARCASSONE et al. (1977), PAGNI (1977), TAKAGI et al. (1978), ZIMMERMAN et al. (1978), GAAB u. GRUSS (1979), LECLERCQ u. ROZYCKI (1979), ARSENI et al. (1980), SERFONTEIN u. STEIN (1980), ALVAREZ-GARIJO et al. (1981), MAZZA et al. (1982) 62 Fälle; PANG et al. (1983), ZUCCARELLO et al. (1983), SHIMIZU et al. (1984), DHELLEMMES et al. (1985).

Eine *zusammenfassende lesenswerte und detaillierte Darstellung* gab CHOUX (1986), auf die ich verweise.

Bilaterale Blutungen und *Hämatome* bei *Kleinkindern* und *Kindern* beschrieben SAEKI et al. (1979).

Ein *epidurales Hämatom* bei einem *hämophilen Kind* teilte JAMIESON (1954) mit.

Epidurale Blutungen und *Hämatome* bei *Kleinkindern* und *Kindern* nach *leichter Gewalteinwirkung* und *ohne Schädelfraktur* teilte CARTER (1960) mit.

b) Häufigkeit

Epidurale Blutungen finden sich etwa bei 1–2% aller Kinder mit schweren Schädel-Hirn-Verletzungen. WAKELY u. LYLE (1934) gaben eine Häufigkeit von 2% an. Unter 1000 Hirnverletzten in den Altersgruppen unter 12 Jahren fanden INGRAHAM et al. (1949) 20 epidurale Hämatome. Hier erfolgt erstmals der Einwand, daß diese epiduralen Hämatome im Kindesalter doch nicht so selten vorkommen, wie es aus früheren Literaturübersichten schien (MUNRO u. MALTBY 1941; GURDJIAN u. WEBSTER 1942; PEET 1942). INGRAHAM et al. hoben auch hervor, daß das klinische Bild sich weitgehend von dem Erwachsener unterscheide. CAMPBELL u. COHEN gaben 1951 aus einer auslesefreien Serie von 1136 Kindern mit Schädel-Hirn-Verletzungen eine Häufigkeit von 1,8% an. INGRAHAM u. MATSON (1954) fanden sie bei 1330 kindlichen Schädel-Hirn-Verletzungen in 2,2% und WERTHEIMER u. DESCOTES (1961) operierten bei 435 kindlichen Schädel-Hirn-Verletzungen 5 epidurale Hämatome (1,1%). In der Serie von MCKISSOCK et al. (1960) kamen 22% aller epiduralen Blutungen bei Kindern vor, häufiger bei Jungen als bei Mädchen. PIA (1964) stellte 190 epidurale Hämatome aus der Literatur zusammen und fand 59 solcher Hämatome (31%) bei Kindern unter 15 Jahren. KIENE u. KÜLZ (1968) fanden unter 429 Schädel-Hirn-Verletzten im Kindesalter in 1,8% epidurale Hämatome, eine Prozentzahl, die mit der von CAMPBELL u. COHEN aus dem Jahre 1951 identisch ist. SVENDSEN (1972) berichtete über 3,7% und LANGE-COSACK u. TEPFER (1973) berichteten bei kindlichen und jugendlichen Schädel-Hirn-Verletzungen über epidurale Hämatome in 1,3%. PAGNI (1977) fand in einer Serie von 2511 Kindern mit Schädel-Hirn-Verletzungen im Alter zwischen 2 Monaten und 14 Jahren 53 extradurale Blutungen (2,1%); 36 Patienten waren männlich und 17 weiblich, 52 Blutungen lagen supratentoriell und nur eine in der hinteren Schädelgrube, 42 der 53 Kinder hatten eine Schädelfraktur, bei 6 Patienten fand sich röntgenologisch oder bei der Operation keine Fraktur, in 5 Fällen lagen keine Daten vor. Ausgang der epiduralen Blutung war die A. meningea = 17 Fälle, venöse Sinus = 11, A. meningea und venöser Sinus = 1, nichtfeststellbar = 24. Die epiduralen Blutungen bei Kindern können nach geringfügigen Gewalteinwirkungen auftreten, ohne daß Bewußtlosigkeit vorliegt.

Dreizehn der epiduralen Blutungen waren akut, 19 subakut und 5 zeigten spät einsetzende Verschlimmerung, 8 traten bei bestehendem tiefem Koma auf und 6 waren chronische Formen. Nach operativem Eingriff besserten sich 38 Patienten, 15 starben. CHOUX (1986) fand 26 Kinder (15%) in seiner Serie von 172 epiduralen Hämatomen. Epidurale Hämatome bei Kleinkindern im 1. Lebensjahr sind selten: HENDRICK et al. (1964)

Tabelle 41. Die Gesamtzahl der kindlichen epiduralen Hämatome aus 3 Serien ist nach verschiedenen Altersgruppen verteilt dargestellt. (Aus CHOUX 1986)

Alter	MATSON (1969)	MAZZA et al. (1982) 62 Fälle	CHOUX (1986) 172 Fälle
0–2	17 (38,6%)	8 (12%)	26 (15%)
2–12	27	22	94
12–15		32	52

Tabelle 42. Häufigkeit der kindlichen epiduralen Hämatome (in %) bezogen auf die Anzahl aller epiduralen Hämatome. (Aus CHOUX 1986)

	Anzahl der epiduralen Hämatome	Davon Vorkommen bei Kindern in Prozenten
McKISSOCK et al. (1960)	190	31%
PIA (GERLACH) et al. (1964)	125	22%
JAMIESON u. YELLAND (1968)	167	14%
Marseille Serie (1984)	648	26,5%

Tabelle 43. Die Anzahl und Häufigkeit der epiduralen Hämatome ist in 6 verschiedenen Serien auf die Anzahl der kindlichen Schädel-Hirn-Verletzungen bezogen. (Aus CHOUX 1986)

	Anzahl der kindlichen Schädel-Hirn-Verletzungen	Anzahl der epiduralen Hämatome
MATSON (1969)	3053	40 (1,3%)
HENDRICK et al. (1964)	4465	40 (0,9%)
ARSENI et al. (1980)	4739	61 (1,3%)
MAZZA et al. (1982)		62 (3%)
PANG et al. (1983)	813	45 (5,5%)
CHOUX (1986)	11200	172 (1,5%)

sahen 3 unter 4 pädiatrischen Fällen. In der Serie von CHOUX et al. (1986) von 185 epiduralen Hämatomen im Kindesalter trat die Mehrzahl der kindlichen epiduralen Hämatome oberhalb des 15. Lebensjahres, 32 bei Kleinkindern jünger als 2 Jahre (17,3%) auf (Tabelle 41). Diese Seltenheit kann wohl dadurch erklärt werden, daß die Dura mater in dieser Altersgruppe besonders fest mit der Lamina int. des Schädels verbunden und an den Suturen besonders fest fixiert ist.

Die Häufigkeit der kindlichen Hämatome (in %) bezogen auf die Gesamtzahl der epiduralen Hämatome ergibt sich aus der folgenden Tabelle 42.

Die Anzahl der kindlichen Schädel-Hirn-Verletzungen in der folgenden Tabelle 43 ist auf die Anzahl der epiduralen Hämatome bezogen.

Aus der folgenden Tabelle 44 ist zu entnehmen, daß das Fehlen von Frakturen bei kindlichen epiduralen Hämatomen häufiger ist als bei Erwachsenen.

Tabelle 44. Häufigkeit von Frakturen bei kindlichen epiduralen Hämatomen. (Aus CHOUX 1986)

	Frakturen	Anteil der Impressionsfrakturen
McKISSOCK et al. (1960)	79%	
GOUTELLE et al. (1960)	56%	
MATSON (1969)	72%	50%
HARWOOD-NASH (1973)	40%	
ARSENI et al. (1980)	75%	
MAZZA et al. (1982)	72,6%	
CHOUX (1986)	72%	13,7%

Tabelle 45 zeigt, daß ebenso wie bei Erwachsenen epidurale Hämatome bei Kindern beim männlichen Geschlecht häufiger vorkommen als beim weiblichen. (Aus CHOUX 1986)

	MATSON (1969)	MAZZA et al. (1982) 62 Fälle	CHOUX (1986) 172 Fälle
Jungen	31 (70%)	49 (79%)	134 (78%)
Mädchen	13 (30%)	13 (21%)	38 (22%)

Zusammenfassend kann festgestellt werden, daß epidurale Blutungen und Hämatome im Kindesalter keineswegs so selten vorkommen, wie es nach Angaben früherer Autoren den Anschein hatte.

c) Auswahl aus in der Literatur mitgeteilten Serien

DHELLEMMES et al. (1985) veröffentlichten eine Serie von 144 Kindern, die zwischen 1969 und 1982 an epiduralen Hämatomen operiert wurden. Die Mortalität betrug 9%. Die Knaben überwogen (104) gegenüber Mädchen (40). Die epiduralen Hämatome waren in den meisten Fällen Folge von Verkehrsunfällen. Bei 132 der 144 Kinder wurde eine Eintrübung des Bewußtseins oder das zunächst vorliegende „freie Intervall" vor dem Bewußtseinsverlust beobachtet.

Hervorzuheben ist, daß bei epiduralen Hämatomen im Säuglingsalter eine Anämie besteht. Eine Schädelfraktur lag bei 109 der 144 Kinder vor. 13 Kinder starben, 97 erholten sich vollständig. Mäßige oder schwere Ausfälle blieben bei 27 bzw. 7 Patienten zurück. Bei 2 Kindern traten Anfallsleiden auf.

d) Geschlechtsverteilung

Ebenso wie bei Erwachsenen ist auch bei Kindern das männliche Geschlecht häufiger beteiligt, jedoch ist der Unterschied bei Kindern unter 2 Jahren viel geringer. In der Serie von CHOUX (1986) waren unter 26 Fällen von epiduralen Hämatomen bei Kleinkindern 15 Jungen und 11 Mädchen. Die Geschlechtsverteilung ist in der folgenden Tabelle 45 aufgeführt.

e) Kombinationen von subkutanen und epiduralen Blutungen durch große knöcherne Frakturen

Kombinationen von *subkutanen* und *epiduralen Blutungen* durch *große knöcherne Frakturen* wurden beschrieben (AOKI 1983; CHOUX et al. 1986). Risse der A. meningea med. treten bei Kleinkindern weniger häufig auf als bei Erwachsenen. In der Serie von CHOUX (1986) war die A. meningea med. die Blutungsquelle in 39%, bei 26% lag sie in der Dura mater. In 2 dieser letzteren Fälle kam die Blutung aus einer Wunde der Dura mater, in den übrigen 6 diffus von der genannten Oberfläche der Dura mater. In dieser Altersgruppe besteht ein außerordentlicher Gefäßreichtum der Dura mater, besonders deren innerer Schichten.

Im vorhergehenden habe ich auf die feste Verhaftung der Dura mater mit der Lamina int. hingewiesen. Dennoch kann eine epidurale Blutung beim Kleinkind sehr ausgedehnt sein, und ausgeprägter sein als bei älteren Kindern (CHOUX et al. 1975). In der vorgenannten Serie war ein epidurales Hämatom von mehr als 60 ccm in 12 Fällen vorhanden. Daraus läßt sich auch die vorliegende Anämie ableiten, die ein wichtiger diagnostischer Hinweis für das Vorliegen einer epiduralen Blutung in diesem Alter sein kann.

f) Mechanogenese und formale Pathogenese

Die *häufigste Ursache für epidurale Hämatome bei Kindern* sind *Stürze* (in mehr als 50% der Fälle), dennoch bleibt der Anteil der *Straßenunfälle* recht hoch mit 40–50% (Tabelle 46). In der Serie von MATSON (1969) kann die geringe Häufigkeit von Verkehrsunfällen mit dem Umstand erklärt werden, daß in seiner Serie lediglich Kinder unter dem 12. Lebensjahr berücksichtigt wurden. Bei Kindern oberhalb der Altersgruppe von Kleinkindern ist die epidurale Blutung meist die Folge eines Sturzes, normalerweise nach einem Verzögerungstrauma von relativ geringer Intensität. Der Schädel wird beim Aufprall deformiert und die Dura mater löst sich von der Tabula int. des Knochens. Anatomische Besonderheiten spielen eine Rolle für die Entwicklung von epiduralen Blutungen bei Kindern (TAKAGI et al. 1978). Die Furche, in der die A. meningea med. bei Kindern verläuft, ist flach, und die Dura mater löst sich leicht von der Tabula int. des Schädels ab (AUSTIN u. NIELSEN 1964). Das kann sich ohne jegliche Frakturen vollziehen, manchmal findet sich lediglich eine Diastase der Lambda- oder Schläfenbeinnaht. Frakturen oder Nahtsprengungen fehlen bei etwa 20% der

Tabelle 46. Die Hauptursache für epidurale Hämatome bei Kindern sind Stürze mit mehr als 50% aller Fälle; dennoch bleibt der Anteil der Straßenunfälle mit 40–50% relativ hoch. (Aus CHOUX 1986)

	MATSON (1969)	MAZZA et al. (1982)	CHOUX (1986)
Sturz	72%	50%	62%
Straßenunfall	11%	47%	42%
Andere	17%	3%	6%

Kinder (MEALEY 1960; HORWITZ u. RIZZOLI 1966). Über die große Zahl von Kindern mit epiduralen Hämatomen, bei denen keine Schädelfrakturen bestanden, wurde von AFRA u. VIDOVSKY (1961) berichtet. In dem vergleichsweise kleinen Material von KIENE u. KÜLZ (1968) ließ sich das jedoch nicht bestätigen, denn 7 von 8 der kindlichen Patienten wiesen Frakturen oder Nahtsprengungen auf. KREBS u. MLETZKO (1962) teilten den Befund bei einem einjährigen Kind mit, bei dem sich nach einem Sturz im Laufstall eine sternförmige Fraktur mit einem epiduralen Hämatom entwickelte.

Verletzungen der A. meningea med. treten bei Kleinkindern weniger häufig auf als bei Erwachsenen. In der Serie von CHOUX (1986) war die A. meningea med. die Blutungsquelle in 39%, bei 26% lag sie in der Dura mater. In zwei dieser letzteren Fälle kam die Blutung aus einer Wunde der Dura mater, in den übrigen 6 diffus von der genannten Oberfläche der Dura mater. In dieser Altersgruppe besteht ein außerordentlicher Gefäßreichtum der Dura mater, besonders dessen innerer Schichten.

g) Lokalisation

Die *Lokalisation der epiduralen Blutungen bei Kleinkindern* ist im allgemeinen identisch mit der älterer Kinder. CHOUX et al. (1986) heben jedoch eine Ausnahme hervor, nämlich die Seltenheit eines lokalen frontalen epiduralen Hämatoms bei Kleinkindern unter dem 2. Lebensjahr; in der Serie dieses Autors fand sich kein Fall. Die Lokalisation der epiduralen Blutungen in der Serie von CHOUX findet sich in Abb. 127. Lediglich ein einziger Fall eines doppelseitigen epiduralen Hämatoms bei Kindern wurde beschrieben (SAEKI et al. 1979).

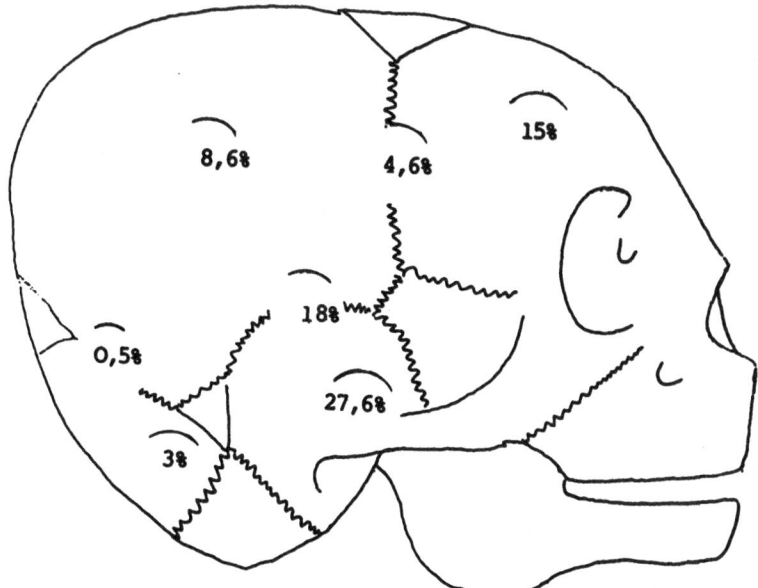

Abb. 127. Lokalisation der epiduralen Hämatome bei Kindern in der Serie von CHOUX. (Aus CHOUX 1986)

Tabelle 47. Lokalisation der epiduralen Hämatome in 5 pädiatrischen Serien. (Aus CHOUX 1986)

	GOUTELLE et al. (1960) (25 Fälle)	HARWOOD-NASH (1973) (40 Fälle)	ARSENI et al. (1980) (61 Fälle)	MAZZA et al. (1982) (62 Fälle)	CHOUX (1986) (172 Fälle)
Frontal	20%	12%	3,3%	30%	15%
Temporal	32%		42%		27,6%
Parietal		81%	0%	66%	8,6%
Okzipital			0%	3,2%	0,5%
Hintere Schädelgrube		7%	3,2%	1,6%	3%
Parieto-temporal	24%		21.3%		17,8%
Fronto-temporal	12%		18%		6,3%
Hemisphäre	8%		11,5%		4,6%

In der älteren Literatur wird die Meinung vertreten, daß die epiduralen Hämatome im Kindesalter umschrieben sind und sich über Suturen hinaus nicht ausdehnen. CHOUX (1986) berichtete jedoch, daß in einer früheren Serie von 96 Fällen 45 so ausgedehnt waren, daß sie nahezu die gesamte Großhirnhemisphäre bedeckten. In einer späteren Serie des gleichen Autors von 172 Beobachtungen fanden sich 94 umschriebene epidurale Hämatome (54,6%), während 78 sehr ausgedehnt waren (45,4%) (Tabelle 47).

ARSENI et al. (1980) fanden ausgedehnte epidurale Hämatome in 48,5% und GOUTELLE et al. (1960) in 44%. Nach Auswertung dieser Serien wird man nicht mehr die Meinung vertreten können, daß bindegewebige Adhäsionen zwischen Dura mater und Suturen bei Kindern die Ausbreitung dieser Hämatome verhindern.

Ähnlich wie bei Erwachsenen ist auch bei Kindern die Temporalregion die häufigste Lokalisation. Umschriebene temporale epidurale Hämatome kommen bei 30–40% der Fälle vor. CHOUX (1986) hebt hervor, daß basale epidurale Hämatome bei Kindern nicht selten sind, es fanden sich 12 unter 47 temporalen Hämatomen seiner Serie. Die Häufigkeit frontaler epiduraler Hämatome ist viel häufiger im Kindesalter: 20% in der Serie von GOUTELLE et al. (1960), 12% in der von HARWOOD-NASH (1973), 15% in der von CHOUX (1986) und 30% in der von MAZZA et al. (1982). Die okzipitale Lokalisation eines epiduralen Hämatoms ist bei Kindern sehr selten.

h) Klinische Befunde

Der *klinische Befund* des *epiduralen Hämatoms im Kindesalter* ist von dem des Erwachsenenalters verschieden. *Oft fehlt eine primäre Bewußtlosigkeit* und die Kinder zeigen ein „*latentes Intervall*" (INGRAHAM u. MATSON), d.h. die Bewußtseinstrübung entwickelt sich erst nach mehreren Stunden oder Tagen. Nach Auswertung der Literatur liegt eine unmittelbare Bewußtlosigkeit bei 53% von 330 Beobachtungen vor: GOUTELLE et al. (1960) 40%, McKissock et al. (1960) 30%, Matson (1969) 25%, Mazza et al. (1982) 73% und Choux (1986) 55% (Tabelle 48). Zu einem *späteren Zeitpunkt* liegt ein Koma in 60% der Beobachtungen vor, in der Serie von Goutelle et al. (1960) 48%, McKissock et al. (1960) 59%, Matson (1969) 65%, Mazza et al. (1982) 72% und Choux (1986) 52%.

Im Hinblick auf die Ausbildung der Bewußtseinsstörungen unterscheidet Choux (1986) 4 Gruppen. *Gruppe 1:* Patienten, die immer bewußtseinsklar sind bis zur Stellung der Diagnose, sie finden sich in 2,6% (Harwood-Nash 1973), in 5% (Mazza et al. 1982) und in 10% (Choux 1986). *Gruppe 2:* Die Patienten sind *bewußtlos während der gesamten Zeit*, sie finden sich in 2,6% (Harwood-Nash 1973), in 21% (Mazza et al. 1982) und in 20% (Choux 1986). *Gruppe 3:* Die Patienten sind *benommen* oder *verwirrt*. Eine beginnende Bewußtlosigkeit kann vorliegen oder fehlen. Sie finden sich in 33% (Harwood-Nash 1973) und in 18% (Choux 1986). *Gruppe 4:* Die Patienten haben eine *unmittelbare Bewußtlosigkeit*, ein *luzides Intervall* und *verschlechtern sich dann*. Sie finden sich in 48,7% (Harwood-Nash 1973), in 51% (Mazza et al. 1982) und in 51% (Choux 1986).

Epidurale Blutungen bei Kindern in der Altersgruppe unter 5 Jahren treten nur selten unter dem klassischen klinischen Bild eines luziden Intervalls, das von einer schnellen neurologischen Verschlechterung gefolgt ist, auf (Hendrick et al. 1964). Die Bewußtseinsstörungen sind meist nicht ausgeprägt, dagegen treten frühzeitig, schon innerhalb der ersten 24 h, Papillenödeme auf, verbunden mit Bradykardie und Erbrechen. Die folgenden klinischen Daten basieren auf den Angaben der Serie von Choux et al. (1986). In 7 Fällen (23%) lagen keinerlei Bewußtseinsstörungen vor. Sechs Kleinkinder (19%) hatten eine initiale Bewußtlosigkeit, die bis zum operativen Eingriff anhielt, 10 (34%) wurden später bewußtlos und 8 (26%) waren verwirrt. Ein echtes luzides Intervall war bei 60% der Patienten vorhanden. Bei 14 Patienten konnte eine Hemiparese oder Hemiplegie als lokalisierter Befund gesehen werden. Die Pyramidenzeichen traten häufiger bei Kleinkindern (61%) als bei Kindern (41%) auf. Krampfanfälle wurden bei 3 Patienten beobachtet. Bradykardie war selten (10%). Bei 9 Patienten lag eine Anämie vor, sie war bei 6 Patienten schwer.

Als *klinische Symptome* bestehen Schwellung der Kopfschwarte, Bewußtseinsstörungen, kontralaterale Hemiparese, Stauungspapille. Anfälle, sowohl vom generalisierten als auch vom fokalen Typ, kommen bei etwa ⅔ der Patienten vor (Bakay u. Glasauer 1980). Frakturen fehlen oft, gelegentlich liegen Nahtsprengungen vor.

Neurologische Befunde: Klinische Zeichen, die zur Seitenlokalisation verwertet werden können, sind *Pupillenbefunde* und *Pyramidenbahnzeichen*. Choux (1986) gibt an, daß Pyramidenbahnzeichen bei 149 Fällen aus Beobachtungen der Literatur (46%) vorlagen. Meist ist die *Hemiparese* oder *Hemiplegie kontralateral*. Die gleichseitige *Mydriasis* der Pupille schwankt in der Literatur bei Kindern zwischen 19% (Mazza et al. 1982) und 50% (Campbell u. Cohen 1951; Goutelle et al. 1960; Matson 1969; Harwood-Nash 1973).

Wiederholtes Erbrechen kommt bei allen kindlichen Schädel-Hirn-Verletzungen häufig vor, ist jedoch bei epiduralen Hämatomen signifikant höher (zwischen 53 und 80% der Fälle) als bei subduralen Hämatomen (Choux 1986). *Blutverlust* kann bei Kleinkindern so groß sein, daß es zu einem *Schocksyndrom* kommen kann. *Bradykardie* zur Zeit der klinischen Verschlechterung fand sich zwischen 2,3 und 20% (Goutelle et al. 1960; Matson 1969; Choux 1986). *Krampfanfälle* fanden sich in 7,5% (Harwood-Nash 1973), 8,7% (Choux 1986) unter 10% (Campbell u. Cohen 1951).

i) Röntgenologische Befunde

Man findet in der Literatur verschiedentlich Angaben, daß beim Erwachsenen epidurale Hämatome und Schädelfrakturen häufig zusammen vorliegen, während das nicht im gleichen Maße für epidurale Hämatome bei Kindern gelte. In der Serie von epiduralen Hämatomen bei Kindern (Harwood-Nash et al. 1971) lagen nur bei 40% Schädelfrakturen vor. Jedoch zeigten 80% der Kinder aus der Serie von Choux et al. (1986) Schädelfrakturen. Bei 2 Patienten trat eine sekundäre Diastase einer Sutur einige Tage nach der Gewalteinwirkung auf. In der Serie von Pagni (1977) hatten 42 von 53 Kindern mit epiduralen Blutungen eine Schädelfraktur. Zimmerman u. Bilaniuk (1981) berichteten in ihrer Serie von 22 Fällen in 95% von Frakturen.

Tabelle 48. Klinische Befunde bei epiduralen Hämatomen bei Kindern aus 7 Serien. (Aus CHOUX 1986)

	Unmittelbarer Bewußtseins-verlust	Koma	Luzides Intervall	Motorische Zeichen	Ungleiche Pupillen-weite	Erbrechen	Krampf-anfälle
CAMPBELL u. COHEN (1951) (20 Fälle)		50%		65%	50%		10%
GOUTELLE et al. (1960) (25 Fälle)	40%	48%	80%	20%	48%	60%	
McKISSOCK et al. (1960) (27 Fälle)	29,6%	59%					
MATSON (1969) (44 Fälle)	25%	65%		68%	50%	79,5%	0%
HARWOOD-NASH (1973) (40 Fälle)		53,6%	48,7%	30%	55%	52,5%	7,5%
MAZZA et al. (1982) (62 Fälle)	74%	72%	40,3%	30%	19%	53%	1,6%
CHOUX (1986) (172 Fälle)	52%	49,5%	51 ≅	40%	36%	55%	8,7%

Tabelle 49. Zusätzliche Hirnschäden bei kindlichen epiduralen Hämatomen. (Aus CHOUX 1986)

	Subdurale Blutung	Subdurale Blutung, Kontusion	Kontusion	Intrazerebrales Hämatom
GOUTELLE et al. (1960), 25 Fälle	1		1	
ARSENI et al. (1980), 61 Fälle			48 (62%)	
MAZZA et al. (1982), 62 Fälle	3 (4,8%)	10 (16%)	11 (17%)	
CHOUX (1986) 172 Fälle	11 (6,3%)	18 (10,5%)	16 (9,3%)	

j) Begleitverletzungen

Gleichzeitig vorkommende andere intrakranielle Läsionen: Der Prozentsatz von *zusätzlichen anderen intrakraniellen Läsionen* bei *epiduralen Hämatomen* bei Kindern betrug in der Serie von CHOUX (1986) 26%, der entsprechende für Erwachsene 40%. MAZZA et al. (1982) gaben eine solche von 38% an (Tabelle 49). CHOUX (1986) sah in 9,3% sog. *Rindenprellungsherde;* er berichtete auch über eine *Carotis-cavernosus-Fistel* bei gleichzeitig bestehendem frontalem epiduralem Hämatom.

Das *Volumen* der *epiduralen Hämatome* ist bei *Kindern* im allgemeinen größer als bei Erwachsenen. CHOUX (1986) fand 56 (32,5%) eher große epidurale Hämatome mit mehr als 150 ccm, 81 (47%) große Hämatome (100 ccm) und 35 (10,5%) kleine Hämatome.

k) Blutungsquellen

Auch die *Blutungsquellen* sind bei *kindlichen epiduralen Hämatomen* andere als im Erwachsenenalter. Neben den typischen Rissen der A. meningea med. kommen häufiger venöse Blutungen aus venösen Sinus, emissären Venen und zahlreichen Gefäßverbindungen zwischen Dura mater und Schädelknochen in Betracht. *Protrahierte Verläufe* bei vielen kindlichen epiduralen Blutungen sind mit dem Befund zu erklären, daß sich bei der Ausbreitung der Blutung immer wieder neue Blutungsquellen durch die weitere Trennung von Dura mater und Schädelknochen bilden (STRELI 1961). Wegen der im Kindesalter festen Verbindungen zwischen Dura mater und Knochen im Bereich der Nähte bilden die letzteren oft die Grenze des Hämatoms. Die epidurale Blutung bei Kleinkindern ist daher häufig auf die Unterfläche eines Schädelknochens begrenzt, anstatt sich über die gesamte Großhirnhemisphäre auszudehnen (WAKELY u. LYLE 1934; CAMPBELL u. COHEN 1951). Eine epidurale Blutung arterieller Herkunft kann durch eine weit klaffende Sutur oder Fraktur aus der Schädelhöhle nach außen dringen (MEALY 1968). KIENE u. KÜLZ (1968) heben die oft *erheblichen Blutverluste* von bis zu 400 ml in den Epiduralraum hervor, die besonders bei jüngeren Kindern zu einem erheblichen Blutverlust mit Blutungsschock führen.

Tabelle 50. Blutungsquellen der kindlichen epiduralen Blutungen. (Aus CHOUX 1986)

Autor	Anzahl der Fälle	A. meningea med.	Dura	Knochen	Sinusvene	Unbekannt, oder nicht angegeben
GOUTELLE et al. (1960)	25 Fälle	13 (52%)		2 (8%)	3 (12%)	7
MATSON (1969)	44 Fälle	26 (59%)	6 (13,6%)		3 (6,8%)	9
MAZZA et al. (1982)	62 Fälle	37 (59%)	4 (9%)		7 (11,2%)	13
CHOUX (1986)	172 Fälle	67 (39%)	17 (10%)	20 (11,6%)	14 (8,1%)	54 (31%)

Bei epiduralen Blutungen arterieller Herkunft läßt sich die Blutungsquelle im allgemeinen erkennen, das kommt nach den Angaben von CHOUX (1986) in 40–60% der Fälle vor (Tabelle 50). Der gleiche Verfasser hebt hervor, daß arterielle Blutungen nicht häufiger vorkommen, wenn eine Fraktur besteht. In einigen Fällen findet sich eine diffuse Blutung aus der Dura mater aus Gefäßen der Meningen. In diesen Fällen hat die Fraktur oft zu einem Riß der Dura mater geführt. Herkunft der Blutungen aus der Dura mater wird mit 9–13,6% der Beobachtungen angegeben. Epidurale Blutungen, die dem Schädelknochen entstammen, sind nach Literaturangaben selten. Jedoch fand CHOUX (1986) in seiner Serie von 172 Fällen 20 Beobachtungen (11,6%), bei denen die Blutung ihren Ausgang von einer meist größeren Fraktur nahm. Epidurale Blutungen venöser Herkunft, entweder von einer Sinusvene oder aus einer emissären Vene ausgehend, kamen in 6,8–12% aller Fälle vor.

Eine hierher gehörende interessante und typische Kasuistik eines frontalen epiduralen Hämatoms mit einer foudroyanten Verschlechterung teilte KAZNER (1972) mit: Ein 12jähriger Junge wird beim Spielen von einer umstürzenden Holzbohle an der rechten Stirnseite getroffen. Nach kurzer Benommenheit spielt er weiter. Während der folgenden Nacht erbricht der Junge mehrfach, gegen Morgen wird er schläfrig. Der herbeigerufene Hausarzt erkennt sofort, daß eine sekundäre Bewußtseinsstörung nach luzidem Intervall vorliegt und veranlaßt die unverzügliche Verlegung direkt in die Neurochirurgie. Bei der *Aufnahme* kann man sich noch mit dem Jungen unterhalten, obwohl bereits eine Pupillenerweiterung rechts und eine Halbseitenschwäche links bestehen. Bei der *Karotisangiographie* bekommt das Kind weite reaktionslose Pupillen. Mit der Diagnose eines rechts frontalen Epiduralhämatoms wird der Junge in den *Operationssaal* gebracht, wo kurz vor Beginn des Eingriffs eine Atemlähmung auftritt. Bereits während der Entleerung des 4 cm dicken Hämatoms kehrt die Spontanatmung wieder. Nach dem Eingriff ist der Junge sofort voll ansprechbar. Durch die axial gerichtete Druckwirkung als Folge des raumfordernden Hämatoms in der Frontalregion bildete sich schon frühzeitig eine Einklemmung der Kleinhirntonsillen im Foramen occipitale magnum aus.

l) Mortalität

Die *Mortalität* der *epiduralen Blutungen* und *Hämatome* im *Kindesalter* ist sehr hoch, wenn sie nicht frühzeitig operiert werden. Oft werden sie deshalb nicht oder zu spät diagnostiziert, weil die nachgebenden Suturen eine Vergrößerung der Schädelgröße zulassen, so daß sich ein Hämatom von beachtlicher Größe bilden kann, ehe sich Zeichen erhöhten intrakraniellen Druckes bemerkbar machen. Die Mortalität während des ersten

Tabelle 51. Mortalität der epiduralen Blutungen im Kindesalter. (Aus CHOUX 1986)

McKISSOCK et al. (1960)	7%
GOUTELLE et al. (1960)	12%
FENELON (1965)	9%
GALLAGHER u. BROWDER (1968)	8%
MATSON (1969)	9%
HARWOOD-NASH (1973)	10%
MAZZA et al. (1982)	17%
CHOUX (1986)	14%

Monats nach der Operation liegt zwischen 10 und 15%. Die Angaben aus der Literatur finden sich in Tabelle 51.

Temporale und besonders subtemporale epidurale Hämatome besitzen die höchste Mortalität, in der Serie von CHOUX (1986) lag sie bei 50% der Kinder mit gleichzeitig bestehenden weiteren traumatischen intrakraniellen Läsionen. MAZZA et al. (1982) berichteten über 42%. Hervorzuheben ist, daß in der Serie von CHOUX (1986) kein wesentlicher Unterschied in der Mortalität besteht für die Zeit vor Einführung der Computertomographie und nach Einführung derselben. Übereinstimmend heben alle Autoren hervor, daß die Morbidität bei Kindern sehr viel geringer ist.

Aus dem Beobachtungsgut von KIENE u. KÜLZ verstarben 3 von 8 Kindern mit epiduralen Hämatomen, und zwar handelte es sich in allen 3 Fällen um subakute Verlaufsformen. Zwei dieser Kinder kamen nach leichten Kopfverletzungen ohne initiale Bewußtlosigkeit nach längerem symptomfreien Intervall im Koma zur Aufnahme. Der 3. Patient dekompensierte während der stationären Behandlung nach dreitägiger freier Latenzzeit innerhalb einer Stunde. Bei 5 der 8 Fälle hatte sich die Symptomatik verzögert eingestellt, eine Besonderheit, auf die WÜLLENWEBER u. GROTE (1961) sowie WEBER (1962) aufmerksam gemacht hatten. Das symptomfreie Intervall bei epiduralen Hämatomen lag in der Serie von 16 epiduralen Hämatomen bei Kindern in einer Altersgruppe von 3 Monaten bis zu 16 Jahren, über die HAWKES u. OGLE (1962) berichteten, zwischen 2 h und 10 Tagen.

SHIMIZU et al. (1984) berichteten über 40 epidurale Hämatome im Kindesalter, die sie im Zeitraum von 1980–1983 behandelten. In dieser Zeit wurden 231 kindliche Schädel-Hirn-Verletzungen in der neurochirurgischen Klinik stationär behandelt. Die Häufigkeit der epiduralen Hämatome in dieser Altersgruppe betrug 17,3%. Von ihnen hatten 33 Kinder (82,5%) Schädelbrüche; keine Schädelbrüche wurden bei 3 von 6 Kindern unter 3 Jahren (50%) gefunden. Bei 21 der 28 operierten Kinder wurde der Eingriff innerhalb von 12 h nach der Gewalteinwirkung vorgenommen. In 7 Beobachtungen konnte eine Vergrößerung des Hämatoms 4–9 h nach der Verletzung durch wiederholte Computertomogramme nachgewiesen werden. Bei 26 der 28 operierten Kinder (92%) waren die operativen Befunde gut. Unter den bewußtlosen Kindern zeigten 9 von 11 (81,8%) gute Ergebnisse im Vergleich mit 11 von 19 Erwachsenen (57,8%). Die Autoren führten die bessere Prognose bei akuten epiduralen Hämatomen bei Kindern auf weniger häufig vorliegende Rindenprellungsherde zurück. Diese wurden im Computertomogramm bei 3 von 27 operierten Kindern (11,1%) dagegen bei Erwachsenen in 16 von 40 Fällen (40%) gesehen.

Bilaterale epidurale Hämatome bei *Kindern* werden in der Frontalregion und am Vertex gesehen. CHOUX (1986) fand in seiner Serie 6 bilaterale epidurale Hämatome im Kindesalter, 4 von ihnen waren biparietal.

Eine ungewöhnliche Beobachtung wurde von CERVANTES (1983) mitgeteilt. Er fand ein epidurales Hämatom bei einem 16jährigen Mädchen sowohl in der Temporalregion als auch in der hinteren Schädelgrube.

Bei Kleinkindern kann ein epidurales Hämatom neben einem subperiostalen Hämatom vorkommen; beide können miteinander durch einen Frakturspalt kommunizieren (IWA-KUMA u. BRUNNGRABER 1973; CHOUX 1986).

7. Subdurale Blutungen und Hämatome bei Kindern

a) Einführung

Über Kasuistiken und Serien von *subduralen Hämatomen* des *Kindesalters*, die sowohl akute als auch chronische Verlaufsformen enthalten, berichteten PEET u. KAHN (1932), INGRAHAM u. HEYL (1939), INGRAHAM u. MATSON (1944), GOVAN u. WALSHE (1947), STATTEN (1948), ELVIDGE u. JACKSON (1949), KINLEY et al. (1951), DAVIDOFF u. FEIRING (1953), DECKER u. HIPP (1955), HERZBERGER et al. (1956), HOLLENHORST et al. (1957), HEPPNER (1958), PIA (1959), SHULMAN u. RANSOHOFF (1961), ISCH-TREUSSARD et al. (1965), RUSSELL (1965), JACOBI et al. (1966), COLLINS (1968), YASHON et al. (1968) 92 Fälle; WEIDENBACH (1970), MEALEY (1975), GUTIERREZ u. RAIMONDI (1975).

Akute subdurale Hämatome des *Kindesalters* wurden mitgeteilt von WÜLLENWEBER u. GROTE (1961), SUZUKI et al. (1970), SPARACIO et al. (1971), AOKI u. MASUZAWA (1984).

Chronische subdurale Hämatome des *Kindesalters* beschrieben SHERWOOD (1930), NAFFZIGER u. BROWN (1934), CHRISTENSEN u. HUSBY (1963), NEIMANN et al. (1966).

Verkalkte subdurale Hämatome wurden veröffentlicht von MANSUY et al. (1953), MCLAURIN (1956), MCLAURIN u. MCLAURIN (1966).

Die *pathomorphologischen Alterationen* der *Großhirnrinde* bei *subduralen Hämatomen* des *Kindesalters* wurden von PHILIPPS (1955) beschrieben.

Subdurale Blutungen und *Hämatome* sind relativ häufig innerhalb der ersten beiden Lebensjahre (INGRAHAM u. MATSON 1944; PIA 1955; GROB 1957; KAPLAN et al. 1965; KIENE u. KÜLZ 1968). Sie stellen nach den eigentlichen Hirnverletzungen die zweithäufigste traumatische intrakranielle Läsion dar.

Fast alle subduralen Hämatome bei Kleinkindern unter dem 2. Lebensjahr sind traumatischer Natur. Die *Gewalteinwirkung* kann jedoch *geringfügig* sein, oder sie kann *unbeobachtet* erfolgt sein. Auch kann es sich um eine indirekte Gewalteinwirkung gehandelt haben (INGRAHAM u. MATSON 1944; GUTHKELCH 1971; SPARACIO et al. 1971; FERRY et al. 1974).

Eine *größere Zahl* dieser *Gewalteinwirkungen* besteht in *Stürzen*, wie solche *aus dem Bett, der Wiege, vom Stuhl, Wickeltisch* oder *aus den Armen von Eltern oder Geschwistern.* In vielen Fällen gibt es keine Zeugen für diese Stürze, die oft auch asymptomisch sein können.

Hervorzuheben ist, daß subdurale Hämatome in dieser Altersgruppe bei Kindesmißhandlungen nicht selten sind. In einer Serie von 21 mißhandelten Kindern mit Schädel-Hirn-Verletzungen von MCCLELLAND et al. (1980) hatten 6 ein sog. Whiplash-Shaken-Infant-Syndrom und 4 ein akutes subdurales Hämatom. In der Serie von HAHN et al. (1983) von 77 Fällen hatten 30 ein subdurales Hämatom. Subdurale Hämatome im Rahmen eines Syndroms des mißhandelten Kindes wurden von MCHENRY et al. (1963) in 28%, von HAHN et al. (1983) in 29% und von CHOUX et al. (1986) in 20% gefunden. Einzelheiten zum Whiplash-Shaken-Infant-Syndrom finden sich in Bd. VII dieser Reihe auf S. 306.

b) Einteilung

Bei der *Besprechung* der *subduralen Hämatome im Kindesalter* kann man sie einmal *nach dem Alter der Kinder* und zum *anderen nach dem Alter der Läsion einteilen.*

Berücksichtigt man das *Alter der Kinder*, so kann man folgende subdurale Hämatome einteilen: (1) Solche des *Neugeborenen* als Folge von *intrauterinen-* und *Geburtstraumen*, (2) solche bei *Kleinkindern* und (3) solche bei *älteren Kindern.*

Berücksichtigt man das *Alter der Blutung*, so können subdurale Hämatome des Kindesalters eingeteilt werden in (1) *akute* (1.–2. Tag), (2) *subakute* (3. Tag–3 Wochen) und (3) *chronische* (nach 3 Wochen). Mit verbesserter Diagnostik, vor allem nach Einführung der Computertomographie, wird die Zahl der chronischen subduralen Hämatome mehr und mehr abnehmen.

Subdurale Hämatome werden im Kindesalter als relativ selten angegeben, jedoch sind sie insofern gefährlicher, als sie oft nicht als solche erkannt und diagnostiziert werden (SPARACIO et al. 1971). Auf die große Zahl von subduralen Hämatomen im Interhemisphärenspalt in der Altersgruppe von 3 Monaten bis 3 Jahre ist hingewiesen worden (ZIMMERMAN u. BILANIUK 1983). Sie können allein vorkommen oder in Verbindung mit weiteren intrazerebralen Läsionen.

Akute subdurale Hämatome im *Kindesalter* unterscheiden sich von denen des Erwachsenenalters, wo sie etwa 4mal häufiger vorkommen. Es fällt die Seltenheit von Serien von akuten subduralen Hämatomen des Kindesalters in der Literatur auf im Gegensatz zu den vielen des Erwachsenenalters. Serien dieser Läsionen im Kindesalter wurden vorgelegt von SUZUKI et al. (1970), SPARACIO et al. (1971), GUTIERREZ u. RAIMONDI (1975), ALVAREZ-GARIJO et al. (1981). In einer Serie von 6700 Schädel-Hirn-Verletzungen fand CHOUX (1986) 288 subdurale Hämatome (4,3 %). Sie sind besonders häufig in der Altersgruppe unter 2 Jahren und besonders unter 1 Jahr. HENDRICK et al. (1964) berichteten, daß 86 % bei Kleinkindern und 59 % in der Altersgruppe von 0–6 Monaten auftraten. In der Serie von CHOUX (1986) waren Kleinkinder mit 73 % und solche in der Altersgruppe bis zu 6 Monaten in 46 % vertreten.

Etwa 90–95 % der akuten subduralen Hämatome liegen supratentoriell. Dagegen ist das Vorkommen von subduralen Hämatomen der hinteren Schädelgrube bei Kindern häufiger als bei Erwachsenen, sie finden sich besonders häufig bei den Neugeborenen.

c) Lokalisation

Die *akuten oder subakuten subduralen Hämatome des Kindesalters* liegen frontoparietal, manchmal auch in die Temporalregion reichend. Umschriebene frontale, temporale und okzipitale Lokalisation ist selten. Während die akuten Verlaufsformen mehr unilateral vorkommen, sind die chronischen häufiger bilateral. Das Vorkommen von interhemisphärischen akuten subduralen Hämatomen bei Kindern ist recht häufig.

d) Herkunft der Blutungen

Ebenso wie beim Erwachsenen können die subduralen Hämatome bei Kindern sowohl arterieller als auch venöser Herkunft sein. Bei arterieller Herkunft nehmen die Blutungen ihren Ausgang meist von kortikalen Arterien, sie sind im allgemeinen von sog. Rindenprellungsherden begleitet, es handelt sich dabei um akute Verlaufsformen. Bei venöser Herkunft stammen die Blutungen aus gerissenen Brückenvenen. Verletzungen oder Risse der Dura mater oder von der Verletzung eines venösen Sinus oder Sprengung einer Sutur.

Gerissene Brückenvenen stellen auch bei Kindern die häufigste Ursache für subdurale Blutungen dar. Im Kindesalter können aber gerissene Brückenvenen mit Durarissen kombiniert vorkommen. Dies kann durchaus ohne Schädelfraktur einhergehen.

SHERWOOD berichtete 1930 über 9 Beobachtungen von subduralen Hämatomen im Kindesalter, die er in einer Periode von etwa 4 Jahren beobachtet hatte. PEET u. KAHN teilten 1932 weitere 9 Fälle mit und NAFFZIGER u. BROWN berichteten 1934 über 5 Fälle. INGRAHAM u. HEYL gaben 1939 eine umfassende Darstellung von 11 Patienten. Weitere Mitteilungen erfolgten durch DOWMAN u. KAHN (1942) und Einzelfälle von COBLENTZ (1940) und ROGATZ (1942).

INGRAHAM u. MATSON (1944) führten aus, daß in den Jahren bis 1944 nur 2–3 Kinder mit subduraler Blutung jährlich klinisch behandelt wurden. Die Zahl stieg in den folgenden Jahren zwischen 8 und 25 Fällen jährlich. Der wichtigste ätiologische Faktor für die Hämatomentstehung waren Gewalteinwirkungen gegen den Schädel. Neben Geburtstraumen sind auch postnatale Gewalteinwirkungen häufig. Bei nur 11 der 98 Kinder konnten Schädelfrakturen röntgenologisch nachgewiesen werden. Vor allem Gewalteinwirkungen gegen die Frontal- und Okzipitalregion, also Stoßrichtungen in den sagittalen Richtungen, führten zu diesen Blutungen. Die Blutungen waren häufig bilateral, nämlich bei 77 von 98 Kindern. Von den 62 Patienten, die bereits eine die Blutungen umfassende Membran aufwiesen, fanden sich etwa $^2/_3$ auf beiden Seiten. Die Hämatome sind bemerkenswert gleichmäßig im Hinblick auf die Größe, was INGRAHAM u. MATSON darauf zurückführten, daß die Blutung durch die Kapazität des subduralen Raumes begrenzt wurde. Neun der 98 Kinder verstarben im Krankenhaus.

INGRAHAM u. MATSON teilten 1954 das bisher größte und am einheitlichsten untersuchte Beobachtungsgut aus den Jahren 1937–1954 mit. Sie fanden bei 319 Kindern unter 2 Jahren subdurale Hämatome. Die Blutung lag meist frontoparietal. Als Blutungsquelle fanden sie durchweg gerissene Brückenvenen. In etwa der Hälfte der Fälle war ein Geburtstrauma oder eine andere Gewalteinwirkung nachweisbar. Doppelseitig bestand die Blutung in 85%. In fortgeschrittenen Stadien sind die Schädelnähte meist weit getrennt, was häufig zur Fehldiagnose eines Hydrozephalus Anlaß gibt. In einer Serie von 31 Beobachtungen sah PIA (1955, 1959) bei 13 Kindern keine Gewalteinwirkung. Ihm fiel die große Zahl von anlagebedingten Fehlbildungen als ätiologischer Faktor bei der Entstehung der Blutungen auf. Unter 45 Beobachtungen von KAPLAN et al. (1965) fand sich 8mal eine Gewalteinwirkung, 4mal eine Geburtsverletzung und bei 13 eine Meningitis. Die von KIENE u. KÜLZ beobachteten 4 subduralen Hämatome im Säuglingsalter waren ausnahmslos doppelseitig und lagen frontoparietal. In jedem Fall bestand eine Seitendifferenz der Hämatome. Eine Kommunikation zwischen beiden Blutungshöhlen war nur in zwei Fällen nachweisbar. Wahrscheinlich entsteht ein großer Teil dieser Hämatome einseitig, dann erfolgt die Ausbreitung auf die andere Seite.

Subdurale Hämatome im Kindesalter bieten keine wesentlichen Abweichungen in Genese und Verlauf von denen Erwachsener. Sie zeigen kein typisches klinisches Syndrom. Auf die Häufigkeit von Blutungen in der Retina wurde besonders hingewiesen; STATTEN (1948) sah sie in 80%, HOLLENHORST et al. (1957) in 64,5% und RUSSELL in 64,5%.

e) Klinische Befunde

Der *klinische Befund* (nach CHOUX et al. 1986) bei *akuten* oder *subakuten subduralen Hämatomen* im *Kleinkindesalter* ist weniger dramatisch als bei Neugeborenen. *Benommenheit* ist häufig, aber *Bewußtlosigkeit* selten. *Krampfanfälle* liegen in mehr als 50% vor. Blutungen in der Retina liegen in der Serie von GUTIERREZ u. RAIMONDI (1975) in 63% vor. *Schädelfrakturen* bestanden in der Serie von GUTIERREZ u. RAIMONDI (1975) in 41% und in der von CHOUX et al. (1986) in 45%. *Impressionsfrakturen* kommen *kombiniert mit subduralen Blutungen* nur selten vor. Die *Computertomographie* erlaubt die sichere Diagnose. Weitere Beobachtungen wurden von CAFFEY (1946), SILVERMAN (1953), McCLELLAND et al. (1980), HAHN et al. (1983) vorgelegt.

f) Mortalität

ROSENORN u. GJERRIS (1978) sahen in ihrer Serie eine *Mortalität* bei Kindern von 57% bei akuten Verlaufsformen im Vergleich zu einer solchen von 71% bei Patienten in einer Altersgruppe von 16–64 Jahren. GUTIERREZ u. RAIMONDI (1975) nennen eine Mortalität von 20% in einer Serie von pädiatrischen akuten subduralen Hämatomen, CHOUX (1986) sah eine solche von 17%.

8. Posttraumatische Blutungen und Hämatome in der hinteren Schädelgrube im Kindesalter

Posttraumatische Blutungen in der *hinteren Schädelgrube* im *Kindesalter* wurden von SCHREIBER (1963), KEMPERDICK et al. (1971) sowie ZUCCARELLO et al. (1982) mitgeteilt.

Blutungen im *Kleinhirn* beschrieb SCHREIBER (1963).

Blutungen im *Kleinhirn* nach Vakuumextraktion teilten KEMPERDICK et al. (1971) mit.

Über eine Serie von 10 Beobachtungen von *traumatischen Blutungen* in der *hinteren Schädelgrube* bei *Kindern* berichteten ZUCCARELLO et al. (1982). Bei sämtlichen Patienten wurden Computertomographien durchgeführt. Fünf der Kinder hatten eine intrazerebelläre Blutung, 3 eine Hirnstammblutung und 2 ein extradurales Hämatom. Bei 4 Patienten lagen sowohl supra- als auch infratentorielle Blutungen vor.

Die *meisten Blutungen* und *Hämatome* der *hinteren Schädelgrube* liegen *epidural* und gehen mit *Verletzungen* der *venösen Sinus* einher. Nach den Untersuchungen von SCHIEFER (1964) reichten etwa 5–10% aller epiduraler Hämatome ganz oder teilweise in die hintere Schädelgrube. Bei Auswertung von 70 Fällen aus der Literatur bestand ein gehäuftes Auftreten bei Patienten unter 20 Jahren.

a) Epidurale Blutungen und Hämatome der hinteren Schädelgrube im Kindesalter

Epidurale Hämatome der hinteren Schädelgrube bei Kindern sind nicht häufig, aber seit Einführung der Computertomographie ist auch ihre Zahl angestiegen. Die Diagnose ist wichtig, da die Mortalität hoch ist. Die Häufigkeit wird zwischen 1,6 und 7% angegeben.

Akute und *chronische epidurale Blutungen* und *Hämatome* der *hinteren Schädelgrube* bei *Kindern* wurden beschrieben von MEREDITH (1961), AFRA (1964), KIENE u. KÜLZ (1968), ARKINS et al. (1977) sowie MORI et al. (1983).

MEREDITH (1961) veröffentlichte 2 Beobachtungen, jeweils 9jährige Knaben mit Frakturen im Okzipitalbereich, sie nahmen eine chronische Verlaufsform und waren mit symmetrischem Hydrozephalus der Seitenventrikel kombiniert.

AFRA (1964) berichtete über eine chronische intrazerebelläre Blutung bei einem 11jährigen Jungen. Die Operation erfolgte, weil ein infratentorieller Tumor vermutet wurde.

KIENE u. KÜLZ (1968) berichteten über ein 8jähriges Mädchen mit akuter subduraler Blutung der hinteren Schädelgrube. Nach kurzfristiger Bewußtlosigkeit bestand für 24 h ein leichter zentraler Reizzustand mit Erbrechen und Kopfschmerzen. Die *Röntgenaufnahmen* stellten eine okzipitale Fraktur nicht dar. Bei der Gewalteinwirkung war es zu multilokulären Kopfprellungen ohne Bevorzugung des Hinterkopfes gekommen. *Klinisch* manifest wurde die Blutung 48 h nach dem Unfall durch ein massives Hirnödem, gleichzeitig bestand zu diesem Zeitpunkt eine vorher nicht bemerkte Pupillendilatation links. Die im Bett vorgenommene *Nottrepanation* bds. ergab keinen Anhalt für eine der geläufigen supratentoriellen Hämatombildungen. Erst bei der *Sektion* fand sich das 25 ml große epidurale Hämatom am Boden der linken hinteren Schädelgrube.

b) Subdurale Blutungen und Hämatome
der hinteren Schädelgrube im Kindesalter

Unter 229 Autopsien von intrakraniellen Blutungen bei Neugeborenen sahen TAKAGI et al. (1982) 23 Beobachtungen (10 %) subduraler Hämatome der hinteren Schädelgrube, sie traten häufiger bei Kindern von Primiparen (84 %) auf. Weitere Fälle wurden von COBLENTZ (1940) mitgeteilt.

Klinische Befunde (nach CHOUX et al. 1986): *Asymptomatisches Intervall* zwischen 16 und 72 h. Dann folgen *Atemstörungen, Krampfanfälle, Vorwölbung der Fontanellen, Anämien* etc. *Blutungen* in *der Retina* bestehen zwischen 30–50 %.
Röntgenaufnahmen zeigen *Schädelfrakturen* in weniger als 30–40 % der Fälle. *Erweiterung der Suturen ist in allen Fällen vorhanden.* Die *Computertomographie* erlaubt die sofortige Diagnose, auch evtl. begleitende andere traumatische Hirnschäden.

9. Schädelfrakturen bei Kindern

Über *Frakturen der Schädelknochen* bei *Kindern* berichteten GROB (1941), SELLEY u. FRANKEL (1961) 50 Fälle, DRÖMER u. LIENIG (1969), HARWOOD-NASH et al. (1971), HAAR (1975), SÖLCH u. SCHICKEDANZ (1976), GIRADET (1982).
Über *Frakturen* der *Temporalknochen* bei *Kindern* berichteten MITCHELL u. STONE (1973). *Blutungen* aus der *A. meningea med.* bei Kindern teilte LAIGAN (1942) mit.
Mitteilungen über *Impressionstraumen* bei *Kindern* wurden von KREBS (1964) sowie COULON (1984) veröffentlicht.

Unter 2020 Kindern, die von CHOUX (1986) wegen Schädel-Hirn-Verletzungen behandelt wurden, hatten 10 % ein intrakranielles Hämatom oder einen anderen traumatischen Hirnschaden. HARWOOD-NASH et al. (1971) fanden in ihrer Serie von 4465 Kindern aller Altersstufen, daß Kinder mit einfachen Frakturen (mit Ausnahme der Impressionsfrakturen) und Kinder ohne Frakturen den gleichen Prozentsatz von schwerwiegenden Verletzungsfolgen hatten, nämlich 8 %. Da Schädelfrakturen im Kindesalter im seitlichen Strahlengang leichter darstellbar sind, ist Wissen um die verletzte Seite besonders wichtig (CHOUX 1986).
Sogenannte *diastatische Frakturen* sind bei *Kleinkindern* die Folge von *direkter Gewalteinwirkung* gegen den *Schädel*. Sie bestehen in einer *traumatischen Separation* von *Suturen* und nicht aus eigentlichen Brüchen des Knochens selbst. Am häufigsten beteiligt ist die Lambdanaht und diese Diastase der Naht ist häufig mit epiduralen Blutungen vergesellschaftet, infolge Rissen von emissären Venen oder meningealen Gefäßen.
Um Schädelfrakturen und Diastasen von Suturen oder das Vorhandensein von akzessorischen Suturen beim Neugeborenen diagnostizieren zu können, sind genaue Kenntnisse der Entwicklungsgeschichte des Schädels in utero notwendig. Die Literatur dazu ist umfangreich, jedoch schwer zugänglich.

Tabelle 52. Häufigkeit von Schädelfrakturen bei Kleinkindern verschiedener Altersstufen.
(Aus CHOUX 1986)

Alter	HARWOOD-NASH et al. (1971)	CHOUX (1986)
0– 6 Monate ⎫		42,0%
6–12 Monate ⎭	30,0%	42,8%
12–18 Monate ⎫		33,7%
18–24 Monate ⎭	37,0%	20,2%

a) Häufigkeit

Die in der *Literatur angegebene Häufigkeit* von *Schädelfrakturen* bei *Kindern aller Altersgruppen* variiert von 7–40%. In der Serie von MATSON (1969) von 3053 wegen Schädel-Hirn-Verletzungen stationär aufgenommenen Kindern hatte 1253 (41%) eine Schädelfraktur (lineare Impressions- oder Trümmerfraktur).

In der Serie von LANGE-COSACK u. TEPFER (1973) zeigte sich bei routinemäßiger Anwendung von Röntgenaufnahmen aller Kinder mit Schädel-Hirn-Verletzungen, daß Schädelbrüche nicht selten waren und bei 23,6% der 93 Kinder vorkamen. Zwei Kinder hatten Schädelbasisfrakturen, die übrigen Kalottenfrakturen. Besonders häufig waren Schädelfrakturen bei Säuglingen und Kleinkindern. In der Serie von 857 Kindern von JAMIESON u. KAYE (1974) bestanden in 216 Fällen Schädelfrakturen. In der Serie von HARWOOD-NASH u. BRECKBILL (1976) von 4465 Kindern lag bei 8% aller Kinder und bei 27% aller stationär aufgenommenen Kinder eine Schädelfraktur vor. In einer Serie von 579 aufeinanderfolgenden Autopsien von gedeckten Schädel-Hirn-Verletzungen fehlten in 21,4% von Patienten in der Altersgruppe von 0–16 Jahren Schädelfrakturen (JELLINGER 1977). In der Serie von CHOUX (1986) von 8702 Kindern mit Schädel-Hirn-Verletzungen hatten 23% eine Schädelfraktur.

Berücksichtigt man lediglich Kleinkinder unter dem 2. Lebensjahr, so findet sich ein höherer Prozentsatz von Schädelfrakturen. In der Serie von CANESTRI u. MONZALI (1970) hatten von 254 verletzten Kleinkindern unter 3 Jahren 32% eine Schädelfraktur. In einer Serie von 1010 Kleinkindern, über die HARWOOD-NASH et al. (1971) berichteten, lagen Schädelfrakturen bei 40% vor. DI ROCCO et al. (1980) fanden in ihrer Serie von 230 Kleinkindern mit Schädel-Hirn-Verletzungen in 132 Beobachtungen (57%) Schädelbrüche. CHOUX (1986) sah in seiner Serie von 2022 Kleinkindern 788 Schädelfrakturen (39%) (Tabelle 52).

b) Alters- und Geschlechtsverteilung

Die *Häufigkeit* von *Schädelfrakturen* bei *Kleinkindern in verschiedenen Altersgruppen* zeigt die Tabelle 53 von CHOUX (1986). Die letztgenannte Tabelle zeigt einen Anstieg der Häufigkeit der Frakturen zwischen dem 6. und 12. Lebensmonat. Sie sind besonders häufig in der Altersgruppe unter zwei Jahren (Tabelle 53).

In den Serien von HARWOOD-NASH et al. (1971) und CHOUX (1986) hatten die gleiche Anzahl von Knaben und Mädchen Schädelfrakturen.

c) Einteilung der Frakturen

Unter den *Frakturen des Schädels* lassen sich im wesentlichen die folgenden Typen unterscheiden: (α) *Längsfrakturen*, (β) *Impressionsfrakturen* und (γ) *okzipitale Osteodiastasis*, (δ) *offene Frakturen* und (ε) die *wachsenden Schädelfrakturen*.

Tabelle 53. Verteilung der Schädelfrakturen bei Kleinkindern verschiedener Altersstufen. (Aus CHOUX 1986)

Alter	HARWOOD-NASH et al. (1971) (400 Frakturen)	DI ROCCO et al. (1980) (132 Frakturen)	CHOUX (1986) (788 Frakturen)
0– 6 Monate	43,5%	20%	26,8%
0–12 Monate		43%	37,6%
12–18 Monate	56,5%	28%	20,7%
18–24 Monate		9%	14,9%

α) Längsfrakturen

Längsfrakturen kommen am häufigsten vor, sie machen 88,38% aller Frakturen in der Serie von CHOUX (1986) und 73% in der von HARWOOD-NASH et al. (1971) aus. In der Serie von CHOUX (1986) lagen Längsfrakturen des Schädels in der Altersgruppe zwischen 6 und 12 Monaten in 35,2% vor. Längsfrakturen des Schädels liegen bei etwa $^1/_5$ der Kinder vor, die wegen Schädel-Hirn-Verletzungen stationär aufgenommen werden (HARWOOD-NASH et al. 1971). Auf 3–5 Längsfrakturen kommt etwa eine Impressionsfraktur.

CHOUX (1986) unterscheidet *4 Typen von Längsfrakturen bei Kindern* (Abb. 128). *Typ 1:* Diese Schädelfraktur erstreckt sich von einer Sutur zu einer anderen, gewöhnlich von der Koronar- zur Lambdanaht. *Typ 2:* Eine Schädelfraktur, die sich in einem rechten Winkel von der Koronar- oder Lambdanaht zur Sutura sagittalis erstreckt. *Typ 3:* Diese Schädelfraktur erstreckt sich von einer Sutur in einen Knochen der Schädelkonvexität und endet dort nach einigen Zentimetern. *Typ 4:* Eine traumatische Separierung einer Sutur (traumatische Diastase). Der gleiche Autor hebt hervor, daß bei Kleinkindern eine Längsfraktur in Höhe einer Sutur aufhört.

MARESCH u. MAURER (1985) machen auf eine Besonderheit von Frakturen des Neugeborenenschädels aufmerksam. Danach bricht am Neugeborenenschädel jeder platte Schädeldachknochen gleichsam für sich allein wie eine flach gewölbte Platte. Die Tendenz einer solchen Platte zu radiär vom Zentrum ausstrahlenden Bruchlinien wird noch wesentlich dadurch verstärkt, daß jeder Schädeldachknochen (am Stirnbein jede Hälfte) ein etwas parazentral gelegenes Verknöcherungszentrum (Ossifikationskern) besitzt, von dem das Wachstum in radiären Strahlen erfolgt. Deshalb verlaufen Bruchlinien am Neugeborenenschädel immer in radiärer Richtung zum Verknöcherungszentrum. Meist kommen zwei Bruchlinien zustande, die miteinander einen Winkel zwischen (fast) 90° und 180° einschließen. Daneben kommen natürlich noch die sehr viel selteneren Randabbrüche des Neugeborenen vor (MARESCH u. MAURER 1985).

Lokalisation

Die *Lokalisation* von *Längsfrakturen* in der Serie von CHOUX (1986) ergibt, daß am häufigsten der Parietalknochen beteiligt ist, die rechte Seite häufiger als die linke. Frontale Lokalisation ist seltener bei Kleinkindern (4,7%) als bei Kindern

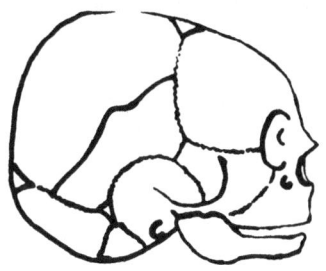

Typ 1:
Längsfraktur von Sutur bis Sutur

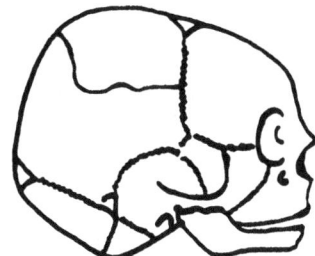

Typ 2:
Rechtswinkelige Fraktur von
Sutur bis Sutur

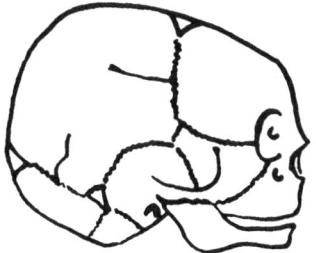

Typ 3:
Kleine Fraktur, die in einer Sutur endet

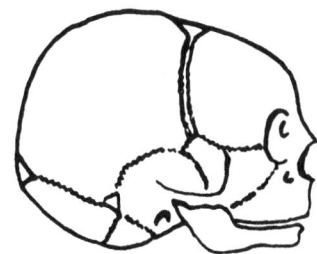

Typ 4:
Diastatische Suturfraktur

Abb. 128. Längsfrakturen: 4 Typen. (Aus CHOUX 1986)

(18–33%). Die Seltenheit von Frakturen des Os petrosum bei Kleinkindern (1%) und die Abwesenheit von Frakturen der vorderen Schädelgrube bei lebenden Kleinkindern wurde von CHOUX (1986) hervorgehoben. In der gleichen Serie waren die Schädelfrakturen in 13% bilateral. Multiple Frakturen waren, besonders bei mißhandelten Kindern, nicht selten.

Kalottenfrakturen im *Kindesalter* finden sich am häufigsten am Scheitelbein. In der Serie von KIENE u. KÜLZ (1968), insgesamt 96 Beobachtungen, bestanden sie in 70 Fällen am Scheitelbein, in benachbarte Knochen auslaufend, bei 17 Verletzten am Stirnbein, je dreimal waren die Schläfen- und Hinterhauptschuppe befallen. Aus Tabelle 54 ergibt sich, daß die Mehrzahl der Schädelfrakturen in den ersten Lebensjahren mit Schwergewicht zwischen dem 2. und 6. Lebensjahr auftreten. Die Heilungstendenz der Schädelfraktur im Kindesalter wird von allen Untersuchern übereinstimmend als günstig angesehen (GROB 1941; PIA u. TÖNNIS 1953; KIENE u. KÜLZ 1968).

Auf eine *Besonderheit bei Frakturen im Kleinkindesalter* wurde von CHOUX (1986) hingewiesen: Bei *Neugeborenen* und *Kleinkindern unter 6 Monaten* kann die *Fraktur in der Mitte weit klaffen* (2–6 mm), während der *Frakturspalt in der Suturgegend wesentlich kleiner ist.* Der Autor empfiehlt deshalb Röntgenkontrollen, um sich evtl. ausbildende wachsende Schädelfrakturen frühzeitig zu erfassen.

Die *Diagnose* erfolgt durch *Röntgenaufnahmen des Schädels*, es ist aber darauf hinzuweisen, daß selbst bei bester Technik etwa 20% der Frakturen nicht

Tabelle 54. Frakturformen und Alter der betroffenen Kinder. (Aus Kiene u. Külz 1968)

| | Lebensalter in Jahren | | | | | | | | | | | | | | | |
	1.	2.	3.	4.	5.	6.	7.	8.	9.	10.	11.	12.	13.	14.	15.	insgesamt
Kalottenbrüche	11	20	7	18	6	13	7	5	2	3	4	–	–	–	–	96 = 55,1%
Impressionsbrüche	2	1	5	6	5	6	2	2	3	3	2	1	2	–	1	41 = 23,6%
Basisbrüche	–	2	3	5	5	3	2	3	5	–	2	–	–	1	1	32 = 18,4%
Nahtsprengungen	–	2	–	1	–	1	1	–	–	–	–	–	–	–	–	5 = 2,9%
Insgesamt	13	25	15	30	16	23	12	10	10	6	8	1	2	1	2	174 = 100,0%

dargestellt werden (Harwood-Nash et al. 1971). Es ist daher schwierig, ihre Häufigkeit anzugeben. Von Gresham (1975) wird eine Häufigkeit von etwa 10% angegeben.

Die Längsfrakturen des Schädeldaches können mit Zephalhämatomen, epiduralen Hämatomen, subduralen Hämatomen, Rissen der Dura mater und Läsionen von Hirnrinde und -mark kombiniert vorkommen. Die häufigste kombinierte Läsion ist das Zephalhämatom, die übrigen stehen sehr im Hintergrund.

β) Impressionsfrakturen

Wegen geringerer Widerstandsfähigkeit und Stabilität der kindlichen Schädelkalotte treten häufiger als beim Erwachsenen *Impressionsbrüche* auf. Krebs (1964) berichtete über Schädelimpressionsfrakturen bei 76 Kindern, davon 56 Knaben und 20 Mädchen. Bei Säuglingen kommen ursächlich Sturz aus dem Bett, auch ein Spielzeug, Sturz von der Waage, vom Tisch und Fallenlassen von einer anderen Person in Frage. Beim Säugling wird der Schädel von einer Gewalteinwirkung. eher getroffen als bei einem älteren Kind, da der Säugling noch nicht in der Lage ist, entsprechende Abwehrbewegungen auszuführen und weil bei ihm der Kopf noch relativ schwer ist.

Im Krankengut von Kiene u. Külz (1968) waren ⅓ aller Kalottenbrüche des Kindesalters Impressionsbrüche. Sie können sich in einzelnen Fällen spontan zurückbilden, wie eine Beobachtung von Ross (1975) zeigt.

Bei der *Impressionsfraktur* stehen die imprimierten frakturierten Knochenteile unter sich und mit der Schädelkapsel noch in Verbindung. Eine begleitende Längsfraktur kann gleichzeitig vorkommen.

Die *Stanzfraktur* zeichnet sich dadurch aus, daß der imprimierte Knochen völlig von der intakten Schädelkapsel gelöst und daß zusätzlich noch die Galea aponeurotica und die Dura mater zerrissen sind.

Bei kindlichen und jugendlichen Knochenverletzungen der Schädelkalotte kommen für diese Altersgruppe typische oder spezifische Veränderungen vor, wie die sog. *Zelluloidballimpressionen, die „Pingpong-Ball" Frakturen,* die mit den *Grünholzfrakturen („green-stick fractures") der langen Röhrenknochen* oder der

Impressionsfraktur „en bois vert" verglichen werden können. Im eigentlichen Sinne handelt es sich nicht um direkte Frakturen, sondern der weiche Knochen ist nach innen gedrückt. Impressionsfrakturen können am kindlichen Schädel außerordentlich großflächig sein, Befunde wie sie am Schädel des Erwachsenen nicht gesehen werden. Die Zelluloidballfraktur oder Pingpong-Ball Fraktur tritt nur in den ersten Lebensmonaten auf, sie ist die Folge einer umschriebenen einwirkenden Gewalt, Zange oder Druck des Schädelknochens gegen das Promontorium. Sie können beim Fötus in utero, bei der Geburt und in den ersten Lebensmonaten nach Impressionstraumen auftreten.

Der gleiche Frakturtyp war schon als sog. *Derby-Hut-Fraktur* von HEISTER im Jahre 1768 beschrieben worden. Seine Schilderung dieses Frakturtyps ist sehr lebendig und gibt eine gute Beschreibung der Läsion:

„The skull in infants and children is sometimes depressed or dented in by a blow, like tin or copper, without any manifest fracture; or at least fractured in such a manner, that from its flexibility it does not start out, but still adheres firmly to the neighbouring bones... The elevation or restitution of the parts is performed in the following manner: after shaving the injured part, they apply a plaster made of very sticky gummy materials, spread upon a strong piece of leather, to the middle of which a cord is fastened; this plaster is laid on pretty warm, and left in its situation till it is grown cold; the surgeon then, taking hold of the cord that is fastened to it; pull the plaster directly upwards and with it the depressed part of the cranium" (HEISTER 1768).

αα) Häufigkeit

Die Prozentzahlen von *Impressionsfrakturen* bei *Kleinkindern* in den folgenden Serien lauten: MATSON (1969) 10%, HARWOOD-NASH et al. (1971) 7%, CHOUX (1986) 9%. Die entsprechenden Prozentzahlen von Impressionsfrakturen bei Kindern in den folgenden Serien lauten: KREBS (1964) 16,5%, MATSON (1969) 24,5%, HARWOOD-NASH (1971) 27%, COULON (1984) 24,3% sowie CHOUX (1986) 25%.

CHOUX (1986) hob hervor, daß Impressionsfrakturen in der Altersgruppe zwischen 3 und 6 Monaten selten sind.

Die Ursachen für Impressionsbrüche sind wesentlich unterschiedlich von denen der Längsbrüche. Es fällt die große Zahl von Impressionsbrüchen als Folge von Geburtsverletzungen auf. Sie sind die Folge von Zangenanwendungen oder durch Druck der Hand des Geburtshelfers entstanden.

ββ) Klinische Befunde

In 90% der Fälle von CHOUX (1986) lag ein *initialer Verlust der Bewußtlosigkeit nicht vor*. In 87% der Fälle lag ein *normaler neurologischer Befund* vor.

CHOUX (1986) unterscheidet *3 Typen von Impressionsfrakturen:*

(1) Die *echte Impressionsfraktur („true depressed fracture")*. Bei dieser Fraktur bleiben die imprimierten Knochenanteile mit der Schädelwölbung verbunden, jedoch können Brüche der Tabula ext. oder int., oder an beiden vorkommen.

(2) *Pingpong-Ball Frakturen*. Diese Gruppe ist bei den Neugeborenen am größten. Es handelt sich um eine Depression des Schädelknochens und nicht um einen echten Bruch des Schädelknochens (SAUNDERS et al. 1979, PUTET u. LAPRAS 1981).

(3) *Flache Impressionsfrakturen („flat depressed fracture")*. Bei dieser Impressionsfraktur penetriert ein vom Schädelknochen losgelöstes Knochenfragment.

Tabelle 55. Lokalisation von Impressionsfrakturen bei Kleinkindern und Kindern aller Altersgruppen. (Aus CHOUX 1986)

Lokalisation	CHOUX (1986)	HARWOOD-NASH et al. (1971)	COULON (1984)
	0–2 Jahre (85 Fälle)	0–16 Jahre (315 Fälle)	0–16 Jahre (100 Fälle)
Parietal	51%	40%	43%
Frontal	16%	27%	30%
Okzipital	10%	7%	8%
Temporal	7%	7%	4%

Diese Impressionsfrakturen sind die Folge einer umschriebenen Gewalteinwirkung (Impressionstrauma).

γγ) Lokalisation

Auch die Impressionsfrakturen kommen wie die Längsfrakturen am häufigsten an den Parietalknochen vor, gefolgt von den Frontalknochen. Impressionsfrakturen, die über eine Sutur reichen, sind selten. Ihre Lokalisation in der Serie von CHOUX (1986) findet sich in Tabelle 55. Wichtig ist der Hinweis, daß sich in etwa 30% aller Fälle von Impressionsfrakturen Durarisse finden, es handelt sich dabei schon um offene Schädel-Hirn-Verletzungen. Der Schaden am Gehirn ist lokal und umschrieben.

γ) Okzipitale Osteodiastasis
(Osteodiastase der hinteren intraokzipitalen Synchondrose)

αα) Anatomische Vorbemerkungen

Bei der Geburt besteht der Okzipitalknochen aus 4 Anteilen, der Squama occipitalis, zwei lateralen Anteilen und dem basalen Anteil; sie sind durch Knorpel voneinander getrennt.

ββ) Historisches

Diese Verletzung war von SCHROEDER im Jahre 1871 erstmalig beschrieben worden. Dieser Autor berichtete, er habe eine Reihe von derartigen Beobachtungen gesehen, er veröffentlichte aber keine Falldarstellungen. Er berichtete, in einer großen Zahl von Fällen komme es dabei zu intrakraniellen Blutungen, die wegen ihrer Nähe zur Medulla oblongata tödlich seien.

γγ) Pathomorphologie

Die *okzipitale Osteodiastasis* besteht in einer *Separierung der Anteile der Squama von basalen Teilen des Os occipitale.* Die Folge können Lazerationen des Tentorium cerebelli oder epidurale Hämatome der hinteren Schädelgrube sein

(TAKAGI et al. 1982). Weiterhin können zerebelläre Läsionen und Kompression der Medulla oblongata vorliegen. Die Einführung der Computertomographie läßt diese Läsionen jetzt auch schon klinisch diagnostizieren, vorher wurden sie durchwegs autoptisch nachgewiesen.

δδ) In der Literatur mitgeteilte Kasuistiken und Serien

WINTER (1887) beschrieb einen entsprechenden Fall nach einer Beckenendlage. Der Säugling war asphyktisch und konnte nicht wiederbelebt werden. Bei der *Autopsie* zeigte sich, daß die Squama occipitalis von ihren lateralen Anteilen völlig abgerissen war. Es fand sich eine Blutung an der Hirnbasis.

HARTMANN (1911) berichtete über eine Entbindung aus einer Vertexposition. Bei der *Autopsie* fand sich eine Impressionsfraktur des linken Os frontale und eine Eindellung rechter lateraler Anteile unterhalb der Squama occipitalis.

WARWICK (1921), der eine Serie von 200 Autopsien von Neugeborenen veröffentlichte, beschrieb auch einen Fall von einer Osteodiastase des Os occipitale, die eine tödliche Blutung verursachte.

HEMSATH (1934) veröffentlichte eine Serie von 32 Fällen von Sprengung oder Osteodiastase der hinteren intraokzipitalen Synchondrose.

δ) Offene Schädelfrakturen

Die Dünne der Schädelwölbung beim Kleinkind, besonders in der Temporalregion, ermöglicht eine leichte Penetration dieser Strukturen durch spitze und scharfe Gegenstände, wie Nadeln, Scheren oder andere entsprechend geformte Gegenstände. Es besteht eine direkte Kommunikation zwischen Außenwelt und Schädelinhalt, mit anderen Worten, eine offene Hirnverletzung.

ε) Frakturen der Schädelbasis bei Kindern

Berichte über *Schädelbasisfrakturen* bei *Kindern* stammen von GROB (1941), ENGELS (1961), HOOPER (1962), EINHORN u. MIZRAHI (1978) sowie BAKAY u. GLASAUER (1980).

Frakturen der *Schädelbasis* bei *Kindern* sind im allgemeinen von *Rissen* der *Dura mater* begleitet, da dieselbe fest mit dem Schädelknochen verhaftet ist (BAKAY u. GLASAUER 1980). Das führt zu *Rhinorrhö* und *Otorrhö*. Die Wahrscheinlichkeit einer *Infektion* bei bestehender *Rhinorrhö* wird mit etwa 50% angegeben (BAKAY u. GLASAUER 1980). Bei *Kleinkindern* ist das *Infektionsrisiko* jedoch geringer, da die *paranasalen Sinus* noch *nicht entwickelt* sind.

Frakturen der *Schädelbasis* bei *Kleinkindern*, besonders der mittleren Schädelgrube, mit noch nicht entwickelten Nebenhöhlen, zeichnen sich häufig durch ein erhebliches Klaffen der Bruchränder aus. Gelegentlich kann Hirngewebe aus dem Meatus acusticus ext. austreten. Bei 2 Beobachtungen von HOOPER (1962) mit Defekten im Boden der vorderen Schädelgrube waren große Teile eines Frontallappens in die Nasenhöhle eingedrungen. Bei beiden Patienten war die Hernie von Hirngewebe bei mehrfachen Untersuchungen für einen Nasenpolypen gehalten worden.

Die Nasennebenhöhlen entwickeln sich erst während der Kindheit und Pubertät, so daß bei frontobasalen Verletzungen im Kindesalter entsprechende Komplikationen ausbleiben.

Schädelbasisfrakturen, die ohne Bewußtlosigkeit einhergehen, werden häufiger bei Kleinkindern gesehen (GROB 1941).

ζ) Frontobasale Verletzungen im Kindesalter

Frontobasale Frakturen bei *Kindern* wurden von TÖNNIS et al. (1963), GROTE (1966), KIENE u. KÜLZ (1968) sowie DEISENHAMMER (1971) veröffentlicht.

Im Gegensatz zur Häufigkeit offener Verletzungen an der Konvexität, besonders bei Kindern jüngerer Jahrgänge, sind die *offenen Schädelbasisbrüche* seltener als bei Erwachsenen (KIENE u. KÜLZ 1968). GROTE (1966), der 10 *Liquorfisteln bei Kindern* unter 15 Jahren mitteilte, beschrieb die Fistelöffnung 8mal im Siebbeinbereich und 2mal an der Stirnhöhlenwandung. In dem Beobachtungsgut von 4 Kindern, über die KIENE u. KÜLZ berichteten, lag der Durariß in 3 Fällen über den vorderen Siebbeinzellen, nur einmal hinter der Stirnhöhle.

TÖNNIS et al. (1963) fanden unter 112 Patienten mit frontobasalen Liquorfisteln 10 Kinder im Alter zwischen 7 und 14 Jahren. Rund $^1/_{10}$ aller offenen Hirnverletzungen bei Kindern im Untersuchungsgut von KIENE u. KÜLZ (1968) lag an der Schädelbasis.

Penetrierende Verletzungen der *Orbita* und des *Bodens* der *vorderen Schädelgrube* sind nicht ungewöhnlich bei *Kindern* (HOOPER 1962).

η) Frakturen des kindlichen Schädels durch Tierbisse

Mitteilungen über *Frakturen* des *kindlichen Schädels* durch *Tierbisse* erfolgten durch PINKNEY u. KENNEDY (1980).

ϑ) Wachsende Schädelfraktur im Kindesalter

Die *4 wesentlichen Voraussetzungen* für eine *wachsende Schädelfraktur* sind: (1) Eine *Schädelfraktur* im *Kleinkindes-* oder *Kindesalter*, (2) *Riß* der *Dura mater* im *Augenblick* der *Fraktur*, (3) eine *unter* der *Fraktur gelegene Hirnverletzung* und (4) eine *danach einsetzende Erweiterung* des *Frakturspaltes*, die zu einem *Schädeldefekt* führt.

Serien oder Kasuistiken von *wachsenden Schädelfrakturen* im *Kindesalter* wurden veröffentlicht von PIA u. TÖNNIS (1953), PIA (1954), LENDE u. ERICKSON (1961), BRANDESKY (1972), PARAICZ et al. (1963), FRIEDMANN u. KROHN (1964), ARSENI u. SIMIONESCU (1966), KLAR u. PIOTROWSKI (1966), HANDA (1969), GOLDSTEIN et al. (1970), STACHNIK (1970), RAMAMURTHI u. KALYANORAMAN (1970), MORIYASU (1972), STEIN u. TENNER (1972), ADDY (1973), LENDE (1974), MORIYASU et al. (1974), ROTHMAN et al. (1976), ITO et al. (1977), KINGSLEY et al. (1978), SIMON u. ZEHM (1979), ARSENI u. CIUREA (1981).
Experimentelle Untersuchungen führten VAS u. WINN (1966) sowie GOLDSTEIN et al. (1967) aus.

αα) Häufigkeit

Angaben über die Häufigkeit der wachsenden Schädelfrakturen schwanken je nach Serie zwischen 1% und 15%. CHOUX (1986) fand in seiner Serie von 1460 Schädel-Hirn-Verletzungen von Kleinkindern lediglich 7 mit einer solchen Fraktur. Nach KINGSLEY et al. (1978) traten sie bei weniger als 1% aller jungen Patienten mit Schädelfrakturen auf; 90% dieser Frakturen finden sich im Alter unter 3 Jahren und ⅔ unter 12 Wochen.

ββ) Altersverteilung

Die Mehrzahl der Patienten mit einer wachsenden Schädelfraktur ist unter 3 Jahre alt. Die verursachende Gewalteinwirkung hat im allgemeinen im ersten

Lebensjahr stattgefunden [in 11 der 17 Fälle von MATSON (1969), in allen 4 Fällen von SATO et al. (1975), in 9 von 11 Fällen von ITO et al. (1972) und in 16 von 21 Fällen von ARSENI u. CIUREA (1981)]. Das Intervall zwischen der Gewalteinwirkung auf den Schädel und der wachsenden Schädelfraktur beträgt im allgemeinen Monate bis Jahre, einige Autoren geben ein Intervall von Wochen an (LUY et al. 1981; TWERDY u. LUGGER 1977).

γγ) *Pathogenese*

Der wichtigste und allen Fällen gemeinsame Faktor bei einer wachsenden Schädelfraktur ist neben der Fraktur ein Riß der Dura mater und pulsierender Liquor.

Spontane Resolution der Läsion ist sehr selten, kann jedoch vorkommen (RAMAMURTHI u. KALYANOARAM 1970; ROTHMAN et al. 1979). Neurochirurgische Behandlung ist das Mittel der Wahl.

Frakturen des Schädeldaches im Kindesalter heilen schneller als solche im Erwachsenenalter und normalerweise ohne Komplikationen. Eine knöcherne Ausheilung selbst ausgedehnter Spaltbrüche ist die Regel. Eine Ausnahme hiervon bildet eine bestimmte Form von Schädeldachbrüchen im Kindesalter, bei denen sich der Bruchspalt erweitert und schließlich Defekte mit schweren neurologischen Ausfallserscheinungen nachweisbar sind.

SIMON u. ZEHM (1979) berichteten über einen 12jährigen Jungen, der im Alter von 8 Jahren eine Treppe hinunterfiel und dabei eine Schädelfraktur der Stirnregion davontrug, die sich in die Schädelbasis fortsetzte und in die frontalen Sinus, die Orbita und in das Siebbein reichte. Er wurde wegen einer Schwellung der Kopfhaut, eines intermittierenden orbitalen Ödems mit Krampfanfällen in *ärztliche Behandlung* genommen. Bei der *Operation* fand sich eine weit klaffende Fraktur des Frontalknochens, die von Bindegewebe und verändertem Hirngewebe durchsetzt war.

Die zugrunde liegenden morphologischen Veränderungen sind seit etwa 170 Jahren unter verschiedenen Bezeichnungen in der medizinischen Literatur bekannt (Tabelle 56). Die *erste ausführliche Beschreibung des Krankheitsbildes* bei einem 9 Monate alten Kleinkind wurde von John HOWSHIP (1816) in einer Mitteilung unter dem Titel „*Partial Absorption of the Bone, Arising from a Blow on the Head*" beschrieben. Die *erste pathologische Beschreibung* verdanken wir ROKITANSKY. BILLROTH führte 1862 bei der

Tabelle 56. Synonyma der „wachsenden Schädelfrakturen". (Aus TISCHER 1985)

Autor	Jahr	Bezeichnung
BILLROTH	1862	Meningocele spuria cum fistula ventriculi cerebri
GODLEE	1885	Cephalhydrocele
DE QUERVAIN	1896	Cephalhydrocele traumatica
KRAUSEON	1907	Circumscribed cystic arachoiditis
DYKES	1937	Leptomeningeale cyste
PANCOAST et al.	1940	Fibrosierende Osteitis
PENFIELD u. ERICKSON	1941	Cerebro-craniale Erosion
PIA u. TÖNNIS	1953	Wachsende Schädelfraktur
PARAICZ et al.	1963	Extrakranielles Ventrikeldivertikel, Traumatische Encephalocele
THOMPSON et al.	1973	Diastatic linear skull fractures

Mitteilung eines Falles den Begriff „*Meningocele spuria cum fistula vetriculi cerebri*" ein. Frühe Arbeiten stammen von WEINLECHNER (1882), von WINIWARTER (1885) sowie HENOCH (1888). DE QUERVAIN führte 1896 den Ausdruck „*Cephalhydrocele traumatica*" ein. BALLANCE (1907) beschrieb als erster einen operativen Eingriff für die, wie er es nannte, „*Traumatische Meningozele*". LAMESCH et al. (1981) schlugen den Terminus „*fracture du crâne à l'écartement progressif*" vor. Bereits im Jahre 1911 konnte WINTER über etwa 90 Fälle berichten. DYKE (1937) prägte die Diagnose „*leptomeningeale Zyste*". TAVERAS u. RANSOHOFF (1953) gebrauchten noch diesen Begriff. PANCOAST et al. (1940) sprachen von „*Fibroosteitis*", und OMBREDANNE (1949) von „*encephalohydrocele traumatique*". Der Begriff der wachsenden Schädelfraktur des Kindesalters wurde von PIA u. TÖNNIS (1953) und PIA (1954) eingeführt. Er hat sich in der Zwischenzeit allgemein durchgesetzt. Man sprach im Englischen von der „*growing skull fracture*" (LENDE u. ERICKSON 1961), ein Begriff, der später von LENDE (1974) durch den besseren Terminus „*enlarging skull fracture*" ersetzt wurde.

Die beste und kürzeste Beschreibung der wachsenden Schädelfraktur lautet: *Schädelfraktur mit Zerreißung der Dura mater und umschriebener Schädigung der Hirnsubstanz.* Eine wesentliche Voraussetzung für die Entstehung dieses Syndroms ist das Vorliegen eines Defekts der Dura mater. *Gewebeschäden des Gehirns* liegen in *unterschiedlicher Ausprägung* vor (MATSON 1968; TAVERAS u. RANSOHOFF 1953; HANDA 1969; TENNER u. STEIN 1970; ITO et al. 1977). Jedoch wurden Beobachtungen mitgeteilt, bei denen kein signifikanter Duradefekt oder Gewebeschäden am Gehirn vorlagen (MORIYASU et al. 1972).

Die *Pathogenese* dieser Komplikationen, die zur wachsenden Schädelfraktur führen, kann folgendermaßen zusammengefaßt werden:

Nach einer Schädelkalottenfraktur mit Durariß findet ein Zusammenwachsen des knöchernen Defektes nicht statt, weil die Bildung neuen Knochengewebes wegen Zerstörung von Periost und Knochengewebe unterbleibt. Stattdessen setzt eine Proliferation von mesenchymalen Elementen im subkutanen Gewebe mit Bildung von leptomeningealem Narbengewebe ein. Dieser bindegewebigen Narbe scheint auch eine erhebliche Rolle bei der Vergrößerung der Knochenlücke zuzukommen. Nach den Angaben von LENDE u. ERICKSON (1961) erreicht die Schädellücke im Beginn in kurzer Zeit ihre Maximalgröße, sie wächst dann nur noch langsam weiter. Übereinstimmend wird angegeben, daß der Knochendefekt häufig im Bereich der Parietalregion liegt. Die Knochenlücke ist nach Unfällen allgemein längsgerichtet, nach Zangengeburten entstandene Defekte sind rund und von einem hyperostotischen Rand umgeben. Durch Eröffnung des Subarachnoidalraumes vermag Liquor unter die Galea zu dringen, diese vom Knochen abzutrennen und so eine *Meningocele spuria* oder „*cephalohydrocele traumatica*" zu bilden, die in der 2. Woche nach der Gewalteinwirkung deutlich wird. Ein weiterer Faktor scheint dabei die traumatisch ausgelöste, ausgeprägte Produktion von Liquor zu sein. Ein Hirnprolaps kann sich ausbilden, der in einigen Fällen auch mit Beteiligung eines Seitenventrikels einhergeht. Weiterhin kann das traumatische Hirnödem den Frakturspalt weiter auseinander drängen.

In einigen seltenen Fällen kann ein Hirnprolaps die Knochenbildung verhindern (STEIN u. TENNER 1972). Die Meningozele oder der Hirnprolaps allein verursachen aber noch keine wachsende Fraktur. Durch die Verhinderung der Frakturheilung entsteht ein Defekt. Die schnellste und stärkste Vergrößerung des Schädeldefekts erfolgt im ersten Lebensjahr. Verursacht wird das Wachstum der Fraktur durch Atrophie und Resorption des Knochens durch den konstanten Liquordruck.

In der Regel treten die wachsenden Frakturen des Kindesalters nach Frakturen im Bereich des Os parietale, weniger nach solchen des Os occipitale auf. Sie sind allgemein mit einer lokalen Hirnschädigung verbunden (LENDE u. ERICKSON 1961), das *Endstadium* stellt einen *porenzephalen Defekt*, der mit einem *Seitenventrikel kommunizieren kann*, mit einer *Hirn-Dura-Narbe dar*. In seltenen Fällen können sich *Hemiatrophien des Gehirns* ausbilden.

ITO et al. (1977) versuchten den Mechanismus des sich vergrößernden knöchernen Defekts zu beschreiben und gliederten ihre Beobachtungen in *3 Gruppen:* (1) Gruppe mit *Granulationsgewebe*, (2) Gruppe mit *Zysten* und (3) eine *Kombination* von (1) und (2) (Abb. 129a–c).

(1) Der *Granulationstyp:* Der Knochendefekt ist mit gelblichem fibrösen Granulationsgewebe, subkutanem Narbengewebe und vernarbtem Hirngewebe ausgefüllt. Pulsationen von Gehirn und Liquor werden direkt auf das Granulationsgewebe und die Knochenränder fortgeleitet. Es kann angenommen werden, daß der Knochenspalt durch die Pulsationen vergrößert wird.

(2) Der *Typ mit Zystenbildung:* Es finden sich hier wiederum *2 Formen* von *Zysten*, nämlich die *protrudierenden*, wie sie auch von TENNER u. STEIN (1970) beschrieben wurden, und die *intrakranielle expandierende Form*, wie sie von WILLIAMS (1969) mitgeteilt wurde. Die letztgenannte Form verursacht eine massive Deformation der Seitenventrikel. Für beide Typen ist wichtig, daß ein erhöhter intrakranieller Druck für eine bestimmte Zeit nach der Verletzung vorliegt.

An den Rändern der Knochendefekte laufen vielfach osteoplastische Vorgänge ab. Während ein Teil scharf und wie abgeschliffen ist und keine sekundären Veränderungen zeigt, finden sich an anderen Teilen wallartige und kraterförmige Erhebungen, über die PIA u. TÖNNIS berichteten. Sie waren bereits von BILLROTH (1862) beschrieben und abgebildet worden. Ein knöcherner Verschluß des Schädeldefekts bildet sich niemals. Der Defekt wird von einer straffen Membran abgeschlossen, die sich bei der Ausheilung der *Meningocele spuria* bildet, nach Obliteration der Kommunikation zum Subarachnoidalraum bzw. Ventrikel.

δδ) Klinische Befunde

Der wichtigste Befund bei einer wachsenden Schädelfraktur ist ein Schädeldefekt, der pulsierend ist. Diese Anschwellung der Schädelkalotte nimmt an Größe zu. Die Kopfhaut über der Fraktur ist nur ganz selten verletzt. Selten liegen auch zerebrale Anfälle vor (GAIST u. SCARCELLA 1956; PAILLAS u. DARCOURT 1959). Oft fehlt ein Kommotionssyndrom, im Beobachtungsgut von PIA u. TÖNNIS in 60%. Bleibende Ausfälle infolge direkter Zerstörung der Hirnsubstanz bestanden in 20%, wobei die Verletzung der Zentralregion, besonders in den ersten Lebensmonaten – 5 von 6 Fällen bei PIA u. TÖNNIS – neben einer spastischen Hemiplegie zu Wachstumsstörungen einer Körperhälfte führte.

Radiologisch findet sich ein Knochendefekt von beachtlicher Größe. Die Kanten des Defektes sind erhöht und verdickt. *Wiederholte Röntgenaufnahmen* zeigen eine Größenzunahme des Knochendefektes.

Computertomographisch läßt sich in 70–80% eine gleichseitige Erweiterung des Seitenventrikels nachweisen. Die Erweiterungen können unregelmäßig begrenzt sein und sich nach außen, außerhalb des Schädeldefektes ausdehnen. Es können aber auch Porenzephalien unter dem Knochendefekt vorliegen, die vom vergrößerten Seitenventrikel getrennt sein können. Eine *arachnoidale Zyste* ist ein weniger häufiges Ereignis.

εε) Differentialdiagnose

Die *Differentialdiagnose* ist in den ersten Tagen und Wochen insofern schwierig, als eine Abgrenzung gegenüber dem Zephalhämatom oft unmöglich ist. Später ist die Diagnose bei ihrem charakteristischen Verlauf leicht.

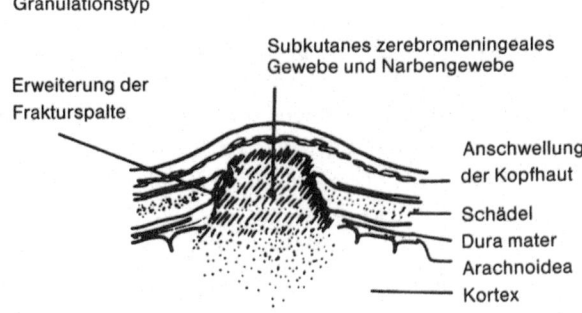

Granulationstyp

Erweiterung der
Frakturspalte

Subkutanes zerebromeningeales
Gewebe und Narbengewebe

Anschwellung
der Kopfhaut

Schädel
Dura mater
Arachnoidea
Kortex

a

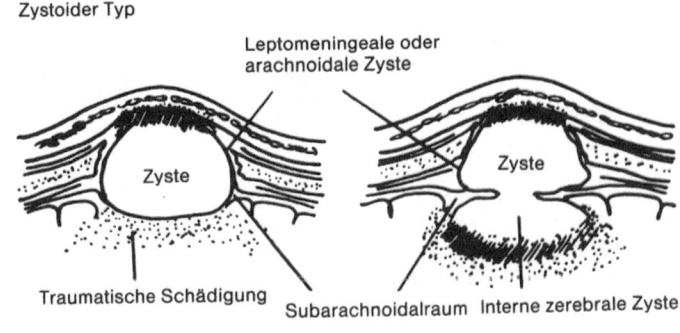

Zystoider Typ

Leptomeningeale oder
arachnoidale Zyste

Zyste

Zyste

Traumatische Schädigung

Subarachnoidalraum   Interne zerebrale Zyste

b

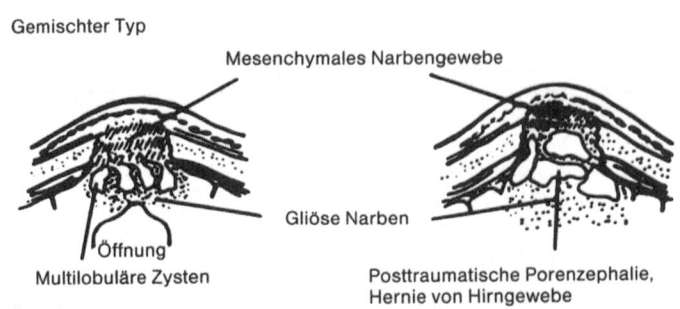

Gemischter Typ

Mesenchymales Narbengewebe

Gliöse Narben

Öffnung
Multilobuläre Zysten

Posttraumatische Porenzephalie,
Hernie von Hirngewebe

c

Abb. 129. a Ein sich vergrößernder Knochendefekt und proliferiertes Granulationsgewebe
ist entlang dem ursprünglichen Frakturspalt sichtbar. **b** Die Wandung der Zyste besteht
aus der Arachnoidea und eine kleine Öffnung, kommunizierend mit dem Subarachnoidalraum, findet sich in der Basis der Zyste. **c** Eine sog. traumatische Porenzephalie findet sich
unterhalb des subkutanen Granulationsgewebes. (Aus Ito et al. 1977)

PIA u. TÖNNIS legten 1953 eine zusammenfassende Darstellung anhand von 9 eigenen und 54 erreichten Beobachtungen aus der Literatur vor. Allen Fällen der oben genannten Autoren war eine Gewalteinwirkung vorausgegangen, bei der die Schädelhaut intakt geblieben war, der Schädel frakturiert und Perikranium und Hirnhäute zerrissen waren. Die alleinige Verletzung von Perikranium und Dura mater ist, entgegen verschiedener früherer Auffassungen, worauf PIA u. TÖNNIS hinwiesen, nicht ausreichend. Außerdem lagen in allen Fällen Rindenprellungsherde oder Lazerationen benachbarter Hirnabschnitte vor. Zusammengefaßt handelt es sich also um eine Verletzung von Dura mater und Gehirn bei frakturiertem Schädel aber intakter Haut. Betroffen waren im Beobachtungsgut von PIA u. TÖNNIS, die ersten 3 Lebensjahre mit einem Gipfel im 1. Jahr, während bei kindlichen Schädeldachbrüchen der Gipfel später liegt, nämlich zwischen dem 2. und 4. Lebensjahr (GROB 1957) bzw. 6. Lebensjahr (PIA u. TÖNNIS 1953). PIA u. TÖNNIS gelangten zu dem Schluß, daß nicht die Schwere der Gewalteinwirkung, sondern die besonderen Verhältnisse des Säuglings- bzw. frühkindlichen Schädels entscheidend sind. Sie führen dazu folgende Besonderheiten an: (1) Die *Weichheit* und *geringe Dicke* des *Kinderschädels*, auf die GROB bzw. WINKLER hingewiesen hatten, das *Fehlen* eines *festen Schädelgefüges* infolge Teilung in einzelne Felder durch Nähte und Fontanellen; dadurch kommt es nur zu einer umschriebenen lokalisierten Stoßwirkung und nicht zu einer breitflächigen Gewalteinwirkung mit stärkerer Gesamtbeschleunigung (UNTERHARNSCHEIDT 1963; SELLIER u. UNTERHARNSCHEIDT 1963). (2) Die *relative Schwere* des *Kopfes* bei offensichtlich fehlenden Abwehrbewegungen des Kindes, die die Stoßwirkung noch verstärken soll, wie GROB sowie WINKLER angeben, kann in dieser Deutung nicht akzeptiert werden. Der Kopf ist im Verhältnis zur Wirbelsäule zu schwer. (3) In *diesem Alter* sind *Knochen* und *Dura mater*, die ja das *Endost* darstellt, *fest miteinander verbunden*, worauf bereits VON WINIWARTER (1885) hingewiesen hatte, so daß sie leicht einreißen. Es sind hauptsächlich die Scheitelbeine betroffen, in dem Beobachtungsgut von GROB in etwa 80%.

Die gleichzeitig auftretende Gehirnverletzung führt durch Schwellung und Blutung zu einer intrakraniellen Druckerhöhung. Dadurch werden die Bruchränder noch weiter auseinandergedrängt. Zur gleichen Zeit oder kurz danach spielen sich noch weitere charakteristische Veränderungen ab: Es bildet sich eine Meningocele spuria oder eine Cephalhydrocele traumatica. Die Meningocele spuria (spuria wie PIA u. TÖNNIS hervorheben, wegen des Fehlens der Hirnhäute im Gegensatz zur angeborenen Meningozele) entsteht durch Eröffnung eines Seitenventrikels oder des Subarachnoidalraumes und Eindringen des Liquors in den erweiterten Bruchspalt unter die Haut. Die Galea wird dadurch von ihrer Unterlage abgehoben. Damit liegt ein traumatisches Zephalhämatom vor.

Eine mit der Verletzung einhergehende Hirn- und Ventrikelruptur und damit ein sofortiges Vordringen von Liquor unter die Haut hielten PIA u. TÖNNIS in Übereinstimmung mit KUNDRAT (1889) nicht für wahrscheinlich, da eine derartige schwere Schädigung zum Tode führen dürfte. Die Autoren nehmen vielmehr in Übereinstimmung mit LUCAS (1880), GODLEE (1885) sowie KÜSTNER (1889) an, daß die primäre Schwellung evtl. auf Verbindung mit einem inneren Hämatom beruht und daß sich erst sekundär daraus eine Zephalhydrozele bildet. Dafür sprechen, wie die Autoren ausführen, Punktionsbefunde von Blut und xanthochromer Liquor, sowie makro- und mikroskopische Veränderungen an den Zystenmembranen. Im allgemeinen trat die Meningozele im Verlauf der 2. Woche, selten sogar noch später nach der Gewalteinwirkung auf. Die meningeale Reaktion läßt sich durch die Art der Schädigung erklären, bei der Blut mit Hirndetritus in die Liquorräume gelangt.

Die *Eröffnung* der *Ventrikel* konnte in einigen Fällen nachgewiesen werden. DE QUERVAIN (1896) sah bei 11 obduzierten Kindern in 4 Fällen eine offene Kommunikation, einen verheilten Fall mit Verschluß durch eine dünne Membran und 3 mit Erweichungen bzw. Narbenbildungen bis an den Ventrikel. In der Zusammenstellung von PIA u. TÖNNIS lag unter 16 gesicherten Fällen 5mal eine offene Verbindung zum Ventrikel vor. Zwei Kinder zeigten eine ausgeprägte Porenzephalie und 4 eine örtliche Ausweitung des Ventrikels, wie sie nach offenen Hirnverletzungen üblich ist. In 5 weiteren Fällen fanden sich keine Besonderheiten. Danach ist also in 7 Fällen eine Kommunikation mit dem Ventrikel anzunehmen.

PIA u. TÖNNIS konnten an einer ihrer Beobachtungen (Fall 8) zeigen, daß in seltenen Fällen auch durch einen Hirnprolaps die Knochenheilung verhindert und der weitere Verlauf ausgelöst werden konnte. Diese Form war bisher nicht bekannt gewesen.

In einer 3. Gruppe bestanden weder eine Meningocele spuria noch ein Hirnprolaps. PIA u. TÖNNIS nehmen an, daß hier eine Bruchheilung durch Interposition von Weichteilen wie Dura, Periost, Koagula oder Hirngewebe oder durch Verwachsung von Dura und Periost verhindert wurde.

Unter 137 Kalottenfrakturen einschließlich Impression bei Kindern konnten KIENE u. KÜLZ (1968) nur in einem einzigen Fall das Auftreten einer wachsenden Fraktur feststellen. PIA u. TÖNNIS (1953) publizierten 9 eigene Fälle und stellten 54 Beobachtungen aus der Literatur zusammen. BRANDESKY (1972) fand unter 53 Schädelfrakturen von Kindern bis zum vollendeten 4. Lebensjahr zwei einschlägige Beobachtungen.

10. Gedeckte Schädel-Hirn-Verletzungen im Kindesalter

a) Das Syndrom der Hirnerschütterung beim Kind

Das *Syndrom* der *Hirnerschütterung* beim *Kind* wurde von SCHNITKER (1949) abgehandelt, vgl. S. 249.

Die *Letalität* unter 429 *gedeckten Schädel-Hirn-Verletzungen* im *Kindesalter* in dem Beobachtungsgut von KIENE u. KÜLZ betrug 18 (4,2%).

b) Sogenannte Rindenprellungsherde

Unter der Diagnose der sog. *Rindenprellungsherde* oder *zerebralen Kontusionen im Kleinkindes-* oder *Kindesalter* verbergen sich wohl *inhomogene Läsionen von Großhirnrinde* und *-mark*. Es fällt auf, daß echte Prellherde im Alter bis zu etwa 4 Jahren selten sind, und vor allem solche im Contrecoupbereich kaum gesehen werden. COURVILLE (1965) legte die Ergebnisse einer autoptisch untersuchten Serie von 48 Patienten vor, die 5 Jahre und jünger waren. Es fiel auf, daß bei frontaler Gewalteinwirkung keine Rindenprellungsherde vorlagen. Solche lagen angeblich nur vor, wenn die Gewalteinwirkung von der Seite erfolgt war, und hier waren die sog. Contrecoupverletzungen selten vorkommende Läsionen.

Bei den oben beschriebenen Läsionen handelt es sich um blutig-nekrotische Herde, die sich durch Risse im Marklager bis in die Hirnventrikel ausdehnen können. Oft handelt es sich nicht um sog. Rindenprellungsherde, ein Teil ist sicherlich den traumatischen Nekrosen (Kontaktnekrosen) zuzuordnen. Weitere neuropathologische Untersuchungen sind hier dringend vonnöten.

c) Traumatische intrazerebrale Blutungen und Hämatome im Kindesalter

Traumatische intrazerebrale Blutungen und Hämatome im Kindesalter sind selten (ARSENI u. GRIGORIVICI 1961; AHRER u. KLOSS 1962; KREBS u. MLETZKO 1962; ISFORT 1964; WENKER 1964 sowie DIETZ 1965).

Eine Übersicht über diese Läsionen wurde von GUTIERREZ u. RAIMONDI (1975) anhand von 27 Fällen von akuten posttraumatischen Hämatomen gegeben. Es handelt sich um 5 Neugeborene, 18 Kinder und 3 Kleinkinder.

d) Besonderheiten der intrakraniellen venösen Thrombosen beim Kind

Zehn von 91 Patienten, die HUHN (1965) beobachten konnte, waren Kinder. Die Krankheitsbilder zeigten nicht nur in ihrer Pathogenese, sondern auch in der klinischen Symptomatik, im Verlauf und im Krankheitsausgang erhebliche Abweichungen von denen im Erwachsenenalter.

Von den 10 Beobachtungen waren bis auf 2 Ausnahmen alle den Thrombosen bei entzündlichen Grundleiden, meist infolge eines Nachbarschaftsprozesses zuzurechnen. Für die in den ersten Lebenstagen auftretenden Thrombosen sind Geburtstraumen für die Pathogenese bedeutsam, wie ein von HUHN (1965) mitgeteilter Fall zeigt, bei dem es zu einer ausgedehnten Thrombose infolge traumatischen Einrisses der V. terminalis gekommen war. Postnatale traumatische Sinusthrombosen kommen seltener vor (DUPLAY et al. 1956).

e) Traumatische Schäden in den Stammganglien

Seit *Einführung* der *Computertomographie* wurden *traumatische Schäden* in den *Stammganglien* bei *Kleinkindern* gesehen, ohne daß mehr oberflächennahe gelegene Regionen des Gehirns sichtbar mitbeteiligt sind. Neuropathologische Untersuchungen über solche computertomographisch diagnostizierte traumatische Läsionen der Stammganglien sind uns nicht bekannt geworden. MAKI et al. (1980) haben die Hypothese vertreten, daß es bei diesen Verletzungen infolge Rotationseinwirkungen zu Überstreckungen der lateralen perforierenden Äste der A. cerebri med. komme mit dem Ergebnis von Infarkten in deren Ausbreitungsgebiet. Diese Hypothese ist nicht belegt, weitere, besonders morphologische Untersuchungen sind erforderlich, um Mechanismus und Pathomorphologie dieser frühkindlichen traumatischen Stammganglienschäden zu beschreiben.

Traumatische Schäden der *Stammganglien* mit *gleichzeitig bestehenden Schäden* der *Großhirnrinde* bei *kindlichen Schädel-Hirn-Verletzungen* sind bekannt und beschrieben. JELLINGER (1983) fand sie in 28–50% von pädiatrischen Schädel-Hirn-Verletzungen.

f) Kleinhirnläsionen

Kleinhirnläsionen werden häufig bei *okzipitaler Osteodiastasis* gefunden. Sie sind wohl Folge einer direkten umschriebenen Einwirkung der Gewalt.

g) Generalisiertes Hirnödem

Über *Ödemschäden im unreifen Hirngewebe* berichteten Go et al. (1973).

Über *fokales Ödem im Gehirn* von *Kleinkindern* und *Kindern* bei *Schädel-Hirn-Verletzungen* berichtete PICKLES (1949). Über *generalisiertes malignes Ödem* schrieben ORTHNER (1956), PICKLES (1949, 1950), DOPPER et al. (1972), FEIGIN u. BUDZILOVICH (1978), BRUCE et al. (1980, 1981).

Es fällt auf, daß *generalisiertes Hirnödem* bei *Kleinkindern* und *Kindern* häufig und ausgeprägt ist. Es tritt frühzeitig in der Form eines *akuten generalisierten* und „*malignen" Hirnödemes* auf. Dieses generalisierte, also bilaterale Ödem der Hirnhemisphären kann in dieser Altersklasse bereits bei relativ geringfügigen Gewalteinwirkungen auftreten. Systematische neuropathologische Untersuchungen fehlen bisher. Bei tödlichem Ausgang dieses Syndroms findet sich eine erhebliche Schwellung des Gehirns, oft ohne jegliche primärtraumatische Läsionen.

Das kindliche Gehirn besitzt im Vergleich zum Erwachsenen eine erhöhte Empfindlichkeit gegenüber Sauerstoffmangel (PIA 1966).

Nach mechanischer Gewalteinwirkung entwickelt sich bei Säuglingen und Kleinkindern ein schweres Hirnödem. Diese besondere Reaktionsweise des unreifen Hirngewebes beruht auf seiner anderen chemischen Zusammensetzung – es ist eiweißreicher und lipoidärmer – es beruht ferner im wesentlichen auf dem erhöhten Wassergehalt des Hirngewebes und der noch nicht völlig funktionstüchtigen Blut-Hirn-Schranke (QUADBECK u. HELMCHEN 1957).

BRUCE et al. (1981) kamen aufgrund *computertomographischer Untersuchungen* und von *Gehirndurchblutungsmessungen* zu dem Ergebnis, daß diese Hirnschwellung nicht ein Ödem war, sondern die Folge einer Hyperämie infolge zerebraler Vasodilatation. Der Mechanismus, der zu der Störung der Vasomotorik führt, ist unbekannt geblieben. Mir scheinen weitere Untersuchungen notwendig, um die Natur dieser generalisierten kindlichen Hirnschwellung aufzuklären.

Eine ausgeprägte generalisierte Hirnschwellung ist demnach nicht nur die Folge einer mechanischen Gewalteinwirkung, sondern auch die Ursache für sekundäre traumatische Hirnschäden.

Klinisch kommt es nach oft nur *gering erscheinender Gewalteinwirkung* zu *zunehmenden Bewußtseinsstörungen, Blässe, Schwitzen, Erbrechen,* manchmal auch *fokalen neurologischen Herdstörungen* (SCHNITKER 1949; KINGSLEY et al. 1978).

h) Fettembolien bei Neugeborenen, Kleinkindern und Kindern

Die *Literatur* über *Fettembolien* nach *Gewalteinwirkungen* beim *Neugeborenen,* im *Kleinkindes-* und *Kindesalter* ist spärlich; *es fehlen systematische Untersuchungen. Fälle von traumatischer Fettembolie bei Kindern* wurden mitgeteilt von LANDOIS (1926), WATSON (1970), KRETSCHMAR (1970), BREISACH et al. (1981)

sowie BRUNNER (1984). Sie ist selten bei Kindern unter einem Lebensalter von 10 Jahren (CARTY 1957), wurde aber auch beim *Neugeborenen* berichtet (NICOD 1938).

WATSON (1970) führt die Seltenheit von Fettembolie im Kleinkindes- und Kindesalter auf den Mangel von Fett in den langen Röhrenknochen bis zum Alter von etwa 7 Jahren zurück.

KRETSCHMAR (1970) beschreibt einen Fall von posttraumatischer Fettembolie nach geschlossener Schädel-Hirn-Verletzung. Der Verfasser empfiehlt, auch bei Unfällen im Kindesalter systematisch nach dem Vorliegen einer Fettembolie zu suchen.

BREISACH et al. (1981) untersuchten in einer prospektiven Untersuchung 56 polytraumatisierte Kinder nach Zeichen für eine Fettembolie. Bei 4 Kindern lag das Vollbild einer Fettembolie vor, 15 Kinder wiesen Symptome einer subklinischen Verlaufsform auf.

BRUNNER (1984) untersuchte Häufigkeit und Intensität von Gefäßverschlüssen durch Fettembolien bei 128 Kindern, von Totgeborenen bis zu 16jährigen. In 14 Fällen (11%) konnten fettembolische Verschlüsse in pulmonalen Kapillaren gefunden werden. Der Intensitätsgrad war stets minimal bis gering, nur in einem Fall mittelschwer. Je älter die Kinder waren, desto häufiger war Fettembolie nachweisbar.

i) Porenenzephalie

Sowohl *intrauterine* als auch *perinatale frühkindliche* und *mechanische Gewalteinwirkungen* im Kindesalter können zu *Defekten*, sog. *Porenzephalien*, führen. Der *zystische Hohlraum* ist mit Liquor gefüllt und kann *Kommunikationen* mit dem *Ventrikelsystem* haben.

Iatrogene Porenzephalien sind bekannt. *Wiederholte Ventrikelpunktionen* durch eine offene Fontanelle können zu *porenzephalen Hohlraumbildungen* führen.

Beobachtungen über *posttraumatische Porenzephalie* bei *Kindern* teilten BARRETT u. MENDELSOHN (1965) sowie WILLIAMS (1969) mit. Der letztgenannte Autor berichtete über eine solche mit einer *Schädelerosion*.

Fälle von *Porenzephalie* nach *intrazerebralen periventrikulären Blutungen* bei *Frühgeborenen* veröffentlichten PASTERNAK et al. (1980).

Enzephalomalazien als Folge von *Infarzierung* können sich unter epiduralen Hämatomen entwickeln. *Mikrozephalien* unter subduralen Hämatomen sind nicht selten.

Der Terminus *Porenzephalie* wird im angloamerikanischen Schrifttum durchaus gebraucht. Leider wird in diesem Zusammenhang auch von „*Kavitation des Gehirns*" gesprochen. Der letztgenannte Ausdruck sollte nicht verwandt werden. Es handelt sich hier um einen zystischen Defekt oder das 3. Stadium einer Erweichung, das von SPATZ und seinen Schülern eingehend beschrieben wurde. Es ist seit den experimentellen Untersuchungen von SPATZ bekannt, daß unreifes Hirngewebe besonders schnell zu Zerfall neigt, mit dem Endzustand von zystischen Defekten.

j) Hirntodsyndrom

Vollständige Unterbrechung von intrakranieller Perfusion und Durchblutung als Folge extrem gesteigerten Schädelinnendruckes führt zu einer irreversiblen Störung aller Hirnfunktionen und zum Hirntod. Mit Hilfe künstlicher Beatmung können die Funktionen der übrigen Organe unterhalten werden. Da keine Perfusion des Gehirns möglich ist, treten *intravitale autolytische Organschäden* auf. Man spricht von „*Hirntod*", vom „*nicht perfundierten Gehirn*" („*non perfused brain*"), oder einer „*hypoxischen Panenzephalopathie*" oder einer „*Panenzephaloischämie*". Der Ausdruck „*Respirator Gehirn*" („*respirator brain*") ist falsch, denn der Schaden ist nicht die Folge der Anwendung des Respirators, sondern die Folge einer nicht vorliegenden intrakraniellen Perfusion (PEARSON et al. 1977). Hinsichtlich Einzelheiten verweise ich auf das entsprechende Kapitel bei Erwachsenen, im Bd. 13/VI.B dieser Reihe, S. 475.

Beobachtungen über *Hirntod* im *Kindesalter* veröffentlichten HABEL u. SCHNEIDER (1975).

Neuropathologische Befunde

Das Hirngewicht ist 10–20% höher als normal. Die Windungskuppen sind abgeflacht, die Furchen verstrichen. Die Oberfläche ist spiegelnd, die Konsistenz des Gewebes herabgesetzt, das Gewebe ist grau-grünlich verfärbt. Bei Zerlegung des Gehirns besteht eine wenig deutliche Demarkation zwischen Hirnrinde und weißer Substanz. Das Gewebe reißt bei der Entnahme leicht ein.

Die Kleinhirntonsillen sind in das Foramen occipitale magnum gepreßt und zeigen einen Druckkonus. Das Kleinhirngewebe ist nekrotisch und fragmentiert und zeigt ein Absinken oder „Abtropfen" von nekrotischem Kleinhirngewebe in den Spinalkanal. Es kann subarachnoidal und manchmal auch subdural im Halsmarkbereich nachweisbar sein, in einzelnen Fällen bis in die Cauda equina absinken.

Bei histologischer Untersuchung des autolytischen Gehirns besteht vollständige Nekrose aller Gewebe ohne jegliche gliöse Reaktion.

11. Offene Schädel-Hirn-Verletzungen bei Kindern

a) Einführung

Während *penetrierende Schädel-Hirn-Verletzungen* mit Ausnahme der Schußverletzungen bei Erwachsenen in Friedenszeiten relativ selten gesehen werden, kommen sie doch häufiger im Kindesalter vor. Wegen der Dünne des nur unvollständig verknöcherten Schädels genügen oft nur geringgradige Gewalteinwirkungen um penetrierende Schädel-Hirn-Verletzungen zu erzeugen (ROWBOTHAM 1949; DAWSON 1954; SEDZIMIR 1956; SHERMAN 1960; GOALD u. RONDEROS 1961; MARKHAM et al. 1964; FIRDOSI u. JAIN 1966; MEIROWSKY 1966; DOLLING et al. 1967; MEALEY 1968; DUKE-ELDER 1972; DUJOVNY et al. 1975; MOHSSENIPOUR u. TWERDY 1977).

Bei Kindern ist der Anteil offener Hirnverletzungen relativ groß (WEBER 1962; PIA 1966). In dem Krankengut von KIENE u. KÜLZ (1968) war jede 10. kindliche Hirnverletzung eine offene. Von den insgesamt 45 offenen Hirnverletzungen lag bei 40 Kindern die Wunde an der Konvexität, einschließlich der Stirn, bei 4 weiteren fanden sich offene frontobasale Verletzungen, nur einmal eine laterobasale. „Während die offene Hirnverletzung des Erwachsenen überwiegend durch *Projektile* entsteht, sind bei Kindern zumeist kantige Fahrzeug*profile* die Ursache" (KIENE u. KÜLZ 1968).

Die große Zahl der offenen kindlichen Schädel-Hirn-Verletzungen ist wohl in erster Linie mit der Dünne und Zartheit der Weichteile des Kopfes zu erklären. KIENE u. KÜLZ weisen auf den Umstand hin, daß bei den für Kinder typischen Unfällen durch Einlaufen in Fahrzeuge der Kopf sich in der Zone des direkten Anpralls befinde, während es bei Erwachsenen bei gleichartigen Unfallmechanismen vorrangig zunächst zu Verletzungen der Beine, des Beckens und der Bauchorgane komme.

Unter den 45 offenen Schädel-Hirn-Verletzungen bei Kindern, über die KIENE u. KÜLZ berichteten, waren 22 Folge von Verkehrsunfällen durch Hineinlaufen in Fahrzeuge. Die übrigen Verletzungen wurden durch Abstürze mit Aufprall auf scharfe Kanten (12 Kinder), Schläge, Verschüttungen und zweimal durch Explosion von Sprengkörpern ausgelöst.

Die offenen Verletzungen im Kindesalter können durch ein kleines scharfes Objekt verursacht sein, das Schädel, Dura mater und Gehirn penetriert. Ein kleines Kind, das auf einen hervorstehenden Nagel fällt, kann bereits eine penetrierende Verletzung des Schädels aufweisen. In einigen Fällen bleibt das penetrierende Objekt stecken. Umschriebene Gewalteinwirkung auf seitliche Schädelpartien, vor allem die Parietal- und Temporalknochen, kann zu erheblicher Knocheneindellung mit Zurückschnellen ohne Fraktur führen, wobei das darunterliegende Gehirn verletzt werden kann mit möglicher Bildung eines subkortikalen Hämatoms.

Bei einem von HOOPER (1962) mitgeteilten Fall war ein 6jähriger von einem Stein am Kopf getroffen worden, der von einem Rotationsrasenmäher weggeschleudert worden war. Es lag keine Bewußtlosigkeit vor. Es fand sich eine Wunde der Hirnrinde und eine subkortikale Blutung.

b) Offene Kleinhirnverletzungen bei Kindern

Offene Verletzungen des *Kleinhirns* bei *Kindern* sind relativ selten und haben eine ungünstige Prognose (MERREM 1956). Zwei Kinder mit ausgedehnten Impressionsfrakturen der hinteren Schädelgrube wurden von KIENE u. KÜLZ (1968) operativ versorgt, beide Kinder wurden geheilt entlassen.

c) Auswahl aus in der Literatur mitgeteilten Kasuistiken und Serien offener Schädel-Hirn-Verletzungen bei Kindern

Im folgenden werden einige ausgewählte Kasuistiken gebracht.

Die Mitteilung von SHERMAN (1960) berichtet über einen 12jährigen Jungen, der erfinderisch genug war, um ein kleines Messingmodell einer Kanone aus dem U.S. Befreiungskrieg zu basteln, und der in der Lage war, einen Freund zu finden, der einen Chemiekasten besaß, mit dem man Pulver herstellen konnte. Beim ersten erfolgreichen Abfeuern der Kanone wurden die beiden Messingstifte, die das Kanonenrohr an jeder Seite befestigten, weggeschleudert. Einer drang in eine Hauswand, der zweite durchschlug den Kopf des Jungen an der rechten Schläfe. Der Patient war bewußtseinsgetrübt und hatte eine linksseitige Halbseitenlähmung und eine Lähmung der Hirnnerven 5 und 6 rechts. *Röntgenaufnahmen* des *Schädels* zeigten einen zylindrischen Metallkörper, der $2 \times \frac{1}{2}$ cm maß und etwa 1 cm posterior zur rechten Seite des Processus clinoideus lag, etwa einen cm von der Mittellinie.

Bei der *ersten Operation* wurde ein Débridement des Wundkanals, der durch den rechten Temporallappen verlief, vorgenommen. Der Festkörper konnte jedoch nicht gefunden werden. Wegen der Gefahr der Bildung von Kupferchlorid aus Messing mußte die Entfernung des Metalls angestrebt werden. Innerhalb von 10 Tagen bildete sich um das Messing herum eine Zyste von etwa 2 ½ cm Durchmesser. Die Eintrittswunde lag zwischen der A. cerebri post. und der A. cerebellaris sup. Die Wandung der Zyste war grün gefärbt. Die *Operation* erfolgte durch eine subtemporale Kraniotomie und Spaltung des Tentoriums. *Postoperativ* bildete sich die linksseitige Halbseitenlähmung schnell zurück. Es bildete sich später ein *arteriovenöses Aneurysma* der *A. carotis int.* im *Sinus cavernosus*, das operativ erfolgreich versorgt wurde.

MOSBERG u. SHARRETT (1960) teilten 3 Beobachtungen von penetrierenden Verletzungen des Kopfes bei Kindern mit. Der Schädelknochen war von Metallachsen von Spielzeugautos, die aus Hartgummi oder Plastik hergestellt waren, durchstoßen worden. In jedem Fall lag das Spielzeugauto auf der Seite mit der Metallachse im rechten Winkel zum Boden. Beim Sturz des Kindes und Aufschlagen des Kopfes auf das Spielzeugauto deformierte sich das Chassis, das gleichzeitig die Achse in aufrechter Stellung hielt, so daß sie den Schädelknochen durchdringen konnte. In 2 der 3 Fälle verhinderte eine Randkappe eine Penetration von mehr als einigen Millimetern.

Diese Spielzeuge sind insofern gefährlich, als die Räder nicht einzeln am deformierten Wagenchassis befestigt sind, daß sie also der Deformation des Autos folgen, sondern daß die starre Achse durch das gesamte deformierbare Spielzeugauto verläuft.

DOLLING et al. (1967) teilten die folgende Krankengeschichte mit: Ein 4½jähriger Junge war aus der oberen Koje eines Stockbettes mit einer Schere in der Hand herausgefallen; dabei wurden die Scherenspitzen tief in seine rechte Kopfseite eingetrieben. Keine Bewußtlosigkeit, kein Krampfen. Nach einem kurzen vergeblichen Versuch, die Schere herauszuziehen, wurde der Junge in ein *Krankenhaus* überwiesen.

Das Kind war lethargisch, jedoch ansprechbar. Der Handgriff der Schere ragte aus der rechten Präaurikularregion hervor. Der *neurologische Befund* war normal.

Operativ wurde ein vorderer schräger Halsschnitt vorgenommen und die rechte Bifurkation der A. carotis freigelegt und Ligaturen lose an der A. carotis comm., int. und ext. gelegt. Unter kontrolliertem aber nicht unterbrochenem arteriellen Blutzufluß wurde die Schere intakt extrahiert. Versuche, die einzelnen Blätter der Schere zu trennen, schlugen fehl, da die Schraube, die die Blätter zusammenhielt, derart abgenützt war, daß ein Schraubenzieher die Schraube nicht fassen konnte. Ein *rechtsseitiges Karotisangiogramm* zeigte keinen Austritt von Blut, es wurde entschieden, keine Kraniotomie durchzuführen.

Die Lethargie hielt für 3 Tage an, danach stellte sich eine ständige Besserung ein. Antibiotika wurden über einen Zeitraum von 10 Tagen verabreicht. Das Kind wurde nach 4 Wochen entlassen. Keine Änderung der Persönlichkeit oder Intelligenz wurden wahrgenommen.

ROMANOWSKI u. WILHELMS (1981) berichteten über einen 8jährigen Knaben, der in der Silvesternacht von der etwa 300 g schweren Metallhülse einer Signalrakete getroffen wurde. Das Ergebnis war eine tödliche offene Schädel-Hirn-Verletzung.

VAN DAMME et al. (1975) teilten eine ungewöhnliche Beobachtung eines intrakraniellen Objektes nach frühkindlicher Schädelverletzung mit: Ein 18jähriges Mädchen klagte über chronischen Katarrh der Nase. Eine *Röntgenaufnahme* der *Sinus* wurde durchgeführt. In der a. p.-Projektion wurde eine runde Masse, 3 cm im Durchmesser, von der Dichte von Knochen wahrgenommen; sie projizierte sich in die rechte Maxillarregion. Auf der seitlichen Aufnahme fand sie sich in der rechten Squama occipitalis unter dem Tuberculoma occipitale int., sie ragte etwa 0,5 cm nach intrakraniell. Die Art dieser intrakraniellen Masse konnte mit keinem Typ intrakraniellen Tumors oder ungewöhnlichen Komplikation nach Gewalteinwirkung in Zusammenhang gebracht werden.

Die *Karotis-* und *Vertebralisangiographie* waren normal, abgesehen von einer leichten Kompression des rechten Sinus transversus im Vertebralisangiogramm.

Eine *rechtsokzipitale Exploration* wurde durchgeführt und eine völlig eingekapselte Tumormasse entfernt. Die Masse lag intradural, jedoch extrazerebral; sie war fest mit dem Sinus transversus verbunden. Der *Pathologe* fand zu seiner großen Überraschung, daß der

Tumor aus Glas bestand, es war eine große gläserne Glasmurmel oder „Knicker", wie sie im Rheinland genannt werden.

Die erneute Exploration ergab, daß das Mädchen im Alter von 4 Jahren auf den Hinterkopf gefallen war. Die blutende Wunde war vom Hausarzt behandelt worden. Das Mädchen hatte später Fieber und war verwirrt, es hatte wohl eine Meningitis vorgelegen. Nach Behandlung mit Antibiotika klangen die Beschwerden ab. Die Glasmurmel verblieb für die nächsten 14 Jahre intrakraniell, ohne je bemerkt worden zu sein bis zu dieser Untersuchung.

d) Kindestötung durch Einführung von Strick- oder Nähnadeln

Eine Sonderform der offenen Schädel-Hirn-Verletzungen des Säuglings und Kleinkindes nehmen jene Fälle ein, in denen Strick- oder Nähnadeln meist durch eine Fontanelle in das Gehirn mit der Absicht der Kindestötung eingeführt werden. Es handelt sich um eine durchaus bekannte, wenn auch seltene Methode, wie die gerichtsmedizinische Literatur zeigt.

α) Historisches

SIMON (1869) veröffentlichte die Befunde von einer 70jährigen Arbeiterin, die an Alterschwäche gestorben war. Bei der *Autopsie* fand sich eine Nadel, die die linke Großhirnhälfte durchsetzte, die Nadelspitze war in den Seitenventrikel eingedrungen.

MEIXNER (1913) berichtete über einen 43jährigen Mann, der im Status epilepticus gestorben war. Epileptische Anfälle hatten seit 11 Jahren bestanden. Es fanden sich 2 Nadeln im Fontanellenbereich.

β) Weitere Auswahl aus in der Literatur mitgeteilten Kasuistiken

NOACK u. WELKER (1969) veröffentlichten folgenden Fall:

Der 15 Tage alte Säugling wird mit dem Hinweis der Großmutter in die Klinik gebracht, die Mutter habe dem Kind mit einer Nadel in die große Fontanelle gestochen. Über Verbleib der Nadel herrschte Unklarheit. Auffällig sind lediglich eine schorfbedeckte, stecknadelkopfgroße Hautläsion im Bereich der großen Fontanelle, die der vermeintlichen Einstichstelle entsprechen könnte sowie kurzzeitiges Krampfen der oberen und unteren linken Extremität. Eine *Röntgenaufnahme des Schädels* in 2 Ebenen erbringt den Beweis, daß sich intrakraniell eine Stopfnadel befindet.

Unter Breitbandantibiotikaschutz erfolgte die Fremdkörperexstirpation. Von einem Hautschnitt dicht hinter der rechten Sutura coronaria aus wurde eine Verbreiterung der Kranznaht im medialen Anteil vorgenommen, die Dura eröffnet und mittels digitaler sowie instrumentaler Palpation die Nadel gefunden und exstirpiert. Der Heilverlauf war komplikationslos.

Die *Nachuntersuchung* des jetzt $5^1/_2$ Monate alten, statisch und geistig regelrecht entwickelten Kindes zeigte reizlose Narbenverhältnisse.

Erwähnenswert ist, daß 2 Angehörige der Familie der Kindesmutter wegen Geisteskrankheit in geschlossenen Anstalten untergebracht werden mußten. Eine Psychose konnte bei der Mutter nicht aufgedeckt werden. Es ergab sich der dringende Verdacht, daß es sich um einen Versuch einer vorsätzlichen Kindestötung gehandelt hatte.

AMELI u. ALIMOHAMMADI teilte 1970 die Krankengeschichten eines 32jährigen Mannes und einer 21jährigen Frau mit, bei denen *röntgenologisch* Nähnadeln in vertikaler Position nahe der Mittellinie an der Schädelkonvexität nachgewiesen werden konnten. Der erste Patient hatte eine seit 8 Jahren bestehende Epilepsie gehabt, die Patientin Kopfschmerzen und eine Hemiparese über einen Zeitraum von 7 Monaten. Die Nadeln waren wohl eingeführt worden, solange die Fontanellen noch offen waren. Der Autor hielt es für äußerst unwahrscheinlich, daß diese Nadeln akzidentell in den Schädel eingedrungen waren, sondern er vertrat die Ansicht, daß sie eingeführt worden seien, um die Kinder zu töten.

ASKENASY et al. (1961) berichteten ebenfalls über 2 Patienten mit intrazerebralen Nähnadeln.

Die beiden Beobachtungen von AMELI u. ALIMOHAMMADI stammten aus dem Iran, einer der Fälle von ASKENASY et al. aus Polen, der andere aus Ungarn, die übrigen aus Deutschland.

12. Schußverletzungen des Gehirns im Kleinkindes- und Kindesalter

Schußverletzungen bei *Kindern* wurden von CHRISTOFFEL et al. (1984) sowie ORDOG et al. (1988) abgehandelt.

CHRISTOFFEL et al. (1984) waren durch 4 penetrierende Schußverletzungen bei Kindern durch Luftgewehre motiviert worden, die Gefahr von Luftdruckwaffen und die in den USA geltenden Bestimmungen für den Erwerb solcher Waffen zu untersuchen. Trotz ihrer Gefahren, sind diese Luftdruckwaffen in den USA leicht zu erhalten.

ORDOG et al. (1988) verwiesen darauf, daß sie vor 1980 keine Kinder unterhalb des 10. Lebensjahres wegen Schußverletzungen zu behandeln hatten. Die Zahl hat sich seither jedoch in jedem Jahr dramatisch erhöht. In der Zeit von 1980–1984 behandelten diese Verfasser 34 Kinder mit Schußverletzungen, die jünger als 10 Jahre waren.

Schußwunden bei jungen Kindern sind gewöhnlich Folge von Unglücksfällen oder Kindesmißhandlungen. ORDOG et al. (1988) fügen aber noch eine weitere recht beunruhigende Kategorie hinzu, nämlich Schußverletzungen als Folge von Vergeltungsaktionen für Bandentätigkeiten älterer Geschwister.

Die Mehrzahl der von ORDOG et al. (1988) mitgeteilten Schußverletzungen waren die Folge von Bandengewalttätigkeit und deren Vergeltungsaktionen.

13. Orbitokranielle Verletzungen im Kleinkindes- und Kindesalter

Eine *Sonderform* der *offenen Verletzungen* im *Kleinkindes-* und *Kindesalter* stellen die *orbitokraniellen Verletzungen* dar. Vor allem erlaubt die Dünne und daher leichte Verletzbarkeit des Daches der Orbita eine intrakranielle Penetration von Objekten, die die übrigen Anteile des Schädeldaches nicht zu durchdringen vermögen.

Hervorzuheben ist, daß die *Mortalität* der penetrierenden orbitokraniellen Verletzungen höher ist als die in den übrigen Regionen des Schädels. WEBSTER et al. (1946) gaben eine Mortalität von 12% bei orbitokraniellen Verletzungen während des 2. Weltkrieges an, eine Zahl, die doppelt so hoch war wie die der penetrierenden Verletzungen an anderen Schädelregionen. Im generellen haben die penetrierenden orbitokraniellen Verletzungen eine höhere Mortalität, jedoch habe ich den Eindruck, daß das für kindliche Verletzungen nicht zutrifft. Allerdings fehlen uns hier statistische Vergleiche.

BAIRD u. JARRETT (1964) veröffentlichten 9 intrakranielle Komplikationen nach penetrierenden orbitalen Verletzungen; 2 der Patienten starben. Vier der überlebenden Patienten hatten dauernden Sehverlust auf einem Auge. Die Schwere der erlittenen Verletzungen war in beiden tödlichen Verletzungen nicht sofort erkannt worden.

DUJOVNY et al. (1975) nahmen eine Auswertung von 50 Fällen aus der Literatur mit penetrierenden transorbitalen Verletzungen vor. Sie fanden 9 Todesfälle, 13 der überlebenden Fälle hatten permanenten Sehverlust auf einem Auge (CARVER u. PATTERSON 1954; BAIRD u. JARRETT 1964; LEE u. LIN 1971).

Von diesen 50 Beobachtungen betrafen 29 Kinder im Alter unter 12 Jahren. Hauptfaktoren für den tödlichen Ausgang waren intrazerebrale Blutungen, Kontusionsherde und Verletzungen größerer intrakranieller Gefäße (McCLURE u. GARDNER 1949; MUSCAR 1952; LARMANDE et al. 1956; BAGOLINI 1957; BULLUCK et al. 1959; LAVERGNE 1959; UNGER u. UMBACH 1962; MARKHAM et al. 1964; JACKSON et al. 1971).

Infektionen waren häufig, 7 Fälle von *posttraumatischer Meningitis* wurden beobachtet (KUNTZMAN 1938; ROWBOTHAM 1949; MUSCAR 1952; BULLUCK et al. 1959; GUTHKELCH 1960; BOWEN 1971). *Hirnabszesse* wurden berichtet (KJER 1954; COPPER 1957; BULLUCK et al. 1959; GUTHKELCH 1960; UNGER u. UMBACH 1962). Vier zeigten *Carotis-cavernosus Fisteln* (SVOBODA 1948; McCLURE u. GARDNER 1949; R. C. SCHNEIDER u. HENDERSON 1952; SHERMAN 1960). Sieben Patienten hatten eine *Rhinorrhö* (McCLURE u. GARDNER 1949; SEDAN u. PAILLAS 1953; BARD 1957; GUTHKELCH 1960; BAGOLINI 1961; UNGER u. UMBACH 1962; IDE u. WEBB 1971). Neun Patienten zeigten eine *Opthalmoplegie* (ELLISON 1938; SLAUGTHER u. ALVIS 1944; R. C. SCHNEIDER u. HENDERSON 1952; BAGOLINI 1957; BULLOCK et al. 1959; UNGER u. UMBACH 1962; LEE u. LIN 1971). Vier Patienten hatten eine *Hemiplegie* (McCLURE u. GARDNER 1949; PLATT 1954; BULLOCK et al. 1959; LALLA u. PILLAI 1965; BOWEN 1971).

Die *erste Röntgenuntersuchung* der 50 orbitokraniellen penetrierenden Verletzungen war bei 19 Fällen erfolgreich, bei 18 Fällen negativ.

14. Infektiöse Komplikationen bei offenen Schädel-Hirn-Verletzungen bei Kindern

KIENE u. KÜLZ sahen unter 27 schweren Hirnverletzungen bei Kindern nur in einem Fall eine ausgedehnte *posttraumatische Kalottenosteomyelitis*.

Ein großer posttraumatischer frontaler Hirnabszeß nach einer gedeckten Schädel-Hirn-Verletzung bei einem 5jährigen Jungen wurde von VIALATTE et al. (1963) mitgeteilt.

15. Organschäden

Schwere gastrointestinale Blutungen traten in dem Beobachtungsgut von KIENE u. KÜLZ (1968) einmal auf. Die gleichen Autoren weisen auf die *sehr schnell auftretenden massiven Lungenödeme* hin, die sie in 2 Fällen sahen.

Bei einem 8jährigen Mädchen entstand ein Lungenödem 2 Tage nach einem Hirntrauma ohne Bewußtlosigkeit. Die *Autopsie* ergab ein epidurales Hämatom der hinteren Schädelgrube.

Im 2. Fall, einem 14jährigen Jungen, kam es 2 h nach einer Hirnkontusion mit Hirnödem bei Vorliegen von petechialen Blutungen bei plötzlicher klinischer Verschlechterung zu einem plötzlichen Lungenödem mit massiver Entleerung schaumig-blutiger Ödemflüssigkeit. Trotz Überdruckbeatmung und laufender Bronchialtoilette folgte ein hypoxischer Herzstillstand, der durch intrathorakale Herzmassage behoben werden konnte. Zwei Stunden später verschwand das Hirnödem ebenso schlagartig wie es aufgetreten war. Das Kind überstand die Verletzung gut.

16. Risse am pontomedullären Übergang bei Kindern

PILZ et al. (1982) teilten die Befunde von 2 Kindern (10 und 12 Jahre alt) mit, die nach einem Verkehrsunfall in bewußtlosem Zustand aufgenommen worden waren. Beide Patienten zeigten eine Lähmung des 6. Hirnnerven.

Der *1. Patient* war vom zweiten Tage an in der Lage zu sprechen, *starb* jedoch am 8. Tag an einer Anurie ohne wesentliche neurologische Ausfallserscheinungen.

Die *2. Patientin* verblieb in tiefem Koma, tetraparetisch und mußte zwischenzeitlich künstlich beatmet werden. Sie starb am 26. Tag an den Folgen einer Pneumonie.

Die *neuropathologische Untersuchung* ergab jeweils einen Riß am pontomedullären Übergang. Zusätzlich fanden sich Ausrisse kleinerer Arterien an den Pyramiden und Blutungen und kleine Infarkte im Versorgungsgebiet der Aa. perforantes von Pons und Medulla oblongata. In den langen Faserbahnen des Hirnstammes waren Retraktionskugeln nachweisbar. Diese beiden Beobachtungen zeigen, daß Risse am pontomedullären Übergang nicht immer in kürzester Zeit tödlich ausgehen.

Diese Verletzungen bei Kindern unterscheiden sich im Verletzungsmuster nicht von denen Erwachsener, die in Bd. 13/VII dieser Reihe auf S. 122 ausführlich dargestellt werden.

17. Traumatische Liquorfisteln im Kindesalter

Traumatische Liquorfisteln im Kindesalter sind nicht selten (GROTE 1966, 14 Fälle; CALDICOTT et al. 1973, 15 Fälle). Im allgemeinen werden diese Fisteln nicht in der Altersgruppe unter zwei Jahren gesehen, eine Ausnahme stellt GROTES (1966) Patient dar, der ein Jahr alt war. Bei Kindern in der Altersgruppe über 2 Jahre wurden traumatische Liquorfisteln sowohl in den nasoethmoidalen Hohlräumen als auch im Mittelohr gesehen. Im Alter von 5 Jahren erlangen die Sinus frontales als Lokalisation von Fisteln an Bedeutung.

18. Verletzungen der intrakraniellen extrazerebralen Gefäße

a) Traumatische thrombotische Verschlüsse der A. carotis bei Kindern

Traumatische thrombotische Verschlüsse der *A. carotis* können die Folge: (1) *Direkter stumpfer* oder *penetrierender Gewalteinwirkung* gegen die *Hals-/ Nackenregion* sein, (2) bei *direkter Gewalteinwirkung* gegen den *Schädel* kann sich eine *Verletzung* der *Intima* durch *Überstrecken* bilden oder (3) durch *Anstoß* des *Gefäßes* an die *Querfortsätze* von *Halswirbelkörpern*.

Traumatische Gefäßverschlüsse der *A. carotis* bei *Kindern und Jugendlichen* sind nur selten beschrieben worden. Sie wurden mitgeteilt von CALDWELL (1936), KRAULAND (1949, 1955), PETIT-DUTAILLIS et al. (1949), LERICHE (1950), PHILIPPIDES et al. (1954), BRAUDO (1956), FISHER u. FRIEDMAN (1966), FAIRBURN (1957), WISOFF u. ROTHBALLER (1961), FRANTZEN et al. (1961), ISFORT (1962), VIGOUROUX u. LAVIEILLE (1962), HIGAZI (1963), THERKELSEN u. HORNNES (1963), FARIS et al. (1964), PITNER (1966), CARSTENSEN (1969), MC LYNN (1970), KAK (1970), KAK u. GORDON (1972), ZAUNBAUER (1972), DHARKER u. DHARKER (1978).

Traumatische thrombotische Verschlüsse der *A. carotis* bei *Kindern* nach *Schädel-Hirn-Verletzung* beschrieben KAK (1970) sowie KAK u. GORDON (1972), solche *traumatischen thrombotischen Verschlüsse der A. carotis* nach *Gaumenverletzungen* im *Kindesalter* BRAUDO (1956) sowie PITNER (1966); die letztgenannten vgl. S. 320.

WISOFF u. ROTHBALLER (1961) sichteten die Literatur der thrombotischen Verschlüsse zerebraler Arterien bei Kindern. Die Gesamtzahl der mitgeteilten Beobachtungen betrug 29. In allen 29 Fällen wurde die Diagnose mit Hilfe zerebraler Angiographie gesichert.

α) Auswahl aus in der Literatur mitgeteilten Beobachtungen von traumatischen thrombotischen Verschlüssen der A. carotis bei Kindern

PETIT-DUTAILLIS et al. (1949) beschrieben einen thrombotischen Verschluß der A. carotis int. bei einem 13jährigen Patienten, der eine Verletzung nach einem Sprung in ein Schwimmbecken erlitten hatte.

PHILLIPPIDES et al. (1964) teilten einen thrombotischen Verschluß der A. carotis bei einem 11jährigen Patienten mit, der eine Schwertverletzung im Bereich der Tonsillenregion erlitten hatte.

FRANTZEN et al. (1961) berichteten über 6 Beobachtungen bei Kindern, davon lagen 3 Verschlüsse der A. carotis im Hals-/Nackenbereich vor, während in weiteren 3 Fällen die A. cerebri med. betroffen war.

THERKELSEN u. HORNNES (1963) berichteten über einen 10 Jahre alten Jungen, der einen Unfall als Fahrgast in einem Kraftfahrzeug erlitten hatte. Er war stuporös und reagierte nur auf Schmerzreize. Eine 2 cm lange Platzwunde fand sich an der linken Mastoidregion unterhalb des Ohres. Es bestand eine linksseitige Miosis und eine rechtsseitige zentrale Fazilisparese und eine rechtsseitige schlaffe Hemiparese mit beiderseitigem Babinski. *Röntgenologisch* waren keine Schädelfrakturen nachzuweisen. Eine am 5. Tag durchgeführte *Karotisangiographie* zeigte einen völligen thrombotischen Verschluß der A. carotis int. etwa 2 cm oberhalb der Bifurkation. Eine *Thrombektomie* wurde durchgeführt. Eine Verletzung der Gefäßintima konnte während der Operation nicht wahrgenommen werden. Die rechtsseitige Hemiparese bildete sich während der nächsten 5 Tage fast vollständig zurück. Siebzehn Tage nach der Operation zeigte eine Karotisangiographie eine normale Füllung. Siehe FISHER u. FRIEDMAN (1956).

FRANTZEN et al. (1961) berichteten über 3 Beobachtungen von posttraumatischen thrombotischen Verschlüssen der A. carotis int. bei Kindern.

ZAUNBAUER (1972) berichtete über eine ungewöhnliche Beobachtung einer frühkindlichen traumatischen Karotisthrombose nach stumpfer Gewalteinwirkung gegen den Schädel:

Ein $2^1/_2$jähriger Junge wird vom Hinterrad eines langsam rückwärtsfahrenden Traktors erfaßt und zu Boden gedrückt. Der Fahrer bemerkt den Widerstand, hält das Fahrzeug an, so daß das Kind nicht überrollt wird. Es liegt zwischen Rad und Erdboden, ist bei Bewußtsein, klagt über heftige Kopfschmerzen. Äußere Verletzungen sind nicht zu sehen. Er kommt ins nächstgelegene Krankenhaus, entwickelt eine Stunde später eine linksseitige Hemiparese und wird anschließend bewußtlos.

Nach 11 Tagen hellt sich das Bewußtsein auf, nach weiteren 3 Wochen beginnt das Kind zu sprechen, nach einem Jahr wieder zu gehen. Zurück bleibt eine beträchtliche spastische Hemiparese.

In der 1. Klasse der Hauptschule kommt es zu Absencen, in der 3. Klasse bereits zu Grand mal Anfällen, die sich bis zu 15 Anfällen pro Tag häufen. Gleichzeitig geht die schulische Leistung zurück. Nach einigen Monaten wird das Kind antiepileptisch eingestellt, worauf die Anfallfrequenz auf etwa einen pro Woche zurückgeht. Im Alter von 17 Jahren ist der Knabe debil und zeigt eine ausgeprägte spastische Hemiparese links. Das *EEG* ist abnorm dysrhythmisch mit pathologischen Aktivitäten über der rechten Hemisphäre und das *Karotisangiogramm* zeigt einen typischen Internaverschluß am Hals und unmittelbar an der Bifurkation. Die *linksseitige Angiographie* zeigt eine normale Darstellung der Hals- und Hirngefäße mit Füllung beider A. cerebri ant. und einem geringen „cross flow". Man sieht einzelne dünnkalibrige Hirnarterien der rechten Hirnhälfte, vor allem ein abnormes Gefäß an der Stelle der A. cerebri med. Eine *traumatische Karotisthrombose* scheint gesichert.

ZAUNBAUER (1972) publizierte diesen Fall aus bestimmten Erwägungen: (1) Es handelt sich um eine außerordentliche Seltenheit, was das Alter des Verletzten betrifft, (2) dieser Fall stützt die Meinung, daß auch eine völlig gesunde A. carotis durch eine stumpfe Gewalteinwirkung gegen den Kopf thrombosieren kann, daß es dazu weder einer Disposition noch einer degenerativen Gefäßerkrankung bedarf. Der Junge hat bis jetzt, das sind immerhin $14^1/_2$ Jahre, kein Zeichen irgend einer Gefäßerkrankung, und (3) zeigt auch dieser frühkindliche Fall den klassischen Ablauf, nämlich stundenlanges Intervall zwischen Gewalteinwirkung und Auftreten der Hirnsymptomatik, sowie das Einsetzen mit einer progredienten Halbseitenlähmung ohne initiale Bewußtlosigkeit.

β) Traumatische Verschlüsse der A. carotis interna
bei Kindern als Folge von intraoralen Verletzungen

Die *traumatischen Verschlüsse* der *A. carotis int. bei Kindern* als *Folge von intraoralen Verletzungen* stellen eine Sonderform dar (BRAUDO 1956; PITNER 1966). Tabelle 57 gibt eine Zusammenstellung dieses Verletzungstyps.

γ) Spontane thrombotische Verschlüsse der A. carotis bei Kindern

Spontane Thrombosen der *A. carotis* bei *Kindern* wurden beschrieben bei einem 2jährigen (ROBERTS et al. 1958), bei einem 5jährigen (RICHTER 1953), bei einem 9jährigen (CABIESES u. SALDIAS 1956).

In der Literatur wurden von FISHER u. FRIEDMAN (1959) 16 Beobachtungen gefunden, in denen die Patienten jünger als 15 Jahre alt waren.

Ein 10jähriger Junge zeigte trotz einer ausgeprägten Hemiparese und Aphasie eine auffallend klare Bewußtseinslage und war voll orientiert. Die Arteriographie bestätigte die Diagnose.

19. Verletzungen der A. vertebralis und A. basilaris

Die *vertebrobasilären Verschlüsse im Erwachsenenalter* sind im allgemeinen auf arteriosklerotische Gefäßveränderungen zurückzuführen (SCHECHTER u. ZINGESSER 1966; ULBRICHT u. POSTMANN 1961).

Vertebrobasiläre arterielle Gefäßverschlüsse im Kindesalter sind selten (FOWLER 1962; DOOLEY u. SMITH 1968; OUVRIER u. HOPKINS 1970; HARWOOD-NASH et al. 1971; MÜLLER u. OTT 1971; DE VIVO u. FARRELL 1972; FRASER u. ZIMBLER 1975).

LATCHAW et al. (1974) fanden in der Literatur nur 10 Beobachtungen von thrombotischen Verschlüssen der vertebrobasilären Arterien bei Kindern unter 18 Jahren. Kopfverletzungen fanden sich bei 2 der 3 von LATCHAW et al. mitgeteilten Beobachtungen, die wiederum häufig mit Verletzungen der Knochen und Ligamente der HWS einhergehen können. Verschlüsse der A. basilaris bei Vorliegen von Anomalien der Aa. vertebrales wurden als Folge von chiroprakti-schen Manipulationen an der HWS von jüngeren Erwachsenen beschrieben (KANSHEPOLSKY et al. 1972; LORENZ u. VOGELSANG 1972). In vielen Fällen treten die thrombotischen Verschlüsse spontan auf, als ätiologische Faktoren werden Embolien und Anlagemißbildungen in Betracht gezogen.

20. Kongenitale sackförmige Aneurysmen
im Säuglings-, Kleinkindes- und Kindesalter

Kongenitale sackförmige intrakranielle Aneurysmen im Kleinkindes- und *Kindesalter* werden durchwegs in Einzeldarstellungen veröffentlicht. Es handelt sich durchwegs um sackförmige Aneurysmen, die identisch mit denen Erwachsener sind und die auf einem kongenitalen Defekt der Arterienwand beruhen (SHUCART u. WOLPERT 1974; GRODE et al. 1978).

Ein *kongenitales sackförmiges intrakranielles Aneurysma* bei einem 19tägigen Neugeborenen beschrieben LIPPER et al. (1978). Über die *Ruptur* eines *Aneurysma* am *Circulus arteriosus cerebri* bei einem Neugeborenen berichteten NEWCOMB

Tabelle 57. Zusammenstellung von thrombotischen Verschlüssen der A. carotis int. bei Kindern als Folge von intraoralen Verletzungen. (Unter Benutzung einer Tabelle von Pittner 1966)

Verfasser	Jahr	Geschlecht	Alter	Unfallhergang	Intervall zwischen Unfall und Einsetzen der Symptome	Therapie	Ergebnis
Caldwell	1936	♂	16	Sturz auf Heckenstumpf	6 h	Keine	Hemiplegie; Hernienbildung; Tod 6 Tage nach Verletzung
Kiener	1940	♂	15	Bei Skiunfall wurde Griff des Skistockes in den Mund gestoßen	„Am nächsten Tag"	Naht der Wunde im Mund	Stirbt am nächsten Tag
Leriche[a]	1950	♀	5½	Sturz mit Lineal im Mund	„Über Nacht"	Stellatumblockade	Vorübergehende Hemiparese; permanente Gesichtslähmung
Philippides et. al.	1954	♂	11	Intraoraler Säbelstoß	„Wenige Stunden"	Exzision des Stellatum	Leichte Hemiparese
Braudo[a] 1)	1956	♀	4½	Sturz mit Metallstange im Mund	3 h	Keine	Leichte Hemiparese
2)		♀	5	Sturz mit Bleistift im Mund	Unmittelbar	Antikoagulantien	Vorübergehende Hemiparese; leichte Monoparese
3)		♂	1½	Sturz auf Pflanzstock	23 h	Keine	Leichte Monoparese
Fairburn	1957	♂	2	Sturz mit Bleistift im Mund	22 h	Keine	Hemiplegie, Herniation; Tod 30 h nach Verletzung
Bickerstaff 1)	1964	♂	6	Sturz mit Stab im Mund	Unmittelbar	Keine	leichte Monoparese + Athetose; fokale Anfälle
6)		♂	4	Sturz mit Bleistift im Mund	„Einige Stunden"	Keine	Status epilepticus; Tod 3 Tage nach Verletzung

[a] Bezeichnet Fälle, die nicht durch eine Arteriographie oder eine Autopsie gesichert sind.

Tabelle 57. (Fortsetzung)

Verfasser	Jahr	Ge- schlecht	Alter	Unfallhergang	Intervall zwischen Unfall und Einsetzen der Symptome	Therapie	Ergebnis
SHILLITO	1964	♀	4	Sturz mit Stab im Mund	24 h	Keine	Permanente Hemiparese; Kind hatte auch eine zystische Fibrose
PITNER 1)	1966	♂	2	Sturz mit Holzpfeil im Mund	24 h	Keine	Hemiparese; Tod 7 Tage nach Verletzung
2)		♂	18	Sturz mit Zahn- bürste	3 h	Exploration der A. carotis	Vorübergehende Hemi- parese; 2 Monate nach Ver- letzung normaler Befund

u. MUMS (1949). Ein großes Aneurysma der A. cerebellaris post. inf. bei einem einjährigen Kind wurde von JANE (1961) mitgeteilt.

a) Häufigkeit von intrakraniellen Aneurysmen bei Säuglingen, Kleinkindern und Kindern

MCDONALD u. KORB (1939) fanden in einer Serie von 1125 aus der Literatur vor 1938 zusammengestellten intrakraniellen Aneurysmen nur 30 Kinder (1,5%); 13 von ihnen hatten ein mykotisches und 17 ein sackförmiges Aneurysma.

LAITINEN (1962) fand in seiner Serie von 688 intrakraniellen Aneurysmen, die arteriographisch verifiziert werden konnten, 9 Kinder im Alter unter 15 Jahren (1,3%).

PAKARINEN (1967) fand in seiner Serie von 554 Patienten mit primärer subarachnoidaler Blutung 363 mit einem arteriellen Aneurysma; jedoch waren nur 2 der Patienten jünger als 10 Jahre.

MATSON (1965) veröffentlichte eine Serie von 13 Kindern mit arteriellen intrakraniellen Aneurysmen.

In ihrer Serie von 3000 Patienten mit rupturierten intrakraniellen Aneurysmen fanden PATEL u. RICHARDSON (1971) lediglich 58 Patienten (1,9%), die jünger als 19 Jahre waren.

LOCKSLEY (1966) fand unter 2951 Patienten mit intrakraniellen Aneurysmen nur 41 Patienten, die vor dem 19. Lebensjahr Anzeichen für eine Ruptur boten.

Während intrakranielle Aneurysmen in der Erwachsenengruppe die häufigste Quelle für subarachnoidale Blutungen darstellen, führen in der Gruppe der Kleinkinder und Kinder meist Rupturen von arteriovenösen Mißbildungen zu subarachnoidalen Blutungen. Werden jedoch Patienten bis zum 20. Lebensjahr eingeschlossen, dann fanden sich 36% mit Aneurysmen und 27% mit arterio-venösen Mißbildungen (SEDZIMIR u. ROBINSON 1973).

b) Auswahl aus in der Literatur mitgeteilten Serien

Intrakranielle Aneurysmen bei Kindern wurden in der Literatur vereinzelt mitgeteilt, entweder in Einzeldarstellungen (HERMANN um MACGREGOR 1940) oder es handelte sich um einzelne Fälle in Serien (IRISCH 1940; DANDY 1944).

FORSTER u. ALPERS (1943) berichteten über einen Säugling, der im Alter von 13 Wochen an einer polyzystischen Erkrankung der Nieren verstarb und der zusätzlich ein kleines, nicht rupturiertes Aneurysma an der A. basilaris hatte.

LEMMEN u. R. C. SCHNEIDER (1953) teilten die Befunde eines 8 Monate alten Säuglings mit einem intrakraniellen intraventrikulären Aneurysma mit.

KIMBELL et al. (1960) berichteten über einen erfolgreichen operativen Eingriff bei einem Aneurysma der rechten A. cerebri med. bei einem 16 Monate alten Kleinkind.

JONES u. SHEARBURN (1961) berichteten über ein intrakranielles Aneurysma bei einem 4 Wochen alten Säugling, das angiographisch dargestellt und operativ versorgt wurde. Es war ein zweitgeborenes Zwillingskind. Es traten generalisierte zerebrale Krampfanfälle auf. Angiographisch konnte ein Aneurysma dargestellt werden, das von der A. cerebri med. ausging.

JÄNISCH (1964) teilte die Befunde eines 8 Wochen alten Säuglings mit einem mykotischen Aneurysma mit.

POOL u. POTTS (1965) berichteten über ein 11 Monate alten und JANE (1961) über einen 12 Monate alten Jungen, der erstgenannte mit einem Aneurysma der A. cerebri med., der letztgenannte mit einem der A. cerebellaris post. inf.

VAPALAHTI et al. (1969) berichteten über ein intrakranielles Aneurysma bei einem 3 Monate alten Säugling. Die Geburt war mit Hilfe einer Vakuumextraktion erfolgt. Der sich zunächst normal entwickelnde Säugling begann im Alter von 3 Monaten plötzlich zu erbrechen, wurde unruhig und bleich. Der weibliche Säugling war am nächsten Tag semikomatös. Bei der Aufnahme in einer neurochirurgischen Abteilung bestanden andauernde epileptische Krampfanfälle der linksseitigen Extremitäten. Ein *rechtsseitiges Karotisangiogramm* zeigt ein großes arterielles Aneurysma an der Teilungsstelle der A. temporalis post. und der A. angularis. Es lag ein großes Hämatom im Temporallappen vor. Der operative Eingriff bestand in einer Evakuation des intrazerebralen Hämatoms, einer Resektion des Temporallappens und einer Ligatur und Exstirpation des Aneurysmas.

c) Unterschiedliche Merkmale der intrakraniellen Aneurysmen bei Kindern und Erwachsenen

Als unterschiedliche Merkmale der intrakraniellen Aneurysmen bei Kindern und Erwachsenen wurden aufgeführt: (1) Bei Kindern sind multiple Aneurysmen seltener, (2) zusätzliche kongenitale Anomalien, wie Koarktation der Aorta und zystische Nierenveränderungen kommen bei Kindern mit Aneurysmen häufiger vor, (3) die Mortalität nach der initialen Blutung ist bei Kindern geringer als bei Erwachsenen und (4) Kinder erholen sich schneller und vollständiger von neurologischen Defekten.

d) Differentialdiagnose

Bei *Patienten* in der *pädiatrischen Altersgruppe* können auch *mykotische Aneurysmen* als Folge einer Schädigung der Arterienwand durch einen septischen Embolus auftreten (BELL u. BUTLER 1968).

Die *fusiformen Aneurysmen*, die bei älteren Erwachsenen häufig gesehen werden und die mit atheromatösen Gefäßwandveränderungen einhergehen, sind bei Kindern selten; sie haben eine von den erstgenannten verschiedene Ätiologie (READ u. ESIRI 1979).

21. Traumatische zerebrale Aneurysmen bei Säuglingen, Kleinkindern und Kindern

NEWCOMBE u. MUNNS (1949) berichteten über ein traumatisches Aneurysma des Circulus arteriosus cerebri (WILLISII) nach einer geschlossenen Schädel-Hirn-Verletzung bei einem Neugeborenen.

OVERTON u. CALVIN (1966) beschrieben ein traumatisches kortikales Aneurysma bei einem Kind, das nach der operativen Entfernung eines subduralen Hämatoms aufgetreten war.

Von den 22 Aneurysmen bei Patienten im Jugendalter, über die THOMPSON et al. (1973) berichteten, waren etwa 20% traumatischen Ursprungs.

MARUBAYASHI et al. (1975) beobachteten ein traumatisches Aneurysma der A. frontopolaris mit massiver intraventrikulärer Blutung bei einem 6 Monate alten Mädchen, das nach der Entfernung einer subduralen Effusion aufgetreten war.

ENDO et al. (1979) teilten 2 Beobachtungen von *traumatischen zerebralen Aneurysmen* bei *Kleinkindern* mit, die mit einer *wachsenden Schädelfraktur* einhergingen. An sich sind diese traumatischen Aneurysmen im Kleinkindesalter sehr selten.

Fall 1: Einjähriges Mädchen, das eine Treppe hinabfiel und mit dem Kopf aufschlug. Keine Bewußtlosigkeit, jedoch Erbrechen, Krampfanfälle und eine leichte linksseitige Halbseitenlähmung. Ausgeprägte Längsfraktur im Bereich der Frontalregion. Ein *rechtsseitiges Arteriogramm* der *A. carotis,* 13 Tage nach dem Unfall, zeigte ein kleines *Aneurysma* von der *A. callosomarginalis* ausgehend. Es entwickelte sich eine *wachsende Schädelfraktur;* 42 Tage nach dem Unfall wurde ein *operativer Eingriff* zur Beseitigung der wachsenden Schädelfraktur und des Aneurysmas vorgenommen. Es fanden sich ausgedehnte Verwachsungen zwischen Falx und Hirnoberfläche mit Gelbbraunverfärbung der Region. Es lag ein traumatisches Aneurysma im Hirngewebe, das von der A. callosomarginalis ausging. Die *histologische Untersuchung* ergab ein Aneurysma spurium.

Fall 2: Fünf Monate alter Junge wurde 2 h nach einem Treppensturz *stationär* aufgenommen. Bei der Aufnahme befand er sich bereits im Koma. Es bestand eine Längsfraktur im Bereich der rechten Parietotemporalregion mit einem subkutanen Hämatom. Bei einer sofort vorgenommenen *Kraniotomie* wurden beiderseits große Mengen Liquor im subduralen Raum vorgefunden. Zunächst guter operativer Verlauf. Dann vergrößerte sich jedoch der Knochendefekt und eine weiche pulsierende Schwellung entwickelte sich. Größenzunahme des Kopfumfanges und Erweiterung der Fontanellen mit mentaler Retardierung. Die *Karotisangiographie* 5 Monate nach dem Unfall zeigte eine Vergrößerung der Seitenventrikel und ein *Aneurysma,* das von einem Zweig der *A. cerebri med. unter dem Knochendefekt ausging.* Das *Computertomogramm* zeigte eine Vergrößerung des Ventrikelsystems und Hirngewebe durch den Knochendefekt nach außen dringend. *Operativer Eingriff* für die *Entfernung* der *wachsenden Schädelfraktur* und des *traumatischen Aneurysmas;* es wurde wegen des Hydrozephalus ein ventrikuloperitonealer Shunt angelegt. Ein Aneurysma von etwa 5 mm Durchmesser wurde entfernt. Die *histologische Untersuchung* ergab ein Pseudoaneurysma.

22. Posttraumatischer Hydrozephalus

Der *posttraumatische Hydrozephalus* bei *Neugeborenen* und *Kleinkindern* kann im wesentlichen in *2 Formen* eingeteilt werden, nämlich (1) eine *Frühform,* bei der sich ein posttraumatischer Hydrozephalus *innerhalb von Stunden nach einer Gewalteinwirkung entwickelt,* und (2) eine *Spätform,* bei der sich ein solcher zu einem *viel späteren Zeitpunkt entwickelt.*

Die *erstgenannte Form* ist durchwegs durch *Verschlüsse* oder *Obstruktionen* durch *extra-* und/oder *intraventrikuläre Blutungen* und *Hämatome* zu erklären. Ein akuter posttraumatischer Hydrozephalus kann auch die Folge eines direkten *Verschlusses* der *basalen Zisternen* durch eine *subarachnoidale Blutung* sein.

Die *verspätet auftretende Form* von posttraumatischem Hydrozephalus ist die *Folge* der sich *entwickelnden Hirnatrophie,* besonders von *kortikaler Atrophie.* Diese *Rindenatrophie* kann mehr *fokal* oder *generalisiert* sein. Der Verlust der Hirnrinde führt hier also zu einer *Ventrikelerweiterung ex vacuo.*

Angaben über die *Häufigkeit* von *posttraumatischem Hydrozephalus* variieren derart, daß mir Prozentzahlen sinnlos erscheinen (FRENCH u. DUBLIN 1977; KISHORE et al. 1978; LEVIN et al. 1981). Angaben über die Häufigkeit in der Gruppe der Neugeborenen und Kleinkinder sind mir nicht bekannt. Die einzige bekannte Angabe stammt von CHOUX et al. (1986) nämlich, daß weniger als 5% aller schädelhirnverletzten Kinder in der Altersgruppe bis zu 2 Jahren einen Shunt wegen eines posttraumatischen Hydrozephalus erfordern.

XII. Syndrom des mißhandelten Kindes ("battered child syndrome")

1. Einführung

Nach TRUBE-BECKER (1980) stammen die ersten Mitteilungen von Polizeibeamten, Kriminologen, Sozialarbeitern und Gerichtsmedizinern. Folgende Autoren teilten Kasuistiken mit: KEFERSTEIN (1911), VON HOPLER (1915), MATTERN (1928), ZIEMKE (1929), MULERT (1930), LEPPMANN (1935), DÖRNER (1936), HETZER (1936), SUBERG (1936), WALEK (1938), KRUSE (1940), KRÜGER-THIEMER (1944). Von *ärztlicher Seite*, besonders *Pädiatern und Pathologen*, erfolgten *weitere Kasuistiken* oder *Serien* von *Kindesmißhandlung ("battered child syndrome")*: ROSENBERG (1921), SHERWOOD (1930), CAFFEY (1946, 1957, 1965), KEMPE et al. (1962), GRIFFITH u. MOYNIHAN (1963), MCHENRY et al. (1963), KUIPERS u. CREVELD (1964), CAMERON u. RAE (1964), ZIERING (1964), CAMERON et al. (1966), KÖTTGEN (1966), RAPHLING u. GREEN (1966), TRUBE-BECKER (1966, 1980), NAU u. CABANIS (1967), MANSKE u. ROHWEDDER (1967), HELFER u. POLLOCK (1968), WEBER (1968), BIERMANN (1969), EBBIN (1969), DOECK (1970), GILL (1970), ADELSON (1972), BOISVERT (1972), EISENMENGER et al. (1973), LEVINE (1973), DAVID (1974), FRASER (1974), KOGUTT et al. (1974), LAUER et al. (1974) 130 Fälle, SMITH u. HANSON (1974) 134 Fälle, WESTON (1974), GREENBLATT (1975), BALTWIN u. OLIVER (1975), LYNCH (1975), PARKER (1975), SAUER et al. (1975), FONTANA (1976), LANDRIAU (1976), MÜLLER (1976), RUPPRECHT u. BERGER (1976), HARTUNG (1977), LANGE-COSACK et al. (1977), HAHN u. RAIMONDI (1977), MINGERS (1977), RYAN et al. (1977), MADEN (1978), APLEY (1978), LIEBHARDT et al. (1978), LAGERBERG (1978), PETRI (1978), KIENITZ u. MEIER (1979), MCCLELLAND et al. (1980), GALLENO u. OPPENHEIM (1982), SAULSBURY u. ALVORD (1982), BUCHINO (1983), REMSCHMIDT (1983), REKATE et al. (1983), HAHN et al. (1983), HOBBS (1984), MERTEN u. OSBORNE (1984), KRUGMAN (1985), MÜHLER u. KOTLAREK (1986), ZUMWALD u. HIRSCH (1987).

Zusammenfassende Darstellungen stammen von FINK (1968), GILL (1970), SMITH (1975), SCHMITT u. KEMPE (1975), HELFER u. KEMPE (1974, 1987), ACKLEY (1977), TRUBE-BECKER (1982, 1987), ENGFER (1986), SCHMITT (1987).

Körperschäden nach *Kindesmißhandlungen* wurden zunächst von *Röntgenologen* (CAFFEY 1946; SILVERMAN 1953) sowie *Pädiatern* (KEMPE et al. 1962) mitgeteilt. Neben der eigentlichen *körperlichen Mißhandlung ("child abuse")* gibt es *weitere Formen* von *Mißhandlungen*, nämlich *Vernachlässigung ("neglect")*, *psychische Mißhandlung ("emotional abuse")* und *sexueller Mißbrauch ("sexual abuse")*. In diesem Beitrag werden im wesentlichen die körperlichen Mißhandlungen behandelt, die die Folge von Schlägen oder anderen Gewalthandlungen von Seiten der Eltern, Familienmitgliedern, Geschwistern oder Fremden sind, wie Schläge, Schütteln, Stiche und Verbrühungen und Verbrennungen.

ENGFER (1986) nennt für die Bundesrepublik Deutschland etwa 1400 Mißhandlungsfälle pro Jahr. Dabei handelt es sich aber nur um die Fälle, in denen wegen Verdachtes auf eine Kindesmißhandlung kriminalpolizeiliche Ermittlungen angestellt wurden. Die Dunkelziffer nicht erfaßter Kindesmißhandlungsfälle ist als sehr hoch anzusetzen. Die Epidemiologie der Kindesmißhandlung wurde von CHRISTOFFEL et al. (1981) dargestellt.

Schwere Schädel-Hirn-Verletzungen kommen nach den Angaben von CREIGHTON (1984) in 2,7% aller Mißhandlungsfälle vor, jedoch ist die Gruppe der Neugeborenen und Kleinkinder (unter 3 Jahren) mit 7–10% beteiligt. In 1% der Fälle sind diese Verletzungen tödlich. Bei den 36 körperlichen Mißhandlungen mit Todesfolge aus den Jahren 1977–1982, über die CREIGHTON (1984) berichtete, waren in 47,2% der Beobachtungen schwere Schädel-Hirn-Verletzungen die Todesursache.

Das Vorkommen von *Schädelfrakturen* bei Kindesmißhandlung wurde von Hobbs (1984) erörtert; über *ungewöhnliche Frakturen* berichteten Kogutt et al. (1974).

Schädelfrakturen können die Folge von *Schlägen* mit der *Faust* oder *Gegenständen* sein, aber auch *Folge* des *Aufschlagens* des *Kopfes* auf einen *harten* und *flachen Gegenstand (Verzögerungstrauma* oder bei spitzen Objekten *Impressionstraumen)*. Oft sind *Verletzungen* an der *Kopfhaut* nachweisbar. Zusätzliche *röntgenologische* und *computertomographische Untersuchungen* sind in diesen Fällen notwendig. Ohne Zweifel kann eine Fraktur des Schädels aber auch ohne jegliche äußerlich sichtbare Platz- oder Schürfwunden vorliegen.

Subdurale Blutungen, oft *kombiniert* mit *Blutungen* am *Augenhintergrund*, sind besonders bei Neugeborenen und Kleinkindern häufig nachweisbar (O'Doherty 1964). Diese Verletzungen sind die Folgen von *gewaltsamem* und *gehäuftem Schütteln*; dabei wird das Kleinkind entweder am Rumpf oder an den Extremitäten festgehalten. *Griffmarken können Hinweise auf solche Verletzungsmechanismen liefern, solche können jedoch auch fehlen.*

Die *Hirnverletzungen* können *kombiniert* mit *inneren Verletzungen* auftreten.

Fälle von *Kindesmißhandlungen* mit *Vorkommen* von *Verbrühungen* und *Verbrennungen* beschrieben Philipps et al. (1974), Keen et al. (1975), Lenoski u. Hunter (1977), Lung et al. (1977), Hight et al. (1979), Ayoub u. Pfeifer (1979) sowie Feldman (1987).

Genaue Angaben über das Ausmaß von Kindesmißhandlungen sind schwer zu erfassen, die Dunkelziffer für diese Art von Verletzungen ist sicherlich hoch. „Da sich Straftaten, die sich gegen das Kind richten und sich über längere Zeit erstrecken, in der Regel in der Intimsphäre der Familie abspielen und Opfer häufig Kleinkinder, Täter die Eltern oder nahe Verwandte sind, ist die Dunkelziffer bei diesen Delikten besonders groß, und schon deshalb statistischen Erhebungen nicht zugänglich" (Trube-Becker 1980).

Nur 5% aller Fälle von Kindesmißhandlung kommen zur Anklage (Trube-Becker 1964), einige Autoren nennen lediglich 0,5% (Hauptmann 1975; Tulzer 1979).

Weitere Berichte über *Schädel-Hirn-Verletzungen* bei *mißhandelten Kindern* wurden mitgeteilt von: Silverman (1953), Woolley u. Evans (1955), Altman u. Smith (1960), Gwinn et al. (1961), Cameron et all. (1966), Kempe et al. (1962), Griffiths u. Moynihan (1963) prägten die Bezeichnung „*Battered child syndrome*". *Zusätzliche Berichte* erfolgten von Baron et al. (1970), Adelson (1972), Caffey (1972, 1974), Bennett u. French (1980), Carter u. McCormick (1983), Ludwig (1984) sowie Zumwald u. Hirsch (1987).

Kindesmißhandlung ist eine wesentliche Ursache für Schädel-Hirn-Verletzungen in der Altersgruppe unter 2 Jahren (McCelland et al. 1980). Aus Statistiken über die Häufigkeit von Schädigungen durch Kindesmißhandlungen ergibt sich, daß gerade die jungen Kleinkinder häufig beteiligt sind (Tabelle 58). Das Ausmaß dieses Problems ist in den letzten Jahren in wachsendem Maße erfaßt worden, bedingt durch zunehmende Kenntnis der Symptomatik der traumatischen Schäden und durch verfeinerte diagnostische Verfahren.

Die Besprechung der *Whiplash-Schüttelverletzungen („Whiplash-shaken-infant-syndrome")* erfolgt bei den Schleuder- oder Whiplashverletzungen im

Tabelle 58. Prozentuale Aufteilung der mißhandelten Kinder nach Lebensalter. (Aus
DI ROCCO u. VELARI 1986, unter Benutzung von Daten von GILL 1968)

Autor	Zahl der Fälle	% Verteilung der Fälle nach Alter			
		6 Mon.	9 Mon.	12 Mon.	3 Jahre
McHENRY et al.[a]	50		60		
SCHLOESSER[a]	85	32			
KROEGER[a]	52			33	
SIMOS et al.[b]	313			28	
Illinois Central Registry[b]	483	15		25	40
New York Central Registry[b]	201			27	
McCLELLAND et al.	21			71	

[a] Aus GILL, 1968.
[b] Zitiert nach GILL, 1968.

Beitrag, der die traumatischen Schäden von Wirbelsäule und/oder Rückenmark
behandelt, vgl. Bd. 13/VII dieser Reihe, S. 306.

Beobachtungen über *subdurale Blutungen im Kleinkindesalter*, bei denen
Kindesmißhandlung angenommen werden muß, reichen in die ersten Jahrzehnte
dieses Jahrhunderts zurück.

2. Auswahl aus in der Literatur mitgeteilten Serien von Kindesmißhandlung

ROSENBERG (1921) teilte ein Beobachtungsgut von 38 subduralen Hämatomen bei
Säuglingen aus Berliner Findelhäusern mit. Damals wurde lediglich eine Punktion der
Fontanellen ausgeführt, ein hoher Prozentsatz dieser Kinder wies später schwere zerebrale
Defektzustände auf. Es kann angenommen werden, daß ein großer Teil dieser subduralen
Blutungen die Folge von Kindesmißhandlungen waren.

SHERWOOD (1930) vermutete, daß eine nicht zugegebene Gewalteinwirkung die Ursache
von subduralen Hämatomen sei, denn in 5 von den 9 von ihm beschriebenen Fällen waren
die Kinder in Waisenhäusern oder von Pflegeeltern aufgezogen worden. MATSON (1944)
sowie GRUNNAGLE (1946) verwiesen auf den Umstand, daß ein großer Teil dieser Beobachtungen aus armen sozioökonomischen Verhältnissen stammten.

CAFFEY (1946) wies auf das gleichzeitige Vorliegen von 23 Frakturen von langen
Röhrenknochen bei 6 Kindern hin, die gleichzeitig alle ein chronisches subdurales
Hämatom aufwiesen und vermutete Kindesmißhandlungen und hatte 1957 den Verdacht
auf Kindesmißhandlungen ausgesprochen.

McHENRY et al. (1963) berichteten über 50 Kinder mit multiplen Skelettverletzungen;
bei 14 dieser Kinder wurden subdurale Hämatome gesehen.

Es ist nicht bekannt, ob Kindesmißhandlungen häufiger vorkommen oder ob sie jetzt
häufiger erkannt und diagnostiziert werden.

ZIERING (1964) berichtete, daß bei 50 % der im ersten Lebensjahr mißhandelten Kindern
Hirndauerschäden nachgewiesen werden konnten.

FINK (1968) stellte 250 Fälle von Kindesmißhandlungen aus der Literatur zusammen.
Danach stehen traumatische Verletzungen des Hirn- und Gesichtsschädels mit 40,5 % an
erster Stelle.

HAHN u. RAIMONDI (1977) konnten in einem Zeitraum von 5 Jahren (1970 bis
einschließlich 1974) im Children's Memorial Hospital in Chicago 500 Kinder beobachten,

bei denen Mißhandlungen vorlagen. Von diesen hatten 53 Kinder (10,6%) zusätzliche Schädel-Hirn-Verletzungen, die von Gehirnerschütterungen bis zu Hirndauerschäden und Tod reichten. Neunzig dieser schädelhirnverletzten Kinder waren unter 2 Jahre alt; 58,5% erlitten direkte Schläge gegen Gesichts- und Gehirnschädel, 28 Kinder (35,4%) waren fallengelassen, niedergeworfen worden, oder stürzten. Acht Kinder waren geschüttelt worden; 34 Patienten (43%) hatten Schädel-Hirn-Verletzungen allein und 31 hatten 62 Hautwunden, wie Ekchymosen der Augen, Platz- und Prellwunden, Hämatome und Verbrennungen erlitten etc. Die Hälfte der äußerlich sichtbaren Verletzungen fand sich im Kopfbereich.

LANGE-COSACK et al. (1977) war bei der Untersuchung von Spätfolgen schwerer Hirnverletzungen im Säuglings- und Kleinkindesalter (1.–5. Lebensjahr) der hohe Stellenwert von Mißhandlungen aufgefallen, sowohl hinsichtlich der Häufigkeit, besonders im ersten Lebensjahr, als auch der schweren neurologischen und psychischen Dauerschäden.

In einer kürzlich veröffentlichten Studie einer Serie von 145 Kindern, die wegen Schädelfrakturen stationär aufgenommen worden waren, fanden sich 31 Patienten, die jünger als 18 Monate waren. Von ihnen zeigten 29% Zeichen von Kindesmißhandlung (GIRARDET 1982). Hervorzuheben ist, daß unter diesen Beobachtungen nur ein Fall mit gleichzeitig vorkommender Fraktur der langen Röhrenknochen vorkam. Der diagnostische Wert des kombinierten Auftretens von Schädelfrakturen mit solchen der langen Röhrenknochen, der bisher als typisch für Kindesmißhandlungen angesehen wurde, fand sich hier nicht.

Die *Einführung der Computertomographie* in den letzten Jahren hat zu einer weiteren Verbesserung der Diagnostik von Schäden des ZNS geführt, da jetzt auch intrakranielle Läsionen allein, ohne solche der Körperoberfläche, diagnostiziert werden können (ELLISON et al. 1978; MCCLELLAND et al. 1980).

LANGE-COSACK et al. (1977) berichteten über eine Untersuchung, bei der im Zehnjahreszeitraum von 1962–1971 alle Kinder vom 1.–5. Lebensjahr, die wegen einer schweren Schädel-Hirn-Verletzung in der Neurochirurgischen Klinik der FU Berlin zur Aufnahme kamen, erfaßt wurden. Von den insgesamt 61 Kindern waren 13 durch Mißhandlungen zu Schäden gekommen. Zwei verstarben an den akuten Verletzungsfolgen.

Fall 1: 3 Monate altes Mädchen, das bereits im Alter von einem Monat wegen einer Humerusfraktur vorgestellt worden war. Es wurde *erneut* in der *Klinik* mit einer Schädelberstungsfraktur, exsikkiert, komatös mit Streckkrämpfen aufgenommen. Es bestanden doppelseitige ältere subdurale Hämatome, die drainiert wurden. Das Kind erholte sich nicht mehr und *starb.*

Fall 2: 2jähriger Junge lebte bei einer 25jährigen, wenig intelligenten Mutter, die geschieden war und durch die Versorgung von 6 z.T. unehelichen Kindern und eine erneute Schwangerschaft überlastet war. Das Kind kam tief bewußtlos mit voll ausgeprägtem Mittelhirnsyndrom zur *Aufnahme.* Verschieden alte Hämatome am ganzen Körper, eine Schädelfraktur und doppelseitige subdurale Hämatome verschiedenen Alters sprachen für mehrzeitige stumpfe Gewalteinwirkungen. Auch dieses Kind konnte durch eine *sofortige Operation* nicht mehr gerettet werden.

LANGE-COSACK et al. ergänzten diese Serie mit zwei weiteren Säuglingen von 4 und 5 Monaten, die ebenfalls ihren Verletzungen erlagen. Beide waren von ihren jungen Müttern mißhandelt worden und kamen in einem so desolaten Zustand mit sich anbahnendem Herz- und Atemstillstand zur Aufnahme, daß sie reanimiert werden mußten. In einem Fall hatte die Mutter das schreiende Kind mit Faustschlägen auf den Hinterkopf bearbeitet und, als es weiterschrie, mit voller Wucht gegen die Wickelkommode geschleudert. Die *Obduktion* ergab ein ausgedehntes, bis in die Schädelbasis reichendes Fraktursystem und umfangreiche frische intrazerebrale und meningeale Blutungen. In einem Fall hatte die Mutter nach ihrem späteren Geständnis den strampelnden und schreienden Säugling gegen den Wannenrand gedrückt und später beim Abtrocknen, durch sein Lachen in Wut versetzt, ins Gesicht geschlagen und in sein Holzbett geworfen, wobei er mit dem Kopf gegen die Kante prallte.

Auch dieses Kind war durch Reanimation und Operation nicht mehr zu retten. Die *Autopsie* ergab eine massive vom Inselgebiet ausgehende Blutung in die linke Hemisphäre.

Ich verweise auf Einzelheiten über 10 Mißhandlungen überlebende Kinder, die von LANGE-COSACK et al. (1977) mitgeteilt wurden.

Interessant ist der Hinweis, daß 2 Säuglinge – gewissermaßen zufällig – bei einem Streit der Eltern verletzt wurden.

IRIZAWA et al. (1979) teilten die Autopsieberichte von 3 Todesfällen durch Kindesmißhandlung mit. Die Opfer waren Knaben unter 3 Jahren und die Mütter Barmädchen. Die Täter waren in einem Fall die Tante, die den Jungen versorgt hatte und in den beiden anderen Fällen die Stiefväter. Als Todesursachen lagen bei 2 Beobachtungen subdurale Blutungen und in einem Fall eine Verblutung aus einem Riß der Leber vor. In 2 Fällen lagen noch ältere Verletzungen und auch Verbrennungen an verschiedenen Körperregionen vor.

Fall 3 (TRUBE-BECKER 1980): Es handelte sich um ein mit Striemen und Hämatomen übersätes 2jähriges Mädchen, das angeblich von seinem 2 Jahre älteren Bruder geschlagen und getreten worden sein sollte. Angeblich soll das Mädchen sich durch Manipulationen an den Genitalien ausgedehnte striemenartige Unterblutungen, flächige Hämatome und Hautdefekte selbst zugefügt und bei einem Sturz eine Schädelfraktur sowie ein subdurales Hämatom erlitten haben. Die Befunde sprechen gegen diese Behauptungen.

CALDER et al. (1984) unterzogen 12 Gehirne von Säuglingen und Kleinkindern (11 männlich, 1 weiblich), die im Alter von 12 Tagen bis zu $2^1/_2$ Jahren nach wiederholten Mißhandlungen, insbesondere nach Gewalteinwirkungen gegen den Kopf, verstorben waren, einer *eingehenden neuropathologischen Untersuchung*. In 8 Fällen lag eine subdurale Blutung vor, die Hälfte der Fälle wies Schädelfrakturen auf. Die 9 Gehirne von Säuglingen unter 5 Monaten zeigten Risse im Gehirn („contusional tears") mit spaltähnlichen Läsionen im Marklager, die von einem Saum proliferierter Astrozyten umgeben waren und häufig in Verbindung mit frischen und alten Blutungen standen. Bei Säuglingen, die älter als 5 Monate waren, fanden sich Läsionen, die denen der Erwachsenen nach stumpfer Gewalteinwirkung gleichen. Ebenso fanden sich Zerstörungen im dorsolateralen Quadranten des Hirnstammes ohne axonale Verletzung in den Großhirnhemisphären. Die Autoren erklären ihre Befunde als Folge von Schädeltraumen.

MERTEN u. OSBORNE (1984) diskutieren *Röntgenuntersuchungen* bei 716 mißhandelten Kindern, die in 3 klinischen Zentren radiologisch untersucht worden waren. Bei 77 von 97 Patienten, die klinisch Zeichen einer Schädel-Hirn-Verletzung aufwiesen, wurden *Computertomographien* durchgeführt. Das Alter der Patienten lag zwischen 2 Wochen und 11,5 Jahren, im Mittel 12 Monate; 90% waren jünger als 2 Jahre, 53% männlichen Geschlechts. In 67 Fällen (72%) wurden Frakturen des Schädels nachgewiesen, meist parietookzipitale Berstungsfrakturen (59mal). Bei den Computertomographien fanden sich 47mal intrakranielle Blutungen, davon 36 akute überwiegend subdurale Blutungen, und 11mal ältere Prozesse. Von den Fällen mit intrakraniellen Blutungen wiesen 33 Patienten mindestens eine zusätzliche Skelettverletzung auf.

KRUGMAN (1985) wertete 24 Fälle von tödlich ausgehenden Kindesmißhandlungen aus, die in einem Zeitraum von 2 Jahren beobachtet wurden. Es handelte sich sowohl um vorsätzliche Kindestötungen als auch um Todesfälle infolge Mißhandlung und Vernachlässigung. Das Alter der Kinder lag zwischen 2 Monaten und 6 Jahren. Weitaus häufigste Todesursachen waren Schädel-Hirn-Verletzungen. Verursacht wurden die Verletzungen überwiegend von den leiblichen Eltern, häufiger vom Vater und dem Freund der Mutter. Anlaß waren bei jüngeren Kindern oft anhaltendes Schreien, bei älteren Kindern Sauberkeitsprobleme. In 11 Fällen wurde der Tod direkt auf fremde Gewalt zurückgeführt, in 9 Fällen ließ sich ein unfallmäßiges Geschehen nicht ausschließen. Gegen 21 Personen wurde ein Strafverfahren eingeleitet, 12 wurden für schuldig befunden, gegen 9 war das Verfahren noch nicht abgeschlossen.

Nach den gerichtsmedizinischen Erfahrungen, wie sie besonders von NAU (1964), NAU u. CABANIS (1966, 1967), VOLKMAR SCHNEIDER (1975), LANGE-COSACK et al. (1977) dargestellt wurden, kommen Kindesmißhandlungen wiederholt vor. Nach NAU (1964) liegen sie bei etwa 80% bereits einmal mißhandelter Kinder vor.

Unter den 65 Fällen von Mißhandlungen mit Todesfolge aus der Serie von TRUBE-BECKER (1987) fanden sich 52 Beobachtungen von Schädel-Hirn-Verletzungen (Tabelle 59).

Tabelle 59. Mißhandlungen mit Todesfolge. (Aus TRUBE-BECKER 1987)

Nr.	Geschl.	Alter	Befunde	Besonderheiten	Täter	Urteil
1	♂ 1. K.	3. J. e	Einriß V. cava Verbluten Hämatome + + +	Tritt gegen Bauch Kd. bis 8 Tage vor Tod bei Großeltern	Kv 25	6 Jahre
2	♀ 1. K.	4 J. n. e.	Subdurales Hämatom Hämatome + + + Striemen + + +	Kd. mit Kohlen- schaufel geschlagen	Stiefv.	5 Jahre
3	♂ 1. K.	3 J. e	Hirnblutung Hämatome + + + Brandblasen Fettembolie + +	3 Ki.; ausgerissene Haare Kd. vorher im Heim Wohng. unzugänglich	Kv 28 Km 25	lebensl. 6 Jahre
4	♂ 1. K.	2 J. n. e.	Hirnblutung Hämatome + + + Bisse	Schwängerer wollte Km nicht heiraten vorher im Heim	Km 30	10 Jahre
5	♂ 1. K.	14 M. n. e.	Schädelfraktur epidurales Hämatom Hämatome Bisse	Km gravide 2 Jahre im LK	Km 24	6 Jahre
6	♂ 4. K. Zwill.	3 J. e	Hirnblutung Hämatome + + + Bisse, Würgemale verdreckt EZ sehr schlecht	Schon 1 Kd. miß- handelt 4 Ki., Km Psychop. Kd. 1/2 J. im Brutkasten	Km 30 Kv 33	3 J. 6 Mon. Freispr.
7	♂ 3. K.	6 Wo. e	Hirnblutung Hämatome + + +	3 Ki. Km nervös	Km 24	6 Mon. m. B.
8	♂ 1. K.	2 J. e	Hirnblutung Schädelfraktur Abriß d. Kopf- schwarte u. Ohr- Hämatome + + + Striemen EZ schlecht	Km BAK 1,5‰ UAK 2,8‰	Km 33	Suizid Erschie- ßen mit Flobert
9	♂ 3. K.	2 J. e	Epidurales Häm. Subdurales Häm. Schädelbasisfr. Hämatome + Striemen + Biss, Anämie 4 Mon. vorher Frakturen, Hämatome + + +	5 Ki. Km. Griechin Ki. waren wegen Mißhandlung vorher im Heim	Km 24	I. 4 Wo. II. Frei- spruch
10	♂ 1. K.	2 J. n. e.	Subdurales Häm. Hirnblutungsherde Schädelfraktur li. Hämatome + + + Striemen + + EZ reduziert	2 Ki. bis zur Verurteilg. noch 2 Ki. Kd. bis vor 14 Tg. im Heim	Km 22	2 Jahre

Tabelle 59 (Fortsetzung)

Nr.	Geschl.	Alter	Befunde	Besonderheiten	Täter	Urteil
11	♀ 1. K.	3 J. n. e.	Subdurales Häm. Hämatome + + + Hirnödem Fettembolie	Km debil gravide Kd. zuerst i. Heim	Km 23	5 Jahre
12	♀ 3. K.	3 J. 6 Mon. n. e.	Subdurales Häm. Schädelfraktur li. Hämatome + + +	♂ betrunken 1,86‰ Kd. geschlagen bis 4 Wo. vor Tod im Heim	Km 27	2 Jahre, 6 Mon.
13	♂ 1. K.	9 Mon. n. e.	Subdurales Häm. Hämatome + + + Bisse + + +	Identifizierung durch Bißabdruck	Pflege- mutter	4 Jahre
14	♂ 1. K.	1 J. e	Hämatome + + + Bisse + + + Hirnödem EZ reduziert	angebl. mit Kopf geg. Gitterbett	Kv 28	kein Verfahren
15	♂ 2. K.	1 Mon. n. e.	Epidurales Häm. Hämatome + + + EZ schlecht	1 n. e. Kd. verst. Kd. war Km gleich- gültig	Km 18	1 Jahr 3 Mon.
16	♂ 8. K.	15 Mon. e	Epidurales Häm. Schädelbasisfrakt. Kleinhirnblutung u. Zertrümmerung Hämatome + + +	8 Ki. Notasyl Eltern einschl. vorbestraft	Km 32 Kv 39	eingest.
17	♂ 6. K. Zwill.	19 Mon. e	Hämatome + + + Hirnödem Commotio cerebri	6 Ki.	Km Kv	eingest.
18	♂ 3. K.	3 J. e	Hämatome + + + Hirnödem Commotio cerebri verdreckt EZ schlecht	4 Ki. Km schwachsinnig Wohng. schmutzig Kd. wimmerte	Stiefm. 29 Kv 30	Freispr.
19	♂ 3. K.	3 J. e	Hämatome + + + Leberriß Verbluten Anämie	3 Ki.	Stiefm. 28	3 Jahre (§ 21) StGB
20	♂ 3. K.	1 J. 6 Mon. e	Hämatome + + + Hirndruck erhöht Pachymeningitis Hämatom	3 Ki. Kd. 6 × Klinik wegen Mißhandl. Km gravide	Km 28 Haus- frau	Freispr.
21	♀ 3. K.	13 Mon. e	Epidurales Häm. Schädelfraktur Hämatome + + + EZ schlecht	Mehrfach in Klinik wegen Mißhandlung	Km 30	2 Mon. m. B.
22	♂ 1. K.	2 J. n. e.	Hirnblutung Hämatome + + + Clavicularfrakt.	♂ prügelte, weil Kd. Hose voll hatte	Freund d. Km	6 Jahre § 21 StGB

Tabelle 59 (Fortsetzung)

Nr.	Geschl.	Alter	Befunde	Besonderheiten	Täter	Urteil
23	♀ 3. K.	4 J. e.	Subdurales Häm. Hirnerweichung Hämatome + + + Schädelbasisfrakt. Brillenhämatom	3 Ki.	Km 36 Kv 46	kein Verfahren
24	♀ 3. K.	7 Mon. e	Subdurales Häm. Hirnödem Hämatome + + + Anämie	3 Ki.	Km 26 Kv 26	kein Verfahren
25	♀ 1. K.	7 Wo. n. e.	Hämatome + + + Würgemale Ertrinken	Mehrfach versucht, Kd. zu ertränken Km debil	Km 25	§ 20 StGB
26	♀ 5. K.	18 Mon. e	Verbluten Darmabriß Hämatome + + + alte Narben Anämie EZ schlecht	5 Ki. Km erneut gravide Ehe nicht gut Kv Trinker	Km 26	1 Jahr 6 Mon. m. B.
27	♂ 4. K.	4 J. 9 Mon. e	Verbluten, Anämie Zwerchfellrisse Peritonitis Darmabriß Hämatome + + +	2. Ehe, Eltern getrennt lebend 5 Ki.	Km 33	Freispr. Freund als Täter möglich
28	♀ 3. K.	10 Mon. e	Subdurales Häm. Querdarm gerissen Blutungen in Nieren bds. Hämatome + + + Bisse + Genital, verletzt EZ schlecht	Wohnung verwahrlost 3 Ki. Km soll sich nicht um Ki. gekümmert haben	Km 22	2 Jahre
29	♂ 1. K.	7 Mon. n. e.	Subdurales Häm. Schädelfraktur Hirnödem Hämatome + + + Anämie	♂ war allein mit Kd., sollte aufpassen	Verlobter der Km	Kein Verf.
30	♂ 1. K.	2 J. n. e.	Bauchblutungen Peritonitis Blutung im Nierenlager Hämatome + + + Striemen + + + schmutzig	Pflegem. nervös Kd. mit Stock geschlagen	Pflegemutter 30	2 Jahre
31	♀ 8. K.	1 J. e	Hämatome + + Striemen + Zahnschleimhaut blutig EZ sehr schlecht Fettembolie	außerdem Otitis media 8 Ki. Km erneut gravide Wohnung verwahrlost	Km 35 Kv 36	kein Verf.

Tabelle 59 (Fortsetzung)

Nr.	Geschl.	Alter	Befunde	Besonderheiten	Täter	Urteil
32	♀ 7 K.	4 J. e	Zwerchfellriß Pneumothorax Hämatome + + + Striemen + + + EZ sehr schlecht PZ	außerdem Otitis 8 Ki. Km hat „durch- gedreht"	Km 35 Kv 29	kein Verf.
33	♀ 1. K.	5 J. e	Verbluten Leberriß Abriß d. Darmes Schädelfraktur Armfraktur li. Hämatome + + +	Kv 0,25‰ 2 Ki. Streit zwischen Eltern	Kv 32 Grieche	3 Jahre §21 StGB
34	♂ 6. K.	1 J. 9 Mon. n. e.	Hämatome + + + Striemen + + + Re. > li. Unterlippenblut. Anämie EZ sehr schlecht schmutzig	außerdem Bron- chitis 6 Ki. Km gravide, Mens 5 Stadtwohnheim Ehe gesch.	Km 22	kein Verf.
35	♀ 2. K.	6 Wo. e	Scheitelbein- fraktur, Blutein- hüllung des Gehirns Hämatome + + +	2 Ki., Km debil Eltern getrennt mit Kopf auf Tisch	Km 25 Jugosl.	4 Jahre §21 StGB
36	♀ 3 K. Zwill.	5 J. e	Hämatome + + + Striemen + + + Anämie Narben EZ sehr schlecht	7 Ki. Sorgerecht bei 6 Ki. entzogen Kd. mit Riemen geschlagen	Km 34 Kv 40	je 15 Jahre
37	♀ 3. K.	7 Mon. e	Subdurales Häm. Schädelfrakturen re. u. li. Hämatome + + + Anämie, reduziert Tox. Alkaloide	Kd. mehrfach in Klinik 3 Ki.	Km 33 Kv 33 (Tür- ken)	eingest. Sprach- schwierig- keiten
38	♂ 2. K.	2 J. n. e.	Subdurales Häm. Hirnödem Hämatome + + + Striemen, Trommelfellriß Anämie, Bisse total verschmutzt	1. Kd. ebenfalls mißhandelt 2 Ki ♂ schlug Kd. tägl. Gesäß verprügelt	Km 21 Freund (Ital.) 25	2 Jahre 3 Mon. m. B. 4 Jahre 6 Mon.
39	♂ 2. K.	1 Mon. n. e.	Schädelzertrümme- rung, Hirnzertrüm- merung Hämatome + + + Anämie Würgemale EZ schlecht	1. Kd. in Pflege n. e., Kv wollte Kd. töten Km abhängig v. ♂ ♂ schlug Kd. mit Flasche	Km 21 Kv 26	15 Jahre lebensl.
40	♀ 1. K.	5 J. e	Subdurales Häm. Schädelbasisfrakt. Hirnrindenblutung Hämatome + + + Striemen + + Oberschenkel	4 Ki. Kd. war erst 3 Mon. bei E. 5 Pers. i. 1 Zimmer	Km 25 Kv 40 (Tür- ken)	6 Jahre 7 Jahre

Tabelle 59 (Fortsetzung)

Nr.	Geschl.	Alter	Befunde	Besonderheiten	Täter	Urteil
41	♀ 1. K.	3 J. e	Subdurales Häm. Hirnödem Hämatome + + + Striemen + +	lag in Badewanne bekleidet unter Wasser BAK 1,6‰	Km 18 Kv 33 (Türken)	2 Jahre Jugend- strafe 8 Jahre
42	♀ 1..K.	3 Mon. e	Subdurales Häm. Hirnödem Rippenfrakt. li. alte Rippenfrakt. Leberblutung Gekröse gerissen Hämatome + + + Striemen, Anämie Bisse, Gesäß- blutungen	„Wunschkind"	Km 18 Kv 22	4 Jahre 4 Jahre
43	♀	5. J. e	Subdurales Häm. Schädelfraktur Hirnrindenblutungen Striemen + +	Eltern getrennt lebend Jugoslaven	Cousine 14 J.	Jugend- strafe m. B.
44	♀ 2. K.	1 J. 6 Mon. e	Subdurales Häm. Hirnhautblutung Hirnödem Fettembolie Hämatome + + + Biß, Afterblutung	Km geschieden arbeitete hatte Angst vor „Harry"	Freund d. Km	3 J. 6 Mon.
45	♂ 1. K.	10 Mon. e	Herzbeuteltampo- nade, Herzriß Hämatome + Zähne locker, blutig Biß	Kd. vorehel. geboren Km 19 Jahre inzwischen gesch.	Kv 36 (Ital.)	18 Mon.
46	♂ 1. K.	6 Mon. n. e.	Subdurales Häm. Hirnödem Otitis media Anämie	Freund betreute Kd. i. Abwesenheit der Km	Freund d. Km	kein Verf.
47	♂ 2. K.	2 J. 6 Mon. e	Peritonitis Darmperforation Gr. Netz gerissen Hämatome + + + EZ sehr schlecht, abgemagert, Anämie	Km geschieden 2 Ki.	Km 25	kein Verf.
48	♂ 2. K.	2 Mon. e	Schädelfrakturen Hirnödem Anämie Würgemale	Km Wochenbett- psychose 1. Kd. verst. Km wollte wieder arbeiten	Km 23	12 J. §21 StGB
49	♂ 2. K.	3 Mon. e	Schädelzertrümme- rung + alte Frakt. Frakt. Hirnödem Hämatome + + + EZ reduziert	1. Kd. (1. Ehe) in Pflege ♂ hat ♀ u. Kd. geprügelt 2. Ehe	Kv 33	13 Jahre

Tabelle 59 (Fortsetzung)

Nr.	Geschl.	Alter	Befunde	Besonderheiten	Täter	Urteil
50	♂ Zwill.	4 Mon. n. e.	Rippenbrüche alte u. frische Herzbeutel- tamponade Hämatome + Blutaspiration Anämie	Zwill. hatte auch Rippenbr. versch. Alters Kv. machten Ki. nervös	Km 30 (Jugos.) Kv 30	kein Verf.
51	♀ 1. K.	5 Mon. e	Hämatome + + + Platzwunden + + Zertrümmerungs- frakt. d. Schädels	Kv gab an, Kd. auf der Straße ge- funden zu haben	Kv 34	lebensl.
52	♂ 3. K.	2 J. e	Verbrühungen I., II. u. III. Grades Hämatome + + + Hirnödem Pneumonie EZ schlecht	1 Kd. sexuell miß- braucht 2. Kd. ebenfalls mißhandelt BAK 2‰	Km 27 Stiefv. 21	7 Jahre, 6 Mon. 9 Jahre
53	♂ 1. K.	3 Mon. e	Subdurales Häm. Hämatome + + + Platzwunden Augenhintergrund- blutung	Kv arbeitslos Alkoholiker Km arbeitete	Kv 21	3 Jahre (§ 21 StGB)
54	♂ Zwill.	3 Mon. e	Hirnblutungen alte u. frische Schädelfraktur Hämatome + + + Striemen ü. Gesäß	Km gab Schläge zu danach schwache Atmung	Km 21	noch nicht erl.
55	♀ 2. K.	2 J. e	Subdurales Häm. Hirnrinden- blutungen Würgemale? EZ schlecht, schmutzig Tox: neg.	3 Mon. vorher wegen Loch i. Duodenum in Klinik	Km 28 Kv ?	einge- stellt
56	♀ 2. K.	6 Mon. n. e.	LWS-Fraktur Hämatome + + + Tox: neg.	Kv faul Km arbeitete	Km 22 kv 27 (Ital.)	Freispr. nicht angeklagt
57	♀ 2. K.	3 J. e	Schädelfraktur Subdurales Häm. Platzwnde a. Kopf Striemen + + + Genitalverl. Bisse, Hämatome	Bruder ebenfalls mißhandelt Pflegev. weg. sex. Mißbrauch von Kindern vorbelastet	Pfl. M. 25 Pfl. V. 39	je 1 Jahr m. B. DM 3000,– Bußg.
58	♂ 1. K.	6 Mon. n. e.	Schädelfraktur Schädelbasisbruch Hämatome + + + Narben + + + Blutaspiration	soll aus 60 cm Höhe gestürzt sein	Verlob- ter 32 Km 24	8 Jahre

Tabelle 59 (Fortsetzung)

Nr.	Geschl.	Alter	Befunde	Besonderheiten	Täter	Urteil
59	♀ 2. K. e	2 J. 6 Mon.	Milz u. Leber gerissen Beide Ohren verletzt Hämatome + + + Leistenbeugen li. Schamlippe mit blutiger Höhle	soll Treppe herunter- gefallen sein. EZ schlecht PZ Alle schweigen	Vater 31 Türke	eingest.
60	♀ 1. K. e	1 J. 4 Mon.	Commotio cerebri Hämatome + + + Frakturen + + Narben + + +	soll am Vorabend. mehrfach vom Wickel- tisch gefallen sein	Km 25 Kv	6 Jahre 2 Jahre
61	♂ 1. K.	8 Mon. n. e.	Hirntrauma, Würge- male, ältere u. frische Hämatome, Hirnblutungen, 14 Tg. Klinik	Kv gibt zu, Kd. geschlagen u. gewürgt zu haben	Kv 43 aus 1. Ehe 3 Kinder	
62	♀ 2 K. e	5 Mon.	Subdurales Häm. subarachnoidal Blutungen Frakturen (Schütteltrauma)	Risikokind aus Bidet auf Boden gefallen (auf Frottee-Teppich)	Km 28	eingest.
63	♀ 2. K. n. e.	1 Mon.	Schädelzertrüm- merung Hämatome + + + Leberriß Milzriß vernachlässigt	aus Arm der Mutter aus 80 cm Höhe auf Teppich gefallen Faustschläge, Weinen ging ihr auf die Nerven	Km 25 gesch.	10 Jahre
64	♂ 1. K. n. e.	2 J. 6 Mon.	Frakturen + + + Hämatome + + + Pneumonie	„bewährte" Pflege- mutter. Hatte mehrere Pflegekinder, z. T. auch mißhandelt	Pflege- mutter 38	
65	♀ 2. K. e	3 J. 6 Mon.	Hämatome + + + Subdurale Blutung Pneumonie	angebl. stets gefallen 1½jähriger Bruder unterernährt (Türken)	Pflege- mutter 38	

Im einzelnen bestanden Schädelfrakturen, Schädelbasisfrakturen bzw. Schädelzertrümme- rungen (21mal), epidurale (4mal) und subdurale (24mal) sowie intrazerebrale Blutungen (14mal), Hirnödem sowie Hirnerschütterungen (3mal). Nur in 13 Beobachtungen lagen solche nicht vor; im einzelnen bestand die Todesursache in diesen Fällen in Einriß der Vena cava mit Verbluten, Leberriß mit Verbluten, Verbluten nach Zwerchfellrissen, Darmabriß und Peritonitis, Bauchblutungen, Blutungen im Nierenlager, Pneumothorax und Zwerchfellriß, in multiplen Hämatomen, in Herzriß mit Herzbeuteltamponade, Darmper- foration, Rippenbrüchen, Verbrühungen sowie Milz- und Leberrissen.

3. Kindesmißhandlungen durch Geschwister

Die *besonderen Aspekte* der *Kindesmißhandlung* durch *Geschwister* behandelte GREEN (1984).

4. Unbegründete Verdachtsdiagnosen auf Kindesmißhandlungen durch behandelnde Ärzte

Eine *Verdachtsdiagnose* auf *angebliche Kindesmißhandlung* kann *durchaus unbegründet sein.* KIRSCHNER u. STEIN (1985) berichteten über eine Serie von 10 Beobachtungen, in denen *Anklagen gegen Eltern* durch die *behandelnden Ärzte in Notaufnahmeräumen erhoben worden waren,* die *lebensgefährliche Erkrankungen* oder *postmortale Artefakte* mit *Kindesmißhandlungen verwechselten.* Obwohl in allen Fällen die Angaben der Eltern der Wahrheit entsprachen, die mit den physikalischen Befunden bei den Kindern übereinstimmten, verfehlten die beteiligten Ärzte, eine richtige Diagnose zu stellen. Die Autoren glauben, daß nicht nur geringe Erfahrungen von Ärzten bei schweren Kindererkrankungen, sondern auch feindselige Haltungen zu diesen Fehldiagnosen beitrugen. *Differentialdiagnostische Erwägungen* und *Differentialdiagnose „Unfall oder Mißhandlung"* wurden von HERBICH et al. (1973) sowie BILLMIRE u. MYERS (1985) erörtert.

Forensische Aspekte und *forensische Evidenz* bei Kindesmißhandlungen erörterten ENGELS (1983).

5. Tötung von Kindern durch Eltern

Unter den 41 Beobachtungen von Tötung von Kindern durch Eltern aus der Serie von TRUBE-BECKER (1987) fanden sich 9 Beobachtungen, bei denen die Todesursache die Folge einer Schädel-Hirn-Verletzung war. Es werden in der folgenden Tabelle 60 lediglich die letztgenannten Beobachtungen aufgeführt.

6. Tötung von Kindern durch psychotische Eltern

Unter den 13 Fällen von Tötung durch psychotische Eltern aus der Serie von TRUBE-BECKER (1987) fand sich nur eine Beobachtung (Nr. 13) von Schädelzertrümmerung mit Hirnverletzung (Tabelle 61).

Bei den übrigen 12 Beobachtungen dieser Serie lagen als Befunde Drosselmarken, Strangfurchen, Würgemale, Stichspuren etc. vor. Der Tod trat nach Verbluten durch Hals- oder Herzstiche ein. Es lag Ersticken oder Erdrosseln vor. Die Kindesmutter war bei 5 Beobachtungen schizophren, einmal lag ein depressives Bild und einmal eine Schwangerschaftspsychose vor.

7. Zur Frage der Schuldunfähigkeit von Kindern bei schweren Körperverletzungen und Tötungsdelikten

Kinder unter 14 Jahren sind nach § 19 StGB *schuldunfähig.* Ihr Anteil an Tötungsdelikten und gefährlichen bzw. schweren Körperverletzungen betrug für das Jahr 1978 in der Bundesrepublik Deutschland je 0,7% (WEBER 1980).

WEBER ermittelte die manuell erreichbaren Stoßintensitäten von einem Kollektiv von 12- und 13jährigen Knaben quantitativ für 3 Stoßrichtungen und verglich sie mit denen von Männern (21–79 Jahre). „Für 12- und 13jährige Knaben sind nicht per se „mangelnde physische Kräfte" bei Gewaltdelikten zu unterstellen" (WEBER 1980).

Tabelle 60. Tötung von Kindern durch Eltern. (Aus Trube-Becker 1987)

Lfd. Nr.	Geschl.	Alter	Befunde	Besonderheiten	Täter	Urteil
4	♀ 1. Kd.	3 Wo. e	Schädelfrakturen, Kopfschwartenhämatome	Km behauptete zunächst Sturz von Wickelkommode, gab dann mehrere Faustschläge zu	Km 25	
8	♀ 1. Kd.	1 J. n. e.	Schädelfrakturen, Kopfschwartenblutungen	Aus Rhein geborgen, Kv soll Kd. mit Schürhaken erschlagen haben	Km 16 Kv 49 Herumtreib. vielemale vorbestraft	Freispruch kein Verfahren
16	♂ 1. Kd.	16 J. n. e.	Erwürgen Schädelfrakturen Hirnblutungen Leiche zerstückelt	Stiefsohn arbeitete nicht, streunte umher, Unzucht mit Kindern Ehe gut, bevor Stiefsohn aus DDR kam	Stiefvater 28 Presser	Lebenslang
19	♂ 5. Kd.	13 J. e	Schädelfrakturen + + + Blutaspiration	Vom Bruder mit Beil erschlagen, weil dieser an Schwester wollte, die er auch tötete	Bruder 20 Lagerarb. BAK 1,5‰ vorbestraft	10 Jahre §21 StGB
20	♂ 2. Kd.	11 J. n. e.	Schädel-Hirnzertrümmerungen Verbluten Abwehrspuren	Wurde zus. mit Mutter tot aufgefunden. Beide mit Beil erschlagen	Kv 54 Maurer arbeitslos BAK 0‰	Lebenslang
24	♂ 3. Kd.	3 J. e	Schädelzertrümmerung. Subdurales Hämatom COHb 33% Verbrennen im Ofen	Weil sie entlassen werden sollte, Kd. gedrosselt, erschlagen. Wurde von „Verlobten angespornt"	Hausangest. 49 Seit 13 J. entmündigt	Lebenslang
27	♂ 2. Kd.	Neugeb. e	Stiche in Fontanelle reif feine Bluteinhüllung d. Gehirns	Zu Hause entbunden. Neugeb. liegen lassen. Erst Kind versorgt, dann angebl. in Fontanelle gestochen	Km 21 Hausfrau getrennt lebend	3 Jahre

Tabelle 60 (Fortsetzung)

Lfd. Nr.	Geschl.	Alter	Befunde	Besonderheiten	Täter	Urteil
29	♀	15 J.	Ertrinken Mens IV Kopfschwartenblutungen	Im Bach (90 cm) entkleidet in Bauchlage tot aufgefunden. Chemie neg.	Täter unbek.	Nicht aufgeklärt
30	♂	13 J. e	Schädelfrakturen eitrige Bronchitis	Täter schlug mehrfach auf Kopf des Kindes	Fremder Mann 26 aus LK	§ 20 StGB

Tabelle 61. Übersicht von Tötungen von Kindern durch psychotische Eltern. (Aus TRUBE-BECKER 1987)

Lfd. Nr.	Geschl.	Alter	Befunde	Besonderheiten	Täter
13	♀ 1. K.	2 J.	Schädelzertrümmerung, Hirnverletzung, Stiche (150), Strangulation, Brandfolgen	Km sah Teufel in Kind. Streit mit Ehemann 1 Zimmer	Km 27 Hausfrau § 20 StGB

Fälle von Verletzungen und Tötungen von Kindern durch Kinder wurden mitgeteilt von ARLET (1971), JONES et al. (1980), WEBER (1980).

H. Schädel-Hirn-Verletzungen des alternden Menschen

Bei der Besprechung der kindlichen Schädel-Hirn-Verletzungen hatte ich bereits darauf verwiesen, daß alle Schadensfolgen unter Einbeziehung von epidemiologischen Daten der Unfälle und gerade der altersspezifischen Besonderheiten des traumatischen Schadens, hier also die des alternden Menschen, zu berücksichtigen und zu besprechen sind.

Über *Schädel-Hirn-Verletzungen* bei *älteren Personen* berichteten FRIEDHOFF (1957), MÜLLER (1966), REDONDO u. LAUSBERG (1967), SCHWARZ (1970), YOSHII u. OSHIDA (1973), YOSHII et al. (1974, 1975), LAUSBERG (1977), PETERS (1977), KIRKPATRICK u. PEARSON (1978), BRATZKE (1985).

Eine lesenswerte Darstellung des tödlichen Verkehrsunfalles des alten Menschen gab SCHWARZ (1970), der vor allem gerichtsgutachterliche Probleme ausführlich erörterte.

Schädel-Hirn-Verletzungen des alternden Menschen müssen unter 2 Aspekten betrachtet werden: (1) Sie gewinnen dadurch an Bedeutung, daß der Anteil älterer Menschen an der Gesamtbevölkerung ständig zunimmt und (2) zeigt, daß das Nervensystem älterer Menschen eine andere Reaktionsweise auf mechanische Gewalteinwirkung hat.

Die erste Aussage wird unterstrichen durch statistische Angaben, nach der sich der Anteil der über 65jährigen an der Gesamtbevölkerung im Vergleich zu 1940 mit damals 7,3% über 13,2% im Jahre 1970 bis zum Jahre 1980 mit 14,2% fast verdoppelt hat (LAUSBERG 1977).

Aus der *Biomechanik* läßt sich zunächst ableiten, daß der *Schädel des älteren Menschen weniger deformierbar ist, daß demzufolge bei Beschleunigungs- oder Verzögerungstraumen stärkere Druckextreme auftreten als beim extrem elastischen Schädel des jungen Menschen.* Die *Materialeigenschaften* der *verschiedenen Gewebe* des *Schädels*, der *Häute* und des *Gehirns* sind im höheren Lebensalter von denen jüngerer Altersgruppen verschieden. Zu diesem Thema liegen bisher nur wenige Untersuchungen vor.

Bei unfallverletzten älteren Patienten ist zu bedenken, daß die *senile Osteoporose* zu ausgedehnten Frakturen führt und altersbedingte Gefäßveränderungen das klinische und morphologische Bild beeinflussen. Die Bettruhe bringt für den alten Patienten eine Reihe von weiteren Komplikationen, die sich ebenfalls auf einen ungünstigen Verlauf auswirken.

Eine verdienstvolle analytische Aufarbeitung einer größeren Serie von Schädel-Hirn-Verletzungen im höheren Lebensalter haben REDONDO u. LAUSBERG (1967) vorgelegt. Es überrascht nicht, daß unter dem Aspekt der Hirnbeteiligung schon ab dem 50. Lebensjahr die Besonderheiten des höheren Lebensalters erkennbar wurden. Diese Besonderheiten zeigen sich erstens in der Häufung von intrakraniellen Blutungen nach leichten bis mittelschweren Gewalteinwirkungen und schließlich in der höheren Letalität nach Schädel-Hirn-Verletzungen (LAUSBERG 1977).

Aus den von REDONDO u. LAUSBERG (1967) vorgelegten Untersuchungen ergibt sich, daß die Kasuistik von 299 untersuchten Patienten, aufgegliedert in Lebensalter, Bewußtseinslage und der Art der Hirnbeteiligung nach leichten, schweren und offenen Hirnverletzungen und Letalität, zeigt, daß in den Altersgruppen zwischen 50 und 60 bzw. 60 und 70 Jahren die leichten gedeckten Hirnverletzungen mit primär nur kurzfristig bis maximal einer Stunde anhaltender Bewußtlosigkeit überleben. Demgegenüber treten oberhalb von 70 Jahren bei dieser Verletzungsart erste Todesfälle auf. Vom 80. Lebensjahr an überleben auch bei leichten gedeckten Schädel-Hirn-Verletzungen nur 3 von 10 Patienten. Dagegen finden sich Todesfälle in der Gruppe der 60- bis 70jährigen erst bei schweren gedeckten Schädel-Hirn-Verletzungen, insbesondere mit längerer Bewußtlosigkeit. In der Gruppe der 50- bis 60jährigen besteht für diese Verletzungsart die geringste Letalität im Alterskrankengut.

LAUSBERG (1977) weitete diese Untersuchungen aus in einem Projekt, Schädel-Hirn-Verletzungen jenseits des 50. Lebensjahres in ihren primären Folgen, ihrem Verlauf und ihrem Ausgang zu analysieren, um aus bestimmten posttraumatischen Merkmalen eine Vitalprognose ableiten zu können. Diese *Untersuchung* erstreckte sich auf *schwere Schädel-Hirn-Verletzungen*, die eine *Operationsindikation beinhalten*, das sind die *3 intrakraniellen Hämatomformen (epidural, subdural, und intrazerebral)*, wobei die posttraumatischen, chronischen subduralen Hämatome nicht erfaßt wurden. Weiter zog LAUSBERG in das Kollektiv *offene Hirnverletzungen* und *Impressionsfrakturen* ein. Das gesamte analysierte Traumakrankengut umfaßte 2180 stationäre Behandlungsfälle der Gießener Neurochirurgischen Universitätsklinik mit gedeckten und offenen Schädel-Hirn-Verletzungen. Dabei fanden sich unter 1014 Fällen mit einer operationserforderlichen Verletzung 150 Fälle in der Altersgruppe ab 50 Jahre. Tabelle 62 von LAUSBERG (1977) gibt einen Überblick über das gesamte operative Krankengut, aufgeteilt in Altersgruppen bis 14 Jahre, 15–49 Jahre und ab 50 Jahre. Die erste Spalte der

Tabelle 62. Gesamtstatistik operationserforderlicher Schädel-Hirn-Verletzungen 1953–1974. (Aus LAUSBERG 1977)

	Ges.	%	→ 14 Jahre Ges.	%	15–49 Jahre Ges.	%	50 Jahre → Ges.	%
Impressionsfrakturen	373	71 (19,0)	129	8 (6,2)	212	46 (21,7)	32	17 (53,1)
Offene Hirnverletzung	244	80 (32,8)	56	13 (23,2)	168	50 (29,8)	20	17 (85,0)
Epidurale Hämatome	180	67 (37,2)	39	10 (25,6)	119	43 (36,1)	22	14 (65,2)
Subdurale Hämatome akut u. subakut	170	112 (65,9)	17	12 (70,6)	92	48 (52,2)	61	52 (85,2)
Intrazerebrale Hämatome	47	35 (74,5)	7	4 (57,1)	25	18 (72,0)	15	13 (86,7)

Tabelle, die Gesamtzahl der verschiedenen Verletzungsarten und ihre Letalität, zeigt die Impressionsfraktur als prognostisch günstigste Form mit einer Gesamtletalität von 19,0%, die aus schweren Impressionen mit Dura- und Hirnverletzungen bei Einwirkung stärkerer Gewalt auf den Schädel resultiert. *Offene Hirnverletzungen* sind in unkomplizierten Fällen durch eine isolierte lokale Schädigung des Gehirns gekennzeichnet. Die Bewußtlosigkeit als Folge einer funktionellen Hirnstammbeteiligung fehlt, wie LAUSBERG hervorhebt, wenn eine streng lokalisierte umschriebene Gewalteinwirkung Haut, Knochen, Dura und Gehirn verletzt, jedoch kein allgemeines Gehirntrauma bewirkt hat. Entsprechend findet sich bei offenen Hirnverletzungen eine relativ günstige Vitalprognose mit 32,8% Letalität.

Tödliche Verläufe resultieren in dieser Gruppe einerseits aus ausgedehnten Verletzungen und andererseits aus einer primären Hirnstammbeteiligung bei schweren Gewalteinwirkungen. Dem Hinweis von LAUSBERG (1977), daß sich die Literaturangaben zur Letalität offener Hirnverletzungen im wesentlichen auf Kriegserfahrungen des 2. Weltkrieges (TÖNNIS 1941), in Korea (WANNAMAKER 1954) und Vietnam (HAMMON 1971) beziehen, sich mit den offenen Hirnverletzungen des Straßenverkehrs aus verschiedenen Gründen nicht vergleichen lassen, kann ich voll zustimmen.

Die hohe Zahl von 37,2% *Letalität* in der Gesamtgruppe der *Epiduralhämatome*, wie LAUSBERG hervorhob, wird jedoch erklärbar aus dem in sehr vielen Fällen zu späten Erkennen dieser unbehandelt zum sicheren Tod führenden intrakraniellen Komplikation eines manchmal einfachen Schädeltraumas, oft ohne jede zerebrale Begleitverletzung.

Die *Letalität* der *akuten* und *subakuten subduralen Hämatome* in dem Krankengut von LAUSBERG ist mit 65,9% hoch.

Die *posttraumatischen intrazerebralen Hämatome* weisen im Krankengut von LAUSBERG mit 74,5% die höchste Letalitätsquote auf.

Im *Vergleich der verschiedenen Altersgruppen* zeigt eine kurze Betrachtung der Spalten der *Verletzungsarten bis 14 Jahre* den hohen Anteil von Impressionsfrakturen mit rund einem Drittel des Gesamtkrankengutes und den Letalitätstrend der Gesamtgruppe mit Ausnahme der akuten subduralen Hämatome, bei denen die Letalität gegenüber dem Gesamtkrankengut rund 5% höher liegt, während die Letalität der anderen Verletzungsarten bei dieser Altersgruppe durchwegs um rund 10–17%-Punkte geringer ist.

Die *Altersgruppe der 15- bis 49jährigen* in der Serie von LAUSBERG entspricht gemäß ihrer großen Zahl den Verhältnissen des Gesamtkrankengutes.

Die *Gruppe der über 50jährigen* in der Serie von LAUSBERG zeigt hingegen einige deutlich herausragende Besonderheiten. Die Häufigkeit des Vorkommens von Impressionsfrakturen, offenen Hirnverletzungen und Epiduralhämatomen liegt bei nur rund 8–14% des Gesamtkrankengutes, während die Letalität dieser Verletzungsarten ganz erheblich höher liegt, wobei besonders die offenen Hirnverletzungen mit 85% herausragen. Eine ausgesprochene Häufung im Alterskrankengut zeigen die akuten subduralen Hämatome mit knapp 36% und die intrazerebralen Hämatome mit rund 32% des Gesamtkrankengutes. Die Letalität dieser beiden Gruppen ist mit 85,2% bzw. 86,7% die höchste aller

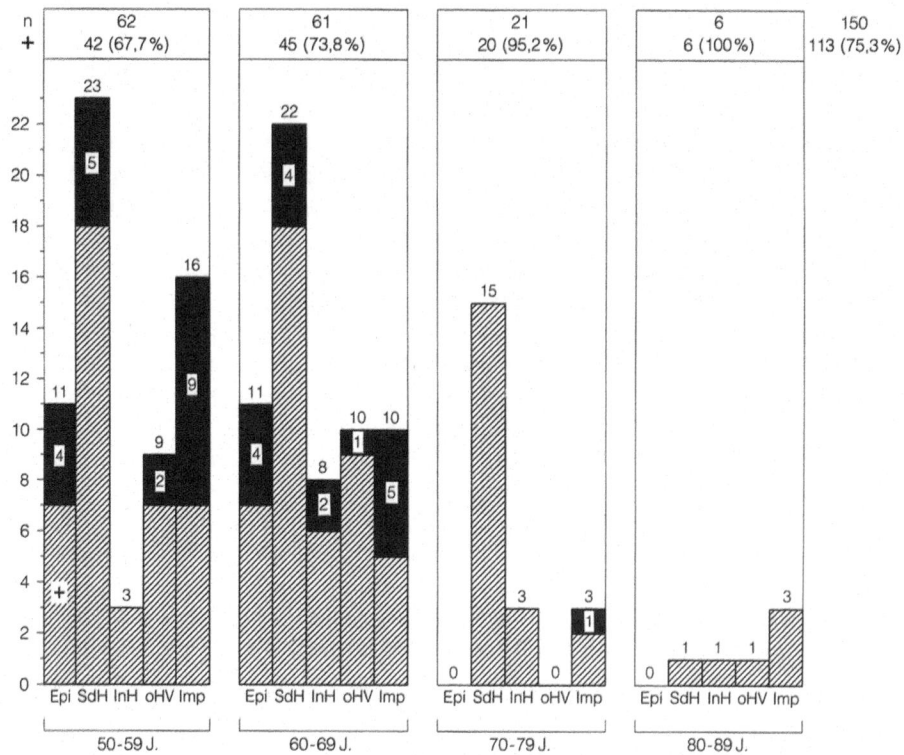

Abb. 130. Altersverteilung, Diagnose und Ergebnis bei schweren Schädel-Hirn-Verletzungen mit Operationserfordernis. (Aus LAUSBERG 1977)

Einzelgruppen. Die Gesamtletalität der Alterskrankengruppe beträgt mit 113 Gestorbenen von 150 Fällen 75,3%.

Abbildung 130 gibt einen Überblick über die Altersverteilung auf die einzelnen Dezennien der Serie von LAUSBERG, die jeweilige Diagnosegruppe und das Ergebnis nach operationserforderlichen Schädel-Hirn-Verletzungen. Beginnend in der Gruppe der über 80jährigen ist erkennbar, daß alle 6 Patienten gestorben sind und das Epiduralhämatom als Komplikation eines Schädel-Hirn-Traumas in diesem Lebensalter keine Rolle mehr spielt. Das gilt in gleicher Weise für die Gruppe der über 70jährigen, wie LAUSBERG hervorhebt, in der ebenfalls kein Epiduralhämatom, dafür aber in 15 Fällen ein akutes Subduralhämatom und in weiteren 3 Fällen ein intrazerebrales Hämatom gefunden wurden. Auch in dieser Gruppe besteht mit 20 Verstorbenen unter 21 Fällen eine an das Ergebnis der Vorgruppe grenzende fast absolute Letalität. Die Altersgruppen der über 50jährigen und der über 60jährigen zeigen mit 62 bzw. 61 Fällen eine gleiche Häufigkeitsverteilung und eine fast gleiche Gruppen- und Untergruppenletalität bei einem hohen Anteil von akuten oder subakuten Subduralhämatomen.

LAUSBERG hebt hervor, daß auch im höheren Lebensalter, insbesondere bei Verkehrsunfällen durch die zunehmende Höhermotorisierung moderner Verkehrsmittel und die im Traumafall verstärkte Gewalteinwirkung auf den menschlichen Körper, gehäuft schwere Hirnschädigungen verursacht werden, die in ihrer lokalen Zuordnung ein einheitliches klinisches Bild, wie es etwa das klassische Syndrom des Epiduralhämatoms bietet, immer seltener erkennen lassen, Ergebnisse, denen ich voll zustimme. Es herrschen vielmehr nach schweren Schädel-Hirn-Traumen in rund einem Drittel der Fälle kombinierte Verletzungen mit länger dauernder primärer Bewußtlosigkeit und verschleiertem freiem Intervall bei sekundär auftretender Hirndrucksteigerung vor.

Diese *Verletzungskombination* zeigte sich in der Serie von LAUSBERG bei 22 Epiduralhämatomen der Altersgruppe über 50 Jahre in je 4 Fällen mit einem begleitenden Subduralhämatom oder Subduralhydrom gegenüber 14 isolierten Hämatomen. Die 2. Gruppe der 61 Subduralhämatome hatte nur in 40 Fällen ein isoliertes, davon 3mal ein doppelseitiges Hämatom, während 4mal eine Kombination mit einem epiduralen und 17mal mit einem intrazerebralen Hämatom bestand. Die 3. Gruppe der intrazerebralen Hämatome zeigte 5mal eine Kombination mit einem Subduralhämatom.

Die Betrachtung von Einzelmerkmalen in der Serie von LAUSBERG, bezogen auf das gesamte Alterskollektiv, läßt eine *Geschlechtsverteilung* männlich: weiblich von 5:1 erkennen, eine Relation, die größeren Traumastatistiken anderer Untersucher entspricht (LOEW u. WÜSTNER 1960; BRUN 1963).

Der *Schweregrad des Traumas* zeigt in der Serie von LAUSBERG erwartungsgemäß deutliche Relationen zum Ergebnis, so überlebten 19 von 48 Fällen, die ein mittelschweres Trauma, dagegen nur 14 von 88 Fällen, die ein schweres Trauma erlitten hatten. Sogenannte Bagatellverletzungen spielten mit 4 Fällen keine Rolle bei der akuten Hämatomentstehung. Eine in 18 Fällen festgestellte *Alkoholbeteiligung* bei der Traumatisierung wirkte sich nicht auf die Verlaufsprognose aus. *Begleitverletzungen* der *Extremitäten* und des *Stammes* oder eine *sog. Polytraumatisierung* fanden sich trotz der überwiegend schweren Traumen nur in 22 Fällen. Die Tatsache, daß keiner dieser Fälle überlebte, weist auf den zusätzlichen negativen Verlaufseffekt hin.

Bei der *Frakturanalyse* in der Serie von LAUSBERG fanden sich unter den 150 Fällen nur 17, bei denen mit Sicherheit keine Fraktur vorlag, dagegen konnten in 64 Fällen einzelne Frakturlinien, davon 13mal mit Überkreuzung der Furche der A. meningea med. und in 15 Fällen multiple Frakturen nachgewiesen werden. Bei 9 weiteren Patienten fanden sich röntgenologisch frakturverdächtige Konturen. Es wurden 32 Impressionsfrakturen, 3 Expressionsfrakturen und 9 perforierende Frakturen durch Schuß- oder Stichwaffen beobachtet. Ein Vergleich zwischen Überlebenden und Gestorbenen zeigt besonders ungünstige Verläufe für multiple Frakturen mit nur einem Überlebenden bei 15 Fällen und die bereits erwähnte günstige Quote von 15 Überlebenden bei 32 Impressionsfrakturen.

Die *Lokalisation* von *Hämatomen, Impressionsfrakturen* und *offenen Hirnverletzungen* in der Serie von LAUSBERG ergab mit 60 Fällen die größte Häufigkeit im Temporalbereich, gefolgt von der Parietalregion mit 53 Fällen. Während die Okzipitalregion mit 2 Fällen in der Verletzungslokalisation keine Bedeutung hatte, war die Frontalregion 29mal, davon 9mal frontobasal beteiligt.

Der *Einfluß der Dauer der Entwicklung des Hirndruckes* auf den Verlauf und Ausgang der Serie von LAUSBERG lassen mit einer Letalitätsquote von 95%, das entspricht nur 2 Überlebenden unter 45 Akutfällen mit Hirndruckentwicklung

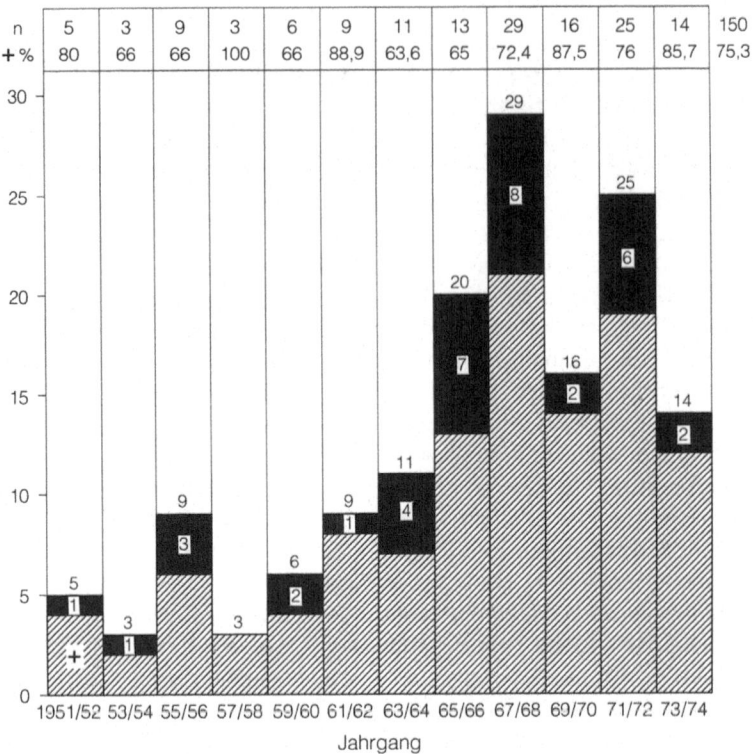

Abb. 131. Jahr der stationären Aufnahme und Ergebnis bei schweren Schädel-Hirn-Verletzungen. (Aus LAUSBERG 1977)

innerhalb der ersten 2 h nach dem Trauma, die bedrohliche Bedeutung der akuten posttraumatischen Hirndrucksteigerung im Alter erkennen. Diese Situation bleibt bis zur Entwicklung der Hirndrucksymptomatik innerhalb 24 h nach dem Trauma mit einer Letalität von 88,5 % bei 52 Fällen. Bei einem Intervall von 24–48 h sinkt die Letalität auf 61,4 %, von 3–7 Tagen auf 40 % und von mehr als einer Woche bis zu einem Monat auf 33,3 %. Daß in der Alterskrankengruppe bei operationserforderlichen Verletzungen jedoch auch ohne manifeste Hirndrucksymptomatik die Prognose nur vorsichtig gestellt werden kann, wird an der im Hinblick auf die relativ hohe Letalität von 46,4 % bei 28 Fällen mit fehlendem Hirndruck erkennbar.

Die wichtige Frage, ob durch eine Intensivierung der klinischen Therapie eine Verbesserung der Vitalprognose im Alterskrankengut der Schädel-Hirn-Verletzungen erreicht werden konnte, wurde von LAUSBERG (1977) verneint, wie sich aus Abb. 131 ergibt, die die Anzahl der Fälle und das Ergebnis für jeweils 2 Jahrgänge darstellt. Einerseits ist die Häufung der Fälle ab 1965 erkennbar und andererseits die nach wie vor hohe Letalität im Alterskrankengut.

LAUSBERG faßt zusammen, daß die wichtigsten Einzelaspekte innerhalb der verschiedenen Diagnosegruppen unterschiedliche Merkmale für die Vitalprognose beinhalten. Beim *epiduralen Hämatom* spielten die zerebralen Begleitverletzungen, die Dauer der Entwicklung des Hirndrucks und die Frühzeitigkeit der richtigen Diagnose und der operativen Entlastung die entscheidende prognostische Rolle. In keinem der 8 überlebenden Fälle dieser Diagnosegruppe bestand eine zerebrale oder sonstige Begleitverletzung. Für den Verletzungsmechanismus typisch fand sich 5mal eine die Meningikafurche kreuzende Frakturlinie. Die Entwicklung der Hirndrucksymptomatik (nach LOEW u. WÜSTNER 1960) anhand einer großen Analyse bei rund ⅔ aller Fälle innerhalb der ersten 12 Stunden nach dem Trauma zu erwarten, war bei den Überlebenden deutlich verzögert, so entwickelte sich der Hirndruck nur in 3 Fällen innerhalb der ersten 12 h.

Die *Subduralhämatome* in der Serie von LAUSBERG korrelieren in ihrer Prognose in noch stärkerem Maße zur Dauer der Entwicklung der Hirndrucksymptomatik. In der Literatur der Entwicklung besteht eine uneinheitliche Nomenklatur über die Begriffe akut und subakut. Nach der Auffassung von LAUSBERG ist die Bezeichnung „akut" – in Übereinstimmung mit der Ansicht von NYSTRÖM u. MÄKELA (1964) – allenfalls auf Subduralhämatome zutreffend, die innerhalb 24 h nach dem Trauma die Hirndrucksymptomatik hervorrufen. Von 9 Überlebenden innerhalb der Altersgruppe mit Subduralhämatomen erfüllte nur ein Fall die Zeitkriterien des akuten subduralen Hämatoms mit einem Intervall von 6 Stunden, die übrigen entsprachen der subakuten Verlaufsform. Als Blutungsquelle fand sich bei allen Operationen in der überlebenden Gruppe ausnahmslos eine venöse Gefäßläsion und nur in einem Fall eine Kombination mit einem kleinen intrazerebralen Hämatom. Äußere Kopfverletzungen waren in der Gruppe der Überlebenden nur gering ausgeprägt, extrakranielle Begleitverletzungen fehlten. Die Traumaart entsprach bevorzugt der Gruppe mittelschwer. In keinem Fall bestand eine anhaltende primäre Bewußtlosigkeit, alle Fälle hatten vielmehr ein freies Intervall.

Demgegenüber ist in der Gruppe der Verstorbenen mit Subduralhämatom in der Serie von LAUSBERG die anhaltende primäre Bewußtlosigkeit und die Entwicklung der Hirndrucksteigerung ohne freies Intervall die Regel. Besonders vorherrschend sind der arterielle Blutungstyp und zerebrale Begleitverletzungen mit intrazerebralen Hämatomen in je ⅓ der Fälle.

Die beiden Überlebenden der 15 Fälle mit *intrazerebralen Hämatomen* und die 3 Überlebenden aus der Gruppe der 20 *offenen Verletzungen* entsprechen in der Unfallart, in der Entwicklung des Hirndruckes, der präoperativen Bewußtseinslage und dem neurologischen Befund den Überlebenden beider besprochener Gruppen. In der Gruppe der Impressionsfrakturen als der prognostisch günstigen operationserforderlichen Folge einer Schädel-Hirn-Verletzung im höheren Lebensalter bestand bei den 15 Überlebenden nur 8mal eine sich rückbildende primäre Bewußtlosigkeit. In keinem Fall entwickelten sich eine sekundäre Bewußtlosigkeit oder Pupillenstörungen und nur 3mal war als direkte Verletzungsfolge eine Hemiparese nachweisbar. Demgegenüber waren in der Gruppe der Verstorbenen die anhaltend primäre Bewußtlosigkeit mit der Entwicklung einer Anisokorie oder Mydriasis, einer deutlichen Halbseitensymptomatik und in einem Drittel der Fälle einer neurologischen Hirnstammsymptomatik vorherrschend.

PETERS hob 1977 hervor, daß vergleichende klinische und pathologisch-anatomische Untersuchungen an etwa 500 Hirnverletzungen keine Hinweise dafür erbracht haben, daß die für das Alter charakteristischen jedoch nicht spezifischen Veränderungen, wie Hirnschrumpfung, senile Plaques, Alzheimer-Fibrillenveränderungen, Pigmentanhäufung in den Nerven- und Gliazellen, Gliaprogressivität, granulovakuoläre Zellveränderung sowie neuroaxonale Dystrophie, Strukturveränderungen, die in unterschiedlichem Grad schon physiologischer Weise im Alter auftreten können, in den Gehirnen Hirnverletzter in früherem Lebensalter und vermehrt auftreten als bei Nicht-Hirnverletzten. Der gleiche Autor fährt fort: „Schon häufig habe ich dargelegt, daß auch das Auftreten der Arteriosklerose der extra- und intrazerebralen Gefäße, die übrigens nicht als Alterskrankheit aufgefaßt werden darf, wenn die zur Gefäßwanderkrankung führende Stoffwechselstörung mit zunehmendem Alter auch vermehrt anzutreffen ist, von dem Vorliegen einer Hirnverletzung nicht beeinflußt wird, mit Sicherheit nicht von einer gedeckten. Zusammengefaßt bedeutet das nicht mehr und auch nicht weniger, als daß die mit zunehmendem Alter im Gehirn zu beobachtenden strukturellen Veränderungen und ein hieraus sich ergebender Funktionswandel bei Hirnverletzten nicht verfrüht und akzentuiert in Erscheinung treten. Bei Hirnverletzten ist daher ein gehäuftes und vorverlegtes Auftreten einer senilen Demenz nicht zu erwarten."

BRATZKE (1985) ging der Frage der Kausalität bei Unfalltod des älteren Menschen nach. „Die forensische Beurteilung eines kausalen Zusammenhangs zwischen einem Unfallereignis und dem tödlichen Ausgang wirft bei älteren Menschen immer wieder Probleme auf, wenn schwerwiegende, krankhafte Organveränderungen vorliegen, die Verletzungen „leichter" Natur waren und längere Zeit überlebt wurden." Die relative Häufigkeit derartiger Fragestellungen belegt BRATZKE (1985) aus der Zusammensetzung des Institutes für Rechtsmedizin der FU Berlin, wo in den 5 Jahren von 1978 bis März 1983 unter 3400 gerichtlichen Leichenöffnungen in 340 Fällen (197 weiblich, 143 männlich) bei einem älteren Menschen (> 60 Jahre) ein Unfall als primäres Ereignis des zum Tode führenden Ablaufes in Frage kam (Abb. 132). „Meist ließ die Schwere der festgestellten Verletzungen keine Zweifel aufkommen, häufig war aber eine befriedigende Klärung nur durch eingehende morphologische Nachuntersuchung unter Beiziehung ärztlicher Befunde zu erreichen (BRATZKE).

Hervorzuheben ist, daß der Anteil der über 65jährigen in West-Berlin mit 21,6% der Gesamtbevölkerung um ca. 6% höher als in der Bundesrepublik Deutschland liegt (BREYER 1984).

Die hohe Sektionsfrequenz (Abb. 133) läßt sich dadurch leicht erklären, daß den Ermittlungsbehörden die Problematik derartiger Fälle nicht nur im Hinblick auf die Unfallrekonstruktion, sondern auch bei der Kausalität bekannt und mit der gerichtlichen Leichenöffnung eine nachträgliche Problematisierung nicht zu erwarten ist.

Im folgenden werden einige der Befunde, über die BRATZKE (1985) berichtete, referiert werden.

Im Leichenschauschein war 41mal (12%) „Natürlicher Tod" angegeben worden, in über der Hälfte der Fälle wurde mit dem Nachweis der Kausalität ein Strafverfahren gegen den Unfallverursacher eröffnet, nicht selten auch ein Ordnungswidrigkeitsverfahren gegen den Arzt wegen unrichtiger Ausstellung des Leichenschauscheines.

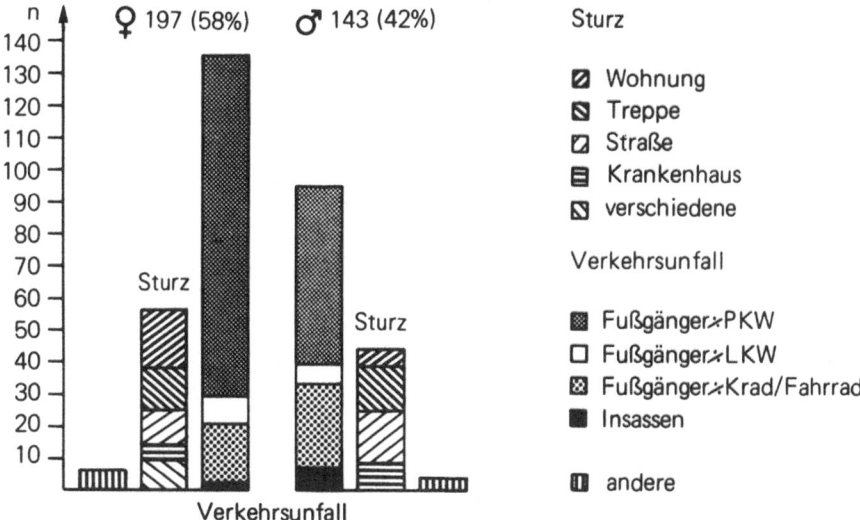

Abb. 132. Umstände der 340 Unfalltodesfälle (>60 Jahre) unter 3400 Leichenöffnungen (FU Berlin 1978/III/1983) nach Geschlechtern getrennt (links Frauen, rechts Männer). (Aus BRATZKE 1985).

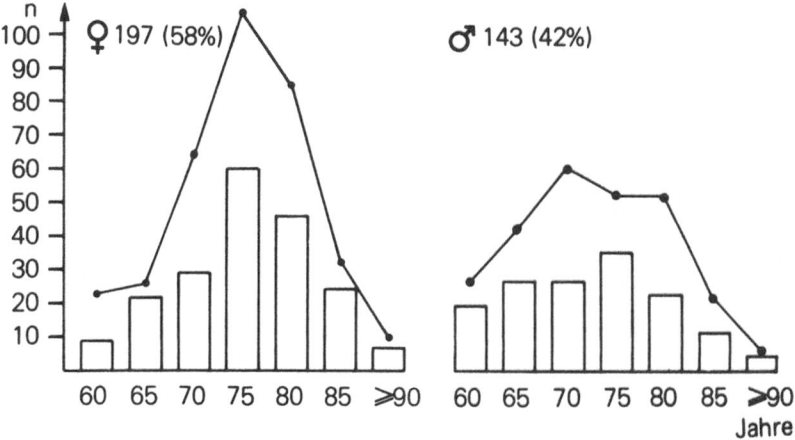

Abb. 133. Alters- und Geschlechtsverteilung der 340 obduzierten Unfalltodesfälle (Säulen). Obere durchgehende Linie: Gesamtzahl tödlicher Verkehrsunfälle älterer Menschen in Berlin (West) im gleichen Zeitraum. (Aus BRATZKE 1985)

Aus den Zusammenstellungen zur Altersverteilung und den Umständen ergibt sich nicht ganz unerwarteter Weise eine andere Geschlechtsverteilung (197 weiblich, 143 männlich), als in fast allen anderen Unfallstatistiken. Es sind überwiegend Frauen im 8. und 9. Lebensjahrzehnt betroffen, die als Fußgängerinnen von Kraftfahrzeugen und Radfahrern erfaßt werden.

Bei der Kausalität ergaben sich, wie BRATZKE schrieb, meist keine Probleme, wenn schwerwiegende Verletzungen, meist Schädel-Hirn-Traumen, mehrfache

Tabelle 63. Todesursachen der 295 Fäller mit gesichertem Kausalzusammenhang. (Aus BRATZKE 1985)

Frakturen (49%)	n	%
+ Fettembolie	11	(3,7)
+ Lungenembolie	37	(12,5)
+ Pneumonie	72	(24,3)
+ Herzinsuffizienz	22	(7,4)
+ Herzinfarkt	2	(0,7)
Schädel-Hirn-Trauma	98	(33,1)
Polytrauma	27	(9,1)
Verblutung	15	(5,1)
Magenblutung (Streßulkus)	8	(2,7)
Traumatischer Ileus	4	(1,4)

Tabelle 64. Befundkonstellation bei den 44 Fällen (13%) ohne nachweisbaren Kausalzusammenhang. (Aus BRATZKE 1985)

Keine Verletzungen, plötzlicher Tod	9
Krankheitsbedingter Unfall	22
Interkurrente tödliche Erkrankung	6
Konkurrierende Todesursachen	4
Todesursache nicht feststellbar	3

Frakturen, innere Verletzungen oder Verblutungen vorhanden waren (Tabelle 63). In 44 Fällen (13%) des Untersuchungsgutes lag aber ein kausaler Zusammenhang nicht vor, bzw. ließ sich mit der für eine strafrechtliche Beurteilung erforderlichen Sicherheit nicht nachweisen (Tabelle 64). Neunmal handelte es sich nur scheinbar um einen „Unfalltod" – z. B. älterer Mann auf der Fahrbahn neben umgestürzten Fahrrad, Verdacht der Unfallflucht –, Verletzungen fehlen aber und der Unfall ist die Folge des plötzlich eingetretenen Todes aus natürlicher Ursache. In diesem Zusammenhang hat SATERNUS (1975) von einer Häufigkeit von 11% bei unmittelbar am Unfalltod verstorbenen Fußgängern berichtet. Auch bei vielen Sturzverletzungen war von einer krankhaften Bewußtseinsstörung (z. B. Herzinfarkt, Apoplexie) als auslösendes und damit für den Tod kausales Element auszugehen.

Die interkurrenten tödlichen Erkrankungen (z. B. Herzruptur bei infarktbedingter Myomalazie, metastasierendes Leberkarzinom, apoplektischer Insult, Ulkusblutung) bei nicht lebensbedrohlichen primären Verletzungen bereiten, wie BRATZKE hervorhob, kaum Schwierigkeiten. Dagegen sind bei den konkurrierenden Todesursachen meist ausführliche Nachuntersuchungen unter Einbeziehung der Krankengeschichte erforderlich. Dies kam im Untersuchungsgut von BRATZKE z. B. beim Zusammentreffen von Schädelbrüchen und Massenblutungen aus natürlicher Ursache vor oder bei Frakturen und intermittierend auftretenden Gallenblasenentzündungen mit tödlicher Peritonitis. Bei den 3 Fällen ohne feststellbare Todesursache handelte es sich um von fremder Hand vorsezierte Leichen.

Häufigsten Anlaß für eine ausführliche Nachuntersuchung (insgesamt wurden 22 abschließende Gutachten erstellt) gaben nach BRATZKE dekompensierte Herzinsuffizienzen und Herzinfarkte, die im Verlauf einer stationären Behandlung nach einem Unfall aufgetreten und von dem Kliniker meist nicht auf den Unfall bezogen worden waren.

Es ist, wie BRATZKE ausführte, keine Frage, daß die mit einem Schock, Blutverlust oder Operation bedingten Kreislaufbelastungen bei vorgeschädigtem Herzen zu einem Herzinfarkt führen können. „Wesentlich ist", wie von KRAU-LAND (1963) dargelegt wurde, „daß die Koronarthrombose durch eine direkte Gewalteinwirkung auf die Brustwand oder ein anderes Unfallgeschehen ausgelöst oder im Verlauf verschlimmert wurde." Dem Nachweis des thrombotischen Verschlusses und dem Versuch der Altersbestimmung kommt dabei eine zentrale Bewertung zu.

Bei der Häufigkeit von Koronarthrombosen im höheren Lebensalter wird man aber, worauf BRATZKE hinwies, mit Herzinfarkten nach einem Unfall ohne direkten oder indirekten Zusammenhang rechnen müssen.

Aus statistischen Auswertungen von CHAMPION et al. (1989) über traumatische Verletzungen älterer Patienten geht hervor, daß Stürze die Hauptursache für Verletzungen in dieser Altersgruppe sind, daß jedoch bei Kfz-Unfälle, sowohl bei Fahrzeuginsassen als auch angefahrene Fußgänger die meisten tödlichen Unfälle aufweisen. Sie lagen bei den Patienten in der Altersgruppe über 65 Jahren bei 20,7 %, während sie bei den unter 65jährigen 9,6 % betrug. Schädel-Hirn-Verletzungen nehmen in beiden Gruppen einen hohen Prozentsatz ein.

Ein typisches Unfallereignis im Alter ist der *Überquerungsunfall* (SCHWARZ 1970). Zahlenmäßig stehen jedoch Haushaltsunfälle im Vordergrund.

SCHWARZ (1970) wertete 89 Fußgängerunfälle aus, die sich beim Überqueren der Straße ereigneten. „Der Altersunfall ist also in der Hauptsache ein Überquerungsunfall". 55 geschahen in der Dämmerung oder nachts. Oft herrschte dazu regnerisches Wetter. Die Opfer trugen häufig dunkle Kleidung. SCHWARZ fand 15 Alkoholunfälle (10 %). Es handelt sich dabei um eine Minimalzahl, denn Alkoholbestimmungen werden jeweils nur veranlaßt, wenn sich aus der Situation oder anläßlich der Leichenöffnung Verdachtsmomente für eine Alkoholisierung ergeben. Der Alkoholunfall der Alten ist nach SCHWARZ (1970) also etwas weniger häufig, als dem Durchschnitt entsprechen würde (15 %). Die gefundenen Konzentrationen sind meist beträchtlich, sie liegen zwischen 1,5 und 2 ‰. Alkoholbestimmungen sollten vermehrt angeordnet werden.

J. Zerebrale Fettembolie

I. Einführung

Die *zerebrale Fettembolie* ist *keine direkte Folge von Gewalteinwirkung gegen den Kopf*. Sie ist eine *typische und häufige Komplikation nach Verletzungen der Knochen der Extremitäten und des Stammes, besonders wenn multiple Knochenbrüche Veränderungen im Knochenmark hervorrufen*. Sie kann aber auch nach *Verletzungen von Unterhautfettgewebe* auftreten, besonders nach *Quetschungen*.

Die *Fettembolie des ZNS* ist zwar eines der am besten untersuchten Gebiete, doch wird sie in der Klinik häufig übersehen, weil man gar nicht an sie denkt. Das gilt in verstärktem Maße für die sehr einfache histologische Untersuchung. Es unterliegt keinem Zweifel, daß die Fettembolie klinisch und autoptisch zu wenig diagnostiziert wird.

Fettembolie entsteht, wenn im Blut befindliche Fettpartikel Arteriolen und Kapillaren embolisch verschließen. Bei der *Fettembolie* handelt es sich um eine *echte Gefäßblockade*, während bei *Lipämie fein emulgiertes Fett die Kapillaren ohne Schwierigkeit passiert*. Die *Fettembolie stellt eine Form der Mikroembolie dar;* sie betrifft hauptsächlich Kapillaren und kleine Arteriolen. Nach Stunden bis Tagen bilden sich kleinere perivaskuläre Koagulationsnekrosen z.T. mit Ringblutungen aus, die in einigen Fällen makroskopisch als petechiale Blutung imponieren *(Purpura cerebri)*. Um die später resorbierten und organisierten kleinen nekrotischen Herde ist gliöses Narbengewebe erkennbar. Oft findet man Herde eindeutig verschiedenen Alters, die offenkundig von verschiedenen Schüben stammen.

II. Historisches

RICHARD LOWER (1631–1691), Autor des „*Tractatus de corde*" (1669), experimentierte mit intravenöser Injektion verschiedener Substanzen, darunter Milch (zit. nach SEVITT 1962). MAGENDIE (1842) benutzte im Tierexperiment Olivenöl, beschrieb die Symptome und wies Fett in den Lungengefäßen nach.

Die experimentellen Untersuchungen von BUSCH (1866) hatten auf Beziehungen zwischen Fettembolie der Lungen mit Verletzungen des Knochenmarks hingedeutet. BUSCH machte Bohrlöcher in die Tibia von Kaninchen, verletzte das Knochenmark mit Drähten und fand regelmäßig Fetttropfen in der Lunge. ERNST VON BERGMANN (Dissertation 1863) applizierte Katzen intravenöse Fettinjektionen und wies Fett in den Lungenkapillaren nach; ein Teil gelangte in den großen Kreislauf in die Nieren, Leber und andere Organe, sowie in das Gehirn. Weitere experimentelle Studien zur zerebralen Fettembolie berichteten SCRIBA (1880), FUCHSIG (1910), WARTHIN (1913), MERIWETHER et al. (1934), HURST u. COOKE (1943), SWANK u. HAIN (1952), LEWIS u. SWANK (1953), WOOLF (1954), CAMMERMEYER u. SWANK (1959), SZABÓ (1970) u. a.

Im Tierexperiment Fett in das Gefäßsystem zu injizieren, imitiert nicht die Situation in vivo. Denn es fehlt hier die Gewalteinwirkung, die das Fett ins Gefäßsystem einschwemmt, in Zusammenhang mit gerinnungsaktiven Substanzen.

Die *erste Mitteilung* eines Falles von *Fettembolie beim Menschen* machte ZENKER (1862); sie betraf die Lunge eines Patienten, der kurz nach einer Thorax- und Abdomenverletzung mit multiplen Knochenbrüchen, Leberruptur und Magenriß verstorben war. Der *erste mikroskopische Nachweis von Fettembolie im Gehirn* stammt von VON RECKLINGHAUSEN (1863). ERNST VON BERGMANN (1873) stellte die *erste klinische Diagnose einer Fettembolie;* sie betraf einen Patienten mit Femurfraktur, der verstarb. VINCENZ VON CZERNY (1875) beschrieb die *klinische Symptomatologie;* er hob besonders die Bedeutung der Fettembolie in Herzmuskel und Gehirn hervor.

Kasuistiken und *Serien* über die *Fettembolie* wurden berichtet von ZENKER (1862), ERNST VON BERGMANN (1863, 1873), BUSCH (1866), VON CZERNY (1875), HESCHL (1876), LÜCKE (1880), SCRIBA (1880), RIBBERT (1894, 1900), BENEKE (1897), EBSTEIN (1899), ENGEL (1901), FUCHSIG (1910), BERGEMANN (1910), GRÖNDAHL (1911), NAVILLE (1913), WARTHIN (1913), GAUSS (1916), NAKATA (1918), SCHULTZE (1919), TÖNNIESSEN (1921), KOJO (1922), LANDOIS (1923, 1926), KOCH (1924), MELCHIOR (1924), ELTING U. MARTIN (1925), KLAPP (1931), VANCE (1931), STRASSMANN (1933), VON OPPOLZER (1936), SCUDERI (1934, 1941), GROSSKLOSS (1935, 1936), CAMMERMEYER (1937, 1953), SILVERSTEIN U. KONZELMANN (1940), KARITZKY (1941), GREENFIELD (1941), RUSSELL (1941), MEYER (1941), WINKELMAN (1942), SCHEINKER (1943), FEHR (1943), WARREN (1946), FAHR (1947), HESS (1948), GLOGGENGIESSER (1949), MUSSELMAN et al. (1952), R. C. SCHNEIDER (1952), SILVERSTEIN (1952), GLAS et al. (1953), TITZE U. FRIESS (1954), CRUE et al. (1955), KÖNIG (1956), CARREAU U. HIGGINS (1957), STICH (1957), PIA (1957), JOSSA (1958), SIMPSON (1959), KARCHER (1960), SEVITT (1960, 1970), CANEPA (1962), KELEMEN (1962), SHAPIRO (1962), BSCHORR U. HAASCH (1964), BÜCHNER (1964), FALZI et al. (1964), DERIAN (1965), DOLEZIL (1965), MAURER U. ASANG (1965), HOLCZABEK (1966), MAGERL U. TSCHERNE (1966), FUCHSIG et al. (1967), RÖDING (1967), MOKHAVESA et al. (1969), BÖTTGER U. STRIDE (1970), ROKKANEN et al. (1970), ROSS (1970), FUCHSIG (1971), HERNDON et al. (1971), HABERLAND et al. (1971), SASAKI (1971), SCHUBERT (1971), WEISZ U. STEINER (1971), FISCHER (1972), PAZELL U. PELTIER (1972), DERKS U. PETERS (1973), KOBIELA et al. (1973), COLE (1974), MOREAU (1974), 100 Fälle, WEISZ (1974), GOODWIN (1974), DURST et al. (1975), DAUMAS-DUPORT et al. (1977), BRUNNER U. SCHELLMANN (1979), CURTIS et al. (1979), DURST (1983), GRESHAM (1986), sowie MISSLIWETZ (1986).

*Zusammenfassende Darstell*ungen über die *Fettembolie* wurden vorgelegt von: SCRIBA (1880), BRUNS (1886), HÄMIG (1900), BÜRGER (1910, 1915), GRÖNDAHL (1911), LANDOIS (1923), ELTING U. MARTIN (1925), HUEBSCHMANN (1929), CEELEN (1931), KILLIAN (1931), FREY (1933), HOFFHEINZ (1933), STRAUSS (1933), MEIXNER (1940), Victor STRUPPLER (1940), MEESSEN U. STOCHDORPH (1957), FELTEN (1958), SEVITT (1962) HUPE (1967), WEHNER (1968), SZABÓ (1971), KOSLOWSKI et al. (1971), COLLARD (1973), ECKERT (1974), KROUPA U. LAWIN (1974), THOMFORD U. SIRINEK (1975) sowie BALTENSWEILER (1977).

III. Häufigkeit und Verletzungsmechanismen

Bei einem Vergleich der Häufigkeit des Vorkommens von Fettembolien und Vergleich verschiedener Serien miteinander, müssen einige Voraussetzungen beachtet werden. Um einen solchen Vergleich sinnvoll zu machen, müssen zunächst einmal die verschiedenen klinischen Syndrome aufgeführt werden, bei denen Fettembolien auftreten können. Für unsere Betrachtung ist die Frage aber wichtiger, bei welchen tödlich ausgehenden klinischen Syndromen eine Fettembolie vorliegen kann.

Beginnen wir zunächst mit *jenen Verletzungen* und *klinischen Syndromen*, bei denen das *Fettemboliesyndrom traumatisch bedingt ist:* (1 a) *Multiple Frakturen*, vor allem von *langen Röhrenknochen* und des *Beckens,* (1 b) *Straßenverkehrsunfälle* mit *multiplen Verletzungen,* (1 c) *Mehrfachverletzungen,* (1 d) *Eisenbahnunfälle,* (1 e) *Flugzeugabstürze,* (1 f) *Kriegsverletzungen,* (2 a) nach *chirurgischen Eingriffen* und *orthopädischen Operationen,* (2 b) nach *Marknagelungen* nach KÜNTSCHER (3) *Explosions-* und *„Blast"verletzungen,* (4) *Dekapitation,* (5) *Weichteilquetschungen (Unterhautfettgewebe),* (6) nach *Vakuumextraktion* und *Zangengeburt,* (7) nach *Erschütterungen* und *abrupten Beschleunigungen* oder *Verzögerungen ohne Vorliegen von Knochenbrüchen* und (8) bei *Strangulation.*

(1 a) *Multiple Frakturen,* vor allem von *langen Röhrenknochen* und des *Beckens.* Die Mehrzahl der Fettembolien ist die Folge von Frakturen dieser Strukturen. Diese Beobachtungen werden im allgemeinen nicht in Einzelkasuistiken veröffentlicht, sondern finden sich in Serien, in denen über Unfälle allgemein, Kraftfahrzeug- oder Flugunfälle berichtet wird. Diese Ergebnisse werden im folgenden besprochen (CALDWELL u. HUBER 1917; KILLIAN 1931; GRANT u. REEVES 1951; KRAUS 1955; BERGHISER u. GRIFFEN 1957; KÜHNE 1957; AHRER 1964; MAURER u. ASANG 1965; COLLINS et al. 1968; RASCHKE u. SCHAL 1970; BENATAR et al. 1972; SCHLAG u. REGELE 1972; DINES et al. 1972; ALLARDYCE et al. 1974; BALTENSWEILER 1974; RISKA u. MYLLYNEN 1982 sowie JACOBSON et al. 1986).

(1 b) *Straßenverkehrsunfälle* mit *multiplen Verletzungen* (KILLIAN 1931; BRANDENBURG 1955; KRAUS 1955; SÄKER 1955; EMSON 1958; BUCHNER u. SCHABERL 1959; FISCHER 1962; PRIBILLA u. ZÖLLNER 1963; BRANDENBURG u. LORBECK 1964; GREENDYKE 1964; PALMOVIC u. MCCARROLL 1965; SAEGESSER 1965; KOBIELA et al. 1973).

1 c) *Mehrfachverletzungen* (SIEGMUND 1941; WYATT u. KHOO 1950; PETERSMANN 1976; RISKA u. MYLLYNEN 1982).

(1 d) *Eisenbahnunfälle* (GOODLEE u. WILLIAM 1911).

(1 e) *Flugzeugabstürze* (KRÜCKE 1948; HICKEY u. STEMBRIDGE 1958; SPANN 1959; MASON 1962; BIERRE u. KOLLMEYER 1983).

(1 f) *Kriegsverletzungen* (BÜRGER 1915; BONHOFF 1918; WILSON u. SALISBURY 1944; LOOKE et al. 1945; WARREN 1946; GLOGGENGIESSER 1949; BIEGER 1961; COLLINS et al. 1968).

COLLINS et al. (1968) glaubten zeigen zu können, daß eine Fettembolie häufiger nach geschlossenen als bei offenen Frakturen vorkommt.

Fettembolie tritt am häufigsten nach Frakturen der langen Röhrenknochen auf (DINES et al. 1972; BENATER et al. 1972). SCHLAG u. REGELE (1972) vertreten die Meinung, daß bei Frakturen von Röhrenknochen immer eine Fettembolie vorliegt, auch dann, wenn die Embolie klinisch nicht manifest sei.

(2 a) Nach *chirurgischen Eingriffen* und *orthopädischen Operationen* (LÜCKE 1880; VOGT 1883; AHRENS 1895; PAYR 1900; VON ABERLE 1907; TURNER 1914; UTGENANNT 1921).

(2 b) Nach *Marknagelungen nach* KÜNTSCHER wurden schwere, auch tödliche Fettembolien beschrieben (MAATZ 1943; LAURITZEN 1949; HÄBLER 1950; SENFF 1950; SCHÜTTEMEYER 1952; PELTIER 1952; KARITZKY 1952; SAIKKU 1954; KÜHNE 1957; WATSON 1970; SCUDERI 1975; PERROT u. FROEDE 1985).

KÜNTSCHER hatte sich 1942 geäußert, daß nach seinen Erfahrungen an über 100 Fällen „niemals durch die Nagelung eine wesentliche Vermehrung des bei jedem Bruch normalerweise im Kreislauf vorhandenen Fettes eintritt." BÖHLER u.

BÖHLER (1949) schrieben: „KÜNTSCHER hat uns in seinen Tierversuchen und am Menschen gezeigt, daß das Knochenmark dadurch keinen Schaden nimmt."
Demgegenüber berichtete SENFF (1950) über 2 tödliche Fettembolien bei 20 Patienten, bei denen Nagelungen nach KÜNTSCHER bei Oberschenkelhalsfrakturen vorgenommen worden waren; das entspricht einer Mortalität von 10%.

PERROT u. FROEDE (1985) fanden bei einer 76jährigen Patientin, die 3 Tage nach einer Verletzung und einer operativen Versorgung einer intraartikulären linksseitigen intrakapsulären Oberschenkelfraktur plötzlich verstorben war, Thromboembolien in den Lungengefäßen.

(3) *Explosions-* und *„Blast"verletzungen.* Zur Physik der Explosion- und Schockwellen verweise ich auf Bd. 13/VI.A dieser Reihe, S. 362. Die Fettembolien sind hier wohl auf plötzliche heftige Beschleunigungs- und Verzögerungstraumen des Körpers oder auf Verletzungen durch herumfliegende Objekte zurückzuführen, wobei in den meisten Fällen Frakturen von Knochen der Extremitäten verursacht werden. Sollten in einzelnen Fällen Knochenbrüche von Röhrenknochen oder des Beckens fehlen, so ist zu prüfen, ob die Fettembolie die Folge von bei Detonationen und Explosionen auftretenden heftigen Erschütterungen oder starken Schüttelns ist (BIEGER 1961). Dieser Mechanismus wird unter (7) besprochen werden.

BRIEGER (1961) teilte 2 Beobachtungen von zerebraler Fettembolie als Folge einer Blastverletzung mit; eine endete tödlich. Zwei Soldaten überquerten einen flachen Wassergraben, als etwa einen halben Meter von ihnen entfernt eine Handgranate mit einer Charge von 270 g Trotyl im Wasser explodierte. Zu dieser Zeit standen die Beiden bis etwa zur Hälfte ihrer Oberschenkel im Wasser.
Zunächst bestanden kaum Störungen. Beide Soldaten marschierten ohne jegliche Hilfe zu ihren 6 km entfernten Baracken zurück.
Sechs Stunden nach der Explosion begann einer der beiden Soldaten zu erbrechen, zeigte sonst jedoch keine Symptome und war etwa 8 h später im Schock.
Zu dieser Zeit kam die Nachricht, daß der andere Soldat in seinem Bett bewußtlos aufgefunden worden war; er verstarb 17 h nach der Explosion. Er hatte eine Herabsetzung des Visus infolge Blutungen in der Retina.
Die *Autopsie* zeigte fleckförmige Blutungen im Peritoneum, im Darm, in der Pleura und in den Lungen. Bei *mikroskopischer Untersuchung* konnte eine ausgeprägte Fettembolie in den Lungen und im Gehirn aufgedeckt werden. Die Fettembolie wurde als die Ursache des ausgeprägten Lungen- und Hirnödems angesehen, das sich bei Beiden nach der Explosion entwickelt hatte, und das bei einem von Beiden zum Tode führte.

(4) *Dekapitation.* Nach *Dekapitation infolge Überfahren durch Schienenfahrzeuge* fanden sich Fettembolien in den Lungen, in einzelnen Fällen auch im Gehirn (KRAUSE u. FALK 1969).

MARCINKOWSKI (1964) teilte die folgende Krankengeschichte mit: 26 Jahre alter gesunder Mann, der von einem schnell fahrenden Zug im Halsbereich überrollt wurde. Der vollständig abgetrennte Kopf lag bei Auffindung der Leiche 4 m vom Rumpf entfernt. Die *histologische Untersuchung des Gehirns* ergab „einzelne Fettembolien in den Blutkapillaren". Eine Lungenfettembolie konnte nicht nachgewiesen werden.
Um die Häufigkeit und Wertigkeit zerebraler Fettembolien bei Dekapitation durch Eisenbahnüberfahrungen einschätzen zu können, haben KRAUSE u. FALK (1969) entsprechende Sektionsfälle untersucht und Tierversuche durchgeführt.

Fall 1: 27jähriger Mann. Vollständige Abtrennung des Kopfes im Halsbereich durch nicht sicher ermittelten Eisenbahnzug auf einer viel befahrenen Fernverkehrsstrecke (Suizid). Gehirn (8 Schnitte): Keine Fettembolie.

Fall 2: 45jährige Frau. Abtrennung des Kopfes im Halsbereich bis auf eine 10 cm breite Hautbrücke im Nacken bei Überrollen durch schnell fahrenden Güterzug (Suizid). Gehirn (8 Schnitte): Keine Fettembolie. Lungen (7 Schnitte): Keine Fettembolie.

(5) *Weichteilquetschungen* und *-kontusionen (Unterhautfettgewebe). Gewalt-einwirkungen*, die *Weichteile (Unterhautfettgewebe)* treffen, besonders bei *Quetschwunden*, können in einzelnen Fällen Fettembolien zur Folge haben (WARNSTEDT 1888; STRASSMANN 1933; SCULLY 1956; KÜHNE 1957; WEISZ 1974; BALTENSWEILER 1977; GERVASI et al. 1978).

BALTENSWEILER (1977) beschreibt die Befunde eines 18jährigen Patienten, der nach einem schweren Kfz-Unfall ein Fettemboliesyndrom entwickelte, obwohl er lediglich eine Fraktur der Metacarpalia IV und V erlitt. Als Ursache der Fettembolie werden die ausgedehnten und schweren Weichteilverletzungen und -erschütterungen angeführt.

GERVASI et al. (1978) berichteten bei einem 18jährigen Patienten, der nur minimale Weichteilverletzungen und keine Frakturen erlitten hatte, über Fettemboliesyndrom, das sich nach einen freien Intervall von 12 h entwickelt hatte.

KÜHNE (1957) beschrieb die Befunde bei 16 tödlich verunfallten Patienten mit Décollements ohne Vorliegen von Frakturen mit Fettembolien der Lungen und 10mal auch des Gehirns. Der Autor deutete diese Befunde so, daß Fett aus dem Knochenmark nicht die einzige Quelle bei der Fettembolie sein könne.

FELTEN (1958) widersprach dieser Auffassung, daß es hierbei zu Fetteinschwemmung aus dem Unterhautfettgewebe komme. Der Autor verweißt darauf, daß nur dort, wo die Venen durch knöcherne Strukturen oder andere Mechanismen offen gehalten werden, Fett in die Blutbahn eintreten könne. Diese Bedingungen liegen nach FELTENs Meinung offenbar auch in den die männliche Harnröhre umgebenden Schwellkörpern vor, wie aus zwei parallel verlaufenden Beobachtungen hervorgeht, die FELTEN zitiert.

CARR u. JOHNSON (1935) berichteten über eine tödliche Fettembolie nach Ölinjektion in die Harnblase. Bei einem Patienten mit einer Striktur der Harnröhre wurde wegen einer Harnverhaltung katheterisiert: dabei kam es zu einer Blutung. Die daraufhin vorgenommene intraurethrale Injektion von 50 ccm sterilem Öl führte zu einer Miktion. Eine Stunde später traten pulmonale Symptome auf, und nach 4 h *starb* der Patient. Die *Obduktion* ergab eine generalisierte Fettembolie.

KOLMERT (1940) teilte die Befunde bei einem Patienten mit einer Harnröhrenverletzung mit, bei dem eine Urethrographie mit einem öligen Kontrastmittel vorgenommen wurde. Es trat das klinische Bild einer Fettembolie auf. Der Kranke erholte sich.

Ich muß FELTEN (1958), der eine abgewogene Besprechung der Befunde bei der Fettembolie vorlegte, hier widersprechen. Es unterliegt keinem Zweifel, daß signifikante Fettembolien auch ohne Vorliegen von Frakturen, insbesondere solcher langer Röhrenknochen vorkommen können. Heftige Erschütterungen allein, abrupte Beschleunigungen oder Verzögerungen von Knochengewebe, die ohne Knochenbrüche einhergehen, können Knochenmarkfett lösen und mobilisieren. Décollements können sich durchwegs mit schweren Weichteilquetschungen und -kontusionen des Gewebes vergesellschaften, die wiederum auch das Unterhautfettgewebe in Mitleidenschaft ziehen. Es treten bei diesem Prozeß erhebliche mechanische Kräfte auf, die zur Eröffnung von Gefäßen und Freisetzung von Fettgewebe führen, Voraussetzungen für eine Fettembolie.

(6) Nach *Vakuumextraktion* und *Zangengeburt* kann in einigen Fällen eine Lungenfettembolie auftreten.

NÖLLER (1964) berichtete über eine Lungenfettembolie mit tödlichem Ausgang bei einer 17jährigen Patientin nach Vakuumextraktion und Zangengeburt.

(7) Nach *Erschütterungen* und *abrupten Beschleunigungen oder Verzögerungen ohne Vorliegen von Knochenbrüchen* (LESSELLS 1981; GERVASI et al. 1978).

Die Frage muß geprüft werden, ob *heftige Erschütterungen* oder *starkes Schütteln von Knochen Fettembolien erzeugen können.* Lange Zeit blieb die Frage umstritten.

RIBBERT (1894) hatte in Versuchen an Kaninchen eine Serie von Holzhammerschlägen gegen die Hinterläufe angewandt, ohne Frakturen zu erzeugen, und daraufhin Fettembolien in der Lunge festgestellt. Er sah den entscheidenden Faktor in den Erschütterungen und schrieb den Frakturen nur sekundäre Bedeutung zu. Die Untersuchungen wurden von FRITSCHE (1910) wiederholt und der Befund der Lungenembolie bestätigt. FRITSCHE sah sie aber häufiger nach Frakturen als nach Erschütterungen allein. Die experimentellen Untersuchungen von VON BERGMANN (1910) und CALDWELL u. HUBER (1917) ergaben nur wenige Fälle von Fettembolie der Lungen. Fettembolie nach Verprügelung ist bekannt! Entsprechende Beobachtungen am Menschen wurden mitgeteilt von BEITZKE (1912), SILVERSTEIN u. KONZELMAN (1940). Aber WATSON (1970) bemerkt hierzu, daß selbst bei Autopsien Knochenbrüche übersehen werden können. Derselbe Autor führt ein solches Übersehen von Knochenbrüchen auch auf solche Fälle zurück, die nach *Krampfanfällen* mitgeteilt wurden (MEYER u. TEARE 1945).

(8) Bei *Strangulierten* fanden BRINKMANN et al. (1976) in 9 von 34 Fällen eine geringe pulmonale Fettembolie und in 3 Fällen eine Knochenmarkembolie. An den betreffenden Individuen waren keine Widerbelebungsversuche durchgeführt worden.

IV. Artifizielle postmortale Fettembolie

Äußere Herzmassage. Nach *äußerer Herzmassage* wurden in einzelnen Fällen insgesamt geringgradige *Fett-* und *Knochenmarksembolien* der Lungen beschrieben (WALSH u. KING 1942; SCHMIDT 1958; WINKEL u. BROWN 1961; YARNOFF 1963; GARVEY u. ZAK 1964; FALZI et al. 1964; KAPLAN u. KNOTT 1964; HILDEBRAND 1965; JACKSON u. GREENDYKE 1965; LANE u. MERKEL 1965; PALMOVIC u. McCARROLL 1965; HOLCZABEK 1966; SACK u. WEGENER 1968; ROMHANYI u. JEGESI 1968; WEHNER 1968; MÖRL 1970; V. SCHNEIDER u. KLUG 1971; WIRTH u. STAAK 1972; BRINKMANN et al. 1976). Das Ausmaß der Fettembolie ist aber geringgradig (FALZI et al. 1964).

Die *häufigsten Komplikationen* bei der *äußeren Herzmassage* bestehen in *Rippenfrakturen* (JACKSON u. GREENDYKE 1965; BARINGER et al. 1961; JUDE et al. 1961; KLASEN et al. 1963; YARNOFF 1963; HIMMELHOCH et al. 1964; JOHANSSON 1964; KAPLAN u. KNOTT 1964; SILBERBERG u. RACHMANINOFF 1964; HOLCZABEK 1966; SACK u. WEGENER 1968; ROMHANYI u. JEGESI 1968; WEHNER 1968; MÖRL 1970; V. SCHNEIDER u. KLUG 1971; WIRTH u. STAAK 1972; BRINKMANN et al. 1976), in *Sternumfrakturen* (BARINGER et al. 1961; KLASEN et al. 1963; YANOFF 1963; KAPLAN u. KNOTT 1963), in *Fettembolie* der *Lungen* (YARNOFF 1963; KLASEN et al. 1963; HIMMELHOCH et al. 1964; JACKSON u. GREENDYKE 1965; PALMOVIC u. McCARROLL 1964) und in *Knochenmarksembolie* der *Lungen* (BARINGER et al. 1961; WINKEL u. BROWN 1961; YARNOFF 1963; GARVEY u. ZAK 1964; HIMMELHOCH et al. 1964; JOHANSSON 1964; KAPLAN u. KNOTT 1969; SILBERBERG u. RACHMANINOFF 1964).

Für Gerichtsmediziner ist der Hinweis wichtig, daß es sich bei einigen dieser Beobachtungen um *agonale* oder gar um *postmortale* Veränderungen handelt (SACK u. WEGENER 1968).

Die Knochenmarksemboli brechen schnell auseinander und können nach kurzer Zeit nicht mehr nachgewiesen werden.

JACKSON u. GREENDYKE (1965) führten bei 57 aufeinanderfolgenden Patienten Autopsien durch, die während ihrer Lebenszeit terminal äußere Herzmassagen erhalten hatten. Es wurden lediglich die Patienten eingeschlossen, die keine mechanische Gewalteinwirkungen oder Frakturen des Körperskelettes hatten.

Die Autoren fanden Fettembolien in den Lungen bei 46 der 57 Patienten oder 81%, die eine terminale äußere Herzmassage erhalten hatten. Vier von 16 Patienten hatten darüber hinaus eine zerebrale Fettembolie; 35% der 57 Patienten zeigten Frakturen der Rippen, die auf die äußere Herzmassage zurückgeführt werden mußten. In 15% waren 5 oder mehr Rippen frakturiert.

JACKSON u. GREENDYKE (1965) stellen in Übereinstimmung mit DE LAND u. BENNETT (1957) und YARNOFF (1963) fest, daß massive Frakturen von Knochen, besonders Röhrenknochen, nicht notwendig seien um eine Fettembolie der Lungen zu erzeugen. Die Autoren nehmen an, daß Biegung und Kompression des Thorax bei der äußeren Herzmassage zu Mikrofrakturen von Rippen und Sternum führen und daß die pumpenden Aktionen bei der Massage das Fett aus dem Knochenmark in den venösen Kreislauf befördern. YARNOFF (1963) hatte bei 82% von 11 Patienten, die äußere Herzmassage erhalten hatten, eine Fettembolie der Lungen gefunden.

SACK u. WEGENER (1968) berichteten über eine Diskussion am Sektionstisch zwischen Klinikern und Pathologen.

Diskussionsfall: Eine 53 Jahre alte, vorher angeblich nie ernstlich kranke Frau begab sich zu Fuß zu einer Gaststätte. Auf dem Weg erlitt sie einen heftigen retrosternalen Schmerzanfall und brach zusammen. Sie erholte sich und ging nach kurzer Zeit weiter, um vor der Gaststätte von neuem zusammenzubrechen. Während des sofort erfolgenden Transportes zum Krankenhaus im Unfallwagen der Feuerwehr wurde die Patientin pulslos. Sogleich wurde bei ihr während der Fahrt eine Beatmung und äußere Herzmassage – etwa 5–10 min lang – durchgeführt. Bei *Aufnahme* in der Klinik bestand Herzkammerflimmern; Defibrillation und weitere Wiederbelebungsmaßnahmen blieben erfolglos.

Bei der *Leichenöffnung* fanden sich bei nur geringer beetförmiger Atheromatose der Aorta zwei subtotal stenosierende atherosklerotische Beete der rechten Herzkranzschlagader. Als Folgen der extrathorakalen Herzmassage wurden eine Querfraktur des Brustbeinkörpers und beiderseits Rippenserienfrakturen gefunden. *Es lag eine massive Fettembolie vor.*

V. Experimentelle Untersuchungen zur Frage der postmortal entstandenen Fett- und Knochenmarksembolie nach Eintritt des Todes bei äußerer Herzmassage

SACK u. WEGENER (1968) hielten die Fettembolie für einen beim Tode der Patientin wohl wesentlich mitwirkenden Faktor. Dieser Auffassung wurde von den Klinikern widersprochen. Sie betonten, Rippen- und Brustbeinfrakturen sowie Fettembolie seien zwar Folge der extrathorakalen Herzmassage, doch nicht übliche Komplikationen der bei klinisch toten Patienten durchgeführten Methode.

SACK u. WEGENER (1968) gingen der Frage nach, ob durch eine äußere Herzmassage postmortal eine Fettembolie hervorgerufen werden könne. Sie führten an 17 aus dem laufenden Sektionsgut stammenden, nicht stärker abgekühlten (noch flüssiges Körperfett) Leichen innerhalb der ersten 2 h (noch keine Blutgerinnung) nach Eintritt des Todes eine äußere Herzmassage nach der Methode von KOUWENHOVEN et al. (1960) durch. Die Sektion dieser Leichen erfolgte nach Verwahrung im Kühlraum meist etwa 24 h nach dem Tode.

In 15 der 17 Fälle konnte eine *Fettembolie der Lungen* erzeugt werden. *Sie unterschied sich morphologisch nicht von einer intravitalen Fettembolie.* Es fanden sich die bekannten Deformierungen der Fettmassen und -tropfen zu Zylindern, wurstförmigen und gegabelten Gebilden in feinen Pulmonalarterienästen und Kapillaren sowie gestrüppartige Füllungen der feinsten Alveolarwandgefäße. SACK u. WEGENER verweisen auf SEVITT (1962), nach dessen Meinung solche Bilder eindeutig für eine prämortale Fettembolie sprechen. In gleicher Weise hatten MERKEL u. WALCHER (1945) ausgeführt, daß kapilläre und präkapilläre Fettembolie intravitale Verletzungen beweisen würden.

Durch die rhythmische Thoraxkompression bei der äußeren Herzmassage wird nach den Vorstellungen von SACK u. WEGENER an der Leiche offenbar ein künstlicher Kreislauf, zumindest im Brustkorbbereich hergestellt. Er genügt, um durch Druck- und Saugwirkung mit dem Blut frei gewordenes flüssiges Fett aus den gesetzten Frakturen – Sternum und Rippen – vielleicht z.T. auch aus zerquetschtem Unterhaut- und mediastinalem Fettgewebe, über die Blutbahn bis in die Lungen zu befördern. Der Transportweg beginnt in eröffneten Venen der Frakturgebiete und Fettgewebsläsionen (?), führt über die Vv. intercostales, azygos und hemiazygos bzw. über die Vv. thoracales int. in die V. cava sup., durch die rechten Herzhöhlen in die A. pulmonalis und endlich bis in deren feinste Äste und die Lungenkapillaren.

Diese Befunde verglichen SACK u. WEGENER (1968) mit den im Schrifttum mitgeteilten Komplikationen der bei Wiederbelebung durchgeführten äußeren Herzmassage; es beeindruckt die Übereinstimmung der Befunde.

VI. Die Syndrome der nichttraumatischen Fettembolie

Die *verschiedenen Syndrome* der *nichttraumatischen Fettembolie* können von dem der traumatischen nicht unterschieden werden. Die nichttraumatischen Formen können bei einer größeren Zahl ätiologisch verschiedenartiger Prozesse vorkommen. Sie sind für diesen Beitrag, der sich mit den traumatischen Schäden des Gehirns und seiner Hüllen befaßt, von untergeordneter Bedeutung, sie werden *differentialdiagnostisch* vor allem für den Gerichtsmediziner angeführt, um zu zeigen, bei wievielen, insgesamt inhomogenen Prozessen ein Fettemboliesyndrom vorkommen kann, das von einem traumatischen abgegrenzt werden muß.

Im einzelnen gibt es die folgenden nichttraumatischen Fettemboliesyndrome, die zwangsläufig in einer mehr oder minder willkürlichen Form aufgeführt werden:

(1) *Verbrennungen* (ALEXANDER-KATZ 1924; STRASSMANN 1933; SEVITT 1962; EMSON 1958; BERGENTZ 1961).

(2) *Erfrierungen* (BENEKE 1897; HARDMEIER 1963).

(3) Nach *Elektroschocktherapie* (MEYER u. TEARE 1945).

(4) Bei *Thoraxoperationen* (CARTER et al. 1941; McKEOWN 1955), bei *operativen Eingriffen am Herzen* mit *extrakorporalem Kreislauf* (DE CAMP 1957; ADAMS et al. 1959; BLEIFELD 1961; MILLER et al. 1962; CAGUIN u. CARTER 1963).

(5) Nach *intravenöser Applikation* von *öligen Substanzen* oder *Kontrastmitteln* (KOCH 1924; EICHLER 1932; HOFFHEINZ 1933; WALTHER 1939; FEHR 1943; GRANT et al. (1957).

Es liegen einige Angaben über intravenöse Injektionen von Fett bei Menschen vor. SEVITT (1962) erwähnte einen amerikanischen Arzt, der sich 1824 15 ml Rizinusöl in eine Vene seines Unterarms injizierte und überlebte. 1924 berichtete KOCH über einen Patienten, der nach intravenöser Injektion von 24 ml Humanol überlebte. FIBIGER (1900) berichtete über Tod nach zerebraler Fettembolie nach intravenöser Injektion von weniger als 50 ml Olivenöl, CARR u. JOHNSON (1935) von weniger als 35 ml Baumwollsamenöl. Es wurde ein Suizid durch Fettembolie mitgeteilt (Volkmar SCHNEIDER et al. 1971).

VOLKMAR SCHNEIDER et al. (1971) berichteten über eine 23 Jahre alte Krankenschwester, die sich in suizidaler Absicht etwa 30 ml Speiseöl beigebracht hatte, die 3–4 h nach der Injektion mit Somnolenz, Zyanose Raschelgeräuschen über der Lunge und Tachykardie *stationär aufgenommen* worden war und trotz intensiver symptomatischer Therapie *verstorben* war. Das erste Stadium war von der klinischen Symptomatik her durch Rechtsherzbelastung und ventilatorische partielle Insuffizienz, das zweite, das sich innerhalb weniger Stunden entwickelte, durch zerebrale und kardiale Minderblutung charakterisiert. Bei der *Autopsie* bestand keine Purpura cerebri. *Feingeweblicher Befund:* Schwere Fettembolie im Bereich des kleinen und großen Kreislaufs, die Lungenkapillaren sind durch sudanophile Substanzen weitgehend verlegt, aber auch innerhalb der Arteriolen finden sich vereinzelt kleine Fetttröpfchen, im Herzmuskel eine fleckförmige, feintropfige Zellverfettung, die Kapillaren im Gehirn, und zwar vor allem innerhalb der Hirnrinde, sind ausgedehnt durch Fetttropfen verlegt. Es finden sich jedoch keine Ringblutungen, auch nicht im Marklager, die Gefäßschlingen der Nierenkörperchen mitunter wie von Fett ausgegossen, die Leber akut gestaut, in den Sinusoiden vereinzelt grobtropfiges Fett.

(6) *Verfettung der Leber* bei *chronischem Alkoholismus* mit und ohne *abdominelle Verletzungen.* Es stellt sich die Frage, ob von einer *Fettleber bei Gewalteinwirkung Fettvakuolen losgelöst* und zu *Fettembolien führen können* (HAMILTON 1897; ENGEL 1901; GRÖNDAHL 1911; KILLIAN 1931; HARTCROFT 1951; DURLACHER et al. 1954; LYNCH et al. 1959; RAPHAEL u. LYNCH 1958; HILL 1961; OWENS et al. 1962; SEVITT 1962; THALER 1962; BSCHORR 1963; HALLGREN et al. 1966; WATSON 1970).

Die Fettleber muß nicht immer Folge eines chronischen Alkoholismus sein; eine solche kann auch die Folge einer *Hepatitis* (SCHULZ u. HILDEBRAND 1977), sie kann *steroidinduziert* (HILL 1961) aber auch Folge einer chronischen Pankreasinsuffizienz sein.

Mit der Frage, ob aus einer traumatisch geschädigten Leber Fett direkt in die Gefäße übertreten könne, hatte sich VIRCHOW bereits im Jahre 1886 befaßt.

Es ist auch die Frage geprüft worden, ob sich solche Fettembolien auch nach Nekrosen in verfettetem Lebergewebe ohne Gewalteinwirkung (MCMAHON u. WEISS 1929; TONGE et al. 1969) oder gar *spontan ohne Nekrose oder Gewalteinwirkung* (CAMMERMEYER u. GJESSING 1951; HARTCROFT u. RIDOUT 1951; KENT 1955; LYNCH et al. 1959; WATSON 1970) entwickeln können. Insgesamt gesehen, hält WATSON (1970) die Leber nur in äußerst seltenen Fällen und wenn, dann nicht für eine sichere Quelle für Fettembolien.

HARTCROFT u. RIDOUT (1951) beschrieben bei alkoholbedingten Fettleberzirrhosen Fettembolien in den Lungen und Nieren, deren Herkunft sie in der Ruptur von Fettzysten mit anschließendem Eindringen der Fettsubstanzen in die Blutgefäße der Leber annahmen. Diese Autoren, ebenso THALER (1962) und KLOOS (1964) vertreten die mechanische Theorie der Entstehung der Fettembolie. Die Fettsubstanzen werden bei Atembewegungen mit plötzlicher Steigerung des intraabdominellen Druckes mit starker Anspannung der Leberkapsel aus der verfetteten Leber mechanisch in die Gefäße eingepreßt.

DURLACHER et al. (1957) konnten bei 25 Autopsien von Patienten mit alkoholischer Fettleber 5mal eine schwere und 3mal eine leichte pulmonale Fettembolie wahrnehmen, die der Fettembolie bei Trümmerbrüchen der langen Röhrenknochen in ihrer Ausprägung entsprachen und als Todesursache angesehen werden mußten. In dem Untersuchungsmaterial von RAPHAEL u. LYNCH (1958) lagen derartige Befunde bei 76% vor.

RAPHAEL u. LYNCH (1958) veröffentlichten die Kasuistik eines Patienten mit Diabetes und chronischem Alkoholismus, der eine schwere Fettleber hatte, und unter dem Bilde einer pulmonalen und zerebralen Fettembolie verstarb.

LYNCH et al. (1959) berichteten über eine autoptische Untersuchung bei chronischen Alkoholikern. Unter 40 Beobachtungen mit einer alkoholischen Fettleber lagen in 31 Fällen pulmonale Fettembolien vor. Bei 14 dieser Patienten wurde auch das Gehirn untersucht, dabei wurden in 12 Fällen Fettemboli gefunden. Fünf der Patienten waren unter dramatischen klinischen Erscheinungen meist innerhalb weniger Stunden verstorben. Ihre Klagen haben in Kurzatmigkeit, Druckgefühl in der Brust und Benommenheit bestanden. Objektive Befunde bestanden in Zyanose, Kollapsneigung, Eintrübung des Bewußtseins und vereinzelt Krampfanfälle. Der Hinweis ist angebracht, daß in einigen Fällen der Fettembolie die führende Rolle für den Eintritt des Todes zuerkannt wurde, in anderen Beobachtungen wurde sie als ein wesentlicher Faktor angesehen.

HILL (1961) berichtete über eine tödliche Fettembolie bei Kortisonfettleber.

Ein 9jähriges Mädchen wurde wegen einer rheumatischen Myokarditis mit hohen Kortisondosen (80 mg Prednison u. 200 mg Hydrocortison tgl.) behandelt. Nach $2^1/_2$ monatiger Behandlung starb das Kind nach plötzlich einsetzender Zyanose und Krampfanfällen. Die *Autopsie* zeigte eine stark verfettete 1500 g schwere Leber (dem Alter entsprechendes Gewicht 800 g). *Histologisch* lag eine diffuse Verfettung der Leber mit gelegentlicher Ausbildung von Fettzysten vor. In den Lebervenen fanden sich reichlich Fetttropfen. Fettemboli konnten in den Gefäßen der Lungen, Nieren, Milz, Pankreas, der Meningen und des Gehirns nachgewiesen werden.

Bei dem von KLOOS (1964) mitgeteilten Fall handelt es sich um einen Patienten mit einer massiven Fettleber mit zahlreichen Fettzysten. Ein 43jähriger Mann wurde *tot ins Krankenhaus eingeliefert.* Vier Tage zuvor war er auf einer Bananenschale ausgerutscht und mit dem linken Knie auf dem Boden aufgeschlagen. Der *Durchgangsarzt* stellte oberhalb des Gelenkspaltes eine handtellergroße schmerzhafte Weichteilschwellung mit Hämatom fest. Wegen Gehbehinderung wurde Arbeitsunfähigkeit bescheinigt, jedoch bestand kein allgemeines Krankheitsgefühl. Am Abend vor seinem Tod hatte der Patient einen Gasthof aufgesucht. Als er sich am nächsten Mittag von der Couch erhob, um sich zu einem Spaziergang bereitzumachen, brach er plötzlich zusammen. Bei der *Autopsie* fand sich eine exorbitante Fettleber von doppeltem Regelgewicht (3120 g) mit zahlreichen Fettzysten und Ausschleusung der Fettsubstanzen im Blut- und Lymphstrom.

Die Gefahr der Ausschleusung von Fett aus Fettzysten der Leber ist beim Menschen nach Ansicht von KLOOS wegen des großen subphrenischen Soges des Zwerchfells auf das Organ in Abhängigkeit von der aufrechten Körperhaltung viel größer als beim Tier. Forcierte Atembewegungen mit gleichzeitiger plötzlicher Steigerung des intraabdominalen Druckes prädisponiert dazu, und zwar um so mehr, je stärker das Organ geschwollen d. h. die Kapselspannung der Leber ist. Auf diese Weise erklärt sich auch die im vorliegenden Fall zum plötzlichen Tode führende massive Fetteinschwemmung in das Blut unmittelbar nach dem Aufrichten des Körpers aus der Ruhelage.

SCHULZ u. HILDEBRAND (1977) berichteten über eine 63jährige Frau, die 1–2 h nach einer Pilzmahlzeit hochakut erkrankte und 24 h danach in einem nicht beherrschbaren Schock verstarb. *Autoptisch* zeigte sich eine akute gelbe Leberdystrophie bei vorbestehender Fettleber. Ätiologisch konnte eine Knollenblätterpilzvergiftung ebenso ausgeschlossen werden wie eine andere exogene Vergiftung. Ursächlich für die akute Leberdystrophie war sehr wahrscheinlich eine fulminante Virushepatitis. Der Zerfall der verfetteten Leberzellen führte zu einer ungewöhnlich schweren generalisierten Fettembolie, die morphologisch als Todesursache anzusehen war.

In diesem Zusammenhang sind Untersuchungen an Ratten, die HARTCROFT (1951) vornahm, von Interesse. Die Tiere wurden lange Zeit mit einer cholinarmen Diät ernährt, es entwickelte sich nach kurzer Zeit eine grobtropfige Verfettung der Leberzellen. Es bildeten sich Fettzysten durch Ruptur der Membranen benachbart liegender Leberzellen. Wurde der Druck der Fettansammlungen zu groß, so entleerten sich die Fettmassen entweder in die Gallenkapillaren, oder in die Sinusoide. Es konnten bei diesen Tieren Fettbestandteile in Ästen der V. hepatica und in Arteriolen und Kapillaren der Lunge nachgewiesen werden. Nach Durchtritt durch den kleinen Kreislauf gelangte Fett in die Kapillaren des Herzmuskels und der Nieren.

THALER (1962) verweist darauf, daß es Fettzysten von einem Ausmaß, wie sie in der Rattenleber vorkommen, bei der menschlichen Fettleber nicht gibt. Wenn es beim Menschen dennoch zu so massiven Embolien aus der verfetteten Leber kommen kann, so hängt das seiner Meinung nach mit den besonderen physikalischen Bedingungen zusammen, denen die Leber bei aufrechter Körperhaltung unterworfen ist.

Die anatomische Fixation der Leber durch Peritonealduplikaturen an das Zwerchfell und an die vordere Bauchwand und die dorsale Verankerung an die V. cava inf. und die hintere Bauchwand reichen keineswegs aus, um das schwere Organ in seiner Position unter der rechten Zwerchfellkuppe zu halten. Dies wird erst durch das Zusammenwirken mehrerer physikalischer Faktoren erreicht: Die Leber ruht auf dem Luftkissen der Darmschlingen und wird einerseits durch den intraabdominellen Druck, der durch den Tonus der Bauchmuskulatur bewirkt wird, nach oben gedrückt, andererseits durch den subphrenischen Sog, der eine Tragkraft von rund 2 kg ausüben soll, an das Zwerchfell gezogen. Einen weiteren Sicherungsfaktor stellt die kapillare Adhäsion zwischen den peritonealen Oberflächen von Leber und Zwerchfell dar.

Weiter heißt es bei THALER (1962): Fetteinlagerung bedingt gleichzeitig auch eine Vergrößerung der Leber: im Falle von HILL (1961) war das Organ fast bis auf das Doppelte des Normalgewichtes „aufgepumpt". Da die Leber von einer bindegewebigen, nur allmählich dehnbaren Kapsel umschlossen ist, bedeutet eine Größenzunahme immer auch eine Erhöhung des inneren Druckes. Unter solchen Verhältnissen ist es ohne weiteres vorstellbar, daß die Atemmassage oder gar ein Hustenstoß imstande ist, eine tödliche Fettmenge aus der Leber in die Blutbahn auszupressen.

(7) Bei *Tod im Delirium tremens* kann eine pulmonale Fettembolie vorliegen. Wahrscheinlich verursachen die terminalen Konvulsionen im Anfall Erschütterungen, die zur Freisetzung von Fett führen (GAUSS 1916; REH 1979). Inwieweit eine Leberverfettung eine Rolle spielt, ist nicht bekannt.

(8) Bei *operativen Eingriffen* an adipösen Patienten.

KELEMEN (1962) berichtete über die folgende Kasuistik:

Bei einer 38jährigen Frau, mit dicker Fettschicht auf dem Bauch, wird eine Appendektomie durchgeführt. Wegen der Blutungen werden während der Operation ungewöhnlich viele Gefäße unterbunden, die Technik der Operation läßt auch mancherlei zu wünschen übrig. Drei Tage später Bronchopneumonie, nachher Bewußtlosigkeit; die *Sektion* zeigt Fettembolien im Gehirn und in den Nieren, keine lokalen Komplikationen.

Die Frage wurde auch diskutiert, ob Fettembolie häufiger bei *korpulenten Patienten* vorkomme, wie ALEXANDER-KATZ (1924) behauptete. WARREN (1946) fand dagegen kein gehäuftes Auftreten von Fettembolie bei fettleibigen Patienten, ein Befund dem auch WATSON (1970) zustimmte.

(9) Bei *parenteraler Ernährung* mit *Fettemulsionen* (ELKES 1949; LEVENSON et al. 1957; SCHETTLER u. SCHWARTZKOPFF 1962; ZÖLLNER u. SCHUMACHER 1962).

(10) Bei *Vorliegen* einer *akuten Pankreatitis.*

Systematische Fettembolien bei *Bestehen* einer *akuten Pankreatitis* wurden beschrieben (GRÖNDAHL 1911; LYNCH 1954; EDMONDSON u. FIELDS 1942; RAPHAEL u. LYNCH 1958; JOHNSON u. TONG 1977; GUARDIA et al. 1989). Bei Patienten mit *akuter Pankreatitis* wurde auch das Vorkommen einer *Fettembolie* von *Blutgefäßen* der *Retina* beschrieben (*Purtscher-Retinopathie*) (INKELES u. WALSH 1975; JONES 1981).

Eine entsprechende Beobachtung folgt:

GUARDIA et al. (1989) berichteten über eine 51jährige Patientin, die eine zunehmende Hypoxämie und Systemschäden während einer akuten Pankreatitis entwickelte. Bei der *Autopsie* wurden Fettemboli in den Lungen, Nieren, im Herz, als auch multiple petechiale Blutungen im Gehirn nachgewiesen. Die Läsionen im Gehirn lagen in Groß- und Kleinhirn, im Corpus callosum, den Stammganglien, in Mittelhirn, Pons und Medulla oblongata. *Mikroskopisch* lagen nekrotische Blutgefäße vor, die von einer entmarkten Zone und einem Ring von Erythrozyten umgeben waren. Fettsubstanzen konnten nicht nachgewiesen werden.

(11) Bei *plötzlicher tödlicher Dekompression* in der *Unterdruckkammer* (HAY-MAKER u. DAVIDSON 1950; HAYMAKER 1957; ODLAND 1959; PIOCH 1961; HENN 1962; FISCHER 1963), beim *Tauchen* (MÖTTÖNEN u. KARKOLA 1971) sowie im *Caisson* (HAYMAKER u. JOHNSTON 1955; HUTH 1971).

(12) Bei *Eklampsie* (VIRCHOW 1886; ALEXANDER-KATZ 1924).

(13) Bei *Vorliegen* von *schweren Infektionskrankheiten*, etwa bei Infektionen mit Chlostridium Welchii (LOOKE et al. 1945; GOVAN 1946).

(14) Bei *krankhaften Prozessen*, die *Knochenmarkinfarkte* hervorrufen, wie etwa *Sichelzellenanämie* (SHELLEY u. CURTIS 1958).

(15) Bei der *Lymphangiographie* (GOLD et al. 1965).

(16) *Lungenfettembolie* nach *Hysterosalpingographie* (GRANT et al. 1957).

(17) Bei *Diabetes mellitus* ohne Gewalteinwirkung (SANDERS u. HAMILTON 1879; EBSTEIN 1899; BANTIN 1926; KENT 1955; CUPPAGE 1963).

KENT (1955) untersuchte Lungengewebe von Diabetikern und fand Fettembolien, die geringfügig und klinisch unbedeutend waren.

(18) Bei *einigen Anämien* (VAN PHAU u. DAVID 1959; SESSNER et al. 1961).

(19) Bei *Vergiftungen* mit Tetrachlorkohlenstoff (MACMAHON u. WEISS 1929), mit *Phosphor* (HESCHL 1876), *nach Inhalation* von *Flugbenzin* (TONGE et al. 1969).

MACMAHON u. WEISS (1929) teilten die Kasuistik eines 34jährigen Alkoholikers mit, der sich mit Tetrachlorkohlenstoff vergiftet hatte und 2 Tage später verstarb. Die *Obduktion* zeigte eine leichte zirrhotische Fettleber mit Zeichen der Nekrose. In den Gefäßen der Lungen lag eine massive Fetteinschwemmung vor.

Die Situation wird dadurch noch kompliziert, daß in vielen Statistiken über die Häufigkeit von Fettembolien berichtet wird, ohne auf spezielle Ursachen einzugehen, etwa bei:

(1) tödlichen Unfällen allgemein, (2) Verkehrsunfällen (3) Kriegsverletzungen und (4) Flugzeugunfällen.

Weiter sollte unterschieden werden, ob es sich um die Auswertung von klinisch-pathologischem oder gerichtsmedizinischem Untersuchungsgut handelt. Leider sind in bisherigen Vergleichen von Serien verschiedener Autoren diese Gesichtspunkte gar nicht oder nur teilweise beachtet worden. Zukünftige morphologische Untersuchungen sollten eine strengere Unterscheidung der verschiedenen Formen oder Typen der Fettemboliesyndrome vornehmen, um zu sinnvollen Vergleichen zu gelangen.

(1) *Tödliche Unfälle allgemein*: ALEXANDER-KATZ (1924) sah in einer Serie von 600 Obduktionen in 46 Fällen Fettembolien bei Tod nach inneren Erkrankungen; der Verfasser vermutete zwischen der fettigen Degeneration der parenchymatösen Organe und dem Zustandekommen der Lungenfettembolien einen Zusammenhang.

STRAUSS (1933) wertete aus der Literatur 124 Fälle von zerebraler Fettembolie aus. Mit Ausnahme von 2 Beobachtungen hatten Gewalteinwirkungen vorgelegen. Bei 103 von diesen 122 Fällen hatten die Gewalteinwirkungen zu Frakturen geführt. Darunter finden sich 11 Fälle von operativem Trauma gelegentlich eines orthopädischen Eingriffes. Von den 103 Fällen hatten 79 unkomplizierte Frakturen. Daraus ergibt sich die ursächliche Bedeutung gerade geschlossener Frakturen für die zerebrale Fettembolie. Die Erklärung hierfür besteht wohl darin, daß bei den geschlossenen unkomplizierten Frakturen ein Abfließen des aus dem Gewebe freigewordenen Fettes nach außen unmöglich ist und damit die Aufnahme des Fettes in das Gefäßsystem steigt. Weiter hebt STRAUSS hervor, daß sich kein Fall fand, bei dem eine Rippen-, Schlüsselbein- oder Brustbeinfraktur allein zu einer zerebralen Fettembolie geführt habe. Von den 103 Fällen hatten mindestens 82 Frakturen im Bereich der unteren Extremitäten, womit die ursächliche Bedeutung dieser Frakturen besonders deutlich wird.

Von den 18 traumatischen Fällen ohne Frakturen aus der Serie von STRAUSS zeigten 14 Verletzungen der Haut einschließlich des Unterhautzellgewebes. Drei Fälle betreffen Verbrennungen 2. und 3. Grades (KILLIAN 1931, Nr. 26, 27 und 29). Bei 4 Fällen handelte es sich um Operationen an besonders adipösen Personen (BISSELL 1917, Fall 1 u. 2).

Erschütterungen allein können zu pulmonaler Fettembolie führen. Entsprechende Tierversuche wurden von RIBBERT 1894 sowie FRITZSCHE 1910 durchgeführt. Klinische Beobachtungen von FUCHS (1909) sichern das auch.

Erschütterungen, wie sie bei Transporten in Krankenwagen auftreten, begünstigen nach Eintritt einer pulmonalen Fettembolie eine Weiterleitung des Fettes in den großen Kreislauf (BUSSE 1901; VON KATASE 1917; SUTTON 1922; KIRSCHNER 1924; MAKAI 1932). Ob motorische Unruhezustände oder ängstliche Erregungszustände des Patienten mit forcierter Atmung den gleichen Effekt haben, wissen wir nicht; man kann lediglich Mutmaßungen darüber anstellen.

Ob Erschütterungen allein eine zerebrale Fettembolie erzeugen können ist nicht entschieden, eine von FRAUENDORFER (1924) veröffentlichte Beobachtung spricht dafür.

Nach tödlichen Unfällen fand HUNT (1941) bei histologischer Untersuchung in 15% eine schwere Fettembolie.

Bei 19 Unfalltoten konnten DENMAN u. GRAGG (1948) 6mal eine schwere Fettembolie und 3mal eine leichte nachweisen.

Bei Obduktionen von 85 Unfallverletzten konnte KRAUS (1955) in 32 Fällen eine Fettembolie des Gehirns aufdecken, die allerdings lediglich bei 5 Beobachtungen schwer war.

WYATT u. KHOO (1950) fanden in ihrer Serie von 30 Patienten, die ihren Verletzungen erlegen waren, eine tödliche Fettembolie in 13%. In der Serie von Patienten, die infolge eines Verkehrsunfalles verstorben waren, über die SHEYNIS (1951) berichtete, war in 12% eine Fettembolie des großen Kreislaufes nachweisbar. In der Serie von 25 tödlichen Unfallfolgen, die SAIKKU (1954) untersuchte, betrug die Häufigkeit der tödlichen zerebralen Fettembolie 32%. KRAUSS (1955) führte systematische Untersuchungen über Einschwemmung von Fett in das Gehirn in einer Serie von 85 tödlichen Unfällen durch. In 50% der Unfälle mit Frakturen, die nach 2 h bis 15 Tagen zum Tode geführt hatten, wurde Fett in den Gehirnkapillaren gefunden. In 32 Fällen lag eine Fettembolie des Gehirns vor; bei 5 Beobachtungen war sie schwer. Im allgemeinen war ein stärkerer Grad von Fettembolie der Lungen Voraussetzung für die Gehirnembolie. In dem Untersuchungsgut von tödlichen Unfallfolgen von SÄKER (1955) lag in 32% eine Fettembolie des großen Kreislaufes vor.

SAIKKU (1954) berichtete über die Behandlung einer Serie von 881 Frakturen, von denen 342 solche von langen Röhrenknochen waren. Bei 357 Patienten wurde eine operative Behandlung durchgeführt und bei 86 Marknagelungen. Es traten 25 Todesfälle auf, davon 8 infolge Fettembolie. Mit der Ausnahme von einem Fall traten alle Fettembolien bei konservativer Behandlung auf.

KRAUSS (1955) untersuchte die Gehirne von 85 Patienten, die in einem Zeitraum von wenigen Minuten bis zu 17 Tagen nach einem Unfall gestorben waren, an verschiedenen Stellen auf das Vorliegen einer Fettembolie. In 32 Fällen (37,6%) konnte eine Fettembolie des Gehirns nachgewiesen werden. In 5 Fällen (5,9%) mußte die zerebrale Fettembolie als „schwer" bezeichnet werden und in 4 Fällen (4,7%) hatte sie zu kleinen Erbleichungen und Erweichungen geführt.

SCULLY (1956) fand dagegen bei der Auswertung von 110 Unfallverletzungen mit Todesfolge eine tödliche zerebrale Fettembolie nur in 1%; in 8% fand er Fett im großen Kreislauf. Die Niere war 3mal häufiger befallen als das Gehirn. SEVITT (1957) sowie EMSON (1958) berichteten in ihren Serien bei weniger schweren Verletzungen mit wenigen Frakturen in 1,8% und beim Vorliegen multipler Frakturen in 11,3% eine tödliche zerebrale Fettembolie.

KELEMEN (1962) konnte Fett in den Lungen von Personen, die durch einen Verkehrsunfall umgekommen waren, in 92%, bei Betriebsunfällen in 80%, bei Sturz aus der Höhe (Fallschirm- oder Flugzeugunfall), beim Sprung, Fall aus der Höhe in 95% (Fälle, wo Herz oder Lunge angerissen waren, wurden außer Acht gelassen), bei Verbrennungen oder Verbrühungen in 40%, bei postoperativ binnen 14 Tagen verstorbenen korpulenten Personen in 52%, speziell: bei Knochenmarknagelungen in 73% in geringerem, größerem oder ganz auffallendem Maße nachgewiesen werden. Der jüngste Patient war ein 4 Monate alter Säugling, welcher zum Sonnen auf den Balkon gelegt wurde. Der Stuhl, auf welchem der Säugling lag, fiel um, das Kind rutschte vom Kissen herunter und fiel zwischen dem Gitter des Balkons von zweiten Stock herab. Der Tod trat erst 3 h nach dem Unfall ein und in den Lungen konnte eine ausgedehnte Fettembolie beobachtet werden. Der Autor führt einige charakteristische Fälle an:

19jähriges Mädchen hat beim Skiunfall die rechte Tibia frakturiert. Das Bewußtsein hatte sie keinen Augenblick verloren. Nach der *Einlieferung ins Krankenhaus* wird ein zirkulärer Gipsverband angelegt. 48 h später bei größtem Wohlbefinden plötzlicher Bewußtseinsverlust, Fazialisparese. Der Zustand verschlimmert sich weiter so, daß die Patientin 48 h später stirbt. *Todesursache:* Extrem hochgradige pulmonale Fettembolie.

48jähriger Patient, bei einem Bauunfall fällt ein Balken auf den linken Oberschenkel und frakturiert diesen. Bei völligem Wohlbefinden 24 h später plötzlicher Bewußtseinsverlust, nach 3 Tagen *Exitus.* Bei der *Sektion:* Schwere Gehirn- und Nierenfettembolie, über die Fettembolie der Lungen hinaus, welche als einzige Todesursache in Frage kommt.

8jähriger Knabe, Sturz beim Obstpflücken aus 3 m Höhe vom Baum. Verliert das Bewußtsein für einige Minuten, kommt aber bald zu sich, fühlt sich gut, vom Arzt wird aber Bettruhe verordnet; 48 h später Bewußtseinsverlust, und einige Stunden später *Exitus.* Bei der *Sektion:* Im Gehirn, in der Herzmuskulatur und in den Nieren Fettembolien ohne jegliche organische oder Knochenveränderung.

50jähriger Mann, leidet an sexueller Aberration, läßt sich mit einem Koppel schlagen, befriedigt sich dabei; 36 h später wird er *tot* aufgefunden. An der Stelle der Mißhandlung schwere Blutungen, Zerstörung des Fettgewebes, die *histologische Untersuchung* weist eine Fettembolie im Gehirn und in den Nieren nach.

24jähriger Segelflieger, erleidet bei einem Unfall mehrfache Knochenbrüche, unter anderem am rechten Oberarm. Der Arm wird provisorisch auf eine Gipsschiene gelegt, diese bricht bei einer unerwartet heftigen Bewegung und die Enden des frakturierten Knochens rücken auseinander. Binnen einiger Minuten Bewußtlosigkeit und Tod. *Todesursache:* Fettembolie, um die Fraktur zerstörtes Fettgewebe in großen Mengen.

36jähriger Radfahrer stößt an einen PKW und stürzt. Erleidet nur geringe Hautverletzungen, geht selbst nach Hause zurück und sucht nachher die Poliklinik auf. Während des Wartens bricht er zusammen und stirbt. Die *Sektion* hat als Todesursache auch hier die Fettembolie sichergestellt.

PAZELL u. PELTIER (1972) untersuchten 63 Patienten, die eine Fettembolie hatten. Diese Patienten hatten insgesamt 280 Frakturen. Acht Patienten hatten lediglich eine Fraktur, während 14 mehr als 8 hatten. Zusätzlich zu den Frakturen hatten viele noch Weichteilverletzungen. Das Verhältnis Männer: Frauen war 3:1. Das Durchschnittsalter der Patienten betrug 34 Jahre, mit einem Alter von 3–83 Jahren.

Bei 55 der 63 Patienten lagen petechiale Blutungen der Haut vor. Sie traten bereits nach 12 h und manchmal erst 96 h nach der Verletzung auf. Sie waren am häufigsten in den Achselhöhlen, über der Brust und an den Körperseiten. Gelegentlich fanden sie sich in den Konjunktiven, am weichen Gaumen und in einem Fall auch im Gesicht.

Störungen der Bewußtseinslage in verschiedenem Ausmaß bestanden bei 54 der 63 Patienten. Es gab 11 Patienten mit Schädelfrakturen.

Die klinischen Zeichen in dieser Serie reichten von kortikaler Blindheit bis zu Hemiballismus.

Neun der 63 Patienten verstarben, das entspricht 14%. Bei 7 Patienten war der Tod Folge der Fettembolie und bei zwei Infektionen, die eine Tracheotomie komplizierten. Die Mortalität nahm mit zunehmendem Alter zu. Alle verstorbenen Patienten hatten zumindest 3 Frakturen.

In einer Serie von KROUPA et al. (1974) über 300 Unfallverletzte zeigten 80% der tödlich Verletzten, die unmittelbar nach der Gewalteinwirkung starben, Fettemboli in unterschiedlicher Ausprägung. Diejenigen Verletzten, die den Unfall 6 h überlebten, zeigten bei der *Autopsie* in 96% Fettemboli. Bei einem Überleben der Patienten von 12 h bestand eine Fettembolie in 100%.

RISKA u. MYLLYNEN (1982) berichteten über 384 Patienten mit multiplen Verletzungen und Frakturen langer Röhrenknochen, des Beckens und/oder Wirbelsäule, die zwischen 1967 und 1974 konservativ behandelt worden waren. Bei 84 Patienten (22%) zeigten sich klinische Zeichen eines Fettemboliesyndroms. Bei von 1975–1978 operativ behandelten 211 Patienten mit Röhrenknochen- bzw. Beckenbrüchen konnte dagegen nur in 3 Fällen (1,4%) ein klinisches Fettemboliesyndrom nachgewiesen werden.

JACOBSON et al. (1986) berichteten über 12 Patienten, bei denen es nach Frakturen im Bereich der Extremitäten zu einer Fettembolie mit zerebralen Komplikationen kam.

(2) *Tödliche Verkehrsunfälle:* GREENDYKE (1964) untersuchte 112 Patienten, die tödlichen Kfz-Unfällen erlegen waren, im Hinblick auf Fettembolien; 19% der Patienten, die während der Unfälle verstorben waren, zeigten eine leichte Fettembolie der Lungen, während 86% der Patienten, die einige Zeit nach der Aufnahme im Krankenhaus verstorben waren, ausgedehnte Fettembolien der Lunge aufwiesen. Es wurde angenommen, daß bei 9 der Patienten die Fettembolie ein maßgeblicher Faktor beim Tode war, alle zeigten massive Fettembolien der Lungen. Außerdem zeigten 3 schwere zerebrale Fettembolien.

(3) *Kriegsverletzungen:* In einer Serie aus dem 2. Weltkrieg von 100 Beobachtungen fand WARREN (1946) eine häufige Beteiligung des großen Kreislaufs. Von den 100 Fällen waren 61 die Folge von Kfz-Unfällen. Fast alle der verletzten und gesunden jungen Männer hatten ein- oder mehrfache Knochenfrakturen (81% Ober- und Unterschenkelbrüche). In 63 untersuchten Fällen hatten 73% eine Fettembolie der Nieren; das Gehirn war in 31 Fällen beteiligt, 7mal gering, 13mal mittelgradig und 11mal ausgeprägt. Bei 65% von Verwundeten im 2. Weltkrieg, die ihren Verletzungen erlagen, bestand eine Fettembolie der Lungen (MALLORY et al. 1950). Ähnliche Befunde liegen aus dem Koreakrieg vor (COLLINS et al. 1968).

(4) *Flugunfälle:* Bei den von KRÜCKE (1948) untersuchten 200 Flugunfällen fand sich in 9% Fett im großen Kreislauf. Man muß berücksichtigen, daß alle unmittelbar tödlichen Flugunfälle von KRÜCKE in seine Untersuchungen mit einbezogen wurden. MASON (1962) konnte bei der Auswertung von Flugunfällen eine Fettembolie des großen Kreislaufs von lediglich 2% feststellen.

MASON (1978) fand Fettembolien in den Lungen in 60% und Knochenmarkembolien in 30% einer großen Serie von Todesfällen nach Flugzeugunfällen. Knochenmarkembolien wurden von diesem Verfasser niemals ohne gleichzeitig vorkommende Fettembolie gesehen.

BIRRE u. KOELMEYER (1983) berichteten über den Absturz einer DC-10 infolge inkorrekt eingestellten Höhenanzeigers im Jahre 1973 in der Antarktis. Dabei kamen 257 Passagiere und die Besatzung ums Leben. Im Zusammenhang mit der anschließenden Untersuchung von 231 Todesopfern wurde in 205 Fällen Lungengewebe asserviert und einer eingehenden histologischen Untersuchung unterzogen. Die Verfasser waren an der Erfassung von Fett- und Knochenmarksembolien im Lungengewebe interessiert.

VII. Verlaufsformen der zerebralen Fettembolie

Aufgrund seiner eigenen großen Erfahrungen und des Studiums der einschlägigen Literatur unterscheidet FELTEN (1958) *4 Verlaufsformen* der *zerebralen Fettembolie:* (1) Die *klassische Verlaufsform,* (2) *die perakute zerebrale Fettembolie,* (3) die *protrahierte Fettembolie* und (4) die *atypischen Fälle.*

1. Die klassische Verlaufsform der zerebralen Fettembolie

Nach den Angaben von FELTEN (1958) verlaufen etwa $^3/_4$ der Fälle von schwerer zerebraler Fettembolie unter der klassischen Verlaufsform: Nach einem Unfall mit einem oder mehreren Knochenbrüchen kommt es nach ein oder zwei Tagen zu Verwirrtheitszuständen, die in tiefe Bewußtlosigkeit übergeht.

FELTEN (1958) gab ein Beispiel für die *klassische Verlaufsform:*

Ein 24jähriger Mann erleidet einen Unterschenkelbruch, der chirurgisch versorgt wird; eine Schädelverletzung hatte sicherlich nicht vorgelegen. Am 2. Tag nach dem Unfall traten Unruhe und Verwirrtheitszustände auf, die in Somnolenz übergingen. Bei regelrechtem Pupillenbefund erschienen Pyramidenbahnzeichen. Die Bewußtseinsstörung hellte sich langsam auf, schwand aber erst nach über 3 Wochen wieder völlig. Auch die Veränderungen am Augenhintergrund (Netzhautödem rechts und Blutungen über dem ganzen Fundus, z.T. mit gelblichen Herdchen, die kleinen Arterien teilweise verschlossen) und die neurologischen Ausfallserscheinungen bildeten sich vollständig zurück. Ein Jahr nach dem Unfall war Heilung erreicht.

Die *neurologische Symptomatik* ist vielgestaltig und uncharakteristisch, Pyramidenbahnzeichen sind ein häufiges Symptom.

Ob eine sog. „*kortikale Fettembolie*" mit Unruhe, Bewußtseinstrübung und schließlich Bewußtlosigkeit einhergeht, und eine „*Fettembolie des Hirnstammes*" durch Pupillenstörungen und mit einem hohen Temperaturanstieg einhergeht, wie es ALLDRED (1953) beschrieb, ist sehr zweifelhaft. Solche Aussagen müßten an einem größeren Untersuchungsgut nachgeprüft werden. Aus der histologischen Auswertung entsprechender Fälle zerebraler Fettembolie wissen wir, daß die geweblichen Alterationen in allen den genannten Regionen vorkommen, daß es solche regional begrenzten Formen nicht gibt. Gerade bei der zerebralen Fettembolie fehlen derartige lokalisatorisch deutbare Befunde.

Zerebrale Krampfanfälle sind vereinzelt beschrieben worden (RUMBALL 1949; BROWN DE WITT 1954), sie gehören aber nicht zum typischen Bild.

2. Die perakute Verlaufsform der zerebralen Fettembolie

Das „freie Intervall" ist kurz. Gleichzeitig vorliegende Befunde einer Schädel-Hirn-Verletzung können die Diagnose maskieren und unmöglich machen.

FELTEN (1958) veröffentlichte eine Beobachtung einer perakuten zerebralen Fettembolie: Ein 30jähriger erlitt einen Oberschenkel- und Unterschenkelbruch und eine Hirnerschütterung mit nur kurzdauernder Bewußtseinsstörung. Schon 4 h nach dem Unfall traten die Zeichen der zerebralen Fettembolie auf, ohne daß pulmonale Symptome vorhergegangen waren. Wegen des Verdachtes auf eine intrakranielle Blutung wurde eine doppelseitige Probetrepanation ausgeführt, sie verlief ergebnislos. Der Tod trat 20 h nach dem Unfall als Folge einer schweren perakuten Fettembolie ein.

Die *klinische Differentialdiagnose „intrakranielle Blutung oder zerebrale Fettembolie"* ist von vielen Autoren diskutiert worden (GRÖNDAHL 1911; BÜRGER 1915; TOBLER 1922; MELCHIOR 1924; VANCE 1931; KLAPP 1931; HOFFHEINZ 1933; DUNPHY u. ILFELD 1949; R. C. SCHNEIDER 1952; PIA (1957).

FELTEN (1958) stellte 3 wesentliche Kennzeichen der zerebralen Fettembolie bei der Abgrenzung gegen eine intrakranielle Blutung heraus: (1) Zeichen der intrakraniellen Drucksteigerung werden bei der zerebralen Fettembolie fast immer vermißt. (2) Die Pupillenreaktion pflegt bei der zerebralen Fettembolie lange Zeit erhalten zu bleiben, und Pupillenstarre oder einseitige Pupillenerweiterung kommen bei der zerebralen Fettembolie praktisch nicht vor. (3) Einseitige Lähmungen oder das Auftreten von einseitigen Krampfanfällen sprechen für eine intrakranielle Blutung, schließen jedoch eine zerebrale Fettembolie nicht aus.

3. Die protrahierte Form der zerebralen Fettembolie

Diese wurde bereits von Victor STRUPPLER (1940) dargestellt, der Autor sprach von verzögerter Fetteinschwemmung. Die klinischen Befunde stellten sich erst 8 Tage nach dem Unfall ein.

FELTEN (1958) beschrieb einen Fall einer protrahierten zerebralen Fetteinschwemmung. Ein 56jähriger erlitt eine schwere Verletzung mit multiplen Frakturen aber sicher ohne stärkere Hirnbeteiligung. Vier Tage nach der Verletzung stellten sich langsam zunehmende Zeichen einer zerebralen Fettembolie mit verhältnismäßig oberflächlicher Bewußtseinstrübung und athetoider Bewegungsunruhe in den oberen Gliedmaßen ein. Erst 2 Wochen nach dem Unfall trat ein stärkerer Verwirrtheitszustand auf, der etwa 8 Tage lang anhielt und sich dann langsam zurückbildete; während dieser Zeit waren grobe psychische Veränderungen festzustellen.

Einen Fall einer sog. protrahierten Fettembolie teilte KÖNIG (1956) mit:
Ein zuvor gesunder und unauffälliger 52jähriger erleidet einen Berufsunfall mit 3 Rippenbrüchen rechts durch Sturz aus 2 m Höhe. Die Rippenreihenfraktur wird stationär durch einen Heftpflasterziegelverband versorgt. Eine Schädel-Hirn-Verletzung kann ausgeschlossen werden. Etwa 12 h nach dem Unfall tritt eine als schwerer Kreislaufkollaps gedeutete Komplikation auf, die sogar eine Infusion erfordert. Nur langsam besserte sich das Allgemeinbefinden des Patienten unter Bettruhe innerhalb von 14 Tagen bis zur Entlassung in hausärztliche Weiterbehandlung. Hier wird von den Angehörigen eine auffallende psychische Veränderung bemerkt, indem der zuvor gutmütige Familienvater zunehmend streitsüchtig, bösartig, gewalttätig und schließlich verwirrt wurde. Der vom behandelnden Chirurgen hinzugezogene Psychiater nimmt eine Pseudodemenz als posttraumatische psychogene Reaktion bei Ablehnung einer organischen Störung an. Bei der *Klinikaufnahme* 26 Tage nach dem Unfall wird ein Verwirrtheitszustand mit Desorientierung und zunehmender Somnolenz festgestellt. Erst jetzt finden sich ausgeprägte neurologische Ausfälle, wie Anisokorie, Reflexdifferenzen, positiver Babinski rechts und Sprachstörungen. Der Patient verstirbt am 35. Tag nach dem Unfall an Herz- und Kreislaufversagen.

Die *histologische Untersuchung* des *Gehirns* zeigt eine Hyperämie und ein Ödem des Gehirns, multiple Defektherde verschiedener Größe von unvollständiger und vollständiger

Erweichung, Status spongiosus, Kolliquationsnekrose mit Fettkörnchenzellen und reparative Glianarben, vereinzelte intravasale Fettembolie.

Ich zögere, den zuvor genannten Fall unter einer protrahierten Fettembolie einzuordnen. Denn aus der vorzüglich mitgeteilten Vorgeschichte und den Befunden ergibt sich doch eindeutig, daß bereits 12 h nach dem Unfall schwere Komplikationen vorlagen, die sogar eine Infusion erforderlich machten. Das klinische Bild der zerebralen Fettembolie wurde als „schwerer Kreislaufkollaps" mißgedeutet. Schon frühzeitig werden von den Angehörigen psychische Veränderungen beschrieben, bei denen zunächst Verwirrtheitszustände mit Desorientierung und Somnolenz im Vordergrund standen, Befunde, die gut zum klinischen Bild der Fettembolie passen, wie es eingehend im entsprechenden Abschnitt beschrieben wurde. Allerdings traten ausgeprägte neurologische Befunde erst relativ spät auf.

4. Die atypischen Fälle der zerebralen Fettembolie

Die atypischen Fälle sind sehr selten. Hier werden alle diejenigen Fälle eingeordnet, die nicht zu einer jener Verlaufsformen gehören. *Dieser* Verlaufsform ist im allgemeinen eine Verletzung vorausgegangen, bei der Frakturen nicht auftraten.

Fälle von Fettembolie wurden beobachtet bei Patienten, bei denen keine Knochenfraktur bestanden hatte. Es wurde dabei diskutiert, daß heftige Erschütterungen des Körpers und damit auch des Knochenmark, auch ohne Fraktur zu einer Fettembolie führen könnten. Die erste Mitteilung geht wohl auf RIBBERT (1894) zurück. KRATOCHVIL (1937) teilte zwei entsprechende Fälle mit, die autoptisch gesichert wurden. Die Beobachtung von FÖRSTER (1953) gehört wohl auch hierher. Nach einer Quetschung des Kniegelenkes ohne Knochenbruch trat eine massive Fettembolie auf. Fünf Stunden nach dem Unfall wurde der Patient bewußtlos und starb nach 2 Tagen. Die *Obduktion* zeigte eine schwere Fettembolie des Gehirns, der Nieren, der Leber und des Herzmuskels.

VIII. Vorkommen von Fettembolie in einem gerichtsmedizinischen Untersuchungsgut

In einer großen Serie eines gerichtsmedizinischen Untersuchungsgutes von 557 Fällen, das KÜHNE (1957) auswertete, lag eine zerebrale Fettembolie in 4,7% der Fälle vor.

Es wurden Beobachtungen von tödlicher Fettembolie bei Individuen nach relativ leichten Gewalteinwirkungen ohne Frakturen von Knochen mitgeteilt.

LESSELLS (1981) demonstriert anhand von 3 Beobachtungen, daß tödliche Fettembolien auch nach relativ leichten Gewalteinwirkungen ohne Frakturen von Knochen auftreten und einen fulminanten Verlauf nehmen können.

IX. Auftreten von Fettembolie bei Todesfällen aus traumatischer und nichttraumatischer Ursache

WIRTH u. STAAK (1972) unternahmen *Untersuchungen* zur Frage des *Auftretens der Fettembolie bei Todesfällen aus traumatischer und nichttraumatischer*

Ursache. Nur bei *traumatisierten* und *zwar vorwiegend polytraumatisierten Patienten* fanden diese Autoren stark positive Befunde von sudanpositivem Material in den Kapillarnetzen des Lungen-, Nieren- bzw. Hirngewebes. Bei *akutem Verblutungsschock* fand sich eine Fettembolie nur bei gleichzeitiger Traumatisierung des Skelettsystems oder umfangreichen Weichteilverletzungen. Beim *kardiogenen Schock* waren die Befunde bis auf eine Ausnahme negativ. In diesem Fall waren Wiederbelebungsversuche durchgeführt worden. Diese Ergebnisse werden von den Autoren interpretiert im Sinne der mechanischen Entstehungstheorie der Fettembolie, die nach ihrer Meinung nicht als Epiphänomen des Schocks aufzufassen ist.

X. Einteilung

Von PAYR (1898) wurde zuerst zwischen einer *Fettembolie in den kleinen Kreislauf (pulmonale Form)* und einer *Fettembolie in den großen Kreislauf (zerebrale Form)* unterschieden. Die Unterteilung von KILLIAN (1931) in eine *„Anfangsfettembolie des kleinen Kreislaufs"* und eine *„Fettembolie des kleinen und großen Kreislaufs"* ist vorzuziehen, da sie den pathologischen Gegebenheiten besser entspricht. Sie hat sich jedoch nicht durchsetzen können.

SEVITT (1962) schlug vor, die nach Gewalteinwirkung entstandenen Fettembolien nach *Lungen- und systematischen Fettembolien* zu unterscheiden.

Der Durchtritt durch ein offenes Foramen ovale und damit die Umgehung des Lungenkreislaufes spielt in der Praxis eine geringe Rolle. Bei einem *Foramen ovale apertum* oder einem *offenen Ductus arteriosus Botalli* kann *Fettsubstanz direkt in das linke Herz bzw. die Aorta übertreten und damit in den großen Kreislauf gelangen ohne durch die Lungen zu marschieren* (NAVILLE u. FROMBERG 1913; FRAUENDORFER 1924; OPPENHEIMER 1929; KLAPP 1931; ZANDER u. RICHON 1962).

Man muß sich zunächst vergegenwärtigen, daß bei Autopsien an Leichen ein offenes Foramen ovale zwischen 20 und 30% gefunden wird (ASCHOFF 1919; KAUFMANN 1924).

Bei zerebraler Fettembolie schwanken die Angaben über ein offenes Foramen ovale zwischen 29% (KILLIAN 1931) und 30% (BÜRGER 1910, 1915). Die Angabe von NIKOLAI, daß eine zerebrale Fettembolie ohne ein offenes Foramen ovale unmöglich sei, muß als widerlegt gelten.

Man sollte in diesem Zusammenhang auf Beobachtungen von KILLIAN (1931) hinweisen, bei denen eine pulmonale Fettembolie vorlag, obwohl das Foramen ovale offen war. Ein anderer Fall von KILLIAN (1931) sollte hier zitiert werden, bei dem bei einem offenen Foramen ovale eine Fettembolie der Nieren ohne eine solche der Lungen vorlag.

XI. Pathomorphologie

1. Lungenembolie

Bei der *Lungenembolie* erreichen die Fettpartikel das Organ Sekunden bis Minuten nach der Verletzung; in diesem Stadium finden sich häufig auch, worauf bereits verwiesen wurde, Embolien von Knochenmark. SEVITT (1962) bezeichnete die *Fettembolie* als *„Blockade von Blutgefäßen durch Fettpartikel im Blut."* Die Embolie von Fettsubstanzen in Kapillaren führen zu einer *Störung der Mikrozir-*

kulation. Aggregate von Leukozyten und Thrombozyten bilden sich (KROUPA et al. 1974), Blutgerinnungsstörungen im Sinne einer Verbrauchskoagulopathie sind die Folge. Lungenalveolen sind durch die Mikrozirkulationsstörungen ausgefallen, dadurch besteht eine Erschwerung der Diffusion von Gasen durch die Alveolarmembran (LAWIN 1974). Neben den Fettembolien finden sich auch hyaline Thromben, die zuerst von POMATTI (1895) beschrieben wurden.

Allgemein wird mit gutem Grund angenommen, daß das Fett der verletzten Stelle, besonders dem verletzten Knochenmark, entstammt. Das Ausmaß der Fettembolie hängt von der Schwere und Ausbreitung der Verletzung ab. SEVITT bezweifelt, daß, von einigen Ausnahmen abgesehen, allein die Fettembolie der Lunge den Tod des Patienten herbeiführt.

Bei *Fettembolie* besteht eine *Einflußstauung vor der Lunge* mit *herdförmigem Ödem* und einer *Gewichtszunahme* bis zum dreifachen der Norm (DURST 1983). Die Lunge zeigt auf der Schnittfläche Bilder, die „*Fettaugen in der Suppe*" ähneln (SPENCER 1977). In den Lungen entwickeln sich dann sekundäre Gewebeveränderungen. Die *Lungenveränderungen* sind *radiologisch* nachweisbar als „*Schneesturm*"-Erscheinungen oder „*disseminated patchiness*" (FEHR 1943; BÖHLER u. STRELI 1957; MARUYAMA u. LITTLE 1962; SEVITT 1962; TRAUMANN u. WETZEL 1962). Diese Veränderungen sind die Folge von *perivaskulären* und *intraalveolären Blutungen* und *Ödem*, die mit *Emphysemazonen* alternieren (ROBB-SMITH 1941). Funktionell ist eine erniedrigte O_2-Sättigung zu erwarten infolge herabgesetzten alveolären Gasaustausches. Erhebliche Herabsetzung der Sauerstoffsättigung im arteriellen Blut wurde auch in klinischen Fällen von Fettembolie berichtet (SPROULE et al. 1964; COLLINS et al. 1968; WERTZBERGER u. PELTIER 1968). SZABÓ (1970) fand bei 4 eigenen Patienten eine arterielle Sauerstoffsättigung von weniger als 60% bei Beginn der klinischen Symptome.

Befunde bei *Fettembolie der Lungen* wurden mitgeteilt von CARRARA (1898), SUTTON (1922), BEOTHY (1930), CEELEN (1931), ALEXANDER-KATZ (1924), ARMIN u. GRANT (1951), ADEBAHR (1957), DURLACHER et al. (1957), WOODRUFF u. BENNINGHOFF (1959), DAVID u. REIMANN (1962), BRÜCKE (1971), V. SCHNEIDER u. KLUG (1971), NELSON (1974), BRINKMANN et al. (1976), CHOMETTE u. AURIOL (1977), SPENCER (1977), BÖHM (1980), SCHELLMANN et al. (1980).

Histologisch sieht man wurst- und hirschgeweihartige mit Fett ausgefüllte Lungenkapillaren (Abb. 134a, b), bald nehmen die Alveolarepithelien phagozytierend Fett auf. Die gleichzeitig auftretenden Thrombozytenaggregate und Fibrinpräzipitate wurden von SANDRITTER (1967) als typische Substrate eines Volumenmangelschocks definiert.

Es unterliegt keinem Zweifel, daß Fett durch die Lungenkapillaren in den großen Kreislauf gelangt. Das läßt sich ganz einfach dadurch sichern, daß in der überwiegenden Zahl gar keine andere Verbindung, etwa ein offenes Foramen ovale, vorliegt (SEEGERS 1903; BÜRGER 1910, 1915; LANDOIS 1914, 1923, 1926; SIEGMUND 1918; SCHULTZE 1919; LUNDBERG 1922; KILLIAN 1931).

Das Fett, das Lungengefäße blockiert, ist nach etwa einer Woche nicht mehr nachweisbar (VANCE 1931; SEVITT 1962; SZABÓ et al. 1967). Es setzt eine *Lipolyse* durch *Lipasen* ein, die sich im *Lungengewebe* finden. Der erste Schritt in diesem Abbau ist offensichtlich *Hydrolyse* in *nichtveresterte Fettsäuren* (SZABÓ 1970).

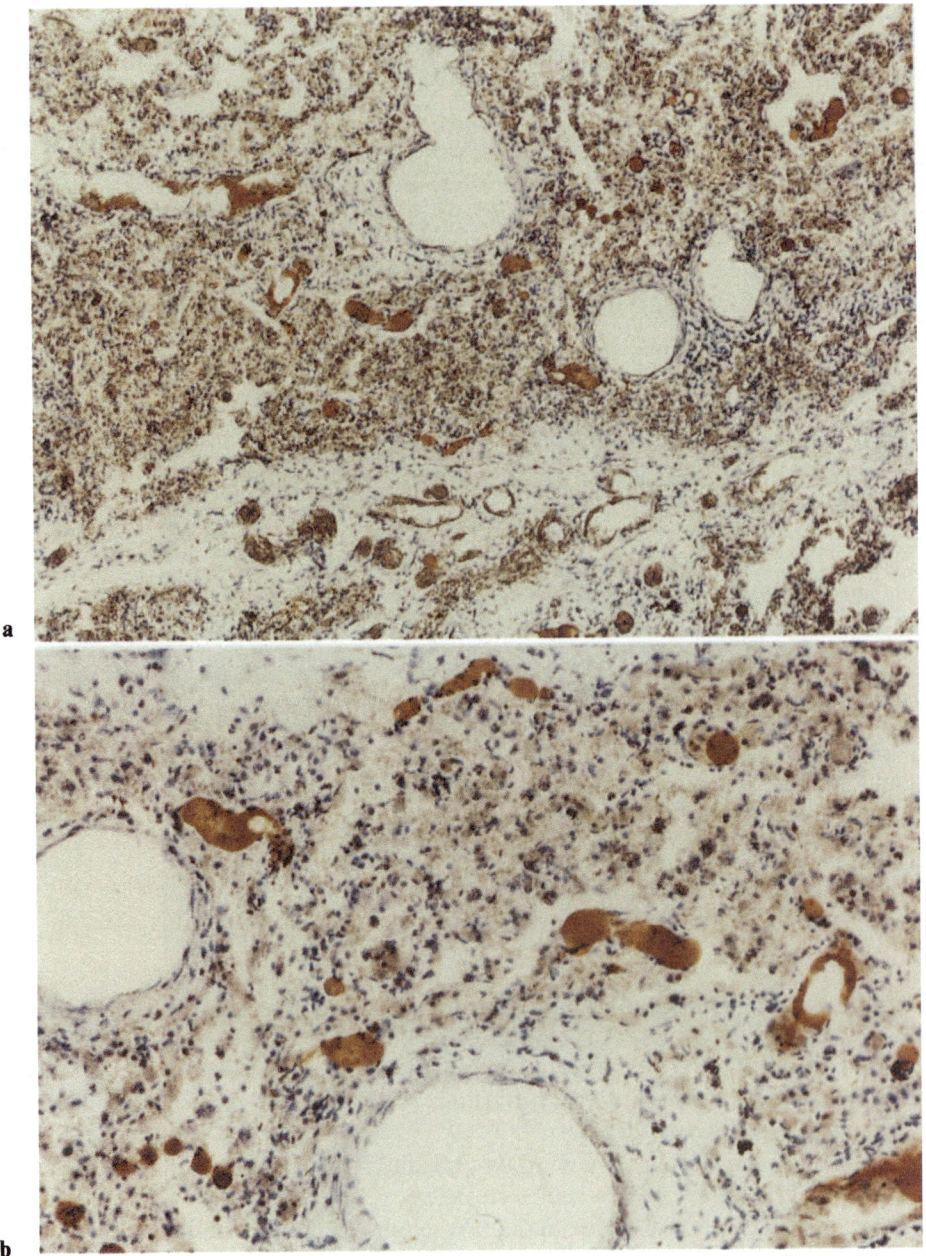

Abb. 134a, b. Generalisierte Fettembolie. Lunge. Anthrakotische Lunge mit massivem Verschluß von Lungenkapillaren, embolisiertes Fett. Sudanrot. Ich verdanke diesen Fall Dr. E. Th. Mayer

WOODRUFF u. BENNINGHOFF (1959) berichteten, daß in Literaturangaben das Vorliegen von Knochenmarkembolien in Lungen nach Verletzungen von Knochen nur in wenigen Fällen berichtet worden war. RAPPAPORT et al. (1951) fanden lediglich 14 Fälle in der Literatur.

a) Histologische Untersuchungen mit Großflächentechniken (Gough-Methode)

Fast alle bisher durchgeführten feingeweblichen Untersuchungen zur Frage der Fettembolie wurden in der herkömmlichen Stück-für-Stück-Technik durchgeführt, d. h. am Gefrierschnitt mit einer durchschnittlichen Kantenlänge von 2 cm, die somit einen Flächeninhalt von 4 cm² enthalten. Auch bei Anwendung mehrerer Gefrierschnitte aus den Lungen kann damit jedoch keine repräsentative Aussage über etwaige Schwerpunkte fettembolischer Verschlüsse gemacht werden.

Einen *bedeutenden Fortschritt* stellen *Großflächenschnittechniken (Gough-Methode)* dar, erste Ergebnisse liegen bereits vor.

SCHELLMANN et al. (1980) untersuchten mit Hilfe einer modifizierten *Gough-Großflächenschnittechnik* 50 Lungen posttraumatisch verstorbener Patienten. Die Fragestellung war, ob es *topographische Schwerpunkte* fettembolischer Blutgefäßverschlüsse gebe. Zur Kontrolle dienten Lungen von 30 atraumatisch Verstorbenen. Die Großflächenschnitte wurden sudangefärbt und auf durchsichtige Folie aufgezogen, anschließend mikroskopisch untersucht. Der Fettemboligehalt wurde an definierten Stellen (pro Lunge bis 100 Untersuchungsstellen) in Intensitätsgraden geschätzt. Die Autoren konnten zeigen, daß es *topographische Schwerpunkte fettembolischer Verschlüsse gibt.* Diese befinden sich insbesondere in den *vorderen oberen* und in den *vorderen mittleren Abschnitten der Lunge,* die niedrigsten Werte in den basalen und hinteren Anteilen der Lunge. Die *heterogene Embolieverteilung* wird mit der terminalen Hypostase erklärt, die zu einer Ausschaltung von Lungenabschnitten von der Blutzirkulation führt, so daß hier die Einschwemmung embolisierenden Fettes vermindert ist.

Aus diesen Untersuchungen ergibt sich, daß es keineswegs gleichgültig ist, aus welchen Regionen das Material zum Nachweis einer möglichen Fettembolie entnommen wird. In dieser interessanten und wichtigen Arbeit wird leider nicht zur Frage der Verletzungsbilder Stellung genommen.

b) Elektronenmikroskopische Befunde in den Lungen

Bei *elektronenmikroskopischen Untersuchungen* wurden die Verteilung und der Abbau des intrakapilaren Fettes in der Lunge studiert. Zahlreiche Zellelemente besitzen phagozytische Eigenschaften.

In den Untersuchungen von HOFFMANN et al. (1976) wurden vor allem die pathomorphologischen Veränderungen der Endothelzellen hervorgehoben.

HAUSS et al. (1978) führten mikroskopische und elektronenmikroskopische Untersuchungen von unmittelbar postmortal entnommenem Lungengewebe durch, die neue Gesichtspunkte für das Verständnis der Pathogenese der Fettembolie ergaben.

Die 18jährige Radfahrerin wurde von einem Auto erfaßt. Bei der *Aufnahme* war die Patientin ansprechbar und voll orientiert. Es bestanden multiple Hautabschürfungen der rechten Gesichtsseite, am rechten Ellenbogen und über dem linken Handgelenk.

Die *röntgenologische Kontrolle* der *Extremitäten* ergab eine rechtsseitige Tibia- und Fibulafraktur am Übergang vom oberen zum mittleren Drittel. Die Frakturen wurden umgehend in Intubationsnarkose osteosynthetisch versorgt. Unmittelbar postoperativ wurde die Patientin bei ausreichender Spontanatmung extubiert und in gutem Allgemeinzustand auf die Station verlegt. Während der darauffolgenden Nacht wurden ebenfalls keine Auffälligkeiten beobachtet. Gegen Morgen wurde sie jedoch unruhig, zunehmend ateminsuffizient, später zyanotisch. Mit den Zeichen eines akuten Lungenödems erfolgte die *Verlegung* auf die *Intensivstation*, wo die Patientin sofort intubiert und beatmet wurde. In der *Lungenübersichtsaufnahme* fanden sich bereits am Morgen diffuse Verschattungen. Am 5. postoperativen Tag verschlechterte sich die kardiopulmonale Situation weiterhin, unter den Zeichen einer exzessiven Insuffizienz *verstarb* die Patientin.

Unmittelbar postmortal wurden *Lungenbiopsien* entnommen. Die eingehenden Untersuchungen ergaben zahlreiche Gefäßwanddefekte mit unterbrochener Lamina elastica. Durch diese Membrandehiszenzen kam es zu einem Eindringen von Leukozyten, Erythrozyten und eiweißreichem Exsudat in das Interstitium. *Elektronenoptisch* konnte außerdem nachgewiesen werden, daß die Endothelzellen erheblich geschwollen waren und daß auch der interstitielle Raum in den Alveolarwandungen durch ein Ödem auffallend verbreitert war. Da sich auch aktivierte Bindegewebszellen mit beginnender Faserbildung im Interstitium nachweisen ließen, ließen sich die erfaßten Veränderungen der menschlichen Lunge nach einer Fettembolie zwanglos dem 3. Stadium in der Schematisierung von CHAUMETTE u. AURIOL (1977) zuordnen.

BÖHM (1980) legte interessante neue Befunde zur Fettembolie des Menschen vor. Wesentliches Ereignis war die Auffindung zahlreicher zumindest zum Großteil fettinduzierter Thromben in der pulmonalen Strombahn. Diese Thromben waren mit Ausnahme der großen Gefäße ubiquitär nachweisbar. Im kapillären Bereich führten sie zu gut erkennbaren Okklusionen. „Eindeutig erscheint, daß sich fetthaltiges Material im Verbund mit thrombozytärem Restmaterial unter Einfluß von Fibrosen und Fibrin zu einem Konglomerat verbindet, dem durchaus die Bezeichnung „Fett-Thrombus" zugebilligt werden kann." Außer durch die klassische Fettembolie wird also, nach den Untersuchungen von BÖHM (1980), eine fettinduzierte zusätzliche Störung der Mikrozirkulation durch Einbau fetthaltigen Materials in thromboembolische Gebilde beobachtet. Den Thrombozyten scheint dabei insofern eine besondere Bedeutung zuzukommen, als diese phagozytierende Aktivität entwickeln und durch Fettsubstanzen auch verstärkt aggregieren.

BÖHM faßt seine Ergebnisse in der folgenden Weise zusammen: „Zusammenfassend läßt sich feststellen: Das embolisch in die Lungenstrombahn verschleppte Fett wird vom Lungenfilter zunächst zurückgehalten, danach mit thrombotischem Material umgesetzt, wodurch eine morphologische und funktionelle Verengung des Flußbettes der pulmonalen Strombahn hervorgerufen wird. Mit geeigneten morphologischen Methoden läßt sich dieses Bild nachweisen. Wir haben noch Bedenken, ob sich Veränderungen in der Lungenstrombahn ubiquitär in der ganzen Lunge in Gleichmäßigkeit bzw. gleichem Umfang vollziehen – die wesentliche Voraussetzung für die Zulässigkeit eines Rückschlusses von Lungenpunktaten auf den Zustand des gesamten Parenchyms. Nicht nur für die Beurteilung der Lungenfettembolie erscheinen deshalb die durchgeführten und weitere Untersuchungen am gleichen Material sinnvoll."

Gelegentlich hat der Pathologe oder Gerichtsmediziner die Frage zu beantworten, „ob er bei Vorliegen einer pulmonalen Fettembolie diese auch als Todesursache bezeichnen kann". Dies besonders in solchen Fällen, wo z.B. eine mittelgradige Fettembolie bei gleichzeitig vorhandenen Weichteilquetschungen vorliegt und keine akuten Schädigungen, jedoch chronische bzw. subakute Vorschädigungen vorhanden sind (BRINKMANN et al. 1976).

Im Hinblick auf die Lungenfettembolie als Todesursache sind 2 Methoden angewandt worden, um das Ausmaß des Gefäßverschlusses feststellen zu können: Die (1) berücksichtigt das Ausmaß des Gefäßverschlusses, wenn das Fett ⅓ aller Gefäße (FALZI et al. 1964), die Hälfte aller Gefäße (MÖRL u. HELLER 1971), ⅔ aller Gefäße (SCHMIDT 1929) einnimmt, die (2) erfaßt die Fettmengen gravimetrisch: 12–20 g (SÄKER 1955; SCHMITTER 1958), mehr als 20 g (KILLIAN 1931; MÖRL u. HELLER 1971).

In diesem Zusammenhang sollte hervorgehoben werden, daß in den letzten Jahren durchgeführte Untersuchungen ergeben haben, daß enge pathophysiologische Beziehungen zwischen der Fettembolie und einem *Schocksyndrom* bestehen können, so daß eine kombinierte Schädigung vorliegen kann. *Durch Ausschaltung größerer Teile der Lunge* kann sich eine *partielle Insuffizienz* ausbilden mit einer *Dekompensation des kardiorespiratorischen Systems.* Im Hinblick auf den *Kreislaufschock* existieren verschiedene Vorstellungen: (1) Die *Fettembolie* kann auf *reflektorischem Wege* einen *Schock* verursachen, (2) der Schock kann *unabhängig neben* der *Fettembolie* vorkommen und stellt quoad vitam eine ernstzunehmende Komplikation dar.

2. Systematische Fettembolie

a) Fettembolie in den verschiedenen Körperorganen

Für unsere Darstellung der traumatischen Schäden des Gehirns und seiner Hüllen ist der systematisierte Typ der Fettembolie besonders wichtig. Bei entsprechender Teilchengröße, Einzelheiten wurden auf S. 396 diskutiert, können die Fettpartikel ohne weiteres durch die Lungen passieren, da das Fett bei Körpertemperatur flüssig und so im Kapillarbett deformierbar ist. Man spricht dann von *transpulmonaler Fettembolie.* Außerdem kann das Lungengewebe im Bypaß durchdrungen werden. Bei systematischer Fettembolie sind alle Körperorgane, alle Gewebe, das Gehirn und das Rückenmark beteiligt. *Gehirn, Haut, Nieren, Nebennieren, Milz, Verdauungstrakt, Leber, Auge und Hypophyse* sind gewöhnlich am schwersten betroffen. Die Fettembolie in jedem Organ ist proportional seinem Gefäßreichtum. Es muß ausdrücklich hervorgehoben werden, daß die ohne Zweifel sehr häufige Embolie von Fettgewebe in Körperorgane nur in einer kleinen Gruppe zum klinischen Bild der Fettembolie führt. Die systemische Fettembolie setzt ebenso schnell ein wie die Fettembolie der Lungen.

b) Fettembolie der Haut

In einigen Fällen von *systematischer Fettembolie* bestehen *kleinere Blutungen in der Haut.* Sie liegen bevorzugt über den Schulterregionen, auf der Vorderfläche des Thorax und im Hals-/Nackenbereich. Einige Autoren haben die Meinung vertreten, daß diese kleinen petechialen Blutungen nicht die Folge der Fettembolie seien, sondern auf einer Ruptur der Kapillaren infolge von Stase in den Gefäßen beruhte (WILSON u. SALISBURG 1944; WHITSON 1951). Diese Ansicht kann als widerlegt gelten, denn Biopsien der befallenen Hautteile zeigen eindeutig Emboli von Fettsubstanzen in Kapillaren und Arteriolen (SEVITT 1962).

Es sollte hervorgehoben werden, daß die Haut ein Organ darstellt, das in der gleichen Weise auf die Emboli reagiert wie jedes andere Körperorgan. Man gewinnt den Eindruck, daß die histologische Untersuchung der petechialen Blutungen der Haut von den meisten Untersuchern gar nicht in Erwägung gezogen und damit unterlassen wird.

Oft sieht man Extravasate von Erythrozyten um die von Fettembolie verschlossenen Hautgefäße, manchmal liegen sogar kleinere fokale Blutungen vor. Ein Vergleich mit der Purpura cerebri ist sicherlich nicht angebracht, aber die Läsionen, bestehend aus Embolien von Fetttropfen, die das Gefäßvolumen verschließen und umgebende kleinere Blutungen sind immerhin ähnliche Befunde.

Ein wichtiger Hinweis für negative Ergebnisse bei Biopsien erfolgte von SEVITT (1962), der hervorhob, daß Mängel bei der Einbettung des Gewebes oder auf der Untersuchung nur eines einzigen histologischen Schnittes beruhen.

Die Fettemboli sind in den Kapillaren oder oberflächlichen Schnitten der Dermis besser nachweisbar als in den tiefer gelegenen, denn Fettgewebe ist in den erstgenannten selten, häufiger dagegen in den tiefergelegenen Regionen.

Ein Ärgernis bleibt, nämlich das bevorzugte Befallensein der weiter oben genannten Hautareale zu erklären. Eine Erklärung dafür liegt uns nicht vor. Es unterliegt jedoch keinem Zweifel, daß auch in Hautarealen, die keine äußerlich sichtbaren Blutungen zeigen, Fettemboli nachgewiesen werden können, jedoch weniger häufig als in den stärker durchbluteten Arealen.

c) Fettembolie des Herzens

Beobachtungen von *Fettembolie* im *Herzen* wurden von FÖRSTER (1953), KAULBACH (1960) sowie NELSON (1974) mitgeteilt.

Die Fettembolie führt im Herzen zu einem erhöhten Widerstand im Pulmonalkreislauf, wobei eine Druckbelastung des rechten Ventrikels auftritt. Weiterhin führt die Einschwemmung des Fettes in den großen Kreislauf und somit in Herzkranzgefäße und Myokard zu weiteren Schäden.

Im *Herzmuskel* finden sich *fleckförmige Nekrosen* und *subendotheliale* und *subepikardiale Blutungen* (KAULBACH 1960).

Daß eine Fettembolie des Herzens vorliegt, läßt sich klinisch auch aus den EKG-Befunden ableiten, wie eine Mitteilung von KAULBACH (1960) zeigt, der bei 2 Verletzten mit einer schweren Fettembolie schon 24–48 h nach der Gewalteinwirkung erhebliche EKG-Veränderungen registrierte, für die keine andere Ursache als die Fetteinschwemmung in die Kapillargebiete des Herzens sowie die Widerstandserhöhung im kleinen Kreislauf mit Überlastung des rechten Ventrikels in Frage kommen kann.

d) Fettembolie der Nieren

Die *Nieren* sind nach den Angaben von PALMOVIC u. MCCARROLL (1965) bei *Fettembolie* häufiger befallen als das Gehirn. Diese Angaben sollten jedoch an einem größeren Untersuchungsgut nachgeprüft werden. Die *Embolisierung* der *Nierengefäße* führt zu *Anurie* (KAULBACH 1963). Das Fett befindet sich in den Gefäßen der Glomeruli, die davon vollständig ausgegossen sein können (Abb. 135a, b).

e) Fettembolie der Nebennieren

Emboli von Fett werden sowohl im *Kortex* als auch im *Mark der Nebennieren bei systemischer Fettembolie* gefunden. Sie scheinen aber zumindest keine faßbaren histologischen Schäden zu hinterlassen. Weitere systematische Untersuchungen sind in diesem Organ dringend vonnöten, die Möglichkeit, daß dabei ernsthaftere Gewebeschäden gefunden werden, besteht durchaus.

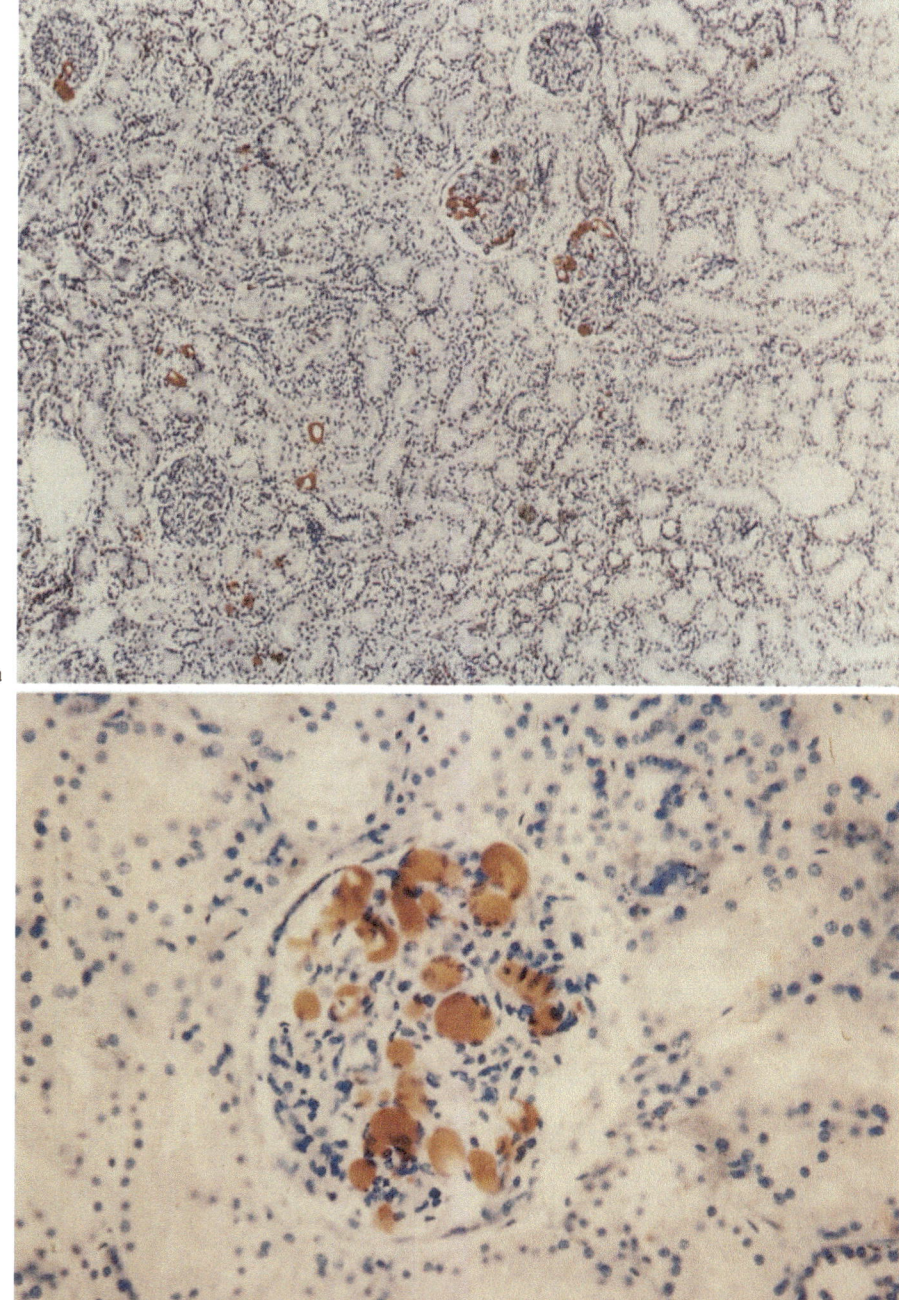

Abb. 135a, b. Generalisierte Fettembolie. Niere. **a** Nierenrinde auf der linken Bildseite, Nierenmark auf der rechten Bildseite. Frischer massiver embolischer Verschluß von Arteriolen der Glomeruli und von Rindenkapillaren mit Fett. Sudanrot. **b** Vergrößerung des Glomerulus der Nierenrinde. Massiver embolischer Verschluß von Arteriolen eines Glomerulus. Sudanrot

f) Fettembolie der Milz

Emboli von Fett werden in der Milz bei generalisierter Fettembolie immer gefunden. Die Milz scheint, wie auch die Leber, eine Rolle beim Abbau von Fett zu spielen, denn Makrophagen in der Umgebung von Kapillaren enthalten oft Abbauprodukte von Fett.

Nach den Untersuchungen vor ADEBAHR (1985) liegen die *Fettembolien* einmal in den *Zentralarterien* und in *deren Kapillaren im Bereich der Malpighi-Körperchen,* dann wiederum in der *roten Pulpa in arteriellen Kapillaren* oder in den *Sinus.* Ein Teil der Fetttropfen wird von monozytären Elementen aufgenommen.

Autoren, die Befunde zur Fettembolie der Milz mitteilten, sind GRÖNDAHL (1911), LUBARSCH (1927), SEVITT (1982), ADEBAHR (1985). Über Befunde in der Milz bei *experimenteller Fettembolie* haben SCRIBA (1880), GRÖNDAHL (1911), PAUL u. WINDHOLZ (1925) sowie WEHNER (1964, 1968) berichtet.

ADEBAHR (1985) sah in seiner Serie von 37 Fällen von Fettembolie im großen Kreislauf – etwa 1 % der Unfalltodesfälle – eine Fettembolie der Milz nennenswerten Grades dreimal. Die Fettemboli waren dabei nicht über die Follikel, das heißt über die weiße Pulpa hinausgelangt.

Fall 1: Bei einem 24 Jahre alten Mann, der sich einen Bruch des rechten Oberschenkels zugezogen hatte, der 14 h später das Bewußtsein verloren hatte und am 5. Tag nach dem Unfall *verstorben* war, sah man bei der *mikroskopischen Untersuchung* der *Milz* Fettemboli nur in den Zentralarterien.

Fall 2: Eine 40 Jahre alte Frau hatte einen Trümmerbruch des rechten Humeruskopfes erlitten, der 5 Tage später *operativ versorgt* worden war. Dem *Tode* am 7. Tag nach Erleiden der Verletzung waren Verwirrtheitszustände und Krampfanfälle vorausgegangen. Die *mikroskopische Untersuchung* deckte Fetttropfen nur in den Follikeln und am Rande der Follikel auf. Die Fetttropfen lagen zum großen Teil nicht mehr in den Kapillaren, waren vielmehr von Monozyten phagozytiert worden.

Nach ADEBAHR (1985) lassen die beschriebenen Befunde – wenn auch mit Übergängen – bei Fettembolie der Milz zwei Verteilungsmuster erkennen: Die Fetttropfen gelangen über die Zentralarterien und deren Kapillaren in die Follikel, werden dort phagozytiert oder durch die Kapillaren der Follikel bis zum Anfangsteil der roten Pulpa transportiert; zum anderen können Fetttropfen in der Strombahn der Milz über Pinselarteriolen, Hülsenkapillaren und arterielle Kapillaren die rote Pulpa erreichen.

Der Weg der Fetttropfen bis zur roten Pulpa der Milz ist nach ADEBAHR (1985) einmal kurz, nämlich dann, wenn die Fetttropfen über die aus den Zentralarterien stammenden Kapillaren weitertransportiert werden, zum anderen ist der Weg lang, wenn die Fetttropfen über die Pinselarteriolen, Hülsenkapillaren und die arteriellen Kapillaren erst die rote Pulpa erreichen.

g) Fettembolie des Verdauungstraktes

Der *Verdauungstrakt* macht in Fällen von systemischer Fettembolie keine Ausnahme. Die *histologische Untersuchung* zeigt Fettemboli in den Kapillaren der Mukosa, weniger häufig in denen der Submukosa.

Geschwüre des Duodenum und des unteren Ösophagus bei Patienten mit Knochenfrakturen waren von BOWEN u. TEARE (1962) berichtet worden. Der Schluß jedoch, daß diese peptischen Geschwüre nach Verletzungen die Folge der Fettembolie seien, wurde, obgleich bei oberflächlicher Betrachtung attraktiv, von SEVITT (1962) entschieden zurückgewiesen.

h) Fettembolie der Leber

Angaben über *Fettembolie der Leber* sind sehr selten (RANDSTRÖM 1957; SEVITT 1962).

Die Leber ist bei allgemeiner Fettembolie ebenfalls betroffen. Wegen der engen Leberarterien finden sich jedoch nur wenige Emboli. Emboli von Fett in der

Leber werden in den kleinen Gefäßen in der Umgebung der Läppchen gefunden und auch in den Kapillaren zwischen den Leberzellen selbst. Sie dringen von den Gefäßen der Glisson-Kapsel in diese Kapillaren ein. Im Vergleich zu dem des Befallenseins des Gehirns, der Nieren und des Hinterlappens der Hypophyse ist das der Leber relativ leicht (SEVITT 1962).

Es gibt aber eine Einzelkasuistik, in der über eine ausgedehnte Fettembolie der Leber berichtet wurde (RANSTRÖM 1957).

RANSTRÖM (1957) berichtete über einen bisher gesunden 77jährigen Patienten, der beim Überqueren der Fahrbahn von einem PKW an der linken Körperseite erfaßt und niedergestoßen worden war. Beide Unterschenkel waren frakturiert. Er war nicht bewußtlos. Er starb 35 h nach dem Unfall.

Bei der *Autopsie* fand sich Fett im Abdomen. Die *feingewebliche Untersuchung* zeigte Fetteinlagerungen in den Kapillaren und kleinen Arterien der Lungen. Im Gehirn wurde nur ein einziger Fettbolus wahrgenommen. Ebenso zeigten die Nieren Fettemboli. Die Leber zeigte zahllose Fettemboli in den Sinusoiden, die Läsionen waren unregelmäßig verteilt, einige waren sehr groß.

Der Verfasser vertritt die Meinung, daß die Fettemboli in der Leber über die portalen Venen dahin gelangten und aus dem Fettgewebe des Abdomens stammten.

i) Veränderungen am Auge bei Fettembolie

Bei Patienten, die nach einer systematischen Fettembolie versterben, finden sich häufig *Emboli von Fett in den Kapillaren der Chorioidea*, die unmittelbar hinter der Retina liegt. Aus der ophthalmologischen Untersuchung des Augenhintergrundes wissen wir vom Vorliegen von petechialen Blutungen und fokalen Erbleichungen, sog. *Retinitis haemorrhagica* oder Angiopathia retinae traumatica (PURTSCHER). Es finden sich wolkige oder glänzend weißliche Herde mit feinsten Blutungen in der Netzhaut.

Die ersten Beschreibungen stammen von HOSCH (1906), URBANEK (1933) sowie von OPPOLZER (1934).

URBANEK (1933) sah Veränderungen am Augenhintergrund am 5. oder 6. Tag, er sprach von einer „*Retinitis haemorrhagica.*"

VON OPPOLZER (1934) beschrieb am Fundus eine Stauung und Kaliberschwankungen der Venen, manchmal auch ein Netzhautödem. In der obersten Netzhautschicht lagen punkt- und strichförmige Blutungen und kleine grau-weiße unscharf begrenzte Herde.

Beide Autoren konnten bei histologischen Untersuchungen Fett in den Kapillaren der Netzhaut nachweisen. Tägliche Kontrollen des Fundus ließen noch nach vielen Tagen „Nachschübe" erkennen (von OPPOLZER 1935).

Weitere Berichte stammen von FRITZ u. HOGAN (1948), DE VOE (1950), PÜNDER u. SCHMIDT (1955), KEARNS (1956), BRAUN (1957), LANDOLT (1957) sowie PAPE (1964).

Beobachtungen von zerebraler Fettembolie mit Befallensein der A. centralis retinae teilten LÖWENSTEIN (1936) sowie EVANS (1940) mit.

j) Fettembolie des Gehirns

Eine reine zerebrale Fettembolie gibt es nicht, denn immer wenn Fett in den großen Kreislauf gelangt, liegt nicht nur eine embolische Verlegung von Hirngefäßen, sondern auch eine solche anderer Körperorgane vor. Deshalb ist verständlich, daß einige Autoren es ablehnen von einer zerebralen Fettembolie überhaupt zu sprechen, wie z.B. BENESTAD (1911), bzw. LANDOIS (1914). Ohne Zweifel bestimmt aber die zerebrale Fettembolie das klinische Bild, während die Fettembolie der übrigen Organe eine nur untergeordnete Rolle spielt.

Daß Fettpartikel die Hirngefäße passieren können, erwies sich nach Injektion
von Fett in die A. carotis; anschließend wurde Fett sowohl im Gehirn als auch in
den Lungen und anderen Organen gefunden (SCRIBA 1880; FUCHSIG 1910).

α) Makroskopische Hirnbefunde

Kasuistiken oder *Serien* von *zerebraler Fettembolie* veröffentlichten POMATTI (1895),
HÄMIG (1900), NEUBUERGER (1925), O. SCHMIDT (1929), WEIMANN (1929, 1939), RAMB
(1937), CAMMERMEYER (1937, 1953), GREENFIELD (1941), SCHEINKER (1943), WINKELMAN
(1942), MEYER u. TEARE (1945), KRÜCKE (1947), BROWN DE WITT (1954), NEUGEBAUER
(1958), CAMMERMEYER u. SWANK (1959), STEPHENS u. FRED (1962), HENN u. SPANN (1965),
GRAHAM (1970), VITANI et al. (1970), McTAGGART u. NEUBUERGER (1970) SPANN u. HENN
(1970), HENN (1976), VON HOCHSTETTER u. FRIEDE (1977).

Es besteht gewöhnlich eine ödematöse Schwellung des Gehirns mit *mäßiger
Volumenzunahme.* Darauf wurde schon von frühen Autoren hingewiesen, wie
GRAHAM (1907, 1908), GRÖNDAHL (1911), ELTING u. MARTIN (1925). Die
Schnürfurche an den Kleinhirntonsillen ist meist *gut ausgeprägt;* ist aber gewöhnlich
weniger deutlich und nicht regelmäßig feststellbar an den Unci gyri hippocampi.
Es besteht eine *mäßige Kongestion* der *meningealen* und *kortikalen Gefäße.* Die
Konsistenz des Gehirns ist weicher als normal. In einigen wenigen Fällen werden
kleinere petechiale Blutungen schon bei äußerer Betrachtung in und unter den
weichen Häuten gefunden.

Nach der *Zerlegung* des *Gehirns* finden sich häufig *ausgedehnte petechiale
Blutungen,* besonders im Marklager von Groß- und Kleinhirn, Corpus callosum,
weniger ausgeprägt auch in Mittelhirn, Brücke und Medulla oblongata. Einige
wenige petechiale Blutungen werden im Rückenmark gefunden. Punktförmige
Blutungen liegen häufig auch subependymär (SEVITT 1962).

Die petechialen Blutungen sind kein regelmäßiger Befund; sie fehlen vor allem
bei Überlebenszeiten von nur wenigen Stunden. Dies spricht generell nicht etwa
für ein geringeres Ausmaß der zerebralen Fettembolie.

β) Die Hirnpurpura (Purpura cerebri)

Makroskopisch liegt oft das *Bild einer Purpura cerebri* (Abb. 136) *vor, die
jedoch nicht pathognomonisch für zerebrale Fettembolie ist, sondern mit vielen
anderen Prozessen verbunden sein kann. Die Purpura cerebri kann jedoch auch
vollständig fehlen* (KRÜCKE 1944; GRAHAM 1970).

Die *Hirnpurpura* wurde zunächst wegen der *flohstichartigen Sprenkelung* als „*Encephalitis haemorrhagica*" bezeichnet. Es handelt sich hierbei aber nicht, worauf SPIELMEYER schon
1922 hingewiesen hatte, um einen entzündlichen Prozeß.

Die Hirnpurpura kann bei einer Reihe von verschiedenartigen Allgemein-
schädigungen vorkommen, wie Pneumonie, Salvarsan, Malaria, Hautverbren-
nungen, Scharlach, perniziöser Anämie.

Hauptsächlich ist das Marklager des Groß- und Kleinhirns befallen. Der
wesentliche Befund bei diesen *Hirnpurpuraherden* stellt die *zentrale Nekrose
(Koagulationsnekrose)* infolge örtlicher Gefäßwandschädigung dar, die mit einer
Kreislaufstörung verbunden ist (Abb. 137a, b). Die genannten Herde finden sich

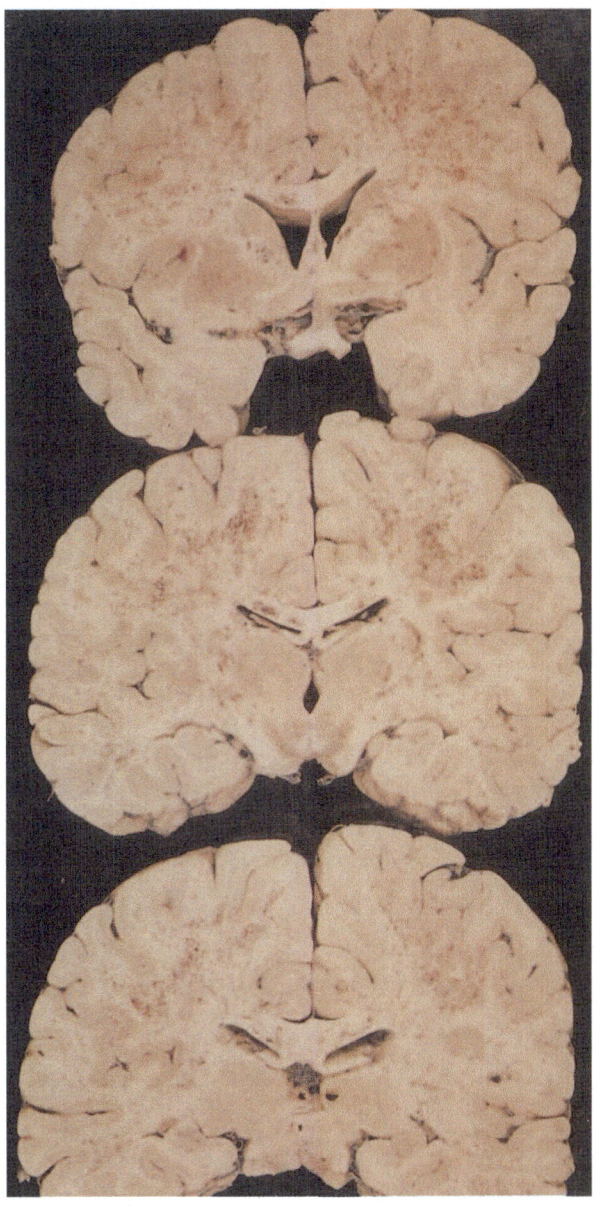

Abb. 136. Generalisierte Fettembolie. Purpura cerebri. Koagulationsnekrosen, vorwiegend in der weißen Substanz des Großhirnmarklagers. Makrofoto

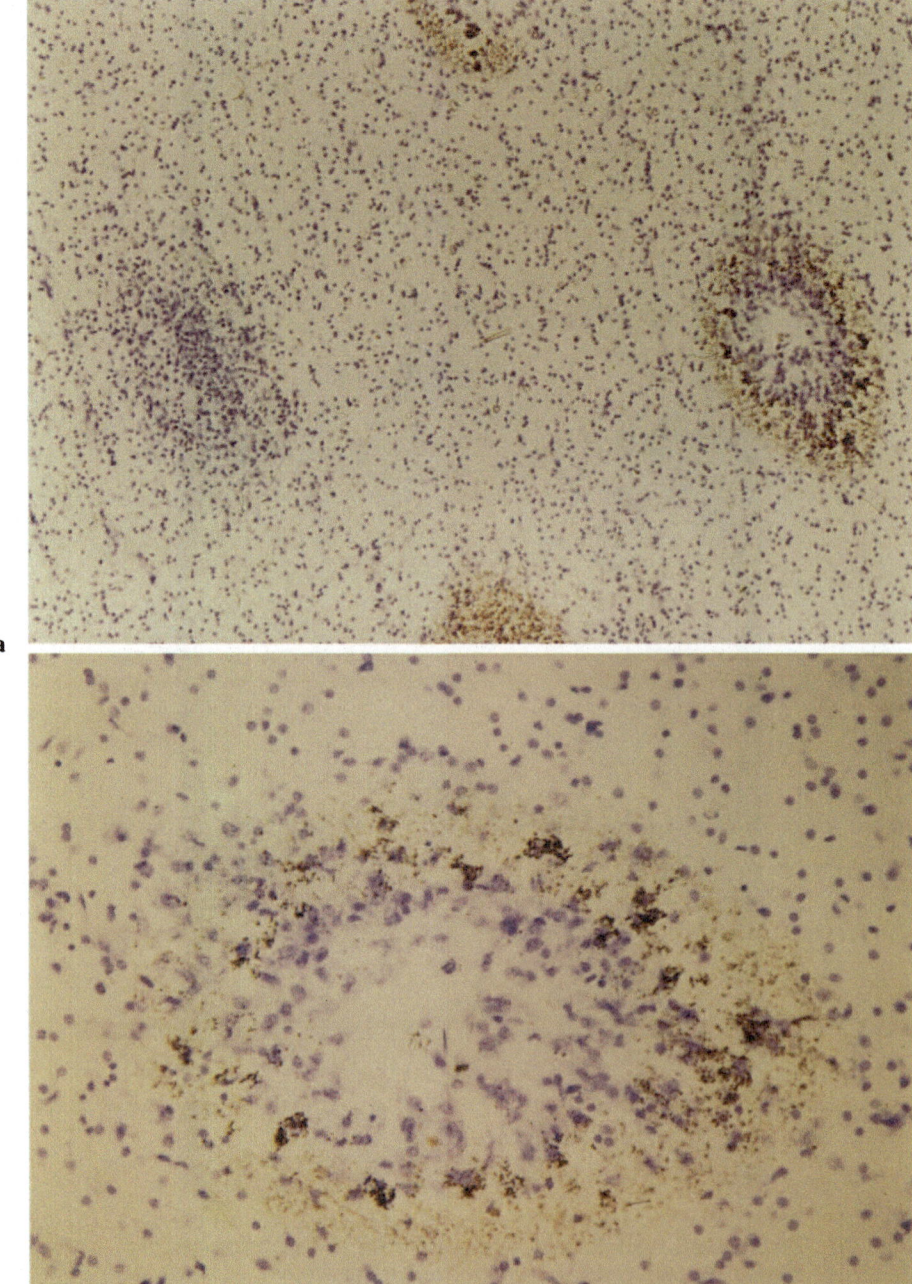

a

b

Abb. 137 a, b. Generalisierte Fettembolie Großhirnmarklager. Die histologischen Schnitte stammen von einem Gehirn mit einer Purpura cerebri. Es finden sich Koagulationsnekrosen um embolisch verschlossene Gefäße mit einem Ring von Blutpigment und gliöser Proliferation besonders astrogliöser Zellelemente. Nissl × 128. **b** zeigt eine Vergrößerung einer Koagulationsnekrose vom rechten Bildrand der Abb. **a**. Die Fettsubstanzen sind infolge der vorgenommenen Einbettung und Färbung aus dem Gewebe herausgelöst und nicht dargestellt. Nissl × 320

vorwiegend um Präkapillaren angeordnet. Die Übersichtsbilder zeigen Ring- oder Schalenblutungen. Im Zentrum liegt die nekrotische abgeblaßte Zone, die von einem Kranz von Erythrozyten umgeben ist. Zwischen beiden Zonen, jedoch näher zur Blutungszone liegt eine breite Zone proliferierter gliöser Elemente. Auf zentralen Durchschnitten lassen sich die verschiedenen Schichten einwandfrei erkennen. Bei Schnittführungen, die mehr tangential oder durch die Kalotte verlaufen, ist entweder die Blutungszone oder die der proliferierten Glia betroffen.

Der *feingewebliche Aufbau dieser Herdchen* bei stärkerer Vergrößerung zeigt folgende Details: Bei der Nisslfärbung liegt ein nahezu nekrotisches Zentrum vor, das von einer Zone von proliferierter Glia umgeben ist, die in die Blutungszone übergeht. In einigen Fällen kann die Schale der Erythrozyten auch fehlen, was SCHMIDT hervorgehoben hatte. Die proliferierte Glia ist stellenweise palisadenförmig angeordnet.

In der im Inneren der Herde gelegenen nekrotischen Zone ist das Gewebe feinschollig zerfallen. Stellenweise liegen Netze oder Sterne von Fibrinsubstanzen vor, die vom Gefäß her die nekrotische Zone durchsetzen. Intakte Zellen lassen sich in der nekrotischen Zone nicht mehr wahrnehmen, man sieht lediglich vereinzelt Débris zerfallenen Kernmaterials. Bei *Markscheidenfärbung* sind die Markscheiden nicht angefärbt. Die *Achsenzylinder* im Inneren der Nekroseherde fand SPIELMEYER (1922) immer zerstört, während WOHLWILL (1921) noch intakte Achsenzylinder, allerdings erheblich vermindert, in fast allen Nekroseherden aufdecken konnte.

Im *Zentrum des Nekroseherdes* ist im allgemeinen eine *Präkapillare* sichtbar. Die *Gefäßwand zeigt pathomorphologische Veränderungen*, wie Untergang des Endothels, Pyknosen oder Verlust von Kernen. Im Inneren dieser morphologisch veränderten Gefäße stellen sich *Fibringerinnsel* dar, oder das *Gefäßvolumen ist mit einem Fibrinthrombus ausgefüllt*. DIETRICH (1921) hob hervor, daß die Präkapillaren vor ihrem Eintritt in den Nekroseherd oft prall mit Blut gefüllt sind: „Die Ringblutung legt sich an die Gefäßwand an." Eine andere Auffassung vertrat GRÖNDAHL (1911), nach dessen Meinung die Ringblutung bei der zerebralen Fettembolie von den umgebenden Gefäßen ausgeht, eine Auffassung, die wohl als widerlegt gelten kann. Es liegt wohl kein Zweifel mehr dafür vor, daß die Blutungen diapedetischer Natur sind.

Über das *Zustandekommen der Ring- oder Schalenformen* dieser *Blutungen* wurden *verschiedene Erklärungsversuche vorgelegt:* (1) Verdrängung der Erythrozyten in die Peripherie durch den Transsudationsstrom (SCHMIDT 1905), (2) Quellungserscheinungen im nekrotischen Gewebe drücken und verlagern die Erythrozyten in die Peripherie (OELLER 1913). Wichtig ist der Hinweis von SPIELMEYER (1922), daß es für ihn keinem Zweifel unterliege, daß die Nekrosen in den Ringblutungen unabhängig seien; dafür spreche das Vorkommen gleichartig gebauter koagulierter Herde ohne Blutung. Der Aufbau der Herde ist immer der gleiche, ganz unabhängig von den zugrundeliegenden Noxen (SPIELMEYER 1922).

Das *grundsätzlich wichtige an diesen Nekroseherden* ist nach SPIELMEYER (1922) das *Ausbleiben* einer *Erweichung*. Mobilisierung von gliösen Zellelementen tritt nicht ein, ebenso fehlen mesodermale Gitterzellen. Nur in der Randzone phagozytieren die proliferierten Gliazellen Abbauprodukte der Erythrozyten und auch feine Fetttröpfchen sind im plasmatischen Synzytium dieser gliösen

Zellelemente in der Reaktionszone sichtbar. Außer diesen im ganzen geringfügigen Abbau- und Resorptionsprozessen in der Peripherie, also außerhalb der nekrotischen Zone, treten keine weiteren Prozesse auf. In *älteren Herden* bleibt das *nekrotische Zentrum* wie eine „*tote Masse*" (SPIELMEYER 1922) liegen.

Ein Saum proliferierter Glia umgibt diese Zone. Bei älteren Herden ist diese umgebende Gliawucherungszone schmäler und dichter zusammengepreßt. Die Ausläufer und Fortsätze der Gliazellen reichen in das Innere der Herde und bilden so ein *lichtes Maschennetz*.

SPANN u. HENN (1970) berichteten über 10 Beobachtungen von posttraumatischer Hirnpurpura, die mit und ohne Fettembolie einhergingen. Die Verletzten überlebten die Gewalteinwirkung 50 h bis zu $5^1/_2$ Tagen. Lediglich bei einem Patienten bestand eine Bewußtlosigkeit von der Gewalteinwirkung bis zum Tode. Bei den übrigen kam es zu einer Aufhellung der Bewußtseinslage nach kurzer initialer Benommenheit oder Bewußtlosigkeit. Bei 9 Patienten bestand ein freies Intervall von 2–3 Tagen bis zum Einsetzen der klinischen Symptome, die auf eine Fettembolie hinwiesen. Sämtliche Verletzten verstarben im Koma. Bei 6 der 10 Verletzten lag ein schwerer Schockzustand vor. In einem Gehirn lagen primärtraumatische Veränderungen vor. In den übrigen Beobachtungen lag eine Purpura cerebri mit Hirndruckzeichen vor. Die histologische Untersuchung deckte in 4 Fällen eine ausgeprägte, in 3 Fällen eine geringgradige Fettembolie im Gehirn auf. Die Blutungen imponierten als Ringblutungen, stellenweise konnten aber lediglich perivaskulär gelegene Gewebsnekrosen mit Gliazellproliferation nachgewiesen werden. In allen Fällen waren Fibrinthromben in den Kapillaren nachweisbar, die von den Verfassern auf eine Verbrauchskoagulopathie in das Gefäßsystem nach der Gewalteinwirkung zurückgeführt wurde. Der embolische Verschluß der Kapillaren durch Fibrinthromben ist für die Entstehung der Nekrosen verantwortlich zu machen, die Blutungsneigung führt zur Umblutung der Nekrosen.

Mit Recht mahnen die Autoren zur Vorsicht, beim Vorliegen einer Hirnpurpura nach Gewalteinwirkung diese nur einer zerebralen Fettembolie zuzuordnen.

CAMMERMEYER (1953) hatte die Ringblutungen im Gehirn bei der Fettembolie mit einer Nekrose der Venenwand erklärt. Erst agonal komme es zu einer Druckerhöhung, die zu einer Ruptur der Vene führe, so daß das mikroskopische Bild bei der Hirnpurpura kleinen perivenösen Blutungen entspreche. Würde dagegen die embolisch bedingte Gefäßwandnekrose einige Zeit überlebt, so träten infolge reaktiver Prozesse „Ringwallherde" um die Gefäße auf, ohne daß es intra vitam zu perivaskulären Blutungen komme. Die von CAMMERMEYER postulierte *agonale* Ruptur der Gefäßwand, derart, daß hierdurch das mikroskopische Bild einer Purpura cerebri auftrete, ist nicht gesichert. Es scheint mir aus der histologischen Analyse der Gewebsalteration einleuchtender und gesicherter, alle Veränderungen als bereits *intravital* und nicht agonal entstanden zu deuten. Es gibt einmal multiple miliare anämische Mikroinfarkte um durch einen Fettembolus verschlossene Kapillaren. Es können hämorrhagische Infarkte auftreten, bei denen durch einen Fettembolus verschlossene Kapillaren von einer gliösen Reaktion mit umgebenden Erythrozyten umgeben ist. Es gibt Herde mit den Befunden einer partiellen Nekrose, bei denen ein Teil des Parenchyms erhalten bleibt und bei der sich eine gliöse Reaktion entwickelt.

KRÜCKE (1948) fand die ersten Veränderungen des Parenchyms im Gehirn schon nach 2 h; nach 24 h waren bereits voll ausgebildete Nekrosen sichtbar. Aus dem mikroskopischen Befund ließ sich ein schubweiser Verlauf des Prozesses wahrscheinlich machen.

Es ist immer daran zu denken, daß nicht alle Blutungen auf die Fettembolie zu beziehen sind, sondern eine direkte mechanische Ursache haben können.

γ) Mikroskopische Hirnbefunde bei systematischer Fettembolie

Die Fettemboli erreichen alle Anteile des Gehirns. Sie werden in Gefäßen der Hirnrinde, des Marklagers von Groß- und Kleinhirn, in den Stammganglien, in Mittelhirn, Brücke und Medulla oblongata, in geringerem Maße auch im Rückenmark gefunden, inklusive in den weichen Häuten und im Plexus chorioideus. Sie sind aber *besonders häufig* in der *Großhirnrinde*, im *Ammonshorn*, im *Nucleus dentatus* und in den *Oliven* (Abb. 138a, b). Weniger beteiligt ist das Marklager von Groß- und Kleinhirn. Die Verstopfung der Gefäße ist in der grauen Substanz im allgemeinen ausgeprägter, da hier ein dichtmaschiges Kapillarnetz beteiligt ist. Auch Präkapillaren und sogar größere Arterien können verschlossen sein. Auch die Gefäße der *Pia mater* und des *Plexus chorioideus* nehmen an der zerebralen Fettembolie teil.

Die Fettembolie kann als Blockade eines Gefäßes durch Fetttropfen oder -würste definiert werden. Es besteht eine Verstopfung der Kapillaren mit Fett, am stärksten in der Hirnrinde (DE COLLEY 1843; NEUBUERGER 1925). Der *größte Durchmesser* der *Fettpartikel* überschreitet 15–20 μ nicht. Im allgemeinen wird kein extravaskuläres Fett gesehen. Die Teilchengröße der Fetttropfen im kleinen und großen Kreislauf beträgt nach den Angaben von PELTIER u. SCOTT (1957) 7–14 μ, während emulgiertes Fett bei physiologischer Lipämie um etwa 0,5 μ liegt. Der durchschnittliche Durchmesser eines Erythrozyten beträgt vergleichsweise etwa 7 μ.

Bei der *Embolie* der *Gehirngefäße* mit feinen *Fettpartikeln* handelt es sich um eine *Blockade* der Gefäße, eine *Mikroembolie*, ein *Teil der Emboli* ist wohl *transitorisch*, ein anderer Teil *permanent*. Die von Fettembolie ausgefüllten Arteriolen und Kapillaren sind erheblich dilatiert. Die klinischen Befunde sind die Folgen der Summation von Tausenden und Abertausenden dieser kleinen Gefäßverschlüsse (Mikroembolien) in verschiedenen Arealen des Gehirns.

Eine interessante Beobachtung haben MOSER u. WURNIG (1954) mitgeteilt, nämlich, daß es sich bei der Fettembolie nicht um eine „Embolie" im eigentlichen Sinne handele, daß sich die Fettpartikel auch in den Kapillaren – wenn auch langsam – weiterbewegen und vorwärtsschieben, daß es sich also nur um eine *transitorische Embolie* handele. Das ist sicher in einigen Gefäßen der Fall, es muß aber damit gerechnet werden, daß es bei vielen Gefäßen zu einer echten Embolie kommt. Selbst wenn nur eine transitorische Verstopfung von Kapillaren vorliegt, so ist darauf zu verweisen, daß die transitorische Verstopfung eines Gefäßes im Gehirn durch einen Embolus von Fetttropfen durchaus zu Schädigungen des Gefäßendothels mit Schrankenstörungen führen kann. Eine vorübergehende Verstopfung des Gefäßes von etwa 10 min scheint mir ausreichend zu sein, um eine solche Schrankenstörung zu erzielen. Wir wissen nichts über die Zeitabläufe dieser transitorischen Embolien.

Der embolische Verschluß von Tausenden von Präkapillaren und Kapillaren im Gehirn muß daher zu entsprechenden multiplen Mikroinfarkten, vorwiegend im Marklager führen. Diese multiplen Mikroinfarkte können durchaus auch ohne eine Purpura cerebri vorkommen.

Die Gefäße zeigen die verschiedensten degenerativen Wandveränderungen mit Beteiligung der Endothelzellen bis zur völligen Gefäßwandnekrose.

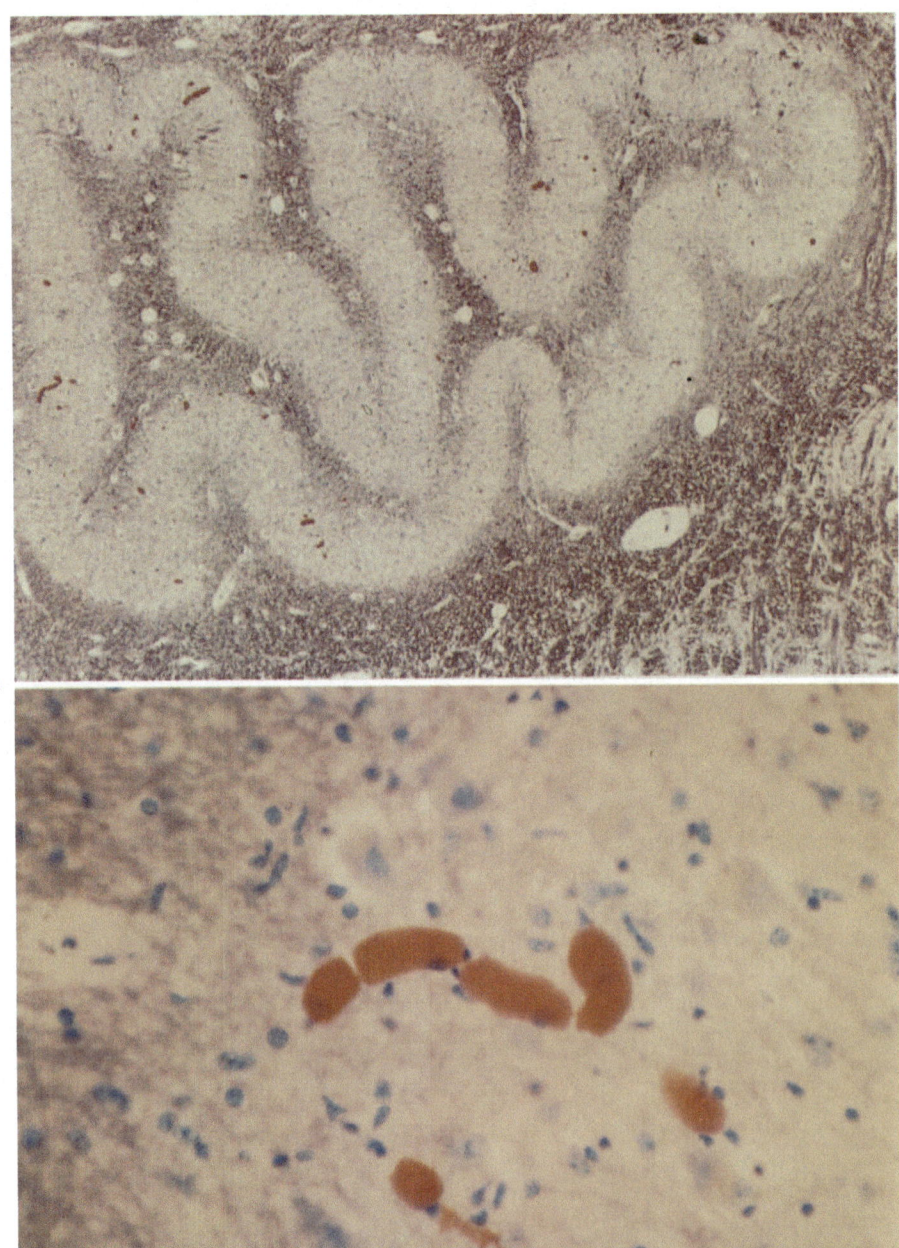

Abb. 138a, b. Generalisierte Fettembolie mit Purpura cerebri. Hirnstamm. Olive.
a Frische Mikroemboli von Fett in Kapillaren der Olive. Sudanrot ×80. **b** Vergrößerung
eines Abschnittes des Olivenbandes. Embolischer Verschluß von drei Kapillaren, die obere
längsgetroffen, die untere längs- und quergetroffen, die untere rechts quergetroffen. Eine
Gewebsreaktion hat noch nicht eingesetzt. Sudanrot ×320

Ausmaß und Verteilung der zerebralen Fettembolie schwankt von Fall zu Fall erheblich (GAUSS 1916; SEVITT 1962).

Im frischen *Nativ-Quetschpräparat* (MEESSEN u. STOCHDORPH 1957) oder mit Hilfe von *Fettfärbemethoden* am *Gefrierschnitt* ist *Fett* in Form von *Tropfen* oder *zylindrischen Partikeln* (oder *Fettwürsten*) im *Gefäßlumen* nachweisbar. Es ist nicht zu verwechseln mit endothelial gespeichertem Fett, das in den Wandungen liegen kann. Nicht alles im Gefäßlumen befindliche Fett ist als Embolus anzusehen; es kann durchaus die Hirngefäße passieren und ist dann später in anderen Organen nachweisbar, wie experimentelle Injektionen in die A. carotis gezeigt haben (SCRIBA 1880; FUCHSIG 1910).

Es muß unterstrichen werden, daß die Fettembolie kein einzelnes einmaliges Ereignis ist, sondern sie *tritt wiederholt in Schüben* auf, vor allem in den ersten beiden Tagen nach einer Verletzung, wie dies Berichte aus der Literatur zeigen (COLLINS et al. 1968; PALMOVIC u. MCCARROLL 1965). Fettpartikel in den Gefäßen können einmal nach Durchdringen der Lungen erneut in den großen Kreislauf gelangen, andererseits können sich neue Partikel schubweise an der Verletzungsstelle lösen. Die Emboli sind deutlich unterschiedlichen Alters.

Tritt die Fettembolie nach mehr als 4 Tagen auf, so spricht dies für weitere mechanische Einwirkungen, wie Reposition oder Mobilisation von gebrochenen Knochen bei Extensionen oder weiteren operativen Eingriffen. Eine bisher noch klinisch latente Fettembolie kann dadurch auch klinisch manifest werden.

Wird die Fettembolie überlebt, so wird das Fett durch aktivierte lipolytische Enzyme abgebaut, ein Vorgang, der sich über mehrere Tage erstreckt (Abb. 139 a, b). Wahrscheinlich werden die so entstandenen Fettsäuren an Proteine gebunden und auf diese Weise entgiftet (SEVITT 1962). Nach etwa 4 Wochen ist das Fett praktisch abgebaut.

Fettemboli im Gehirn wurden bis zu 4 Tagen nach Injektion von Öl in die A. carotis von Kaninchen nachgewiesen; nach dem 5. Tag waren nur noch die Läsionen sichtbar, das Fett war bereits abgebaut (MERIWETHER et al. 1934). Beim Menschen fand SEVITT (1962) noch 8–10 Tage nach der Verletzung Fettpartikel in den Gehirngefäßen. *Das bedeutet, daß bei Autopsien von Patienten, die an einer Fettembolie verstarben, nach 2 Wochen keine Fettsubstanzen mehr im Gehirn nachweisbar sind.* Die durch die Emboli verursachten Koagulationsnekrosen sind allerdings noch vorhanden und erlauben die Diagnose. Ein negativer Fettnachweis darf also zu diesem Zeitpunkt nicht dazu verleiten, eine Fettembolie abzulehnen.

Es besteht ein scheinbares Paradoxon darin, daß Gewebeschäden hämorrhagischer oder anämischer Natur in der weißen Substanz überwiegen, obwohl mehr Fettembolien in der grauen Substanz vorkommen. Wenn die graue Substanz weniger Gewebeschäden bei stärkerer Mikroembolie aufweist, ist dies wahrscheinlich durch die bessere Gefäßversorgung und die ausgedehnten präkapillären und kapillären Anastomosen bedingt, wenngleich die graue Substanz im Hinblick auf hypoxische Schäden eher gefährdet ist (SEVITT 1962).

Den größeren Anteil hämorrhagischer oder anämischer Gewebeschäden in der weißen Substanz suchte VANCE (1931) damit zu erklären, daß die zahlreichen Endarteriolen ein derart ungenügendes Anastomosennetz besäßen, daß ihre Blockierung eine perivaskuläre Nekrose zur Folge habe. Dieser Anschauung widersprachen MERIWETHER et al. (1934)

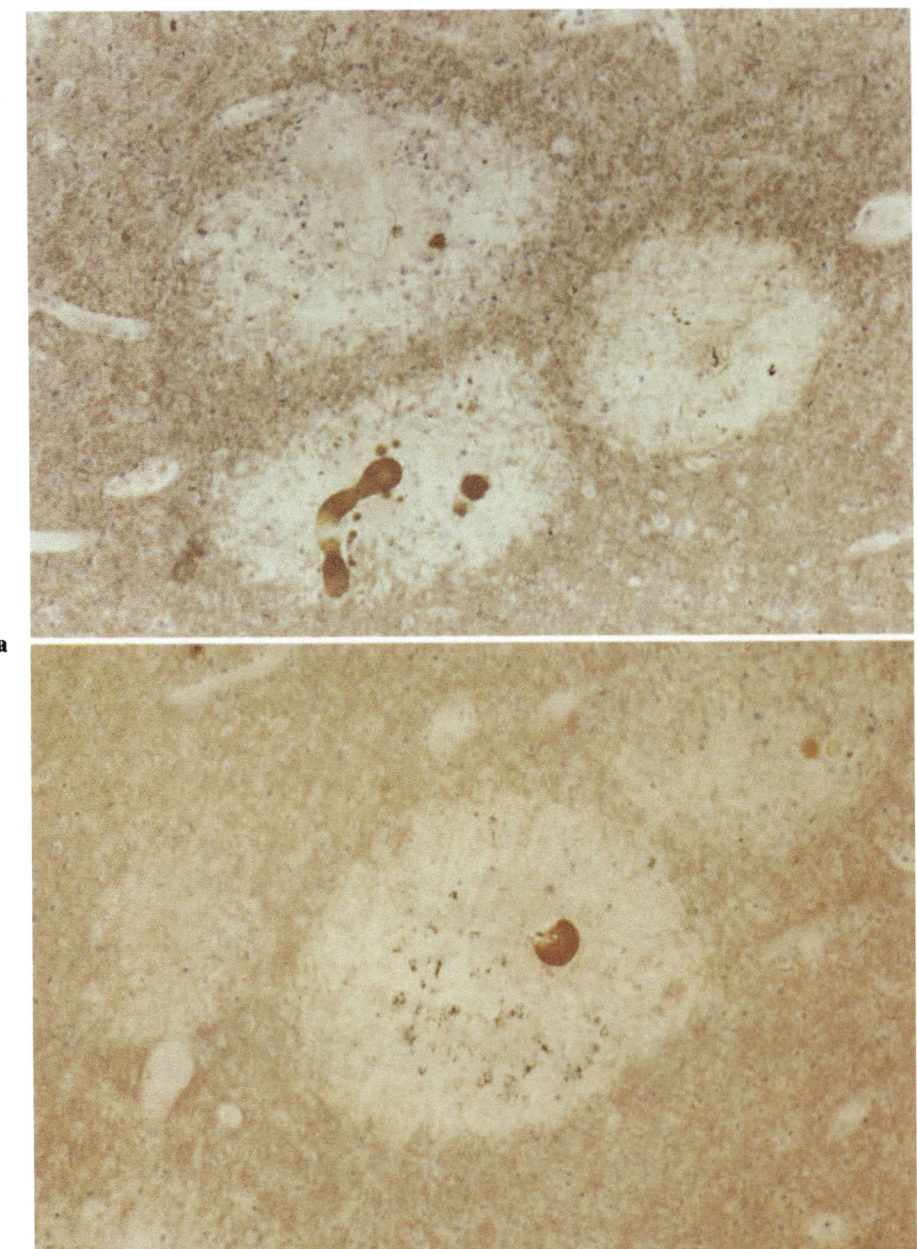

Abb. 139a, b. Generalisierte Fettembolie. Marklager. **a** Größere (Mitte der Abbildung) und kleinere (oberer rechter Bildrand) Mikroembolien in Kapillaren. Die Fettsubstanzen zeigen bereits Abbauerscheinungen. Die embolisierten Kapillaren sind von einer Koagulationsnekrose umgeben. Sudanrot, × 280. **b** Koagulationsnekrose mit astrogliöser und mikrogliöser Proliferation. Die Peripherie zeigt Blutpigmentablagerungen und Proliferation lokaler Astroglia, Mikroglia und Oligodendroglia. Sudanrot, × 280

unter Hinweis auf die Untersuchungen von COBB (1931), der die Existenz von Endarterien im Gehirnkreislauf verneint. Wir teilen SEVITTS (1962) Auffassung, daß Anastomosen überall im Gehirn bestehen, jedoch weniger in der weißen Substanz, so daß dort die meisten Gewebeschäden auftreten.

Dem Gefäß anliegend sieht man bei zweidimensionaler Betrachtung kugelförmig aussehende *Koagulationsnekrosen der Hirnsubstanz*, die nach außen schalenförmig von einer Blutungszone umgeben sind. Diese Blutungen werden auch als *Kugel-* oder *Ringblutungen* bezeichnet. Bei *räumlicher Betrachtung* haben die *Koagulationsnekrosen eine zylindrische Form, sie umgeben und umfassen das Gefäßlumen auf weite Strecken.* Bei älteren „*Ringblutungen*" kommt es zu *Abbau-* und *Organisationsprozessen* mit *Bildung* von *Hämosiderin* und einer *umgebenden wallartigen Proliferation von gliösen Zellelementen.* Die Endstadien stellen dichte Glianarben dar.

In manchen Schnitten hat man den Eindruck, daß man Kugel- von Ringblutungen unterscheiden kann. Bei manchen Kugelblutungen sind die Gefäße von frei im Gewebe liegenden korpuskulären Blutzellen umgeben. Sie gleichen Blutungen vom diapedetischen Typ. Die Ringblutungen liegen um eine nekrotische Zone nach Nekrose der Gefäßwandung. Das *Zentrum* einer solchen Koagulationsnekrose ist oft *total nekrotisch*, während die *peripheren Anteile* partiell nekrotisch sind.

Es ist nicht klar, ob es sich bei den beiden Blutungstypen nicht um verschiedene Stadien des gleichen Krankheitsprozesses handelt, d. h., daß die sog. Kugelblutungen fühere Phasen von Gefäßwandschädigung darstellen, daß die Ringblutung das Endstadium darstellt. Hier sind weitere histologische Untersuchungen notwendig.

Nach *einigen Tagen Überlebenszeit* setzt eine *perifokale Proliferation* von *ortsständiger Glia*, besonders *Astroglia*, mit *einigen mikrogliösen Elementen* ein. Es findet eine *Umwandlung von mikrogliösen Elementen* in *Makrophagen* und *Gitterzellen* statt, die mit Gewebedébris gefüllt sind. Mit *Spezialmethoden (beispielsweise Berlinerblau)* ist im Inneren der Herdchen *feingranuliertes blaugefärbtes Eisen* nachweisbar. Es entsteht eine *gliöse Narbe.* Folgt man Serienschnitten von quergetroffenen Gefäßen oder einem längsgetroffenen Gefäß, kann man unter Umständen feststellen, daß die Kugelblutung in gewissem Abstand in die Form einer Ringblutung übergeht. Wir stimmen SEVITT (1962) zu, daß oft ausschließlich Kugelblutungen vorliegen und daß sie folglich aus Gefäßwandnekrosen stammen müssen.

Ringblutungen in der *weißen Substanz* verursachen *Entmarkungen* in ihrem Innern. Die Axone sind anfänglich noch intakt. Auch hier ist die Entmarkung in Zentrum der Herdchen ausgeprägter als in der Peripherie.

Ein anderer Typ sind die *perivaskulären anämischen Nekrosen*, die makroskopisch nicht nachweisbar sind und die oft die Zahl der hämorrhagischen Herde weit übertreffen. Auch diese Nekrosen sind in der weißen Substanz weit häufiger als in der grauen anzutreffen. Sie sind in frühen Stadien nur schwach tingiert dargestellt. Nach einigen Tagen Überlebenszeit ist in ihrem Zentrum eine totale Nekrose umgeben von einer partiell nekrotischen Zone erkennbar. Partielle Entmarkungen beginnen schon nach etwa 36 h, totale Entmarkungen nach 4–9 Tagen (SEVITT 1962).

In der *grauen Substanz* ist der Gewebezusammenhang aufgelockert. Die *Nervenzellen* sind *geschrumpft* und *hyperchromatisch, stellenweise völlig zerstört*. Viele Zellen zeigen *Veränderungen* vom *ischämischen Typ*, manchmal auch *Inkrustation*, worauf KRÜCKE (1944) hinwies. Die geschädigten Zellen haben freie Säume. In älteren Herden ist eine *mesodermal-gliöse Reaktion* erkennbar. Außerdem können *Erbleichungen (elektive Parenchymnekrosen)* auftreten. In einzelnen Fällen können sich *kleinere nekrotische Herde* in *Rinde, Stammganglien* und im *Marklager* finden, die KRÜCKE (1944) „*Mottenfraßherde*" nannte.

SEVITT sah *Fibrinthromben* in *Gefäßen* mancher seiner Fälle, gelegentlich auch *Fibrinflocken* im *nekrotischen Zentrum* von *hämorrhagisch-nekrotischen Herdchen*.

Die *formale Genese* dieser *Ring-* oder *Manschettenblutungen* ist häufig diskutiert worden, sie ist noch umstritten. Für Einzelheiten verweise ich auf die ausführliche Besprechung bei MEESSEN u. STOCHDORPH (1957).

An den *Gefäßen* selbst kommt es zu *Auflockerung* und *Verquellung* der *Wand*. MEESSEN u. STOCHDORPH (1957) machten auf eigentümliche im Masson-Präparat rotviolett und im van Gieson-Präparat braun gefärbte Einlagerungen aufmerksam. Perivaskulär liegt Plasmaaustritt vor. In den sich entwickelnden perivaskulären Nekrosen finden sich Leukozyten. Es kann zu einer vollständigen Auflösung der Gefäßwand kommen mit Resten von Fett. Das Gewebe in der Gefäßumgebung zeigt seröse Durchtränkung. Im Marklager sind die Markscheiden zerstört, die Achsenzylinder aufgetrieben und geschwollen. Der morphologische Prozeß entspricht dem der Erweichung. Die äußere oder Randzone ist von einem Saum proliferierter Glia umgeben. Dieselbe ist im Holzer-Präparat als Strauchwerk nachweisbar. MEESSEN u. STOCHDORPH (1957) ist zuzustimmen, daß kleinere Herde fast spurlos ausheilen können.

Ein Teil der *Gefäße* zeigt *massive diapedetische Blutaustritte*, die auch in Form sog. *Ringblutungen* auftreten können. Sie sind das Substrat für die makroskopisch bereits sichtbare *Purpura cerebri* bei *Fettembolie*. Ihre Ausbildung ist nach etwa ein bis zwei Tagen sichtbar. Die Frage, ob Fett die Kapillarwand auch nach außen durchdringt, also in den perivaskulären Raum gelangen kann, ist noch nicht entschieden.

Die Ring- und Ringwallblutungen im Gehirn wurden meines Wissens zuerst von RIBBERT (1894) beschrieben, sie liegen vorzugsweise in der weißen Substanz (POMATTI 1895; HÄMIG 1900; BUSSE 1901; JOACHIM 1902; SEEGERS 1903; NECK 1906; JAEHNE u. SCHMIDT 1907; BÜRGER 1910; NAVILLE u. FROMBERG 1913; LE COUNT u. GAUSS 1915; LINDENBERG 1922).

Einige Autoren machten auf die Häufung dieser Blutungen in der direkten Umgebung der Seitenventrikel aufmerksam (RIBBERT 1894; POMATTI 1895; LINGELBACH 1915). Diese Blutungen können ganz fehlen wie Fälle von DE COLLEY (1893), HÄMIG (1900), GRÖNDAHL (1911), TÖNNIESSEN (1921), ELTING u. MARTIN (1925) zeigen.

Ringblutungen finden sich im wesentlichen in der *weißen Substanz* des *Gehirns*. Der Ausdruck Ringblutung ist wohl nur richtig, wenn man diese besondere Blutungsform unter Berücksichtigung eines zweidimensionalen Systems beschreibt. In Wirklichkeit handelt es sich bei räumlicher (dreidimensionaler) Betrachtung um Blutungen, die das Gefäß wie eine Manschette umgeben. Diese manschettenartigen Blutungen zeigen auf einen Durchschnitt eine nekrotische innere Zone, die von einer Blutung ring- oder besser manschettenförmig umgeben ist. In der innen gelegenen nekrotischen Zone finden sich durchaus einige Erythrozyten, oft jedoch sind nur noch ausgelaugte Membranen nachweisbar. Im Nekrosebereich liegt massenhaft Débris von zerstörten Markscheiden. In der peripheren Zone können noch Achsenzylinder mit erheblichen Auftreibungen und knollenartigen Verdickungen nachgewiesen werden, worauf schon SPIEL-MEYER (1922) aufmerksam gemacht hatte. Das Lumen des zentral gelegenen Gefäßes ist häufig sichtbar oder aber embolisch verschlossen. Die Gefäßwand ist meist verquollen. Die Kernzone zeigt mit fortschreitendem Verfall der Myelinscheiden Entmarkungen.

δ) Fettembolie der Hypophyse

Die histologische Untersuchung der *Hypophyse bei systematischer Fettembolie* zeigt Unterschiede in den Befunden der beiden Areale dieses Organs.

Der *Hinterlappen der Hypophyse* zeigt in seinem kapillären Netzwerk Fettemboli, die manchmal von kleinen petechialen Blutungen umgeben sind. Fettemboli sind hier häufig. Die Häufigkeit und das Ausmaß der Fettemboli in den Kapillaren des Hinterlappens der Hypophyse ist dem der Hirngefäße der Hirnrinde vergleichbar, jedoch etwas geringgradiger als das der Nieren. Um eine Diagnose einer systematischen Fettembolie vorzunehmen, stellt der Hinterlappen der Hypophyse ein außerordentlich sensitives Organ dar (SEVITT 1962). Die Erklärung für den ungewöhnlichen Reichtum von Fettembolie im Hinterlappen der Hypophyse liegt darin, daß dieser Anteil einen direkten arteriellen Zufluß hat. Die Befunde von XUEREB et al. (1954) sichern diese Annahme, denn der arterielle Zufluß zum Hinterlappen der Hypophyse stammt direkt aus der A. carotis int.

SEVITT (1962) hat die interessante Frage aufgeworfen, ob diese ausgeprägte Fettembolisation des Hinterlappens der Hypophyse die Sekretion des antidiuretischen Hormons beeinflußt. Da jedoch keine histologischen Befunde am Hinterlappen der Hypophyse vorliegen, die auf eine Nekrose des Parenchyms hindeuten, scheint es sich um einen mehr vorübergehenden reversiblen Vorgang zu handeln.

Im *Vorderlappen der Hypophyse* werden bei systematischer Fettembolie gelegentlich Emboli von Fettsubstanzen in den Kapillaren gefunden. Sie finden sich vorzugsweise in der Grenzzone zwischen Vorder- und Hinterlappen. Dieser Befund kann damit erklärt werden, daß der Vorderlappen keine direkten oder nur sehr spärliche Zuflüsse besitzt.

ε) Spätschäden nach Fettembolie des Gehirns

Über die *Spätfolgen von Fettembolie des Gehirns* ist nur wenig bekannt, insbesondere über den Endzustand der anämischen Herde in der weißen Substanz mit Entmarkung (SVITT 1962).

Es gibt nur wenige Arbeiten, die sich mit den morphologischen Spätschäden am Gehirn befassen (McTAGGART u. NEUBUERGER 1970, VON HOCHSTETTER u. FRIEDE 1977).

McTAGGERT u. NEUBUERGER (1970) berichteten über einen 52jährigen Patienten, der einen schweren Unfall 17 Jahre überlebte. Er erlitt multiple Frakturen der Extremitäten und Wirbelsäule. Nach einem 18stündigen freien Intervall setzte tiefe Bewußtlosigkeit ein. Nach 3 Tagen hatten sich Petechien der Haut entwickelt. Nach 4 Monaten hellte sich die

Bewußtseinslage auf. Drei Jahre nach dem Unfall war der Patient imstande, mit etwas Hilfe zu gehen, konnte sich aber nicht selbst ankleiden. Er gab inadäquate Antworten auf einfache Fragen. Der verbale IQ war 63. Das atrophische Gehirn wog 1090 g. Es bestand eine geringgradige Arteriosklerose. Schnitte durch die Frontallappen zeigten eine erhebliche Reduktion der Marklager und eine graubeige Maserung. Stärkere Veränderungen bestanden in den Parietallappen, im Corpus callosum und in der Commissura ant. mit kleineren zystischen Herden. Die *feingewebliche Untersuchung* ergab eine Entmarkung, stellenweise in die Großhirnrinde reichend. Diese Herde zeigten verschiedene Grade von Entmarkung und gingen stellenweise in Zystenbildung über. Der Untergang der Achsenzylinder ging im allgemeinen parallel mit der Entmarkung. Vereinzelt fanden sich lymphozytäre Gefäßinfiltrate und kleinere Ansammlungen von Gitterzellen mit Hämosiderin und Fettsubstanzen. Gefäße innerhalb und außerhalb dieser fokalen Läsionen war sklerotisch oder zeigten eine hyaline Gefäßverdickung mit umgebenden Corpora amylacea. Die Großhirnrinde zeigte einen leichten Ausfall von Nervenzellen mit astro- und mikrogliöser Reaktion.

Diese Gewebeveränderungen sind nach McTAGGART u. NEUBUERGER die *Spätschäden protrahierter Fettembolie.* Außerdem ist u. E. das klinische und morphologische Bild sicherlich durch sekundäre Hirnschäden infolge der langen Bewußtlosigkeit überlagert.

k) Sinale Fettembolie

Aus didaktischen Gründen erfolgt die *Besprechung* der *Fettembolie* des *Rückenmarks* und der *Medulla oblongate* in diesem Kapitel und nicht bei den traumatischen Schäden des Rückenmarks und der Wirbelsäule, die im Bd. 13/VII dieser Reihe, S. 84 u. 350, dargestellt sind.

Einzelne Fälle von Fettembolie des Rückenmarks und der Medulla oblongata wurden in der Literatur mitgeteilt.

Der 50jährige Patient von HAIBACH u. KRAEMER (1953) zeigte nach einer Oberschenkelfraktur ein klassisches klinisches Bild einer zerebralen Fettembolie. Zur gleichen Zeit traten Lähmungen der Finger und Zehen ein, gleichzeitig lagen Sensibilitätsstörungen vor. Die Segmente C6–Th1 und S1–S3 waren fast symmetrisch betroffen. Diese klinischen Befunde können nur durch eine spinale Fettembolie erklärt werden.

Ein ungewöhnlicher Fall wurde von WOJTEK (1955) mitgeteilt. Ein 30jähriger zeigte nach einer Oberschenkelfraktur eine zerebrale Fettembolie. Nach wenigen Stunden lag eine Steigerung des Blutdruckes auf 175/135 mm Hg vor, die später sogar auf 240/140 mm Hg anstieg. Dieser „Entzügelungshochdruck" als Folge der zerebralen Fettembolie bildete sich jedoch wieder vollständig zurück. Der Autor nahm einen Ausfall der Depressorenzentren in der Medulla oblongata an (Kerngebiete der Hirnnerven IX und X).

Die Durchsicht der spärlichen Literatur zeigt, daß systematische Untersuchungen des Rückenmarks bei Fettembolie unter standardisierten Bedingungen durchgeführt werden müssen.

l) Zerebrale Fettembolie aufgrund abnormer Kreislaufverhältnisse

Vor einer *Gewalteinwirkung* kann bereits ein *pathologischer Zustand* des *Herz-Kreislauf-Systems* mit *Veränderungen* der *Hämodynamik* bestehen. Zwei Beobachtungen mit tödlichem Ausgang wurden von MISSLIWETZ (1986) veröffentlicht. Wegen der Bedeutung derartiger Befunde und der Tatsache, daß sie relativ unbekannt sind, erfolgt die Darstellung der Kasuistiken:

Fall 1: Der 25jährige Patient wurde bei einem Verkehrsunfall als PKW-Beifahrer verletzt und erlitt eine Gehirnerschütterung und eine drittgradige offene Fraktur des rechten Unterarms. Der Mann wurde 2 h nach dem Unfall im *Unfallkrankenhaus* in Allgemeinnarkose *operiert,* wobei der Bruch durch Osteosynthese versorgt wurde. *Postope-*

rativ war der Patient unauffällig und in gutem Zustand, weshalb er auf die Normalstation verlegt wurde; 16 h nach der Operation traten plötzlich eine Bewußtlosigkeit und eine auffallende Zyanose des Gesichts auf. Die den Ärzten unerklärliche akute Verschlechterung führte zur Verdachtsdiagnose einer Lungenembolie und ein Thoraxchirurg wurde hinzugezogen, der eine Trendelenburg-Operation durchführte, bei der aber kein Embolus aufgefunden werden konnte. Gegen *Operationsende* trat *Herzstillstand* auf.

Die *Obduktion* ergab eine massive Rechtsherzvergrößerung, die rechte Kammerwand zeigte eine Dicke von 8 mm und das Herzgewicht betrug 590 g. Es bestand ein 3 × 3 cm messender Ventrikelseptumdefekt. Das Lungenschlagadersystem wies erhebliche sklerotische Veränderungen auf. *Histologisch* fanden sich eine Lungenfettembolie geringeren Ausmaßes (Grad 1 nach der Klassifikation von FALZI et al. 1964) und eine hochgradige zerebrale Fettembolie.

In Hinblick auf den auffälligen Herzbefund wurden, obwohl der Krankengeschichte des Unfallkrankenhauses nichts über Vorerkrankungen zu entnehmen war, *Erhebungen über den Gesundheitszustand* des Mannes durchgeführt. Diese ergaben, daß der Patient unter der Diagnose einer primären pulmonalen Hypertension internistisch behandelt wurde. Im Jahr vor dem Unfall war der Patient allerdings der Behandlung ferngeblieben. Die Diagnose war anläßlich einer Herzkatheteruntersuchung im Kindesalter gestellt worden, bei der systolische Drücke von 100 mm Hg in rechter Herzkammer und Pulmonalarterie bei gleich hohem arteriellen Systemdruck gemessen worden waren. Der *Ventrikelseptumdefekt* war nicht diagnostiziert worden!

Fall 2: Der 23jährige Patient war mit seinem Motorrad gestürzt und erlitt einen drittgradigen offenen Bruch des linken Unterschenkels sowie eine Zerreißung des Kollateralbandes am rechten Daumengrundgelenk; 4 h nach dem Unfall wurde der *Bruch in Allgemeinnarkose* mittels Osteosynthese versorgt. Bei der *Aufnahme* wurde bemerkt, daß ein Zustand nach Herzoperation mit Zyanose und Trommelschlegelfingern bestand. *Postoperativ* war der Patient in gutem Zustand und wurde auf die Normalstation verlegt. Jedoch trat 13 h nach der Operation zunehmende Bewußtseinstrübung auf, die in ein tiefes Koma überging. Der Patient wurde deshalb intensivmedizinisch betreut, und es wurden eine *Karotisangiographie* und eine *Computertomographie* durchgeführt, die aber lediglich das Bild eines Hirnödems ergaben. Nach ca. eintägigem Koma *verstarb* der Patient, ohne das Bewußtsein wiedererlangt zu haben.

Auch hier gaben wie im Fall 1 die bei der Obduktion anwesenden behandelnden Ärzte an, daß von klinischer Seite die Todesursache nicht geklärt werden konnte. Die *Leichenöffnung* ergab eine massive beidseitige Herzhypertrophie mit einem Herzgewicht von 670 g und narbigem Ersatz der Muskulatur der rechten Kammerwand, wovon ca. 70% der Kammerwand betroffen waren. Weiter bestand ein operativ angelegter Shunt zwischen Aorta und dem mißgebildeten Pulmonalarteriensystem. Das Lungenschlagadersystem wies wiederum erhebliche sklerotische Veränderungen auf. *Histologisch* fanden sich eine Lungenfettembolie geringen Ausmaßes (Grad 1 nach der Klassifizierung von FALZI et al. 1964) und eine hochgradige zerebrale Fettembolie.

Die *herbeigeschafften früheren Krankgengeschichten* ergaben, daß der Patient im Kindesalter unter den Diagnosen Trikuspidalatresie und Mißbildung des Pulmonalarteriensystems operiert worden war, wobei der Shunt angelegt wurde. Postoperativ war eine pulmonale Hypertonie mit systolischen Werten von 120 mm Hg aufgetreten. Der Patient hatte sich aber subjektiv wohlgefühlt, was auch aus dem Umstand erschlossen werden kann, daß er Motorradsport betrieb.

Der Autor hob hervor, daß aus dem forensischen Blickwinkel zunächst die Diskrepanz auffällig war, daß eine nur geringfügige Lungenfettembolie und eine schwere Fettembolie im großen Kreislauf kontrastieren. Allgemein hat sich die Auffassung durchgesetzt, daß das Lungengewebe ein sehr wirksames Filter für die Fetttropfen darstellt (SEVITT 1962; WEHNER 1968; SZABÓ 1971; MUELLDER 1975). In diesem Zusammenhang sprach SZABÓ (1971) von einer „*Siebfunktion*" der Lungen. Besteht eine Fettembolie des Gehirns, muß demnach auch eine erhebliche Fettembolie der Lungen bestehen.

Die *Bedeutung* des *Vorliegens eines offenen Foramen ovale* wurde hervorgehoben (NAVILLE 1913; MELCHIOR 1924; KILLIAN 1931). In den beiden von

MISSLIWETZ (1986) mitgeteilten Beobachtungen vollzog sich der Übertritt von Fettembolie aus dem kleinen in den großen Kreislauf ungleich leichter und in weitaus größerem Ausmaß. Es lagen nämlich große präformierte anatomische Querverbindungen (Shunts) vor, im ersten Fall durch den großen angeborenen Ventrikelseptumdefekt und im zweiten Fall durch den operativ gesetzten aorto-pulmonalen Shunt.

Von klinischer Seite wurden die vorbehandelten Herzerkrankungen nicht genügend gewürdigt, sie wurden im ersten Fall erst durch die Obduktion zur Kenntnis gebracht. Aber eine eingehende Erhebung der Vorgeschichte hätte ergeben, daß ärztliche Behandlung und sogar stationäre Klinikaufenthalte vorangegangen waren.

XII. Mechanogenese und formale Pathogenese

Menschliches Knochenmark besteht zu etwa 96% aus Fett. Sein Gesamtgewicht beträgt fast 5% des Körpergewichtes. Das Knochenmark enthält ein ausgeprägtes Netzwerk von sehr leicht verletzlichen Blutsinus.

Von Schätzungen des Fettgehaltes tierischer Knochen kam SCRIBA (1980) zu Werten, daß das Femur von Erwachsenen etwa 70 ml Fett enthält. Durch direkte Messungen der Knochenmarkräume kamen LEHMAN u. MOORE (1927) zu Fettmengen von etwa 65 ml. PELTIER (1956) extrahierte Fett mit Lösungsmitteln von zwei menschlichen Femora und fand 81 ml bzw. 114 ml.

Die intravenöse Injektion von solchen Fettmengen bei Menschen und die entsprechende bei Tieren würde tödlich sein. Jedoch ist zu berücksichtigen, daß das Knochenmark selbst bei schwersten Trümmerfrakturen nur in der Umgebung der Fraktur selbst in Mitleidenschaft gezogen ist. Es muß jedoch zugegeben werden, daß uns Studien über die Fettmengen in der Nachbarschaft von Frakturen fehlen.

Plötzliche stärkere Beschleunigung oder Verzögerung allein, selbst ohne Knochenbruch, kann den Gewebezusammenhang zerstören und Gefäßrisse verursachen. Im Falle einer Fraktur, erst recht bei komplizierten, können an den Bruchstellen Blutsinus rupturieren und die freien Fettpartikel infolge Änderung des Differentialdrucks in die gerissenen Gefäße und so in den Blutstrom gelangen. Nach Stunden oder Tagen führen die lokalen sekundären Veränderungen zu Nekrosen, wodurch weitere Fettsubstanz freigesetzt wird. Dieser Vorgang mag das phasenhafte Auftreten neuer Schübe in der Fettembolie erklären, auch das oft bemerkenswert lange Intervall zwischen Gewalteinwirkung und Auftreten der klinischen Erscheinungen.

Weitere Einzelheiten zur *Pathogenese* der *Fettembolie* finden sich bei PFANNER (1942), BERGENTZ (1961), BRÜCKE et al. (1967), DURST et al. (1967, 1968), HAUSS et al. (1978).

Die Meinungen über die Herkunft der Fettpartikel sind noch geteilt. Im wesentlichen gibt es zwei Vorstellungen über die Genese der Fettsubstanzen:

(1) Die *klassische* oder „*mechanische*" Theorie, nach der die Fettsubstanzen aus geborstenen Fettzellen stammen, die an der Stelle der Gewalteinwirkung oder Fraktur in aufgerissene Sinus oder Venolen gelangen und von dort in die Körpergewebe, vor allem in die Lungen transportiert werden. Diese *Einschwem-*

mungstheorie geht also davon aus, daß Fettpartikel von der Stelle der Schädigung stammen und in die Körperorgane eindringen. Umstritten ist der Mechanismus, wie BRINKMANN et al. (1976) ausführten, nämlich: Durch *Hämatomdruck* (SUTTON 1922; FULAR u. KRAFT 1956), durch *Saugkraft der verletzten Venen* (SCHMITTER 1958), durch *primär erhöhten intramedullären Druck* (KATZ 1924), durch *veränderte Permeabilität der Gefäße im Wundbereich* (REHM 1957) oder *resorptiv* (BÜCHNER 1965).

Der *Transport des Fettes* erfolgt durch die *Blutbahn* (RASCHKE u. SCHAL 1970).

Von einigen Autoren wird den Lymphbahnen die wesentliche Rolle für Aufnahme und Ausbreitung des Fettes in den Kreislauf zugesprochen (KATZ 1924; NÖLLER 1965). Diese Vorstellung kann heute als widerlegt gelten. Das Fett gelangt in die Venen und wird von dort weitergeleitet.

Es mag einige Ausnahmen geben, in denen Fett in die Lymphbahnen gelangt, etwa bei der von ORLANDI (1885) mitgeteilten Beobachtung, bei der während einer Operation Öl und Fett aus einer Dermoidzyste des Ovars in die Lymphbahnen gelangte.

Das Fett entstammt verletztem Fettgewebe im Marklager gebrochener Röhrenknochen, aus gequetschten Weichteilen, freigesetzt bei Operationen, thermischen Einwirkungen, um nur die wichtigsten zu nennen.

Die Lunge nimmt unter allen Organen insofern eine Sonderstellung ein, als sie das erste Filter für das freigesetzte Fett darstellt.

Fettpartikel von etwa 10 μ oder größer vermögen die Lungenkapillaren nicht zu passieren und werden als *Mikroembolien* im *Kapillarbett* zurückgehalten.

(2) Die *kolloidchemische-* oder *Lipasetheorie* besagt, daß die Fettpartikel teilweise oder vollständig von Plasmalipoiden stammen. Die erst kürzlich aufgestellte kolloidchemische Theorie fußt auf biochemischen Änderungen zirkulierender Lipoide im Blut. Es wird angenommen und postuliert, daß das normal emulgierte Fett im Blutplasma so verändert wird, daß eine Art von „Zusammenschluß" von emulgierten Fetttröpfchen in größere Fetttropfen stattfindet, die zu einer Embolisation führt. Diese Theorie wird im wesentlichen dadurch gestützt, daß Fettembolien unter Bedingungen erfolgen, bei denen angeblich keine Gewalteinwirkungen stattfinden. Eine weitere Stütze fand diese Theorie auch durch den Hinweis, daß die Zusammensetzung des Fettes bei einer Embolie mehr zirkulierenden Fettsubstanzen als dem aus dem Knochenmark entstammenden Fett entspreche (FUCHSIG et al. 1967; HUTSCHENREUTER u. ZIMMERMANN 1970). Die Lipasetheorie ist bei BRINKMANN et al. (1976) eingehend diskutiert; sie hat bisher noch keine allgemeine Anerkennung gefunden. Man kann FELTEN (1958) sicherlich zustimmen, wenn er schreibt: „Über die Bedeutung der Lipasen für die Fettembolie ist bis heute keine Klarheit erzielt worden... So wird man heute die Lipasevermehrung im Blut als physiologischen Vorgang bei der Fetteinschwemmung ansehen müssen, dessen Bedeutung wohl noch nicht restlos geklärt ist, dem wir aber auch nicht eine solche Schlüsselstellung für die Entstehung der Fettembolie zuerkennen können, wie dies heute gelegentlich geschieht." Würde das Blutfett aus einer Koagulopathie stammen, so ergibt sich insofern ein Ärgernis, weil nicht erklärt werden kann, *warum keine Fettembolien bei Koagulopathien ohne mechanische Verletzungen vorkommen.*

XIII. Der Begriff der Fettentmischung und Fettembolie (Fetteinschwemmung)

Die *Fettembolie* oder *Fetteinschwemmung*, die in vivo unter dem *klinischen Bild* der *Embolie* auftritt, ist von einer *intravital* oder *terminal erfolgenden* sogar *postmortalen Fettentmischung* zu trennen.

Vorstellungen, daß in den Lungen gefundenes Fett nicht embolischer Natur sei, aus dem Blut stamme, wobei eine feinemulgierte Entmischung auftrete, ein Vorgang an dem dem Schock eine wesentliche und ursächliche Bedeutung zukomme, gehen schon auf FEHR (1943) zurück. In gleicher Weise bezweifeln DAVIS u. MUSSELMAN (1954) die bisherigen pathogenetischen Vorstellungen über die Fettembolie und versuchten, den Befund der Fettembolie mit einer Destabilisierung der physiologischen Fettemulsion im Blut zu erklären; es gebe hierbei eine graduelle Entwicklung bis zu einem zum Tode führenden Zustand. Ähnliche Vorstellungen vertreten JOHNSON et al. (1956).

Diesen insgesamt wenigen ablehnenden Stimmen steht die große Mehrzahl der Autoren gegenüber, die eine echte *Mikroembolie von Fettpartikeln (Fetteinschwemmung)* aus dem Knochenmark bei Frakturen als mit histologisch nachweisbaren Fettausgüssen (Emboli) in Gefäßen der Körperorgane und des Gehirns nachgewiesen haben. Diese Vorstellung wird durch häufig mitgeteilte Einschwemmungen von Fragmenten des Knochenmarks in Lungengefäße eindeutig untermauert.

XIV. Klinische Befunde bei Fettembolie

Die Fettpartikel werden zunächst in den Kapillaren der Lungen wie in einem Filter zurückgehalten; das gewährt einen gewissen Schutz für den Körperkreislauf. Diese Mikroembolien können außerordentlich zahlreich sein, in schwerstens embolisierten Lungen können sich Tausende pro mm^3 (WATSON 1970) finden. Ihr Durchmesser beträgt zwischen 10 und 100 µ, so daß sie sowohl Arteriolen als auch Kapillaren blockieren können. Während einige Fettpartikel in den Gefäßen steckenbleiben, passieren andere langsam den Lungenkreislauf und kommen wieder in die Lungen zurück (SCRIBA 1880; SCUDERI 1953; MOSER u. WURNIG 1954).

Bestimmte Frakturen, vor allem der langen Röhrenknochen, des Beckens, der Rippen oder von Wirbeln sind im allgemeinen von ausgeprägter Fettembolie der Lungen gefolgt. Man kann sagen, daß die Schwere der Fettembolie direkt zur Schwere der mechanischen Gewalteinwirkung und besonders zu multiplen Frakturen parallel verläuft (EMSON 1958; SEVITT 1962; WATSON 1970). Der *histologische Nachweis* von *Fett* in den *Lungen* kann selbst bei Patienten geführt werden, die „*unmittelbar*" nach einem schweren Unfall verstarben; die Embolie muß sich daher sehr schnell entwickelt haben.

Die Literatur über *experimentelle Studien* zur *Fettembolie* ist umfangreich, sie kann im Rahmen dieses Beitrages aus Raummangel nicht besprochen werden. Ich nenne im folgenden eine Reihe von Autoren, die sich mit experimentellen Aspekten der Fettembolie befaßten: FRITSCHE (1910), FUCHSIG (1919), GOLD u. LÖFFLER (1923), PAUL u. WINDHOLZ

(1925), Domanig (1932), Hurst u. Cooke (1943), Peltier (1954, 1956, 1969), Halasz u. Marasco (1957), Krönke (1957), Rehm (1957), Shoulders et al. (1959), Sessner et al. (1961), Adkins et al. (1962), Rubia u. Schulz (1963), Holczabek (1964, 1965, 1968), Heidel u. Wehner (1966), Gee (1967), Hupe (1967), Gustafson u. Kerstell (1969), Soloway et al. (1969, 1970), Hutschenreuther u. Zimmermann (1970), von Sommegyy et al. (1974), Peltier et al. (1974), Hoffmann et al. (1976), sowie Sikorski et al. (1977).

1. Klinische Befunde

Die *systematisierte Fettembolie* tritt in der vollen Breite der möglichen klinischen Formen auf, von der *subklinischen, milden, unvollständigen Form* bis zur *klassischen und fulminanten Form*.

Angaben über das zeitliche Auftreten des Fettemboliesyndroms aus einer Serie von 67 Patienten von Baltensweiler (1977) lassen sich Abb. 140 entnehmen.

Bei der *fulminanten Form* (Kasuistiken bei Hagley 1983) stellten sich posttraumatisch meist zwischen dem 1. und 3. Tag nach relativ kurzem latenten Intervall Verwirrtheitszustände und eine schnell zunehmende Bewußtlosigkeit ein. Der Tod tritt gewöhnlich rasch ein, weshalb die systemische Fettembolie oft erst bei der Autopsie festgestellt wird. Pete-

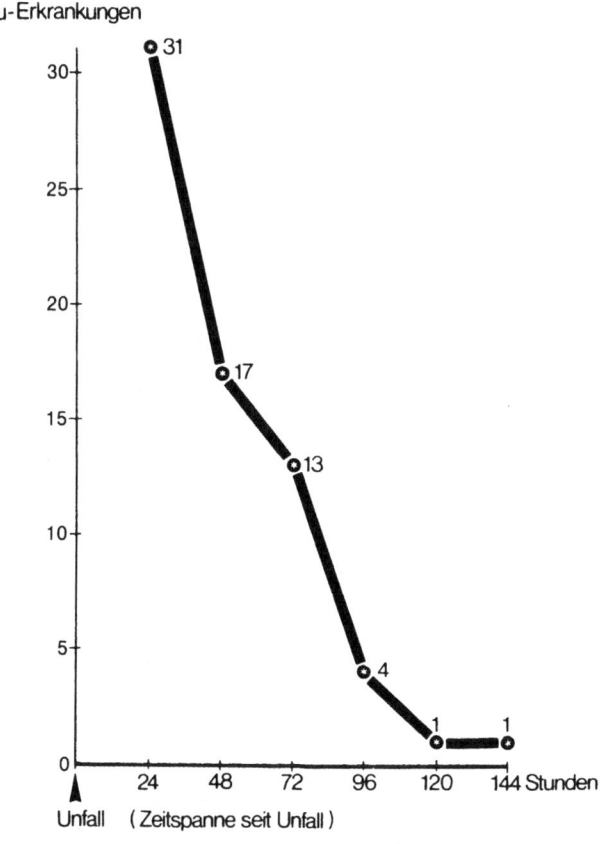

Abb. 140. Zeitliches Auftreten des Fettemboliesyndromes bei 67 Fällen. (Aus Baltensweiler 1977)

chiale Blutungen der Haut fehlen früh nach der Gewalteinwirkung häufig, oder sie werden übersehen (SHAPIRO 1962).

Die *komplette* oder *klassische Form* setzt nach einem symptomfreien Intervall mit Kopfschmerzen ein, gefolgt von Verwirrtheit, zunehmender Bewußtseinstrübung, endlich Koma, Atemschwierigkeiten (vor allem Dyspnoe), Temperaturanstieg, Tachykardie, progressive Anämie und den typischen Hautblutungen. Das *Röntgenbild* zeigt eine „*Schneesturminfiltration*" *des Lungengewebes. Neurologische Störungen* verschiedenster Art werden beobachtet. Am *Augenhintergrund* können die Fettemboli der Gefäße in vivo nachgewiesen werden, sie sind kein regelmäßiger Befund (URBANEK 1933; OPPOLZER 1934).

Eine *Erhöhung der Serumlipase* tritt bei 50 % der Patienten auf; sie beginnt am 3. Tag und erreicht ihr Maximum am 7. oder 8. Tag nach der Gewalteinwirkung. Dieser Anstieg der Lipase wird von PELTIER (1954) und PARZELL u. PELTIER (1972) als der genaueste labortechnische Nachweis für das Vorliegen einer Fettembolie angesehen.

Die *inkompletten* oder *partiellen Formen* lassen einige der oben genannte Symptome vermissen, während die *subklinischen Formen* nicht faßbar sind.

Im folgenden gebe ich eine kurze Zusammenfassung der Befunde in der Haut, der röntgenologischen Befunde der Lungen, über Nachweis von Fett in Sputum, Liquor und Urin, sowie des Auftretens eines massiven Hämoglobulinsturzes.

2. Hautveränderungen bei Fettembolie

Petechiale Blutungen in der *Haut* bei *Fettembolie* wurden von einer Reihe von Autoren mitgeteilt (BENESTAD 1911; TOBLER 1922; OPPENHEIMER 1929; WATSON 1937; WHITAKER 1939; NIGHTINGALE 1945; NEWMAN 1948; FELTEN 1958 sowie STEPHENS u. FRED 1962). Die histologischen Veränderungen werden auf S. 375 beschrieben.

3. Röntgenologische Lungenbefunde

Röntgenaufnahmen des *Thorax* zeigen die zuerst von ALLDRED (1953) beschriebenen Veränderungen eines sog. „*snowstorm effect*", oder eine sog. „*Schneegestöberlunge*" (FEHR 1943; SCHINZ et al. 1952; Jörg BÖHLER u. STRELI 1957; GROSS 1958; MARUYAMA u. LITTLE 1962; TRAUMANN u. WETZEL 1962).

4. Nachweis von Fett im Sputum

Nachweis von *Fett* im *Sputum* ist nur mit Zurückhaltung zu bewerten (MUSSELMAN et al. 1952). Wesentlich ist ein Hinweis von NEUSSLE (1951), der bei Reihenuntersuchungen Fett als normalen Bestandteil des Sputums fand.

5. Fettpartikel im Liquor

Im *Liquor* können *Fettpartikel* bei *Fettembolie* nachgewiesen werden. Wesentlich ist jedoch der Hinweis, daß der Befund trotz Vorliegens einer zerebralen Fettembolie negativ sein kann (BÜRGER 1915; Dorothy RUSSELL 1941; BROWN DE WITT 1954; FELTEN 1958; GROSS 1965).

6. Nachweis von Fett im Urin

Nachweis von Fett im Urin gelang zuerst SCRIBA (1880). Weitere Mitteilungen erfolgten durch SCUDERI (1941) sowie MUSSELMAN et al. (1952). Victor STRUPPLER (1940) vertrat die Meinung, daß die Untersuchung des Urins auf Fetttropfen eine unbrauchbare diagnostische Methode sei. SHIER u. WILSON (1980) berichteten, daß 50 % der Patienten mit multiplen Frakturen Fetttropfen im Urin ausscheiden.

7. Hämoglobinsturz als Spätfolge der Fettembolie

Einen *massiven Hämoglobinsturz* als *Spätsymptom der Fettembolie* beschrieben HARRIS et al. (1939), LENGGENHAGER (1941), BRÜCKE (1942), DUNPHY u. ILFELD (1949), PELTIER (1952), BROWN DE WITT (1954).

LENGGENHAGER (1941) nannte solche um 20–50%. Der Autor führte zur Erklärung den mechanischen Ausfall des zirkulierenden Blutes durch Verschluß der Kapillaren an.

XV. Klinische Befunde bei zerebraler Fettembolie

Das *klinische Bild* des *Fettemboliesyndroms* wurde von ALLDRED (1953), KÜHNE u. KREMSER (1957), BENATAR et al. (1972), DINES et al. (1972), ARBUS et al. (1973), FELDMAN et al. (1975), ALHO (1978) beschrieben.

Neurologische Befunde bei *zerebraler Fettembolie* wurden von JACOBSEN et al. (1986) dargestellt.

Bei der *embolischen Einschwemmung von Fett in das Gehirn* werden zunächst Verwirrtheitszustände beobachtet. Als wichtigstes Symptom der zerebralen Fettembolie ist die *Bewußtseinstrübung* zu nennen, man kann hier von einem obligaten Syndrom sprechen. FELTEN (1958) hat daher mit Recht als „freies Intervall" den Zeitraum von Unfall bis zum Einsetzen der Bewußtseinstrübung definiert. Neben den bereits weiter oben genannten Verwirrtheitszuständen liegen häufig auch Unruhezustände vor.

Bei einem Patienten von FELTEN (1958) mit einer perakuten Fettembolie betrug das „freie Intervall" lediglich 4 h. Im allgemeinen beträgt es 1–2 Tage. Nur in einem Fall einer protrahierten Fettembolie traten die ersten Hirnsymptome nach etwa 4 Tagen in Erscheinung.

Die *anfänglichen Unruhezustände* werden oft mißdeutet. Von OPPOLZER (1936) hatte bereits darauf verwiesen, daß die meisten Fälle zerebraler Fettembolie nicht diagnostiziert worden waren und die Kranken in eine psychiatrische Klinik verlegt wurden. Die Patienten sind bettflüchtig, es sind delirante Bilder, die vorliegen. Sedativa und Hypnotika sollten nicht verabfolgt werden, da dadurch jede Kontrolle der Bewußtseinslage verloren geht.

Weitere Symptome sind *Schüttelfrost* und *Erbrechen*. Die *anfängliche Somnolenz* kann über eine zunehmende Bewußtseinstrübung in *tiefe Bewußtlosigkeit übergehen*. In einigen Fällen kommt es jedoch in sehr kurzer Zeit zu tiefer Bewußtlosigkeit. Eine solche kann sich – woran man immer denken muß – aus dem Schlaf heraus entwickeln (NEUBUERGER 1925) oder aus einer Narkose (NECK 1906; VON ABERLE 1907). Im allgemeinen tritt eine *scharfer Anstieg in der Körpertemperatur* auf. Es können epileptische Anfälle und *Streckkrämpfe* und *pendelnde oder rollende Augenbewegungen* bestehen (KILLIAN 1931, Fall 24; ZWERG 1927). Nach MIFKA (1972) sind Kopfschmerzen als anfängliches oder späteres Symptom der Fettembolie nicht vorhanden. Starkes Schwitzen wurde beschrieben.

Das *Vorliegen* einer *Stauungspapille* bei *Fettembolie* wurde von RAMB (1937) beschrieben. Ob eine solche wirklich ein so seltenes Ereignis ist, wie die Dürftigkeit solcher Mitteilungen in der Literatur zeigt, bezweifle ich. Die Stauungspapille ist Ausdruck eines gesteigerten intrazerebralen Druckes, wie er bei einem pathomorphologischen Prozeß von Hunderten und Tausenden kleiner Mikroembolien im Gehirn durchaus zu erwarten ist.

NEUGEBAUER (1958) hat sich mit den klinischen Spätfolgen zerebraler Fettembolie befaßt. Er berichtete über eine Serie von 5 Patienten, bei denen infolge der Kriegsverhältnisse bei 4 der Beschädigten eine neurologische Untersuchung und Behandlung unterblieb. Initiale Bewußtlosigkeit bestand bei keinem der Patienten, doch erhebliche Schockzeichen, die durch die Schwere der Prellungen oder Verletzungen durchaus erklärbar waren. In den genannten Fällen trat die Bewußtlosigkeit allmählich, meist einige Stunden nach dem Ereignis auf. Der Verfasser vertritt zu Recht die Auffassung, daß die multiplen Embolien für die Zukunft des Kranken nicht belanglos sind. In 4 der Beobachtungen sind epileptische Anfälle aufgetreten. Im psychischen Befund ist bei allen Kranken der hirnorganische Symptomkomplex mit Entdifferenzierung, Nivellierung, Leistungsabfall, Merk- und Erinnerungsstörungen und Störungen der Affektivität beobachtet worden, der prozeßhaft zur Demenz führt. Der Autor ist der Meinung, daß es sich bei diesen Schäden keineswegs um seltene Ereignisse handelt.

Aus dem oben gesagten ergibt sich, wie wichtig klinische und neuropathologische Untersuchungen an Spätfällen von zerebraler Fettembolie sind. Unsere Kenntnisse auf diesem Gebiet sind noch außerordentlich lückenhaft.

XVI. Definition des „freien Intervalles"

Die *Definition* des „*freien Intervalles*" ist uneinheitlich. Einige Autoren verstehen darunter den Zeitraum zwischen dem Unfallereignis und ersten Symptomen der Fettembolie, andere sehen im „freien Intervall" den Zeitraum zwischen Unfall und Auftreten zerebraler Symptome. Es empfiehlt sich also im Einzelfall herauszufinden, welcher Definition der einzelne Autor folgt. Auch sind Zweifel am sog. „freien Intervall" geäußert worden, denn wie MAGNUS (1937) richtig hervorhob, ist er gar nicht „frei", sondern es finden sich bereits erste drohende Zeichen einer Fettembolie, die noch unter dem Terminus „Schock" laufen.

XVII. Computertomographie

SAKAMOTO et al. (1983) berichteten über einen Patienten mit einer zerebralen Fettembolie, deren Verlauf durch Computertomographie verfolgt wurde. In den ersten Tagen fanden sich keine Auffälligkeiten. Etwa nach einer Woche erschienen multiple Areale von geringer Dichte im weißen Marklager der Frontallappen, die sich in den nächsten 2 Wochen wieder zurückbildeten, während sich subdurale Ergüsse in der Frontoparietotemporal-Region entwickelten. Mit Rückbildung des neurologischen Befundes verschwanden auch die subduralen Ergüsse und es lag eine zerebrale Atrophie vor.

XVIII. Altersverteilung

Es gibt *2 Häufigkeitsgipfel* in der *Altersverteilung:* Das *2. und 3. Lebensjahrzehnt*, in dem *Frakturen der Tibia und Fibula* oft auftreten, und das *6. und 7. Lebensjahrzehnt*, wo die *Hüftgelenksverletzungen* häufig sind (HAUSS et al. 1978).
Eine interessante und mitteilenswerte Beobachtung machte R. C. SCHNEIDER (1952) mit der auffälligen Bevorzugung der Fettembolie im frühen bis mittleren Lebensalter. Die Erklärung liegt wohl in der unterschiedlichen Zusammensetzung des menschlichen Knochenmarkfettes in verschiedenen Lebensaltern, ein Befund, der schon von VON OPPOLZER (1936) wahrgenommen worden war. Weiter ist die Seltenheit von Fettembolie bei frühkindlichen und kindlichen Verletzungen in diesem Zusammenhang anzuführen, da ja im frühen Lebensalter eine andere Zusammensetzung des Knochenmarks besteht.

XIX. Häufigkeit

Die Häufigkeit des tödlichen Fettemboliesyndroms nach Unfällen ergibt sich aus Tabelle 65.

XX. Abschließender Kommentar

Obwohl eine Reihe von zusammenfassenden Darstellungen und monographischen Bearbeitungen zum Thema Fettembolie vorliegen, fällt doch auf, daß eine

Tabelle 65. Häufigkeit des Auftretens tödlicher FE nach Unfällen. Sammelstatistik nach den Angaben von 47 Autoren (Literaturbelege der Übersichtlichkeit wegen weggelassen). (Aus RÖDING 1967)

Veröffentlichungen aus dem	Σ der Beobachtungen	Variationsbreite der tödlichen FE (in %)	Mittelwerte (in %)
klinischen Krankengut *ohne* gezielte Fragestellung	32 426	0,015… 0,74	0,09
klinischen Krankengut *mit* gezielter Fragestellung	71 179	0,04 …16,70	0,60
Obduktionsgut *ohne* gezielte Fragestellung	1 734	0,00 …10,60	1,50
Obduktionsgut *mit* gezielter Fragestellung	1 982	4,00 …14,70	5,55
	Σ 107 321		$\bar{x} = 0,55\%$

umfassende und abwägende Bearbeitung des Themas fehlt. Es ist m. E. bisher noch nicht gelungen, die vielen sich oft widersprechenden Vorstellungen verschiedener Autoren abwägend zu besprechen.

FELTEN hat, um zu zeigen, wie weit die Problematik der Fettembolie im Schrifttum reicht, eine Gegenüberstellung von 2 Arbeiten aus den 50er Jahren vorgenommen:

WHITSON (1951) unternahm eine Kritik der Fettembolie und ging dabei so weit, ihr Vorkommen als Embolie zu leugnen. Die als Fettembolie beschriebenen mikroskopischen Befunde seien nur Zeichen eines Todes durch Anoxämie, sie würden auch beim Schocktod gefunden. Die Anoxämie allein sei die alleinige Ursache der Fettembolie. Intravasal gelegenes Fett sei „eher das Ergebnis als die Ursache einer kapillären Stauung".

SÄKER (1955) auf der anderen Seite nimmt bei jedem schweren Unfall eine Fettembolie an; sie stelle einen „wichtigen pathoplastischen Zwischenfaktor dar, dessen Bedeutung bisher nicht genügend bewertet worden sei". Der Autor bezog sich auf Autopsiebefunde von 100 Unfallverletzten, unter denen 95 eine Fettembolie der Lungen und 23 auch eine Fettembolie des großen Kreislaufes aufwiesen. Lediglich bei 10 Patienten war die klinische Diagnose einer Fettembolie gestellt worden; in vielen Fällen überdeckte eine gleichzeitig vorliegende Schädel-Hirn-Verletzung die Symptome der Fettembolie völlig.

XXI. Fettembolie bei Kleinkindern und Kindern

Die Literatur enthält nur sehr spärliche Angaben über Fettembolien bei Kleinkindern und Kindern. WEHNER (1968) hält sie für „etwas außerordentlich Seltenes". Die Frage, die sich stellt ist, ob Fettembolien unterhalb eines bestimmten Alters – es liegt etwa bei 16 Jahren – nur unzureichend diagnostiziert werden, oder ob sie in dieser Altersgruppe nur selten vorkommen, vgl. auch S. 310.

KRETSCHMAR (1970) teilte den Fall einer posttraumatischen Fettembolie bei einem 13jährigen Mädchen nach einer gedeckten Schädel-Hirn-Verletzung mit.

K. Traumatische Knochenmarksembolie

Bei der Fettembolie des kleinen Kreislaufs wird zellfreies Fett in die Arteriolen und Kapillaren der Lungen eingeschwemmt. Diese Fettembolie sui generis kann aber von einer Embolie von Knochenmarkszellen begleitet sein (RAPPAPORT et al. 1951; ZICHNER 1970). Dieses *kombinierte Auftreten* von *Fett-* und *Knochenmarksembolie* ist wohl häufiger als allgemein angenommen wird. Die Knochenmarksembolie kann aber auch *isoliert auftreten*. Embolisch verschlepptes Knochenmarksgewebe bleibt wegen der größeren Partikel bereits in den kleineren Ästen der Pulmonalarterien stecken, die Kapillaren werden im allgemeinen nicht erreicht (RAPPAPORT et al. 1951; MCCARTHY et al. 1977). Die Knochenmarksemboli brechen auch frühzeitig auf und verschwinden; sie sind deshalb bei histologischer Untersuchung oft nicht mehr nachweisbar.

Die Embolie der Knochenmarkpartikel erfolgt sehr schnell, so wurden bei tödlichen Embolien Intervalle zwischen Gewalteinwirkung und Tod von weniger als 10 min beschrieben (RAPPAPORT et al. 1951). Etwa 2 Tage nach einer Gewalteinwirkung sind diese Emboli von Knochenmark nicht mehr nachweisbar (BHASKARAN 1969).

Wenngleich die Knochenmarksembolie normalerweise geringfügig ist, wurden in einzelnen Fällen aber ausgeprägte Embolien, auch solche mit Todesfolge berichtet (RAPPAPORT et al. 1951; GLEASON u. AUFDERHEIDE 1953; KNOBLICH u. KREINER 1969; ZICHNER 1970).

Solche Knochenmarksembolien wurden auch nach äußerer Herzmassage ohne Vorliegen von Knochenbrüchen gesehen, vgl. S. 357.

Über posttraumatische Knochenmarksembolie in einem Autopsiematerial nach traumatischen Gewalteinwirkungen berichtete SALDEEN (1970). Eine tödliche Knochenmarksembolie nach einer Thorakotomie teilte SCHMIDT (1958) mit. Den traumatischen Knochenmarksembolien wurde bei Autopsie bisher zu wenig Beachtung geschenkt; es liegen nur wenige Veröffentlichungen vor (FISHER 1951; GLEASON u. AUFDERHEIDE 1953; BHASKARAN 1969; HAVIG u. GRÜNER 1973).

Im folgenden werden einige Serien aus der Literatur kurz referiert:

SCHENKEN u. COLEMAN (1943) beschrieben bei einer Patientin, die 4 Tage nach einem Oberschenkelhalsbruch verstorben war, in kleinen Lungenarterien Knochenmarkanteile. Diese Embolie setzten sich aus myelozytären und erythrozytären Zellelementen, aus Megakaryozyten und aus Fettpartikeln zusammen, so daß an ihrer Herkunft aus dem Knochenmark keinerlei Zweifel bestehen konnte.

LINDSAY u. MOON (1946) teilten 3 Beobachtungen von Knochenmarksembolie in die Lungen mit. Einer der Patienten hatte den Unfall nur wenige Minuten überlebt.

WYATT u. KHOO (1950) berichteten über eine Serie von 30 Unfalltoten über Knochenmarksembolien in den Lungen.

RAPPAPORT et al. (1951) sahen bei 200 tödlich Unfallverletzten 12 Embolien von Knochenmarksgewebe in den Lungen.

Diese Befunde werden auch dadurch untermauert, daß nach thoraxchirurgischen Eingriffen auch Fettembolien in die Lungen auftreten können (McKEOWN 1955). Dieser Autor konnte in während der Operation entnommenen Lungenarterien in 14 von 41 Fällen eine leichte Fettembolie und dreimal eine Knochenmarksembolie in größeren Lungenarterien auffinden.

L. Embolien von Hirngewebe in die Lungen nach tödlichen Schädel-Hirn-Verletzungen

I. Einführung

Lungenembolien nach *mechanischer Gewalteinwirkung* auf *Torso, Extremitäten* und *Schädel* sind seit langem bekannt. Als *verschiedene Formen* der *Embolien* unterscheiden wir: (1) *Fettembolie*, (2) *Knochenmarksembolie* und in seltenen Fällen (3) *Gewebsembolie*, wie *Hirngewebsembolie* oder *Lebergewebsembolie* in die *Äste* der *A. pulmonaris*, oder bei offenem Foramen ovale, auch in die Arterien und damit die Organe des großen Kreislaufs wie Gehirn, Nieren, Koronararterien.

Embolien von *Hirngewebe* in den *Lungenkreislauf* bei *Schädel-Hirn-Verletzungen* sind bei Erwachsenen, Kindern und Kleinkindern beschrieben worden. Sie sind seltene Ereignisse, ich habe aber den Eindruck, daß sie häufiger als bisher angenommen wird vorkommen, denn sie sind einmal nicht allgemein bekannt, und zum anderen können sie nur dann nachgewiesen werden, wenn nach ihnen gefahndet wird.

II. Embolien von Hirngewebe in die Lungen

CEELEN hatte 1931 bereits darauf verwiesen, daß *Embolien* von *Hirngewebe* in die *Lungen* ohne Zweifel, aber angeblich sehr selten vorkommen. Ich bin der Meinung, daß sie nicht so selten sind, daß das Wissen um die Möglichkeit einer solchen Embolisation sicherlich zur Veröffentlichung von weiteren Beobachtungen führen wird.

Entsprechende Fälle wurden mitgeteilt von MERKEL (1926) 2 Fälle, WALCHER (1930) 2 Fälle, KRAKOWER (1936), GRUENWALD (1941), OPPENHEIMER (1954), NUNES (1955, 1966) 9 Fälle, McMILLAN (1956), GARDINER (1956), BÖHLER u. STRELI (1958), TRYFUS (1963), PIOCH (1964), TACKETT (1964), STAATS et al. (1965), THUNOLD u. RÖ (1965), SRP u. LOYKA (1965), NISHIYAMA (1966), VALDES-DAPENA u. AREY (1967), RAIMONDI u. PANDUROVIC (1968), WACKS u. BIRD (1970), KARKOLA u. MÖTTÖNEN (1971), OLIVIER (1971), LEGIER u. RINALDI (1973), LEVINE (1973), ZIEGER u. FISCHER (1973), HATFIELD u. CHALLA (1980), BÖHM et al. (1982), VOGEL u. STOLTENBURG-DIDINGER (1982) 3 Fälle, GOLDMAN u. GARMODY (1984) 2 Fälle.

Zusammenstellungen von in der Literatur mitgeteilten Beobachtungen finden sich in Tabelle 66.

Tabelle 66. Zusammenstellung von Patienten mit Embolien von Hirngewebe in den Lungen. [Unter Verwendung von Zusammenstellungen von ZIEGLER u. FISCHER (1973) sowie BÖHM et al. (1982)]

Autor Jahr	Alter Unfall Überlebenszeit	Gehirnbefund	Lungenbefund und/oder Organbefunde	Eintrittspforte
ABRIKOSSOFF (1913)	5 min., m., Geburt aus Beckenlage, 3300 g		Li. A. coronaria	
MERKEL (1926)	47 J., m., Sturz aus 3 m Höhe bald nach Unfall	Berstungsfraktur des li. Scheitel- und HH-beines, teilweise Lösung der Schuppennaht, oberflächliche Felsenbeinfraktur; großer Durariß mit Einklemmung; schwere Contusio cerebri und Contre-Coup-Contusio cerebri; ausgedehnte subdurale und subarachnoidale Blutung	Kleingehirngewebsemboli in zahlreichen bis 2,5 mm im ⌀ großen Lungenarterien	Keine nachweisbare Sinusruptur
KRAKOWER (1936)	23 Monate, m., Sturz aus 12 Fuß Höhe, 48 h	Klaffende Berstungsfraktur über beiden Scheitelbeinen, besonders li.; Durariß; Sinus-Sag.-sup.Verletzung; Thrombose des vorderen Sinusanteils; Rindencontusionsherde; ausgedehnte subdurale und subarachnoidale Blutung	In 1 großen Ast der Art. pulm. 1 HG-Embolus	Annahme: verletzter Sin. sag. sup.
WALCHER (1940)	4 J., w., Überfahren auf dem Weg ins Krankenhaus	Klaffende Schädelfraktur durch die gesamte Basis. Herabsinken der re. vorderen Schädelhälfte. Rindencontusionsherde an li. HH-Region; Abquetschung der vorderen unteren Hälfte der li. Kleinhirnhemisphäre	In Haupttästen der Art. pulm. kleine Gehirnstückchen	Annahme: verletzter Sin. sigm.
OPPEN-HEIMER (1954)	42 J., m., Treppensturz, 4 h 50 min	Schädelbasisfrakturen von li. hinterer Schädelgrube z. For. occ. magn. und durchs li. Felsenbein; oberflächliche Contusionsherde der li. Temporal- und Frontalregion; flächenhafte subdurale und subarachnoidale Blutung	Fast sämtliche Lungenschnitte zeigen HG-Emboli in großen und kleinen Gefäßen der Art. pulm.	Annahme: Sinusverletzung

Tabelle 66 (Fortsetzung)

Autor Jahr	Alter Unfall Überlebenszeit	Gehirnbefund	Lungenbefund und/oder Organbefunde	Eintrittspforte
McMillan (1956)	19 J., m., Sturz vom Baum, 12 h	Fraktur der Schädelbasis und des li. Scheitelbeins sowie der WS: Contusionsherde in Groß- und Stammhirn: ausgedehnte subdurale und subarachnoidale Blutung	HG-Emboli in zahlreichen Lungenarteriolen; intraalveoläre Blutungen im Bereich der embol. Verschlüsse; Hirngewebe enthält nur Glia, keine Ganglienzellen	unklar
Nunes (1955)	5 J., m., Verkehrsunfall, 19 h 30 min	Berstungsfraktur des Schädeldaches, Zertrümmerung des Frontalbereiches mit Austritt von Hirnbrei, Schädelbasisfraktur	In der li. Lunge zahlreiche Lumina großer und kleiner Lungenarterien durch Hirnbrei verlegt. In der re. Lunge enthält nur 1 Lungenarterie einen HG-Embolus	unklar
Gardiner (1956)	10 min, Zangengeburt, Vertex		A. pulm.	
McMillan (1956)	71 J., m., Leitersturz, 2 h	Schädelbasisfraktur; schwere Contusio cerebri mit Stammhirnschädigung	Mehrere periphere Lungenarteriolen enthalten Hirngewebe	unklar
McMillan (1956)	52 J., m., Verkehrsunfall, 30 h	Schädelbasisfraktur: Contusio cerebri; Einblutungen und Erweichungen in Brücke und Med. oblongata; herdförmige subdurale und flächenförmige subarachnoidale Blutung	HG-Emboli in vielen Lungenarteriolen; auch intraalveoläre Blutungen und frische Nekrosen als Zeichen eines akuten Infarktes	unklar
McMillan (1956)	14 Tage, m., unklar, unbekannt	Beiderseitige Scheitelbeinfraktur; Lösung der Schuppennaht; Tentoriumriß; Contusio cerebri; Ventrikel- und subependymale Blutung; subdurale Blutung	Zahlreiche kleine HG-Emboli, Gliazellen enthaltend in Lungenarteriolen	unklar

	Fall	Befund Schädel/Hirn	Embolien	Annahme
TRYFUS (1963)	10 min, ?, Geburt mit Veit-Smellie-Manöver, 1800 g, Fußvorfall		A. pulm.	Annahme: Bulbus jugularis
PIOCH (1064)	15 J., m., Unfall durch Webmaschine „bald nach Unfall"	Trümmerfraktur des re. Scheitel- und Schläfenbeines. Querfrakturen von re. hinteren Schädelgrube zum li. Augenhöhlendach; Fraktur der li. hinteren Schädelgrube und der re. mittleren Schädelgrube. Duraeinriß im Bereich des Tentoriums und der re. Hemisphäre. Einbruch des Knochens im Foramen jugulare. Schwere Contusio cerebri und cerebelli	HG-Emboli in sämtlichen Pulmonarisästen unterschiedlicher Größe. Hirngewebe auch im Bronchialsystem	
TACKETT (1964)	64 J., m., Sturz aus 15 Fuß Höhe, 60 min	Fraktur der Schädeldecke von der HH-Region bis zur Supraorbitalregion; Rindenkontusionsherde im Bereich der oberen, mittleren und unteren Gyri des Frontalhirns; flächenhafte subarachnoidale Blutung	Zahlreiche kleine Lungenarterien enthalten Hirngewebe	Annahme: Verletzung des Sinus sag. sup.
STAATS et al. (1965)	5 Mon., w., Sturz aus dem Arm der Mutter auf Holzboden (etwa 1,50 m), 8 h	Kontusion der re. Okzipitalregion; Längsfraktur parietookzipital re.; großes epidurales Hämatom re.; Lazerationen des re. Okzipitallappens; zahlreiche intrakortikale Blutungen	Alle Lungenarterien zeigten Thromben von Hirngewebe	?
THUNOLD u. Rö (1965)	14 J., m., Kfz-Unfall, 30 h	Großes Hämatom in re. temporoparietalen Region; ausgedehnte Fraktur der Schädelbasis und Kalotte; Ruptur der Dura mater des re. Sinus sigmoideus; Lazerationen im Groß- und Kleinhirn	Re. Vena jugularis A. pulm.	Re. Sinus sigmoideus
NISHIYAMA (1966)	23 J., m., von Motorrad niedergestoßen, 6 Tage	Ausgedehnte Schädelbasisfrakturen, Lazerationen und Kontusionen der Frontal-, Temporal- und Parietallappen	A. pulm.	?

Tabelle 66 (Fortsetzung)

Autor Jahr	Alter Unfall Überlebenszeit	Gehirnbefund	Lungenbefund und/oder Organbefunde	Eintrittspforte
VALDES-DAPENA u. AREY (1967)	1 h., m., Steißlage, Zange, 2050 g		A. pulm.	
VALDES-DAPENA u. AREY (1967)	16 min., w., Tucker-McClaine-Zangengeburt, 3540 g, Vertex		A. pulm.	
WACKS u. BIRD (1970)	66 J., m., Sturz von Leiter nach rückwärts, 8 h	Linksseit. Fraktur der Schädelbasis; Residuen von epi- und subduralen Blutungen bds.; Lazerationen des li. Okzipitallappens und beider Anteile der Frontallappen; Blutungen in Corpus callosum und Hirnstamm	Viele oder gar die meisten der kleinen Äste der A. pulm. des re. Lungenlappens waren von kleinen Stücken Hirngewebe verschlossen; li. Lunge o. B.	Ausnahme: Sinusverletzung
GAGNÉ (1970)	12 h, m., Steißlage, Zangengeburt		A. pulm. A. coronaria	
GAGNÉ (1970)	1 h, w., Steißlage, spontane Geburt		A. pulm. A. peripancreatica A. caps. renalis	
FOBES (1971)	18 h 25 min, m., Fußvorfall, Zangengeburt, 2750 g			
OLIVIER (1971)	40 J., Kfz-Unfall			

KARKOLA u. MÖTTÖNEN (1971)	7 J., m., Verkehrsunfall, starb am Unfallort	Offener Schädelbruch mit Hirnverletzung und Einriß des Sinus sagittalis sup.	Embolien von Hirngewebe in mehreren kleinen Ästen der A. pulm.
ZIEGER u. FISCHER (1971)	15 J., m., 3 h 30 min., Kopfschuß beim Gewehrreinigen, traf Mitte der Stirn, Verletzung des Sinus sagittalis sup.	Impressionsfraktur des Stirnbeins mit strahlenförmigen Berstungsfrakturen; im Bereich beider Mantelkanten, besonders des re.; Sinus sagittalis sup. Verletzung; subdurale und subarachnoidale Blutung	Fast sämtliche mittelgroße und kleine Lungenarterien durch Hirngewebeemboli verlegt. In einer kleineren Pulmonalarterie findet sich ein Knochensplitter. Hirngewebenachweis in noch erhaltenen Sinus sagittalis-Abschnitten
LEVINE (1973)	19 J., Schußverletzung des Gehirns		
LEVINE (1973)	19 J., Suizid, Kontaktschußverletzung des Gehirns mit Gewehr		
LEVINE (1973)	21 J., Suizid, Nahschußverletzung mit Revolver		
LEGIER u. RINALDI (1973)	16 J., Kfz-Unfall		
GARIÉPY u. FUGUERE (1973)	18 min., m., Steißlage, Zangengeburt, 3090 g		
MORAGAS et al. (1974)	6 h, m., Vertex, spontane Geburt, 1000 g		

Tabelle 66 (Fortsetzung)

Autor Jahr	Alter Unfall Überlebenszeit	Gehirnbefund	Lungenbefund und/oder Organbefunde	Eintrittspforte
HATFIELD u. CHALLA (1980)	Schußverletzung der li. Parieto-okzipitalregion, wurde 1 h nach Verletzung aufgefunden, starb 36 h nach Schußverletzung	Mehrere große Lungeninfarkte als Folge einer Embolie von Hirngewebe, wahrscheinlich durch verletzte Brückenvenen in das Gefäßsystem gelangt		
VOGEL u. STOLTENBURG-DIDINGER (1984)	Wenige min., Reifgeburt, vaginale Entbindung in Beckenendlage	Druckwirkung von außen auf die Hinterhauptschuppe und Zugwirkung auf die basalen Anteile des Hinterhauptbeines, die der Bewegungsrichtung der Wirbelsäule beim Tiefertreten des Kindes folgen; Impression der Squama nach innen mit Zerreißung venöser Gefäße, Verschleppung von lazeriertem Hirngewebe über Venen in den venösen Plexus des Sinus occipitalis		
VOGEL u. STOLTENBURG-DIDINGER (1984)	6 h, Reifgeburt, schwerste Asphyxie post partum			
VOGEL u. STOLTENBURG-DIDINGER (1984)	Frühgeburt			

III. Embolien von Hirngewebe in die Lungen bei Neugeborenen

Das *Vorkommen* von *Embolien* von *Hirngewebe* in den *Lungen* ist auch bei *Neugeborenen* beschrieben worden. Das *Hirngewebe* gelangt durch *gerissene Hirnvenen* und *venöse Sinus* in den *Lungenkreislauf*, wohl begünstigt durch phasenerhöhten Schädelinnendruck während der Geburt.

VOGEL u. STOLTENBURG-DIDINGER (1982) sowie STOLTENBURG-DIDINGER u. VOGEL (1982) berichteten über 3 entsprechende autoptische Beobachtungen, 2 von ihnen waren Reifgeburten und eine Frühgeburt. Die Kinder wurden vaginal aus Beckenendlage entwickelt. Sie befanden sich post partum in einem Zustand schwerster Asphyxie mit APGAR Werten von 1 und 2 und starben wenige Minuten bzw. 6 h nach der Geburt. Die von VOGEL u. STOLTENBURG-DIDINGER (1982) durchgeführte Untersuchung ergab *3 wesentliche gemeinsame Befunde*, nämlich: (1) *Okzipitale Osteodiastase*, (2) *Lazerationen* des *Kleinhirngewebes* (Abb. 141, 142a, b) und (3) den *histologischen Nachweis von Emboli* aus *Hirngewebe* im *kleinen* (Abb. 143a, b) und *großen Kreislauf* (Abb. 144a, b).

Ihre *Mechanogenese* und *formale Pathogenese* wird von VOGEL u. STOLTEN-BURG-DIDINGER (1982) dadurch erklärt, daß bei einer okzipitalen Osteodiastase eine pathologisch gesteigerte Dehnung und gegebenfalls Lösung der bei Neugeborenenschädel noch desmalen Verbindung zwischen Squama und Pars lateralis des Hinterhauptbeines als Folge einer gleichzeitigen starken Druck-Zug-Belastung kommt. Es erfolgt Druckeinwirkung von außen auf die Hinterhauptschuppe und Zugwirkung auf die basalen Anteile des Hinterhauptbeines, die der Bewegungsrichtung der Wirbelsäule beim Tiefertreten des Kindes folgen. Eine Impression der Squama nach innen mit Zerreißung venöser Gefäße, Ausbildung von epiduralen und subduralen Hämatomen sowie eine Lazeration der Kleinhirnoberfläche kann die Folge sein.

Die *embolische Verschleppung von lazeriertem Hirngewebe über Venen zum rechten Herzen* wird, wie VOGEL u. STOLTENBURG-DIDINGER (1982) hervorhoben, durch den Gefäßreichtum der Kleinhirnoberfläche und durch den venösen Plexus des Sinus occipitalis begünstigt. Die genannten Autoren sahen in Übereinstimmung mit den Berichten aus der Literatur besonders reichlich Embolien von Kleinhirngewebe in der arteriellen Strombahn der Lunge, zusätzlich bei einem Fall auch eine paradoxe Embolie in epikardialen Koronararterienästen, sowie in einem Nebennierenast. Bei allen 3 Neugeborenen konnten VOGEL u. STOLTEN-BURG-DIDINGER (1982) erstmals auch *Embolien* von *Kleinhirngewebe* im *Großhirn* nachweisen. In 2 Fällen waren sowohl intrazerebrale Arterienäste als auch Arterien des Plexus chorioideus der Seitenventrikel betroffen, in einem Fall lediglich meningeale Arterienäste oberhalb des parietalen Großhirns.

Als Ursache der geburtstraumatischen Schädigung wurde von VOGEL u. STOLTENBURG-DIDINGER (1982) bei einem Reifgeborenen eine starke Deflexion des Kopfes hinter die Symphyse angesehen, bei den beiden anderen Neugeborenen ergab die Rekonstruktion des Geburtsverlaufes dagegen keine Nachweise einer für die Verletzung adäquaten Krafteinwirkung. Bei diesen Kindern war unter der Geburt ein massiver hämorrhagischer Schock aufgetreten, einmal infolge eines rupturierten Varixknotens, zum anderen infolge einer massiven vorzeitigen Plazentalösung. Daraus ergibt sich, daß es demnach denkbar wäre, daß auch bei unkomplizierter vaginaler Entbindung aus Beckenendlage, aber gleichzeitiger Entwicklung eines hypovolämischen Schocks mit Absinken des intrakraniellen

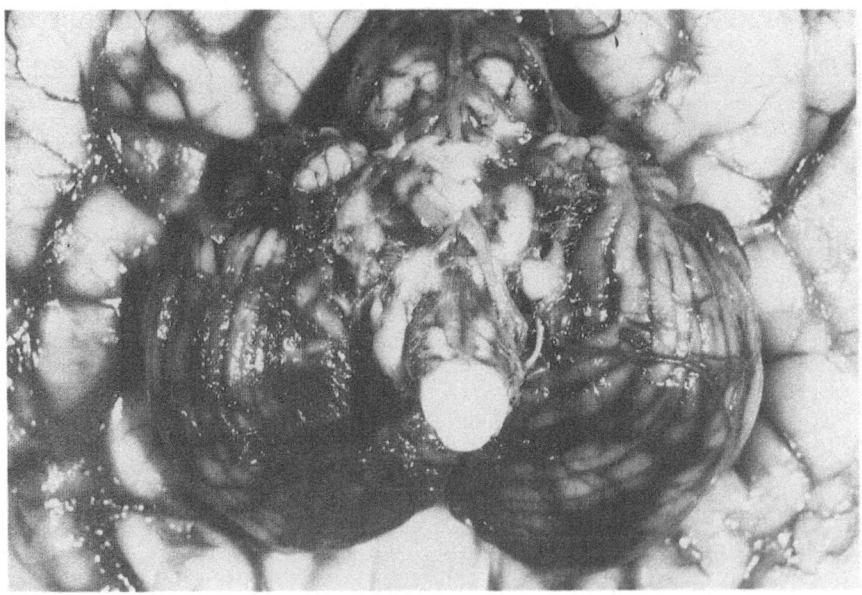

Abb. 141. Basis des Hirnstammes mit Unterflächen beider Kleinhirnhemisphären. Embolisiertes Kleinhirngewebe. Makrofoto. (Prof. Dr. STOLTENBURG-DIDINGER, Institut für Neuropathologie, FU Berlin)

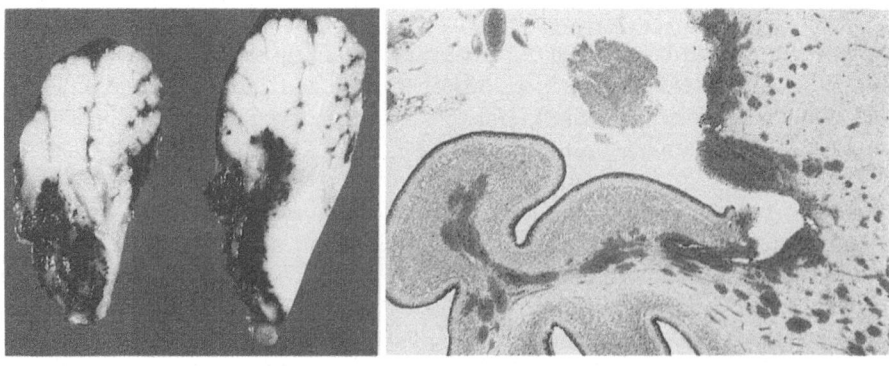

a   b

Abb. 142 a, b. Hämorrhagische Nekrose der kaudalen Kleinhirnanteile. Makrofoto Histol. Schnitt von **a**, Nissl. (Prof. Dr. STOLTENBURG-DIDINGER, Institut für Neuropathologie, FU Berlin)

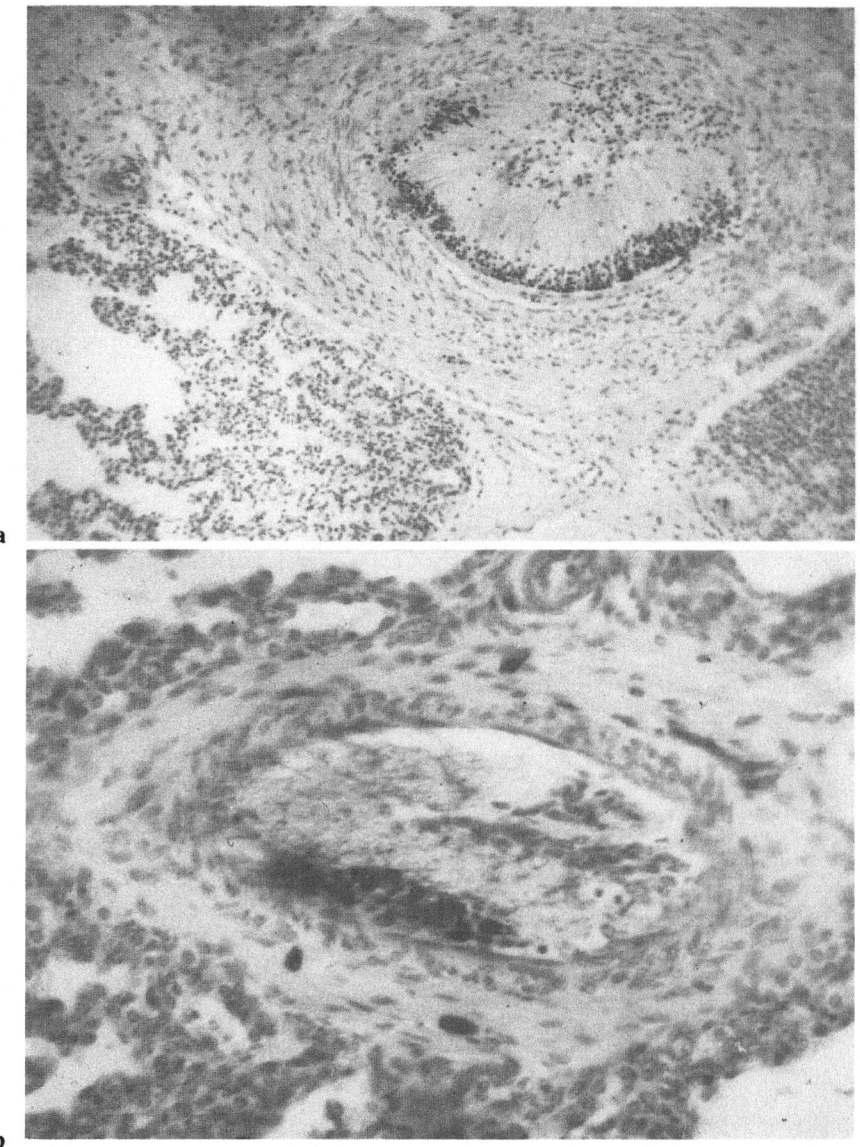

Abb. 143a, b. Emboli von Kleinhirngewebe in der Lunge. Immunhistologische Reaktion mit saurem Gliafaserprotein (GFAP). (Prof. Dr. STOLTENBURG-DIDINGER, Institut für Neuropathologie, FU Berlin)

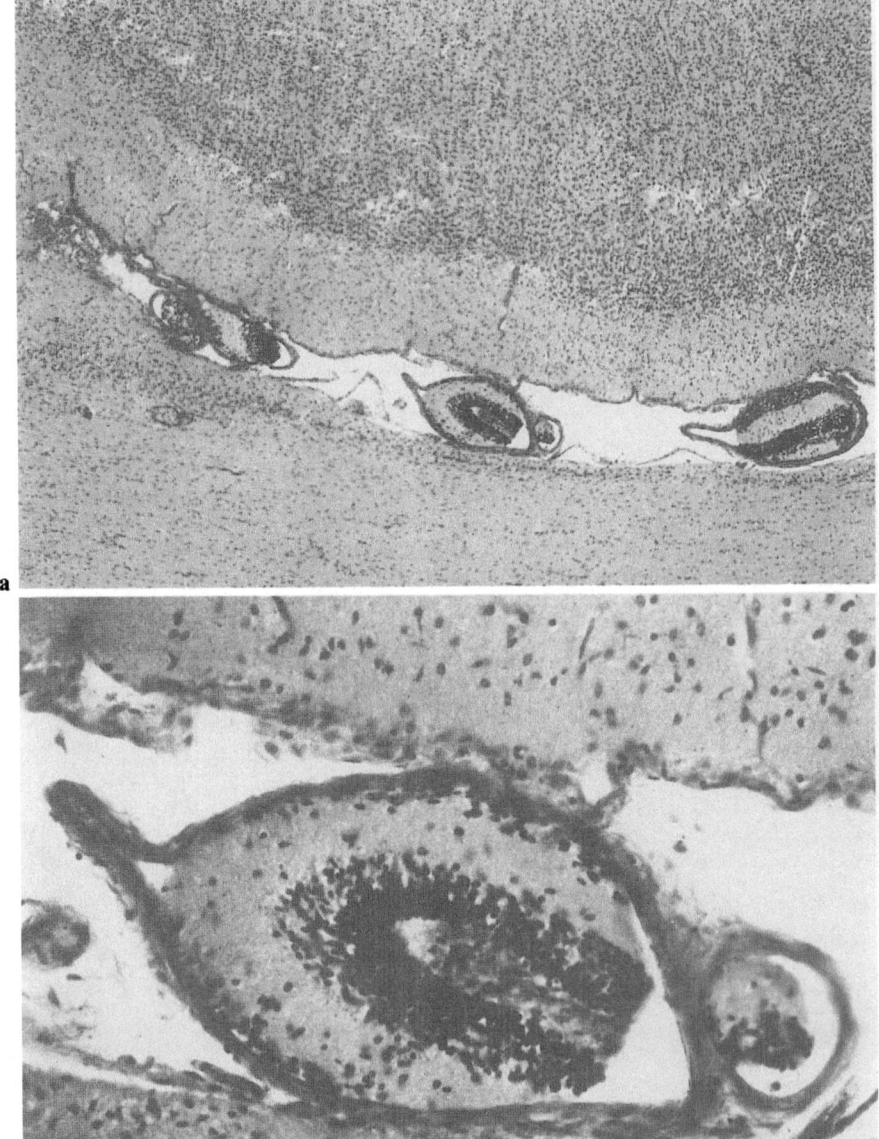

Abb. 144. a Emboli von Kleinhirngewebe in Arterien der Meningen, hier zwischen der Oberseite des Corpus callosum und dem Gyrus cinguli. Nissl, × 80. **b** Vergrößerung aus a. Embolus von Kleinhirngewebe in einer Arterie der Meningen. Nissl, × 280. (Prof. Dr. STOLTENBURG-DIDINGER, Institut für Neuropathologie, FU Berlin)

Volumens die von außen auf das Hinterhaupt einwirkenden Kräfte relativ so stark zunehmen können, daß es zu einer Impression der Squama occipitalis und damit zu einer Verletzung benachbarter Dura- und Kleinhirnstrukturen kommen kann.

BÖHM et al. (1982) berichteten über einen weiblichen Neugeborenen, der 8 h nach Zangenentbindung, die zusätzlich noch durch zu beiden Seiten des Kopfes hochgeschlagene Arme kompliziert worden war, *verstarb*. Das aus der linken Kleinhirnhemisphäre stammende, *embolische Kleinhirngewebe* war durch eine *Ruptur des linken Sinus transversus in das venöse Gefäßsystem gelangt* und von dort in die *Lungenarterien*, und *zusätzlich im Sinne einer paradoxen Embolie in den ganzen Körperkreislauf gelangt*. Es war auch *Kleinhirngewebe* in den *Koronararterien* nachweisbar.

IV. Embolien von Hirngewebe in die Lungen nach schweren kindlichen Schädel-Hirn-Verletzungen

KRAKOWER (1936) fand bei *mikroskopischer Untersuchung* einen *einzelnen Embolus von Hirngewebe in der Lunge* eines 23 Monate alten Kindes, das an den Folgen einer *Schädel-Hirn-Verletzung* verstorben war.

KARKOLA u. MÖTTÖNEN (1971) berichteten über einen 7jährigen Jungen, der bei einem Verkehrsunfall einen offenen Schädelbruch mit Hirnverletzung und Einriß des Sinus sagittalis sup. erlitten hatte. Der *Tod* trat am Unfalltag ein. Die *histologische Untersuchung der Lungen* zeigt in mehreren kleinen Ästen der Lungenschlagadern Emboli, die aus Hirngewebe bestanden. Ausgangspforte für das Hirngewebe in die venöse Blutbahn war der verletzte Sinus sagittalis sup.

Aus einer Zusammenstellung von BÖHM et al. (1982) ergibt sich, daß die Embolien bei 8 der 11 Fälle nach Beckenend- oder Fußlagen auftraten und daß bei 6 der 11 Beobachtungen die Entbindung mit Hilfe einer Zange erfolgt war. Dabei treten häufig Risse von venösen Sinus auf, die groß genug sind, um Hirngewebe aufzunehmen und weiterzuleiten.

V. Embolien von Hirngewebe in die Lungen nach schwerer Schädelquetschung

PIOCH teilte 1964 die Kasuistik eines 15jährigen Lehrlings mit, der in einer Weberei durch *Schädelquetschung zu Tode kam*. Um einen Webfehler auszubessern, stieg der Lehrling bei stillstehender Maschine von oben in den Webstuhl ein. Nach der Ausbesserung des Webnestes wurde die Weblade durch kurzes Anschalten des Motors wieder zurückbewegt, um ihm das Aussteigen nach oben zu ermöglichen. Diesen Vorgang mußte er in einem 1,25 m breiten Raum in gebückter Haltung abwarten. Beim Wiederanlassen des Motors wurde er aus nicht geklärten Gründen von der zurückgleitenden Weblade erfaßt und sein Kopf in einer Traverse der Weblade gegen einen Trägerbalken gedrückt. Er erlitt einen offenen Trümmerbruch der Schädelkalotte und *verstarb unmittelbar darauf am Unfallort*.

Bei der *Autopsie* fand PIOCH folgende Verletzungen: An der rechten Kopfdecke kurz oberhalb der Ohrmuschel beginnend und fast bis auf die Scheitelhöhe reichend eine tiefe Weichteildurchtrennung von 15 cm Länge, Wundränder glatt, wie geschnitten. Die Wunde klafft weit, der darunterliegende Schädelknochen seitlich abgeschert, die Schläfenpartie eingedrückt. Es tritt Hirngewebe zutage. Vom vorderen Wundrand geht 7 cm oberhalb der Ohrmuschel eine 4 cm lange horizontal nach vorn verlaufende Platzwunde mit Gewebsbrücken und unregelmäßigen Wundrändern ab. Angetrocknetes Blut in den äußeren

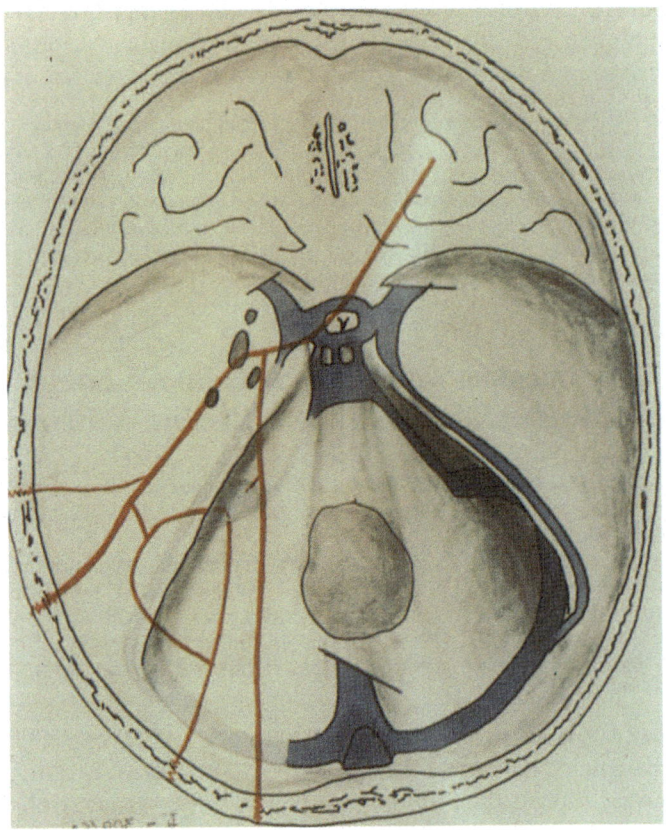

Abb. 145. Ausgeprägte Trümmerbrüche der Schädelkalotte, vor allem rechts und des knöchernen Schädelgrundes, links ausgeprägter als rechts. Makrofoto. (Prof. Dr. PIOCH, Institut für Rechtsmedizin der Universität Bonn)

Gehörgängen, in den Nasenöffnungen und im Mundvorhof. Die knöcherne Schädeldecke im Bereich des rechten Schläfen- und Scheitelbeines von zahlreichen Bruchlinien durchzogen, so daß mehrere Einzelbruchstücke entstehen. Die Dura über der rechten Großhirnhemisphäre eingerissen, zwischen harter und weicher Hirnhaut ein dünner Film von geronnenem Blut. Im Hintergrund ist die Dura im Bereich des Kleinhirnzeltes rechts eingerissen, ebenso in der hinteren Schädelgrube bis zum großen Hinterhauptloch. Der knöcherne Schädelgrund weist außerhalb des Trümmerbruches (Abb. 145) in der rechten mittleren Schädelgrube eine weitere querverlaufende Bruchlinie in der hinteren linken Schädelgrube und eine von der rechten hinteren Schädelgrube schräg durch den Türkensattel in das linke Augenhöhlendach ziehende Bruchlinie auf. Einzelne Bruchlinien enden im Foramen jugulare rechts, dessen Randpartien eingebrochen sind. Die Hirnbasis ist in Abb. 146 dargestellt.

Im *oberen Rachenraum* finden sich *Gewebsstücke vom Gehirn* und Blut. Bei der *Eröffnung des rechten Herzens* finden sich im *rechten Ventrikel flüssiges Blut* und *größere und kleinere als Hirnmassen erkennbare Gewebsstücke* (Abb. 147), teilweise zwischen dem Balkenwerk. Ein Gewebsstück von etwa Fingerlänge liegt in der Ausstrombahn der Lungenschlagader und obturierend im Hauptast, so daß das Bild einer Hirngewebsembolie entsteht. Die linken Herzhöhlen leer, das Foramen ovale geschlossen.

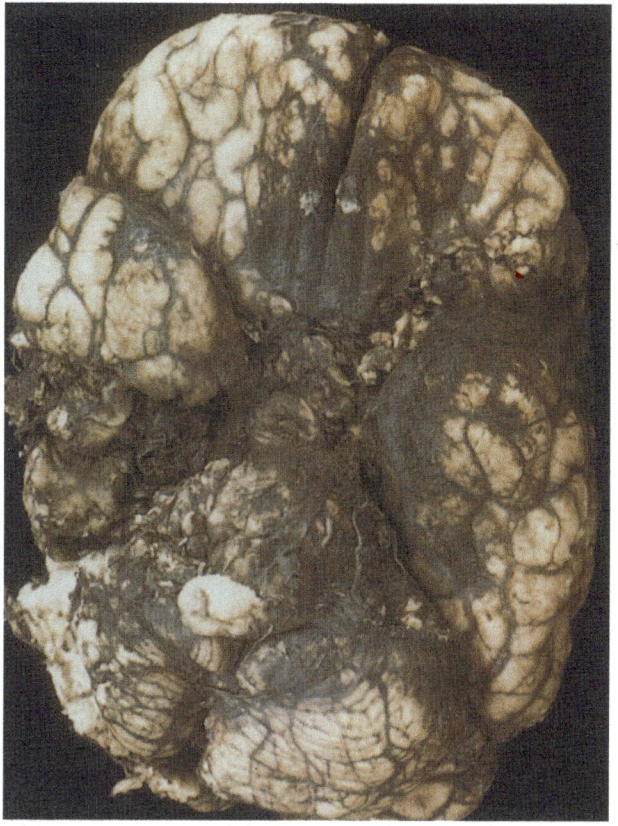

Abb. 146. Hirnbasis. Ausgedehnte Lazerationen des Groß- und Kleinhirn infolge eines Quetschungstraumas. Fleckförmige und flächenhafte subarachnoidale Blutungen an Groß- und Kleinhirn. Makrofoto. (Prof. Dr. Pioch, Institut für Rechtsmedizin der Universität Bonn)

Auf *Gefäßschnitten der Lungen* treten massenhaft weißliche Pfröpfe auf (Abb. 148).

Dieser makroskopisch schon eindeutige Befund wurde durch die *feingewebliche Untersuchung* bestätigt. Die Lungenschnittpräparate zeigen obturierende und halbverlegende mit Blut vermischte Hirngewebsembolie in Gefäßen aller Kaliber bis zu den kleinsten interseptalen Kapillaren (Abb. 149a, b; 150a, b), daneben auch weniger häufig Hirngewebe in Brochialästen. In größeren und mittleren Gefäßen ist die Hirngewebsstruktur vollständig erhalten.

Eine derartig massive Form einer völlig obturierenden Pulmonalembolie war bisher noch nicht mitgeteilt worden.

Alle Fälle erfüllen die notwendigen Voraussetzungen, nämlich Hirngewebslazeration und Einriß der Dura mit Eröffnung von Blutleitern bei noch bestehender Kreislauftätigkeit. Die Einschleppung großer Emboli im Fall von Pioch ist durch den Einbruch der Schädelbasis im Bereich des Foramen jugulare zu erklären, da dadurch die Passage größerer zusammenhängender Hirngewebsstücke in den weitwandigen Bulbus cranialis der V. jugularis int. möglich wurde.

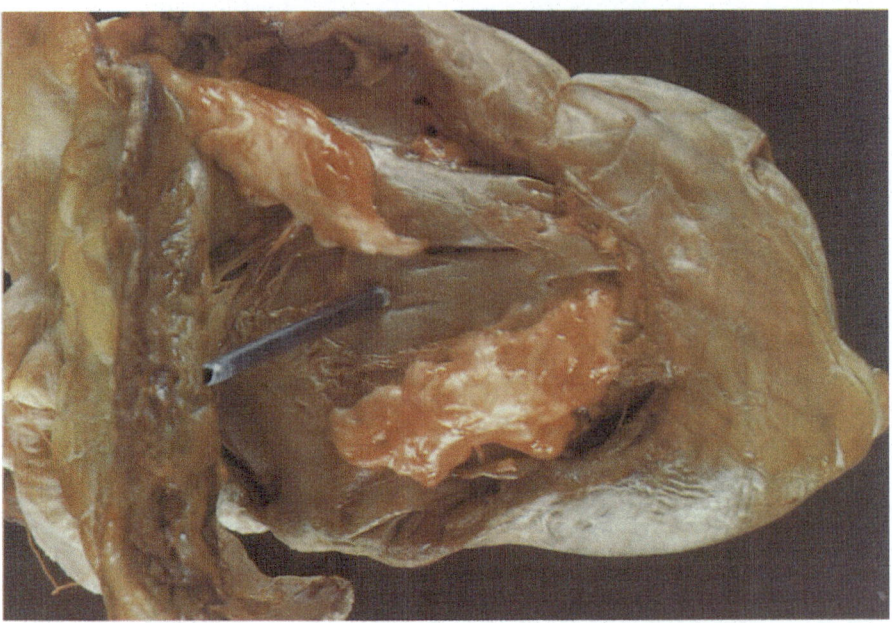

Abb. 147. Im rechten Herzventrikel finden sich neben flüssigem Blut größere und kleinere als Gehirnanteile erkennbare Gewebestücke, die teils zwischen dem Balkenwerk liegen. Makrofoto. (Prof. Dr. PIOCH, Institut für Rechtsmedizin der Universität Bonn)

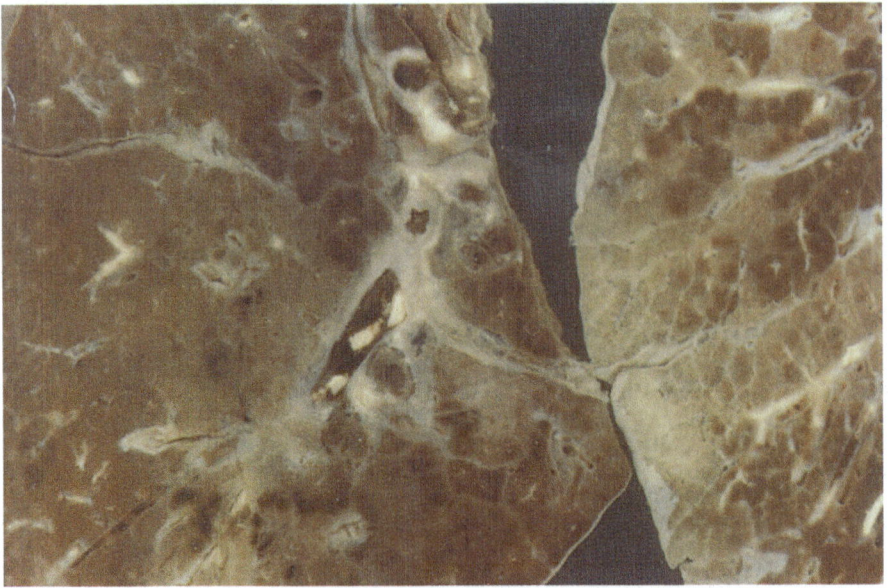

Abb. 148. Der Durchschnitt durch die Lungen zeigt massenhaft weißliche Pfröpfe, die makroskopisch schon als Hirngewebe diagnostiziert werden können. Makrofoto. (Prof. Dr. PIOCH, Institut für Rechtsmedizin der Universität Bonn)

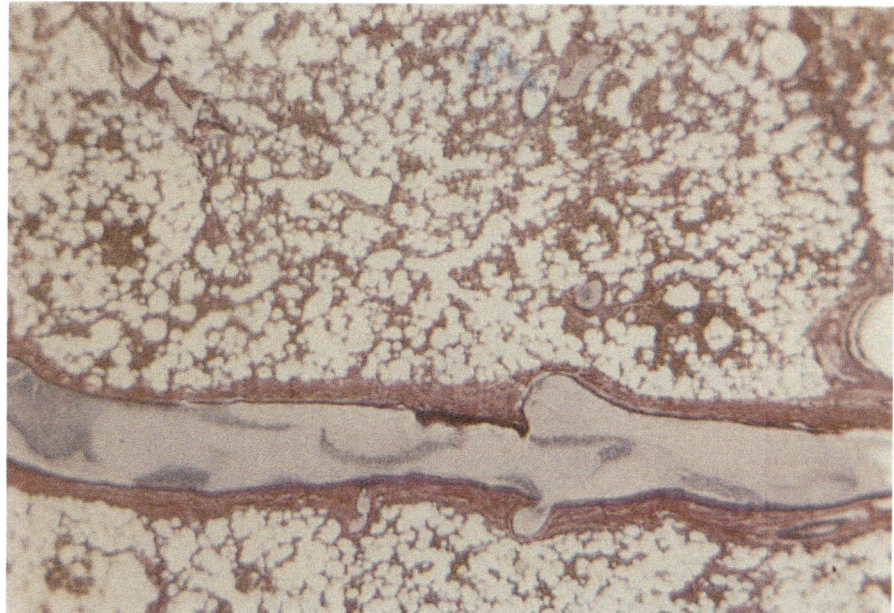

a

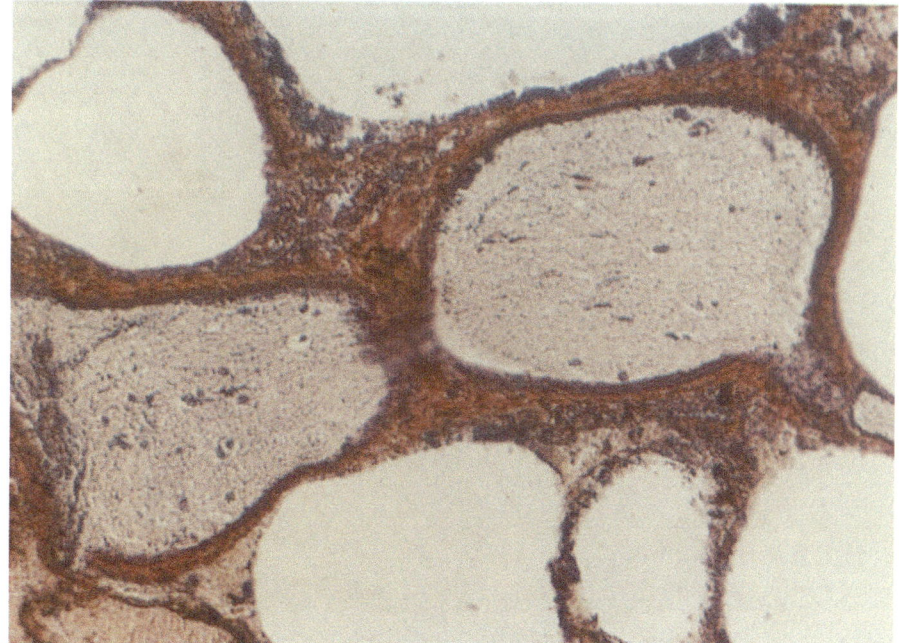

b

Abb. 149 a, b. Die histologische Untersuchung der Lungenschnittpräparate zeigt obturierende und auch halbverlegende Embolien von Hirngewebe in Gefäßen aller Kaliber bis zu
den kleinsten interseptalen Kapillaren, daneben auch noch, jedoch weniger häufig, Hirngewebe in Brochialästen. Die Struktur des Hirngewebes ist vollständig erhalten geblieben.
a Kleinhirngewebe, **b** Großhirngewebe. Hämatoxylin-Eosin. (Prof. Dr. PIOCH, Institut für
Rechtsmedizin der Universität Bonn)

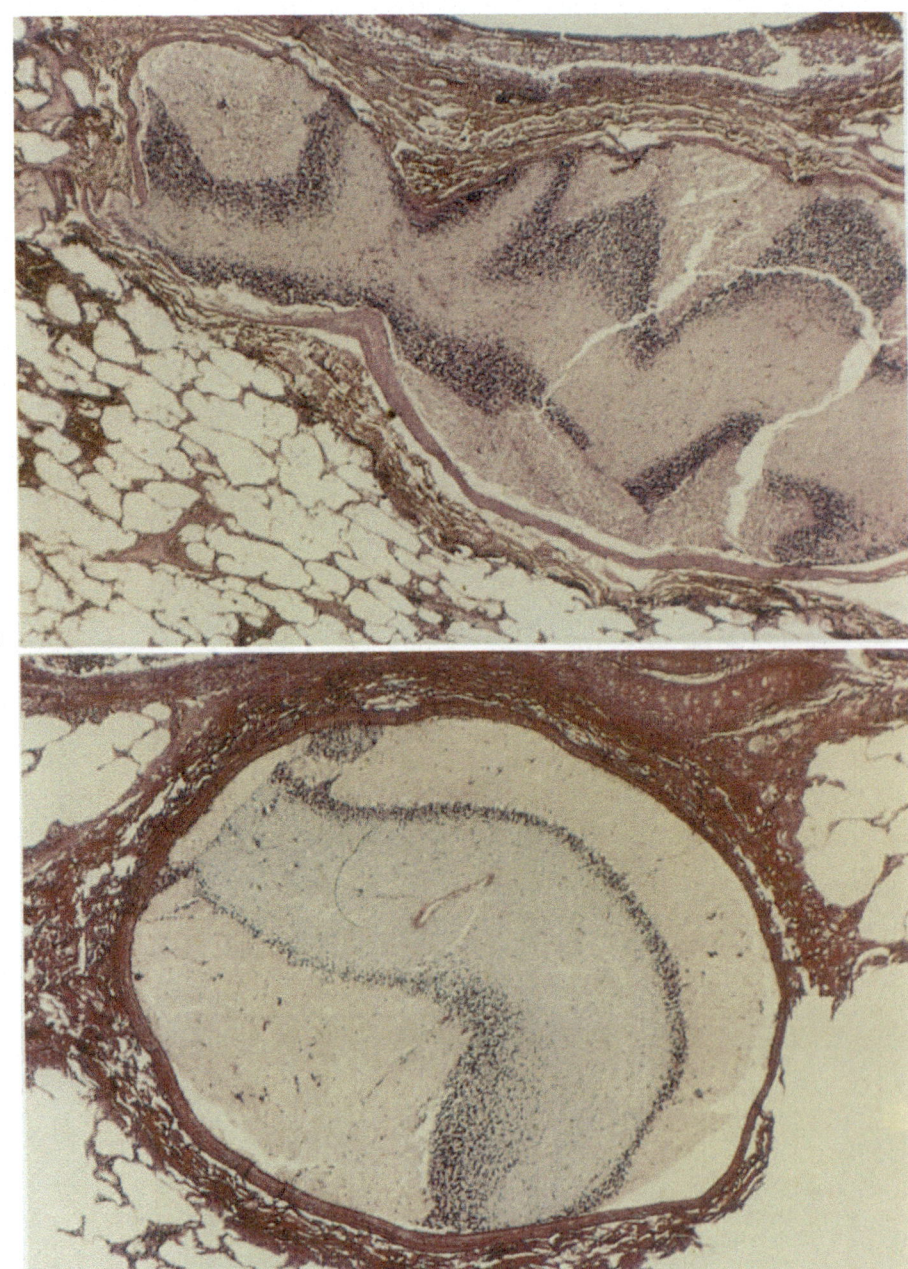

a

b

Abb. 150a, b. Die beiden Vergrößerungen zeigen Kleinhirngewebe die größere Lungengefäße vollständig embolisch verschlossen haben. Deutlich sind im Kleinhirngewebe die Molekularzellschicht, die Purkinjezellen, die Körnerzellschicht und Striae medullares sichtbar. Hämatoxylin-Eosin. (Prof. Dr. W. Pioch, Institut für Rechtsmedizin der Universität Bonn)

VI. Embolien von Hirngewebe in die Lungen nach offenen Schädel-Hirn-Verletzungen

MERKEL (1926) berichtete von einem 47jährigen Mann, der von einer 3 m hohen Tapezierleiter stürzte, mit dem Hinterkopf aufschlug und bald *verstarb*. Ausgedehnte Kopfschwartenwunde über der linken Hinterhaupthälfte, Berstungsbruch des linken Scheitelbeins, durch das Okziput hindurchgehend, bis in die Nähe des Foramen jugulare. Großer Riß in der Dura mater und Einklemmung derselben in den Hinterhauptsprung.

Es bestand eine erhebliche Zertrümmerung im Rindengebiet der linken Kleinhirnhemisphäre mit großem Bluterguß in der hinteren Schädelgrube. Kontusionsherde („contrecoup") am rechten Stirn- und Schläfenlappen.

Im *Oberlappen beider Lungen* findet man im Durchschnitt einige Gefäßverzweigungen, die eine weiß-grau-markige Ausgußmasse aufweisen, die MERKEL bei Lupenbetrachtung schon wie *Gehirn* erschienen.

Eine *feingewebliche Untersuchung* zeigte eine komplett obturierende Verstopfung kleinerer Lungengefäße mit eingeschlepptem Kleinhirngewebe. Es ließ sich das typische histologische Bild der Kleinhirnrindensubstanz mit ihrem Aufbau (Molekularzellschicht, Körnerzellschicht, Markstrahlen und Purkinje-Zellen nachweisen). In einem weiteren von MERKEL (1926) mitgeteilten Fall kam es zu einer durch Fäulnis bedingten intravaskulären Verschleppung und Weiterverschiebung von erweichtem Gehirngewebe.

2. Fall: Bei einem erst später identifizierten 21jährigen jungen Mann, der in hochgradig faulem Zustand aus der Isar herausgezogen worden war, fanden sich Baggerverletzungen und ähnliche äußere schwere Gewalteinwirkungen, die eine erst im Wasser bedingte Abreißung des linken Oberschenkels, sowie eine umfangreiche Zerreißung und Aufreißung der Dammgegend zur Folge hatten. Bei der *Sektion* des *Schädels* war das Gehirn schon vollständig zementbreiartig erweicht, von Gasblasen durchsetzt und aus einem Gemisch von grauen, graurötlichen und grünlichen stinkenden Massen bestehend, in welchem sonst Einzelheiten nicht mehr faßbar waren.

Schon bei der vorhergehenden *Sektion* oder *Brust-* und *Bauchhöhle* war bei der Freilegung der Halsorgane festgestellt worden, daß die Vv. jugulares z. T. gefüllt waren mit einer eigenartigen, zementbreiartigen, weichen Masse, in der rechten noch ausgesprochener wie in der linken. Von der rechten Jugularvene setzte sich die Masse sogar noch in einen seitlichen Venenast fort, welcher in die Thyreoidea hineinführte. Die gleiche Füllung fand sich in der oberen Hohlvene, ferner zum Teil nicht nur im rechten Vorhof, sondern sogar in der rechten Herzkammer.

Die *mikroskopische Untersuchung* der an verschiedenen Stellen frisch entnommenen schmierigen Massen ergab, daß es sich zweifellos um breiig erweichte Gehirnsubstanz handelte; MERKEL fand das typische Bild der zerfallenen Myelinmassen.

Es bestand für MERKEL kein Zweifel, daß nur durch den im Schädelinneren entstandenen Fäulnisgasdruck die breiig erweichte Gehirnsubstanz bds. in die Venen hineingedrückt wurde und besonders auf der rechten Seite in kontinuierlichem Strombrei durch die V. jugularis in die obere Saugader und von da in den rechten Vorhof und sogar ins rechte Herz gelangt war. Da keine Schädeldach- oder -basisverletzung vorhanden war, also eine traumatische Zerreißung eines Sinus der Schädelbasis nicht bestand, muß durch die Fäulniserweichung und dem Gasdruck eine Eröffnung der venösen Wege erfolgt sein.

OPPENHEIMER (1954) veröffentlichte die Krankengeschichte eines Patienten, der wegen einer Schädelfraktur operiert wurde und bei dem eine massive Embolie von Hirngewebe in den Lungen gefunden wurde. Das Hirngewebe war in den größeren Pulmonalarterien bereits makroskopisch sichtbar, mikroskopisch ließen sich wohlerhaltene Nervenzellen, Gliazellen und Gefäße nachweisen.

Die Embolien von Hirngewebe werden im allgemeinen nur bei mikroskopischer Untersuchung nachgewiesen, jedoch fanden sich bei dem von WACKS u. BIRD (1970) mitgeteilten Fall ebenso wie bei der weiter oben mitgeteilten

Beobachtung von OPPENHEIMER so massive Embolien von Hirngewebe in den Lungen, daß sie sogar makroskopisch wahrgenommen werden konnten.

Es handelt sich bei der von WACKS u. BIRD (1970) mitgeteilten Beobachtung um einen 66jährigen Patienten, der im bewußtlosen Zustand in einem *Notaufnahmeraum* nach Sturz rückwärts von einer Leiter aufgenommen worden war. Das linke Auge wölbte sich vor und Blut strömte aus dem linken Ohr. Beidseitig bestanden Fußklonus und Babinski. *Röntgenaufnahmen* des *Schädels* zeigten eine *Schädelfraktur links posterior*, sich in die Gegend des Felsenbeines ausdehnend. In den folgenden Stunden bildeten sich beiderseits Stauungspapillen aus, die Pupillen waren weit und Zeichen von Enthirnungsstarre traten auf. Ein massives linksseitiges akutes subdurales Hämatom wurde *operativ* entfernt. Der *Patient verstarb jedoch noch im Operationsraum* weniger als 8 h nach dem Unfall.

Neben der bereits beschriebenen Schädelfraktur fand sich bei der *Sektion* eine Lazeration des Gehirns am linken Okzipitallappen und vorderen Anteilen beider Frontallappen.

Nach Fixierung des Gehirns wurden beidseitig Hernien der Unci gyri hippocampi wahrgenommen. Die *Zerlegung des Gehirns in Frontalscheiben* ergab traumatische Schäden am Corpus callosum und der Großhirnrinde medial vom Hinterhorn des Seitenventrikels. Zusätzlich lagen massive Blutungen im Hirnstamm und Blutungen in den Schläfenlappen vor.

Die rechte Lunge wog 530 g. Viele der kleinen Äste der A. pulmonalis im Bereich des rechten Lungenoberlappens waren von kleinen Anteilen von weichem und homogenem Gewebe, das das Aussehen von Hirngewebe hatte, ausgefüllt. Gefäße mit einem Lumen von bis zu 3 mm waren von diesem Gewebematerial angefüllt. Diese Embolien wurden nicht in anderen Anteilen der rechten Lunge und nicht in der linken Lunge gefunden.

Die *mikroskopische Untersuchung* der *Lungen* zeigte multiple Embolien in Gefäßen jeden Kalibers in allen ihren Lungenlappen beidseitig, mit Ausnahmen des linken Lungenoberlappens. Die meisten Embolien bestanden aus Hirnrinde, jedoch wurden auch Fett- und Knochenmarkembolien gesehen. Im Gehirngewebe ließen sich Nervenzellen, Gliazellen und Kapillaren unterscheiden.

Es ist erwähnenswert, daß nur bei einigen Beobachtungen das Gehirngewebe bereits makroskopisch sichtbar war (OPPENHEIMER 1954; PIOCH 1964; WACKS u. BIRD 1970).

Obwohl der genaue Mechanismus dieser Lungenembolien mit Gehirngewebe nicht bewiesen werden kann, ist es doch wahrscheinlich, daß die Embolien durch den verletzten Sinus erfolgten. Der zunehmende Hirninnendruck und die sich ausdehnende subdurale Blutung müssen gelockertes Gehirngewebe in den Venenkreislauf gepreßt haben. Daß diese Fälle nicht so selten sind, ergibt sich nach den Untersuchungen von McMILLAN (1956), der bei 2% aller histologisch untersuchten willkürlich herausgegriffenen Fälle von Patienten, die nach einer schweren Schädel-Hirn-Verletzung verstarben, Hirngewebe im Lungengewebe nachweisen konnte.

VII. Embolien von Hirngewebe in die Lungen nach tödlichen Kopfschußverletzungen

ZIEGER u. FISCHER (1973) berichteten über eine tödliche Hirngewebsembolie nach Kopfsteckschuß.

Beim Reinigen eines Kleinkalibergewehres löste sich ein Schuß und traf den 15jährigen in der Mitte der Stirn. Er war sofort bewußtlos. Bei der *Aufnahmeuntersuchung* 40 min nach dem Unfall ist der Verletzte bewußtlos. Es besteht Schnappatmung, die Reanimation war erfolglos. An der Stirnhaargrenze ca. 1 cm rechts paramedian, quillt aus dem etwa 7 mm großen, kreisrunden Einschußdefekt Blut und Hirnbrei. Etwa 15 cm okzipitalwärts von der Stirnwunde palpiert man unter der Kopfschwarte eine fluktuierende Masse von etwa 4 × 4 cm Ausdehnung. Die Haut ist an dieser Stelle unverletzt.

Röntgenologisch lassen sich biparietal und parasagittal Berstungsfrakturen nachweisen. Projektilteile sind im ossären Bereich des Einschusses, hochfrontal, rechtsparasagittal sichtbar, sowie innerhalb der Tabula int. am Ort des Austrittes aus der knöchernen Schädelhöhle parasagittal, 12 cm frontalwärts der Protuberantia occipitalis ext. Der Projektilrest liegt an derselben Stelle, außerhalb der Schädelkalotte, in der Kopfschwarte. Der Patient *verstirbt* etwa 4 h nach dem Unfallereignis.

Zusammenfassend verletzte der Kopfschuß den Sinus sagittalis sup. und die Mantelkante, makroskopisch und mikroskopisch ließ sich in den unverletzten Abschnitten des oberen Längsblutleiters Hirnsubstanz nachweisen.

Die *Lungen* sind auf der Schnittfläche dunkelrot. Es finden sich zahlreiche mittelgroße, mittlere und kleinere Pulmonalarterienäste, besonders in den basalen Abschnitten, die durch weißliche, weiche Pfröpfe ausgefüllt sind.

Histologisch lassen sich in den dorsalen, noch erhaltenen Teilen des Sinus sagittalis sup. fetzige Rinden- und Markanteile des Großhirns nachweisen. Sie sind zum Teil mit Blut und Fibrin gemischt. *Schnitte aus sämtlichen Lungenlappen* zeigen *histologisch* das gleiche Bild: mittelgroße, mittlere und kleinere Lungenarterien sind erweitert und von Hirngewebe ausgefüllt. Dabei sind Ganglienzellen, Glia und Kapillaren erkennbar. In einer kleinen Pulmonalarterie findet sich ein Knochensplitter. Nur wenige Gefäße sind frei von Hirngewebe.

HATFIELD u. CHALLA (1980) berichteten über einen 28jährigen Patienten mit einer Schußverletzung der linken Parietookzipitalregion, der 12 h nach der Verletzung gefunden wurde und nach weiteren 24 h *verstarb*. Bei der *Autopsie* fanden sich mehrere große Lungeninfarkte als Folge einer Embolie von Hirngewebe. Das Hirngewebe war in das Gefäßsystem wahrscheinlich durch verletzte Brückenvenen an der Einschußstelle eingedrungen.

GOLDMAN u. GARMODY (1984) beschrieben 2 Patienten mit einer Lungenembolie durch einen kranialen venösen Sinus nach Schußverletzungen des Gehirns.

VIII. Embolie von Hirngewebe in kleine Gefäße der Pia mater

Von einigen Autoren wurden Hirngewebsstücke in kleinen pialen Venen beschrieben (TRYFUS 1963; GAGNÉ 1970), sie sprachen von einer retrograden Embolie. Von BÖHM et al. (1982) wird jedoch die Meinung vertreten, daß die extrem erweiterten dünnwandigen Arterien der Leptomeninx durch die Anwesenheit eines Embolus noch mehr dilatiert, irrtümlicherweise für Venen gehalten wurden.

IX. Vorkommen von ektopischem Gliagewebe in den Lungen bei schweren Hirnmißbildungen

Neben diesen traumatisch bedingten Embolien von Hirngewebe in die Lungen wurden einige *Beobachtungen* von „*ektopischem Gliagewebe*" in den *Lungen* bei *schweren Hirnmißbildungen* mitgeteilt. ASKANASY (1908) berichtete über mehrere gliöse Gewebestücke in den Lungen eines neugeborenen Kindes mit Mikrenzephalie und Enzephalozele. HÜCKEL (1929) berichtete über ein ähnliches heterotopisches Wachstum in der Lunge eines 4jährigen Kindes mit frontaler Meningozele. GRUENWALD (1942) fand gliöses Hirngewebe in den Lungen eines 2 Tage alten Säuglings mit partieller Anenzephalie. POTTER u. YOUNG (1942) berichteten über 2 Beobachtungen mit ektopischem Gehirngewebe in den Lungen von anenzephalen Monstern.

Hervorzuheben ist, daß alle 4 der oben genannten Autoren Embolien von Hirngewebe in die Lungen über die Blutgefäße annahmen.

X. Ergebnisse von Untersuchungen auf Embolien von Hirngewebe in die Lungen bei Patienten, die nach intrakraniellen Operationen verstorben waren

OPPENHEIMER (1954) fand keinerlei Anzeichen für *Embolie von Hirngewebe in den Lungen* bei der *histologischen Untersuchung* von 277 Autopsien von *Patienten, die nach intrakraniellen Operationen verstarb waren.* Eingeschlossen in diesen 277 Sektionen finden sich 30 Beobachtungen von Schädel-Hirn-Verletzungen, bei denen operiert wurde, es finden sich 15 präfrontale Lobotomien und 119 weitere Fälle von Schädel-Hirn-Operationen. Embolien wurden in den Lungen von 38 dieser Autopsien gefunden, aber es fand sich kein Hirngewebe in diesem Untersuchungsgut. In dem gleichen Zeitraum wurden 42 vollständige Sektionen bei Patienten mit Schädelbrüchen, ohne daß operative Eingriffe durchgeführt wurden, vorgenommen. Embolien in den Lungen dieser Beobachtungen fanden sich bei 5 der Patienten, jedoch fand sich auch hier kein Hirngewebe in den Lungen.

LEVINE (1973) hat darauf hingewiesen, daß das Hirngewebe Ähnlichkeit mit den Fibrinthromben zeigt, daß es deswegen übersehen werden könnte. Wie jedoch aus der Auswertung der mitgeteilten Beobachtungen hervorgeht, sind die Hirngewebsstücke im allgemeinen so groß, daß sogar zwischen Nervenzellen, Gliazellen und Gefäßen unterschieden werden kann. Bei den oben erwähnten Beobachtungen von LEVINE lagen die Fibrinthromben in direkter Umgebung der Hirngewebsemboli.

XI. Embolien von Hirngewebe in Herz, Pankreas und Nieren nach tödlichen Schädel-Hirn-Verletzungen

Gehirngewebe gelangt nicht nur in die *Lungen,* sondern kann auch *in Herzgefäße verschleppt werden.*

ABRIKOSSOFF (1913) berichtete über ein Neugeborenes, das nach einer komplizierten Entbindung in Steißlage *sofort verstarb.* Es lag eine *Zerreißung* des *Sinus occipitalis* in der *Nähe des Confluens sinuum* vor. Es bestand eine intensive Zertrümmerung des Kleinhirns mit Bildung eines mächtigen subduralen Hämatoms. Schon *makroskopisch* ließ sich eine totale und pralle Ausstopfung des linken absteigenden Kranzarterienastes und einiger kleinerer Seitenäste beinahe bis zur Herzspitze herunter nachweisen. Bei *feingeweblicher Untersuchung* handelte es sich um embolisch verschlepptes Kleinhirngewebe mit anhaftenden Fetzchen von Pia mater. Die zugehörigen Myokardpartien waren blaß und blutleer, noch nicht nekrotisch. Diese paradoxe Embolie hatte sich wohl durch das physiologisch noch offene Foramen ovale entwickelt.

GAGNÉ (1970) fand kleinere Hirngewebsemboli in den Herz-, parapankreatischen und Nierenkapselarterien.

MORAGAS et al. (1974) fanden in ihrem Fall Hirngewebe in einer Nierenarterie.

Die Auswertung der im vorhergehenden genannten Kasuistiken ergibt, daß Embolien von Hirngewebe, sowohl Groß- als auch Kleinhirngewebe, nach verschiedenen tödlichen Hirnverletzungen auftreten können. Diese Embolien werden beschrieben: (1) Nach *vaginalen Entbindungen von Reif- oder Frühgeburten in Beckenendlage* bei *schwerster Asphyxie post partem* und *nach Zangengeburten,*

(2) nach *Schädelquetschungen mit Durarissen*, also *offenen Schädel-Hirn-Verletzungen* und *Verletzungen der venösen Sinus*, (3) nach *anderen schweren offenen Schädel-Hirn-Verletzungen*, wie sie etwa bei *Verkehrsunfällen* vorkommen, oder *ausgeprägten Verzögerungstraumen nach Sturz auf den Hinterkopf* von einer Leiter, (4) nach *Schußverletzungen des Kopfes*. Einen anderen Mechanismus haben wohl die unter (5) genannten Prozesse, bei denen in *Wasserleichen durch Fäulnis von Gasblasen durchsetztes Hirngewebe durch die V. jugularis in den rechten Vorhof und die rechte Herzkammer gedrückt werden*, ohne daß traumatische Verletzungen von Hirnvenen vorliegen.

Etwas völlig anderes ist das *Vorkommen von ektopischem Gliagewebe in den Lungen bei schweren Hirnmißbildungen*. Hierbei handelt es sich wohl um *heterotopisches Wachstum von Gliagewebe in den Lungen*. Der Mechanismus ist nicht völlig bekannt, hervorzuheben ist, daß sämtliche der im vorhergehenden genannten Autoren Embolien von Hirngewebe in die Lungen über die Blutgefäße annahmen.

Wichtig ist noch der Hinweis von LEVINE (1973), daß das Hirngewebe Ähnlichkeiten mit Fibrinthromben hat, daß es deswegen übersehen werden kann. Sie können übrigens, wie LEVINE zeigte, gemeinsam vorkommen.

Embolien von Hirngewebe erfolgen nicht nur in die Lungen, sondern auch in das Herz, wie eine Beobachtung von ABRIKOSSOFF (1913) zeigte sowie in Pankreas (GAGNÉ 1970) und Nieren (GAGNÉ 1970; MORAGAS et al. 1974).

XII. Verschleppung von Hirngewebe in die Luft-, Speiseröhre und den Magen

Zu den Zeichen, die bei sehr schweren *Schädel-Hirn-Verletzungen* mit *Trümmerfrakturen vor allem der Schädelbasis*, und die als *intravital entstanden* zu gelten haben, gehört die *Verschleppung* von *Hirngewebe* in die *Luft-* oder *Speiseröhre* oder den *Magen*. Sie beweisen *aktive Atem-* bzw. *Schluckbewegungen*, die noch trotz der schweren Verletzungen stattgefunden haben. *Das Hirngewebe dringt durch weit klaffende Verletzungen der Schädelbasis in den Nasen-Rachen-Raum.*

WALCHER (1930) berichtete über 4 entsprechende Beobachtungen:

Fall 1: Ein 19jähriger Motorradfahrer geriet unter das Hinterrad eines schweren LKW und wurde etwa 15 m weit mitgeschleift. Stücke der Kopfschwarte, Knochensplitter, Haarbüschel und Blut bezeichneten den Weg. Der Mann blieb *tot* liegen. Der obere Teil des Gesichts- und Hirnschädels waren hochgradig zerstört, „plattgedrückt", die Knochen z. T. wie zermahlen. Gehirnteile und Knochentrümmer ragten aus der breit aufgerissenen Kopfschwarte heraus. Hirnstamm und Medulla oblongata waren relativ gut erhalten. Die *Schädelbasis* war breit geborsten. Der Schädelraum stand mit dem Rachenraum in weit offener Verbindung. Im *Magen* fanden sich, *vermischt mit Speisebrei, eine Reihe von großen Gehirnstücken von über Walnußgröße*, teilweise hatten die Stücke eine Länge von 4–4 ½ cm. Dem Speisebrei war außerdem Blut beigemengt. Noch 25 cm weit im *Duodenum* fand sich ein blutiger schmieriger Inhalt in geringer Menge. In der *Luftröhre* und im *ganzen Bronchialraum* fanden sich massenhafte größere und kleinere *frische blutige Gehirnstücke* bis in die feinen Bronchien. Die *histologische Untersuchung* mehrere Lungenstücke ergab außer Blutaspiration Hirnmasse, anscheinend vom Großhirn, in den Bronchiolen, in den Alveolargängen und in den Alveolen. Nervenzellen, Gliazellen und kleine Gefäße waren einwandfrei zu erkennen.

Die aktive Aspiration von Hirnteilen im Magen bereitet dagegen, wie WALCHER hervorhob, Schwierigkeiten. Einige oder mehrere schnappende Atemzüge während oder gleich nach der Zerquetschung des Kopfes bei Erhaltensein des Hirnstammes, erscheinen einigermaßen verständlich. Das Vorkommen von aktiven Schluckbewegungen kann man sich eigentlich nicht recht vorstellen. Es besteht noch die Möglichkeit für die Annahme, daß die Hirnstücke und das Blut passiv mechanisch bis in den Magen gepreßt wurden.

Fall 2: Ein 4jähriges Mädchen wurde von einem Lieferwagen überfahren und *starb* auf dem *Transport ins Krankenhaus.* Außer Abschürfungen am Rumpf und Gliedmaßen fand sich ein schwerer klaffender Schädelbruch, schräg von links hinten nach rechts vorn durch die Basis verlaufend, mit Herabsinken der rechten vorderen Schädelhälfte. Abquetschung der vorderen unteren Hälfte der linken Kleinhirnhemisphäre und Rindenquetschungsherde an der Unterseite des linken Hinterhauptlappens. Verlagerung von großen Stücken des Kleinhirns durch die geborstene harte Hirnhaut und die zerissenen Weichteile links an der Schädelbasis hinter dem linken Warzenfortsatz in die Mund- und Rachenhöhle. Ein großes Stück lag dem Kehlkopfeingang auf, weiter fanden sich *große Hirnstücke* im *Kehlkopf,* kleinere in der *Luftröhre* und in den *mittleren Bronchien.* Im *Magen* vermischt mit Blut und Schleim, vereinzelt *mittelgroße Gehirnstücke.* Im Duodenum konnten keine Gehirnteile festgestellt werden. Die Lungen zeigten massenhaft feinste Blutaspirationsherde und stellenweise traumatisches Emphysen. In den Hauptästen der A. pulmonalis fanden sich kleinere Gehirnstückchen.

Der Weg der Gehirnstücke ist durch den klaffenden Scharnierbruch des Schädelgrundes mit breiter Zerreißung der harten Hirnhaut erklärbar, und führte weiter durch die zerissenen Weichteile an der linken Seite des Schädelgrundes direkt in die Mund- und Rachenhöhle. Gelegenheit zur Aspiration von Hirnstücken und damit eine kurze Überlebenszeit muß also vorgelegen haben. Ebenso fand sich Hirngewebe im Magen, mit der Möglichkeit von aktiven Schluckbewegungen.

WALCHER hob die interessante Kombination von embolischer Verschleppung der Gehirnstücke in die Hauptäste der A. pulmonalis hervor, offenbar durch einen zerissenen Blutleiter der Schädelbasis (Sinus sigmoideus).

Fall 3: Ein 33jähriger Motorradfahrer stieß mit einem Kraftwagen zusammen und verstarb bald danach an der Unfallstelle. Es bestand eine riesige Quetschwunde über dem Vorderhaupt mit faustgroßem Biegungsbruch und davon ausgehenden Berstungsbrüchen über der Konvexität und Basis; Aussprengung des linken Augenhöhlendaches. Zerreißung der Dura mater. Ausgedehnte Quetschung des linken Hirnlappens mit Verschleuderung von Gehirnsubstanz auf den Rock an der linken Schulter, an die rechte Wange und angeblich an den Kraftwagen. Kleinere Blutungen im Marklager der linken Großhirnhemisphäre, weniger der rechten. Blut in allen Gehirnkammern. Blutaspiration in den Lungen, traumatisches Lungenemphysem. *Gehirnstückchen* in der *Luftröhre* und im *rechten Hauptbronchus* sowie im *rechten Unterlappenbronchus.*

Der Basisbruch klaffte zwar bei der Sektion nicht so stark wie in den beiden ersten Fällen, doch kann angenommen werden, daß der Bruch im Augenblick des Unfalles stärker klaffte, so daß auch hier Gelegenheit zum Durchtritt von Gehirnstücken in den Rachen gegeben war.

Fall 4: Ein 28jähriger Mann wurde beim Abladen von Baumstämmen durch einen herabrutschenden Stamm am Fuß festgehalten, worauf ihm ein anderer Stamm den Kopf zusammendrückte. Er *verstarb* bald danach am Unfallort. Eindrücke der rechten Gesichtsseite. Ausgedehnte Biegungs- und Berstungsbrüche der rechten Schädelhälfte übergreifend auf die Basis mit völliger Zertrümmerung derselben. Weitgehende Zerreißung der Dura mater an der Basis. Reichlich flüssiges Blut in den Gehirnkammern. *Enorme Blutaspiration von Hirngewebe* bis an die Gabelungsstelle der Luftröhre und bis in die *Hauptbronchien.* Akute Lungenblähung. Kein Blut in Magen oder Speiseröhre.

Die enorme Blutaspiration und das Eindringen von Blut in die Gehirnkammern bewiesen nach WALCHER auch in diesem Fall neben der Gehirnaspiration einen intravitalen Vorgang. Vitale Funktionen müssen für kurze Zeit nach dem Unfall noch bestanden haben.

Gemeinsam ist allen 4 Beobachtungen eine kurze, wenn auch im einzelnen etwas verschiedene Überlebensdauer nach dem Unfall, die schwere Hirnverletzung, schwere Schädelbrüche mit Beteiligung der Basis, Zerreißungen der Dura an der Basis und die Aspiration von Blut. In allen 4 Fällen fand sich Aspiration von Hirnstücken in die Luftwege bzw. in die Lungen. Die Fälle 1 und 2 wiesen zusätzlich noch Hirnstücke im Magen auf, Fall 2 außerdem noch Embolie von Hirnstücken bis in die Hauptäste der A. pulmonalis. Im 1. Fall wurde Hirngewebe auch (histologisch) bis in die Alveolen verschleppt und dort nachgewiesen, bei den 3 anderen Fällen fand keine histologische Untersuchung der Lungen statt.

BERKA (1957): Ein 38jähriger Mann sprang, offenbar in selbstmörderischer Absicht, vor einen Wehrmachtstransporter, er wurde an der rechten Hüfte erfaßt, zu Boden geschleudert, wobei der Kopf überfahren wurde. Nach Aussagen des Fahrers, die auch vom Fahrer eines entgegenkommenden Kraftwagens bestätigt worden waren, sprang der Mann ganz unvermutet vor den Wagen. Er stand unter Alkoholeinwirkung (BAK 2,51‰). Aus einer Riß-Platzwunde über der linken Scheitelgegend quoll Hirnsubstanz, Schädeldach und Schädelbasis waren hochgradig zertrümmert. *Hirnsubstanz* fand sich im *Rachen*, in der *Speiseröhre*, im *Kehlkopf*, in der *Trachea* und in den *großen Bronchien*, sogar im *Magen* der *Leiche*.

Bei schweren frontobasalen Schädel-Hirn-Verletzungen mit ausgedehnten Frakturen der Schädelbasis kann es nicht nur zu einer massiven Aspiration von Blut, sondern auch zu einer Verlagerung von Gehirngewebe in die Nasenhöhle und schließlich durch Aspiration in den Tracheobronchialraum kommen.

FISCHER (1964) teilte die Krankengeschichte eines 21jährigen Patienten mit, der bei einem Frontalzusammenstoß von 2 PKW mit hoher Geschwindigkeit aus dem Wagen geschleudert wurde und noch an der *Unfallstelle starb*.

Bei der *Obduktion* fanden sich multiple Frakturen des Stirnbeines mit Aussprengung von Knochenstücken, Zertrümmerung beider Orbitadächer, des Siebbeins, der Glabella und des Nasenbeins. Es bestand eine Längsfraktur der Schädelbasis mit Bruch der Sella, Querfraktur des rechten Felsenbeins und Sprengung des Clivus. Es lagen ausgedehnte Hirnquetschungsbezirke der Basalseite beider Stirnlappen, besonders links vor. Blutungen in Putamen und Globus pallidus links. Hirnschwellung. Es bestand *massive Aspiration* von *Blut* und *Gehirnsubstanz* in den *Tracheobronchialraum* und *beide Lungen*, besonders in die rechte.

Im *rechten Unterlappenbronchus* fand sich eine massive Ausfüllung des Lumens durch weißliches Material, das sich bei der *histologischen Untersuchung* als *Gehirngewebe* erwies. Bei stärkerer Vergrößerung waren zahlreiche Gliazellen sowie einzelne Kapillaren zu erkennen. Es handelte sich dabei nicht nur um einzelne Bröckelchen, sondern um größere zusammenhängende Partien.

Als *anatomischer Weg* für die *Verlagerung der Gehirnsubstanz* kommt folgender in Betracht: Das knöcherne Dach der Nasenhöhle besteht im Bereich der Schädelhöhle aus dem Stirnbein mit den Stirnbeinhöhlen, der Lamina cribriformis, dem Siebbein und dem Keilbein mit der Keilbeinhöhle. Den wesentlichen Anteil bildet jedoch die Lamina cribriformis. Das mit Schleimhaut überzogene Dach der Nasenhöhlen stellt eigentlich nur eine schmale Rinne, die Rima olfactoria, dar. Das Eindringen von Gehirn in die Nasenhöhle setzt also neben einer Zerreißung der Dura mater die Zertrümmerung der Lamina cribriformis und der Siebbeinzellen voraus. Werden zusätzlich noch die angrenzenden Teile des Siebbeins bzw. des Keilbeins zertrümmert, so besteht eine breitere Öffnung.

Ein Fall von GROSS (1970) ergab, daß ein schwerer beladener Müllwagen bei einer Rechtskurve zwei spielende Kinder auf der Straße niederstieß. Der Kopf eines der Kinder wurde für einen Augenblick zwischen dem rechten Hinterrad und dem Bordstein eingeklemmt. Das Kind war *sofort tot*.

Bei der *Autopsie* bestand eine Berstungsfraktur an hinteren Schädelanteilen, der Schädel sah verlängert und seitlich abgeplattet aus. Hintere Anteile der Schädelbasis waren nach vorn verschoben. Das Foramen occipitale magnum, dessen Rand frakturiert war, lag über dem Nasopharynx und Kleinhirngewebe war in den Oropharynx eingedrungen.

Der Ösophagus war an der Grenze zwischen mittlerem und unterem Drittel partiell durchtrennt. Im Magen, der intakt war, fand sich der Pons mit den angrenzenden Hirnschenkeln.

Die *feingewebliche Untersuchung* der *Lungen* zeigte Hirngewebe in einer Bronchiole, ebenso einen Knochenmarksembolus in einer kleineren Arterie.

Bei diesem Unfall, bei dem die Kopfhaut intakt blieb, konnte das lazerierte Hirngewebe nur nach unten, durch das nach vorn verschobene Foramen occipitale magnum dringen. Der gleiche Mechanismus führt auch zur Verlagerung von Hirngewebe in eine Bronchiole. Es fand sich kein Hirngewebe intravaskulär, sondern nur ein Knochenmarkembolus.

Die Auswertung der Beobachtungen von *Verschleppung von Hirngewebe in die Luft-, Speiseröhre und den Magen ergibt, daß die Gehirnteile bei schwersten offenen Schädel-Hirn-Verletzungen dorthin intravital verlegt werden.* Auch hier stehen schwere Quetschungsverletzungen des Kopfes, die zu schweren offenen Schädel-Hirn-Verletzungen führen, neben Verkehrsunfällen im Vordergrund. Bei schwersten offenen basalen Schädel-Hirn-Verletzungen kann Hirngewebe durch das nach vorn verschobene Foramen occipitale magnum direkt in den Oropharynx gelangen und von dort in die Luft-, Speiseröhre und den Magen.

M. Paradoxe Embolien von Körpergewebe in das Gehirn

Unter einer *paradoxen Embolie* des *Gehirns* versteht man einen traumatisch bedingten embolischen Verschluß von intrakraniellen Arterien durch Körpergewebe, wie Fettgewebszellen, Bindegewebs- und Muskelfasern, die nach schweren Quetschungsverletzungen von Torso und/oder Extremitäten auftreten. *Voraussetzung für einen embolischen Verschluß von Hirnarterien mit Hirninfarkt ist ein offenes Foramen ovale oder ein sonstiger av-Shunt.*

Bratzke (1985) berichtete über eine solche „*paradoxe Embolie*" bei einer 90 Jahre alten Fußgängerin, die 3 Tage nachdem sie von einem PKW angefahren worden war, verstarb. Die Patientin war an der linken Körperseite angefahren worden und hatte eine linksseitige Beckenring- und Hüftpfannenfraktur erlitten, die mit einer Drahtextension versorgt worden war. *Neurologisch* bestand eine retrograde Amnesie. Zur *Vorgeschichte* wurde angegeben: „Auf der Straße offensichtlich wegen Hypertonus gestürzt."

Zwei Tage nach dem Unfall fiel eine zunehmende Bewußtseinstrübung mit Entrundung der Pupillen und fehlenden Lichtreflexen auf. Im *Computertomogramm* zeigte sich eine Infarzierung des gesamten rechtsseitigen Mediagebietes mit Verdrängung der Mittellinie nach links, eine Blutung im linken Vorderhorn und im rechten Seitenventrikel sowie eine linksseitige parietale Blutung, die als „Kontusionsblutung" gedeutet wurde. Im klinischen Befund wurde angegeben: „Möglicherweise hat primär Hirninfarkt zum Unfall geführt." Am nächsten Tag nach dem Unfall verstarb die Patientin unter den klinischen Zeichen des Herzkreislaufversagens. *Todesursache laut Leichenhausschein:* „ungeklärt".

Obduktionsbefund: Neben einer Zertrümmerung der linken Beckenschaufel mit intensiven Weichteilquetschungen und Blutungen war ein Schädelberstungsbruch im rechten Scheitelbein mit Ausläufern in den rechten Keilbeinflügel, der bei der Röntgenuntersuchung nicht bemerkt worden war, festzustellen.

Das *Gehirn* wies entsprechend dem computertomographischen Befund eine ausgedehnte, rechtsseitige hämorrhagische Infarzierung mit massiver Schwellung auf, die Mittellinie war um etwa 1,5 cm nach links verdrängt. Raumfordernde Blutungen lagen, abgesehen von einer haselnußgroßen Marklagerblutung im hinteren Scheitelbereich links paramedian, nicht vor.

Die rechte A. cerebri med. war im Bereich der Abgangsstelle der A. cerebri ant. durch ein grau-rötliches Gerinnsel vollständig verlegt, die Gefäßwand war an dieser Stelle durch ein halbmondförmiges, ca. 1,5 cm breites Innenhautpolster eingeengt. Ein weiterer Verschluß fand sich in der Peripherie der rechten A. cerebri med., knapp vor der Aufgabelung in die frontalen und parietalen Äste.

Histologischer Befund: Das „*Gerinnsel*" aus dem Anfangsteil der rechten A. cerebri med. bestand *überwiegend aus zusammenhängenden Fettgewebszellen, einzelnen am Rande liegenden Bindegewebsfasern und einer größeren Anzahl von Muskelfasern, die eine noch deutlich erkennbare Querstreifung aufwiesen.* An den Fremdkörper, der keine Verbindung mit der Gefäßwand aufwies, schloß sich ein korallenstockförmig aufgebautes Gerinnsel an, das sich in die rechte A. cerebri ant. fortsetzte.

Der *periphere Thrombus* zeigte einen schichtweisen Aufbau aus roten und weißen Blutkörperchen mit Fibrinlagen. Gefäßverletzungen waren nirgendwo nachzuweisen, auch keine weiteren Emboli in den anderen Hirnabschnitten.

Die übrigen Organe ließen, abgesehen von einer stärkergradigen Fettembolie, kleinen streifigen Herzmuskelschwielen und einer beidseitigen arteriosklerotischen Nierenschrumpfung keine Besonderheiten erkennen. In zahlreichen Lungenschnitten waren Emboli nicht nachzuweisen.

Der morphologische Nachweis des aus Fettgewebe, Bindegewebsfasern und quergestreifter Muskulatur bestehenden Embolus zeigte eindeutig, daß es sich bei der Patientin um einen traumatisch bedingten Hirninfarkt gehandelt hatte. Aus der Beschaffenheit des Embolus konnte man schließen, daß er von dem Quetschungsbezirk an der linken Oberschenkelseite („Anstoßstelle") stammte und über ein schlitzförmig offenes Foramen ovale in den großen Kreislauf und schließlich in das Gehirn gelangt war, wo er an der dafür typischen Stelle (Anfangsteil der A. cerebri med.) stecken blieb.

BRATZKE (1985) wies darauf hin, daß unter Kreislaufverhältnissen, wie sie im Schock, bei Blutungen und Operationen auftreten, eine „paradoxe Embolie" bei ansonsten funktionell geschlossenem Foramen ovale nicht so selten ist, wenn es durch die Herzinsuffizienz zu einer Umkehr des Druckgradienten kommt (TOOLE u. PATEL 1980). Bei einem Durchmesser von ca. 3–4 mm scheidet die Möglichkeit, daß der Embolus über eine pulmonale arterioarterielle Anastomose in den großen Kreislauf gelangt ist, nach BRATZKE (1985) weitgehend aus.

Die Veröffentlichung dieser Kasuistiken wird wahrscheinlich zu weiteren Mitteilungen über ähnliche Beobachtungen führen. Auch sie sind m. E. nicht so selten, wie sich aus der sehr spärlichen Literatur ergibt.

N. Zerebrale Luftembolie

I. Einführung

Eine gute Definition des Begriffes Luftembolie gab FREY (1929): „Unter *Luftembolie (Pneumathämie, Aerämie)* versteht man das *Eindringen* von *Luft* in den *Blutkreislauf* und die *Verschleppung* von *Luftblasen* mit dem *Blutstrom*."

Es muß zwischen einer *venösen Luftembolie* und einer *arteriellen* unterschieden werden. Die venöse Luftembolie, die auch als pulmonale Luftembolie bezeichnet wird, nimmt ihren Ausgang von Venen; die Luft wird durch den negativen intrathorakalen Druck während der Inspiration in den rechten Herzventrikel gesaugt und gelangt von dort in die Aa. pulmonales. Im Gegensatz dazu nehmen *arterielle Luftembolien* ihren Ausgang von traumatischen Fisteln zwischen den bronchioalveolären Verzweigungen und Ästen der Vv. pulmonales. Eine penetrierende Thoraxverletzung beispielsweise durch einen Messerstich, durch Schußverletzungen oder auch durch stumpfe Gewalteinwirkung, können bronchovenöse Fisteln verursachen (LEWIS 1982; STRANGE et al. 1987).

Zerebrale Luftembolie ist die *Folge* von *Verletzungen*, bei denen *Luft von außen* in den *Kreislauf* eindringt. Sie kann auftreten als Folge von *Thoraxdurchschüssen*, *Stichverletzungen* der *V. jugularis* (ZELDENRUST 1955), *Explosionen mit Lungenrissen* (FISCHER u. SPANN 1967), bei *Suizidversuchen* mit *Injektion* von *Luft* in die *Kubitalvene* (SZABÓ u. ENGÁRT 1971).

II. Historisches

Intravaskuläre Luft als Todesursache wurde in einer Reihe von klinischen Beobachtungen, die bis ins frühe 19. Jahrhundert zurückreichen, beschrieben. Die meisten dieser frühen Berichte betrafen Komplikationen von Schädel-Hirn- oder Hals-Nacken-Chirurgie.

Venöse Luftembolie wurde zuerst zu Beginn des 19. Jarhunderts beschrieben, als ein großer Teil der Chirurgie an Kopf und Hals in einer sitzenden Position vorgenommen wurde. Noch jetzt haben etwa bis zu 40% der Patienten, bei denen eine Kraniotomie der hinteren Schädelgrube vorgenommen wird, eine venöse Luftembolie (ALBIN et al. 1978; GLENSKI et al. 1986).

III. Für den Menschen tödliche Luftmenge

1. Tödliche Luftmenge für den Menschen und Suizidversuche mit Injektion von Luft in die V. cubitalis

Die für Menschen tödliche Luftmenge schwankt zwischen 70 und 130 ml (MUELLER 1953; PROKOP 1960; ERBEN u. NADVORNIK 1963). Die eingedrungenen

Luftmengen können vom Körper dann ohne Komplikationen toleriert werden, wenn die Luft langsam eindringt.

WERKGARTNER (1938) teilte die Beobachtung eines Patienten mit, der nach intravenöser Injektion von 300 ml Luft starb.

PIOCH (1960) berichtete über eine Beobachtung, in der 20 ml, die mit dem Vorsatz, das Individuum umzubringen, intravenös injiziert wurden, den Tod hervorriefen.

SZABÓ u. ENGÁRT (1971) berichteten über eine 35jährige Ärztin, die wegen familiärer Schwierigkeiten schon 4mal Selbstmordversuche unternommen hatte. Sie injizierte sich selbst in die linke Kubitalvene Luft. Nach Einspritzung von 80 ml Luft verlor sie das Bewußtsein, kam aber nach einigen Minuten ohne ärztliche Hilfe zu sich. Etwa 20–30 min später wurde sie *stationär aufgenommen* und konnte von ihrem Selbstmordversuch genau berichten. Die Patientin wurde nach 7 Tagen beschwerdefrei entlassen.

Zur Menge von in das Herz gelangter Luft, die überlebbar oder tödlich ist, gab GEORG SCHMIDT (1986) an, daß i. v. zugeführte Luft in einer Menge von 10–20 ml ungefährlich sein soll, weil die Transportfunktion des Herzens nicht stagniert. Bei 50–100 ml Luft ist das rechte Herz in seiner Ventil- und Transportfunktion derart beeinträchtigt, daß ein akutes Ersticken die Folge ist.

Die *Häufigkeit* der *Luftembolie* im Heidelberger Rechtsmedizinischen Sektionsgut liegt bei ca. 5% (GEORG SCHMIDT 1986). MALLACH u. PFEIFFER (1978) haben für das Tübinger Institut für Rechtsmedizin ebenfalls 5% angegeben.

Von den verschiedenen Arten der Luftembolie (Tabelle 67) ist die venöse Luftembolie am häufigsten (GEORG SCHMIDT 1986). Am häufigsten sah dieser Autor in den letzten Jahren Luftembolien nach Schädelbasisverletzungen. Stammt die Luftembolie von einer Zerreißung der Venen oder Blutleiter an der Schädelbasis, so findet sich meist Luft im intrakraniellen Raum und im Sinus sagittalis sup. (GEORG SCHMIDT 1986). Der Todeseintritt nach massiver Luftembolie des Herzens erfolgt innerhalb weniger Minuten.

Die Ergebnisse werden von GEORG SCHMIDT (1986), auf dessen lesenswerte Arbeit ich verweise, in folgender Form zusammengefaßt: (1) Im rechtsmedizinischen Sektionsgut kommen Luftembolien offenbar häufiger vor als sie bisher beobachtet wurden. (2) Die röntgenologische Diagnose vor der Obduktion klärt in vielen Fällen bereits die Todesursache. Sie kann durch nachfolgende Präpara-

Tabelle 67. Eintrittspforte und Wirkungsgebiete der Luftembolie. (Nach KLÄGER 1985, aus G. SCHMIDT 1986)

Art der Luftembolie	Eintrittspforte	Wirkungsgebiet
Venös	Venen des großen Kreislaufs, Vasa privata der Lungen	Rechtes Herz und Pulmonalarterien
Arteriell	Lungenvenen	Hirngefäße, Koronarien (sonstige Arterien des großen Kreislaufs)
Gekreuzt	Venen des großen Kreislaufs, Vasa privata der Lungen	Hirngefäße, Koronarien (sonstige Arterien des großen Kreislaufs)
Retrograd	Arterien des großen Kreislaufs	Hirngefäße, Koronarien (sonstige Arterien des großen Kreislaufs)

tionstechnik (Probe nach RICHTER mit dem Aspirometer nach MALLACH u. GEORG SCHMIDT) abgesichert werden. (3) Die Unterscheidung von Luft- und Fäulnisgas ist in der Regel am Röntgenbild möglich. Auch hier ist eine Gasanalyse im weiteren Verlauf bei Untersuchungen zu empfehlen. (4) Kliniker sollten an das Vorliegen einer tödlichen Luftembolie denken, wenn ein Patient unerklärlich schnell verstorben ist. (5) Häufige Ursache tödlicher Luftembolien sind Schädelbasisbrüche durch stumpfe Gewalt oder Schußverletzungen.

IV. Einteilung der Luftembolien

Im groben lassen sich die *Luftembolien* in *2 Gruppen* einteilen, nämlich *pulmonale (venöse)* und *arterielle*. Im *pulmonalen Typ* dringt die Luft ins venöse System und wird zum Herzen zurückgeleitet und dann wieder in die Lungen.

Arterielle Luftembolie tritt dann auf, wenn Luft ins linke Herz dringt und in das arterielle System gerät. Hierbei handelt es sich um eine tödliche Komplikation.

Bei massiven offenen Schädel-Hirn-Verletzungen können *intravaskuläre Luftansammlungen* in *Gefäßen* des *Gehirns* und *verschiedener Körperregionen* nachgewiesen werden. Die Luft tritt hierbei in zerebrale Venen und Sinus ein und gelangt durch die Vv. jugulares in Herz und Lungen.

Bei *offenem Foramen ovale* oder bei *Septumdefekten* oder *Mißbildungen mit Verbindungen zwischen dem großen und kleinen Kreislauf* gelangen die *Luftbläschen* in den *großen Körperkreislauf* und führen zu einer *Schädigung* der *Herzmuskulatur* und des *Gehirns*. Diese *kardialen* oder *zerebralen Komplikationen* können *sofortigen Tod* zur Folge haben. Man spricht hier von *gekreuzter* oder *paradoxer Luftembolie*.

Bei der Verletzung großer Arterienstämme kann Luft in die Arterien eingesaugt werden und so weit in den großen Kreislauf gelangen. Man spricht hier von einer *retrograden Luftembolie*.

V. Die verschiedenen Formen der Luftembolie

Bei einer venösen Luftembolie kann unmittelbar nachdem die Luft in die Gefäße gedrungen ist, der Tod eintreten; es handelt sich dann um eine *foudroyante Form* der *Luftembolie*. Die Luft kann jedoch auch zunächst in den Venen verbleiben und erst nach Stunden in das Herz gelangen, man spricht hier von der *protrahierten Form* der *Luftembolie*. Für den Kranken und die Umgebung ist ein sog. *Mühlengeräusch* zu hören; MUELLER (1975) nannte es brodelnd und schmatzend.

Eine *venöse Luftembolie* verursacht Tod durch die Ansammlung großer Mengen Luft im rechten Ventrikel und damit einer Blockade der Blutzufuhr zu den Lungen. Im Gegensatz dazu vermag eine *arterielle Luftembolie* dadurch zum Tode zu führen, daß kleine Luftblasen die Koronar- oder Hirnstammarterien verschließen.

Venöse Luftembolien bei *Schädel-Hirn-Verletzungen* wurden in einzelnen Mitteilungen publiziert, ich habe aber den Eindruck, daß dieses Syndrom noch nicht weitgehend bekannt geworden ist (ALKER et al. 1975; SCHMIDT u. KALLIERIS

1982; MESSMER 1984). Venöse Luftembolien bei Hals-/Nackenverletzungen wurden in der Literatur mitgeteilt (JOHNSON 1973).

Jene Venen, die wegen ihrer Lage im Knochen ein wenig deformierbares Lumen haben, wie etwa die der Hirnsinus, der Diploe und der duralen Sinus, sind als Ausgangsort venöser Luftembolien häufig beteiligt. Ein anderes Gefäßsystem, das ebenfalls zum Einfluß von Luft prädisponiert ist, befindet sich im graviden Uterus. Übersteigt der Druck im rechten Herzen den des linken, kann eine paradoxe Luftembolie durch ein offenes Foramen ovale zu einer fulminanten arteriellen Luftembolie führen. Die tödliche Luftmenge für den Menschen wurde mit etwa 100 ml angegeben (YEAKEL 1968).

VI. Klinische Befunde

Das *klinische Bild* der *Luftembolie* hängt davon ab, ob eine *Luftembolie* im *kleinen Kreislauf* besteht oder ob eine *zerebrale Luftembolie* vorliegt.

Das *klinische Bild* der *Luftembolie* im kleinen Kreislauf besteht in Herzgeräuschen, Atemnot, Beklemmungsgefühl, stechenden Schmerzen in der Brustregion, Zyanose oder Leichenblässe und in schweren Fällen unmittelbar einsetzende Bewußtlosigkeit. Ist der rechte Ventrikel mit Luft gefüllt, so tritt der Tod ein; die tödliche Luftmenge wird mit etwa 70–130 ml angegeben.

Bei der *zerebralen Luftembolie* – es kann Luft beispielsweise durch ein offenes Foramen ovale in das linke Herz gelangen – entwickeln sich die klinischen Symptome im allgemeinen schlagartig mit Kopfschmerzen, Angstgefühl, Übelkeit, Ohrensausen und Schwindel. Der Puls ist schwach und frequent, die Atmung flach und beschleunigt, die Haut blaß. *Neurologische Befunde* bestehen in Deviation der Augen, Krampfanfällen, Pyramidenbahnzeichen, spastischen Paresen und auch aphasischen Störungen. Bewußtseinsstörungen bis zu tiefer Bewußtlosigkeit können auftreten. Am *Augenhintergrund* kann die Luftembolie an der Unterbrechung der Blutsäulen in den Netzhautgefäßen sichtbar werden. Sehstörungen bis zur Amaurose können vorkommen.

VII. Auswahl aus in der Literatur mitgeteilten Serien von intravaskulären Luftansammlungen in Blutgefäßen des Gehirns und Körpers nach massiven Schädel-Hirn-Verletzungen

Diese *intravaskulären Luftansammlungen* in *Gefäßen* des *Gehirns* und *verschiedener Körperregionen* treten nach *massiven offenen Schädel-Hirn-Verletzungen* auf. In vielen Fällen handelt es sich um *polytraumatisierte Patienten*, die ihren schweren Verletzungen erliegen. Die Luft tritt bei diesen offenen Schädel-Hirn-Verletzungen in Venen und Sinus der Umhüllungen des Gehirns oder des Gehirns selbst ein und gelangt durch die V. jugularis auch in Herz und Lungen. Während es sich bei der zerebralen Luftembolie um ein Eindringen von Luft aus der Körperperipherie in den kleinen und großen Kreislauf handelt, gelangt in der letztgenannten Gruppe durch eine offene Schädel-Hirn-Verletzung, also vom mit der Außenwelt kommunizierenden Gehirn Luft in Körperorgane wie Herz und Lungen.

ERBEN u. NADVORNIK (1963) veröffentlichten die Kasuistik eines 11jährigen Jungen, der am Kopf von einem Eisenstück getroffen wurde. Es lagen Schädelfrakturen vor und 65 ml Luft wurden im rechten Herzen gefunden. Diese Luft war die Folge von extensiven offenen Frakturen der Parietalknochen mit einer Zerreißung der Diploevenen.

MESSMER (1984) veröffentlichte 3 Fälle von massiver intravaskulärer Luftembolie, die *während postmortaler Röntgenaufnahmen bei Patienten, die infolge massiver Schädel-Hirn-Verletzungen verstarben, gesehen wurden.*

Fall 1: Ein junger Mann wurde im *Notaufnahmeraum* als bereits tot während der Aufnahme diagnostiziert. Die Todesursache war ein Suizid mit einer 45-Kaliber-Pistole mit Einschuß an der rechten Schläfe. Eine *anteroposteriore Lungenaufnahme* zeigte extensive intravaskuläre Luft in der V. jugularis, Vena cava sup. und im rechten Atrium.

Fall 2: Ein junger Mann brachte sich eine *suizidale Schußwunde* an der rechten Schläfe bei und war sofort tot. Eine *seitliche Schädelübersichtsaufnahme* demonstriert ausgedehnte Frakturen des Calvariums sowie Luft, die sich im Sinus sigmoideus und in den zervikalen Venen befindet. Eine *Übersichtsaufnahme* der *Lungen* im a. p.-Strahlengang zeigt ausgeprägte intravaskuläre Luft.

Fall 3: Ein junger Mann war in einen Kfz-Unfall verwickelt und erlitt schwere Lazerationen und Frakturen des Schädels. Nur kurze, aber nicht erfolgreiche Wiederbelebungsmaßnahmen wurden im *Notaufnahmeraum* gemacht. Die *postmortalen Röntgenaufnahmen* zeigten intravaskuläre Luft.

Alle oben aufgeführten Schädel-Hirn-Verletzungen gehörten zu den offenen, sie waren massiv und führten in kurzer Zeit zum Tode. In allen Beobachtungen lagen Frakturen der Schädelknochen bzw. Schußwunden des Schädels und Verletzungen der Dura mater vor. Ein Teil der Patienten gehörte zur Gruppe der Polytraumatisierten. Nach den Angaben der Literatur scheinen derartige Beobachtungen nicht sehr häufig zu sein. Sie kommen m. E. jedoch häufiger vor, bleiben aber häufig deshalb unerkannt, da postmortale Röntgenaufnahmen nicht durchgeführt werden.

ADAMS u. HIRSCH (1989) berichteten über eine Serie von 16 Autopsien, bei denen eine venöse Luftembolie nachgewiesen werden konnte. Fünf der Verstorbenen hatten Schrotschußverletzungen des Kopfes, die aus kurzer Entfernung erfolgt waren. In allen 5 Fällen lagen multiple Lazerationen der Kopfhaut, des Schädelknochens und der Dura mater vor. Schädelfrakturen überkreuzten Sinus der Dura mater an mehreren Stellen. Jeder der Untersuchten wurde an der Tatszene bereits tot aufgefunden, es wurden keine Wiederbelebungsversuche vorgenommen. Sechs weitere Patienten waren nach Schußwunden des Kopfes verstorben. Drei der 6 hatten Luft im rechten Herzen. Alle hatten Schädelschüsse aus kurzer Entfernung erhalten. Die Autoren konnten bei 8 von 11 Patienten, die nach Verkehrsunfällen verstorben waren, eine Luftembolie nachweisen. Alle 11 Patienten hatten Schädelfrakturen, die die Sinus der Dura mater überkreuzten. Zwei der 8 waren Fußgänger, die von Kraftfahrzeugen angefahren worden waren, 6 waren Fahrzeuginsassen. Zwei Insassen wurden aus dem Fahrzeug geschleudert. Jeder der 8 tödlich Verletzten hatte Schädelbasisfrakturen, die den Sinus cavernosus überkreuzten. Ein anderes tot aufgefundenes Individuum wies Kopfwunden und eine Halswunde mit Durchtrennung der A. carotis comm., der V. jugularis int. und der linksseitigen A. vertebralis auf. Schädelfrakturen überkreuzten den linken Sinus sigmoideus. Die rechtsseitigen Herzventrikel waren durch Luft erweitert.

Die Autoren beenden ihren Beitrag mit dem Hinweis, nämlich, daß die Dura mater bei der Autopsie nicht vom Gehilfen geöffnet werden sollte, sondern vom Pathologen selbst, der die Autopsie vornimmt. Sie müssen in situ untersucht werden, es müsse festgestellt werden, wo sie perforiert oder lazeriert sei. Die Autoren führen abschließend aus, daß man in der Mehrzahl der Schrotschußverletzungen des Gehirns, die aus naher Distanz erfolgen, in einer wesentlichen Anzahl von Schußverletzungen des Gehirns und bei einigen Individuen, die ihren in Verkehrsunfällen mit Schädelbasisfraktur erlittenen Verletzungen erlegen sind, eine Luftembolie nachweisen könne.

VIII. Erhängen

Die Frage, ob es beim Erhängen zu einer kardialen oder zerebralen Luftembolie kommt, ist noch umstritten. Derartige Luftembolien bei Erhängten wurden zuerst von IVERSEN (1862) beschrieben. Positiver arterieller Luftembolienachweis wurde bei 7 Fällen von atypischem Erhängen von SCHUBERT (1953) mitgeteilt. Diese Befunde wurden von BRINKMANN et al. (1983) anhand einer Serie von 64 Erhängten überprüft. In keinem Fall konnten diese Autoren einen positiven zerebralen oder kardialen Luftembolienachweis führen.

IX. Pathomorphologie der Luftembolie des Gehirns

Eine Schädigung der Gefäßwand ist ableitbar aus der Ablösung und dem Untergang von Endothelzellen. Die Gefäßwand ist ödematös aufgelockert und es besteht ein Austritt von plasmareicher Flüssigkeit. Sowohl Arterien als auch Venen sind beteiligt (RÖSSLE 1944, 1945, 1948). Außer plasmareicher Flüssigkeit treten später auch Erythrozyten aus. Das Hämoglobin derselben wandelt sich in Hämosiderin um. SCHOENMACKERS (1950) konnte ähnliche pathomorphologische Alterationen bei experimentellen Untersuchungen am Kaninchen nachweisen. Es handelt sich bei diesem Prozeß also um eine diapedetische Blutung. Wichtig ist der Hinweis, daß ein solcher Prozeß nicht allein charakteristisch für eine zerebrale Luftembolie ist, sondern auch bei anderen krankhaften Prozessen am Gehirn vorkommen kann. Die kleinen Hirngefäße können von Fibrin ausgefüllt und von ringförmigen Blutungen umgeben sein (BRANDENBURG 1958; DE LA TORRE u. NETZKY 1962; JANSSEN 1967).

Sehr umstritten ist die Frage, ob auch Luft aus dem Gefäßlumen in die aufgelockerte Gefäßwand und von dort sowohl in die Virchow-Robin-Räume austritt als auch perizellulär luftgefüllte Kammern formen kann. Diese von RÖSSLE formulierten Vorstellungen gehen so weit, zu postulieren, daß die ausgetretene Luft dann das Gefäß komprimiere. LOESCHKE (1950) ist noch einen Schritt weiter gegangen und postuliert Vordringen von Luft in den subependymären Raum, der zu einer Einreißung des Ependyms und zu Breschen führe, durch die dann Luft in das Ventrikelsystem einzudringen vermöge. Die Vorstellungen sowohl von RÖSSLE als auch die von LOESCHKE sind zu mechanistisch, denn es fehlen auch, wie schon MEESSEN u. STOCHDORPH (1957) mit Recht ausführten, die Kräfte, die die Infiltration des Gewebes herbeiführen könnten; der Blutdruck kann kaum in Anspruch genommen werden.

Ischämische Veränderungen an den *Nervenzellen* wurden von einer Reihe von Autoren beschrieben (SPIELMEYER 1913; NEUBUERGER 1924, 1925; MÜLLER 1930; LHERMITTE 1935; RÖSSLE 1944, 1945, 1948). An den *Purkinje-Zellen* bestehen *Veränderungen* vom *homogenisierenden Typ*. Im Großhirn ist besonders die Rinde beteiligt, in der sich Erbleichungen finden (NEUBUERGER 1924, 1925). Die Proliferation der Glia ist diskret. Hirsekorngroße Lichtungsbezirke wurden von NEUBUERGER nach 2 ½ Tagen und von SPIELMEYER nach 4 Tagen beschrieben. In der Randzone dieser Bezirke bestand eine Gliawucherung. LHERMITTE (1935) beschrieb nach einer zweimonatigen Überlebensdauer einen *Status spongiosus* (zit. nach MEESSEN u. STOCHDORPH 1957).

X. Experimentelle Untersuchungen

SCHOENMACKERS (1950) konnte bei Kaninchen und Katzen Schäden der Wand intrazerebraler Gefäße nachweisen, besonders Auflockerung und Untergang der Endothelzellen. Nach experimenteller Luftembolie sah HARTER (1947) beim Meerschweinchen schon nach 3 h herdförmige ischämische Nervenzellveränderungen. Entsprechende Alterationen, besonders in den oberen und mittleren Schichten der Rinde, wurden von SPIELMEYER (1913) beim Affen 15 h nach der Luftembolie gefunden, und LHERMITTE u. CASSAIGNE (1934) konnten gleiche Befunde beim Kaninchen in der 6. Schicht erheben. Von BODECHTEL u. MÜLLER (1930) wurden beim Hund nach 22 h teils diffuse, teils herdförmige Erweichungen beschrieben (zit. nach MEESSEN u. STOCHDORPH 1957). JANSSEN (1967) fand bei Kaninchen nach einer Überlebenszeit von nur 2–3 min multiple feinfleckige Blutungen im Gehirn – in einem Fall mit einer Überlebenszeit von 22 h wurden typische Kugel- und Ringblutungen mit intravasalen Fibrinthromben beobachtet.

XI. Differentialdiagnose

Differentialdiagnostisch müssen *Ansammlungen* von *Gasen* in den *Weichteilgeweben* und *Gefäßen* bei *Tieren* als allgemeine Folge eines *normalen Fäulnisvorganges* abgegrenzt werden, der durch Organismen wie Clostridium Welchii erfolgt. Dieses Gas ist normalerweise in kleinen Blasen sichtbar. Es kann auch in Arterien und Venen erscheinen.

O. Schädel-Hirn-Verletzungen bei Verkehrsunfällen

I. Schädel-Hirn-Verletzungen bei Kraftfahrzeugunfällen

1. Einführung

Kraftfahrzeugunfälle verursachen die größte Zahl von Schädel-Hirn-Verletzungen; sehr groß ist die Zahl der tödlichen Schädel-Hirn-Verletzungen. Es nimmt daher nicht wunder, daß die folgende Feststellung leider berechtigt ist: „It's getting to the point, sadly, where anybody killed in a traffic accident is considered to have died a natural death."

Über *Kfz-Verletzungen* berichteten VOLLMAR (1957), PERRY u. MCCELLAN (1964), RYAN (1967), SCHIRMER (1969), MANT (1978), PLUECKHAHN (1980), AGRAN (1981).

Zusammenfassende Darstellungen stammen von KULOWSKI (1960), CURRIER u. CHAYET (1966).

Über *Straßenverkehrsunfälle* berichteten P. SCHNEIDER (1929), PRIBILLA u. ZÖLLNER (1963), KIHLBERG u. GENSLER (1967), PRIBILLA (1969), PRIBILLA u. PETERS (1969), ALDMAN (1970).

Zusammenfassende Darstellungen legten LAVES et al. (1956), KIHLBERG (1966, 1970), KULOWSKI (1960) vor.

2. Schädel-Hirn-Verletzungen bei Kraftfahrzeuginsassen

3. Epidemiologie

Bereits im einführenden Kapitel von Bd. 13/VI.A dieser Reihe, S. 8 zur Epidemiologie der traumatischen Schädel-Hirn-Verletzungen ist in kurzer Form auf die Bedeutung von Verkehrsunfällen für die Entstehung von gedeckten und offenen Schädel-Hirn-Verletzungen eingegangen worden. Zur Einführung in dieses Kapitel sind aber noch einige weitere, detailliertere Angaben vonnöten.

4. Todesfälle als Folge von Kraftfahrzeugunfällen

Todesfälle als Folge von Kraftfahrzeugunfällen mit einem Vergleich verschiedener europäischer und außereuropäischer Länder werden in der Tabelle 68 von GÖGLER aus dem Jahre 1968 dargestellt. Eine neuere statistische Auswertung aus dem Jahre 1975, die im Jahre 1977 vom US Department of Transportation, National Highway Traffic Safety Administration, Washington, DC, veröffentlicht wurde, bringt etwa 10 Jahre nach der Darstellung von GÖGLER (1968) Vergleiche von einigen europäischen Ländern und den USA und Kanada (Tabelle 69).

Vergleicht man die Prozentsätze der tödlichen Kfz-Unfälle aus der im vorhergehenden wiedergegebenen Tabelle mit solchen von Kanada und westeuropäischen Ländern, so finden sich einige interessante Muster. Da die Bevölkerungszahl der Vereinigten Staaten größer ist als jede der anderen Länder ist die

Tabelle 68. Todesfälle als Folge von Kraftverkehrsunfällen, Vergleich verschiedener Länder. (Aus GÖGLER 1968)

Bundesrepublik Deutschland	25,4
Australien	24,5
Österreich	24,4
Kanada [b]	23,6
USA [b]	23,1
Frankreich [c]	21,4
Dänemark	17,9
Schweden [a]	15,7
Großbritannien	13,6
Norwegen [a]	9,5

[a] 1962.

[b] Todesfälle bis zu einem Jahr nach dem Unfall sind eingeschlossen. Andere Daten, falls nicht anders angegeben, enthalten Todesfälle innerhalb von 30 Tagen.

[c] Enthält lediglich die Todesfälle, die innerhalb von 3 Tagen nach dem Unfall auftreten.

Tabelle 69. Prozentsatz von tödlichen Kfz-Unfällen in den Vereinigten Staaten und einigen anderen ausgewählten Ländern für das Jahr 1975. (Aus US Department of Transportation 1977)

Land	Tödliche Unfälle pro 100000 Bevölkerung	Tödliche Unfälle pro 100000 Kraftfahrzeuge	Tödliche Unfälle pro 100 Mio. zurückgelegte Strecke in km (Personenkraftwagen)
Belgien	23,9	89	8,5
Kanada	26,6	72	3,5
Finnland	18,4	90	7,0
Bundesrepublik Deutschland	24,1	83	6,0
Holland	17,0	69	4,5
Norwegen	13,4	58	4,5
Spanien	16,4	128	14,0
Schweden	14,3	43	3,0
Vereinigte Staaten	20,9	43	3,0

Gesamtzahl der tödlichen Unfälle in den USA bei weitem am höchsten. Jedoch wird die Zahl der tödlichen Unfälle pro 100000 Bevölkerung in den USA übertroffen durch 3 andere Länder, nämlich Belgien mit 23,9, Bundesrepublik Deutschland mit 24,1 und Kanada mit 26,6, und die Zahl der tödlichen Unfälle pro 100000 Kraftfahrzeuge, und pro 100 Mio. zurückgelegte Strecke in km sind die niedrigsten unter allen aufgeführten Ländern.

Tabelle 70 gibt die Kfz-Unfälle in der Bundesrepublik Deutschland für die Jahre 1956–1965 an; die Zahl der tödlich Verletzten und die Gesamtzahl der Verletzten sind angegeben. Tabelle 71 zeigt die tödlichen Kfz-Unfälle in der

Tabelle 70. Kraftverkehrsunfälle in der Bundesrepublik
Deutschland 1956–1965. (Aus GÖGLER 1968)

Tödliche Verletzungen	142 576
Gesamtzahl der Verletzten	4 186 974
davon schwer	1 406 120
davon leicht	2 780 852

Tabelle 71. Tödliche Kfz-Unfälle in der Bundesrepublik
Deutschland im Vergleich mit anderen Ländern. (Aus
GÖGLER 1968)

	Tödliche Verletzungen pro 100 000 Bewohner
Bundesrepublik Deutschland[a]	25,4
Australien	24,5
Österreich	24,4
Kanada[b]	23,6
USA[b]	23,1
Frankreich[c]	21,4
Dänemark	17,9
Schweden[a]	15,7
Großbritannien	13,6
Norwegen[a]	9,5

[a] 1962.
[b] Eingeschlossen sind Todesfälle die bis zu einem Jahr nach
dem Unfall auftraten. Die übrigen Daten beinhalten die
Zahl der Verkehrstoten die innerhalb von 30 Tagen
verstarben.
[c] Eingeschlossen sind Todesfälle die innerhalb der ersten
3 Tage nach dem Unfall auftraten.

Tabelle 72. Gesamtzahl der tödlich Verletzten und Verletzten für Fußgänger, Fahrradfahrer,
Motorradfahrer in den USA von 1982 bis einschließlich 1986. (Aus Accident Facts 1987)

Jahr	Fußgänger		Fahrradfahrer		Motorradfahrer		Sämtliche Unfälle	
	Tödliche	Sämtliche	Tödliche	Sämtliche	Tödliche	Sämtliche	Tödliche	Sämtliche
1982	8 600	90 000	1 100	50 000	4 000	490 000	46 000	1 700 000
1983	8 000	80 000	1 100	40 000	4 400	480 000	44 600	1 600 000
1984	8 200	80 000	1 000	40 000	4 600	530 000	46 200	1 700 000
1985	8 400	60 000	1 000	40 000	4 400	460 000	45 600	1 700 000
1986	8 300	80 000	1 200	50 000	4 400	420 000	47 900	1 800 000

Tabelle 73. Häufigkeit der verletzten Körperregionen. (Aus National Safety Council 1966)

Verletzte Körperregionen	%[a]	Reihenfolge
Kopf	70	1
Hals-/Nackenregion und HWS	9	6
Thorax und BWS	39	3
Abdomen, Pelvis und LWS	16	5
Obere Extremitäten	35	4
Untere Extremitäten	48	2

[a] Die Gesamtprozentzahl ist größer als 100%, weil viele Patienten traumatische Schäden von 2 oder mehr Körperregionen erlitten.

Tabelle 74. Prozentsatz von tödlichen Verletzungen nach Körperregionen aufgeteilt. (Aus National Safety Council 1966)

Körperregionen	%	Reihenfolge
Kopf	5	3
Hals-/Nackenregion und HWS	16	1
Thorax und BWS	6	2
Abdomen, Pelvis und LWS	4	4
Obere Extremitäten	<0,5	6
Untere Extremitäten	<0,5	5

Bundesrepublik Deutschland im Vergleich mit einigen europäischen und außereuropäischen Ländern. Tabelle 72 führt die Gesamtzahl der tödlich Verletzten und Verletzten für Fußgänger, Fahrradfahrer, Motorradfahrer in den USA von 1982 bis einschließlich 1986 auf.

Es mag in diesem Zusammenhang der folgende anekdotische Hinweis von Interesse sein: Der *erste tödliche Automobilunfall in Deutschland* ereignete sich in Borstel bei Celle am 21. April 1908. Das Automobil des Landeshauptmanns GEORG LICHTENBERG kollidierte mit einem Heuwagen; LICHTENBERG kam dabei ums Leben. Eine verwitterte Gedenktafel erinnert noch heute an die Stelle dieses tödlichen Unfalles.

Aus Statistiken des National Safety Council, die aus einer Reihe von Quellen zusammengestellt wurden, ergibt sich, daß der Kopf bei Kfz-Unfällen der am häufigsten verletzte Körperteil ist. Die Häufigkeit der verletzten Körperregionen kann aus Tabelle 73 entnommen werden.

Aus Tabelle 74 ergibt sich, daß in der Reihenfolge der verletzten Körperregionen bei tödlichen Verletzungen die Hals-/Nackenregion und die HWS an erster Stelle stehen, gefolgt von Thorax- und Brustwirbelsäulenverletzungen. Dann erst folgen Schädel-Hirn-Verletzungen an 3. Stelle.

5. Biomechanik der Kollision

Bei einem Unfall kommt es zu einem Zusammenprall des auffahrenden Fahrzeuges mit dem anderen Objekt, wie ein anderes Fahrzeug, Baum, Betonmauer, etc., ein Vorgang, der auch „*primäre Kollision*" genannt wird. Die

„*sekundäre Kollision*" findet zwischen dem Fahrzeuginsassen, der sich mit der gleichen Geschwindigkeit weiterbewegt wie das Fahrzeug vor dem Aufprall, und Komponenten der Fahrgastzelle statt. Als sog. „*tertiäre Kollision*" kann die Wechselwirkung zwischen dem Körper des Insassen und dem Sicherheitsgurtsystem bezeichnet werden.

Schädel-Hirn-Verletzungen stellen die häufigste Unfallfolge bei Insassen von Kraftfahrzeugen dar; etwa 70% aller Verletzten erleiden Verletzungen des Kopfes und/oder Gehirns; 26% erleiden mäßig schwere bis tödliche Schädel-Hirn-Verletzungen.

Ein nichtangeschnallter Fahrzeuginsasse bewegt sich bei einem Frontalaufprall mit etwa der gleichen Geschwindigkeit in der Fahrtrichtung weiter und schlägt auf vordere Teile der Fahrgastzelle auf, wenn das Fahrzeug verzögert wird. Das trifft vor allem für den Beifahrer auf dem Vordersitz zu, da seine Bewegung nach vorn nicht durch das Lenkrad gedämpft wird. Der Fahrer schlägt zunächst mit Thorax, Hals oder Kopf auf das Lenkrad auf, ehe ein weiterer Anprall gegen Armaturenbrett und/oder Windschutzscheibe erfolgt.

Bei Frontalzusammenstößen mit relativ geringer Geschwindigkeit und kleinen Fahrzeugpassanten oder Kindern erfolgt der Aufschlag allgemein wegen der geringen Höhe der Ausgangslage des Kopfes im Fahrzeuginnenraum gegen Lenkrad oder Armaturenbrett. Erwachsene, die bei mäßiger bis hoher Geschwindigkeit einen Frontalzusammenstoß erleben und nicht angeschnallt sind, schlagen zunächst mit den Knien gegen die Kante des Armaturenbrettes, dann bewegt sich der Restkörper vorwärts und aufwärts, so daß der Schädel gegen obere Anteile oder den oberen Rand der Windschutzscheibe aufschlägt.

EVANS (1985) führte eine Untersuchung durch, die klären sollte, inwieweit der Tod eines bei einem einzelnen Autozusammenstoß getöteten angegurteten Fahrers von der Masse des PKW abhängig ist. Ein angegurteter Fahrer wird beispielsweise in einem 900 kg schweren PKW 2,3mal häufiger getötet als ein angegurteter Fahrer in einem 1800 kg schweren PKW.

Über die Verletzungsmechanik bei Verkehrsunfällen berichtete FIALA (1969).

6. Seitwärtskollisionen von Kraftfahrzeugen und Schadensmuster der Insassen

Das *Schadensmuster* bei *Fahrzeuginsassen bei Seitwärtskollision* beschrieben HUELKE et al. (1962), HUELKE u. GIKAS (1968), HOSSACK (1972), NIEDERER et al. (1980), OTTE et al. (1984), BARZ et al. (1985), das von Rücksitzpassagieren CHRISTIAN (1984).

Kollisionen von Kraftfahrzeugen von der Seite machen etwa 20–30% aller Kfz-Unfälle aus (DANNER 1977; CESARI et al. 1978; HOBBS 1980; HACKNEY et al. 1984). In einer Untersuchung in München wurde bei schweren Seitenkollisionen eine Mortalität von 32% beobachtet, während sie für Frontalzusammenstöße nur 12% betrug (BEIER et al. 1981).

Bei Kollisionen von der Seite erwiesen sich Dreipunktsicherheitsgurte in der Verminderung von Schädel-Hirn-Verletzungen und Vermeidung von Herausgeschleudertwerden als wirksam (DANNER 1977). Eine Schilderung der Verletzungsmuster bei diesen Kollisionen wurden von SCHULLER et al. (1989) vorgelegt. Die besonderen Bedingungen, die bei seitlicher Kollision eines Kraftfahrzeuges mit Objekten an den Straßenrändern vorliegen, wurden von HARGRAVE et al. (1989) untersucht.

Eine interessante Untersuchung über Kollisionen von der Seite haben HUELKE et al. (1989) vorgelegt. Aus Abb. 151 ergibt sich, „daß eine „seitliche" Kollision keine seitliche Kollision ist". Eine Kollision eines Fahrzeuges gegen die linke Seite

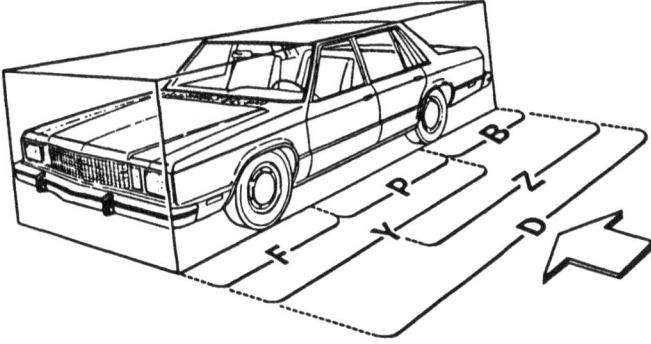

Abb. 151 zeigt, daß eine „seitliche Kollision" nicht unbedingt eine seitliche sein muß! Die Kollision kann mit den linken vorderen Kotflügel, hinter dem Fahrgastraum, an der Fahrzeugtür auf der Fahrerseite oder sonstwo zwischen den Stoßstangen erfolgen. (Aus HUELKE et al. 1989)

eines anderen Fahrzeuges kann gegen den linken Kotflügel, hinter dem Fahrgastraum, an der Tür der Fahrerseite, oder überall zwischen den Stoßstangen erfolgen. Aus diesen Untersuchungen ergibt sich, daß die schwersten Verletzungen und viele tödliche Unfallfolgen dann entstehen, wenn die Kollision in der Gegend der Fahrgastzelle erfolgt.

7. Innere Sicherheit des Kraftfahrzeugs – Sicherheitsgurte, Kopfstützen und Airbags

Forschungsvorhaben, die *innere Sicherheit* von *PKWs* zu verbessern, haben in den letzten Jahren trotz Zunahme der Unfallhäufigkeit die Zahl der bei Verkehrsunfällen Schwer- oder Tödlichverletzter erheblich verringert. In den Jahren zwischen 1970 und 1980 nahm die Zahl der pro PKW-Kilometer getöteten Fahrzeuginsassen in der Bundesrepublik Deutschland um 52 % ab (Statistisches Bundesamt, 1982, Reihe 3.3: Straßenverkehrsunfälle 1981). Eine lesenswerte Zusammenstellung über innere Sicherheit von Kfzs bei frontalen Auffahrunfällen wurde von GROSCH et al. (1989) vorgelegt.

8. Sicherheitsgurte

Einführung von Sicherheitsgurten und *Anschnallpflicht durch den Gesetzgeber* haben diesen Trend in wesentlichem Maße gefördert. Der *Sicherheitsgurt*, besonders der *Schulterbauchgurt (Dreipunktgurt)*, schützt Fahrzeuginsassen besonders bei Frontalkollisionen; dabei liegt der Vektor der einwirkenden Gewalt zwischen 11.00 und 13.00 Uhr. Dieser Kollisionstyp ist in der Bundesrepublik Deutschland mit etwa 60 % der häufigste (OTTE et al. 1984).

Sicherheitsgurtsysteme werden benutzt um Körperschäden zu vermindern oder zu vermeiden. Jeder nicht angeschnallte Fahrzeuginsasse wird bei einer Kollision von bestimmter Schwere eine Verletzung erleiden. Das Sicherheitsgurtsystem soll dem Insassen in einer ähnlichen Unfallsituation vor Verletzungen ganz

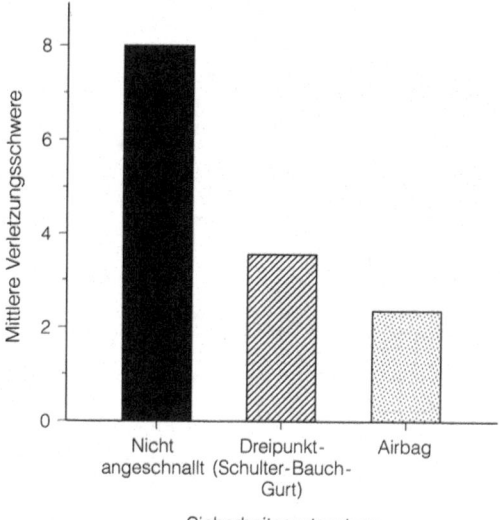

Abb. 152. Durchschnittliche Schwere der Verletzungen (mean injury severity scores) für Fahrzeuginsassen bei schweren Frontalunfällen bei nicht angeschnallten Insassen, solchen die einen Schulterbauchgurt (Dreipunktgurt) trugen, sowie durch Airbags geschützt waren. (Aus Insurance Institute for Highway Safety, 1978)

schützen oder die Schwere der erlittenen Verletzungen verringern (Abb. 152). Weiterhin ist es wichtig, daß die Sicherheitsgurte keine zusätzliche Verletzung erzeugen, die beim Unangeschnallten nicht aufgetreten wären. Das Auftreten von solchen gurtspezifischen Verletzungen würden das Sicherheitsgurtsystem wertlos machen.

9. Bauchgurt (Zweipunktgurt) und Bauch-Schulter- oder Dreipunktgurt

Wir müssen zwischen den zunächst entwickelten *Bauchgurten* oder *Zweipunktgurten* und den daraus entwickelten *Bauch-Schulter-* oder *Dreipunktgurten* unterscheiden. In letzterem Fall wurde zu dem Bauchgurt noch eine Art von Bandoliere zugefügt, die dann den Dreipunktgurt ergab.

Der *erste Gurttyp*, der in *Fahrzeugen* und in *Passagierflugzeugen* weite Anwendung fand, war der „*Bauch-*" oder „*Zweipunktgurt*". Diese frühen Gurtsysteme wurden durch „*Schulter-*", „*Schulterbauch-*" oder auch „*Dreipunktgurte*" ersetzt. Das beste System würde ein „*Vierpunktgurt*" sein, wie er zur Zeit nur bei Autorennen und in modifizierter Form in Militärflugzeugen benutzt wird. Hinsichtlich Einzelheiten verweise ich auf die ausführliche und ausgezeichnete Darstellung von SNYDER (1970) (Abb. 153a–f; 154a, b; 155; 156).

Die *Sicherung* des *Fahrzeug-* oder *Flugzeuginsassen durch Gurte*, die seinen Torso mit dem Sitz und damit mit dem Fahrzeug verbinden (Abb. 154a, b), hat im wesentlichen *2 Vorteile*: (1) Der *Insasse* wird weitgehend vor *Herausschleudern*

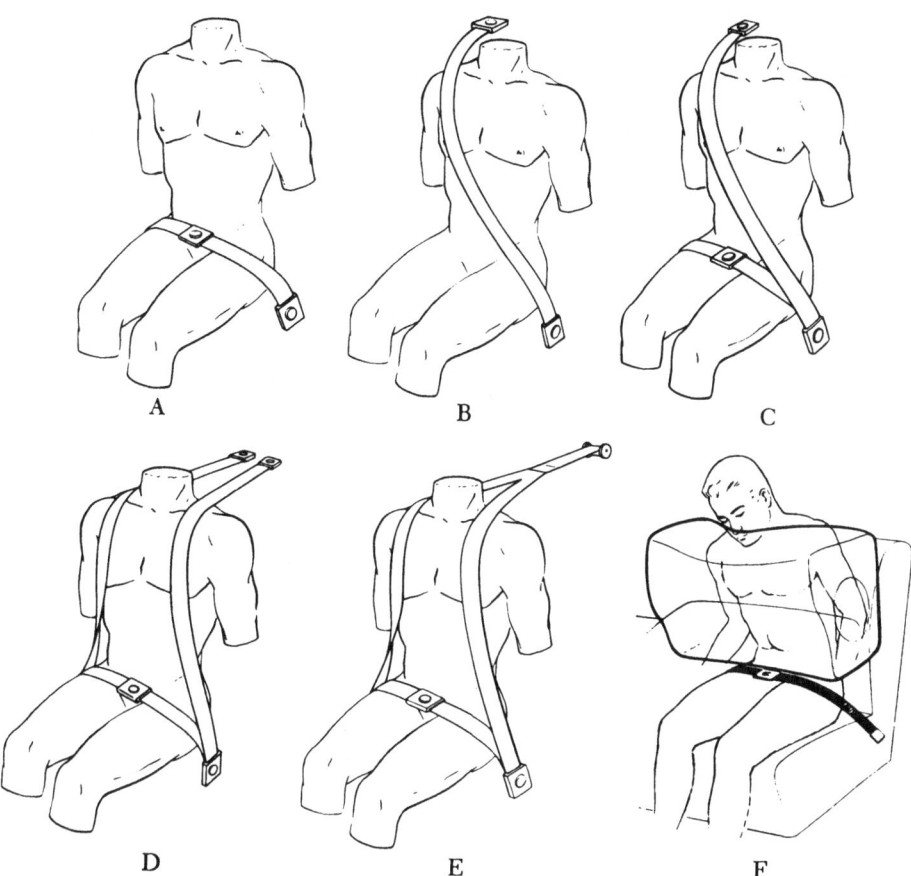

Abb. 153. Typische Sicherheitsgurtsysteme, die in Kraftfahrzeugen z.T. Verwendung fanden und heute noch Verwendung finden. *A* Bauchgurt. *B* Einzelner Schultergurt (Bandoliertyp). *C* Kombination des Bauchgurtes und eines diagonal verlaufenden Schultergurtes (Dreipunktgurt). *D* Doppelter Schultergurt, wie er in Rennwagen gebraucht wird, die Gurte sind oft etwa 7,5 cm breit. *E* Umgekehrter „V" doppelter Schultergurt mit einer Trägheitsrolle. *F* Airbag Konzept. (Aus SNYDER 1970)

geschützt; und (2) *sekundäre Kollisionen* von *Körperteilen*, besonders *Kopf, Hals* und *Torso* werden *verhindert* oder *erheblich vermindert.*

Bei *Benutzung eines Schultergurtes* wird der Aufschlag auf vordere Fahrzeugteile häufig vermieden, aber seine Eigenschaften beeinflussen den Verzögerungsprozeß des Halses und Schädels sowohl in der linearen als in der rotatorischen Beschleunigung. Die *rückwärtige Kopfstütze*, die seit einigen Jahren serienmäßig in alle Kraftfahrzeuge eingebaut wird, begrenzt die rückwärtige Schleuderbewegung. Die indirekten Verletzungen von Kopf und Hals bei angeschnalltem Torso (Verletzungen vom sog. Whiplashtyp) sind in Bd. 13/VII dieser Reihe, S. 227 ausführlich dargestellt.

Ein Dreipunktgurt birgt für seinen Benutzer dann eine Gefahr, wenn er zu locker ist. Bei einer plötzlichen Verzögerung kann der Gurtbenutzer durch

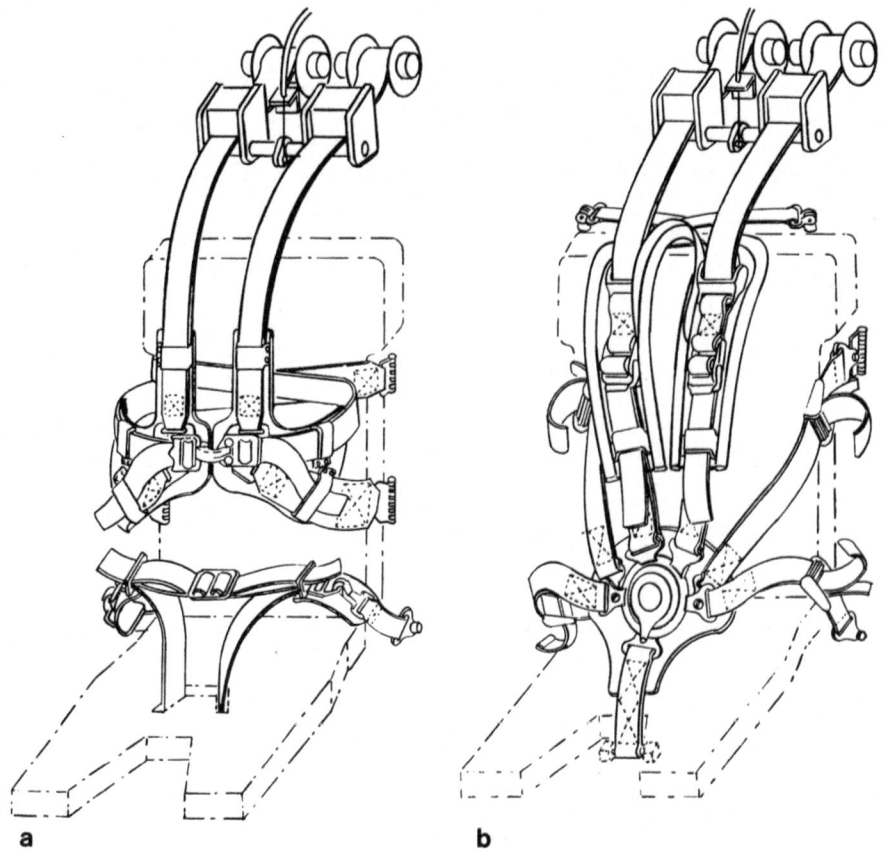

a   b

Abb. 154a, b. Gurtsysteme des F-111 Kampfflugzeuges. **a** Das Gurtsystem das von der
U.S.A.F. (General Dynamics) im F-111 Kampfflugzeug gebraucht wird. **b** Experimentelles
Gurtsystem für R.A.F. F-111 Kampfflugzeug, das möglicherweise von der U.S.A.F. über-
nommen wird. Beachte die Einpunktausklinkung, die laterale Thoraxunterstützung und
die ungewöhnliche Konfiguration der Schultergurte. In der neuesten U.S.A.F. Version
wurden beide Seitengurte entfernt. (Aus SNYDER 1970)

„*Untertauchen*" *(„submarining")* verletzt werden. Dieser Mechanismus ist in
Abb. 158 dargestellt.

Bei seitlichem Zusammenprall eines anderen Wagens gegen die Fahrerseite
wird die relativ schwache Wagenseite (Tür) eingedrückt, das Becken, seitliche
Schulteranteile und seitlich Kopfanteile schlagen gegen obere seitliche Strukturen
des Fahrzeuges an.

Alle seit 20 Jahren in den USA neugebauten Kraftfahrzeuge müssen mit Sicherheitsgurten ausgerüstet sein. Im Jahre 1982 benutzten lediglich 11% der amerikanischen Kraftfahrer ihre Sicherheitsgurte. Im Jahre 1988 haben 31 Bundesstaaten und der District of
Columbia (Washington, D.C.) eine gesetzlich verankerte Anschnallpflicht; die Benutzung
von Sicherheitsgurten wird jetzt auf etwa 46% geschätzt. Die Ergebnisse sind dramatisch:
Die Benutzung von Sicherheitsgurten hat zwischen den Jahren 1984 und 1988 etwa 11 000

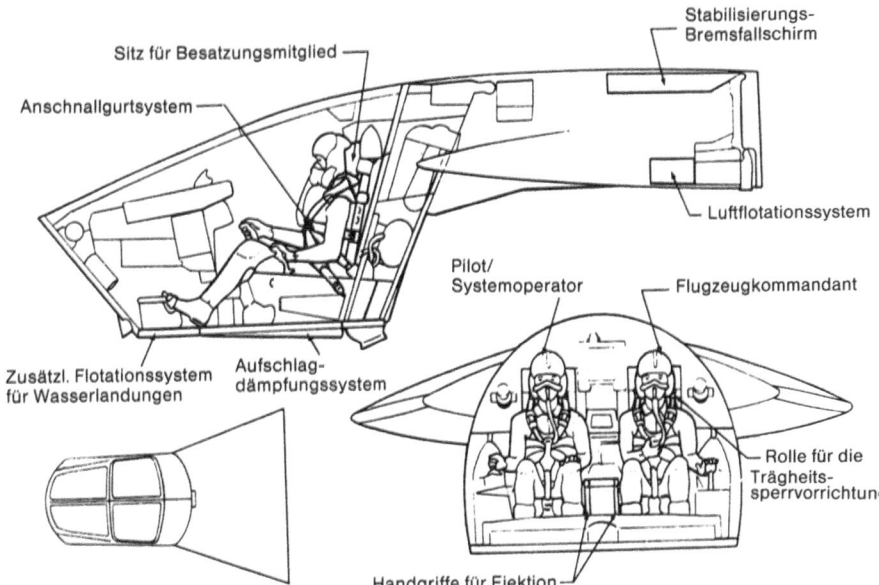

Abb. 155. Besatzungsmodule des F-111 Kampfflugzeuges, vgl. Bd. 13/VII dieser Reihe, S. 322. (Aus SNYDER 1970)

weniger Unfalltodesfälle zur Folge gehabt, und bei Zehntausenden wurden schwere Verletzungsfolgen verhindert. Schätzungen der National Highway Traffic Safety Administration gehen dahin, daß für Fahrzeuginsassen, die einen Dreipunktgurt auf einem Frontsitz tragen, das Risiko, eine tödliche Verletzung zu erleiden, um 40–50% reduziert und eine mäßig schwere bis schwere Verletzung davontragen, um 45–55% vermindert wird (STEED 1988).

HELL (1980) legte Daten vor, daß nach Einführung der Schutzgurtpflicht in der Schweiz der Anteil der Kopfverletzten um 7,8% auf 3,1% zurückging, ohne daß das vermehrte Tragen von Dreipunktgurten eine Zunahme der Verletzung im Thoraxbereich gezeigt hätte. In seinem Untersuchungsgut konnte keine einzige schwere Verletzung dem Sicherheitsgurt selbst angelastet werden.

Die *Häufigkeit des Anschnallens des Sicherheitsgurtes* in verschiedenen amerikanischen Bundesstaaten ist sehr unterschiedlich, von 68% in Hawaii bis lediglich 27% im Bundesstaat Tennessee. In anderen Ländern liegt der Prozentsatz der Benutzung von Sicherheitsgurten sehr viel höher, so in Australien und Regionen von Kanada, und in Großbritannien und in der Bundesrepublik Deutschland etwa bei 95%.

ORSAY et al. (1988) analysierten die Pflege- und Krankenhauskosten von 1364 Patienten, die wegen Kfz-Unfällen in 4 Krankenhäusern in Chicago behandelt worden waren. Von diesen Patienten hatten 791 (58%) einen Sicherheitsgurt und 573 (42%) keinen benutzt. Der durchschnittliche Index für die Schwere der Verletzung betrug für angeschnallt gewesene Verletzte $1,8 \pm 0,07$ vs. $4,51 \pm 0,31$ für nicht angeschnallte. Lediglich 6,8% der Verletzten, die einen Sicherheitsgurt getragen hatten, mußten stationär aufgenommen werden, während 19,2% von denen, die keinen getragen hatten, stationär behandelt werden mußten. Für angeschnallte Verletzte wurden im Durchschnitt US $ $534 \pm$ US $ 67 ausgegeben, während für nichtangeschnallte US $ $1583 \pm$ US $ 201 aufgewendet werden mußten. Mit anderen Worten, solche Verletzte, die einen Sicherheitsgurt getragen hatten, zeigten eine 60,1% geringere Verletzungsschwere, eine um 64% verminderte Notwendigkeit stationär behandelt werden zu müssen und um 66,3% verringerte Krankenhauskosten.

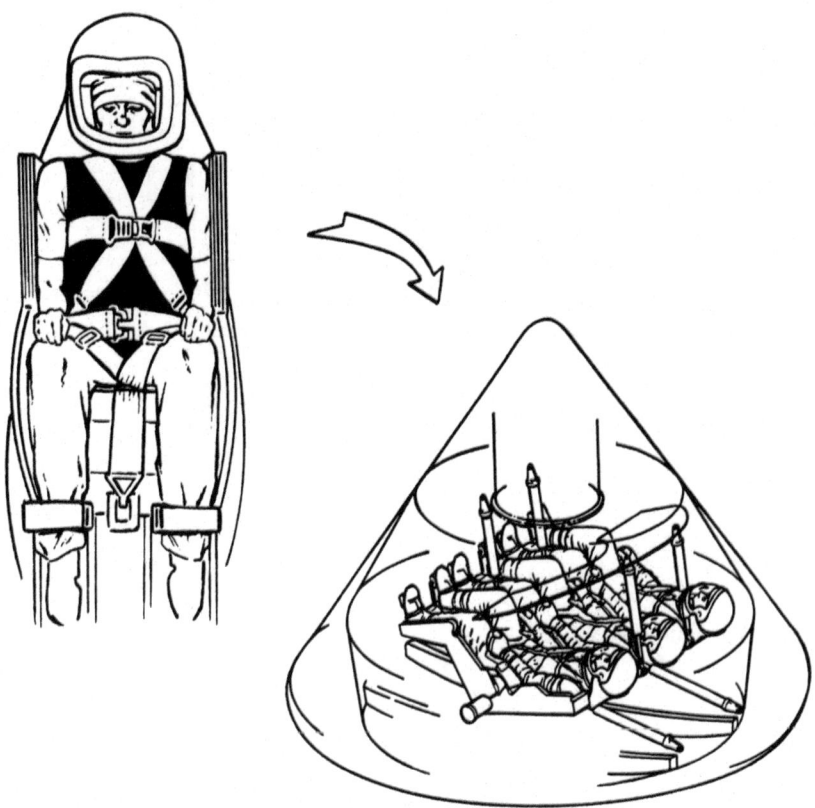

Abb. 156. Apollo Raumfahrzeug; Gurtensysteme. (North American Rockwell, Los Angeles, CA). (Aus SNYDER 1970)

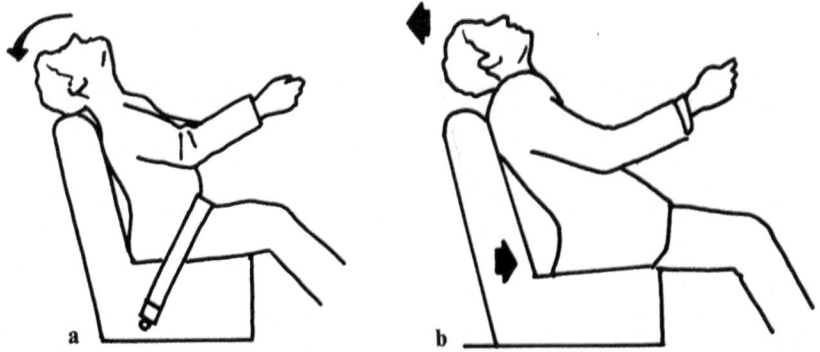

Abb. 157. a Ein Bauchgurt hält das Becken und den unteren Torso am Sitz und verhindert damit Vorwärtsbewegung. Jedoch führt das Zurückschlagen von Kopf und Hals wegen der fehlenden Kopfstütze zu einer ausgeprägten Hyperextension. **b** Das Becken bewegt sich bei Auffahrunfällen von hinten ($+Gx$) nach vorn infolge Beschleunigung durch den Sitz, wenn Becken und unterer Torso nicht von einem Bauchgurt am Sitz befestigt sind. (Aus STATES 1984)

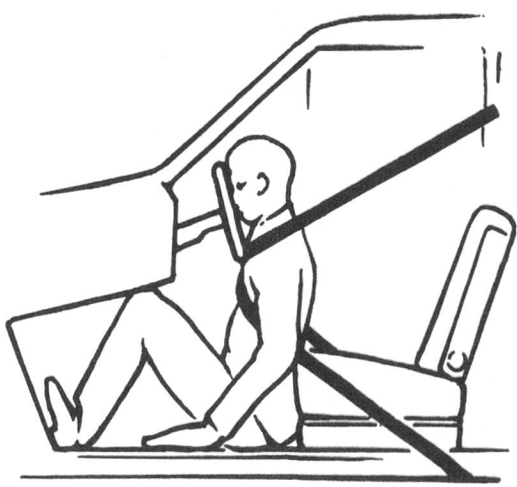

Abb. 158. Untertauchender („submarining") PKW-Fahrer mit locker sitzendem 3-Punkt-Gurt. (Aus LEOPOLD 1985)

Im amerikanischen Bundesstaat Nord Carolina war im Oktober 1985 gesetzliche Anschnallpflicht für Kraftfahrzeuginsassen auf Frontsitzen eingeführt worden. Die Zahl der schweren und tödlichen Verletzungen nach der Anschnallpflicht nahm signifikant ab. Etwa 1100 schwere oder tödliche Verletzungen konnten auf diese Weise pro Jahr im Bundesstaat North Carolina vermieden werden (CHORBA et al. 1988).

10. Luftsäcke („Airbags")

In den USA wurde ein neues *Sicherheitssystem* entwickelt, bei dem Fahrzeuginsassen in *Luftsäcken*, den sog. „*Airbags*" bei Kollisionen aufgefangen werden. Die Airbags liegen im Lenkrad oder für den Beifahrer im Armaturenbrett zusammengefaltet. Bei einer plötzlichen starken Verzögerung bei einem Aufprall wird ein Sensor in Betrieb gesetzt, der eine Sprengkapsel zündet, die den Airbag in wenigen Millisekunden mit Gas füllt. Der Fahrzeuginsasse wird durch diesen gefüllten „Airbag" aufgefangen und vor dem Aufschlag auf Fahrzeugteile bewahrt. Das Gas entweicht durch rückwärtige Öffnungen. Die Rückhaltung des Fahrzeuginsassen ist beim Airbag weicher als bei Benutzung eines Dreipunktgurtes. Der Airbag entfaltet naturgemäß seine größte Schutzwirkung bei einem frontalen Aufprall. Bei Kollisionen, die von der Senkrechten abweichen, vermag der Fahrzeuginsasse am Airbag vorbeizurutschen. Bei seitlicher Stoßachse oder bei Auffahrunfällen von hinten ist der Airbag wirkungslos. Es empfiehlt sich daher, einen Sicherheitsgurt anzulegen, selbst wenn ein Airbagsystem vorliegt. Das Anlegen eines Sicherheitsgurtes ist zudem gesetzlich verankert. Wegen des relativ schnellen Entweichens des Gases aus dem Airbag nach seiner Entfaltung kann er gegen Sekundärkollisionen (mehrfaches Überrollen des Fahrzeuges) nicht mehr schützen.

11. Bewegungen von Fahrzeuginsassen ohne Sicherheitsgurt

Aus der Auswertung von Crashtests mit nichtangeschnallten Fahrzeuginsassen ergibt sich, daß sich der Insasse, seinen Trägheitskräften folgend, in der ursprünglichen Bewegungsrichtung des Fahrzeuges weiterbewegt, bis er mit Teilen der Fahrgastzelle

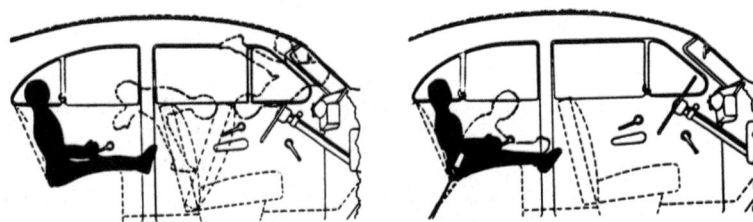

Abb. 159. Bewegungen von hinten sitzenden Fahrzeuginsassen bei einem Auffahrunfall und dadurch bedingter Verzögerung mit und ohne Sicherheitsgurte. (Aus SMITH 1954)

kollidiert und verzögert wird (Abb. 159). Das Fahrzeug, zumindest dessen vordere Anteile, haben zu diesem Zeitpunkt bereits eine Geschwindigkeit von Null. Der Oberkörper des Insassen prallt entweder auf Lenkrad und Steuersäule bzw. Armaturenbrett, die Knie kollidieren mit unteren Anteilen des Armaturenbrettes oder dessen Unterfläche. Der Kopf des Insassen prallt gegen obere Anteile der Windschutzscheibe bzw. gegen deren oberen Rahmen.

Inwieweit der Fahrer noch in der Lage ist, sich wirkungsvoll abzustützen, um einen Anprall an vordere Strukturen des Fahrzeuginnenraumes zu mildern, ist schwierig zu beurteilen; derlei reicht im allgemeinen jedoch nicht aus, um den Aufprall in wesentlichem Maße zu mindern. Für den Beifahrer entfällt ein solcher Mechanismus völlig, da er ja mit den Händen keinen direkten Kontakt mit Fahrzeugteilen hat, an denen er sich abstützen könnte. Die *Trajektionsbahn des Beifahrers ist ähnlich der des Fahrers*, sie erfolgt im ganzen jedoch mehr nach oben, so daß der Aufprall weiter nach oben erfolgt.

12. Bewegungen von Fahrzeuginsassen mit Sicherheitsgurt

Der *Fahrzeuginsasse* wird bereits nach *einigen Zentimetern Vorwärtsbewegung vom Gurt zurückgehalten*. Dabei ändert sich seine Bewegungsrichtung mehr nach unten, der Körper wird nach unten oder abwärts verlagert, damit ändert sich auch die Vektorrichtung der einwirkenden Kraft. Es tritt je nach Geschwindigkeit des Fahrzeugs und der Beschaffenheit des Körpers, auf den das Fahrzeug aufschlägt, eine *mehr oder weniger ausgeprägte elastische Dehnung des Sicherheitsgurtes auf*. Es kann dabei, vor allem bei höheren Auffahrgeschwindigkeiten zu einem Aufprall des Kopfes oder Halses des Fahrers auf das Lenkrad kommen. Ebenso ist ein Anprall der Knie an untere Armaturenbrettanteile oder die Unterfläche des Armaturenbrettes möglich.

Der Sicherheitsgurt verhindert im allgemeinen einen Anprall des Kopfes gegen die Windschutzscheibe, solange die Fahrgastzelle intakt bleibt und nicht erheblich deformiert wird (Abb. 160). Der Vorteil des Dreipunktgurtes gegenüber dem Zweipunktgurt ist evident.

Nichtangeschnallte Fahrzeuginsassen auf *Rücksitzen* zeigen in der 1. Phase von Verzögerung des Fahrzeuges infolge Aufpralls etwa den gleichen Bewegungsablauf wie Passagiere auf Frontsitzen. Zunächst kommt es zu einem Aufprall mit den Knien gegen die Rückwand des Vordersitzes. Oft kommt es zusätzlich zu einer stumpfen Verletzung des Abdomens. In der folgenden Phase kommt es im allgemeinen beim unangeschnallten Fahrzeuginsassen zu einem Körperüberschlag, wobei er gegen die Windschutzscheibe geschleudert wird oder wieder auf dem Rücksitz aufschlägt (vgl. Abb. 159).

Angeschnallte Fahrzeuginsassen auf *Rücksitzen* dagegen werden durch den *Sicherheitsgurt auf ihrem Sitz gehalten*, es findet *kein „freier Flug" im Fahrzeuginnenraum und kein Überschlag mit Aufprall auf die Windschutzscheibe statt.*

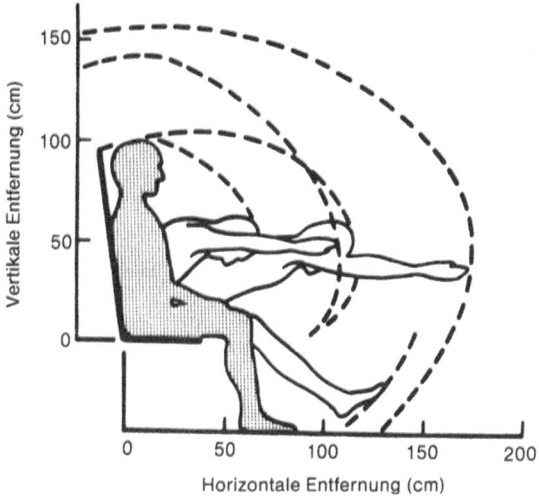

Abb. 160. Maximalzonen, die von oberen Extremitäten und Kopf bei jeweils Bauchgurt und Dreipunktgurt ereicht werden können. (Aus BRINKLEY u. RADDIN 1985)

13. Direkte Kontaktverletzungen durch Sicherheitsgurte

Verletzungen durch Sicherheitsgurte wurden durch die folgenden Autoren veröffentlicht: GARRETT u. BRAUNSTEIN (1962), BOHLIN (1967), BLUMENBERG (1967), BACKWINKEL (1968), BIERWAG (1970), APPEL et al. (1975), HARTMANN u. WALZ (1975), MacKAY et al. (1975), HARTEMANN et al. (1977), CAMPBELL (1987), KRANTZ u. LÖWENHIELM (1980), MATTES et al. (1983), EVANS (1987), CHORBA et al. (1988).

Über *stumpfe Halstraumen* durch *Sicherheitsgurte* berichteten MATTES et al. (1983), über *Dekapitation* BIERWAG (1970), über das *Seatbelt-Syndrom* GARRETT u. BRAUNSTEIN (1962), über *statistische Auswertungen* BOHLIN (1967), EVANS (1987) und einen *Vergleich von angeschnallten und nichtangeschnallten Individuen* HUELKE et al. (1976), KRANTZ u. LÖWENHIELM (1980).

Direkte Kontaktverletzungen durch *Sicherheitsgurte* am *Körper* lassen zunächst einmal erkennen, daß ein Sicherheitsgurt benutzt wurde. Die am Sicherheitsgurt selbst auftretenden Schäden, die evtl. zu einem Austausch desselben führen, sollen hier nicht besprochen werden. Es finden sich am *Körper die von der Gurtkonfiguration abhängigen Prellmarken* oder *Gurtprellmarken*.

Es unterliegt keinem Zweifel, daß korrekt getragene Sicherheitsgurte eine hervorragende Schutzwirkung besitzen, vor allem bei Frontalkollisionen und in der Verhinderung von Hinausgeschleudertwerden. Bei Seitenkollisionen und Überrollen sind sie weniger wirksam, sie verhindern aber unter anderem, daß die Insassen gegeneinander prallen und sich dabei verletzen *(Partnerschutz durch Gurte)*.

Bei *Kollisionen unterhalb 60 km/h* liegen leichtere bis mittelschwere Verletzungen vor, der Gurt leistet hier seinen Zweck. An der Überlegenheit des Dreipunktgurtes gegenüber dem Bauchgurt besteht kein Zweifel mehr. Bei *Kollisionen oberhalb von 60 km/h* kommt es zu Rippenfrakturen. Auch hier besteht an der Schutzwirkung der Gurte kein Zweifel. Die Verletzungsschwere und Verletzungshäufigkeit ist in der gurtgeschützten Gruppe etwa um *50% geringer. Tödliche Verletzungen treten durchwegs bei gurtgeschützten Passagieren erst über 90 km/h auf.*

Die *Benutzung von Sicherheitsgurten* hat jedoch zu neuen *Verletzungsmustern* geführt, die zunächst unter dem Terminus „*Seatbelt Syndrome*" zusammengefaßt wurden (GARRETT u. BRAUNSTEIN 1962).

Bei großen Verzögerungen während eines Aufpralls kann es zu indirekten traumatischen Schäden von Kopf, Gehirn, Hals, Wirbelsäule und Halsmark kommen, den sog. Schleuder- oder Whiplashverletzungen, hinsichtlich Einzelheiten wird auf Bd. 13/VII dieser Reihe, S. 227 verwiesen.

Weiterhin muß bedacht werden, daß die Gurtsysteme in vielen Fällen falsch gehandhabt werden.

14. Verletzungen der Lendenwirbelsäule bei Benutzung von Bauchgurten

Es unterliegt keinerlei Zweifel, daß die Einführung von *Bauchgurten* den Schweregrad vieler Kraftfahrzeugunfälle gemindert und die Zahl von tödlichen Verletzungen drastisch gesenkt hat. Als Faustregel kann gesagt werden, daß die Benutzung von Sicherheitsgurten schwere Unfallfolgen um mindestens 35–50% vermindern. Jedoch hat der Gebrauch der Bauchgurte einen neuen *gurtspezifischen Prototyp von Verletzung* der *lumbalen Wirbelsäule* hervorgerufen.

CHANCE beschrieb 1948 eine *ungewöhnliche Fraktur* eines *Wirbelkörpers*, nämlich eine *horizontale traumatische Spaltung* des *Wirbelkörpers* (vgl. Abb. 164), vgl. auch ROGERS (1971). Mit zunehmendem Gebrauch der Bauchgurte wurden Lendenwirbelfrakturen häufiger diagnostiziert. Sie sind, wie ich bereits ausführte, in 15% mit intraabdominellen Verletzungen, solchen des Rückenmarks oder der Cauda equina verbunden.

FUENTES et al. (1984) teilten die *Chance-Frakturen* in 4 Gruppen ein. Über eine atypische Fraktur berichteten BILO u. VAN VUUREN (1979).

SMITH u. KÄUFER (1969) gaben eine klassische Beschreibung: Unterbrechung von dorsalen Anteilen der lumbalen Wirbelsäule mit oder ohne Fraktur des Arcus neuralis, axiale Trennung der gerissenen dorsalen Anteile, keine oder nur minimale Keilbildung der Wirbelkörper, keine oder nur minimale Verschiebung nach vorn oder seitwärts des höher gelegenen Segmentes, Lokalisation der Verletzung normalerweise zwischen dem 1. und 3. lumbalen Wirbelkörper, und eine Kontusion durch den Gurt ist normalerweise am Abdomen sichtbar.

Aus der oben genannten Serie von 24 Patienten hatten nur 4 schwere neurologische Ausfallerscheinungen, in 18 Fällen bestand die Verletzung zwischen dem 1. und 2. lumbalen Wirbelkörper. BEDBROOK (1979) hob hervor, daß das mit der üblichen Lokalisation von traumatischen Schäden der lumbalen Wirbelsäule nicht übereinstimme.

Die *Hyperflexionsverletzung* durch *Sicherheitsgurte* unterscheiden sich von den üblichen der Wirbelsäule dadurch, daß der Drehpunkt bei einem Bauchgurt im Bereich der vorderen Bauchwand liegt (Abb. 161, 162), wo der Gurt bei Verzögerungen des Fahrzeugs berührt, während er bei den üblichen an einer Zwischenwirbelscheibe liegt. *Traumatische Schäden* an der *Wirbelsäule* bei *Patienten*, die einen *Bauchgurt* trugen, liegen normalerweise bei *L2, L3 oder L4*. Aus der Unfallmechanik ergibt sich, daß bei einem solchen Unfall die Wirbelsäule durch Traktionskräfte förmlich *auseinandergerissen* wird (SMITH u. KÄUFER 1969). Keilförmige vordere Kompressionsfrakturen der Wirbelkörper fehlen oder sind minimal, weil sich der Drehpunkt weit von der Wirbelsäule an der vorderen Bauchwand findet.

Die oben genannten Autoren berichteten über 24 Frakturen der Lendenwirbelsäule. Das ungewöhnliche und konsistente Gewebeschadenmuster bestand in einer Ablösung hinterer Anteile der Wirbelkörper ohne eine Höhenabnahme vorderer Anteile. Die Verfasser vertraten die Auffassung, daß Zugkräfte für dieses ungewöhnliche Verletzungsmuster verantwortlich seien. Die Autoren hoben aber nachdrücklich hervor, daß der Gebrauch von Bauchgurten wegen dieser Verletzungen nicht eingeschränkt oder aufgegeben werden sollte, denn mehr Verkehrsteilnehmern würden die Bauchgurte helfen als daß sie durch sie verletzt würden. Weitere Beobachtungen wurden mitgeteilt von HOWLAND et al. (1965), FLETCHER u. BROGDON (1967) sowie von FRIEDMAN et al. (1969), HOWLAND et al. (1965) berichteten über einen Patienten mit einer Transversalfraktur der Wirbelsäule, bei

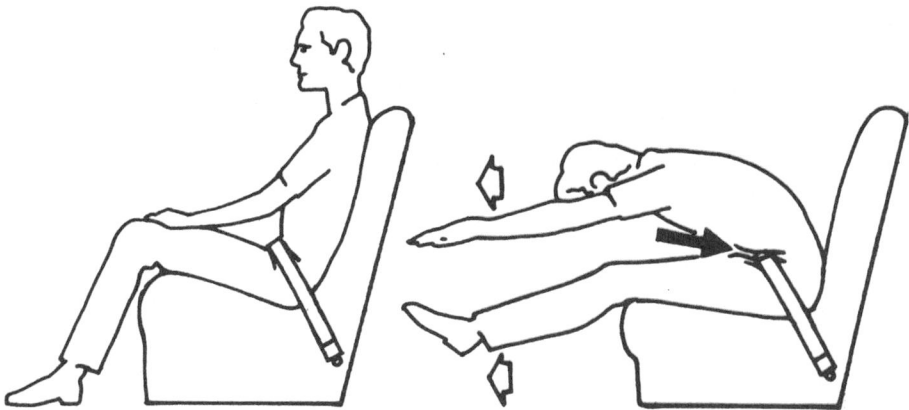

Abb. 161. Mechanismus der Bauchgurtverletzung. Ohne Dreipunktgurt wird bei plötzlicher heftiger Verzögerung des Fahrzeuges der Körper nach vorn gegen den Bauchgurt geschleudert und eine Fraktur der Lendenwirbelsäule mit Dislokation verursacht. Die gleiche Verletzung ist mit jedem anderen Unfall möglich, in dem der Körper vorwärts gegen ein horizontales Objekt geschleudert wird. (Aus GEHWEILER et al. 1980)

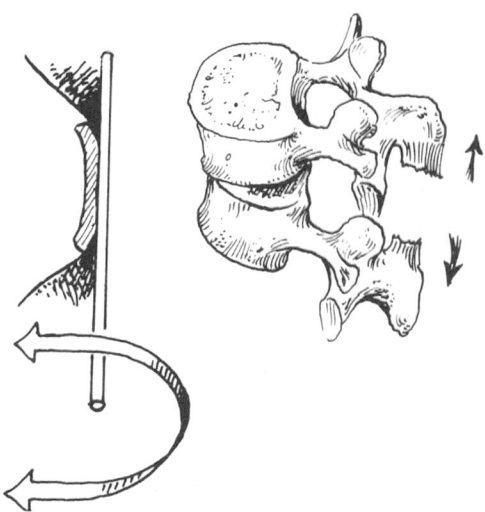

Abb. 162. Verlagerung des Fulcrum bei Sicherheitsgurtverletzung. Normalerweise verläuft die Achse der Wirbelsäulenflexion durch die Mitte der Zwischenwirbelscheibe. Bei Sicherheitsgurtverletzung ist jedoch dieses Flexionsfulcrum ventral zur anterioren Bauchwand verlagert, wo der Bauchgurt den Torso in schnellen Verzögerungen festhält. Die Gewalt der Verletzung ist dadurch von einer Kombination von Kompression und Zug in eine in stärkerem Maße reinen Zug darstellende Gewalt umgewandelt (*Pfeile*). (Nach SMITH u. KÄUFER 1967, aus GEHWEILER et al. 1980)

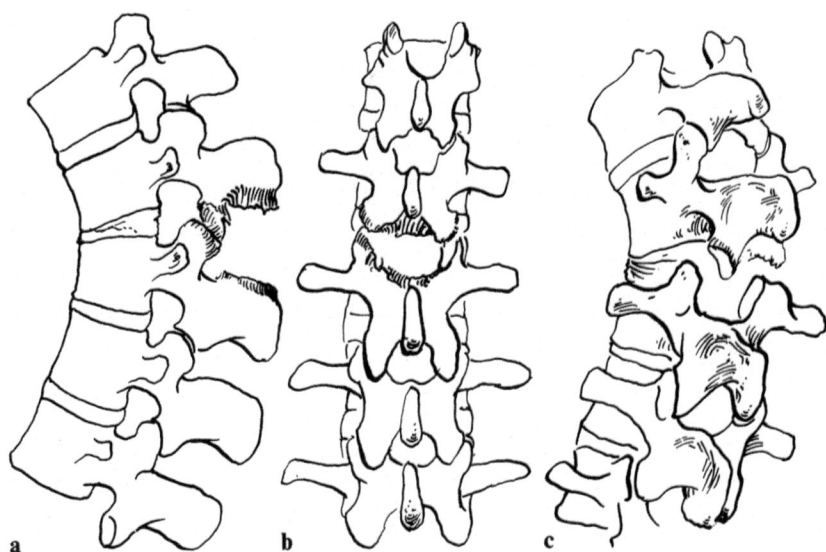

Abb. 163a–c. Sicherheitsgurtverletzung: Reine Dislokation. Posteriorer Zug der Wirbelkörper bei Sicherheitsgurtverletzung ist in (**a**) lateraler Ansicht, (**b**) posteriorer Ansicht,
(**c**) Ansicht schräg von hinten dargestellt als Ergebnis der Unterbrechung des hinteren
Ligamentkomplexes. Diese Verletzung ist eher bei jüngeren Patienten zu erwarten und ist
oft mit Rotationsgewalt auf die Wirbelsäule verbunden. (Nach SMITH u. KÄUFER 1967, aus
GEHWEILER et al. 1980)

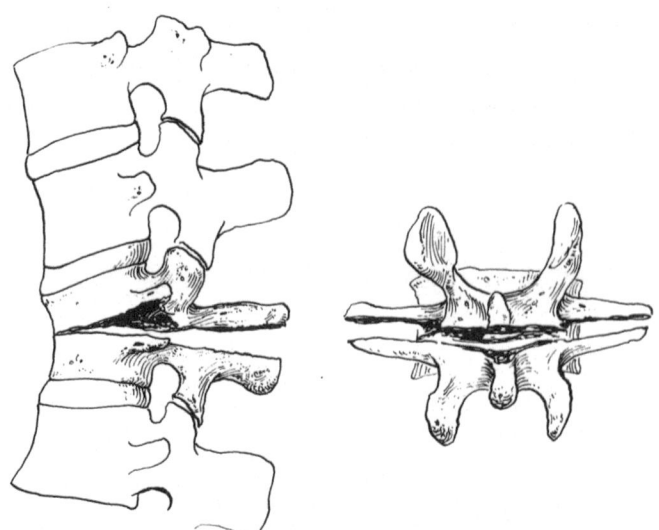

Abb. 164. Sicherheitsgurtverletzung. Horizontale Rißfraktur (fissure fracture). Echte Rißfraktur, die den Wirbelkörper horizontal öffnet. Hintere Anteile des Wirbelkörpers werden
auseinandergezogen wie beim Öffnen von Buchdecken. Der hintere Ligamentkomplex
bleibt daher im wesentlichen intakt. (Nach SMITH u. KÄUFER 1967, aus GEHWEILER et al.
1980)

dem der Bauchgurt falsch, das heißt, viel zu hoch angelegt war, wobei er als zentraler Drehpunkt wirkte.

GEHWEILER et al. (1980) unterscheiden *2 Typen*: (1) *Risse* des *hinteren Längsbandes* mit einer Dislokation. Dabei reißt die Zwischenwirbelscheibe, ohne daß es zu knöchernen Verletzungen kommt (Abb. 163a–c), (2) es treten mehr oder minder *horizontale Frakturen* der *Wirbelbögen* auf, die in einigen Fällen sich auch in die *Wirbelkörper* fortsetzen können, so daß eine vollständige *horizontale Durchtrennung* des *gesamten Wirbels* vorliegen kann (Abb. 164).

Es unterliegt keinem Zweifel, daß die Benutzung von Bauchgurten die Häufigkeit von tödlich ausgehenden Fahrzeugunfällen um 25% gemindert hat. Aber die Anwendung des Bauchgurtes führte zu einem neuen Verletzungsmuster (SMITH u. KÄUFER 1967; FLETCHER u. BROGDON 1967; FRIEDMAN et al. 1969; GREENBAUM et al. 1970).

Aus der *Unfallmechanik* läßt sich weiter ableiten, daß intraabdominelle Verletzungen vorliegen können. In der Serie von ROGERS (1971) lagen sie in 15% vor. Sie bestehen in Rissen des Duodenums, Kolons, der Leber, der Milz, des Pankreas, Rupturen des graviden Uterus sowie in Verletzungen der Muskulatur der Bauchwand. Diese Verletzungen können für den Patienten eine größere Gefahr darstellen als die der Wirbelsäule (DEHNER 1971). Traumatische Schäden am Rückenmark liegen bei etwa 15% dieser Patienten vor (ROGERS 1971). Dieser Prozentsatz ist weit geringer als er bei Patienten mit Flexionsverletzungen generell vorkommt, nämlich 53–70%.

15. Dreipunkt- oder Schulter-Bauch-Sicherheitsgurt

Dreipunktgurte schützen Fahrzeuginsassen bei bestimmten Unfallabläufen wirkungsvoll vor Schädel-Hirn-Verletzungen (BOHLIN 1967; PATRICK et al. 1974; LANGWIEDER 1975; MACKAY 1975; HUELKE et al. 1976, 1989; CAMERON 1977; PETTY 1977). Bei Kollisionen bei höheren Geschwindigkeiten kommt es aber dennoch zu Anprall des Kopfes auf Fahrzeuginnenteile.

KÄUFER u. HAYES (1966) berichteten über eine 22jährige Fahrzeuginsassin (5′2″, 100 lb), die einen Dreipunktgurt trug und einen Frontalzusammenstoß mit einem Kleinlastwagen hatte; die Geschwindigkeiten beider Fahrzeuge betrug etwa 45 –55 mph. Sie trug Hautabschürfungen im Thoraxbereich von rechts oben nach links unten, eine Schlüsselbeinfraktur rechts und eine Fraktur des Atlas (Lamina und Pedikel) mit minimaler Subluxation davon und hatte keine neurologischen Ausfallerscheinungen.

SALDEEN (1967) teilte Beobachtungen von tödlichen HWS-Verletzungen bei Kraftfahrern, die Dreipunkt- oder Schulter-Bauch-Sicherheitsgurte trugen, mit. Der Autor hob hervor, daß dieser Sicherheitsgurttyp die Zahl der schweren Verletzungen sicherlich um 50% reduzieren würde. Besonders wirkungsvoll erwies sich dieser Gurttyp in der Verhinderung von Verletzungen des Torsos und direkte Verletzungen des Kopfes. Jedoch berichtete dieser Autor über 3 Beobachtungen von tödlichen Hals-/Nackenverletzungen von Kraftfahrzeuginsassen, bei denen die Verletzungen dadurch erfolgten, daß das Kinn im Gurt aufgefangen wurde, als der Fahrzeuginsasse unter dem Gurtsystem herausrutschte und aus dem Wagen herausgeschleudert wurde.

Über 4 Patienten, die Halswirbelfrakturen erlitten, ohne daß Gewalteinwirkung gegen den Kopf vorlag, wurde von TAYLOR et al. (1976) berichtet. Diese Patienten hatten Schultergurtmarkierungen an der Schulter. Drei wiesen eine Henkersfraktur des Atlas auf; der 4. Patient hatte eine Subluxation nach anterior und lateral von C5 über C6 mit beidseitiger Zertrümmerung der Massa lateralia. Der 29jährige, der einen Dreipunktgurt trug, wurde bei einem Kfz-Unfall verletzt. Abrasionen bestanden an der rechten Schulter-/Halsseite, die sich unterhalb des Kinns über mittlere Thoraxanteile erstreckten. Er trug eine Subluxation von C5 nach anterior und lateral über C6 mit Zertrümmerung der Massa lateralia davon. Es bestand eine Tetraparese.

Eine 17jährige Fahrzeuginsassin, die einen Dreipunktgurt trug und auf dem Rücksitz saß, erlitt diagonal verlaufende Schultergurtmarkierungen auf der linken Seite, multiple Lazerationen des Gesichts, des Stammes und der Extremitäten. Es verlief eine Fraktur durch obere Anteile des Körpers von C 2 mit ausgeprägter rotatorischer Dislokation, jedoch ohne neurologische Ausfallerscheinungen.

Die 25jährige Fahrerin eines PKW fuhr frontal in eine Telefonsäule und zeigte Schultergurtmarkierungen an der rechten Schulter-/Halsseite. Es bestand eine Henkersfraktur mit Dislokation; die unteren Gelenkfazetten von C 2 waren gegenüber denen von C 3 nach vorn disloziert. Der neurologische Befund war unauffällig.

Die Fahrerin eines PKW war in einen Unfall mit Überschlag des Fahrzeuges verwickelt. Sie hatte Schulter- und Bauchgurtmarken. Es bestand eine Fraktur von C 2.

Eine Fraktur des Sternum bei Benutzung eines Dreipunktgurtes wurde von FLETCHER u. BROGDON (1967) mitgeteilt.

KUROCK u. NAGEL (1972) beschrieben eine Strangulation des Halses durch einen Sicherheitsgurt. Ein 42jähriger geriet mit seinem PKW auf vereister Fahrbahn ins Schleudern und prallte mit dem Wagenheck gegen eine Leitplanke. Trotz angelegtem Dreipunktsicherheitsgurt wurde der Verletzte aus dem Wagen geschleudert. Eine Kopfstütze war nicht eingebaut. Bei der *Aufnahme* war der Patient benommen, jedoch ansprechbar. Es bestand eine Amnesie für das Unfallereignis.

Es bestand eine Strangulation der linken Halsseite und eine Luxationsfraktur bei C 6/C 7 mit Abgleiten des 6. Halswirbelkörpers nach ventral. Gleichzeitig kam eine Fraktur des Zungenbeinkörpers zur Darstellung. *Laryngoskopisch* fand sich eine perforierende Epiglottisverletzung. Außerdem lag eine Angiopathia retinae traumatica (Purtscher) vor.

Es besteht kein Zweifel, daß die Anwendung von Sicherheitsgurten in Kraftfahrzeugen eine äußerst wirksame Schutzmaßnahme darstellt, um schwere Körperschäden zu vermindern und die Zahl der tödlichen Verletzungen zu verringern oder zu verhindern. Die Benutzung von Sicherheitsgurten wurde deshalb zu Recht in vielen Ländern gesetzlich gefordert, sie ist in vielen Staaten obligatorisch.

Ein bedeutendes soziales Problem besteht in der gesetzlichen Regelung des obligatorischen Gebrauches von Schutzgurten und Schutzhelmen.

Jedes Sicherheitsgurtsystem verursacht, werden bestimmte Verzögerungen überschritten, ein charakteristisches Verletzungsmuster oder „Seat-belt-syndrome". Es unterliegt aber zusammenfassend keinem Zweifel, daß sie zwar vorkommen, aber es kann in Übereinstimmung mit WATSON (1983) sowie YASHON (1986) festgestellt werden, daß sie generell schwere Verletzungsfolgen verringern.

Im folgenden gebe ich eine zusammenfassende Darstellung der Verletzungsmuster gurtgeschützter Fahrzeuginsassen aus einigen veröffentlichten Serien:

VOIGT (1978) berichtete, daß bei 35 Insassen von Kraftwagen, die trotz der Anwendung von Gurten bei Frontalzusammenstößen umgekommen waren, Ringfrakturen der Schädelbasis, Frakturen der oberen Halswirbel oder Abrisse der kraniozervikalen Verbindung nur dann beobachtet wurden, wenn eine schwere direkte Gewalteinwirkung gegen den Kopf vorlag oder wenn bezüglich der Diagonalgurte eine Untergleitung des Gurtes („submarining") geschehen war. Bei Trägern von Dreipunktgurten wurden keine oder nur unerhebliche Verletzungen der HWS beobachtet, wenn der Kopf nur leicht auf Karosserieteile aufgeschlagen war und keine, eine Instabilität der HWS herbeiführende pathologische Veränderung vorlag.

KRANTZ u. LÖWENHIELM (1980) untersuchten 458 Kraftwagenverkehrsunfälle mit tödlichem Ausgang, die sich 1975 in Schweden ereignet hatten. Schädel-Hirn- und Halswirbelverletzungen waren unter nichtangeschallten Kfz-Insassen viel häufiger und schwerwiegender als bei angeschnallten. Lediglich 46 % der Kfz-Insassen jünger als 25 Jahre benutzten die Sicherheitsgurte im Vergleich mit 71 % derjenigen, die älter als 50 Jahre waren.

WALZ (1983) konnte an Hand seiner Serie von 410 schwer oder tödlich verletzten Gurtträgern zeigen, daß bei sehr schweren Kollisionen nicht erwartet werden kann, daß Rückhaltevorrichtungen die Insassen vor jeglicher Verletzung schützen können. In solchen Fällen treten immer noch Kopf-, Brustkorb- und Bauchverletzungen (bei Untergleiten des Gurtes = ,,submarining") auf, sie sind allerdings an Häufigkeit und Schwere stark vermindert. Das Verletzungsmuster dieser Verletzungen ist nach den Untersuchungen von SCHMIDT et al. (1975, 1978, 1980) sowie SCHMIDT (1978) bekannt.

Die Wahrscheinlichkeit infolge der Gurtwirkung schwerer verletzt zu werden als in einer vergleichbaren Unfallsituation ohne Gurt betrug nach den Berechnungen von WALZ (1983) weniger als 0,65%.

Verletzungskombinationen bei tödlichen Verkehrsunfällen wurden von KAMIYAMA et al. (1971) veröffentlicht.

Insgesamt muß hervorgehoben werden, daß tödliche Verletzungen, verursacht durch Sicherheitsgurte, extrem selten sind. Selbst wenn ein Sicherheitsgurt benutzt wird, können bei hohen Geschwindigkeiten Steuersäule mit Lenkrad, das Instrumentenbrett und die Windschutzscheibe zu schweren und tödlichen Schädel-Hirn-Verletzungen bei Frontalzusammenstößen mit abrupter Verzögerung führen.

16. Verletzungen bei Schwangeren und Föten bei Kfz-Unfällen

CROSBY u. COSTILOC (1971) sammelten und werteten Unfallverletzungen mit schwangeren Fahrzeuginsassen aus. Es handelte sich um zwei Gruppen, die erste trug nur Bauchgurt (13,5%) und solche, die nicht angeschallt waren (86,5%). Zwischen beiden Gruppen ließen sich keine statistisch faßbaren signifikanten Unterschiede bei der fötalen oder mütterlichen Mortalität auffinden. Die primäre Ursache des fötalen Todes war in beiden Gruppen der mütterliche Tod. Die zweithäufigste Ursache bestand in einer Plazentaablösung, vgl. auch die Ausführungen S. 207.

17. Benutzung von Sicherheitsgurten bei Verzögerungsversuchen schwangerer Affen

SNYDER et al. (1960) unterwarfen 6 weibliche Paviane mit Bauchgurten Auffahrunfällen. Sechs der Tiere erlitten eine Maximalverzögerung von 20 g, und eines eine solche von 40 g. Von den 6 Affen im 20 g Versuch war bei 3 ein artifizieller Uterus implantiert, die restlichen 3 waren schwanger. Die Verletzungsmuster dieser 6 Affen reichten von unverletzt bis Tod. Alle 3 Föten wurden tödlich verletzt. Die Untersuchungen ergaben, daß zwei intrauterine Druckpulse auftraten. Der Versuch mit 40 g verlief tödlich.

Weitere Versuche mit Pavianen wurden von CROSBY et al. (1968) veröffentlicht. Elf schwangere Paviane, die mit Zwei- und Dreipunktgurten angeschnallt waren, wurden in nach vorn und hinten gesicherter Position Verzögerungen von 20 g ausgesetzt. Keiner der Föten überlebte. Bei den Tieren traten auch schwere Verletzungen des Muttertieres auf.

Weitere Tierversuche wurden von VAN KIRK u. KING (1969) sowie KING et al. (1971) sowie CROSBY et al. (1972) durchgeführt.

18. Widerlegung von Argumenten, die gegen Gurtanlegen vorgebracht werden

Argumente, die am häufigsten gegen Gurtanlegen vorgebracht werden, hat DANNER (1983) in überzeugender Weise widerlegt: (1) Gegen die Behauptung, bei den geringen Geschwindigkeiten im Ortsverkehr könne man sich, wenn es zu einer Kollision komme, abstützen und deshalb auf den Gurt verzichten, erfolgt der Einwand, daß schon bei einem Frontalzusammenstoß mit 15 km/h der Insasse bis zum 8fachen seines Körpergewichts belastet und nach vorn bewegt wird. Eine 50 kg schwere Autofahrerin beispielsweise hätte so 400 kg abzustützen, um den Aufprall abzufangen. Bei einer Geschwindigkeit von

30 km/h wird sie sogar mit einem 20fachen ihres Körpergewichts, also 1000 kg, nach vorn geschleudert. Hier ist jeder Abstützversuch erfolglos. (2) Gegen die Behauptung, daß angegurtete Autoinsassen, die bei einem Seitenunfall auf der Kollisionsseite sitzen, einer Verletzung nicht ausweichen können, sie seien aber, nicht angegurtet, in der Lage, sich zur Seite fallen zu lassen und würden dadurch einer Verletzung entgehen, erfolgt der Einwand, daß sich in der ersten Kollisionsphase der Sicherheitsgurt weder negativ noch positiv auswirken könne. Meist komme es durch direkten Kontakt zu schweren direkten Verletzungen ganz unabhängig davon, ob der Insasse angeschnallt war oder nicht. Die Beschleunigungen sind so hoch, daß ein Sich-zur-Seitefallenlassen nichts nützt. Ich würde hinzufügen, daß das wegen der sehr kurzen Stoßzeiten auch gar nicht möglich ist. Kommt es nach dem Anprall zu einem Aufspringen der Tür, so verhindert der Gurt ein Herausgeschleudertwerden und damit weitere zusätzliche Verletzungen. Für den Insassen, der nicht direkt an der Anprallfläche des Fahrzeuges sitzt, besteht bei angelegtem Gurt eine deutlich verminderte Verletzungsgefahr. (3) Gegen die Behauptung, es sei ungefährlicher, bei einem Unfall herausgeschleudert zu werden, als durch den Gurt „gefesselt", schweren Verletzungsrisiken ausgesetzt zu sein, erfolgt der Einwand, daß, selbst wenn sich das Fahrzeug mehrfach überschlage, der angegurtete Insasse bessere Überlebenschancen als der nichtangeschnallte hätte. Das Risiko, schwer verletzt zu werden, ist beim Herausgeschleudertwerden 6mal größer als bei einem Verbleib im Fahrzeug. Die Gefahr, tödlich verletzt zu werden, ist sogar 8mal größer. (4) Gegen die Behauptung, man könne sich bei einem Fahrzeugbrand nach einer Kollision nicht rechtzeitig aus dem Wagen befreien, so daß man möglicherweise sogar mitverbrenne, oder es sei ebenso gefährlich, wenn man angegurtet mit dem Fahrzeug ins Wasser stürze, erfolgt der Einwand, daß in aller Regel dem Brand ein heftiger Aufprall vorausgehe. Ohne Gurt würden die Insassen sicher verletzt und können sich wegen Bewußtlosigkeit nicht mehr selbst befreien. Ein nichtangegurteter Insasse hat im Vergleich zu einem angegurteten sogar ein etwa sechsfaches Risiko, nach einer Kollision bewußtlos zu sein, so daß er das Fahrzeug aus eigener Kraft nicht mehr verlassen könne. Ähnlich ist es auch, wenn ein Fahrzeug ins Wasser stürzt. Der *angegurtete Insasse* wird in der *Regel nicht schwer verletzt*, so daß er *handlungsfähig* bleibt und *sich aus dem Fahrzeug retten kann*. (5) Gegen die Behauptung, mancher Autofahrer werde deshalb schwer oder sogar tödlich verletzt, weil er angeschnallt gewesen sei, es gebe weiterhin gurtspezifische Verletzungen, die bewiesen, daß der Gurt schade, erfolgt der Einwand, daß der Sicherheitsgurt nach den heutigen wissenschaftlichen Erkenntnissen die optimale Schutzvorrichtung für Autoinsassen darstelle. Es kann jedoch nicht ausgeschlossen werden, daß der Gurt in Ausnahmefällen auch zu Verletzungen führen könne, die ohne ihn nicht aufgetreten wären. Die Gefahren von nachteiligen Auswirkungen des Gurtes liegen weit unter einem Prozent, nämlich bei 0,2–0,6%. Die Verletzungen durch den Gurt waren meist nicht schwer und nur in Ausnahmefällen tödlich. Sehr oft hatte der Betroffene den Gurt nicht richtig angelegt. (6) Gegen die Behauptung, einem mündigen Bundesbürger müsse es selbst überlassen bleiben, ob er sich anschnalle oder nicht, er begehe ja nur eine Selbstgefährdung, erfolgt der Einwand, vor allem bei Überschlagen und Seitenkollisionen sei es durchaus sehr unerheblich, ob die Mitinsassen angegurtet sind oder nicht. Nichtangegurtete Autoinsassen werden im Fahrzeug herumgeworfen und fügen sich oft gegenseitig schwere Verletzungen zu. Durch Autoinsassen, die bei Verkehrsunfällen getötet oder verletzt werden, entstehen überdies hohe Kosten für die gesamte Volkswirtschaft in Form von Produktionsausfällen, medizinischem Behandlungsaufwand, durch Invalidität sowie aus sonstigen Unfallfolgen (Rechtsfindung, Schadensersatzabwicklung usw.). Untersuchungen der Bundesanstalt für Straßenwesen haben ergeben, daß der volkswirtschaftliche Schaden, der durch Nichtangegurtete entsteht, auf jährlich nahezu 2 Mrd. DM zu veranschlagen ist.

II. Der plötzliche natürliche Tod am Steuer

Über *Individuen*, die einen *Herzinfarkt am Steuer* eines *PKW* erlitten, berichteten LAVES (1957), HOFFMANN (1963), über solche mit *zerebralen Insulten* oder *traumatischer Karotisthrombose* FISCHER et al. (1975), über *natürlichen* und *plötzlichen Tod am Steuer* PETERSEN u. PETTY (1962), WEST et al. (1968), BAKER u. SPITZ sowie MISSLIWETZ et al. (1978).

BLOSSOM (1958) berichtete über Schätzungen, daß in Kalifornien ein Kraftfahrer durchschnittlich 200 h pro Jahr oder etwa 3 % seiner Zeit in einem Automobil verbringt. Es ist daher nicht überraschend, daß eine kleine aber signifikante Zahl von Fahrern im Wagen infolge verschiedener Krankheitsprozesse stirbt. Wegen der enormen Zunahme des Verkehrs in diesem amerikanischen Bundesstaat und der damit verbundenen Verlangsamung des Verkehrsflusses mit häufigen Staus haben sich diese Werte sicherlich signifikant erhöht. Die Situation in europäischen Ländern ist sicherlich mit solchen Fahrtzeiten nicht vergleichbar, dennoch spielt der plötzliche natürliche Tod am Steuer auch hier eine große Rolle.

PETERSON u. PETTY (1962) berichteten über 36 Kraftfahrzeugfahrer, die während eines Zeitraumes von 4 Jahren am Steuer ihres Wagens kollabiert und in einen Unfall verwickelt waren. Zusätzlich wurden noch 45 Fahrer in der gleichen Periode beobachtet, die am Steuer eines Automobils verstarben aber nicht in einen Unfall verwickelt waren. Insgesamt handelt es sich also um 81 Fälle. Es ist von Interesse hervorzuheben, daß in der gleichen Vierteljahresperiode 24 Beifahrer in Automobilen oder Autobussen an natürlichen Todesursachen, hauptsächlich kardiovaskulären Prozessen verstarben. Herzerkrankungen waren bei weitem die häufigste Ursache für Todesfälle unter den 81 Fahrern. Mehr als die Hälfte der 81 Fahrer waren in der Lage, das Fahrzeug anzuhalten, bevor sie kollabierten.

MISSLIWETZ et al. (1978) werteten das Obduktionsgut der Jahre 1967–1976 aus dem Stadtgebiet von Wien aus, das insgesamt 24275 sanitätspolizeiliche und gerichtliche Leichenöffnungen umfaßte. In diesen 10 Jahren starben 76 Kfz-Lenker aus innerer Ursache; das entspricht einem Prozentsatz von 0,5 % aller plötzlichen Todesfälle. Nur zweimal wurde der PKW von einer Frau gelenkt.

Die genannten Verfasser *unterteilten das gesamte Kollektiv in 3 Gruppen: Gruppe A* erfaßt alle Todesfälle im geparkten oder abgestellten PKW (40,7 % der Fälle). *Gruppe B* gibt jene Fälle an, in denen der Fahrer während des Fahrens nachweisbar Krankheitssymptome verspürte. Das Fahrzeug wurde deshalb von ihm selbst oder durch Mithilfe eines Beifahrers angehalten (32,8 %). *Gruppe C* beschreibt jene Fälle, in denen der plötzliche Ausfall des Lenkers einen Unfall verursachte (26,5 %).

Die letzte Gruppe ist für uns besonders interessant. In keinem der Fälle war der Tod des Fahrers durch die Gewalteinwirkung beim Unfall verursacht worden. Wenn der plötzliche Tod im Kraftfahrzeug einen Unfall nach sich zog, entstand nur Sachschaden, ein Umstand, der nur der günstigen Verkehrssituation oder geringer Fahrgeschwindigkeit zuzuschreiben war. Ein in der vorliegenden Statistik von MISSLIWETZ et al. (1978) nicht erfaßter Fall aus dem Jahre 1977, der sich während der Stoßzeit ereignete, endete allerdings für 2 unbeteiligte Verkehrsteilnehmer tödlich.

Es muß in einzelnen Fällen daran gedacht werden, daß sich bei einem Kraftfahrzeuglenker, der einen plötzlichen natürlichen Tod am Steuer infolge einer Massenblutung im Gehirn entwickelte, infolge des Aufpralls des Wagens auf ein Hindernis auch traumatische Hirnschäden entwickeln können. Mir ist bisher aus der Literatur kein entsprechender Fall bekannt geworden.

III. Suizide mit Kraftfahrzeugen

Die Zahl der Suizide mit Kraftfahrzeugen ist sicherlich größer als gemeinhin angenommen wird. Die Literatur zu diesem Thema ist spärlich (MÜLLER 1965; BALKANYI 1973; COPELAND 1985).

COPELAND (1985) berichtete über 13 Fälle von Suizid, bei denen das Fahrzeug Mittel zum Zweck war. Es handelte sich bei diesen Fällen um 0,67 % der Verkehrstoten bzw. 0,83 % der Selbsttötungen im Zeitraum von 1980–1984 in Miami im amerikanischen Bundesstaat Florida. Die Verfasser heben die Wichtigkeit einer Lokalbesichtigung mit der

Korrelation zu den Ergebnissen der Obduktion und eine enge Zusammenarbeit mit den Behörden hervor.

OEHMICHEN et al. (1985) befaßten sich mit jenen Fällen, in denen das vermeintliche Verkehrsopfer (1) bereits vor dem Unfall tot war, und (2) in denen der Unfall ein Tötungsdelikt oder einen Unfall verdecken sollte.

OEHMICHEN et al. (1985) ist sicherlich zuzustimmen, daß es noch nicht Allgemeingut der Gerichte und Staatsanwaltschaften geworden ist, daß jeder tödliche Verkehrsunfall zur Obduktion des Opfers führen müsse. Man muß hinzufügen, daß es auch noch nicht Allgemeingut von allen Ärzten geworden ist, in jenen Fällen auf die Durchführung einer Autopsie zu drängen.

IV. Schädel-Hirn-Verletzungen bei Motorradfahrern

1. Einführung

In der *Unfallmechanik* ist der *Kraftrad-* und *Mopedunfall* mit dem *Fahrradunfall vergleichbar.* Jedoch kommen die Unfälle im allgemeinen bei höherer Geschwindigkeit vor und das höhere Gewicht des Motorrades spielt eine weitere Rolle.

Beim *Unfall des Kraftradfahrers* kommt es zunächst zum *primären Anprall des Körpers des Fahrers, der noch auf seiner Maschine sitzt, gegen Hindernisse oder andere Fahrzeuge.* Es kommt dann zu *einem sekundären Aufprall* auf Hindernisse oder Boden nach einem *Sturzflug nach Separierung von der Maschine.* Es liegen *Kombinationen von Schädel-Hirn- und Verletzungen der HWS oft mit Rückenmarksbeteiligung* vor, *nebst Oberschenkel-, Becken-* und *Thoraxverletzungen.*

Der Bewegungsablauf bei verschiedenen Kollisionstypen von Motorradfahrern wurde von APPEL et al. (1984) dargestellt (Abb. 165–168).

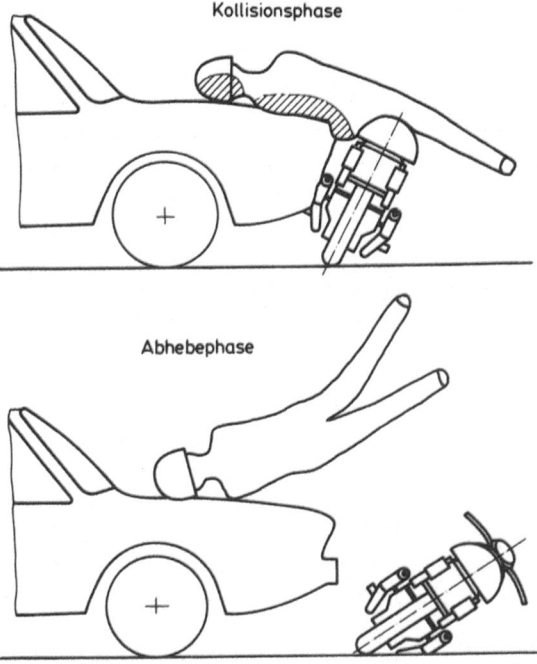

Abb. 165. Bewegungsablauf bei Kollisionstyp I. (Aus APPEL et al. 1984)

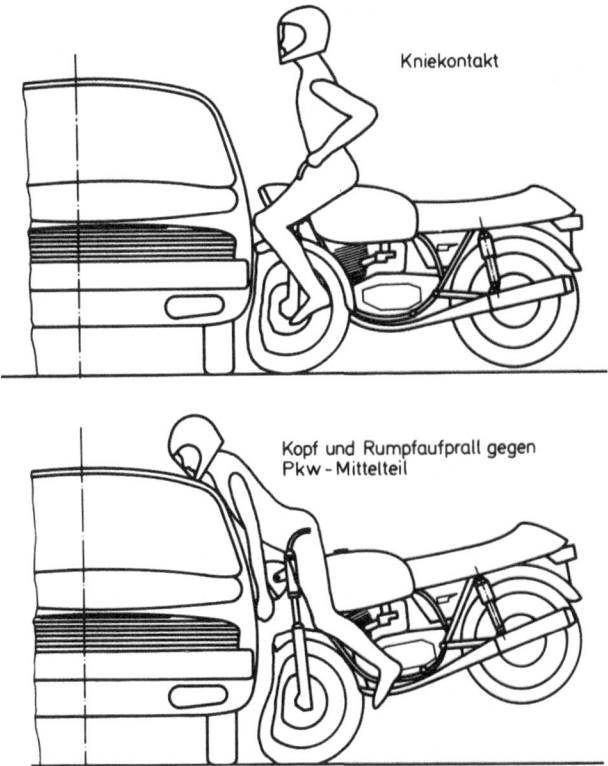

Abb. 166. Bewegungsablauf bei Kollisionstyp III. (Aus APPEL et al. 1984)

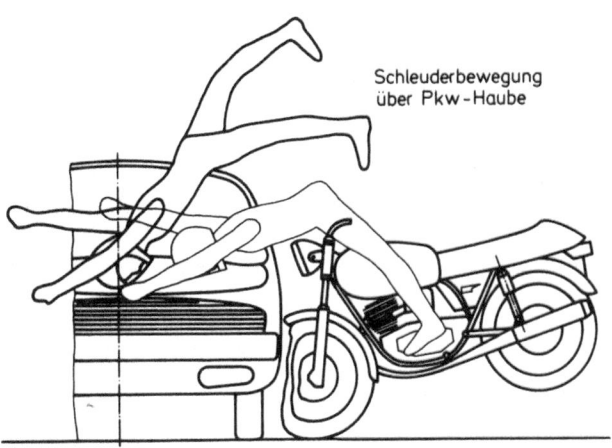

Abb. 167. Bewegungsablauf bei Kollisionstyp IV. (Aus APPEL et al. 1984)

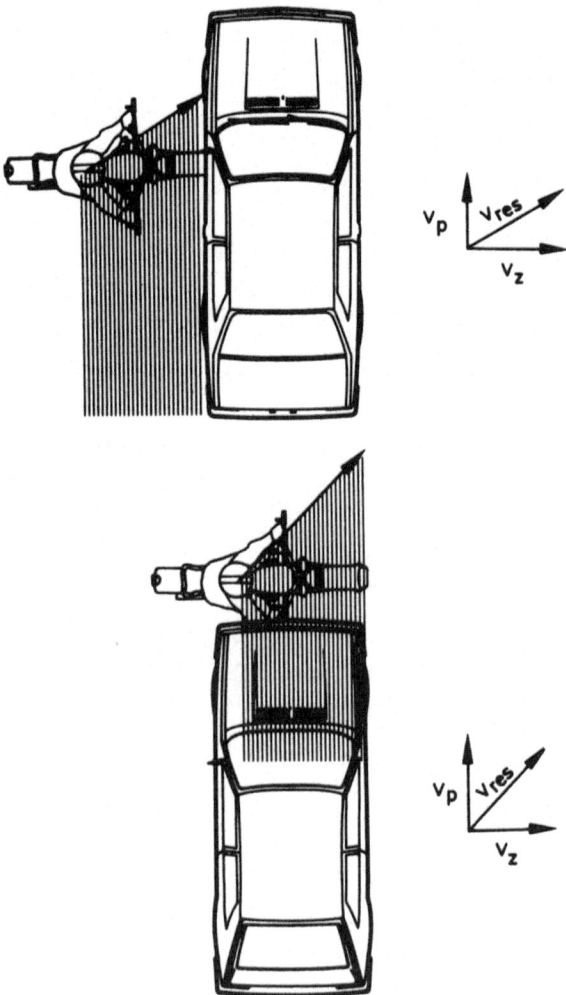

Abb. 168. Vektorielle Darstellung des Zusammenstoßes eines Zweirads mit einem PKW.
(Aus APPEL et al. 1984)

Schädel-Hirn-Verletzungen bei Motorradfahrern können die Folge von direktem Anprall des Schädels gegen andere Fahrzeuge, gegen Barrieren oder in der Hauptsache gegen den Straßenbelag sein. *Schutzhelme reduzieren das Risiko einer schweren Schädel-Hirn-Verletzung um etwa 50%.*

Bei *verletzten Motorradfahrern* ist der *Kopf*, die *kraniozerebrale Übergangsregion* sowie die *Hals-/Nackenregion* die *häufigste Region von traumatischen Gewebeschäden* (HADDAD et al. 1976; ZETTAS et al. 1979).

In einer Studie von TRINCA u. DOOLY (1979) fanden sich in 100 aufeinanderfolgenden tödlichen Unfällen von Motorradfahrern 58 Schädel-Hirn-Verletzungen, darunter 47 Fälle von Schädelbrüchen und Subluxationen von Halswirbelkörpern. Diese Autoren hoben

hervor, daß die meisten dieser Verunfallten an den Folgen ihrer schweren Schädel-Hirn-
und Hals-/Nackenverletzungen versterben.

Frontale Gewalteinwirkung, auch solche, die den *Gesichtsschädel* betreffen,
sind bei *Motorradfahrern sehr häufig*. Motorradfahrer, die keine Helme tragen,
besitzen keinen Schutz gegen Gesichtsverletzungen. Motorradfahrer, die Helme
tragen, sind in der Gesichtsregion nur begrenzt geschützt, da ein Schutz dieser
Region die Sicht des Fahrers einschränken würde.

SCHEIBE (1963) berichtete über 142 gestürzte Motorradfahrer und über 100 stationär
behandelte verunfallte Motorradfahrer. Hierbei wurde die Frage untersucht, ob das Tragen
eines Sturzhelmes Einfluß auf die Schwere der Schädel-Hirn-Verletzung hatte. Während
sich beim Tragen eines Sturzhelmes nur in der Hälfte der Fälle eine Schädelverletzung
ereignete, kam es bei den übrigen Motorradfahrern in fast 90 % der Fälle zu meist schweren
Schädelverletzungen.

Die für den Kraftradfahrer typischen Verletzungsmuster wurden von GÖGLER (1968)
ausführlich beschrieben.

Die Analyse von 450 Motorradunfällen im Kanton Zürich ergab, daß der Kopf mit
23 % beteiligt war und damit die am häufigsten verletzte Körperregion darstellte (JUNDT
1980).

Detaillierte Angaben über die traumatischen Schäden des Kopfes und der Hals-
/Nackenregion von 100 Motorradfahrern, die mit Hilfe der von REHMAN (1981) entwickelten speziellen Autopsietechnik untersucht wurden, wurden von HURT et al. (1986)
vorgelegt. Tabelle 75 zeigt die aufgedeckten traumatischen Schäden.

MCDERMOTT u. KLUG (1982) werteten 512 Fahrrad- und 667 Motorradunfälle aus. Bei
den Fahrradfahrern erlitten 58,8 %, bei den Motorradfahrern 26,1 % Kopfverletzungen,
von denen 2 % bei den Radfahrern und 0,8 % bei den Motorradfahrern zum Tode führten.
Insgesamt waren die Schädel-Hirn-Verletzungen bei den Radfahrern schwerer als bei den
Motorradfahrern, was nach Angaben der Verfasser seine Ursache in der Helmpflicht für
Motorradfahrer hat.

GAHR et al. (1985) berichteten, daß unter Berücksichtigung der Kilometerleistung der
Zweiradfahrer im Vergleich zum PKW-Fahrer ein bis zu 43fach höheres Risiko eingeht, bei
einem Unfall getötet zu werden. 85 % dieser Unfallopfer sind jünger als 25 Jahre. Es handelt
sich in der Regel um Mehrfachverletzungen, wobei erfahrungsgemäß die Schädel-Hirn-
Verletzungen das weitere Schicksal der Patienten bestimmen. In bis 70 % sind die Schädel-
Hirn-Verletzungen die häufigste Todesursache. Intrakranielle Verletzungen, die sich
innerhalb der ersten Stunde entwickeln, gelten als infaust.

HURT et al. (1986) wandten speziell die oben erwähnten von REHMAN (1981)
entwickelten Autopsietechniken bei der Untersuchung von 307 tödlichen Motorradunfäl-
len in der Los Angeles Region an. Die Sektionstechnik wird in einem späteren Kapitel
besprochen. Tödlich verletzte Motorradfahrer, die keinen Helm trugen, wiesen vor allem
Verletzungen vom Kontakttyp auf. Unbehelmte Motorradfahrer hatten ein großes
Verletzungsrisiko bei Unfällen mit geringgradiger Energieübertragung. Die größere
Häufigkeit von Weichteilverletzungen ohne Knochenbeteiligung der HWS-Region bei
Motorradfahrern, die einen Helm tragen, ließ sich aus der Schwere dieser Unfälle ableiten.

BJÖRNSTIG et al. (1985) unternahmen eine Analyse von 129 tödlichen Motorradunfällen
in Schweden, 119 Männer und 10 Frauen. Der Untersuchungszeitraum erstreckte sich von
1979–1981. Siebenundsechzig der 129 Motorradfahrer waren Teenager; 99 der Fahrer
erlitten tödliche Verletzungen auf Straßenstrecken mit einer Geschwindigkeitsbegrenzung
von 70 km/h oder weniger. Mehr als die Hälfte der tödlich Verunglückten kollidierte
mit anderen Fahrzeugen. Acht erlitten tödliche Verletzungen bei Kollisionen mit Tieren,
in 7 Fällen mit einem Elch. Die Verletzungen waren oft multipel und schwer, die meisten erlagen ihren Schädel-Hirn- oder HWS-Verletzungen (73). Bei 30 tödlichen Unfällen standen
die Teilnehmer unter Alkoholeinfluß.

RIVARA et al. (1988) behandelten 116 verletzte Motorradfahrer, von denen die
Mehrzahl männlichen Geschlechts war und ein Durchschnittsalter von 28,6 Jahren
aufwiesen. Die durchschnittliche klinische Behandlungszeit betrug 19,6 Tage (mit einem

Tabelle 75. Schadensmuster von 100 Autopsien von tödlich verunfallten Motorradfahrern. (Aus HURT et al. 1986)

Verletzung	Häufigkeit
Hyperflexion	61
Hyperextension	61
Hals-/Nacken-Lazeration	18
Lazeration des Gesichts	21
Blutung aus dem äußeren Gehörgang, rechts	26
links	31
Frakturen der Mandibula	29
Vordere Halsregion	
Riß des M. sternocleidomastoideus	30
Blutung des M. sternocleidomastoideus	48
„Strap"-Blutungen der sog. „ribbon"-Muskeln	44
Massive Blutungen	7
Blutungen im Bereich des supraklavikulären Dreiecks, rechts	37
links	36
Blutungen im Bereich des hinteren Dreiecks, rechts	20
links	40
Blutungen in der Scheide der A. carotis	58
Blutungen in der Umgebung der Trachea und des Ösophagus	30
Blutungen in der Glandula thyreoidea	24
Blutungen anterior zu den Aa. vertebrales, rechts	46
links	35
Riß des Ligamentum longitudinale anterius	12
Blutungen unter dem Ligamentum longitudinale anterius	46
Frakturen des Wirbelkörpers C_1	8
C_2	6
C_3	1
C_4	1
C_5	12
C_6	4
C_7	1
Frakturen und Risse von zervikalen Zwiwchenwirbelscheiben	
C_3	1
C_4	1
C_5	1
C_6	3
Blutungen im sympatischen Ganglion cervicale-superius, rechts	10
links	3
Blutungen im Ganglion stellare, rechts	7
links	5
Blutungen in der Submandibularregion, rechts	17
links	10
Blutungen der Zunge, vorderer Anteil	20
Blutungen der Zunge, Basis	22
Blutungen der Wandung des Pharynx, posterior	24
lateral	10
Interne Blutungen des Larynx	20
Blutungen der Trachea	10
Interne Blutungen des Pharynx	25
Ödem der Epiglottis	12
Fraktur des Os hyoideum	2
Plexus brachialis von Blutungen umgeben	39
Infiltrierende Blutungen des M. scalenus ant.	53

Tabelle 75 (Fortsetzung)

Verletzung	Häufigkeit
Hintere Halsregion	
Blutungen des M. trapezius	4
Blutungen der Mm. spleniocapitis u. cervicalis	3
Blutungen der Mm. semispinalis capitis u. cervicalis	20
Blutungen im Bereich des subokzipitalen Dreiecks, oberflächlich	4
tief	39
Blutungen posterior zu den Aa. vertebrales	28
Blutung im Bereich der Articulatio atlantooccipitalis	39
Trennung der Articulatio atlantooccipitalis	20
Blutung der Articulatio atlantooccipitalis	33
Trennung der Articulatio atlantooccipitalis	22
Epidurale Blutungen im Canalis vertebralis	24
Subdurale Blutungen im Canalis vertebralis	16
Subarachnoidale Blutungen im Canalis vertebralis	2
Herabgesetzte Konsistenz des Halsmarks	8
Durchtrennungen des Halsmarks	9
Riß des Ligamentum longitudinale posterius	26
Blutungen unter dem Ligamentum longitudinale posterius	45
Riß der Membrana tectoria	42
Blutung der Membrana tectoria	37
Riß des Ligamentum flavum	30
Blutung des Ligamentum flavum	46
Kopfschwarte	
Riß-Quetschwunde der Frontalregion	20
Riß-Quetschwunde der Temporalregion	9
Blutungen in der Temporalregion	21
Riß-Quetschwunde der Parietalregion	11
Blutungen in der Parietalregion	11
Riß-Quetschwunde der Okzipitalregion	9
Blutungen der Okzipitalregion	10
Blutungen der Galea subaponeurotica	38
Schädel	
Frakturen der Supraorbitalregion	12
Frakturen der Frontalregion	9
Frakturen der Parietalregion	16
Frakturen der Temporalregion	17
Frakturen der Okzipitalregion	11
Epidurale Blutung	8
Subdurale Blutung	45
Subarachnoidale Blutung	34
Riß der A. basilaris	12
Riß der A. vertebralis, unterhalb des Eintritts in die Schädelhöhe	8
Supraorbitale Schädelfraktur	19
Fraktur der vorderen Schädelgrube, quer	4
längs	5
Fraktur der mittleren Schädelgrube, radiär	13
quer	43
längs	20
Fraktur der hinteren Schädelgrube, radiär	8
quer	2
längs	6
Fraktur des Zahnkerns des Axis	13
Subluxation des Okziput gegenüber dem Atlas	12
Risse und Überstreckung des Ligamentum alare u. transversum des Atlas	18

Krankenhausaufenthalt von einem bis 258 Tage reichend). Einundsechzig der 116 Patienten (57%) hatten Schädel-Hirn-Verletzungen. Die Behandlungskosten pro Patient betrugen $ 25764. Die 3 Patienten mit den schwersten Hirnverletzungen beanspruchten 18% der Gesamtkosten; die Patienten mit schweren Hirnverletzungen beanspruchten etwa 5mal höhere Behandlungskosten als die mit leichten oder mittelschweren.

Der *Großteil der Behandlungskosten* der *verletzten Motorradfahrer* (63,4%) wurde durch *öffentliche Mittel gedeckt.*

Die *indirekten Kosten*, die durch *Verletzungen* oder *Tod verursacht* wurden, betrugen $ 4402103, die *durchschnittlichen indirekten Kosten für einen tödlichen Motorradunfall lagen bei $ 410850.*

Die *direkten und indirekten Kosten* für *dieses Kollektiv* betrugen mehr als 7,1 Mio. $.

Der in einen Motorradunfall verwickelte Passagier hat, wenn er keinen Schutzhelm trägt, eine um 27% größere Chance zu sterben (EVANS u. FRICK 1986).

Gemessen am Fahrzeugbestand beträgt das Todesrisiko beim Motorradlenker das 7- bis 10fache desjenigen des Autolenkers (WALZ 1983).

2. Epidemiologie

Im Jahre 1985 wurden in den USA 1423 Motorradfahrer tödlich verletzt, das entspricht etwa jedem 10. tödlichen Motorfahrzeugunfall (US Dept. of Transportation 1987). Für jeden der in einem Motorradunfall tödlich Verletzten gibt es etwa 90 weitere Patienten, die wegen ihrer erlittenen Verletzungen behandelt werden müssen (BARANCIK et al. 1986). Die meisten der schwer oder tödlich verletzten Motorradfahrer weisen Schädel-Hirn-Verletzungen auf (KRAUS et al. 1975). Es ist zweifellos erwiesen, daß die Benutzung von Sturzhelmen, sowohl die Schwere einer Schädel-Hirn-Verletzung als auch die Zahl der tödlichen verringern kann (US Dept. of Transportation 1986; National Highway Traffic Safety Administration 1980; EVANS u. FRICK 1986).

3. Schutzhelme

Die *Mechanik des Schutzhelmes* wurde von SCHEIBE (1963), SCHULLER u. BEIER (1981) sowie BEIER u. SCHULLER (1986) abgehandelt. Die *Wirksamkeit von Schutzhelmen* wurde von EVANS u. FRICK (1986) behandelt. Über *Verletzungen von Kopf und HWS* bei *Helmträgern* berichteten GROSS u. SIMON (1971), FAULWETTER (1972), DIEMATH et al. (1978) sowie SCHULLER et al. (1982). Der *Unterschied der Schadensmuster mit und ohne Schutzhelm* wurde von SCHMIDT et al. (1985) behandelt.

Hochwertige Schutzhelme reduzieren die Zahl der Schädel-Hirn-Verletzungen um 20–25%, je nach Helmtyp und Schweregrad der Gewalteinwirkung (Abb. 169). Ähnlich lautende Statistiken wurden vom Insurance Institute of Highway Safety, Washington, DC (1978) (Abb. 170), von der National Highway Traffic Safety Administration (1980), vom US Dept. of Transportation (1986) sowie EVANS u. FRICK (1986) veröffentlicht. Eine im Jahre 1980 von der National Highway Traffic Safety Administration herausgegebenen Studie zeigte, daß „der Gebrauch von Schutzhelmen der einzelne meist kritische Faktor in der Verhinderung oder Abschwächung von Schädel-Hirn-Verletzungen bei Motorradunfällen ist".

Die Schutzwirkung des Schutzhelmes bei Gewalteinwirkungen gegen den Kopf wird noch durch Ergebnisse aus einem anderen Bereich unterstrichen. Vor Einführung des Kopfschutzhelmes im Bergbau machten Kopfverletzungen beispielsweise 1952 und 1953 etwa 20% aller Unfälle aus. Dieser hohe Prozentsatz sank mit immer breiterem Einsatz von immer besseren Schutzhelmen im Jahre

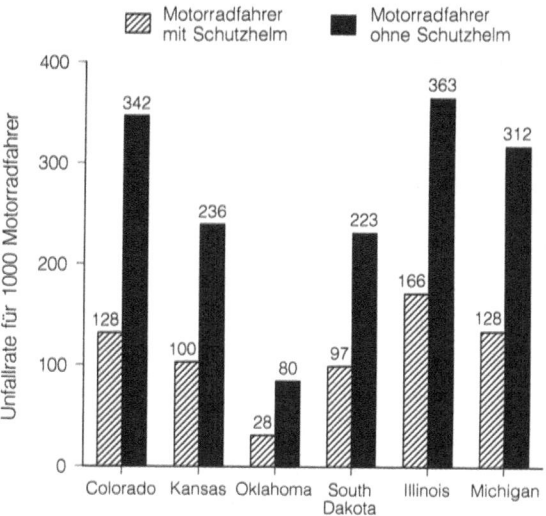

Abb. 169. Vergleich des Vorkommens von 1000 Schädel-Hirn-Verletzungen bei Motorrad-fahrern, die Schutzhelme trugen und solchen, die keine trugen. Die Häufigkeit von Schädel-Hirn-Verletzungen ist in der Gruppe von Motorradfahrern, die keine Schutzhelme trugen, mindestens doppelt so hoch. (Aus COOPER 1982)

1958 auf 10,6% und 1968 auf 6,5% ab. Man muß sich hier aber noch daran erinnern, daß die Kopfverletzungen nur noch 6–7% aller Unfälle ausmachen, die Todesfälle nach Schädel-Hirn-Verletzungen aber 30% aller Unfalltodesfälle.

Man muß sich bei diesem Vergleich jedoch vergegenwärtigen, daß *im Bergbau die Gewalteinwirkungen in der Überzahl von oben her erfolgen. Herabbrechendes Gestein und Kohle, das sog. „Hangende", oder zusammenbrechende Stützpfeiler gefährden den Bergmann.* Oft handelt es sich bei dem herabbrechenden Gestein und der Kohle um erhebliche Gewichtsmassen, Mengen, die zu Einklemmungen und Verschüttungen führen. Daraus resultiert natürlich ein anderes Verletzungs-muster als es bei behelmten Motorradfahrern zu erwarten ist, die meist von frontal oder frontoparietal ein erhebliches Verzögerungstrauma erleiden.

Bei manchen Verletzungen durch einen Motorradschutzhelm, die bei schweren Verzögerungstraumen des Kopfes nach einer Kollision des Motorradfahrers mit einem deformierbaren Objekt auftreten, wie Straßenbelag oder Mauern etc., wird der vordere harte Rand des Schutzhelmes in den Schädelknochen im Stirnbereich getrieben. Es kommt dabei fast immer zu einem *kreisförmigen Bruch der Schädelkalotte unmittelbar oberhalb der Basis.* Die abgebrochene Kalotte mit dem Schädelinhalt ist gewöhnlich 1–3 mm nach rückwärts geschoben. In der Serie von ARCT (1972) starben 15 der 16 Patienten. Es handelt sich hierbei sicherlich um eine *helmspezifische Verletzung.* Man kann hier nur argumentieren, daß dieselbe Verzögerung auf den ungeschützten Kopf sicherlich schwerste Hirnzerreißungen zur Folge gehabt hätte. Daß sich der Prozentsatz der Überlebenden bei ähnlichen Verzögerungstraumen bei unbehelmten Motorradfahrern erhöhen könnte, be-zweifle ich.

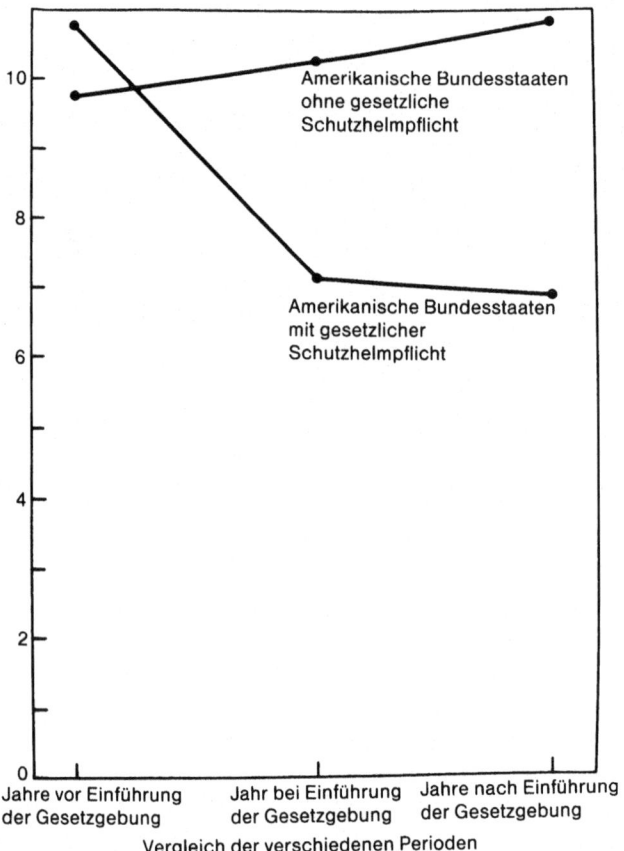

Abb. 170. Tödliche Unfälle pro 10 000 Motorradfahrer für amerikanische Bundesstaaten, bei denen Benutzung von Schutzhelmen gesetzlich geregelt und nicht geregelt war. (Aus The Insurance Institute for Highway Safety, Washington, DC, 1978)

4. Änderungen des Verletzungsmusters durch den Schutzhelm

In den letzten Jahren sind eine Reihe von Arbeiten veröffentlicht worden, in denen darauf verwiesen wurde, daß das *Tragen eines Schutzhelmes das Verletzungsmuster* noch in einer anderen Weise *verändere*, nämlich, *daß es durch den Schutzhelm zu einer Verlagerung des Verletzungsbildes von frontal nach okzipitozervikal gekommen sei.* Auf die *häufige Beteiligung des kraniozervikalen Überganges* und auf die *häufigeren und schweren Verletzungen von HWS und/oder Halsmark wird verwiesen.* Es handelt sich hierbei ohne Zweifel um sehr ernstzunehmende Beiträge. Ich referiere zunächst einige der wichtigsten.

Der verletzte Motorrad- und Mopedfahrer früherer Jahre trug vorwiegend, teils offene, Impressionsfrakturen des Stirn- und Schädelbereiches davon. Diese Verletzungen waren vielfach mit Verletzungen des Gesichtes und auch der Augen verbunden. Im Verletzungsbild helmgeschützter Lenker oder Beifahrer wurden häufiger kombinierte Verletzungen des

Hinterhauptes und der HWS gesehen. Vermehrt fanden sich auch basale Kontusionen, primäre Stammhirnverletzungen und Verletzungen des Halsmarkes (RICHLING 1977).

DIEMATH et al. (1978) machten auf eine besondere Form von kombinierter Schädel-Hirn- und oberen HWS-Verletzungen bei Motorradfahrern aufmerksam, die einen Schutzhelm trugen. Nach Aufprall auf den Straßenbelag fanden sich weniger Schädelfrakturen, statt dessen Kompressionen und Frakturen der oberen HWS; der Hirnstamm kann mitverletzt sein.

Ohne Zweifel hat zur Änderung des Verletzungsmusters die höhere Fahrgeschwindigkeit und die größere Verkehrsdichte beigetragen. RICHLING u. SORGO (1984) stellten jedoch die Frage, ob nicht durch den Einfluß des gegenwärtig gebräuchlichen Schutzhelmes eine Verlagerung des Verletzungsbildes nach okzipitozervikal erfolgt.

Von RICHLING u. SORGO (1984) wird argumentiert, daß durch die Fraktur des Schädelknochens im Frontal- und Frontoparietalbereich bei Verletzungen mit ungeschütztem Kopf zweifellos Energie verzehrt wird, während bei Sturz auf den helmgeschützten Kopf eine solche frontoparietale Fraktur in der Regel ausbleibt. „Die auf eine größere Fläche übertragene Energie kommt jedoch am atlantookzipitalen Übergang auf eine kleine Fläche konzentriert zur Wirkung" (RICHLING u. SORGO 1984).

Zur Klärung der Frage, ob durch die Verhinderung der Impressionsfraktur und die Verlagerung der traumatisierenden Kraft auch okzipital im Hinterhauptsbereich mehr Kraft wirksam wird, unternahmen RICHLING u. SORGO (1984) Versuche mit Aufprallpendel auf ungeschützte und helmgeschützte Schädel.

Die Versuchsergebnisse zeigen, daß bei Gegenüberstellung einer biparietalen Impressionsfraktur ohne Helm und einem helmgeschützten Kopf ohne Fraktur am atlantookzipitalen Übergang eine um 48,5% höhere Kraft wirksam wird.

KRANTZ (1984) analysierte die Schädel-Hirn- und HWS-Verletzungen bei Moped- und Motorradfahrern im Hinblick auf Schutzhelme. Alle Moped- und Motorradunfälle (132), die in einem Zeitraum von 7 Jahren in Südschweden in einen tödlichen Unfall verwickelt waren, wurden ausgewertet. Siebenundneunzig Prozent der Motorradfahrer und 50% der Mopedfahrer trugen einen Schutzhelm. Mehr als die Hälfte der tödlichen Schädel-Hirn- und HWS-Verletzungen fanden sich entfernt von der Stelle der Gewalteinwirkung. Intrakranielle Verletzungen, Schädelfrakturen, Ringfrakturen der Schädelbasis, Abrisse im okzipitozervikalen Übergangsbereich und Verletzungen der HWS beinhalten diese Verletzungen, die meistens das Ergebnis von frontaler Gewalteinwirkung sind. Besonders die Ringfrakturen der Schädelbasis kommen sehr häufig vor. Viele dieser Verletzten, die einen Helm trugen, erlitten Frakturen und Gewebeschäden an der Stelle der Gewalteinwirkung. Alle 6 Motorradfahrer, die einen Abriß im okzipitozervikalen Übergangsbereich aufwiesen, trugen einen Schutzhelm. Sicherlich vergrößert das Gewicht eines Schutzhelmes die Masse des Kopfes, so daß die Schädelmasse um die des Helmes bei diesen indirekten Schädel-Hals-Verletzungen vergrößert ist und damit auch axiale Kräfte während des Unfallablaufes zunehmen.

Eine andere Studie, die wegen ihrer detaillierten und systematischen Untersuchungen besonders hervorzuheben ist – die angewandte Untersuchungstechnik der HWS-Region wird in einem späteren Kapitel eingehend besprochen werden – ergab, daß für eine Gruppe von 900 Motorradfahrern, die einen Schutzhelm trugen und in einen Straßenverkehrsunfall verwickelt waren, keine größere Gefährdung für die HWS nachgewiesen werden konnte (HURT 1981), wie das vereinzelt behauptet worden war, Arbeiten, die im vorangegangenen zitiert wurden.

V. Schädel-Hirn-Verletzungen nach Fahrradunfällen

Literatur über *Zweiradunfälle* findet sich bei PAAS (1931), HARTMANN (1955), VOLLMAR (1957), RICHTER (1960), FELDKAMP et al. (1974, 1977), DRYSDALE et al. (1975), DEANE u. FITCHETT (1975), LANGWIEDER (1977), HADDAD et al. (1976), BYRD u. PARENTI (1978), ZETTAS et al. (1979), JUNDT (1980), DIETZEL (1982), BEIER et al. (1985), BJÖRNSTIG et al. (1985), GAHR et al. (1985), ALTHOFF et al. (1986), BARANCIK et al. (1986), solche bei *Kindern* bei BAKER (1979).

Die *Analyse* der *Unfallmechanik* des *Radfahrerunfalles* ergibt, daß 2 *unterschiedliche Mechanismen* beteiligt sein können, nämlich (1) *Anprall* mit dem *Fahrrad* gegen ein *Hindernis*, oder *Sturz* des Radfahrers kopfüber den Lenker, wobei es zu einem oder mehreren Anprallen gegen Objekte oder Aufschlagen auf den Boden kommen kann; hierbei ist die Geschwindigkeit entscheidend. Der Sturz eines Radfahrers bei 25 km/h entspricht einem Fall aus 2,4 m Höhe (KLEIN 1975). (2) Bei *Angefahrenwerden* kann der primäre Kollisionspunkt zunächst am Fahrrad selbst, am Radfahrer und an beiden liegen. Von besonderer Wichtigkeit ist hierbei die Richtung des Anpralles. Bei *frontalem Zusammenstoß* wird das Fahrrad unter dem Radfahrer weggestoßen, innerhalb weniger ms macht der Fahrer einen halben Überschlag und schlägt mit dem nach unten gerichteten Kopf auf vordere Fahrzeugteile auf. Der von hinten angefahrene Radfahrer – der Anstoß erfolgt unterhalb seines Körperschwerpunktes – schlägt beim PKW nicht auf dessen Front auf, sondern gegen den oberen Rahmen. KLEIN (1975) hat darauf verwiesen, daß die für angefahrene Fußgänger gekennzeichneten Phasen gewissermaßen um eine verkürzt sind: Die Fahrzeugbeschädigung liegt, Seitenabweichungen durch Anstoßpunkt am Fahrrad eingeschlossen, am oberen Rand der Windschutzscheibe bis zum Fahrzeugheck. Da das Fahrrad überrollt, mitgeschleift wird, sich im Heckteil des Wagens verhakt und schließlich fast vollständig zertrümmert wird, erscheint die oft vorgetragene Behauptung verständlich, ein bereits gestürzter Radfahrer sei überfahren worden. Bei *tangentialen Kollisionen* (etwa beim Überholen durch einen PKW oder LKW) wird das Fahrrad entweder weggestoßen oder am Wagen festgehakt und dann mitgeführt. Es ist nicht immer so, daß die dem anfahrenden Fahrzeug zugewandte Körperseite mit dem Fahrzeug selbst in Kontakt gerät. Kommt es zu einer Kollision von Radfahrer und Fahrrad, so stürzt der Radfahrer, er stürzt im allgemeinen mit dem Kopf nach hinten. Bei *Kollision eines Kfz seitlich* gegen ein *Fahrrad* kommt es neben der primären Kollision häufig noch zu Überrollungen.

Der sein Fahrrad schiebende Radfahrer – Unfälle dieser Art finden fast immer an Straßenkreuzungen statt – gleicht in seinem Schadensmuster dem des angefahrenen Fußgängers.

1. Tödliche Zweiradunfälle

Tödliche Zweiradunfälle zeigen in der Bundesrepublik Deutschland – bezogen auf die verschiedenen Fahrzeugklassen – eine unterschiedliche Entwicklungstendenz; sie ist für Radfahrer und Mopedfahrer rückläufig, für Kraftradfahrer stark ansteigend, für Mofafahrer bis 1971 ansteigend, seither rückläufig (ALTHOFF et al. 1986).
    Bezieht man die Zahl der Unfalltoten auf jeweils 10000 angemeldete Fahrzeuge, zeigt sich für den Untersuchungszeitraum eine ständige Abnahme, das höchste Risiko eines tödlichen Verkehrsunfalls besteht für den Kraftradfahrer. Im Vergleich zum PKW-Insassen ist dieses Risiko mindestens 4mal größer, wenn die jeweilige Fahrleistung unbeachtet bleibt (ALTHOFF et al. 1986).
    Zwischen 1970 und 1983 verdoppelte sich die Zahl der PKW, verdreifachte sich die der Motorräder und verfünffachte sich die der Mofas. Gleichzeitig verringerte sich die Anzahl der Mopeds um ca. 30%. Über die im Straßenverkehr benutzten Fahrräder gibt es keine verläßlichen zahlenmäßigen Erhebungen (ALTHOFF et al. 1986).
    PATSCHEIDER u. UNTERDÖRFER (1968) berichteten über die Verletzungsbefunde bei tödlich verunglückten Radfahrern.

Werden Radfahrer beim Schieben des Fahrzeuges oder auf dem Rad sitzend durch Kraftfahrzeuge von der Seite her angefahren, gleichen die Verletzungen weitgehend jenen von Fußgängern. Bei Frontalzusammenstößen mit Fahrzeugen fanden sich häufig Kopf- und Brustkorbverletzungen. Besondere Verletzungsbilder entstehen, wenn Radfahrer beim Überholen durch Kraftfahrzeuge angefahren werden. Sie bestehen in Rippenserienbrüchen, Schulterblatt- oder Schlüssenbeinfrakturen und Armverletzungen an der Anfahrseite, begleitet von Lungenverletzungen und Milzrupturen. Diese Befunde scheinen für ein Anfahren durch LKWs typisch, während der PKW-Anprall häufig auch noch Schädel- und Stoßstangenfrakturen verursacht.

Mit 96 Verletzungen war der Kopf in einer Serie von 134 Fahrradunfällen in der Stadt Zürich ebenfalls der am meisten betroffene Körperteil (WALZ u. BURKERT 1982).

ALTHOFF et al. (1986) analysierten 183 tödlich verunglückte Zweiradbenutzer aus dem Aachener Raum aus den Jahren von 1970–1983.

Verteilung auf Fahrzeugtypen: Von den 183 Unfallopfern benutzten 87 (47,5%) ein *nichtmotorisiertes Zweirad*, 96 (52,5%) ein *motorisiertes Zweirad*. Unter den motorisierten Zweirädern stand das *Motorrad* mit 34 Fällen (35,4% der motorisierten Zweiradbenutzer) an erster Stelle, gefolgt von *Mofa* mit 27 Fällen (35,4%), *Kleinkraftrad* mit 20 Fällen (20,8%) und *Moped* mit 13 Fällen (13,5%).

Geschlechtsverteilung: Bei *tödlich verletzten Zweiradfahrern* waren männliche Benutzer überproportional beteiligt, bei Radfahrern 77%, bei Mopedbenutzern 84,6%, bei Mofa-fahrern 85,2%, bei Motorradbenutzern 85,3% und bei Kleinkraftradbenutzern 100%. Das Gesamtverhältnis zwischen weiblichen und männlichen Benutzern betrug 31 (16,9%):152 (83,1%).

Altersverteilung: Das jüngste Unfallopfer in dieser Serie starb mit 5 Jahren beim Radfahren, der älteste mit 82 Jahren. Ein übersichtlicher Vergleich zwischen Lebensalter, Art des benutzten Fahrzeuges und Geschlecht des Benutzers zeigen Abb. 171 und Abb. 172.

Bei den Benutzern eines motorisierten Zweirads fanden sich in der Gruppe der 15- bis 19jährigen Männer 38,5%, in der Gruppe der 20- bis 24jährigen Männer 14,6%. In diesen beiden Altersgruppen gab es mehr als die Hälfte aller tödlich verunglückten motorisierten Zweiradbenutzer. Dies demonstriert, wie ALTHOFF et al. (1986) hervorheben, das große Risiko eines tödlichen Unfalls mit dem motorisierten Zweirad für männliche Jugendliche zwischen 15 und 24 Jahren.

Benutzer der Fahrzeuge: Von 96 tödlich verunglückten motorisierten Zweiradfahrern waren 28 (29,2%) Beifahrer, davon 6 weiblichen Geschlechts. Bei 7 Unfällen wurden sowohl Fahrer wie auch Beifahrer getötet.

Unfallart: Die überwiegende Zahl der tödlich verunglückten Zweiradbenutzer kollidierten mit einem Unfallpartner, z. B. mit einem PKW (55,7%) oder mit einem LKW oder LKW-Anhänger (16,4%), bei den übrigen handelte es sich entweder um Alleinunfälle oder um Kollisionen mit anderen Zweirädern.

Unfallverursacher: Neben den Auswertungen der entsprechenden Ermittlungsakten konnte mit Ausnahme der Mofafahrer in den meisten Fällen der Zweiradbenutzer als Unfallverursacher festgestellt werden, bei den Motorrädern wurde der Unfall gleich häufig durch den Zweiradfahrer selbst wie durch einen Kollisionspartner verursacht.

Unfallverursacher und deren Lebensalter: Kinder und Jugendliche als Zweiradfahrer waren in den meisten Fällen (52,4%) alleinige Verursacher des Unfalls. Eine ähnliche Situation ergab sich auch für die über 60jährigen (67,6%).

Beeinflussung durch Alkohol: Bei 19,1% aller Zweiradbenutzer wurde zur Unfallzeit ein BAK von mehr als 0,5‰ festgestellt, am häufigsten waren Mofafahrer (33,3%), relativ selten Fahrradfahrer (13,8%) alkoholisiert.

Während 41 von 152 männlichen tödlich Verunglückten unter Alkoholeinfluß standen, wurde dies bei 31 weiblichen Zweiradbenutzern nur in einem Fall festgestellt.

Verletzungen und Todesursache: Mit Ausnahme der Mopedbenutzer wurde bei allen anderen Zweiradbenützern als Haupttodesursache eine Schädel-Hirn-Verletzung und/oder eine hohe Rückenmarksverletzung nachgewiesen. Die verschiedenen Todesursachen in den jeweiligen Fahrzeugklassen ergeben sich aus Tabelle 76.

Überlebenszeit: 42,6% der verunglückten Zweiradbenutzer starben noch an der Unfallstelle, 30,1% auf dem Transport oder in den ersten 24 h nach dem Unfall, 23% in größerem Zeitabstand, 3,3% später als 30 Tage nach dem Unfall (Tabelle 77).

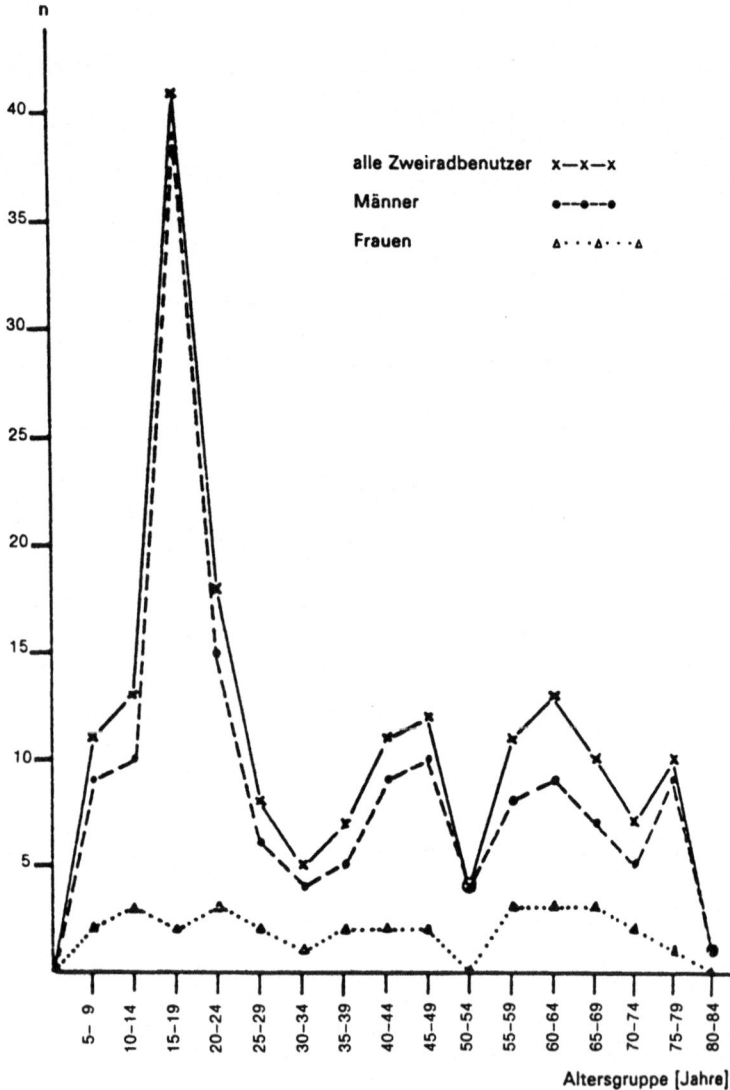

Abb. 171. Verteilung der tödlichen Zweiradunfälle auf Altersgruppen und Geschlecht. (Aus ALTHOFF et al. 1986)

Ein ungewöhnlicher Befund soll hervorgehoben werden: Trotz der kleinen Zahl der nachweisbaren Helmträger war auffällig, daß beim Vergleich der Verletzungsmuster und deren Schweregraden mit Helm verunglückte Zweiradfahrer z.T. schwerere Verletzungen aufwiesen als Nichthelmträger. Dies konnte von ALTHOFF et al. (1986) sowohl für die Schädel- als auch Hirntraumatisierung wie auch für den Gesamtverletzungsschweregrad nach ISSm festgestellt werden.

Hier gilt das gleiche, was ich bereits im vorhergehenden Abschnitt über helm- und nichthelmgeschützte Motorradfahrer ausgeführt habe. Weitere Untersuchungen sind hier dringend erforderlich. Im Augenblick sollten uns diese Befunde nicht dazu verleiten, vom Tragen von Helmen bei Zweiradfahrern abzuraten.

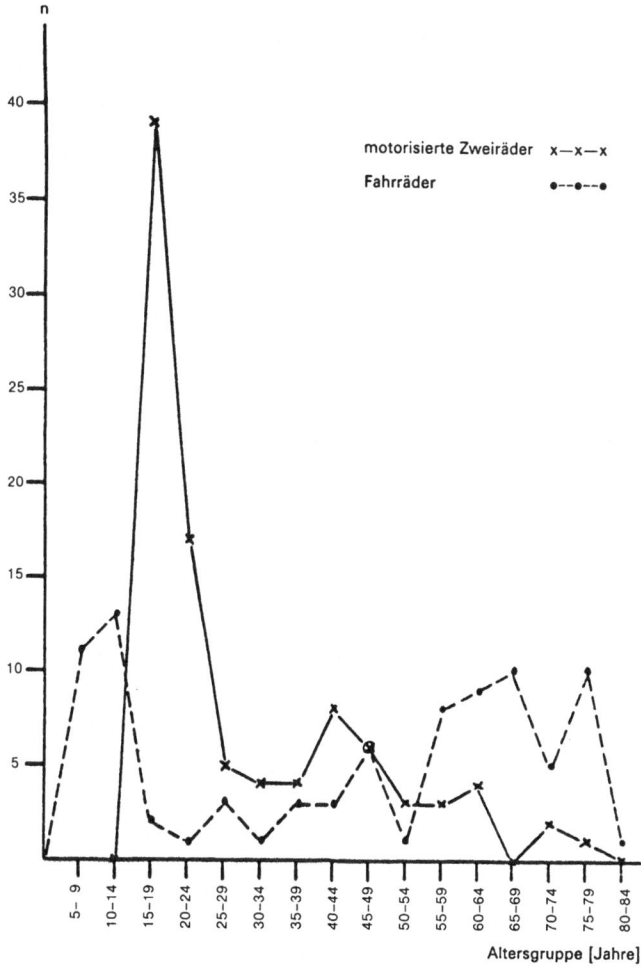

Abb. 172. Verteilung der tödlichen Zweiradunfälle auf Altersgruppen und Fahrzeug. (Aus ALTHOFF et al. 1986)

2. Schutzhelme bei Fahrradfahrern

Fahrradunfälle fordern in den USA pro Jahr etwa 1300 Todesfälle, viele von ihnen als Folge von Schädel-Hirn-Verletzungen. THOMPSON et al. (1989) fanden, daß Radfahrer, die Schutzhelme trugen, weitgehend vor Schädel-Hirn-Verletzungen geschützt wurden; sie sind besonders wirkungsvoll bei Kindern, die die Mehrzahl schwerer Schädel-Hirn-Verletzungen bei Fahrradunfällen erleiden.

Tabelle 76. Todesursache und Fahrzeugtyp. (Aus ALTHOFF et al. 1986)

Todes- ursache	Fahr- zeug- typ	Fahr- rad	Mofa	Moped	Klein- kraftrad	Kraft- rad	Keine Angaben	Gesamt
SHT/Hals- markläsion		57	18	6	10	23	1	115
Inneres Verbluten		26	5	7	7	11	–	56
Äußeres Verbluten		7	3	1	2	5	–	18
Fettembolie		3	–	–	1	–	–	4
Schock-(folgen)		9	3	–	2	4	–	18
Lungenembolie		2	1	1	1	–	–	5
Pneumonie		12	3	–	3	3	–	21
Sonstige		8	1	3	2	1	–	15
Keine Angaben		4	1	–	–	4	1	10

Tabelle 77. Überlebenszeit nach dem Unfall. (Aus ALTHOFF et al. 1986)

Zeitraum nach dem Unfall bis zum Todeseintritt	Anzahl	%
Sofort tot	78	42,6
−1 h	27	14,8
1–6 h	20	10,9
6 h–1 Tag	8	4,4
1 Tag–1 Woche	19	10,4
1 Woche–1 Monat	17	9,3
mehr als 1 Monat	6	3,3
Keine Angaben	8	4,4

VI. Schädel-Hirn-Verletzungen bei Fußgängern

1. Epidemiologie

In der *Bundesrepublik Deutschland* wurden 1976 insgesamt 61 230 Fußgänger durch Straßenverkehrsunfälle verletzt, 3991 getötet. Damit beträgt der Anteil der Fußgänger an der Gesamtzahl der Verkehrstoten dieses Jahres 26,9 %. In Großstädten sind ca. 70 % aller Verkehrstoten und 45 % aller durch Verkehrsunfälle Schwerverletzten, Fußgänger. Etwa 90 % der Unfälle zwischen Fußgängern und Straßenfahrzeugen ereignen sich innerhalb der Ortsschilder von Städten und Gemeinden, da sich hier ein dichter Fußgänger- und Fahrzeugverkehr am stärksten vermischen. Überwiegend, zu 80 %, werden Fußgänger beim Versuch, die Straße zu überqueren, von Verkehrsfahrzeugen erfaßt, typischerweise unmittelbar nach Betreten der Fahrbahn (DANNER 1983).

In der *Bundesrepublik Deutschland* wurden im Jahr 1981 2260 Fußgänger tödlich verletzt, das bedeutet etwa einen Prozentsatz von 22% von allen tödlichen Verkehrsunfällen. Die Mortalität pro 100 000 Personen in der korrespondierenden Altersgruppe ist für ältere Menschen dreimal höher als bei Kindern, dagegen die Verletzungsrate für Kinder dreimal häufiger als die für ältere Menschen.

In der *Bundesrepublik Deutschland* wurden in der Zeit von Januar bis November 1987 15 351 Fußgänger in Straßenverkehrsunfällen schwer verletzt; das entspricht etwa 15% aller in Straßenverkehrsunfällen Verletzten. Darüberhinaus wurden 1420 Fußgänger tödlich verletzt, das entspricht 19,6% aller Todesfälle in Straßenverkehrsunfällen (KALLIERIS u. G. SCHMIDT 1988).

In den *USA* werden pro Jahr etwa 8000 Fußgänger tödlich verletzt und mehr als 150 000 als Folge von Kollisionen durch Kraftfahrzeuge verletzt. Aus Unfallanalysen ergibt sich, daß etwa 70% von schweren Schädel-Hirn-Verletzungen von Fußgängern die Folge von Kollisionen mit dem Fahrzeug selbst sind.

In den USA kommen jährlich etwa 90 000 Kfz-Unfälle vor, bei denen Fußgänger verletzt werden. In einem geringeren Maße werden auch Fahrradfahrer und in einem noch geringeren Motorradfahrer durch Kraftfahrzeuge verletzt. In allen diesen Fällen hat der Verletzte keine oder nur sehr geringgradige ihn umgebende Strukturen, die ihn schützen könnten. Oft liegt auch ein großer Unterschied vor zwischen der Geschwindigkeit des Kraftfahrzeuges und der des ungeschützten Fußgängers.

Die Geschwindigkeiten bei Kollisionen von Fahrzeugen mit Fußgängern liegen im wesentlichen unterhalb von 30 Meilen/h, jedoch kommen auch höhere Kollisionsgeschwindigkeiten vor.

2. Auswahl aus der Literatur

Über *Fußgängerunfälle* berichteten KAMIYAMA u. SCHMIDT (1970), KIELHORN (1972), SATERNUS (1973, 1975), KÜHNEL u. RAU (1974), KÜHNEL et al. (1975), ASHTON u. MACKAY (1978), GOTZEN et al. (1980), ASHTON (1983), SCHMIDT et al. (1983).

Fußgängerunfälle bei Kindern wurden abgehandelt von ASHTON et al. (1974), BEHRENS et al. (1976), SCHULLER u. BEIER (1985), BRISON (1988), BRISON et al. (1988).

Vergleiche zwischen Fußgängerunfällen bei *Erwachsenen* und *Kindern* handelten GOTZEN et al. (1979) ab.

Versuche zu einer *Simulierung der Fußgänger-Fahrzeug-Kollision* führten VERMA u. REPA (1983) durch.

Über *Aspekte* der *Kollision* von *Fahrzeug* und *Fußgänger* berichteten MCCARROLL et al. (1962), APPEL (1964), DÖRR (1964), SEVERY u. BRINK (1967), BEIER (1973), GOTZEN et al. (1980) sowie METTER (1984).

Eine ausführliche Bibliographie über Fußgängerunfälle unter besonderer Berücksichtigung des Fußgängerschutzes bei der Fahrzeugentwicklung und der Fußgängerverletzung wurde von ASHTON (1983) vorgelegt. Detaillierte Studien über die Kollision zwischen Kraftfahrzeugen und Fußgänger finden sich in „*Pedestrian Impact Injury and Assessment*" (1983), eine solche für kindliche Verletzungen im Verkehr sowie für Schutzmaßnahmen für Kinder in „*SEA Child Injury and Restraint Conference Proceedings*" (1983), auf die ich den näher Interessierten lediglich verweisen kann.

Der Fußgänger ist zweifach höher gefährdet in einem Straßenunfall tödlich verletzt zu werden, als ein Fahrzeuginsasse (VAN WIJK et al. 1983). Er ist der schwächste Partner im Straßenverkehr. Bei Kollisionen mit Kraftfahrzeugen wird die Grenze der ohne Verletzung tolerierten Belastung schnell überschritten, schon relativ niedrige Anstoßgeschwindigkeiten sind lebensbedrohend. So ergaben Untersuchungen der New Yorker Polizei, daß bei 22% der im Stadtgebiet New York tödlich verunglückten Fußgänger die Geschwindigkeit des kollidierenden Fahrzeuges nur maximal 14 mph (= 22,4 km/h) betragen hatte (WEINREICH 1979).

Es bestehen direkte Parallelen zwischen der Aufprallgeschwindigkeit und der Schwere aller Verletzungen und der der Schädel-Hirn-Verletzungen, wie sich aus Abb. 173 ergibt.

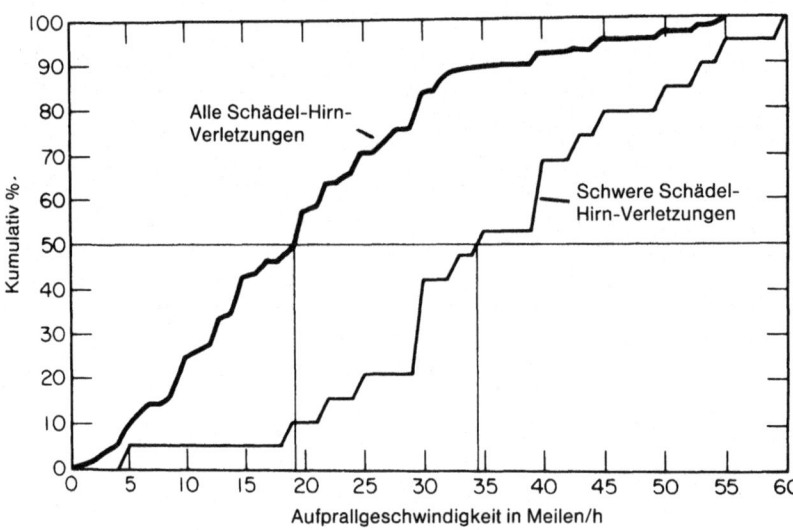

Abb. 173. Schwere aller Verletzungen und schwerer Schädel-Hirn-Verletzungen auf die Aufprallgeschwindigkeit bezogen (Meilen/Stunde). (Aus PRITZ 1983)

3. Kollisionen zwischen PKW und Fußgängern

Kollisionen zwischen PKW und Fußgänger wurden untersucht von: KAMIYAMA u. SCHMIDT (1970), KIELHORN (1972), WEINREICH (1979), LANGWIEDER et al. (1980), GLAESER (1983), LESTRELIN et al. (1983), PRITZ (1983) sowie VAN WIJK et al. (1983).

In einer sorgfältigen Studie werteten GEORG SCHMIDT et al. (1983) 385 Sektionsfälle des Institutes für Rechtsmedizin der Universität Heidelberg aus den Jahren 1973 bis 1977 aus. Die Ergebnisse werden im folgenden zusammenfassend dargestellt:

Die *Fußgänger* wurden nahezu alle an Kopf, Thorax, Bauch und Extremitäten verletzt *(Polytraumatisierung)*; 60 % aller Kopfverletzungen und 24 % aller Wirbelsäulenverletzungen wurden mit einem ATS ≥ 4 bewertet (lebensgefährliche, kritische oder tödliche Verletzungen). Wirbelsäulenverletzungen (bei 158 Getöteten) traten in etwa 47 % isoliert an der HWS, in 30 % isoliert an der Brust- und in 10 % an Hals- und Brustwirbelsäule auf. Diese Zahlen verdeutlichen, daß beim Fußgängerunfall die Belastbarkeitsgrenze der Hals- und Brustwirbelsäule z. T. erheblich überschritten werden. Die größte Gruppe der tödlich verletzten Fußgänger bildeten die älteren Menschen über 60 Jahre. Der Tod wurde bei 36,6 % der Fälle durch überwiegenden Einfluß der Verletzungen am Kopf verursacht. Bei Kollisionsgeschwindigkeiten größer als 36 km/h kann bei pontonförmigen Fahrzeugen mit einem Kopfanprall an der Windschutzscheibe gerechnet werden. Kopfanprall auf der Fahrbahn war in etwa einem Drittel der Fälle die verletzende Ursache.

Schädel-Hirn-Verletzungen mit zentralem Versagen von Atmung und Kreislauf war mit 36,6 % die häufigste Todesursache.

4. Verletzungsmuster von Fußgängerunfällen bei Kindern

SCHULLER u. BEIER (1985) untersuchten 54 Fußgänger/PKW-Kollisionen mit Beteiligung von Kindern im Alter von 2–14 Jahren (34 nichttödliche und 20 tödliche) im Hinblick auf Abhängigkeiten der Verletzungsmuster und Verletzungsursachen von der Anstoßgeschwindigkeit.

Zu den wesentlichen Elementen der Anstoßgeometrie beim Fußgängerunfall im weiteren Sinne gehören, wie die Autoren schreiben, die Kollisionsgeschwindigkeit, die Stellung der Personen im Bezug auf das Fahrzeug zum Zeitpunkt des primären Anstoßes sowie die Gestaltung der Fahrzeuge in Relation zum Körper des Fußgängers (BEIER 1973; BEIER et al. 1979; ASHTON et al. 1979). „Durch diese Faktoren werden die direkten Kontaktstellen mit dem Fahrzeug, die Kinematik beim Anstoß und damit letztlich auch das Verletzungsbild geprägt."

Diese Auswertung der Verletzungsbilder in dieser Studie führte zu folgenden Ergebnissen.

Bei einem flächigen Anstoß, wo praktisch der gesamte obere Körperbereich vom primären Kontakt mit dem Fahrzeug betroffen ist, sind mit großer Häufigkeit schwere Kopf- und Thoraxverletzungen zu beobachten. Schwere Verletzungen an den unteren Extremitäten sind hier selten.

In der Gruppe, in der kleinere Kinder von einem PKW der üblichen Weise mit pontonförmiger Front erfaßt werden, erstreckt sich je nach der Größe des Kindes der Anstoßbereich vom Oberschenkelbereich bis in die Halsregion (Abb. 174). Relativ häufig findet man in dieser Gruppe bei Geschwindigkeiten ab 30 km/h Oberschenkelfrakturen. Allgemein zeigt sich, daß für die schweren Verletzungen meist der Fahrzeugkontakt verantwortlich war und daß durch den nachfolgenden Straßenaufprall leichtere Verletzungen verursacht wurden.

Bei größeren Kindern verschiebt sich die primäre Anstoßzone mehr in den Unterschenkelbereich mit entsprechend häufigem Auftreten von Unterschenkelfrakturen. Außerdem tritt hier, ähnlich wie bei Unfällen mit Erwachsenen, ein häufigeres Aufladen bis in Höhe der Windschutzscheibe auf.

Bei tiefem Anstoß ist auffallend, daß im Anstoßbereich am Unterschenkel und Oberschenkel häufig schwere Verletzungen fehlen und daß insgesamt gesehen bei dieser keilförmigen Form der Fahrzeuge der Schweregrad der Verletzungen geringer ist, als bei vergleichbaren Kollisionen in den anderen Fallgruppen.

Bei seitlichem Hinauslaufen gegen ein Fahrzeug wurden häufig Verletzungen im Gesichtsbereich und an den unteren Extremitäten beobachtet.

5. Mechanik der Kollision zwischen Kraftfahrzeugen und Fußgängern

Die Schutzmaßnahmen in der Kfz-Entwicklung haben bisher im wesentlichen zu einer Verringerung der Verletzungen der Fahrzeuginsassen geführt; entsprechende Maßnahmen, deren hohe Aggressivität gegenüber dem Fußgänger zu verringern, waren bisher noch nicht so erfolgreich. „Zwar bedrohen ihn Gallionsfiguren und kantiges Styling nicht mehr so direkt wie früher, jedoch sind mit der Entschärfung des gefährlichen Details die Möglichkeiten des Fußgängerschutzes sicher nicht erschöpft, weitere Forschungen werden wahrscheinlich zu grundsätzlichen Schutzprinzipien in der Gesamtkonzeption der Kraftfahrzeuge führen" (WEINREICH 1979).

Die *primäre Kollision* zwischen einem modernen *PKW* mit seiner typischen Pontonform und dem *erwachsenen Fußgänger* (Kinematik zwischen PKW und Dummy) erfolgt *unterhalb* des im *Beckenbereiches liegenden Körperschwerpunktes,* sie erfolgt in 75% durch frontale Karosserieteile (Abb. 175). Die Beine, meist die Unterschenkel, werden zuerst von der Stoßstange des PKWs erfaßt. Unmittelbar danach erfolgt der Anprall mehr zentral gelegener Körperanteile gegen die Haubenfläche und -kante. Dadurch wird der Fußgänger in Fahrtrichtung beschleunigt. Wichtig ist der Hinweis, daß der *Schwerpunkt* des *Fußgängerkörpers unterfahren* wird. Dadurch kommt es zu einer *Aufschaufelung* und zu einem *Aufwurf* des *Fußgängers* auf das Fahrzeug mit nachfolgendem Anprall und Aufschlag von Kopf und Oberkörper auf die Fahrzeugoberfläche. Dieser Vorgang ist weitgehend von der Geschwindigkeit des PKW abhängig. Ist die Geschwindigkeit niedrig, bleibt der Fußgänger mit dem PKW in Kontakt und fällt von der Motorhaube des bremsenden PKW herab. Bei höheren Kollisionsgeschwindigkeiten gerät der Fußgänger in eine Art von

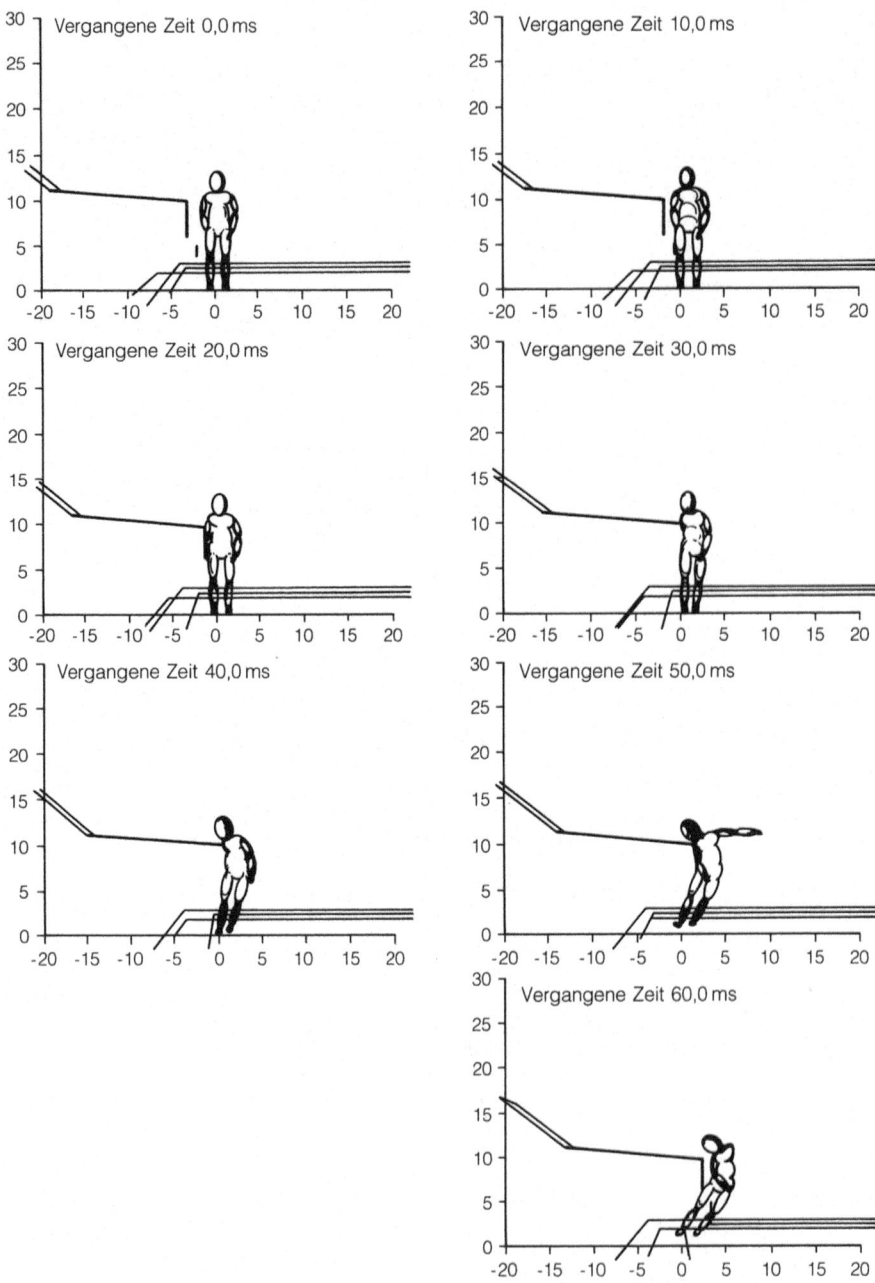

Abb. 174. Kinematik eines 6jährigen Kindes, das lateral von einem PKW erfaßt wird. (Aus VERMA u. REPA 1983)

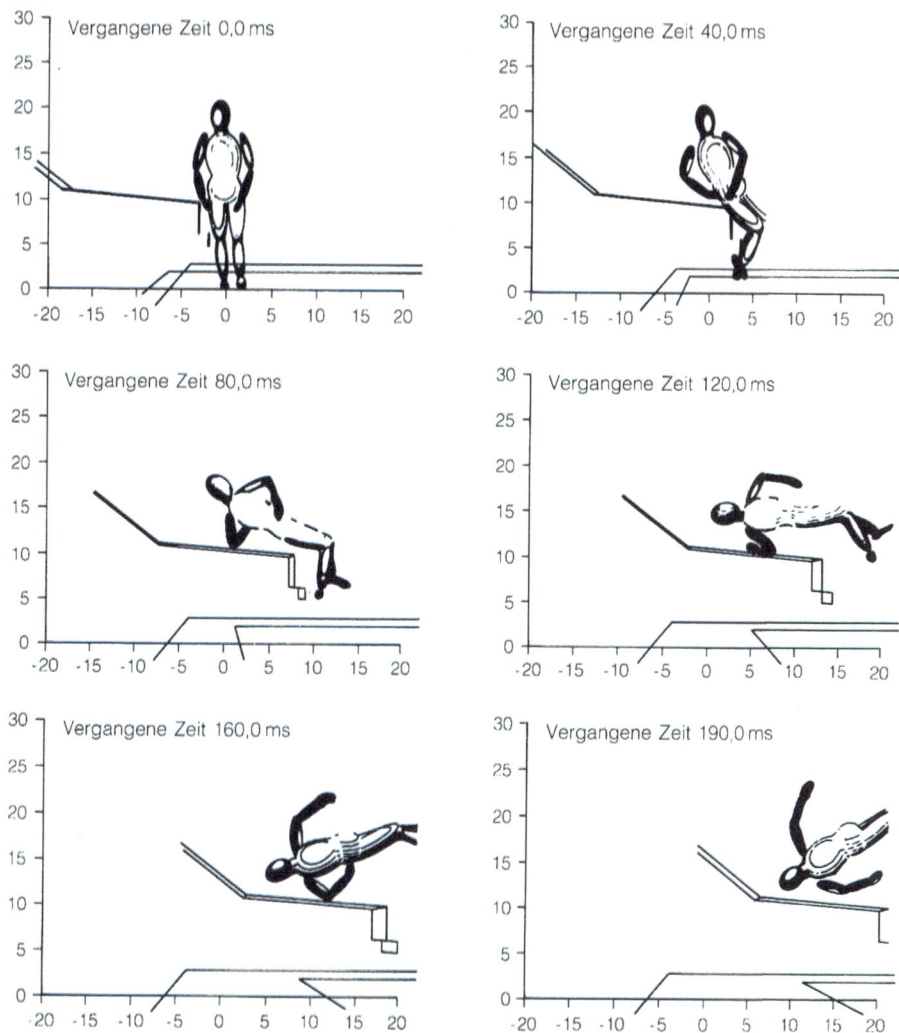

Abb. 175. Kinematik eines Erwachsenendummy, das lateral von einem PKW erfaßt wird. (Aus VERMA u. REPA 1983)

Flugbahn, dabei kann es zu *saltoförmigem Überschlagen* kommen. Am Ende dieser Flugbahn schlägt der Körper in einem verschieden weiten Abstand vom Wagen (sog. *Wurfweite*) auf der Straße auf. Die Zeitdauer eines solchen Unfallablaufes liegt zwischen 1–2 s.

Die *Flugbahn* eines von einem *PKW erfaßten Fußgängers* mit Hilfe einer lateral gerichteten am Fahrzeug befestigten Kamera ergibt sich aus Abb. 176 (PRITZ 1983). Jede solide Linie entspricht einem Zeitraum von 10 ms nach anfänglichem Beinkontakt des Fußgängers mit der Stoßstange des Wagens. Die Flugbahn des Kopfes zeigt, daß derselbe normalerweise auf der Motorhaubenoberfläche aufschlägt. Der Kopf bleibt aufgrund seiner Trägheit zunächst zurück, während obere Körperanteile bereits in Richtung zur Haubenoberfläche rotieren. In dem Moment, wenn Arm oder Schulter mit der Hauben-

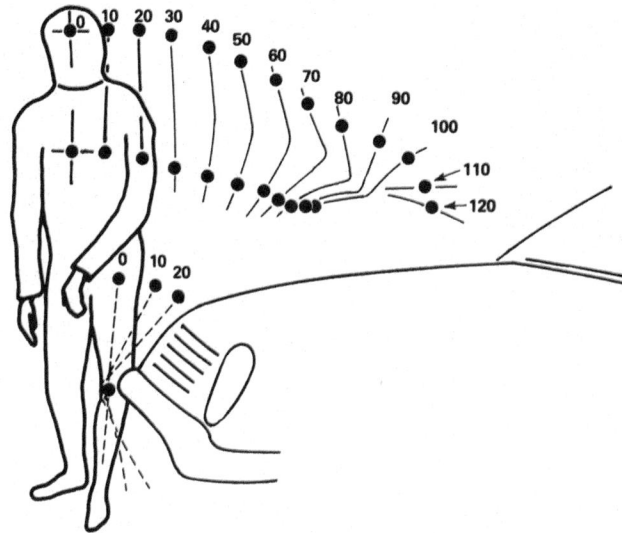

Abb. 176. Anprall eines Kompaktwagens, Baujahr 1974, gegen eine Leiche, Aufprall-geschwindigkeit 42 km/h (26 mil/h). Zeitablauf nach dem Aufprall in Millisekunden. (Aus PRITZ 1983)

oberfläche in Kontakt geraten, bewegt sich auch der Kopf sehr schnell in Richtung der Motorhaube.

Die häufigste Unfallkonstellation der Kollision zwischen Fahrzeug und Fußgänger ist der laterale Anstoß, bei dem nach STÜRZ et al. (1975, 1976) in über 90% der verunglückten Fußgänger an seitlichen Körperpartien getroffen wird.

Die Mechanik der Kollision zwischen Fahrzeug und Fußgänger ist durch experimentelle Simulation solcher Kollisionen ermittelt worden (SEVERY u. BRINK 1967; TANEDA et al. 1973; KÜHNEL u. RAU 1974; KRAMER 1975; KÜHNEL et al. 1975; TARRIERE et al. 1975). Eine ausführliche Darstellung findet sich bei WEINREICH (1979).

RAVANI et al. (1981) teilten die *verschiedenen Orientationen*, die ein *Fußgänger nach einer Kollision mit einem Kraftfahrzeug haben kann*, in 5 Gruppen: (1) *Überwurf*, (2) *Schleuderung nach vorn*, (3) *Kotflügelaufschlag*, (4) *Dachaufschlag*, und (5) *Überschlag*.

(1) Beim *Überwurf* wird der Fußgänger von vorderen Teilen des meist schon abbremsenden PKW an seinen Beinen getroffen. Die Beine knicken ein und nehmen die Geometrie der Fahrzeugvorderfläche ein. Der Torso wird über der Motorhaube gebeugt und der Thorax schlägt auf die Oberfläche der Motorhaube auf. Der Kopf, der vom Körperdrehpunkt am weitesten entfernt ist, wird in einer Art von Schleuderbewegung gegen die Motorhaube geschleudert. Schließlich kommt es auch zum Aufschlag des Kopfes auf die Motorhaube. Nach dem primären Anprall bleibt der Fußgänger gewöhnlich auf der Motorhaube liegen, bis der Wagen zum Stillstand gekommen ist. Bei diesem Typ der Kollision sind Verletzungen in vier Körperregionen zu erwarten, nämlich an den Beinen, am Becken, am Thorax und am Kopf.

(2) *Schleuderung nach vorn* kommt dann vor, wenn die Vorderfläche des Fahrzeuges den Fußgänger über seinem Körperschwerpunkt trifft. In diesem Fall findet keine Bewegung des Torsos um die Motorhaube statt. Eine solche Schleuderung nach vorn kommt häufig bei Fahrzeugen mit einer flachen Vorderfläche vor. Der Fußgänger wird fast gleichmäßig über seiner gesamten Körperfläche beschleunigt. Verletzt werden dabei hauptsächlich die Beine, der Kopf und der Thorax; ebenso können Abdomen, Becken und Arme verletzt werden.

(3) Beim *Kotflügelaufschlag* wird der Fußgänger von seitlichen Anteilen der Vorderseite des Kraftfahrzeuges getroffen. Der primäre Kontakt erfolgt an Beinen und Becken. Der Torso biegt sich in Richtung zur Motorhaube. Da der Fußgänger jedoch am Seitenrand des Fahrzeuges getroffen wird, fällt er seitlich herunter. Es kann dabei vorkommen, daß der Kopf vom Fahrzeug gar nicht getroffen wird, jedoch behält er eine gewisse Geschwindigkeit bei. Verletzungen können an den Beinen, am Becken und am Thorax vorliegen. Verletzungen des Halses und Nackens sind wahrscheinlich. Jedoch kann der Kopf verletzt werden beim sekundären Aufprall auf der Straße.

(4) Ein *Dachaufschlag* beginnt mit einer Überwurftrajektorie dadurch, daß die Beine zunächst getroffen werden und der Torso sich um das Becken auf die Motorhaube dreht. Kontakt des Kopfes mit Motorhaube und Windschutzscheibe können ausbleiben. Die Beine verbleiben nicht vor dem Fahrzeug, sondern sie folgen der Rotation des Torsos soweit, bis der Fußgänger sozusagen mit seinem Kopf auf dem Wagendach steht. Die Rotation setzt sich fort, bis der Fußgänger hinter dem Wagen auf den Straßenbelag fällt.

(5) Beim *Überschlag* liegt eine ähnliche Situation wie beim Dachaufschlag vor. Der Fußgänger wird nach einem Überschlag nach vorn geschleudert. Dabei erleidet der Kopf im allgemeinen einen schweren Kontakt mit der Straßenoberfläche. Das Verletzungsmuster kann sehr unterschiedlich sein.

Eine weitere Möglichkeit besteht darin, daß der Fußgänger überrollt werden kann. Der Fußgänger stürzt auf den Straßenbelag und wird dann vom Wagen überrollt. Es treten dabei normalerweise Verletzungen durch Quetschungen ein.

Über Beziehungen zwischen Aufprallgeschwindigkeit, Fahrzeugbeschädigung, Frakturen und „Wurfweite" bei 50 tödlichen Fußgänger-PKW-Unfällen berichteten KAMIYAMA et al. (1970):

Primäranprall: Erster Kontakt des Fußgängers mit der vorderen Stoßstange des Fahrzeuges – Anprall an die vordere Haubenfläche oder -kante – Translations- und Rotationsbeschleunigung des Fußgängers – Unterfahren des Schwerpunktes mit Aufschaufelung – Kopf- und Oberkörperaufschlag auf das Fahrzeug.

Flugphase des Fußgängers: Lösung des Fußgängers vom Fahrzeug entweder durch Abrutschen oder in freier Flugbahn, manchmal in saltoförmigem Überschlag.

Sekundäranprall: Aufprall des Fußgängers auf die Straße – Rutschen – Rollen – Ruhelage.

Die kinetische Energie der Kollision zwischen Fahrzeug und Fußgänger wird in Deformation und Dämpfung umgewandelt.

Die *primäre Kollision* zwischen einem modernen *PKW* und einem *Kind* zeigt dagegen völlig andere Bewegungsabläufe. Die *primäre Kollision* erfolgt mehr in *zentral gelegenen Körperregionen* wie Beckenregion oder Stamm. Daraus leitet sich ab, daß Kinder vom Fahrzeug umgestoßen werden. Die direkte auf den Rumpf einwirkende Gewalteinwirkung ist größer als die beim Erwachsenen (vgl. Abb. 174).

Aus dem oben Dargestellten ergibt sich eindeutig, daß die Verletzungsmuster für Verletzungen von Erwachsenen und Kindern auch im Hinblick auf die traumatischen Schäden des ZNS verschieden sein müssen.

WEINREICH (1979) untersuchte 2000 Fahrzeug-Fußgänger-Unfälle im Stadtgebiet von Braunschweig, einer mittleren Großstadt, und fand, daß Schädel-Hirn-Verletzungen mit 37,5% den häufigsten Verletzungszustand darstellen.

Braunschweig entspricht bezüglich Straßenführung, Verkehrsdichte und -regelung durchschnittlichen verkehrstechnischen Gegebenheiten einer mittleren deutschen Großstadt. Bei einer Einwohnerzahl von rund 266000 waren 1976 etwa 89000 Kraftfahrzeuge zugelassen. Diese bewegten sich auf einem Straßennetz von 442 km Gesamtlänge, das wie in allen Großstädten, besondere Gefahrenzonen aufweist. Laut Verkehrsunfallstatistik 1976 der Polizeidirektion Braunschweig konzentrierten sich 56% aller Verkehrsunfälle auf ein 29,7 km langes Teilstück des Gesamtstraßennetzes („*Netzanteil der unfallträchtigen Knoten und Strecken*").

Auch hinsichtlich der Verletzungsschwere standen Schädel-Hirn-Verletzungen absolut im Mittelpunkt der Traumatologie des Fußgängers. Die Ermittlungen zum Unfallhergang ergaben, daß den Schädel-Hirn-Verletzungen des Fußgängers im wesentlichen folgende Unfallkonstellationen zugrunde liegen: (1) Anprall des Fußgängers an den Fahrzeugbug pontonförmiger Fahrzeuge, Kopfanschlag in der Aufschöpfungsphase, (2) Anprall des Fußgängers an die Fahrzeugfront kastenförmig gebauter Fahrzeuge mit Anprall des Kopfes an vordere Fahrzeugstrukturen (Windschutzscheibe und deren Rahmen, Scheibenwischerstrukturen). Eine unfallmechanisch ähnliche Konstellation stellt der Anprall des Fußgängers an Fahrzeuge mit absolut (LKW bei Erwachsenen) oder relativ (PKW bei Kindern) hoher vorderer Motorhaubenkante dar, (3) Anprall an seitliche Strukturen durch Hineinlaufen des Fußgängers in ein vorbeifahrendes Fahrzeug und (4) Sekundäraufprall nach Lösen des Fußgängers vom Fahrzeug mit Flugbahn in Fahrtrichtung oder nach Überwurf über die Motorhaube zur Fahrzeugseite. Abbildung 177 zeigt die Kinematik eines Fußgängers, der eine Kollision mit einem PKW bei 40 km/h erlitt (3D-15 Segment Modell).

Etwa die Hälfte (48%) der schädel-hirn-verletzten Fußgänger weisen Kopfwunden auf, von denen mehr als die Hälfte (52%) im Stirn- und Gesichtsbereich liegen und je 20% an der Kopfseite oder im Hinterhauptbereich. Die restlichen 8% sind kombinierte Kopfwunden mehrerer Schädelregionen. Der Schweregrad der Schädel-Hirn-Verletzungen bei Fußgängern ergab in 81% eine Commotio cerebri und in 29% schwere Schädel-Hirn-Verletzungen. Die Häufigkeit der Schädel-Hirn-Verletzungen nahm in den Altersgruppen nach dem 40. Lebensjahr ständig zu.

Bei mehr als der Hälfte (59,5%) der Schädel-Hirn-verletzten Fußgänger liegen Schädelfrakturen vor (Schädelbasis: 12,8%, Schädelkalotte: 21,5%, kombinierte Frakturen der Kalotte und Schädelbasis: 25,2% der Schädel-Hirn-Verletzungen). Diese große Frakturhäufigkeit ist nach WEINREICH (1979) ein besonderes Merkmal der Schädel-Hirn-Verletzungen des Fußgängers.

Ein Vergleich der Schädel-Hirn-Verletzungen des Fußgängers mit denen von Autoinsassen vor der Ära höherer Angurtquoten, der von WEINREICH durchgeführt wurde, zeigte, daß die Häufigkeit von Schädel-Hirn-Verletzungen insgesamt bei beiden Kollektiven gleich groß ist, der Anteil schwerer Schädel-Hirn-Verletzungen bei Fußgängern jedoch 2,2mal und derjenige der Schädelfrakturen 1,7mal höher liegt als bei Autoinsassen ohne Rückhaltesystem.

Mit ansteigendem Alter waren Schädel-Hirn-Verletzungen zunehmend mit Schädelfrakturen verbunden. Nach dem 60. Lebensjahr liegen bei mehr als ⅔ der kopfverletzten Fußgänger Schädelfrakturen vor, wobei die Altersgruppe 60–70 Jahre mit 72% die höchste Frakturquote bei den Schädel-Hirn-Verletzungen aufwiesen. Die Altersgruppen 70–80 und 80–90 Jahre lagen mit 68,8% bzw. 69,2% nur wenig darunter. Auch die Frakturformen veränderten sich mit zunehmendem Lebensalter. In steigendem Maße treten die schweren Typen der Schädelfrakturen mit gleichzeitigem Bruch der Kalotte und Schädelbasis in den Vordergrund.

Schädel-Hirn-Verletzungen stehen, wie WEINREICH (1979) hervorhob, als Todesursache im Straßenverkehr verunglückter Fußgänger absolut im Vordergrund.

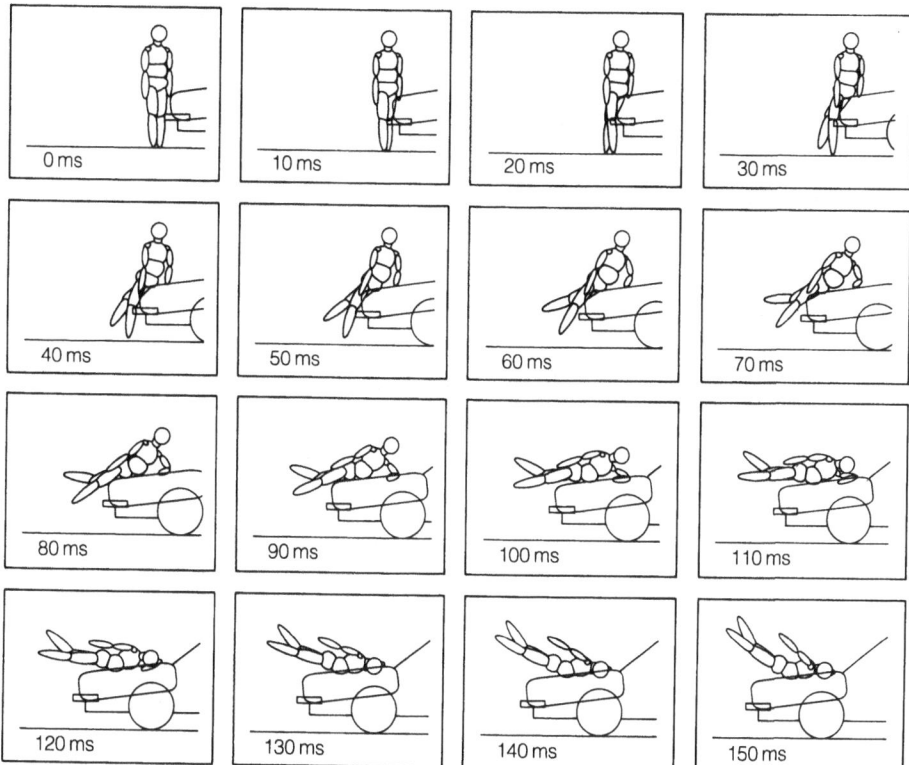

Abb. 177. Kinematik eines 15 segmentigen 3-D-Modells. Geschwindigkeit = 40 km/h. (Aus VAN WIJK et al. 1983)

Aus den Untersuchungen von WEINREICH (1979) ergab sich, daß mit 1,3% Wirbelsäulenverletzungen eine seltene Fußgängerverletzung darstellen. Die einzelnen Wirbelsäulenabschnitte waren mit folgender Häufigkeit betroffen: HWS 10, BWS 7, LWS 6, Kreuzbein 3.

In 11 von 26 Fällen, also relativ häufig, bestand die Wirbelsäulenverletzung als isolierter Schaden, in 15 Fällen lag sie in Verletzungskomplexen vor, wobei die Kombination mit Schädel-Hirn-Verletzungen im Vordergrund stand. Die HWS-Verletzungen sind ausnahmslos mit Schädel-Hirn-Verletzungen, merkwürdigerweise aber in keinem Fall mit Verletzungen anderer Körperregionen verbunden.

Es bestehen mehrere Unfallmechanismen. Die Mehrzahl der Brust- und Lendenwirbelsäulenverletzungen waren typisch lokalisierte Wirbelkörperkompressionsbrüche und überwiegend wahrscheinlich Folge von Flexionsbelastungen beim Sekundäraufprall.

Bei Kollisionen zwischen Fußgängern und Fahrzeugen kommt es häufig auch zu indirekten Verletzungen von Kopf und Halswirbelsäule, wie sie auch bei grundsätzlich gleicher Unfallmechanik bei angeschnallten Fahrzeuginsassen gesehen werden. In der Serie von WEINREICH (1979) zeigten 4 HWS-Verletzungen klinisch die klassische Symptomatik der sog. Schleuderverletzungen, insbesondere fanden sich keine Hinweise für eine direkte Gewalteinwirkung am Kopf.

Die übrigen HWS-Verletzungen in der Serie von WEINREICH entsprachen den sog. Abknickungsverletzungen mit groben Knochenveränderungen und Gefügestörungen der HWS, in allen Fällen verbunden mit einer erheblichen Schädel-

Hirn-Verletzung, jedoch nicht mit Verletzungen anderer Körperregionen. Bei diesen Verletzungen war eine direkte Gewalteinwirkung anzunehmen, entweder beim Kopfaufschlag während des Primäranpralls oder beim Landen auf der Straße mit dem Kopf voran beim Sekundäraufprall. Auf jeden Fall wirken grobe Kräfte ein, denn mit 4 Fällen ist die Zahl der Rückenmarksverletzungen mit Querschnittslähmung sehr hoch.

METTER (1984) untersuchte 59 tödliche Fußgänger-PKW-Unfälle bei Kollisionsgeschwindigkeiten zwischen 70 und 140 km/h. Als Prototypen des Unfalles bei hoher Geschwindigkeit erwiesen sich der dorsale und der ventrale Körperanstoß. Das Verletzungsmuster des Dorsalanstoßes war durch die Folgen einer extremen Retroflexion gekennzeichnet. Der ventrale Anprall führte dagegen zum Aufwurf des gestreckten Körpers. Der an sich häufige Lateralunfall, der aber vorwiegend bei niedrigen Geschwindigkeiten vorkommt, war in der Serie selten vertreten. Neben der Anstoßseite am Körper wird die Unfallmechanik auch von der Kollisionsstelle und der Bauart des PKW bestimmt. Bei den Spurenbefunden haben die Lackabrißspuren an der Kleidung einen hohen Beweiswert für die Unfallrekonstruktion.

6. Alkoholeinfluß

Dominierende Ursache verminderter Verkehrstüchtigkeit ist auch bei Fußgängern der Alkohol. Insgesamt standen 12,2% der verunglückten Fußgänger zum Unfallzeitpunkt unter erheblichem Alkoholeinfluß (WEINREICH 1979). „Ein realistischeres Bild über die tatsächliche Rolle des Alkohols im Fußgängerverkehr ergibt sich aus einer isolierten Untersuchung nur der Erwachsenen ab 18 Jahren, denn der hohe Anteil nüchterner Kinder verdünnt den Alkohol der Erwachsenen. In den reinen Erwachsenenjahrgängen waren 20,5% zum Unfallzeitpunkt alkoholisiert. Aber auch dieser auf die Gesamtzahl der Erwachsenen bezogene Durchschnittswert stellt das Verhalten männlicher Fußgänger zu günstig dar, denn an der Gesamtzahl betrunken verunglückter Fußgänger sind Frauen nur zu 4,5% beteiligt. Im Gesamtkollektiv erwachsener männlicher Fußgänger ab 18 Jahren liegt der Anteil der zum Unfallzeitpunkt Alkoholisierten bei 36,6% gegenüber nur 2,2% bei den Frauen des gleichen Altersbereiches" (WEINREICH 1979). Dabei ist zu berücksichtigen, daß bei nicht lebensgefährlich Verletzten und klaren Tatbeständen von Seiten der Polizei häufig auf eine Blutalkoholbestimmung verzichtet wird. Dadurch wurde ein Teil der Trunkenheitszustände sicherlich nicht erfaßt.

Welchen Einfluß Alkoholeinfluß auf das Schadensmuster verunfallter Fußgänger hat, wissen wir nicht; entsprechende prospektive Studien liegen nicht vor.

7. Simulierung von Fußgänger-PKW-Unfällen mit Leichen

Versuche mit *Leichen* zur *Simulierung* von *Fußgänger-PKW-Unfällen* ergaben, daß es bei seitlichem Anstoß im Beckenbereich infolge indirekten Zuges der nach unten beschleunigten Wirbelsäule zu einer Längsdehnung der HWS kommt. Bei Anstoßgeschwindigkeiten von 40 km/h beträgt die am Hals in Längsrichtung angreifende Kraft etwa 250 kp (ZINK u. SCHROEDER 1983). Wird der Fußgänger seitlich von einem PKW angestoßen, so bleibt der Kopf zunächst wegen seiner Massenträgheit an Ort und Stelle, während der Rumpf im Beckenbereich infolge des Anstoßes rasch nach seitwärts bewegt wird. Erst wenn das Becken bereits etwa 0,5 m in der Horizontalen vom Fahrzeug mitgenommen worden ist, kommt es zu einer rasch an Geschwindigkeit zunehmenden senkrechten Abwärtsbewegung des Kopfes, die zunächst praktisch frei von Biegungskomponenten des Halses ist. Der Hals wird dabei deutlich länger, die Verlängerung der HWS beträgt durchschnittlich etwa 3 cm, sie wird innerhalb 50 ms erreicht. Die Beschleunigung des Kopfes ist dabei zunächst nach unten gerichtet und beträgt bei diesem Vorgang bis zu 40 g, die innerhalb von 20–30 ms erreicht werden, was einer Längsbelastung der HWS von 150 kp entspricht. Erst im späteren Verlauf kommt es zu einer starken Seitenbeugung des Halses mit zunehmender Rotation des Kopfes. Der Bewegungsablauf wird unterbrochen durch ein Aufschlagen des Kopfes auf der Motorhaube.

Sämtliche Leichen der Serie von ZINK u. SCHROEDER (1983) wurden nach den Versuchen seziert. Es fanden sich Frakturen im HWS- und oberen BWS-Bereich, Lockerung von Bändern und Querrissen in der Intima der Halsgefäße, auch der Aorta im Bogenansatz. Regelmäßig fanden sich Becken- und Oberschenkelfrakturen. Die Verfasser diskutierten, ob die Verletzungen im Halsbereich auf diese indirekte Beanspruchung während des Anfahrvorganges zurückzuführen sind.

Als Nebenbefund ergab sich bei diesen Versuchen, daß bei Geschwindigkeiten von 40 km/h in der Regel der Kopf der Leichen ziemlich weit vorne am Fahrzeug aufschlug, nämlich je nach der Körpergröße 20–40 cm vor der Windschutzscheibe auf der Motorhaube.

8. Unfälle bei Betrunkenen

Die Literatur über Schädel-Hirn-Verletzungen bei Betrunkenen, wie auch andere Körperverletzungen ist spärlich. Es geht hier um die Frage, ob bei Betrunkenen, für deren Verletzung weder fremde Personen noch Verkehrsunfälle

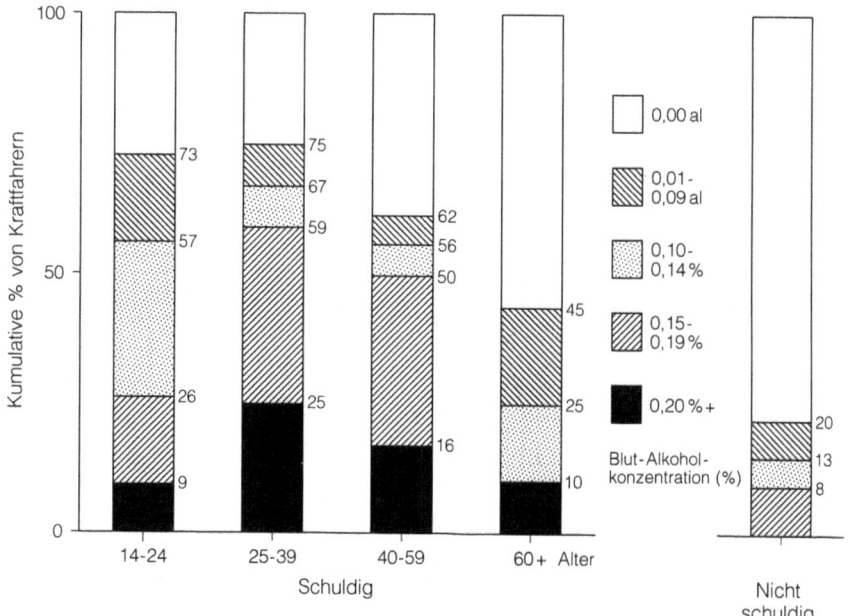

Abb. 178. Blutalkoholkonzentrationen von Kraftfahrern, die infolge von Verkehrsunfällen in Baltimore, Maryland, getötet wurden. Die linksseitigen Säulen zeigen die schuldigen Verkehrsteilnehmer nach Altersgruppen, die rechtsseitige Säule zeigt die nichtschuldigen Verkehrsteilnehmer aller Altersgruppen. (Aus BAKER u. SPITZ 1970)

verantwortlich zu machen waren, ein typisches wohldefiniertes Verletzungsmuster besteht.

POTONDI et al. (1965) veröffentlichten eine Serie von 1001 Betrunkenen, für deren Verletzung weder eine fremde Person noch ein Verkehrsunfall verantwortlich zu machen waren. Die den Körpergegenden entsprechende prozentuelle Verteilung der Körperschäden war folgende: Verletzungen am Kopf 89%, an den oberen Gliedmaßen 6%, an den unteren Gliedmaßen 3% und am Brustkorb 2%. Bei den Kopfverletzungen lagen die Schäden im Gesichtsbereich bei 63% und am Hirnschädel bei 37%.

Der Alkohol spielt in anderer Hinsicht eine bedeutsame Rolle bei Verkehrsunfällen. Er wurde als ein *bedeutender Risikofaktor* (Abb. 178) bei der *Verursachung von tödlichen Unfällen identifiziert* (BERKELMANN et al. 1985). Im einzelnen handelt es sich um *Kraftfahrunfälle, Tötungsdelikte* (BERKELMANN et al. 1985), *Suizide* (BERKELMANN et al. 1985; HLADY u. MIDDAUGH 1988) und *Stürze* (HONKANEN et al. 1993). ANDA et al. (1988) untersuchten in den USA die Beziehung zwischen der Zahl der konsumierten Getränke und der Häufigkeit tödlicher Unfälle. Individuen, die 5 oder mehr alkoholische Getränke bei einer Gelegenheit zu sich nahmen, hatten ein zweifach höheres Risiko eine tödliche Verletzung zu erleiden, Individuen die 9 oder mehr alkoholische Getränke zu sich nahmen, hatten ein 3,3mal höheres Risiko, eine tödliche Verletzung zu erleiden.

P. Sturz aus der Höhe
mit Aufschlag auf dem Boden

I. Einführung

Über *Sturz aus der Höhe* berichteten MERKEL (1926), ZIEMKE (1928), KLOSE u. VON NEUREITER (1929), VON NEUREITER u. FREY (1929), VON NEUREITER (1931), BURKHARDT (1939), DE HAVEN (1942), DÉROBERT (1965), ELBEL (1966), CUMMINS u. POTTER (1970), BERGHAUS (1978), über *Sturz in Wasser* SNYDER (1965), DALGAARD (1968), und *Sturz im Gebirge* TOVO (1908), MEIXNER (1930), FRITZ (1937).

II. Biomechanik des Sturzes

Dem der Physik weniger Vertrauten ist es oft erstaunlich, daß Stürze aus großer Höhe zuweilen überlebt werden, es werden Formulierungen gebraucht, er habe „wie durch ein Wunder" überlebt. Es ist andererseits bekannt, daß Stürze aus geringer Höhe oft zu schwereren Verletzungsschäden, oder gar tödlichen führen.

Die Gewalteinwirkung auf den menschlichen Körper ist die Folge der kinetischen Energie, die beim Aufschlagen des Körpers auf Boden oder Wasser übertragen wird. Einmal spielt die Fallgeschwindigkeit eine Rolle und zum anderen die Beschaffenheit (Deformierbarkeit) der Aufschlagzone.

Die Fallgeschwindigkeit steht in Abhängigkeit von der Fallhöhe, dem Gewicht des fallenden Körpers und hängt von dem Ausmaß des Luftwiderstandes ab.

Der menschliche Körper fällt bei Sturz aus der Höhe nicht parallel zur Körperachse, sondern der Körper dreht sich im Fall mehrfach, so daß der Aufschlag sowohl mit den Füßen voran, dem Kopf voran oder breitflächig auf Bauch oder Rücken erfolgen kann.

Die Endgeschwindigkeit für den menschlichen Körper (Fallschirmgeschwindigkeit v_F) hängt von der Körperlage beim Fall ab. Bei freiem Fall mit Brust-Bauch voran beträgt $v_F = 39$ m/s (142 km/h), bei Fuß oder Kopf voran 110 m/s (388 km/h), im Mittel (bei wechselnden Körperlagen, da der Körper beim Fall sich im allgemeinen überschlägt) etwa 75 m/s (270 km/h). Daraus ergibt sich, daß 50% von v_F (= 38 m/s) nach 80 m Fallhöhe erreicht werden, 90% (= 68 m/s) nach etwa 460 m (ohne Luftwiderstand würde bei 460 m Fallhöhe eine v von 96 m/s vorhanden sein). Bei 200 m sind 70% von v_F erreicht (v = 53 m/s). Für die Umrechnung: 1 m/s = 3,6 km/h (Nach SELLIER 1990).

III. Auswahl aus in der Literatur mitgeteilten Serien

Ein früher Bericht über 4 Beobachtungen von Stürzen aus größerer Höhe auf harten Boden stammt von BURKHARDT (1939), der anhand der erlittenen Verletzungen die Unfallmechanik zu rekonstruieren suchte. *Stürze aus großer Höhe, die z. T. Endgeschwindig-*

keiten wie im freien Fall erreichten und die dennoch überlebt wurden, wurden in sehr lesenswerten Arbeiten von SNYDER (1963, 1970, 1971) dargestellt. Eingehende Studien für *menschliche Toleranzen für Stürze aus großer Höhe in Wasser* wurden von SNYDER (1965) und *in Schnee* von SNYDER (1966) veröffentlicht, Arbeiten auf die ich nur verweisen kann. Diese lesenswerten Zusammenfassungen vermitteln eine Fülle von Befunden.

WEILER (1973) hebt hervor, daß der Sturz aus der Höhe vornehmlich in der gerichtsmedizinischen Literatur behandelt wird. In der chirurgischen Notfallambulanz ist der Höhensturz kein seltenes Ereignis. Nach BADER u. KLOTZ (1956) steht er bei den tödlichen Unfällen einer Großstadtklinik (Augsburg) nach den Verkehrsunfällen zahlenmäßig mit nahezu 20 % an zweiter Stelle, dicht gefolgt von den tödlichen Verletzungen beim Sturz zu ebener Erde. Der Autor bespricht anhand von 43 Obduktionen die Traumatologie beim Sturz aus der Höhe, ausgenommen ins Wasser, vornehmlich im Hinblick auf die unterschiedlichen Sturzhöhen. In 38 Fällen handelt es sich um eine harte, ebene Aufschlagfläche (Beton, Asphalt), in 2 um Kopfsteinpflaster und in 3 um sand- bzw. grasbewachsenes lockeres Erdreich.

In 18 der 43 Fälle handelt es sich um Suizide, die überwiegend von Frauen verübt wurden.

In 9 Fällen bewirkten schwerste innere Verletzungen den sofortigen Tod, 25 Verletzte starben auf dem Transport oder kurze Zeit nach ihrer Einlieferung in die Klinik. Überlebenszeiten von 2 h bis zu 8 Tagen konnten bei 8 Personen festgestellt werden.

Die Folgen des Sturzes aus der Höhe sind abhängig von der Fallgeschwindigkeit, der Beschaffenheit der Aufschlagfläche, der Körperhaltung beim Aufprall und vom Alter der Person.

Bei den Frakturen waren in 28 Fällen am häufigsten die Rippen befallen. Zahlenmäßig an 2. Stelle folgen die Schädelbasisbrüche (23 Fälle), die in 14 Fällen mit Frakturen der Kalotte kombiniert waren. Eine isolierte Schädeldachfraktur konnte nur einmal festgestellt werden. Die häufigste Bruchform war bei den Basisbrüchen ein Berstungsbruch vorwiegend im Bereich der mittleren und hinteren Schädelgruben. Fast jede 2. Basisfraktur bestand mit oder ohne Berstungsbruch in einem Scharnierbruch. Bei den Schädelbrüchen ließ sich keine Beziehung zur Sturzhöhe erkennen, d. h. sie wurden in etwa gleicher Häufigkeit sowohl bei geringen als auch großen Höhen beobachtet; naturgemäß waren weitgehende Zertrümmerungen des Schädels hierbei den hohen Stürzen vorbehalten.

Frakturen der Wirbelsäule fanden sich bei 9, Quetschungen des Halsmarks ohne Frakturen in 2 Fällen. Die Frakturen traten bereits bei Fallhöhen von 4 m auf und betrafen etwa gleich häufig Hals-, Brust- und Lendenwirbelsäule.

Die häufigste Verletzung war das schwere Schädel-Hirn-Trauma (28 Fälle), wobei die Kombination Hirnverletzung und Schädelbasisfraktur (18) die häufigste Kombinationsverletzung darstellte. Ein subdurales Hämatom konnte in 22 Fällen festgestellt werden. Die häufigste Todesursache war ebenfalls die Schädel-Hirn-Verletzung (15 Fälle), in weiteren 9 Fällen traten als konkurrierende Todesursache eine innere Verblutung hinzu. Bei den Schädel-Hirn-Verletzungen handelt es sich um Frakturen der Schädelbasis und/oder Kalotte sowie intrakranielle und zerebrale Blutungen verschiedensten Grades.

Für gerichtsmedizinische Belange muß auf *kombinierte Selbstmorde* hingewiesen werden: Eine 32jährige Frau hatte vor ihrem Sturz aus der 3. Etage barbiturathaltige Schlafmittel in tödlicher Dosis eingenommen. Eine 44jährige Selbstmörderin nahm vor ihrem Fenstersprung aus der 4. Etage Schlafmittel ein und brachte sich noch Pulsaderschnitte bei. Ein 31jähriger Mann versetzte sich unmittelbar vor seinem Absprung (6 m) noch 3 Stiche in Brust und Bauch. Von 43 Personen, die durch Sturz aus der Höhe zu Tode kamen, wurden bei 17 BAK bis zu 0,8‰ festgestellt und bei 3 bestand eine BAK von 0,8 – 2,0‰. Bei 8 Personen wurden Konzentrationen über 2‰ ermittelt; eine Selbstmörderin war mit 2,9‰ hochgradig alkoholisiert bei einer Urin-Alkohol-Konzentration von 3,9‰. Nur 13 der erwachsenen Personen waren nicht alkoholisiert.

ELBEL (1966) konnte hingegen in seinem Material von 35 Höhenstürzen, darunter befanden sich 29 Unfälle, nur zweimal einen positiven Blutalkoholwert ermitteln.

SMERLING (1977) untersuchte 125 Fälle von Sturz aus der Höhe im Hinblick auf Verletzungsarten und Todesursachen. Nicht selten fehlten der massiven Gewalteinwirkung beim Aufschlag entsprechende Schäden der Haut, ein Umstand, der auf deren großer

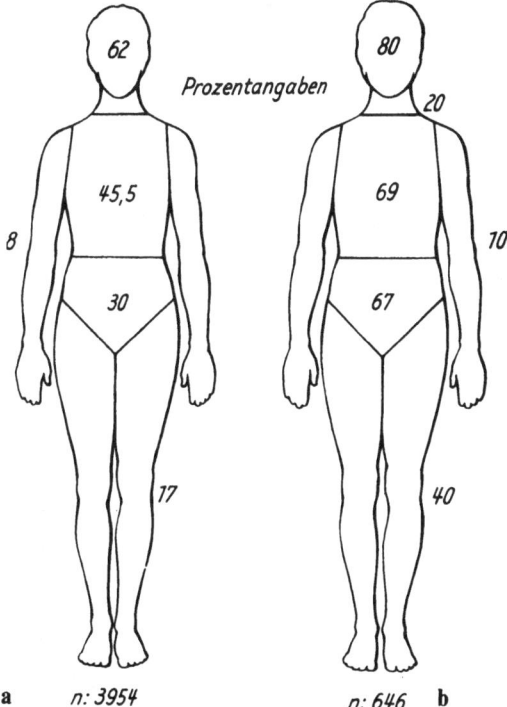

Abb. 179. Polytrauma **a** bei Unfällen und **b** nach Sturz aus der Höhe (Aus LEOPOLD 1985)

Widerstandsfähigkeit beruht. Bizarre Verletzungen können beim Aufschlag auf Gitter, Pfosten etc. vorkommen. Vollständige Durchtrennungen des Rumpfes bei Aufschlag auf ein Geländer können vorliegen. Es fanden sich auch Pfählungsverletzungen durch Aufschlag auf einen Pfosten eines Kellergitters.

In seltenen Fällen kann der Körper eines Abstürzenden auf einen zufällig an der Auftreffstelle befindlichen Passanten aufschlagen, diesen erheblich verletzen oder gar töten. Der Abstürzende kann dabei überleben.

WILLENBERG et al. (1984) berichteten über das Verletzungsmuster beim Sturz aus der Höhe. Die Analyse der Verletzungsmuster von 75 Patienten, die nach einem Sturz aus der Höhe eingeliefert wurden, ergab, daß sichere Korrelationen zwischen Fallhöhe und bestimmten Verletzungen nicht nachweisbar waren. Die Verletzungen Alkoholisierter waren, auch bei geringer Fallhöhe, schwerer. Fraglicher bzw. sicherer Alkoholeinfluß lag bei 29 Patienten vor. Die mittlere Altersgruppen (25–30 Jahre) dominierten. Die Freizeitunfälle lagen mit 44 vor den Straßenunfällen (14) und den Suiziden (9).

Die Verteilung der verletzten Körperregionen bei Polytraumatisierten bei Unfällen zeigt Abb. 179a, die nach Sturz aus der Höhe Abb. 179b (LEOPOLD 1985).

Suizidanten bevorzugen bestimmte Bauwerke oder Brücken: Eiffelturm, Vendomesäule, Notre-Dame, Paris; *Großhesseloher-Brücke* bei München; *Invalidensäule* in Berlin; *Kleinebelts-Brücke*, Dänemark; *Mississippi-Brücken* (50 m hoch) in New Orleans; *Empire State Building*, New York; *Fujiyama*, Japan; *Golden Gate-Brücke*, San Franzisco; die *Clifton George-* und *Suspension-Brücke* in Bristol, England; die *Waterloo-Brücke* in London; die *Donaubrücken* bei Budapest; die *Hochbrücken über den Nord-Ostseekanal;* die *Viadukte über den Rhein* bei Basel, etc.

IV. Tötungsdelikte durch Fenstersturz
und Herabstürzen im Gebirge

Der Fenstersturz kann unter dem Begriff *Sturz aus der Höhe* subsummiert werden.

In der gerichtsmedizinischen Literatur ist besonders jenen Fällen besondere Aufmerksamkeit gewidmet worden, bei denen ein *fremdes Verschulden beim Absturz aus der Höhe nachgewiesen werden konnte.*

SMERLING (1977) erwähnte in diesem Zusammenhang die historisch berühmtesten Vorfälle, die zweifellos die *Prager Fensterstürze* von 1419 *(1. Prager Fenstersturz)* und 1618 *(2. Prager Fenstersturz)* sind – „beides Ereignisse, bei denen Gesinnungs- und Glaubensprobleme durch das Hinauswerfen politischer Gegner aus den Fenstern ihrer Amtssitze zu lösen gesucht wurden."

Am 30. Juli 1419 waren Hussiten mit ihrem Anführer nach einer verbotenen Messe vor das Neustädter Rathaus in Prag gezogen und hatten die Freilassung von inhaftierten Glaubensgenossen gefordert. Als das verweigert wurde, stürmten sie das Rathaus und stürzten 13 königliche Beamte aus den Fenstern; diejenigen, die nicht an dem Sturz starben, wurden von der wütenden Menge niedergemetzelt. – Diese erste „*Defenestratio Pragensis*" war der *Auftakt zu den Hussitenkriegen* 1419–1436.

Der *2. Prager Fenstersturz* ereignete sich am 23. Mai 1618 und *löste den 30jährigen Krieg aus.* Nach DIWALD packten die protestantischen Anführer zunächst den für das Verbot ihres Protestantenlagers verantwortlichen Stadthalter VON MARTINITZ, schleiften ihn zu einem Fenster des Hradschin und warfen ihn 13–17 m tief in den Burggraben, wo er aufstand, als sei nichts geschehen. Der Oberstlandrichter VON SLAVALA hielt sich zunächst verzweifelt am Fensterkreuz fest, bis er mit einem Degen an der Hand verletzt wurde und losließ. Im Sturz schlug er an einem Steinsims eines unteren Fensters und erlitt eine Wunde am Hinterkopf, überlebte aber ebenso wie sein Schreiber FABRICIUS, der zuletzt herabbefördert wurde. – Als Erklärung für das „wundersame" Überleben der 3 Beamten bei letzterem Vorfall müssen bei Kenntnis der oben geschilderten physikalischen Vorgänge, weder der später hinzugedichtete Misthaufen, auf den die Opfer gefallen sein sollen, noch ein Wunder oder Zauberkünste der Betroffenen herangezogen werden. Vielmehr dürften die wegen der Kühle in den ungeheizten Burgräumen von den Beamten angelegten schweren Mäntel so viel Luftwiderstand gehabt haben, daß Fallgeschwindigkeit und Wucht des Aufschlages nicht sehr groß werden konnten.

Die Beurteilung von *Morden durch Fenstersturz* kann in einzelnen Fällen sehr schwierig sein. Der Gerichtsmediziner REUTER (1938) führte dazu aus: „Unter den Formen der vorsätzlichen Tötung nimmt die durch Fenstersturz sowohl kriminalistisch als auch forensisch-medizinisch eine besondere Stellung ein, da die Tat in der Regel mit großem Raffinement von Seiten des Täters ausgeführt wird und die Differenzierung gegenüber Verunglückung und Selbstmord durch Sturz aus bedenklicher Höhe Schwierigkeiten bereitet."

Tötungsdelikte, einen Erwachsenen aktiv aus einem Fenster hinauszustoßen, sind selten, wohl deshalb, weil es kaum möglich ist, einen voll bewußtseinsklaren Erwachsenen in eine Stellung zu bringen, die eine Voraussetzung für ein Hinausstoßen aus einem Fenster erlaubt. *Anders ist die Situation im Gebirge, wo derartige Tötungsdelikte einfacher durchgeführt und als ein Unfallereignis getarnt werden können* (TOVO 1908; MEIXNER 1930; FRITZ 1937).

SMERLING (1977) hob hervor, daß man im kriminellen Alltag bei Verdacht auf fremdes Verschulden an einem Fenstersturz grundsätzlich zwischen Fällen mit Kleinkindern und Erwachsenen unterscheiden sollte, weil bei Kindern als Opfer die Aufklärung relativ leichter zu sein scheint. Zunächst scheidet Suizid als Ursache praktisch aus.

Um die Schwierigkeiten bei der Beurteilung solcher Fälle aufzuzeigen, füge ich 2 ausführliche Kasuistiken von REUTER (1938) an:

Fall 1: Die Polizei war verständigt worden, daß eine Frau aus dem 3. Stockwerk auf die Straße gestürzt und tot liegen geblieben sei. Die Leiche lag in Bauchlage mit dem Kopf gegen die Straße und mit den Füßen gegen den Gehsteig gerichtet. Es lagen schwere Gesichtsverletzungen und Schädelfrakturen vor. Schon bei der *ersten Leichenbeschau* fielen an der rechten Halsseite 4 oberflächliche Kratzer und eine erbsgroße isolierte Abschürfung der Haut in der Kinngegend etwas rechts von der Mittellinie auf, die nach Form und Lage zur Annahme berechtigten, daß dem Sturz aus dem Fenster ein gewaltsamer Angriff gegen den Hals der Getöteten vorangegangen war. Die schichtweise Präparation der Weichteile der rechten Halsseite ergab, daß unter den erwähnten Verletzungen der Haut überall dunkelschwarzrote, aus geronnenem Blut bestehende Blutaustretungen vorhanden waren.

Der Autor führte aus, daß die unteren Kopf- und Brustverletzungen durch eine erhebliche stumpfe Gewalt, in dem vorliegenden Falle durch Sturz aus dem 3. Stockwerk auf das Straßenpflaster, zustande gekommen seien.

Bezüglich der kratzerförmigen Verletzungen der Haut an der rechten Halsseite vertrat der Autor die Meinung, daß sie nicht Folge des Sturzes sein konnten, sondern daß daraus geschlossen werden müsse, daß dem Fenstersturz ein gewaltsamer Angriff gegen den Hals, ein Würgeakt, vorausgegangen sein müsse.

Der Ehemann gab schließlich zu, die Frau gewürgt und dann zum Fenster hinausgeworfen zu haben; er wurde des beabsichtigten Mordes für schuldig erkannt.

Fall 2: Der Ehemann sucht die Polizei auf und berichtete, die Ehefrau habe sich nach einem geringfügigen Streit mit der Schwiegermutter durch ein Fenster im 3. Stock in den Hof gestürzt und sei tot liegen geblieben. Auch diese Leiche wurde in Bauchlage in einer Blutlache gefunden.

Die Besichtigung des Zimmers ergab, daß in der Wohnung Unordnung herrschte, man gewann den Eindruck, daß von einer Person Maßnahmen getroffen worden waren, um unter Mitnahme von Habseligkeiten die Wohnung zu verlassen. Eine Zeugin, die sich zur kritischen Zeit in ihrem der Wohnung der Abgestürzten gegenüberliegenden Zimmer befand und den Fenstersturz beobachten konnte, gab an, sie hätte wahrgenommen, wie der Körper der Frau zunächst in waagrechter Lage mit dem Kopf voraus und dem Gesicht nach oben in der Fensteröffnung erschienen sei. Sie hätte den Versuch gemacht, mit der rechten Hand den Haken des nach außen zu öffnenden Fensters zu ergreifen, hätte aber keinen Halt finden können und sei in die Tiefe gestürzt. Sie hatte den Eindruck, die Frau habe kurz vor dem Sturz knapp vor dem Fenster ihrer Wohnung, und zwar diesem mit dem Rücken zugekehrt, gestanden. Aufgrund dieser Erhebungen wurde von seiten der Polizei angenommen, daß der Gatte, der sich zur kritischen Zeit in der Wohnung befunden haben mußte, seine Frau in der erwähnten Stellung überfallen, bei den Beinen gepackt und zum Fenster hinausgeworfen habe.

Die Verletzungen an der Leiche glichen denen des ersten Falles, sie waren zweifelsohne beim Sturz aus dem Fenster zustande gekommen. An der Vorderseite beider Oberschenkel waren kleine Quetschungsherde vorhanden, die deutlich blutunterlaufen waren. Diese 6 kleinen Verletzungen setzten die Einwirkung einer an umschriebener Stelle angreifenden stumpfen Gewalt voraus. Der Schluß war begründet, daß sie durch brüskes Anfassen des Körpers zustande gekommen seien. Der objektive Befund an der Leiche spreche für einen dem Fenstersturz vorausgegangen Angriff des Täters. Der Täter wurde des Mordes angeklagt, für schuldig erkannt, aber begnadigt.

V. Stürze aus der Höhe in Wasser

Die ersten Autoren, die sich mit der Frage befaßten, ob beim Sturz aus der Höhe auf Wasser schwere und sogar tödliche Verletzungen entstehen können, bejahten diese Frage. Während MERKEL (1926) die Ansicht vertrat, daß bei Aufschlag auf Wasser keine Knochenbrüche auftreten können, bejahte ZIEMKE (1928) das Auftreten von Knochenbrüchen, wie auch bei Aufschlag auf festen

Boden, da „die Wasseroberfläche eine ähnliche Wirkung ausübt wie eine erhebliche stumpfe Gewalt mit breiter Angriffsfläche".

KLOSE u. VON NEUREITER (1926) hatten über einen Unfall berichtet, bei dem sich bei einem Fallschirmspringer, der aus 1200 m aus einem Flugzeug absprang, der Fallschirm zunächst entfaltet hatte, bei dem aber in 600 m Höhe die Gurte rissen, so daß der Springer im freien Fall in die Düna gestürzt war. Der Tod war die Folge zahlreicher innerer Körperschäden und Knochenbrüche. In einer weiteren Arbeit faßte VON NEUREITER (1931) seine Erfahrungen zusammen: „Theoretische Erwägungen und Erfahrungen beweisen uns, daß sich am menschlichen Körper beim Sturz aus großer Höhe ins Wasser durch den Aufprall auf den Wasserspiegel Knochenbrüche und andere schwere und schwerste Verletzungen wie beim Fall auf eine feste Unterlage ausbilden können. Die Wasseroberfläche vermag eben unter Umständen eine ähnliche Wirkung auszuüben wie eine erhebliche stumpfe Gewalt mit breiter Angriffsfläche."

Hervorzuheben ist, daß ein breitflächiges Aufschlagen auf der Wasseroberfläche keinen wesentlichen Unterschied zum Aufprall auf festen Boden ergibt. Unabhängig von der Auftreffgeschwindigkeit wird die kinetische Energie beim Aufschlag auf Wasser in weniger als 5 m Wassertiefe aufgebraucht. Ein wesentlicher Anteil der Energie wird aufgebraucht, um die über dem Körper entstehende aufspritzende Wassermasse hochzutreiben. Um den Körper entsteht bei Eintritt in das Wasser eine Lufthülle, die die Körperoberfläche vergrößert und die eine zusätzliche verzögernde Wirkung hat. Beim Aufschlag eines menschlichen Körpers auf Wasser können Druckkräfte in einer Größenordnung von etwa 1300 kg/cm^2 auftreten, ein Wert, der schon im Schwellenbereich für Knochenfrakturen liegt.

VI. Toleranzwerte für Maximalverzögerung bei Sprung in Wasser

Diese Toleranzwerte wurden ermittelt von Personen, die aus großer Höhe in Wasser sprangen, teils in suizidaler Absicht. Die kritische Aufprallgeschwindigkeit auf Wasser im Hinblick auf Überleben beträgt für den Menschen etwa 100 ft/s, mit den Füßen voran und 97 ft/s mit dem Kopf voran Körperorientierung (SNYDER 1965; SNYDER u. SNOW 1967).

DALGAARD (1968) berichtete über 9 Fälle von *Abspringen von der 33 m hohen Kleinebelts-Brücke*, die tödliche Verletzungen erlitten bzw. ertranken und 3 weitere Suizidanten, die ihre Sprünge überlebten. Die Kleinebelts-Brücke ist mit 1200 m Länge und bis zu 33 m Höhe die zweitlängste und höchste Großbrücke Dänemarks.

1. Absprünge mit tödlichem Ausgang

1) 1938, 45jähriger Mann, D-Zug hält auf der Brücke an, Zugführer stürzt sich hinaus. Nach 9 Monaten gefunden, starke Verwesung.
2) 1949, 36jährige Frau, Zeugin Jehovas, die kürzlich aus einer Heilanstalt entlassen wurde. Sprung wurde beobachtet, Überlebenszeit 38 Tage. Glutealhämatom, Frakturen der Wirbelsäule, später Phlegmone.
3) 1953, 63jähriger Mann, halluzinierender Schizophrener, aus einer Heilanstalt entwichen. Sprung wurde beobachtet.
4) 1955, 26jähriger Mann, am Strand gefunden. Nach Tod seiner Frau am gleichen Tag abgesprungen. Frakturen des Schädels und der Vorderarme.

5) 1959, 57jähriger Mann, Schizophrener, der aus einer Heilanstalt entwichen war. Sprung wurde beobachtet. Nach 13 min geborgen. HWS-Fraktur, Schaumpilz.

6) 1959, 27jähriger Mann, verschwand, hinterließ Abschiedsbrief. Motorrad wurde an der Brücke gefunden. Nach 6 Tagen gefunden, trug Sturzhelm, Fraktur der HWS, Waschhaut.

7) 1959, 46jähriger Mann, soeben vom Arbeitsplatz entlassen, Abschiedsbrief am Absprungsort. Nach 14 Tagen gefunden, Verwesung.

2. Absprünge mit Überleben

1) 1959, 46jähriger Mann, Rechtsanwalt mit akuter Depression, Sprung wurde beobachtet, sofort gerettet, trug nur oberflächliche Hämatome davon.

2) 1961, 18jährige Frau, Patientin in einer Heilanstalt schlägt einer Freundin gemeinsamen Sprung vor, springt selbst. Wirbelsäulenfraktur.

3) 1964, 18jähriges sensibles Mädchen springt nach Diebstahl mit Sturzhelm, Prellungen der Schulter.

Insgesamt lag bei einem Patienten eine Schädelfraktur vor, bei anderen bestanden Frakturen der Wirbelsäule (Hyperextensionsfrakturen), bei 2 Suizidanten mehrfache.

In der *Nähe von Kiel gelegene Hochbrücken* über den *Nord-Ostsee-Kanal*, die *Levensauer* und die *Holtenauer-Kanalbrücke*, liegen 42 m über dem Wasserspiegel, die *Großhesseloher-Brücke* bei München 32 m über der Isar.

Bei Todesfällen durch Sturz aus großer Höhe in Wasser muß die Frage geklärt werden, ob der Tod (1) durch Verletzungen bei Aufschlag auf die Wasserfläche eingetreten ist, (2) ob der Aufschlag auf die Wasserfläche zu einem Kommotionssyndrom mit Bewußtlosigkeit geführt hat, so daß der Betreffende ertrank, (3) ob Verletzungen bei denjenigen, die erst zu einem späteren Zeitpunkt aus dem Wasser geborgen wurden, im Wasser selbst entstanden sind, etwa Verletzungen durch Schiffsschrauben etc. und (4) ob nicht ein Bewußtloser oder schon vorher Verletzter in verbrecherischer Absicht ins Wasser geworfen wurde.

Hier werden nur die Fälle besprochen, die in tiefem Wasser aufschlagen, nicht solche, bei denen nach Durchdringen seichten Wassers noch ein Aufschlag auf dem soliden Grund stattfindet.

ZIEMKE (1928) konnte seit der Inbetriebnahme der Holtenauer Hochbrücke im Herbst 1912 bis Mai 1928 22 sichere Todessprünge ins Wasser, 21 von der Holtenauer und einen von der entfernter gelegenen Levensauer Kanalbrücke ausfindig machen.

Weiterhin gab es 11 Fälle, in denen nach dem Ort der Auffindung in der Nähe der Holtenauer Brücke und nach den Ermittlungen ein Sprung ins Wasser von der Brücke sehr wahrscheinlich war.

Von den insgesamt 33 Fällen wurde mit Ausnahme von 3 Fällen nach dem Obduktionsbefund angenommen, daß der Tod bei ihnen allen durch Ertrinken eingetreten war. „Man darf hieraus wohl den Schluß ziehen, daß in den unkomplizierten Fällen von Absturz ins Wasser aus bedeutender Höhe der Tod nahezu immer durch Ertrinken erfolgt" (ZIEMKE 1928).

Von den 3 Fällen, wo Ertrinkungserscheinungen nicht nachzuweisen waren, war der eine durch innere Verletzung nach schweren Organverletzungen zu Tode gekommen.

Die Beobachtungen liefern nach ZIEMKE (1928) eine Bestätigung für die Annahme, daß bei einem Fall ins Wasser aus großer Höhe durch das Aufschlagen des Rumpfes auf die Wasseroberfläche Weichteilverletzungen, insbesondere Zerreißungen innerer Organe hervorgerufen werden können.

ZIEMKE (1928) hob hervor, daß Knochenbrüche beim Aufschlagen auf die Wasseroberfläche aus großer Höhe bisher nicht beobachtet worden sind. Er sah jedoch bei einem 3jährigen Kind, das die Mutter von der Holtenauer Hochbrücke in den Kanal geworfen hatte, einen Sprung im Schädeldach und einen Armbruch.

Q. Zur Frage der posttraumatischen Demenz

Nach schweren gedeckten Schädel-Hirn-Verletzungen entwickelt sich gelegentlich eine *posttraumatische Demenz*. Der Kausalzusammenhang zwischen der Gewalteinwirkung und posttraumatischen Demenz wird allgemein akzeptiert. Die Zahl der mitgeteilten Beobachtungen ist nicht groß, vor allem fehlen uns detaillierte morphologische Untersuchungen.

Kasuistiken von Patienten mit *posttraumatischer Demenz* sind bisher nur in Einzeldarstellungen veröffentlicht worden (NEUBUERGER u. VON BRAUNMÜHL 1930; GRÜNTHAL 1936; CLAUDE u. CUEL 1939; STRICH 1956; CORSELLIS u. BRIERLEY 1959; MIFKA 1966; RUDELLI et al. 1982).

Es unterliegt keinem Zweifel, daß wiederholte und gehäufte Gewalteinwirkung, wie sie etwa bei Boxern oder Steeplechase-Rennreitern vorkommen, zu einer sicheren, oft progredienten Demenz führen können. Man spricht bei Boxern von der sog. „*Schlagtrunkenheit*" („Punchdrunkness"), für Einzelheiten verweise ich auf S. 139.

Man darf aber nicht allein daraus schließen, wenn sich eine Demenz nach wiederholten und gehäuften Gewalteinwirkungen entwickelt, daß sich dann auch eine solche nach einer einzelnen stumpfen Gewalteinwirkung einstellen muß. Ein solcher Schluß mit m. E. nicht zulässig, da es sich dabei sicherlich um zwei verschiedene Prozesse mit einer unterschiedlichen kausalen und formalen Pathogenese handelt.

Die Existenz einer posttraumatischen Demenz nach einer einzelnen stumpfen Gewalteinwirkung läßt sich im Einzelfall dadurch belegen, das Brückensymptome vom Augenblick der einwirkenden Gewalt bis zur ausgeprägten Demenz vorliegen.

Eine andere Frage ist die, ob eine Gewalteinwirkung gegen den Kopf als ein begünstigender Faktor in der Pathogenese einer präsenilen Demenz (Alzheimer-Erkrankung) anzusehen ist. Die Rolle der Gewalteinwirkung ist hierbei noch umstritten.

NEUBUERGER u. VON BRAUNMÜHL (1930) teilten die Krankengeschichte eines 56jährigen Patienten mit, der im Alter von 22 Jahren eine Schädel-Hirn-Verletzung erlitten hatte. Es entwickelte sich eine Demenz. Senile Plaques fanden sich im Großhirn der Umgebung einer alten Narbe.

GRÜNTHAL (1936) berichtete über einen Patienten mit einer schweren Schädel-Hirn-Verletzung, die viele Jahre vor seinem Tod erfolgte. Es fanden sich zahllose senile Plaques im Gehirn und in meningokortikalen Gefäßen.

CLAUDE u. CUEL (1939) teilten die Krankengeschichte einer Patientin mit, die nach einer Schädelfraktur im Alter von 50 Jahren eine Demenz entwickelte. Sie starb 5 Jahre später und zeigte histologisch Veränderungen einer Alzheimer-Erkrankung.

RUDELLI et al. (1982) legen eine Kasuistik vor, die zumindest eine Diskussion über eine mögliche unterstützende Rolle, die eine schwere Gewalteinwirkung für die Ausbildung einer typischen Alzheimer-Demenz hat, zuläßt.

Der 38jährige Patient verstarb 16 Jahre nach einem Unfall unter den typischen klinischen und pathomorphologischen Befunden einer präsenilen Demenz. Der Patient war 4 Wochen nach dem Unfall mit einem noch mäßiggradigen hirnorganischen Syndrom aus klinischer Behandlung entlassen worden. Innerhalb der nächsten 18 Monate kam es zu einer stetigen Besserung eines Zustandsbildes. Erst dann begann sich ein zunehmender Abbau zu entwickeln, es kam zu einer Persönlichkeitsänderung und einem intellektuellen Abbau. Der Patient verstarb nach 14 Jahren unter dem Bilde einer progredienten schwersten Demenz an einer septischen Komplikation.

Sicherlich ist ein Bejahen des Zusamenhanges zwischen Unfall mit Gewalteinwirkung und Alzheimer-Demenz zunächst verlockend. Aber die Autoren selbst zögern, einen kausalen Zusammenhang anzunehmen, sondern halten es für ein zufälliges Zusammentreffen. Sie schließen jedoch die Möglichkeit einer auslösenden Rolle für die Entwicklung einer präsenilen Erkrankung nicht aus. Die strittige Frage, „Gewalteinwirkung und Alzheimer-Erkrankung" kann, wie ich weiter oben schon hervorhob, nur durch solide und fundierte neuropathologische Untersuchungen von Gehirnen entsprechender Beobachtungen entschieden werden. Solche Falldarstellungen sollten mehr Autoren anregen, sich mit der Kontroverse „Gewalteinwirkung und Alzheimer-Erkrankung" zu befassen.

R. Autopsietechniken

I. Hirnschnitt nach Flechsig

KRAULAND (1982) hob hervor, daß eine Durchspülung des Gehirns mit Härtungsmitteln in allen jenen Fällen unzweckmäßig ist, bei denen Schlagaderverletzungen oder Aneurysmen zu erwarten sind, weil Blutgerinnsel als wichtige Hinweise für ein vitales Geschehen weggespült und Rupturstellen erweitert werden können. Er wendet grundsätzlich den Flechsig-Hirnschnitt an (Durchtrennung des Gehirns in der Sägeschnittebene). Der Sägeschnitt bei der Eröffnung des Schädels wird durch die Glabella und den am weitesten vorspringenden Punkt am Hinterhaupt geführt.

Die innere Hirnhälfte läßt sich danach nach den Erfahrungen von KRAULAND (1982) unter Schonung der großen Schlagadern der Schädelhöhle entnehmen. Die Hirnhälften werden dann in Formalin eingelegt, sie härten rascher durch als das unzerteilte Gehirn. Danach können die beiden Hälften immer noch zusammengefügt und in Frontalscheiben zerlegt werden.

Ich stimme KRAULAND zu, daß man den Flechsig-Hirnschnitt immer dann anwenden soll, wenn (1) eine *subdurale Blutung* gefunden wurde, und (2) zum *Nachweis von traumatischen Schäden an den großen Hirnschlagadern oder Aneurysmen*.

(1) Beim *Vorliegen einer subduralen Blutung* präpariert man die obere Gehirnhälfte mit der anhaftenden Dura mater mit Hilfe eines Spatels vom Inneren des Schädeldaches ab. Dabei lassen sich evtl. gerissene Brückenvenen am besten nachweisen, sowie Blutgerinnsel zwischen harter Hirnhaut und Hirnoberfläche am einfachsten darstellen. In diesem Zusammenhang hebt KRAULAND jedoch hervor, daß alle weiteren Spezialuntersuchungen nach dem Vorschlag von WERKGARTNER (1922) erst am gehärteten Gehirn durchgeführt werden sollten.

(2) Für den *Nachweis von traumatischen Schäden an den großen Hirnschlagadern* hat KRAULAND (1982) folgendes Verfahren angegeben: Nach leichter Anhärtung in Formalin wird die Arachnoidea gespalten und die noch nicht ganz feste Blutschicht im Subarachnoidalraum mit der stumpfen Sonde ganz vorsichtig, am besten unter einem Operationsmikroskop und leichter Spülung, von den Blutanhaftungen befreit; auf die Verzweigungen der Hirnschlagader, dem Sitz von Aneurysmen ist dabei besonders zu achten. Zur Darstellung des Circulus arteriosus cerebri und der großen Hirnschlagadern ist es dazu notwendig, Schläfenpole und die Gyri recti abzutragen, um die Inselarterien und vorderen Hirnschlagadern mit der A. communicans ant. freizubekommen. Freilich, räumt KRAULAND ein, müsse man in Kauf nehmen, daß dabei Gerinnselformationen an einer verborgenen Blutungsquelle beschädigt werden; dies geschieht aber auch, wenn man das frisch geronnene Blut ohne Härtung entfernt, oder z.B. eine

Methylenblaulösung zur Darstellung der Blutungsquelle injiziert. Bei einem solchen Vorgehen ist es zu erwarten, daß ein vitales Gerinnsel weggespült wird oder Blut in die Rißspalten eindringt, wodurch die Einschätzung, vital oder sektionstraumatisch, Schwierigkeiten bereitet.

II. Untersuchung der Schlagadern am Hirngrund

Sind die Schlagadern am Hintergrund freigelegt, werden eventuelle Skizzen oder fotografische Aufnahmen angefertigt. Dann werden sie vorsichtig vom Hintergrund freipräpariert. Dazu müssen die Seitenzweige in etwa 10 mm Entfernung vom Hauptstamm und die kleinen, an das Hirngewebe einstrahlenden Zweige, scharf durchtrennt werden. Danach kann der ganze Circulus arteriosus cerebri Willisii abgehoben und genau inspiziert werden.

Zur Technik der systematischen histologischen Untersuchung des Circulus arteriosus cerebri mit den großen Gefäßstämmen in Serienschnitten verweise ich auf die detaillierten Ausführungen von KRAULAND (1982).

III. Aufarbeitung des Gehirns

Die Überlegenheit der Flechsig-Technik für die beiden oben genannten Indikationen ist evident. Ich stimme jedoch nicht zu, den Flechsig-Schnitt grundsätzlich anzuwenden. Eindeutig vorzuziehen ist die Methode, das Gehirn in toto aus der Schädelhöhle zu entnehmen und zunächst in Formalin zu fixieren. Das entnommene unfixierte Gehirn wird mit seiner Basis nach oben in ein mit 10% Formalin gefülltes Gefäß gelegt. Die weichen Häute zwischen der Zentralfläche des Mittelhirns und dem Pons werden nahe der A. basilaris schlitzartig durchtrennt und mit einer Pinzette wird eine Schnur unter dem Gefäß durchgezogen. Die beiden seitlichen Teile der Schnüre werden leicht angezogen, so weit, daß die jetzt unten am Gefäßboden liegenden Gehirnanteile nicht mehr den Boden berühren. Das Gehirn schwimmt jetzt frei in der Fixierungsflüssigkeit und ist dadurch keinen Deformationen ausgesetzt. Der Deckel des Gefäßes hält mit seinem Rand die beiden Schnüre in der richtigen Position. *Die Formalinlösung wird am nächsten Tag erneuert und das Gehirn wird für wenigstens eine Woche fixiert.* Dieser Wechsel ist imperativ!

Formaldehyd ist ein Gas, die *konzentrierte Formaldehydlösung beträgt 40%.* Bei der Verdünnung in 10% Formalin ist davon auszugehen, daß die 40% gesättigte Lösung von Formaldehyd konzentriertes 100% Formalin darstellt. Eine 10% Lösung bedeutet also ein Teil gesättigte (100%) Formaldehydlösung und 9 Teile Wasser. Es bedeutet nicht, dem 40%igen Formaldehyd 3 Teile Wasser hinzufügen, um eine 10%ige Lösung zu erhalten, das würde eine 25%ige Formalinkonzentration bedeuten, die zu konzentriert ist! Dabei werden nur die äußeren, dem Formalin zugewandten Hirnschichten, fixiert, während die inneren Hirnschichten unfixiert bleiben.

SPATZ (1941) hat empfohlen bei Schußwunden vor Eröffnung der Schädelhöhle eine Vorfixierung des Gehirns durch 10% Formalin durch beide Karotiden vorzunehmen, vgl. Bd. 13/VI.A dieser Reihe, s. S. 497.

IV. Zerlegung des gehärteten Gehirns

Das *gehärtete Gehirn* wird in *Frontalscheiben zerlegt*, nachdem der *Hirnstamm durch den von* SPATZ *angegebenen Mittelhirnschnitt abgesetzt wurde.* Diese Zerlegung liefert die beste Technik für die Beschreibung, fotografische Dokumentation und histologische Untersuchung. Die Frontalscheiben werden von frontal nach okzipital so angeordnet und hingelegt, daß der Untersucher immer auf den posterioren Aspekt jeder Frontalscheibe schaut. Mit anderen Worten, alles was links vor ihm liegt entspricht auch seinem Körperschema links, und alles was rechts vor ihm liegt, entspricht auch seinem Körperschema rechts. Die Fotografie einer einzelnen, mehrerer oder aller Frontalscheiben erfolgt immer in dieser Richtung. Sollte eine Ausnahme notwendig werden, daß eine Frontalscheibe von vorn fotografiert werden muß, ist das auf der Aufnahme oder in der Legende sichtbar zu machen. Der große Vorteil dieser Technik liegt darin, daß Verwechslungen zwischen Gewebeschäden der linken und rechten Großhirnhemisphäre weitgehend vermieden werden.

In einzelnen Fällen kann ein Gehirn durchaus auch durch einen Mittelliniensagittalschnitt zerlegt werden, etwa bei Neoplasmen im Bereich des Balkens, etc. In einzelnen Fällen kann es durchaus auch einmal von Nutzen sein das Gehirn in der Horizontalebene zu zerlegen.

Die Zerlegung eines nichtfixierten Gehirns in tabula sollte nicht mehr vorgenommen werden. Es wurde argumentiert, daß die sofortige Zerlegung des unfixierten Gehirns aus rechtlichen Gründen notwendig sei. Rechtsmediziner sollten m. E. den Gerichten mit überzeugender Argumentation nahelegen, daß ein Gehirn nur dann lege artis aufgearbeitet und untersucht werden kann, wenn es ordnungsgemäß fixiert ist. Eine Wartefrist von 7–10 Tagen für den ersten makroskopischen Befund ist durchaus zumutbar. Ich zweifle nicht, daß Juristen dieser Wartefrist zustimmen werden, wenn ihnen die offensichtlichen Vorzüge der Zerlegung des fixierten Gehirns dargestellt werden. *Die Zerlegung eines unfixierten Gehirns in tabula, auch wenn sie von einem Gerichtsmediziner durchgeführt wird, stellt m. E. einen ärztlichen Kunstfehler dar!*

Die *histologische Untersuchung* erfolgt im Idealfall durch ein sog. *Spielmeyer-Sortiment* bzw. eine *Modifikation* desselben. Auf diese Weise erfolgt die histologische Untersuchung und Auswertung unter standardisierten Bedingungen, da immer die gleichen Gehirnregionen untersucht und in einer Serie miteinander verglichen werden können.

Die *feingewebliche Untersuchung des Gehirns* mit der von Nissl angegebenen Methode (Kresylviolett oder Thionin) ist der Hämatoxylin-Eosin-Technik vorzuziehen. Von manchen medizinischen Assistentinnen wird die Differenzierung des zunächst überfärbten Gewebeschnittes bei der Nissl-Technik ungerechtfertigt als schwierig betrachtet. Das ist nicht der Fall. Es muß darauf verwiesen werden, daß eine einzelne histologische Technik nicht alle Komponenten des Gewebes im Äquivalentbild darstellen kann, sondern daß Kombinationen verschiedener Techniken angewandt werden müssen.

V. Spezielle Autopsietechniken für die Auswertungen von indirekten Schadensmustern

Bei Auswertung von indirekten Verletzungen von Kopf und Hals-/Nackenregion bewähren sich spezielle Autopsietechniken, bei denen Gehirn, Hirnstamm und Rückenmark mit umgebenden Häuten, Knochen und Zwischenwirbelscheiben mit einer Bandsäge zunächst in der Mittelsagittalebene zerlegt werden. Es liegen dann zwei symmetrisch gleiche Seitenflächen vor. Das Material kann dann mit Hilfe zusätzlicher Sagittalschnitte, die aber jetzt nicht in der Mittelsagittalebene, sondern in einer Parasagittalebene verlaufen, weiter aufgearbeitet werden.

Auch bei Zerlegung des Rückenmarks empfiehlt es sich nicht, nur Horizontalschnitte vorzunehmen, sondern bei einigen Spezimen Längsschnitte in der Mittelsagittalebene oder noch zusätzlich in Parasagittalebenen durchzuführen.

Bei der Aufarbeitung von Präparaten, bei denen es neben traumatischen Gewebeschäden am Rückenmark auch zu solchen an der Wirbelsäule gekommen ist, empfiehlt es sich, Mazerationen vorzunehmen, da viele Frakturen bei röntgenologischer Untersuchung nicht dargestellt werden, die aber am mazerierten Präparat beschrieben werden können.

S. Zur Problematik der klinischen Diagnostik der traumatischen Schäden des Gehirns

Wenn die Gelegenheit zur pathologisch-anatomischen Untersuchung des Gehirns besteht, ist die genaue Diagnose eines traumatischen Schadens im allgemeinen ohne weiteres möglich. Es ist dann unschwer zu entscheiden, ob traumatische Gewebeschäden, wie etwa sog. Rindenprellungsherde vorliegen oder ob es sich um ein Kommotionssyndrom handelte.

Von wenigen Ausnahmen abgesehen, läßt sich mit Hilfe histologischer Untersuchungen auch feststellen, ob eine gegebene traumatische Gewebeschädigung primär- oder sekundärtraumatischer Natur ist. Anders in der Klinik, wenn es sich um gedeckte Verletzungen handelt. Beispielsweise können die sog. Rindenprellungsherde in „stummen" Hirnregionen liegen. In einzelnen Fällen fehlt die initiale Bewußtlosigkeit, trotz der primärtraumatischen Schäden. Die Unterscheidung in Commotio und Contusio cerebri war klinisch oft unmöglich. Bis zur Einführung der Computertomographie bestand nur die Möglichkeit, die Gewalteinwirkungen danach zu unterscheiden, ob sie einen Hirndauerschaden erzeugten. Es war dann neben dem Befund in der akuten Phase auch noch der Verlauf, selbst die Beurteilung der Prognose für die endgültige Diagnose wichtig. Das war sicher nicht eine ideale Lösung, gab uns aber eine Ordnung an die Hand, solange es kein einfaches klinisches Verfahren gab, das etwa ein Kommotionssyndrom und einen primärtraumatischen Hirnschaden als solche erkennbar machte. Die Bezeichnung Commotio cerebri ist auf ein klinisches Bild ohne Dauerschaden m. E. anwendbar, doch über diese Einschränkung müßte Einverständnis erzielt werden. Andererseits sollte m. E. die Bezeichnung Contusio cerebri nur dann angewendet werden, wenn es sich um eine primärtraumatischen Hirnschaden handelt; er ist durch Gewebeschäden erwiesen, die im Augenblick der Gewalteinwirkung entstanden sind. Zu oft wird zwischen kortikaler Kontusion (Rindenprellungsherd) und Contusio cerebri gar nicht unterschieden. Kortikale Kontusionen, die sog. Rindenprellungsherde, stellen eine besondere, typische Form der Contusio cerebri dar.

Eine klinische Unterscheidung zwischen einer Commotio cerebri und primärtraumatischen Gewebeschäden des Gehirns ist aber seit der Einführung der Computertomographie ermöglicht worden. Vor allem die neuen Generationen der Computertomographen mit eindrucksvollem Auflösungsvermögen erlauben uns heute diese exakte Differentialdiagnose. Einzelheiten hierzu werden im nächsten Abschnitt abgehandelt werden.

Die klinische Diagnose der *Schädelprellung* bezeichnet den *Zustand nach stumpfer Gewalteinwirkung ohne Bewußtlosigkeit, ohne Tonusverlust*, oder *anderweitige Symptome*. Wenn die Gewalteinwirkung einen Grad der Intensität besitzt, in der sie nicht das volle Bild der Commotio cerebri erzeugt, wohl aber dem Beschleunigungsbereich nahekommt, in der Hirnerschütterung resultieren kann, dann möchten wir das entsprechende Syndrom *Subcommotio cerebri* nennen. Es liegt eindeutig mehr als nur eine Schädelprellung vor, jedoch ist das Gehirn, da die Intensität der Gewalt zur Erzeugung einer Bewußtlosigkeit oder eines Tonusverlustes nicht ganz ausreicht, in unterschwelliger Form betroffen. Wir rechtfertigen diese neue Kategorie mit der experimentellen Erfahrung, daß wiederholte und gehäufte Gewalteinwirkung mit subkommotionellen Dosen schließlich einen schweren Hirndauerschaden infolge sekundärer kreislaufbedingter Alterationen verursacht. Als typisches klinisches Beispiel bieten sich die Boxerhirnschäden an. Die einzelnen Gewalteinwirkungen machen nicht einfach eine Anzahl von Schädelprellungen aus, vielmehr resultiert die *Summation der Einzeltraumen* in einem schweren Hirndauerschaden. Daß die Diagnose Hirnstammkontusion (s. Bd. 13/VII.B dieser Reihe, S. 445) und die Bezeichnung Duret-Berner-Blutungen (s. S. 449) sowie die Diagnose Bollinger-Spätapoplexie (s. S. 456) der Vergangenheit anheimgestellt werden können, vertraten wir an früherer Stelle.

Bei einer vergleichenden Betrachtung von Ergebnissen klinischer und pathologischer neurotraumatologischer Literatur muß zunächst auf die unterschiedlichen Methoden verwiesen werden. Klinische Arbeiten beruhen entweder auf retrospektiven Statistiken eines mehr oder minder großen und einheitlichen Materials oder es handelt sich um Mitteilung einer einzelnen Kasuistik oder weniger Beobachtungen, die teilweise auch pathomorphologische Befunde enthalten. Dem stehen pathologische und forensische-pathologische Kasuistiken und Serien gegenüber, wobei die Serien aus pathologischen und neuropathologischen Instituten stammen, die schwerwiegenden Unfallfolgen beinhalten, die klinisch eine mehr oder weniger lange Zeit überlebt wurden, während sich im forensisch-pathologischen Beobachtungsgut die schwersten sofort tödlichen Unfallfolgen finden.

Während ein großer Teil der veröffentlichten Serien von Unfallfolgen des ZNS aus retrospektiv ausgewertetem Material besteht, sind im letzten Jahrzehnt doch erfreulicherweise wesentliche prospektive Studien veröffentlicht worden.

Prospektive Studien haben den großen Vorteil, daß das Beobachtungsgut unter standardisierten Bedingungen aufgearbeitet werden kann. Die Sektionstechnik, die Auswahl und Zahl der histologisch untersuchten Gewebeblöcke sowie die angewandte histologische Technik kann den Erfordernissen des vorliegenden Untersuchungsgutes angepaßt werden.

Bei der *neuropathologischen Auswertung* eines *größeren Untersuchungsgutes* empfiehlt sich, für die *histologische Untersuchung* und *Auswertung* ein sog. *Spielmeyer-Sortiment von Gewebeblöcken* zu verwenden. Jeweils ein Gewebeblock von jeder Hirnregion, Hirnstamm sowie Hals-, Brust- und Lendenmark eingeschlossen, ergibt bei entsprechender Auswahl der histologischen Techniken einen *repräsentativen Überblick* über die *pathomorphologischen Veränderungen im Gehirn* und *Rückenmark.* Es empfiehlt sich bei der Untersuchung des Rückenmarks einen Teil des Gewebes auch in Längsschnitten zu untersuchen!

Die Auswertung von einem neuropathologischen Untersuchungsgut unter standardisierten Bedingungen mit Hilfe eines klassischen Spielmeyer-Sortiments oder eines modifizierten, das den Besonderheiten der wissenschaftlichen Fragestellung eines bestimmten Projektes angeglichen ist, erlaubt sowohl die Qualität als auch die Lokalisation eines Gewebeschadens präzise darzustellen. Qualität und Lokalisation eines Gewebeschadens unter Einbeziehung der jeweiligen Überlebenszeit erlauben eine genaue Beschreibung des Schadensmusters, das mit einer prospektiven Studie beispielsweise für einen bestimmten Prototyp von Unfallereignis oder einer Gewalteinwirkung bestimmten Types aus bekannter Vektorrichtung der Intensität der einwirkenden Gewalt korreliert werden kann.

Im Idealfall stehen dem Untersucher die physikalischen Daten eines bestimmten Unfallablaufes mehr oder minder ausführlich zur Verfügung. Bei experimentellen Projekten mit bestimmten Tierspezies können die notwendigen physikalischen Größen präzise gemessen werden. Diesem *mechanischen Input* (ein entsprechendes deutsches Wort hat sich nicht eingebürgert) stehen dann als *Output* der *klinische* (oder das *Verhalten des Versuchstieres*) und der *morphologische Befund* gegenüber. Die Geschehnisse können in einem Input-Output-System beschrieben werden. Jedem präzise definierten mechanischen Input steht als Output ein wohlbeschreibbares gewebliches Schadensmuster gegenüber.

Das *klassische Spielmeyer-Sortiment* oder eine den jeweiligen Gegebenheiten angepaßte Modifikation desselben stellt heute die beste und auch wirtschaftlichste Technik dar, die vorliegenden pathomorphologischen Gewebsalterationen zu beschreiben. Man kann ein Gehirn nach Einbettung vom Frontalpol bis zum Okzipitalpol in Serienschnitten untersuchen. Das ist beispielsweise in einzelnen Fällen im Institut von OSKAR u. CÉCILE VOGT geschehen. Eine solche Methode ist aber bei wissenschaftlichen Projekten, die sich mit der Auswertung von neuropathologischen Studien befassen, wegen der viel zu aufwendigen, ausführlichen und kostspieligen Technik undurchführbar. Hier hilft das Spielmeyer Sortiment weiter, denn der immer aus der gleichen Region des Gehirns, des Hirnstammes und des Rückenmarks entnommene Gewebeblock ist repräsentativ für diese Region.

T. Vergleichende pathologisch-anatomische und klinische Untersuchungen

Die Durchsicht der Literatur zeigt, daß nur wenige Serien von vergleichenden anatomisch-pathologischen Hirnuntersuchungen und klinischen Befunden von Schädel-Hirn-Verletzten vorliegen. Im folgenden wird zunächst kurz über die vorhandenen Studien berichtet.

Über die Auswertung von Befunden von Hirnverletzten aus dem 1. Weltkrieg hat KLEIST (1934) berichtet. Seinem umfangreichen Buch liegen detaillierte klinische Untersuchungsergebnisse von 276 Hirnverletzten zugrunde. Pathomorphologische Untersuchungen des Gehirns erfolgten aber nur bei 40 dieser 276 Fälle. Die Zahl der histologisch untersuchten Fälle ist noch geringer. KLEIST kam es besonders darauf an, einen *Vergleich sorgfältiger klinischer Befunde* mit dem *Ort* der *Hirnverletzung* anzustellen.

In einer Serie von 81 Hirnverletzten, über die KATZENSTEIN (1956) berichtete, wurden sowohl pathologisch-anatomische als auch klinische Befunde erhoben. Bei 6 dieser 81 Patienten wurden allerdings nur die operativ entfernten „Hirnnarben" morphologisch untersucht. Bei den verbleibenden 75 Beobachtungen betrug die Überlebensdauer in der Mehrzahl nur Minuten bis Stunden. Lediglich bei 10 der untersuchten Gehirne hatte die Hirnverletzung mehr als 2 Jahre zurückgelegen, dabei handelte es sich noch um 4 Fälle von frühkindlichen bzw. geburtstraumatischen Hirnschäden. Die Serie von KATZENSTEIN ist daher nicht geeignet, Beziehungen zwischen dem klinischen Spät- oder Dauersyndrom und dem pathomorphologischen Befund zu erarbeiten und darzustellen.

Ergebnisse anatomisch-pathologischer Hirnuntersuchungen und *klinischer Befunde* von 189 Hirngeschädigten aus dem *1. und 2. Weltkrieg* wurden 1962 von PETERS mitgeteilt. Unter dem Beobachtungsgut befanden sich 131 Hirnverletzte. Dem Autor kam es darauf an, anhand der klinischen und *pathologisch-anatomischen Befunde* durch eine *vergleichende Betrachtung* insbesondere zu Fragen des Zusammenhanges zwischen der Hirnverletzung einerseits und dem klinischen Dauersyndrom und dessen eventueller Verschlimmerung, dem Anfallsleiden, der Zerebralsklerose, der Hirninvolution und den verschiedenen zentralnervösen Prozessen andererseits Stellung zu nehmen. Von Bedeutung war ferner, durch vergleichende klinische und pathologisch-anatomische Untersuchungen die Ursache von Fehldiagnosen in 37 Fällen aufzuzeigen. Schließlich teilte PETERS 16 Beobachtungen unterschiedlicher zentralnervöser Grundleiden mit, die fälschlicherweise als traumatische Schädigungsfolgen anerkannt worden waren. In der Mehrzahl der Fälle konnte jedoch erst nach der pathologisch-anatomischen Untersuchung des Gehirns die Differentialdiagnose des Grundleidens richtig erklärt werden. In weiteren 14 Fällen wurde während des Lebens die versorgungsrechtliche Anerkennung der Hirnverletzung angestrebt, deren Vorliegen durch die pathologisch-anatomische Untersuchung ausgeschlossen werden konnte.

PETERS selbst wies darauf hin, daß die Zahl von 131 Hirnverletzten zunächst gering erscheinen mag. Der Blick auf die Literatur, den ich eingangs gab, zeigt aber, daß derart umfängliche Untersuchungen, die sowohl anatomisch-pathologische als auch klinische Befunde berücksichtigen, bisher nicht veröffentlicht wurden.

Unter den *Todesursachen* der 131 Hirnverletzten steht an *1. Stelle* der Häufigkeit der *Herzinfarkt* bei *Koronarsklerose*. Es sind 24 Fälle (18,3%). Das Durchschnittsalter beim Tod betrug 54,4 Jahre. Die durchschnittliche Überlebenszeit der Hirnverletzten mit Herzmuskelinfarkt war 24,9 Jahre, sie lag somit über der durchschnittlichen Überlebenszeit (23,9 Jahre).

Mit 22 Fällen (16%) standen die *zerebralen Spätkomplikationen* nach *offener Hirnverletzung* (alle durch Splitter oder Geschosse) an *2. Stelle* bei den Todesursachen (Meningitis, Abszeß, Markphlegmone, Pyozephalus). Das durchschnittliche Todesalter bei diesen Beobachtungen betrug 35,6 Jahre, die durchschnittliche Überlebenszeit nach der Verletzung 11,8 Jahre. Das kürzeste zeitliche Intervall zwischen Hirnverletzung und der den Tod herbeiführenden Spätkomplikation betrug 2 Jahre, das längste 19 Jahre. In allen Fällen lagen Schädeldefekte und offene Hirnverletzungen vor. In 3 Beobachtungen setzte die Spätkomplikation in den ersten 3 Jahren nach der Verletzung ein, in 2 Fällen im 6. und 7. Jahr, in 12 Fällen zwischen dem 10. und 15. Jahr und in 5 Fällen sogar noch zwischen dem 15. und 19. Jahr nach der Verletzung. Eine obere Grenze für den Eintritt einer Spätkomplikation scheint es, wie PETERS hervorhob, demnach nicht zu geben. Das deckt sich mit den Angaben der Literatur.

In 8 Beobachtungen ergab die feingewebliche Untersuchung das Vorliegen von Abszessen, die von einer derben bindegewebigen Membran umgeben waren. In 9 Beobachtungen wurden bei der Obduktion intrakranielle Knochen- und Metallsplitter nachgewiesen. Die Ursache des Aufflackerns des infektiösen Prozesses blieb in der Mehrzahl der Fälle unbekannt. Lediglich in 2 Fällen trat die Exazerbation während eines grippösen Infektes und in einer Beobachtung während der Gravidität ein.

Zahlenmäßig an *3. Stelle* unter den Todesursachen der Hirnverletzten standen Todesfälle nach *Status epilepticus* bzw. nach *frischen Hirnverletzungen* durch *Sturz während der Krampfanfälle*. Es handelt sich um 16 Beobachtungen (12,2%). Das Durchschnittalter beim Tod in dieser Gruppe betrug 45,9 Jahre, die durchschnittliche Überlebenszeit nach der Hirnverletzung war 21,2 Jahre. Das Intervall zwischen Hirnverletzung und Tod erstreckte sich auf 10–42 Jahre. Bei 13 der 16 im Status epilepticus verstorbenen Hirnverletzten lagen offene Verletzungen – in 5 kombiniert mit gedeckten – vor (rund 4/5). In allen Beobachtungen schloß der makroskopische und feingewebliche Hirnbefund das Vorliegen von eitrigen Spätkomplikationen, die nicht selten mit gehäuften zerebralen Anfällen einhergehen, aus.

In 10 Fällen (7,6%) wurde ein *Freitod* gewählt. Die durchschnittliche Überlebensdauer nach der Hirnverletzung betrug in diesen Beobachtungen 17,5 Jahre, das durchschnittliche Alter beim Tod war 48,8 Jahre. Das Intervall zwischen Hirnverletzung und Freitod belief sich von 7 bis zu 39 Jahren. Bemerkenswert war, daß bei allen Beobachtungen von Personen, die den Freitod wählten, die Verletzung im Frontal- und Temporalhirn oder in beiden kombiniert gelegen war.

An *weiteren Todesursachen* fanden sich: *Lungenembolie* (7 Fälle), *Dekompensation* des *Herzens* und *Kreislauf* (4 Fälle), *Massenblutungen* und *autochthone Hirngeschwülste* (je 5 Fälle), *Hirnmetastasen* eines *malignen epithelialen Tumors* (Blase, Prostata, Bronchien) (3 Fälle). Faßt man primäre und sekundäre Hirngeschwülste zusammen, so war sie in 6,1 % der Hirnverletzten Todesursache. In 7 Beobachtungen führten *zentralnervöse Prozesse* zum Tod *(progressive Paralyse, Paralysis agitans, Foix-Alajouanine, multiple Sklerose, Pseudoenzephalitis Wernicke, Alzheimer-Demenz, senile Demenz)*.

Zur Frage der Todesursache und Wehrdienstbeschädigung mußte in 48 der 131 Fälle (37,4 %) der ursächliche Zusammenhang als wahrscheinlich angegeben werden, während er in 78 Fällen (59,5 %) verneint werden mußte.

Peters (1962) faßte zusammen, daß die Erfahrungen, die aus dem Untersuchungsgut gemacht wurden, gegen einen Zusammenhang zwischen Hirnverletzung und Entstehung der Koronarsklerose sprechen. Es ergaben sich keine klinischen Hinweise dafür, daß der tödliche Myokardinfarkt bei Hirnverletzten vorzeitiger und häufiger als bei Nichthirnverletzten eintritt.

Bei 54 Hirnverletzten betrug die *MdE* während des Lebens über 80 %. Bei 38 Geschädigten dieser Gruppe, bei welchen die MdE auf 100 % geschätzt war, lagen meist Komplikationen (zerebrale Anfälle) oder andere Schädigungsfolgen (Verlust eines oder beider Augen, Gesichtsentstellung u.a.m.) vor.

Es konnte bestätigt werden, daß die Ausdehnung der Hirnverletzung nach der Fläche, insbesondere aber nach der Tiefe (Marklager) für die Entstehung eines dauernden organischen Psychosyndroms von Bedeutung ist. „Die kombinierte Verletzung von Stirnhirnpol und orbitalen Stirnhirnteilen führte praktisch regelmäßig zu einem psychopathologischen Dauersyndrom" (Peters 1962). Bei den Temporalhirnverletzten war die besondere Häufigkeit zerebraler Anfälle oder deren Äquivalent bemerkenswert.

Die von Peters (1962) erhobenen Befunde haben keine überzeugenden Hinweise dafür gegeben, daß gedeckte und offene Hirnverletzungen einen meßbaren pathologischen Einfluß auf die Entstehung einer Atherosklerose der Hirngefäße haben. Mit Hilfe von Vergleichsuntersuchungen konnte Peters ausschließen, daß zerebrale Anfälle einen pathologischen Faktor bezüglich der Entstehung und Intensität der „Zerebralsklerose" darstellen. Die Befunde sprechen auch gegen eine Kombination von Hirnverletzung und vorzeitiger Organinvolution. „In dem behandelten Material wurde das gehäufte oder das vorzeitige Auftreten der mit der physiologischen und pathologischen Involution des Gehirns vielfach verbundenen Veränderungen (senile Plaques, Alzheimer-Fibrillenveränderungen) vermißt" (Peters 1962).

Als wesentliche Ursache der Verschlimmerung oder Akzentuation des posttraumatischen klinischen Syndroms wurden bei 22 Fällen Bluthochdruck, Kreislaufinsuffizienz, Atherosklerose der Hirngefäße, pathologische Hirninvolution sowie andere zentralnervöse Prozesse (Gliome, progressive Paralyse) aufgedeckt.

In 19 Fällen der Serie von Peters war eine Akzentuation in Latenz getretener, posttraumatischer, umschriebener Ausfallserscheinungen oder das erste Auftreten von Nachbarschaftssymptomen die Folge progredienten Gewebeabbaus in der Umgebung der Hirnwunde. Peters vertrat die Ansicht, daß die lokalen Eigentümlichkeiten in der Wundumgebung allein nicht genügen, einen progredienten Gewebsabbau herbeizuführen. „Es widerspricht unseren Erfahrungen, offene, insbesondere aber gedeckte Hirnverletzungen, generell als Prozeß im pathologisch-anatomischen Sinn aufzufassen."

PETERS (1962) beschrieb 9 Fälle, in denen die bei der Obduktion nachgewiesenen Verletzungen – es handelte sich ausnahmslos um gedeckte Hirndauerschäden – während des Lebens nicht erkannt worden waren. Anschließend wurden von PETERS 28 Fälle anhand der erhobenen pathologisch-anatomischen Befunde und der klinischen Unterlagen analysiert, bei welchen ein andersartiger organischer zentralnervöser Prozeß klinische Befunde hervorrief, die als Hirnverletzungsfolgen mißdeutet wurden. Hierbei prävalierten entzündliche und vaskuläre Prozesse.

Klinische monographische Darstellung von Hirnverletzten aus dem 2. Weltkrieg wurden von WALKER u. ERCULEI (1969), aus den USA, sowie von Hirnverletzten aus dem 1. Weltkrieg von PANSE et al. (1971) aus der Bundesrepublik Deutschland vorgelegt.

Die Vorarbeiten für eine großangelegte vergleichende Untersuchung von deutschen Hirnverletzten aus dem 1. Weltkrieg und amerikanischen Hirnverletzungen aus dem 2. Weltkrieg wurden in München im Jahre 1966 abgeschlossen. Von deutscher Seite waren die Befunde von 1000 deutschen Schädel-Hirn-Verletzten aus dem 1. Weltkrieg ausgewertet worden und unter standardisierten Bedingungen auf Lochkarten erfaßt worden. Das in der Bundesrepublik Deutschland ausgewertete Material wurde in die USA transportiert (CAVENESS, WALKER), dort aber nicht, wie vorausbesprochen und vereinbart, aufgearbeitet und veröffentlicht, sondern blieb unausgewertet liegen und ist irgendwo gelagert.

U. Die Computertomographie
in der Diagnose und Differentialdiagnose
traumatischer Gewebeschäden des ZNS

I. Einführung

Die *Einführung der Computertomographie* im Jahre 1972 hat zu einer revolutionären Bereicherung der Diagnostik der posttraumatischen intrakraniellen Läsionen geführt und die Differentialdiagnose dieser Prozesse entschieden bereichert und erleichtert. Die Computertomographie hat sich zur wichtigsten diagnostischen Methode für die klinische Diagnose von intrakraniellen raumfordernden Prozessen, spontanen und traumatischen intrakraniellen Blutungen und anderen Folgeerscheinungen mechanischer Gewalteinwirkung entwickelt. Die Erfahrung hat gezeigt, daß auch die Karotisangiographie in der Diagnostik von Schädel-Hirn-Verletzungen durch die Computertomographie weitgehend abgelöst wurde (KRÜGER et al. 1976; HUK u. SCHIEFER 1976; LANKSCH et al. 1978, 1979; COOPER u. KASSEL 1983).

Die frühzeitige Anwendung des Computertomogramms bei Patienten mit schwerer Schädel-Hirn-Verletzung erlaubt eine schnelle Identifizierung der traumatischen Gewebsalterationen, die zu erhöhtem Schädelinnendruck führen; ihre Anwendung erlaubt daher frühzeitige chirurgische Behandlung von intrakraniellen Blutungen und Hämatomen. Dadurch kann eine unnötige chirurgische Exploration vermieden und Zeit für den operativen Eingriff gewonnen werden.

Diese Technik ist also hervorragend geeignet, postoperative Komplikationen als Folge von Blutungen oder Ödem aufzudecken. Bei richtiger Anwendung vermag diese Methode auch Hinweise für eine Unterscheidung in hämorrhagische und ischämische Gewebsprozesse zu liefern; daraus ergeben sich viel genauere Kriterien, welche Patienten chirurgischen und welchen medikamentösen Behandlungsmethoden zugeführt werden sollen.

Da es sich um einen unblutigen nichtinvasiven Eingriff handelt, kann er in Situationen, in denen Aufschub weitere Nachteile für einen bewußtlosen Patienten bringen würde, ohne Zustimmung von Patient oder Angehörigen vorgenommen werden. Die Überlegenheit und Ungefährlichkeit der Computertomographie hat zu einer erheblichen Einschränkung anderer, belastender Untersuchungsmethoden, insbesondere der Pneumenzephalographie und Ventrikulographie geführt.

Die beiden Hauptvorteile der Computertomographie liegen darin, daß (1) zwischen Blut und Hirngewebe unterschieden werden kann und deshalb intrakranielle extrazerebrale und intrazerebrale Blutungen wie auch Rindenprellungsherde von gewisser Größe sichtbar sind; (2) die Folgen der mechanischen Gewalteinwirkung auf das Gehirn erkennbar sind, wie Größe und Form des Ventrikelsystems und Verlagerung von Mittellinienstrukturen. Eine Routineuntersuchung besteht aus etwa 8–20 Schichten zwischen Schädelbasis und Schädelkuppe.

Veröffentlichungen, die sich mit der *Computertomographie*, der *Diagnostik* und *Differentialdiagnose* der *Schädel-Hirn-Verletzungen* befassen, wurden vorgelegt von AMBROSE (1973), AMBROSE et al. (1976), NEW u. SCOTT (1975), TAVERAS et al. (1975), LANKSCH et al. (1978, 1979, 1981), MERINO DE VILLASANTE u. TAVERAS (1976), GALBRAITH et al. (1976), GRUMME et al. (1976), JENNETT et al. (1976), DAVIS et al. (1977), DEEB et al. (1977), AMENDOLA u. OSTRUM (1977), BERGSTRÖM et al. (1977), DUBLIN et al. (1977), FRENCH u. DUBLIN (1977), HUK u. SCHIEFER (1977), KOO u. LAROQUE (1977), GRUMME u. SUWITO (1977), WÜLLENWEBER et al. (1977), FRENCH (1978), BOCK et al. (1978), PERINO et al. (1978), TARLOV u. DAVIS (1978), ZIMMERMAN et al. (1978), PEVSNER (1979), ROBERTSON et al. (1979), ZIMMERMAN u. BILANIUK (1979), COOPER et al. (1979), HÜBSCHMANN et al. (1979), ROOSEN u. WEICHERT (1979), CAPANNA et al. (1980), CLIFTON et al. (1980), DAVIS u. NICHOLS (1980), BOLSEN (1981), CLASEN u. TORACK (1982), COOPER u. KASSEL (1983), SCHUMACHER et al. (1983), SEIDEL et al. (1983), RODIEK (1984) sowie VOGELSANG (1985).

Zusammenfassende Darstellungen veröffentlichten LANKSCH et al. (1978), SALAMON u. HUANG (1980), WACKENHEIM et al. (1980).

Wir folgen bei der Darstellung der Diagnose und Differentialdiagnose der Schädel-Hirn-Verletzungen im wesentlichen LANKSCH et al. (1978).

II. Schädelfrakturen

Bei der Diagnose von *Frakturen*, besonders des *Schädels*, ist die Computertomographie den klassischen Röntgenverfahren überlegen. Sowohl die Frakturen der Schädelkalotten als auch die der Schädelbasis können mit dieser Methode besser diagnostiziert werden. Vor allem *Impressionsfrakturen* können mit dem Computertomogramm eindeutig besser nachgewiesen werden, ebenso auch *Frakturen der Schädelbasis*.

III. Subgaleale Hämatome

Subgaleale Hämatome sind im Computertomogramm als extrakranielle, im allgemeinen hyperdense sichelförmige Strukturen sichtbar. Sie bezeichnen oft die Stelle der Gewalteinwirkung und können daher einen wichtigen Hinweis auf die Stoßachse liefern.

IV. Epidurale und subdurale Hämatome

Der Wert der Computertomographie bei der Diagnose von epiduralen und subduralen Hämatomen wurde von BERGSTRÖM et al. (1977) dargestellt.

1. Epidurale Hämatome

Akute epidurale Hämatome sind im *Computertomogramm* meist als linsenförmige oder bikonvexe, selten plankonvexe Zonen erhöhter Dichte dargestellt (RIETH et al. 1979; ERICSON u. HAKANSSON 1981). Enthalten die Hämatome zum Zeitpunkt der Untersuchung noch frisches, nicht koaguliertes Blut, zeigen sie isodense bis hypodense Bezirke innerhalb des Hämatoms. Bei gestörter Blutgerinnung läßt sich in sehr seltenen Fällen das Hämatom lediglich durch eine feine schleierartige Kontur vom umgebenden Hirngewebe unterscheiden. Die von der Schädelkalotte abgedrängte Dura mater zeigt meist eine scharfe Grenze zum Hirngewebe.

Chronische epidurale Hämatome, d.h. solche, die 2 Wochen und älter sind, sind dadurch charakterisiert, daß zwischen Schädelkalotte und abgedrängter Dura mater Zonen leicht erhöhter, gleicher oder erniedrigter Dichte zu finden sind. Selten ist die abgedrängte Dura mater bei chronischen Verlaufsformen verkalkt. Wegen des Abbaus des Hämoglobins ergibt die chronische Verlaufsform einen weniger dichten oder hypodensen Hämatominhalt (RAPPAPORT et al. 1982).

LANKSCH et al. (1978) hoben hervor, daß bei mehreren Blutungsquellen das epidurale Hämatom eine größere Ausdehnung unter der Kalotte gewinnen kann, so daß der Eindruck eines akuten subduralen Hämatoms entstehen kann. Ebenso sieht man manchmal auch ineinander übergehende bikonvexe Dichtebezirke als Ausdruck einer multifokalen Entstehung der epiduralen Blutung

Die Elastizität der Dura mater und das Ausmaß der Schädeldachkrümmung sind nach Ansicht von LANKSCH et al. (1978) für die Dicke des epiduralen Hämatoms weitgehend bestimmend, daraus erklärt sich zwanglos, daß die frontalen und parietookzipitalen epiduralen Hämatome in der Regel am mächtigsten sind. Wichtig ist der Hinweis, daß sich begleitende extrakranielle Weichteilhämatome ohne Schwierigkeiten nachweisen lassen.

Im vorhergehenden wurde die computertomographische Darstellung des epiduralen Hämatoms selbst dargestellt, ihr muß eine Besprechung der Konsequenzen dieser raumfordernden Blutung im Computertomogramm folgen. Wie bereits ausführlich auf S. 148 dargestellt wurde, werden zunächst die sog. intrakraniellen Reserveräume mehr und mehr aufgebraucht. In den hämatomnahen Ventrikelabschnitten beginnt zunächst eine Kompression des homolateralen Seitenventrikels. Mit steigender Druckwirkung kommt es zu einer Verlagerung der Mittellinienstrukturen zur Gegenseite und zu einer Kompression des 3. Ventrikels und vorderen Abschnittes des Aquaeductus Sylvii. Der subarachnoidale Raum auf der Seite des Hämatoms verschwindet, der kontralaterale Seitenventrikel zeigt eine Erweiterung. LANKSCH et al. führen aus, daß auf eine Herniation medialer Temporallappenanteile in den Tentoriumschlitz geschlossen werden kann, wenn bei entsprechender Schnittführung die basalen Zisternen halbseitig fehlen. Im weiteren Verlauf kann es zur vollständigen Zisternentamponade kommen.

LANKSCH et al. (1978) gingen der Frage nach, ob aus dem computertomographischen Befund prognostische Rückschlüsse möglich sind, die als Ergänzung der bisher bekannten klinischen Kriterien genutzt werden könnten. Bei der Analyse der letalen Verläufe zeigte sich, daß alle verstorbenen Patienten eine Verlagerung des Septum pellucidum von mindestens 7,5 mm, im Mittel 12,7 mm aufwiesen, im Vergleich zu durchschnittlich nur 6,4 mm Verlagerung des Septum pellucidum bei allen überlebenden Patienten.

Bei einer großen Zahl dieser Patienten bestand ein diffuses Marklagerödem, das demnach ein prognostisch sehr ungünstiges Zeichen zu sein scheint.

Bei extremer Herniation im Tentoriumschlitz kann es durch Kompression von okzipitalen Venen und darüberhinaus auch durch Drosselung oder Abklemmung der arteriellen Zufuhr im Versorgungsgebiet der A. cerebri post. zu einem Infarkt mit entsprechendem Ödem kommen, welches im Computertomogramm als Zone verminderter Dichte sichtbar ist.

2. Epidurale Hämatome der hinteren Schädelgrube

Epidurale Hämatome der hinteren Schädelgrube verursachen durch Verlagerung und Kompression des 4. Ventrikels eine Liquorblockade, die nach einem unterschiedlich langen Intervall zu einem Verschlußhydrocephalus mit entsprechender klinischer Symptomatik führt.

LANKSCH et al. (1978) heben hervor, daß bei Auftreten eines malignen Ödems schon während der Operation ein Hirnprolaps auftreten kann, der ein Wiedereinfügen des Knochendeckels unmöglich macht. Sowohl Ödem als auch Prolaps lassen sich im Computertomogramm deutlich erkennen.

3. Akute subdurale Hämatome

Das *Computertomogramm* zeigt beim *akuten subduralen Hämatom* über größeren Anteilen einer Großhirnhemisphäre oder über einer ganzen Hemisphäre homogene haubenförmige oder konvex-konkave sichelförmige Zonen erhöhter Dichte, die parallel zum knöchernen Calvarium verlaufen und die normalerweise in anteroposteriorer Richtung an Masse zunehmen (HURWITZ et al. 1974; GRUMME et al. 1976; HAAR et al. 1977; FORBES et al. 1978; KIM et al. 1978).

Es zeichnet mit seiner inneren Begrenzung den Kontur der Oberfläche des Großhirns mit kleinen und dornförmigen Ausstülpungen (KRETSCHMAR u. WENDE 1983) nach. Das Auflösungsvermögen der Computertomographie ist ausreichend, um einen nur 2–3 mm dünnen Blutfilm (im englischen: pancake hematoma) sichtbar zu machen. Akute subdurale Hämatome mit einer außergewöhnlichen Dicke können auf den ersten Blick ein epidurales Hämatom vortäuschen. Es fehlt aber, nach LANKSCH et al. (1978), die durch die abgedrängte Dura mater bedingte scharfe Begrenzung nach vorn und hinten.

Auch solche Hämatome in atypischer Lokalisation lassen sich nachweisen, wenngleich sie größere Anforderungen an die Diagnostik stellen.

Subdurale Hämatome im Interhemisphärenspalt waren bis zur Einführung der Computertomographie schwierig zu diagnostizieren. Im Computertomogramm stellen sie sich als Läsionen von hoher Dichte dar, die den gleichseitigen Seitenventrikel einengen und die mit Gewebeschäden des umliegenden Hirngewebes einhergehen können (HOH et al. 1977).

Etwa 10 % der akuten subduralen Hämatome zeigen die gleiche Dichte wie Hirngewebe, was wahrscheinlich wohl dem Umstand zuzuschreiben ist, daß der Patient eine Anämie hat (NEW u. SCOTT 1975; SMITH et al. 1981).

Gleichzeitig vorhandene weitere Läsionen, wie sog. Rindenprellungsherde oder Hirnödem können ebenfalls im Computertomogramm diagnostiziert werden. Die Verlagerung der Mittellinienstrukturen auf die Gegenseite ist eindeutig sichtbar.

Auch die Patienten mit akuten subduralen Hämatomen weisen als Folge der Gewalteinwirkung über dem Gehirnschädel meist Kopfschwartenhämatome auf, die sowohl homolateral als auch kontralateral oder beidseitig vorhanden sein können. LANKSCH et al. (1978) fanden in einem Drittel ihrer Fälle, in denen ein Kopfschwartenhämatom nachweisbar war, dieses kontralateral zum Hämatom, so daß das akute subdurale Hämatom in diesen Fällen als Contrecoupverletzung aufzufassen ist.

Frisch geronnenes Blut besitzt im Gegensatz zum *fließenden Blut*, das sich in seiner Dichte praktisch nicht oder nur sehr gering vom normalen Hirngewebe unterscheidet, eine stark erhöhte Strahlenabsorption. Selbst Blutlagen von nur wenig mehr als 1 mm Dicke lassen sich computertomographisch sicher erfassen, wenn die Schicht senkrecht zur Strahlenrichtung verläuft. Ist dagegen eine flächenhafte Blutung in Strahlenrichtung vorhanden, so werden nur geringfügige Dichteerhöhungen resultieren. Kugelförmige Blutungen sind bei einem Durchmesser von 5–6 mm sicher erfaßbar (LANGE u. GOLDE 1976; LANKSCH et al. 1978).

Isodichte von Hämatomen. Die Absorption der Photone von intrakraniellen Hämatomen schwächt sich, in der Peripherie beginnend, mit der Zeit ab. Die ursprüngliche Dichte nimmt schrittweise innerhalb der nächsten 7–30 Tage ab, sehr große Hämatome benötigen einen längeren Zeitraum. Mit abnehmender Absorption gleichen sie zunehmend dem umgebenden Gehirngewebe. Hier hilft Erfahrung in der Analyse der geweblichen Veränderungen und Zuziehung von klinischen Befunden.

Die Zeichen der intrakraniellen Massenverschiebung sind nach den Ergebnissen von LANKSCH et al. (1978) beim akuten subduralen Hämatom meist sehr ausgeprägt. Die Verlagerung des Septum pellucidum lag im Mittel bei 10,6 mm (Schwankungsbreite 3,0–24,0 mm) und damit deutlich über den durchschnittlichen Meßwerten bei den epiduralen Hämatomen.

Hervorzuheben ist, daß von den Patienten mit einer Verlagerung des Septum pellucidum von mehr als 10 mm trotz operativer Entlastung keiner überlebt hat. Auffallend ist häufig die Diskrepanz zwischen der Dicke des Hämatoms und dem Ausmaß der Massenverschiebung. Die kontralaterale Ventrikelerweiterung ist auch beim akuten subduralen Hämatom ein charakteristischer Befund bei Patienten mit hochgradiger Massenverschiebung (24%, LANKSCH et al. 1978).

Ein im Computertomogramm als Zone verminderter Dichte sichtbares Ödem wird beim akuten subduralen Hämatom überraschenderweise nicht so häufig beobachtet wie es LANKSCH et al. (1978) aufgrund ihrer operativen Erfahrungen erwarten würden.

Postoperative Kontrolluntersuchungen in der *Frühphase* nach dem Eingriff zeigen bei diesen Patienten nach den Angaben von LANKSCH et al. (1978) einen massiven Hirnprolaps durch ein sich schnell entwickelndes Hirnödem, nicht selten auch einzelne oder multiple intrazerebrale Blutungen, die als Effekt der Druckentlastung im traumatisierten Hirngewebe anzusehen sind und primär nicht vorhanden waren. Überlebt ein Patient diesen Zustand mehrere Wochen, dann kommt es nach den Angaben von LANKSCH et al. (1978) zu einer erheblichen Dichteverminderung, die vorwiegend im Marklager lokalisiert ist. Es handelt sich um Areale mit ausgedehnten Hirngewebsnekrosen, deren Dichte Liquor angenähert ist. Die weitere Prognose muß aufgrund der Erfahrungen von LANKSCH et al. (1978) als ungünstig angesehen werden.

4. Chronische subdurale Hämatome

Geordnet nach dem Erscheinungsbild im Computertomogramm teilten LANKSCH et al. (1978) die *chronischen subduralen Hämatome* in *3 Typen* ein, die mehr als 90% aller beobachteten Fälle ausmachen: *Typ 1: Hämatome* mit einer *geringeren Strahlenabsorption als Hirngewebe (hypodens)*, *Typ 2: Hämatome* mit *Anteilen unterschiedlicher Dichte (erniedrigt, gleich, erhöht)* und *Typ 3: Blutungen* mit *Hirngewebsdichte*, die man auch als *isodens* bezeichnet.

Typ 1: CT: *verminderte Dichte* des *Hämatoms; OP-Befund:* Hämatominhalt dünnflüssig, von bernsteingelber bis bräunlicher Farbe. Feste Bestandteile (Fibringerinnsel) relativ gering, oft fehlend.

Typ 2: CT: *unterschiedliche Dichte* im *Hämatom,* häufig mit Spiegelbildung; *OP-Befund:* Neben dünnflüssigen Anteilen relativ feste Koagel und kaffeesatzartigem Hämatominhalt.

Typ 3: CT: *gleiche Dichte wie Hirngewebe; OP-Befund:* Teilweise Schwartenbildungen, meist bräunliche oder rotbraune Hämatomflüssigkeiten (gleiche Absorptionswerte wie Hirngewebe bei Kontrollmessung im CT-Phantom gesichert).

Darstellung der Hämatomkapsel im Computertomogramm: LANKSCH et al. (1978) wiederholten bei 16 Patienten die Computertomographie nach intravenöser Kontrastmittelgabe. Innerhalb einer Kontrollzeit von 30 min konnte in keinem Fall eine Dichteanhebung im Hämatom selbst nachgewiesen werden. Die Hämatomkapsel ließ sich in 7 Fällen durch eine Kontrastmittelaufnahme direkt darstellen.

5. Indirekte Zeichen chronischer subduraler Hämatome im Computertomogramm

Als *indirekte Zeichen* eines *einseitigen raumfordernden Prozesses* im *Computertomogramm* finden sich: (1) *Verlagerung* von *Septum pellucidum, III. Ventrikel* und *Corpus pineale,* (2) *Dislokation* des *Plexus chorioideus,* wenn dieser im Computertomogramm nachweisbar ist, (3) *einseitige Ventrikelkompression des III. Ventrikels* und des *vorderen Abschnittes des Aquaeductus Sylvii* mit *konsekutiver kontralateraler Ventrikelerweiterung* und (4) *fehlende Darstellung* der *Fissura Sylvii* und der *Sulci über der erkrankten Großhirnhemisphäre.*

In der Serie von LANKSCH et al. (1978) fand sich kein einseitiges isodenses chronisches subdurales Hämatom, das nicht zu einer Massenverschiebung geführt hätte. Die Massenverschiebung war im Bereich des Septum pellucidum am ausgeprägtesten und erreichte Maximalwerte von 20 mm. Die Verlagerung des Corpus pineale betrug dagegen nur maximal 11 mm. Der bei zahlreichen Patienten im Computertomogramm sichtbare verkalkte Plexus chorioideus des Seitenventrikels ist typischerweise nach medial und vorn verlagert. Die einseitige Ventrikelkompression stellt das am frühesten in Erscheinung tretende Merkmal der raumfordernden Wirkung chronischer subduraler Hämatome dar. Die stärksten Veränderungen finden sich im Cella-media-Bereich, der vollständig verschwinden kann. Trigonum und Hinterhorn sind vielfach aufgebraucht. Das verlagerte und deformierte Vorderhorn läßt sich jedoch fast immer bis zum Foramen Monroi nachweisen. Gerade bei älteren Patienten mit einer Hirnatrophie kann nach LANKSCH et al. (1978) das einseitige Fehlen der Fissura Sylvii und der Sulci über der erkrankten Großhirnhemisphäre von besonderem Wert sein. Ein Hirnödem sahen diese Autoren beim chronischen subduralen Hämatom nicht.

6. Doppelseitige chronische subdurale Hämatome

Bei 11 der 86 Patienten aus der Serie von LANKSCH et al. (1978) bestanden *doppelseitige chronische subdurale Hämatome.* Solche vom Typ I und Typ II sowie deren Kombinationen lassen sich ohne Schwierigkeiten im Computertomogramm diagnostizieren. Doppelseitige chronische subdurale Hämatome des Typ III entziehen sich dagegen dem direkten Nachweis. Bei gleich großen doppelseitigen chronischen subduralen Hämatomen von Typ III fanden diese Autoren aber durch bilateral symmetrische Kompression der Seitenventrikel die Ausläufer der Vorderhörner einander genähert, von GRAU (1977) „*Hasenohrphäno-men*" genannt. Auch im Cella-media-Bereich sind die Ventrikel auffallend schmal, eine subdurale Zeichnung fehlt.

Unterschiedlich große bilaterale Hämatome können zu einer Mittellinienverlagerung, vor allem im Bereich des Septum pellucidum von 2–5 mm führen. Weitere Befunde finden sich bei GREENHOUSE u. BARR (1979).

V. Subdurale Hydrome

In der Serie von LANKSCH et al. (1978) fanden sich nur 2 Beobachtungen mit beidseitig entwickelten *akuten subduralen Hydromen*, die innerhalb von 24 h nach der Gewalteinwirkung eine operative Intervention erforderlich machten. Im *Computertomogramm* stellen sie sich immer als liquordichte Zone unterhalb der Schädelkalotte dar. Sowohl nach Form als auch Dichte sind sie dem hypodensen chronischen subduralen Hämatom ähnlich. Zwanzig von den 34 Patienten aus der Serie von LANKSCH et al. (1978) wiesen ausschließlich subdurale Hydrome als posttraumatische Komplikation auf. Bei den restlichen 14 Patienten wurde das *subdurale Hydrom im Zusammenhang mit einer primär im Computertomogramm sichtbaren Hirnkontusion*, nicht selten als Contrecoupverletzung beobachtet. Oft wurden die subduralen Hydrome erst bei Verlaufsuntersuchungen aufgedeckt; vgl. auch JAECKLE u. ALLEN (1979).

VI. Geschlossene Schädel-Hirn-Verletzungen

ZIMMERMAN u. BILANIUK (1979) führten *computertomographische Untersuchungen* an 286 Patienten mit *geschlossenen Schädel-Hirn-Verletzungen* durch. Bei 119 Patienten (42%) war die Untersuchung negativ. 46 Patienten (16%) zeigten akute Hirnschwellung; 36 dieser Patienten mit akuter Hirnschwellung waren weniger als 18 Jahre alt.

1. Befunde nach geringgradiger Gewalteinwirkung gegen den Kopf

SERVADEI et al. (1988) führten bei 98 Patienten, die eine *geringgradige Gewalteinwirkung gegen den Kopf erlitten hatten*, ein *Computertomogramm* durch. Von den 98 Patienten hatten 47 eine Schädelfraktur, 51 hatten keine. Bei den 47 Patienten mit einer Fraktur des Schädels wurden bei 16 intrakranielle Läsionen gefunden, während bei den 51 Patienten ohne Schädelfraktur solche nur bei 3 vorlagen. Neun der 47 Patienten, die eine Schädelfraktur erlitten hatten und einen Befund im Computertomogramm aufwiesen, wurden in neurochirurgische Behandlung überwiesen; 6 von ihnen wurden operiert. Bei keinem der Patienten ohne Schädelfraktur mußte ein operativer Eingriff durchgeführt werden. Diese Befunde zeigen, daß bei Patienten mit einer Schädelfraktur eine Computertomographie durchgeführt werden sollte, um frühzeitig intrakranielle Hämatome erfassen zu können.

2. Commotio cerebri

Die Anwendung der *Computertomographie* bei Patienten mit einer *Commotio cerebri* ergab in der Serie von 55 Patienten, über die LANKSCH et al. (1978) berichteten, keinen pathologischen Befund. Bemerkenswert war weiterhin der Hinweis der gleichen Autoren, daß bei einem Teil der Patienten, bei denen klinisch aufgrund ihrer Bewußtseinsstörungen und der neurologischen Ausfälle die Diagnose einer Hirnkontusion gestellt wurde, sich ein unauffälliges Computertomogramm fand.

3. Kortikale Kontusionen

Die *kontusionellen Gewebsalterationen des Gehirns* sind im *Computertomogramm*, je nach dem Auflösungsvermögen des Gerätes, von einer bestimmten Größe an sichtbar. Hier ist der Hinweis angebracht, daß die zerebrale Angiographie bei den traumatischen Schäden des Gehirnparenchyms dem der Computertomographie weit unterlegen ist.

LANKSCH u. KAZNER (1976), LANKSCH et al. (1979) haben, um die variationsreichen Befunde bei kontusionellen Hirnverletzungen ordnen und beurteilen zu können, eine Einteilung nach computertomographischen Gesichtspunkten vorgenommen. Sie unterscheiden die *Hirnkontusionen Typ I–III:*

Hirnkontusionen Typ I: Die Hirnschädigung ist im Computertomogramm durch ein umschriebenes Areal verminderter Dichte charakterisiert, das überwiegend im Marklager lokalisiert ist und nur selten die Hirnoberfläche erreicht. Topographisch lassen sich diese Areale keinem Gefäßversorgungsgebiet zuordnen. Die histographisch ermittelten durchschnittlichen Absorptionswerte entsprechen denen von frischen anämischen Hirninfarkten bzw. Hirnödemen. Als Ursache der verminderten Strahlenabsorption nehmen LANKSCH et al. (1978) eine traumatisch bedingte Einlagerung von Flüssigkeit in diesem Gewebsareal an. „Eine derartige umschriebene traumatische Hirnödemform war klinisch bisher nicht bekannt". Nach den Angaben der genannten Autoren sprechen das akute Auftreten einer solchen Läsion, ihr raumfordernder Charakter und ihre Reversibilität für das Vorliegen eines Ödems, das je nach Lokalisation zu entsprechenden Funktionsstörungen, d. h. neurologischen Herdsymptomen, führen kann. Wir stimmen LANKSCH et al. (1978) zu, daß es nicht möglich ist zu entscheiden, mit welchen neuropathologischen Befunden dieser „*Kontusionstyp I*" korreliert. Dies ist möglicherweise darauf zurückzuführen, daß sich diese Läsionen innerhalb von 14 Tagen bis zu 3 Wochen klinisch und computertomographisch zurückbilden und nicht als tödliche Komplikationen eines gedeckten Schädel-Hirn-Traumas in Erscheinung treten. Sicherlich schließt die grobmorphologische Darstellung einer Kontusion vom Typ I im Computertomogramm nicht aus, daß flohstichartige Blutungen in diesem Areal vorhanden sind. Sicherlich verstirbt ein Teil dieser Patienten infolge anderer Verletzungen, etwa solchen des Thorax, des Abdomens oder der Extremitäten. Damit sind solche Gehirne einer eingehenden neuropathologischen Untersuchung zugänglich. Da es wahrscheinlich ist, daß der Tod dieser Patienten zwischen wenigen Stunden bis zu 3 Wochen nach dem Unfallereignis erfolgt, läßt sich auch der Längsschnitt dieser traumatischen Gewebealterationen erfassen. Die Frage stellt sich, wie sehen die morphologischen Äquivalente dieser im Computertomogramm erfaßbaren Befunde aus?

Hirnkontusionen Typ II: Im Gegensatz zum Typ I finden sich innerhalb des traumatisch veränderten Bezirkes neben Arealen verminderter Dichte Zonen mit erhöhter Strahlenabsorption, die Blutkoagula entsprechen. Anzahl und Größe der Blutungsherde variieren stark. Sie treten schneegestöberartig oder zu größeren Herden konfluierend in Erscheinung. Nicht selten liegen ausgedehnte intrazerebrale Hämatome vor. LANKSCH et al. (1978) heben hervor, daß sich Kontusionsblutungen mit einem Durchmesser von 5 mm und mehr in allen bisher diagnostisch unzugänglichen Regionen, insbesondere den zentral gelegenen, wie Balken, Stammganglien, Hirnstamm und Kleinhirn, erkennen lassen. In 14% der Fälle mit einer Kontusion Typ II der Serie von LANKSCH et al. (1978) fand sich Blut im Ventrikelsystem. Diese Blutungen standen im Zusammenhang mit ventrikelnahen Kontusionsblutungen.

Hirnkontusionen Typ III: Definitionsgemäß fassen LANKSCH et al. (1978) unter diesem Begriff alle kontusionellen Hirnverletzungen zusammen, denen ein Coup-Contrecoup-Mechanismus zugrunde liegt. Verletzungen in beiden Großhirnhemisphären sprechen nach diesen Autoren dafür, daß die Stoßrichtung der einwirkenden Gewalt quer zur Längsachse des Schädels verlaufen ist. In diesen Zusammenhang gehören wohl auch die auf einem Coup-Contrecoup-Mechanismus beruhenden traumatischen Schäden mit einseitigen epiduralen und akuten subduralen Hämatomen und kontralateralen Kontusionsblutungen.

Wichtigkeit von Verlaufsuntersuchungen: Das Computertomogramm liefert in der akuten Phase einer Schädel-Hirn-Verletzung lediglich eine „*Momentaufnahme*" (LANKSCH et al. 1978). Einmal kann ein zunächst unauffälliges Computertomogrammm bei Kontrolluntersuchungen später doch traumatische Alterationen wie sekundärtraumatische Blutungen zeigen. Verschlechterung der Bewußtseinslage und Zunahme oder keine Besserung des neurologischen Befundes ist eine Indikation für eine erneute Computertomographie. Verlaufsbeobachtungen vom Kontusionstyp II haben in vielen Fällen der Serie von LANKSCH et al. (1978) gezeigt, daß mit der Verschlechterung des neurologischen Befundes eine Zunahme der Mittellinienverlagerung stets durch eine Expansion der Ödemzone, niemals aber durch eine Vergrößerung der Blutung selbst verursacht wurde.

VII. Traumatische Subarachnoidal- und Ventrikelblutungen

Stärkere Blutungen in die *äußeren und inneren Liquorräume* lassen sich nach den Untersuchungen von LANKSCH et al. (1978) im *Computertomogramm* ohne Schwierigkeiten diagnostizieren. Lediglich kleinere Blutungsherde in unmittelbarer Nähe von knöchernen Strukturen (Schädelbasis und Kalotte) entziehen sich nach den Erfahrungen dieser Autoren dem computertomographischen Nachweis, da sie kaum vom Knochen abgegrenzt werden können.

Eine *traumatische Subarachnoidalblutung* tritt häufig im Zusammenhang mit kontusionellen Hirnverletzungen und akuten subduralen Hämatomen auf, meist im Bereich der basalen Zisternen um den Hirnstamm herum, in der Fissura Sylvii und den Sulci. Nur in 6 Fällen der Serie von LANKSCH et al. (1978) wurde Blut ausschließlich im Subarachnoidalraum beobachtet.

Ähnlich verhielt es sich in dieser Serie mit den posttraumatischen Ventrikelblutungen, die nur in seltenen Fällen als alleinige Verletzungsfolge in Erscheinung traten.

VIII. Traumatische intrazerebrale Blutungen

Computertomographische Befunde bei *intrazerebralen Blutungen* veröffentlichten GALBRAITH et al. (1976). Über *zentrale traumatische Hirnblutungen* berichteten HOFMANN et al. (1985) über *traumatische Hirnstammblutungen* COOPER et al. (1979), TSAI et al. (1980), GEORGE et al. (1981), LAUN (1985).

Akute traumatische intrazerebrale Hämatome stellen sich als irreguläre, wenig abgegrenzte Massen von erhöhter Dichte dar. Mehrfaches Vorkommen und Lokalisation nahe der Hirnoberfläche unterscheiden sie von spontanen Blutungen. Sie können mit der Oberfläche des Gehirns in direkter Verbindung stehen. Viele der geborstenen Großhirnlappen können eine direkte Beziehung und Verbindung zu einem subduralen Hämatom haben. Sie sind häufig von einer Zone herabgesetzter Dichte umgeben, die als perifokales Ödem angesprochen werden kann. Die Endstadien stellen schlitzförmige Läsionen von geringer Dichte mit umgebender Hirnatrophie dar.

Die differentialdiagnostische Abgrenzung von sog. Rindenprellungsherden kann in Einzelfällen schwierig sein, sie stellen sich im Computertomogramm im allgemeinen als Zonen unterschiedlicher Dichte dar, die auf Nekrosen und Blutungen beruhen.

Die Häufigkeit traumatischer intrazerebraler Hämatome liegt zwischen 4% und 12% aller Patienten mit schweren Schädel-Hirn-Verletzungen (GURDJIAN u. THOMAS 1974). Sie kommen am häufigsten in der Altersgruppe zwischen 21 und 40 Jahren vor (JAMIESON u. YELLAND 1972). Männer sind häufiger beteiligt als Frauen (JAMIESON u. YELLAND 1972; PAPO et al. 1980; SOLONIK et al. 1986).

Intrazerebrale Blutungen wurden von HOFMANN et al. (1985) in einer Serie von 3598 Patienten mit einer Schädel-Hirn-Verletzung *computertomographisch* in den Jahren 1976–1984 untersucht. Dabei ließen sich posttraumatische zentrale Blutungen in 3% nachweisen. *In der Regel traten sie mit weiteren schweren Verletzungsfolgen am Schädel und Schädelinhalt kombiniert auf.* Am *häufigsten* fanden die Verfasser die *traumatischen Blutungen in den Stammganglien,* von wo aus sie sich in das *angrenzende Großhirnmarklager einwühlen* und dabei zu *großen intrazerebralen Hämatomen* führen können. Der Thalamus war praktisch nie der Ausgangspunkt größerer Hämatome. *Die Autoren hoben hervor, daß sie nur wenige zentrale Blutungen ohne andere traumatische Verletzungsfolgen fanden.* Die Prognose der zentralen Hirnblutungen war mit einer Mortalität von 42% schlecht, sie hing aber von der Schwere der begleitenden anderen Hirnverletzungen ab. Die isolierten zentralen Blutungen zeigten sogar eine ausgesprochen günstige Prognose. Die Autoren sind der Meinung, daß vor allem kleinere Läsionen häufiger sind und häufiger überlebt werden, als bisher angenommen wurde.

IX. Diffuses posttraumatisches Hirnödem

In der Serie von LANKSCH et al. (1978, 1981) zeigten *viele Patienten, die nach einer Schädel-Hirn-Verletzung bewußtlos zur Aufnahme kamen,* im *Computertomogramm* nur eine *allgemeine Zunahme des Hirnvolumens,* erkennbar an den komprimierten oder vollständig fehlenden Ventrikeln und Zisternen. Das gesamte Hirnparenchym erscheint im computertomographischen Bild homogen grau mit normalen oder herabgesetzten Dichtewerten. Ob diese „*diffuse Hirnschwellung*", wie sie von LANKSCH et al. (1978) genannt wurde, das Vorstadium des im Computertomogramm an einer geringen Dichteverminderung des Marklagers erkennbaren diffusen Hirnödems darstellt, ist bisher ungeklärt, da neuropathologische Vergleichsuntersuchungen nicht vorliegen. Computertomographische Verlaufsuntersuchungen bei solchen Verletzungen zeigten in der Serie von LANKSCH et al. (1978) nach einigen Tagen eine Entfaltung des Ventrikelsystems bei gleichzeitiger deutlicher Dichteverminderung im Marklager. Im weiteren Verlauf zieht sich dieses periventrikuläre Ödem in Richtung auf die seitlichen Hirnkammern zurück. Je nach Ausmaß der Hirnschädigung fanden die oben genannten Autoren nach einigen Wochen eine weitgehende Normalisierung des Ventrikelsystems oder eine mehr oder weniger starke Ventrikelerweiterung.

Mit Hilfe der Computertomographie lassen sich Massenverschiebungen mit Zisternenverquellungen und transtentorielle Herniation von Anteilen des Uncus gyri hippocampi um den Tentoriumschlitz herum in die hintere Schädelgrube nachweisen und gut darstellen. Die Schnürfurche ist in frühen Stadien am Uncus gyri hippocampi am Tentorium cerebelli gut sichtbar, in fortgeschrittenen Stadien sind die Zisternen nicht mehr sichtbar. Auch Blutungen und Erweichungen im Hirnstamm sind im Computertomogramm nachweisbar (TSAI et al. 1980).

Über *computertomographische Befunde* bei *absteigenden transtentoriellen Hernien* berichteten DEEB et al. (1977), OSBORN (1977) sowie STOVRING (1977), bei *aufsteigenden transtentoriellen Hernien* OSBORN et al. (1978).

Bei computertomographischen Untersuchungen wurden *traumatische Schäden* der *Stammganglien,* nach offenbar leichteren Gewalteinwirkungen, berichtet (MAKI et al. 1980).

Bei der Abgrenzung von traumatischen intrazerebralen Hämatomen von solchen bei Hypertension hilft oft die Tatsache, daß die ersteren meist multipel sind und daß sich noch andere traumatische Läsionen finden. Die traumatischen Hämatome liegen oft auch mehr oberflächennah (MERINO DE VILLASANTE u. TRAVERAS 1976). Jedoch weisen LANKSCH et al. (1978) darauf hin, daß sich die Hämatome traumatischen Ursprungs in den Stammganglien doch häufiger finden, als bisher angenommen worden war.

Bei einigen Patienten zeigt das Computertomogramm keine oder nur eine geringgradige Blutung, die sich bei Kontrolle in den nächsten Tagen jedoch ausgedehnt hat. Sie entwickeln sich wohl aus einer Vergrößerung venöser Blutungen.

X. Hydrozephalus

Das *computertomographische Bild* des *Hydrozephalus* wurde von GRUMME u. SUWITO (1977) beschrieben.

XI. Offene Schädel-Hirn-Verletzungen

1. Impressionsfrakturen

Auch bei *Impressionsfrakturen* fanden LANKSCH et al. (1978) mehrfach Contrecoupverletzungen in Form von Kontusionen Typ II. Nur einmal fand sich direkt unter der Impression eine 20 × 20 mm große Kontusionsblutung, in einem anderen Fall bestand ein schmales subdurales Hämatom unter einem großflächigen Imprimat. Gelegentlich dringt Luft in den intrakraniellen Raum ein. Die meist nur kleinen Luftbläschen sind im Computertomogramm an ihrer stark verminderten Strahlenabsorption leicht zu erkennen.

2. Frakturen des Schläfenbeins

Diese Frakturen wurden von SCHUBIGER et al. (1986) mit hochauflösenden Computertomographen untersucht. In der Zeit von 1981–1984 wurden bei 84 Patienten 89 *Frakturen des Schläfenbeins* untersucht. Die Frakturen im Felsenbein, die Störungen in der „Kette" der Gehirnknöchelchen, Verschattungen durch Blutungen und regelwidrige Lufteinschlüsse sowie Läsionen des N. facialis werden sichtbar gemacht. Die hochauflösende Computertomographie ist in diesem Bereich die Methode der Wahl.

3. Schädelbasisfrakturen

Die Besonderheiten der Schädelbasisfrakturen wurden von JEND et al. (1984) untersucht.

4. Frontobasale Schädel-Hirn-Verletzungen

Die *frontobasalen Schädel-Hirn-Verletzungen*, bei denen eine Kombination von knöchernen Läsionen mit solchen der Nasennebenhöhlen und intrakranielle Komplikationen, wie Kontusionsherde und extrazerebrale Hämatome in unterschiedlichem Maße kombiniert auftreten können, können im *Computertomogramm*, vor allem im Hinblick auf die Parenchymschäden des Gehirns, beurteilt werden (MANG 1984). Häufig liegen bei frontobasalen Schädel-Hirn-Verletzungen echte Kontusions- oder Prellherde vor, die in einzelnen Fällen fast das gesamte Stirnhirn einnehmen können. Große raumfordernde Blutungen, die eine Operation erfordern, waren in der Serie von LANKSCH et al. (1978) selten. Die *Mitbeteiligung der Orbita* läßt bei entsprechender Schnittführung im Computertomogramm sowohl knöcherne als auch *Weichteilverletzungen darstellen*, wie ein *posttraumatisches retrobulbäres Hämatom* oder eine *Zertrümmerung des Orbitadaches* etc.

Als seltene Spätkomplikation einer frontobasalen Verletzung ist ein Hirnabszeß möglich. Die *Abszeßkapsel* läßt sich computertomographisch nachweisen, die nur nach intravenöser Kontrastmittelgabe deutlich sichtbar wird.

5. Augen- und Orbitaverletzungen

Computertomographische Befunde bei *Augen-* und *Orbitaverletzungen* legten NEW u. SCOTT (1975) sowie GRORE (1980) vor.

6. Intrakranielle Luftansammlung bei akuten Schädel-Hirn-Verletzungen

STEUDEL u. HACKER (1986) nahmen bei 508 Patienten mit einer *akuten Schädel-Hirn-Verletzung* eine *Computertomographie* vor. In 49 Fällen (9,7%) wurde *intrakraniell Luft gefunden, extradural, subdural, subarachnoidal und intrazerebral.* Ein *Pneumozephalus* lag bei 40 der 49 Fälle (82%) innerhalb von 6 h nach der Gewalteinwirkung vor. Verletzungen mit einem Pneumozephalus und einer einzelnen Luftansammlung hatten eine gute Prognose, solche Verletzungen, die mit multiplen Luftansammlungen kombiniert waren, hatten eine schlechte Prognose. Die intrakranial gelegene Luftansammlung sprach für das Vorliegen von frontobasalen oder laterobasalen Frakturen. In Kombination mit einer Liquorfistel sollte operiert werden.

7. Schußverletzungen des Schädels und Gehirns

Computertomographische Untersuchungen bei *Schußverletzungen des Gehirns* legten vor COOPER et al. (1979), ROOSEN u. WEICHERT (1979), BAKAY (1984), RAPPAPORT et al. (1984).

Die *Computertomographie* als nichtinvasive Untersuchungsmethode bietet die Möglichkeit, bei *akuten Schußverletzungen des Kopfes* die Eintritts- und Austrittswunde und das Ausmaß der Hirnverletzung sichtbar zu machen. *Der mit koaguliertem Blut gefüllte Schußkanal kann in mehreren Schichten dargestellt werden und die Bilder vermitteln damit eine räumliche Vorstellung von Lokalisation und Umfang der Hirnverletzung.* Im Einzelfall kann entschieden werden, ob operative Maßnahmen angezeigt sind oder ob die Prognose von vornherein infaust ist. Das gilt besonders für Schußverletzungen, bei denen es zur Verletzung lebenswichtiger Hirnstrukturen gekommen ist (WÜLLENWEBER et al. 1977). Metallische Fragmente verursachen Streifenartefakte.

Das *Spätbild einer Schädelschußverletzung* ist für die *Begutachtung der Folgezustände von großer Bedeutung.* Unter den Spätschäden stehen Hirnsubstanzdefekte im Vordergrund, die primär wiederum durch Gewalteinwirkung und sekundär durch Durchblutungsstörungen, das Hirnödem und Liquorresorptionsstörungen verursacht sein können. Bei den Patienten mit Spätfolgen nach Kriegsverletzungen überrascht das Ausmaß der Hirnsubstanzdefekte. In der Serie von LANKSCH et al. (1978) fanden sich 15 Patienten mit Schußverletzungen des Schädels, bei denen ein Computertomogramm vorgenommen wurde. Im einzelnen handelte es sich um 11 Schußverletzungen in suizidaler Absicht, 3 Verletzungen durch Fremdeinwirkung und eine Bolzenschußverletzung.

Eine *vergleichende computertomographische* und *neuropathologische Untersuchung* von 25 *Schußverletzungen* wurde von SCHUMACHER et al. (1985) vorgelegt. In 75% der postmortalen Gehirne war eine sichere Differenzierung von Ein- und Ausschußdefekten möglich. Die *Einschußstelle* zeigte eine trichterförmige scharf begrenzte Hirnverletzung, während an der *Ausschußstelle* Oberflächenverletzungen mit unscharfer Begrenzung typisch waren. Bei den intravitalen Schußverletzungen waren die Einschußstellen durch größere Galeahämatome und kleinere Kalottendefekte im Vergleich zur Austrittsstelle markiert. Unterhalb des Einschusses gelegene intrakranielle Hämatome waren in der Regel voluminöser, Knochen und Lufteinschlüsse zeigten ebenfalls häufiger eine einschußnahe Lage. *Ein- und Ausschuß waren intravital durch Impressionsfragmente am Einschuß und durch Expressionsfragmente am Ausschuß zu erkennen.* Schwierigkeiten in der Differenzierung von Ein- und Ausschuß ergaben sich in 25 % der postmortalen und 20 % der intravitalen Schußverletzungen, wenn die Größenverhältnisse der Defekte umgekehrt waren. *Intrazerebrale Fremdkörper* waren *eindeutig zu lokalisieren* und *deren Materialart, z. B. Metall, Knochen oder Luft, sicher zu identifizieren.*

Der *neuropathologischen Schnittuntersuchung überlegen* war die *Computertomographie* bei der *Identifikation von Knochenfragmenten* und *Geschoßteilen. Knochenfragmente* wurden 6mal häufiger im Computertomogramm als bei der neuropathologischen Untersuchung nachgewiesen. *Geschoßteile* wurden im Computertomogramm bei 12 % der untersuchten Hirne nachgewiesen, die in keinem Fall von den Sektionsschnitten erfaßt wurden. Die Artefaktbildung der metallhaltigen Geschoßteile kann jedoch die Beurteilung der übrigen Schädigungsfolgen erschweren.

Begleitende extrazerebrale Blutungen waren nur im intravitalen Computertomogramm zu erkennen. In allen Fällen hatte die Schußverletzung zu einer Subarachnoidalblutung geführt. Die postmortalen Hirnpräparate ließen wegen der Ausspülung durch Formaldehydlösung extrazerebrale und mit der Hirnoberfläche kommunizierende intrazerebrale Hämatome nicht erkennen.

Intravital stellte sich der Schußkanal als „Hämatomstraße" dar, die abnehmend vom Einschuß in Richtung der Ausschußstelle Luft- und Knochenabsprengungen enthielt. Letztere fanden sich bevorzugt im ersten Drittel des Schußkanals. In den meisten Fällen war die primäre Zertrümmerungszone größer als das Geschoß selbst und in über 90 % sowohl intravital als auch postmortal exakt zu lokalisieren, *Nachbarschaftsverletzungen* ließen sich in $^2/_3$ der Fälle nachweisen und waren besonders in der intravitalen Computertomographie zu erkennen. Dieses zeigte auch *periläsionelle oder generalisierte Ödeme*, die sich aufgrund der Fixierung des Materials im postmortalen Computertomogramm nur dann darstellten, wenn bleibende Parenchymschädigungen durch Einblutungen eingetreten waren. Der Nachweis der feingeweblichen Veränderungen lag außerhalb der Auflösungsgrenze des Computertomogramms. *Ventrikelwandverletzungen mit Tamponade* ließen sich eindeutig im intravitalen Computertomogramm durch Blutnachweis in den Ventrikeln und durch Kontrastmittelnachweis in den Ventrikeln aus dem Wasserstand im postmortalen Computertomogramm bestimmen. Der exakte Läsionsort der Ventrikelwand war jedoch neuropathologisch erfaßbar.

In dieser Serie von SCHUMACHER et al. (1985) ergaben sich Probleme bei der Schußkanalrekonstruktion bei Mehrfachverletzungen infolge mehrerer Schüsse oder bei Prellschüssen mit Ausbildung eines zweiten Schußkanals durch das von der Kalotte rikochettierte Geschoß.

Bei *inneren Konturschüssen* ließ sich die Geschoßbahn aus der Diskrepanz zwischen primärem Schußkanal und endgültiger Lage des an der Kalotte entlanggeglittenen Projektils gut rekonstruieren. Ebenso waren bei *Bolzenschüssen* wegen der diffusen Gewebezertrümmerung die Richtung der Gewalteinwirkung unsicherer abzuleiten.

Die Darstellung des *Schußkanals* beruht in erster Linie auf dem Nachweis von Blut im lazerierten Hirngewebe. Gelegentlich läßt sich aber der Schußkanal nur abschnittsweise oder überhaupt nicht abbilden, da das Projektil oder Teile des Geschosses so ausgedehnte Streifenartefakte hervorrufen, daß eine Beurteilung im Computertomogramm unmöglich wird. Neben dem Schußkanal findet sich häufig auch Blut in den basalen Zisternen, im Mittellinienspalt oder im Ventrikelsystem, das völlig austamponiert sein kann. Luft und eingedrungene Knochensplitter sind ebenfalls im Computertomogramm gut erkennbar.

Der Bericht von RAPPAPORT et al. (1984) bezieht sich auf computertomographische Untersuchungen von Schrapnellverletzungen in unmittelbarer Nähe des Kampfgebietes im Libanonkrieg von 1982. Bei der Lokalisation der Geschoßteile sowie dem Nachweis von Blutungen und posttraumatischen Entzündungen erwies sich diese Methode gegenüber konventionellen Methoden als weit überlegen. Die Letalität betrug 24%.

XII. Kindliche Schädel-Hirn-Verletzungen

Computertomographische Befunde bei *kindlichen Schädel-Hirn-Verletzungen* wurden dargestellt von WÜLLENWEBER et al. (1977), ZIMMERMAN et al. (1978), ZIMMERMAN u. BILANIUK (1981). Über Befunde bei Rissen in der weißen Substanz des Großhirnhemisphären bei Kindern berichteten ORDIA et al. (1981).

XIII. Wachsende Schädelfraktur im Kindesalter

Bei *Säuglingen und Kleinkindern* kann bei *Schädelfrakturen, die gleichzeitig eine Zerreißung der Dura mater zur Folge haben, Liquor in den Frakturspalt eindringen und eine normale Knochenbruchheilung verhindern.* Durch den Wachstumsdruck des Gehirns kommt es zu einer Diastase der Bruchränder und damit zur *Entwicklung einer "wachsenden" Schädelfraktur.* In der Serie von LANKSCH et al. (1978) fanden sich nur 2 Kinder mit dieser Komplikation. Unter dem breit klaffenden Frakturspalt fand sich in beiden Beobachtungen im Hirnparenchym eine große liquorgefüllte Zyste.

XIV. Posttraumatische Verschlüsse von Hirngefäßen

Nach aufsteigenden Thrombosen der A. carotis int., die sich nach mechanischer Gewalteinwirkung auf das Gefäß entwickeln, kommt es gewöhnlich zu einer zunehmenden kontralateralen Halbseitenparese nach einem freien Intervall und ohne initiale Bewußtseinsstörung. Diese *Thrombosen im Gebiet der A. carotis int.* führen fast immer zu *Infarkten im Ausbreitungsgebiet der A. cerebri med.* In der Serie von LANKSCH et al. (1978) fand sich in diesen Beobachtungen im *Computertomogramm* das *typische Bild eines frischen Infarktödems im Media-stromgebiet. Die Karotisangiographie ist hier eine weitere wichtige Untersuchungs-methode;* es empfiehlt sich, die Angiographie nach der Computertomographie vorzunehmen. *Infarkte im Bereich der A. cerebri post.* zeigen eine *Dichteminderung im Bereich des Okzipitallappens.*

Auch der Nachweis von *Carotis-cavernosus-Fisteln* ist optimal *angiographisch* zu führen.

XV. Zerebrale Fettembolie

Bei der *zerebralen Fettembolie* ließen sich nach den bisherigen Erfahrungen von LANKSCH et al. (1978) im Computertomogramm keine pathologischen Veränderungen erkennen, die eine spezifische Diagnose erlauben würden, vgl. auch SAKAMOTO et al. (1983).

XVI. Feststellung des Hirntodes

Bei der *Feststellung* des *Hirntodes* führten PLANITZER et al. (1985) bei 17 Patienten und 4 Kleinkindern, bei denen aufgrund der klinisch-neurologischen Befunde das Verfahren zu dieser Diagnose zu sichern war, *Computertomographien* durch. Es ergibt sich, daß diese nicht invasive Methode als eine Alternative zur zerebralen Angiographie zur Dokumentation des zerebralen Kreislaufstillstandes geeignet scheint.

Computertomographische Befunde beim Hirntod veröffentlichten RÖDBERG u. SÖDERLUNDH (1975), RANGEL (1978), RAPPAPORT et al. (1978).

XVII. Folgezustände nach Schädel-Hirn-Verletzungen

Ein *umschriebener posttraumatischer Hirnsubstanzdefekt* ist im *Computerto-mogramm* an einer *Zone verminderter Dichte zu erkennen,* die *mehr oder minder scharf abgegrenzt sein kann. Das Bild ähnelt denen älterer Hirninfarkte oder porenzephaler Zysten.* Vielfach liegt eine Ausweitung benachbarter Ventrikelab-schnitte zum Defekt hin vor.

XVIII. Zusammenfassung

Insgesamt brachte die *Anwendung der Computertomographie* bei *Schädel-Hirn-Verletzungen* viele überraschende Ergebnisse. Einmal wurden in Fällen von relativ leichten Schädel-Hirn-Verletzungen multiple kleine Blutungen dargestellt. Es ergab sich, daß Einbrüche von Blutungen in das Ventrikelsystem weniger selten sind und ihre Prognose weniger infaust ist, als bisher angenommen. Oft finden sich die traumatischen Schäden bilateral, auch bei Patienten, bei denen die neurologi-sche Symptomatik auf die Beteiligung nur einer Seite hinweist. SWEET et al. (1978)

sahen unter 90 frühzeitig untersuchten Patienten mit schwerer Schädel-Hirn-Verletzung 26 Patienten mit normalem Computertomogramm, 75 Patienten mit einseitigen und 39 Patienten mit beidseitigen Läsionen.

Dieses Verfahren sollte nicht als Routinetechnik angewandt werden, auch dann nicht, wenn nur eine geringe diagnostische Ausbeute zu erwarten ist. Es besteht keine Indikation dafür, diese Methode bei Bagatelltraumen oder leichten Schädelverletzungen oder gar zur Untersuchung subjektiver Beschwerden, wie Kopfschmerzen, anzuwenden, wenn neurologische Befunde fehlen und letztlich: „It should not become the neurologist's chest X-ray" (PLUM 1981, zit. nach BOLSON 1981).

XIX. Vergleich computertomographischer und neuropathologischer Befunde

Die Darstellung der Unterschiede der Dichte innerhalb einer Schicht von Hirngewebe in einem Computertomogramm erfolgt meist in einer horizontalen Ebene. Das Auflösungsvermögen dieser Technik reicht aus, um die wichtigsten anatomischen Strukturen des Gehirns und praktisch alle intrakraniell gelegenen pathologischen Prozesse sichtbar zu machen.

Der Neuropathologe zerlegt ein Gehirn normalerweise in einer anderen Ebene, nämlich in der Frontalebene, als das Computertomogramm routinemäßig aufgenommen wird, nämlich in der Horizontalebene. Ausnahmen hiervon bilden allgemein subdurale Blutungen, bei denen zur einfacheren Auffindung der Blutungsquelle das Gehirn vom Neuropathologen oder Gerichtsmediziner etwa in der Höhe des Sägeschnittes durch die Schädelkalotte mit einem horizontal geführten Flechsig-Schnitt abgekappt wird und bei einigen Prozessen, die die Mittellinienstrukturen befallen, etwa solchen des Corpus callosum oder des Kleinhirnwurmes u. a., wo die Schnittführung durch die Sagittalebene verläuft.

Bei vergleichenden Untersuchungen von Computertomogrammen und fixierten Gehirnen von Patienten mit tödlichen Schädel-Hirn-Verletzungen besteht ein gewisses Dilemma darin, die sichtbaren Strukturen, die in zwei verschiedenen Ebenen dargestellt sind, miteinander räumlich zu vergleichen. Der Neuropathologe sollte dabei nicht seine bewährte Untersuchungstechnik, nämlich ein fixiertes Gehirn in Frontalscheiben zu zerlegen, generell aufgeben. Eine Zerlegung des Gehirns eines tödlich verunfallten Patienten in Horizontalebenen würde zu viele Nachteile mit sich bringen, um es als Routinemethode anzuwenden. Man muß sich vergegenwärtigen, daß unsere Kenntnisse der verschiedenen geweblichen Prozesse des Gehirns eben mit Anwendung der Zerlegung des Gehirns in Frontalscheiben erarbeitet wurden. Gute neuroanatomische Kenntnisse und eine gewisse räumliche Vorstellungskraft ermöglichen jedoch den Vergleich der in zwei verschiedenen Ebenen dargestellten Strukturen. Größere Serien von derartigen vergleichenden Untersuchungen fehlen uns jedoch.

SUMUVUORI et al. (1983) untersuchten die Richtigkeit von klinischen Diagnosen bei Patienten, die in der Neurochirurgischen Universitätsklinik Helsinki von 1975–1976 an einer tödlichen Schädel-Hirn-Verletzung verstorben waren. Es wurden klinische und röntgenologische Untersuchungsmethoden angewandt, nicht jedoch die Computertomographie. Die meisten Patienten starben an den Folgen eines Verkehrsunfalles; 71 % starben innerhalb von 24 h nach dem Unfall. Der Prozentsatz für richtige Diagnosen von Frakturen betrug 87 % für Verletzungen der Schädelkalotte, 76 % für Schädelbasisbrüche und 67 % für Frakturen des Gesichtsschädels. Von den intrakraniellen Verletzungen wurden 75 % richtig, 9 % teilweise richtig diagnostiziert. Die Diskrepanzen würden deutlicher werden, wenn Kontusionen, Verletzungen und Blutungen separat aufgeführt würden. Aus der Studie ergibt sich eindeutig, daß viele Schädel-Hirn-Verletzungen durch die üblichen klinischen Untersuchungen *nicht* diagnostiziert werden.

V. Zur Begutachtung der traumatischen Schäden des ZNS

Den Problemen der klinischen Diagnostik der traumatischen Hirnschäden begegnen wir bei der Begutachtung der traumatischen Schäden des ZNS selbstverständlich wieder und die eben gemachten Ausführungen gelten deshalb auch in diesem neuen Zusammenhang. Die Begutachtungstechnik für ZNS-Verletzungen ist im Interesse aller Beteiligten mit einigen grundsätzlichen Forderungen verbunden.

Der Patient mit Verletzungen des ZNS muß so bald wie möglich neurologisch untersucht werden, ungeachtet der Aussicht auf ein Entschädigungsverfahren und eine Begutachtung. Dieser erste Bericht des Neurologen soll folgende möglichst genaue Angaben enthalten: Unfallhergang, Dauer der Bewußtlosigkeit, Beschwerden, neurologisch-psychopathologischer Status und womöglich ein EEG, bei entsprechender Indikation auch ein Computertomogramm. Zur Frage möglicher Frakturen des Schädels muß Stellung genommen werden.

Aus den klinischen Befunden unmittelbar nach der Gewalteinwirkung ist zu entscheiden, ob Gehirn oder Rückenmark überhaupt beteiligt und geschädigt sind. Ist es zu einer Mitbeteiligung des ZNS gekommen, so ist weiter zu entscheiden, ob es sich um funktionelle Störungen, d.h. grundsätzlich reversible, wie etwa das klinische Syndrom einer Commotio cerebri, gehandelt hat, oder um solche, bei denen es zu einem Dauerschaden gekommen ist, etwa intrakranielle traumatische Blutungen, sog. Rindenprellungsherde etc.

BAY (1953) hat formuliert, es liege im Wesen der Hirnverletzungen, daß diese auf einem oder ausnahmsweise mehrere symptomgebende Herde beschränkt seien. „Das neurologische Bild des traumatischen Hirnschadens ist daher das einer Herderkrankung. Ein paar unsystematische Reflexdifferenzen, die bei jeder Untersuchung wechseln, und einige ebenso unsystematische Abweichungen bei der einen oder anderen Koordinationsprüfung entsprachen diesem Bild nicht." Der Vergleich mit einer Herderkrankung ist insofern nur beschränkt richtig, weil viele posttraumatische Gewebeschäden diffus und generalisiert sind, und daß man sich immer vergegenwärtigen muß, daß ein sog. Herd in einer stummen Hirnregion liegen kann. Der klinisch neurologische Befund kann daher trotz Vorliegen von herdförmigen posttraumatischen Hirnschäden unauffällig sein. Die Einführung des Computertomogramms hat hier eine revolutionäre Bereicherung der klinischen Diagnostik gebracht.

Zur Stellung des Arztes als sachverständiger Gutachter hat BAY (1953) folgendes bemerkt: „Sie unterscheidet sich in wesentlichen Punkten von der sonstigen ärztlichen Tätigkeit sowohl als Helfer wie als Forscher ... Der Gutachter hat eine ihm vom Gesetz vorgeschriebene Aufgabe zu erfüllen. Diese besteht nach der Struktur unserer Sozialgesetzgebung hinsichtlich der traumatischen Hirnschädigungen vorwiegend in der Beantwortung der beiden Fragen, ob zwischen zwei

Sachverhalten (dem Trauma und den angegebenen Gesundheitsstörungen) nach dem derzeitigen Stand der Wissenschaft ein ursächlicher Zusammenhang besteht oder wenigstens wahrscheinlich ist, und in welchem Ausmaß die Fähigkeit zu bestimmten Leistungen (meist die Erwerbsfähigkeit) durch die Traumafolgen beeinträchtigt wird. Wenn der Gutachter diese Aufgaben nicht erfüllt, dann mag er ein warmherziger Mensch oder ein genialer Forscher sein, aber er ist ein schlechter Gutachter" (BAY 1953).

Auf die wesentlichen Fehler bei der Abfassung eines Gutachtens hat BAY (1953) ebenfalls hingewiesen: „Hier sind es vor allem zwei grundsätzliche Fehler, die immer wieder gemacht werden. Einmal das Bestreben, unter allen Umständen einen Zusammenhang zwischen dem Trauma und den vorhandenen Krankheitserscheinungen zu konstruieren und sei es auch nur eine Denkmöglichkeit mit Hilfe der gewagtesten wissenschaftlichen Spekulationen. Klar umrissene Aufgaben des Gutachters ist es aber, zumindest die Wahrscheinlichkeit eines Zusammenhanges nachzuweisen, nicht bloße Möglichkeiten aufzuzeigen oder gar das Fehlen eines Zusammenhanges zu beweisen. Der zweite Fehler hängt mit dem ersten zusammen; es ist die Anwendung unbewiesener und umstrittener wissenschaftlicher Hypothesen in der Begutachtung. Solange eine Hypothese nicht bewiesen ist, kann man mit ihrer Hilfe nichts wahrscheinlich machen, sondern höchstens Möglichkeiten zur Diskussion stellen" (BAY 1953).

Die erste Begutachtung erfolgt zweckmäßig bei Entlassung aus klinischer Behandlung. Sie enthält in jedem Fall ein EEG. Liegt ein unkompliziertes Kommotionssyndrom vor, so wird dem Patienten mitgeteilt, daß keine Dauerschäden zu erwarten seien und etwa noch vorhandene Beschwerden sich bei fortgeführter ambulanter Behandlung in einigen Wochen zurückbilden. Der Patient erfährt auch, daß eine im voraus im Verhältnis zur Schwere des neurologischen Befundes und andere Verletzungsfolgen festgesetzte Erwerbsminderung in der nächsten Zeit schrittweise auf Null reduziert wird. Handelt es sich um eine schwere Gewalteinwirkung, so erfolgt eine ambulante Begutachtung nach einigen Monaten. Untersuchungen und Begutachtungen sollten womöglich durch den selben Nervenarzt und im Konsilium mit dem behandelnden Arzt (meistens einem Chirurgen) erfolgen.

Auf die Begutachtung von Patienten, die angeblich eine indirekte Verletzung von Kopf und Hals, Verletzungen vom sog. Whiplashtyp, erlitten haben, ist in Bd. 13/VII dieser Reihe, S. 297 ausführlich Stellung genommen worden.

Detaillierte Ausführungen zum Thema: „Der ärztliche Sachverständige und seine Aufgaben" hat JOCHHEIM (1984) vorgelegt in einer Darstellung, die sich mit dem neurologischen Gutachten befaßt (RAUSCHELBACH u. JOCHHEIM 1984).

W. Experimentelle Untersuchungen mit verschiedenen Vektorrichtungen der einwirkenden Gewalt; ihre Übertragbarkeit auf den Menschen

I. Translationsbeschleunigungen des Kopfes mit einmaliger, wiederholter und gehäufter Gewalteinwirkung

1. Einführung

In einer Serie von Experimenten wurde der Effekt einmaliger, wiederholter und gehäufter stumpfer Gewalteinwirkung auf den Schädel an 59 Tieren (13 Kaninchen und 46 Katzen) untersucht (UNTERHARNSCHEIDT 1958, 1963). Die Einwirkung erfolgte mit der von FOLTZ et al. (1953) angegebenen „*concussion gun*", einer Gasdruckkanone mit *Geschwindigkeiten des Bolzens* von 7,1–18,3 m/s (entsprechend 22,0–66,0 km/h). Da die Masse des auf den Schädel treffenden Bolzens bekannt war, ließen sich die *Beschleunigungen*, die dem Schädel erteilt wurden, errechnen; sie wurden außerdem an Katzen und Kaninchen mit Hilfe von Beschleunigungsgebern am Kopf der Tiere experimentell ermittelt. Für gewöhnlich erfolgte die Gewalteinwirkung aus Schlagrichtung 5 (von oben). Nur bei 5 Katzen wurde die Schlagrichtung 1 (von hinten) gewählt. Der *Schädel* war stets *frei beweglich* (*Beschleunigungstrauma*).

Bei den *pathomorphologischen Untersuchungen* wurde exakt zwischen *primären*, im Moment der Gewalteinwirkung entstandenen, direkt mechanisch bewirkten („*passiven*", von SPATZ) und *sekundären kreislaufbedingten* („*reaktiven*", SPATZ) *Veränderungen* unterschieden.

2. Ergebnisse

Während *einmalige* stumpfe Gewalteinwirkung mit einer „*Subkommotionsdosis*" (Geschwindigkeit der einwirkenden Gewalt 7,1–8,3 m/s entsprechend einer dem Schädel erteilten Beschleunigung von 190 g beim Kaninchen, von 205 g bei der Katze) weder zu Auffälligkeiten im Verhalten noch zu geweblichen Veränderungen am Gehirn führte, kam es nach *gehäufter, unmittelbar aufeinanderfolgender Anwendung der gleichen Intensität* bei Fehlen von primärtraumatischen Alterationen zu ausgeprägten sekundären, kreislaufbedingten morphologischen Veränderungen. Solche geweblichen Alterationen fanden sich vorwiegend im Kleinhirn, gekennzeichnet durch Ausfall von Purkinje-Zellen, vor allem an den Kuppen der Läppchen des Kleinhirnwurmes, Lichtung der Körnerzellschicht mit entsprechender Reaktion der Glia sowie Gliazellproliferation in den Markstrahlen und im Kleinhirnmarklager. Die Veränderungen am Großhirn traten zurück. Sie bestanden in disseminierten ischämischen Veränderungen der Nervenzellen und einer mäßigen Proliferation der Glia des Großhirnmarks.

Wenn bei der Katze durch *einmalige* stumpfe Gewalteinwirkung klinische Erscheinungen der voll ausgebildeten *Commotio cerebri* (die Geschwindigkeit der einwirkenden Gewalt betrug 8,3–9,4 m/s entsprechend einer Beschleunigung von 280–400 g) erzeugt worden waren, konnten mit den heuten gebräuchlichen Untersuchungsmethoden keine morphologischen Veränderungen festgestellt wer-

Tabelle 78. Zusammenfassende Darstellung der physikalischen Größen, Tierspezies, Verhalten und pathomorphologischen Befunden nach einmaliger, wiederholter und gehäufter Gewalteinwirkung gegen den Kopf. Dem physikalischen Input stehen als Output das Verhalten und der pathomorphologische Befund gegenüber. (Aus UNTERHARNSCHEIDT 1963)

Diagnose	Zahl der Gewalteinwirkungen	Intensität der einwirkenden Gewalt in m/sec	in Km/Std	Beschleunigung des Schädels in g	Verhalten	Bewußtlosigkeit	Primärtraumatische Alterationen	Sekundärtraumatische Alterationen
Subcommotio cerebri	Einmalig	7,1	25,0	Katze ≈ 205 g Kaninchen ≈ 190 g	Unauffällig	Keine	Keine	Keine
	5mal gehäuft	7,1	25,0	Katze ≈ 205 g Kaninchen ≈ 190 g	Paraparesen der Vorderläufe reversibel	Keine	Keine	Keine
	10mal gehäuft	7,5	25,0	Katze ≈ 205 g Kaninchen ≈ 190 g	Paraparesen der Vorderläufe größtenteils irreversibel	Keine	Keine	Sekundärtraumatische Schäden in Kleinhirn und Großhirn
	10mal gehäuft	7,5	27,0	Katze > 205 g Kaninchen ≈ 260 g	Paraparesen der Vorderläufe irreversibel	Keine	Keine	Sekundärtraumatische Schäden in Kleinhirn und Großhirn
	15mal gehäuft	8,3	30,0	Katze > 205 g Kaninchen ≈ 280 g	Tetraparesen, an den Vorderläufen irreversibel, an den Hinterläufen bis auf Schwäche reversibel	In einem Teil der Versuche nach Summation	Keine	Sekundärtraumatische Schäden in Kleinhirn und Großhirn
Commotio cerebri	Einmalig	8,3– 9,4	30,0– 34,0	Katze ≈ 315 g Kaninchen ≈ 400 g	Nach Abklingen der Bewußtlosigkeit unauffällig	Allgemeine Bewußtlosigkeit, Sekunden bis Minuten anhaltend	Keine	Keine

	Einwirkung			Gewicht	Verhalten	Primärtraumatische Alterationen	Sekundärtraumatische / gewebliche Alterationen
	Wiederholt in eintägigen bzw. einwöchigen Abständen	8,3–9,4	30,0–34,0	Katze ≈315 g Kaninchen ≈400 g	Nach Abklingen der Bewußtlosigkeit unauffällig	Allgemeine Bewußtlosigkeit; die Dauer der Bewußtlosigkeit nimmt mit zunehmender Zahl der Gewalteinwirkung ab. „Adaptionstyp."	Großhirn disseminiert ischämische Alterationen; elektive Parenchymnekrosen, Ausfall von Neuronen im Ammonshorn mit gliöser Proliferation. Kleinhirn: Verlust von Purkinjezellen mit konsekutiver Gliazellproliferation.
Primärtraumatische Hirnschäden (Contusio cerebri)	Einmalig	10,5	37,0	Katze ≈360 g Kaninchen ≈450 g	Längere Bewußtlosigkeit	Epidurale, subdurale, subarachnoidale Blutungen. Sog. Rindenprellungsherde an Gegenpol und Stoßpol, Risse von extra- und intracerebralen Gefäßen, zentrale Blutungen	Partielle und totale Nekrosen, hämorrhagische Nekrosen, Ödemschäden.
	Einmalig	13,6	49,0	Katze ≈525 g	Lang anhaltende Bewußtlosigkeit	Schwerste primärtraumatische Alterationen, in Qualität wie in vorheriger Gruppe.	Schwerste sekundärtraumatische Alterationen, in Qualität wie in vorheriger Gruppe.
	Einmalig	16,1	58,0	Katze nicht gemessen		Schwere primärtraumatische Alterationen und Lacerationen, die vereinzelt noch überlebt werden können.	
Tödliche Gewalteinwirkungen	Einmalig	17,2–18,3	62,0–66,0	Katze nicht gemessen		Schwerste Läsionen und Zerreißungen von Knochen, Dura (offene Verletzungen). Substanzzerstörungen und Lacerationen, die nicht mehr überlebt werden.	

Beziehungen zwischen einwirkender Gewalt und Verhalten der Versuchstiere sowie den auftretenden geweblichen Alterationen (input-output-Modell). Es liegt ein Kontinuum vor von unauffälligem Befund mit einmaliger Subcommotionsdosis zu sekundärtraumatischen Gewebeschäden nach Häufung der Subcommotionsdosis, zum Commotionssyndrom, das einmalig angewandt zu keinem Gewebeschaden führt, nach Wiederholung jedoch ebenfalls zu einem sekundärtraumatischen Hirnschaden führt, bis zu Intensitäten, die primärtraumatische Gewebeschäden ergeben, und solchen Intensitäten, die nicht mehr überlebt werden. Die beiden oberen dick umrandeten Rubriken zeigen die Intensitäten, bei denen der Hirndauerschaden erst nach gehäufter bzw. wiederholter Gewalteinwirkung (sekundärtraumatisch) auftritt. Die 3. dick umrandete Rubrik umfaßt die Intensitäten, bei denen primärtraumatische Gewebeschäden auftreten. Die unterste dick umrandete Rubrik führt die Gewalteinwirkungen auf, die nicht mehr überlebt werden.

den („*spurlose Vorgänge*" SPATZ). Nervenzelluntergang, wie ihn GROAT et al. (1944, 1945, 1950), WINDLE et al. (1944), WINDLE u. GROAT (1945) u. a. in bestimmten Kerngebieten nach einmaliger Gewalteinwirkung beschrieben haben, konnten nicht bestätigt werden; es fanden sich ferner keinerlei Anhaltspunkte für eine Proliferation der Glia.

Nach *wiederholter* stumpfer Gewalteinwirkung mit der gleichen Intensität in ein- bis zweitägigen Abständen ließen sich jedoch in der Großhirnrinde neben den genannten disseminierten ischämisch veränderten Nervenzellen ausgedehnte fleckförmige und pseudolaminäre Parenchymnekrosen nachweisen. Bei stumpfer Gewalteinwirkung mit Intensitäten, die einmalig angewendet keine sichtbaren geweblichen Veränderungen hervorrufen, können also nach wiederholter und gehäufter Anwendung sekundäre, kreislaufbedingte morphologische Alterationen auftreten.

Es kann demnach ein Hirndauerschaden nach stumpfer Gewalteinwirkung auf den Schädel trotz fehlender primärer Verletzungen als Folge kreislaufbedingter Störungen resultieren. Von wesentlichem pathoplastischem Einfluß ist der zeitliche Abstand, in dem die Gewalteinwirkungen erfolgen.

Bei *unterschwelligen Intensitäten* waren gehäufte, unmittelbar aufeinanderfolgende Schläge erforderlich, um Bewußtseinsstörungen auszulösen *(„Summationstyp")*. Wenn die Gewalteinwirkung mit größerer Intensität erfolgte, so daß nach dem ersten Versuch Bewußtlosigkeit vorlag, nahm deren Dauer nach wiederholten Versuchen ab und in manchen Fällen trat schließlich keine Bewußtlosigkeit mehr auf: es erfolgte also eine Adaptation an die Gewalteinwirkung. Der „*Summationstyp*" tritt bei Subkommotionsdosen, der „*Adapationstyp*" bei Geschwindigkeiten der auf den Schädel einwirkenden Gewalt auf, die mehr als 9,4 m/s betrugen und zumindest eine Commotio cerebri bewirkten.

a) Dauer der Bewußtlosigkeit

Die Auswertung der Versuchsergebnisse von längeren Serien wiederholter stumpfer Gewalteinwirkung zeigt, daß die Dauer der Bewußtlosigkeit mit wachsender Zahl der Experimente erheblich abnimmt und daß gelegentlich die Bewußtlosigkeit in sehr langen Serien trotz gleichbleibender Intensität der Gewalt schließlich nicht mehr beobachtet wird.

Um die abnehmende Dauer der Bewußtlosigkeit nach wiederholter stumpfer Gewalteinwirkung auf den Schädel festzustellen, wurde die Gesamtzahl der Experimente für jedes Tier halbiert und die Gesamtdauer der Bewußtlosigkeit für beide Hälften getrennt errechnet. Bei einer ungeraden Anzahl der Experimente wurde die Dauer der Bewußtlosigkeit des mittleren Versuches zwischen erster und zweiter Hälfte der Experimente geteilt.

So verhält sich beispielsweise die Dauer der Bewußtlosigkeit in der ersten zur zweiten Hälfte des Versuchs bei den Kaninchen D14 wie 37:1 und D3 wie 45:1, bei den Katzen D31 wie 28:1 und D23 wie 21:1. Bei wenigen Tieren wurden die Experimente je zur Hälfte in gleichlangen Zeiträumen vorgenommen; bei den meisten Tieren war die zweite Versuchshälfte nur etwa halb so lang wie die erste, so daß die Gewalteinwirkung in kürzeren Abständen erfolgte und dem Tier eine verringerte Erholungsfrist zur Verfügung stand. Dessen ungeachtet dauert die Bewußtlosigkeit in der zweiten Versuchshälfte weniger lange bzw. tritt gar nicht mehr auf.

Bei unterschwelligen Intensitäten ist gehäufte Gewalteinwirkung – also Summation – vonnöten, um eine Bewußtlosigkeit auszulösen. Bei darüberliegenden Intensitäten, die schon nach einmaliger Verabfolgung zu Bewußtlosigkeit führen, tritt eine Adaptation an die Gewalteinwirkung ein.

Ich nenne *Summationstyp* eine Verlaufsform, in der Bewußtseinsstörungen erst nach gehäufter, unmittelbar hintereinander einwirkender, stumpfer Gewalt auftreten, wobei die Dauer der Bewußtlosigkeit mit der Zahl der Experimente zunimmt. Vom *Adaptationstyp* spreche ich, wenn im Laufe der Versuchsreihe die Dauer der Bewußtlosigkeit abnimmt oder keine Bewußtlosigkeit mehr beobachtet wird als Folge der Anpassung an ihrer Gewalteinwirkung.

Diese Verlaufsformen treten bei bestimmten Intensitäten der einwirkenden Gewalt mit großer Regelmäßigkeit auf: Der Summationstyp bei sog. Subkommotionsdosen, die gehäuft verabfolgt werden, der Adaptationstyp bei Intensitäten, die zumindest eine Commotio cerebri bewirken und die wiederholt, also in Tages- oder Wochenfrist einwirken.

Summations- und Adaptationsphänomene kommen in weitesten Bereichen der Natur vor und besitzen Allgemeingültigkeit. Die Physiologie versteht unter Adaptation das Abklingen der Ansprechbarkeit von bestimmten Rezeptoren auf gehäufte oder Dauerreize. Die Adaptation beruht nicht auf Ermüdung.

Phänomene wie Summation und Adaptation dürfen nicht nur Gültigkeit im Hinblick auf die Schädigung haben, die zur Bewußtlosigkeit führt. Die von mir durchgeführten Untersuchungen bieten bei der Besprechung der Krämpfe und Paresen andere Möglichkeiten, die Allgemeingültigkeit dieser Phänomene zu prüfen.

b) Auftreten von Krampfanfällen

Kaninchen krampfen nach stumpfer Gewalteinwirkung auf den Schädel aus Schlagrichtung 5 mit einer Geschwindigkeit von wenigstens 8,3 m/s in wenigstens eintägigen Abständen in 38,5% der Fälle und nach 9,4 m/s in 40,5%. Hingegen treten bei Katzen Krämpfe erst nach einer Intensität von 9,4 m/s, und zwar in nur 3,4% auf. Bei gleicher Intensität krampfen Kaninchen 12mal häufiger als Katzen, es besteht für beide Tiergruppen also eine verschiedene Krampfschwelle.

Bei der Geschwindigkeit von 10,5 und 12,2 m/s krampfen die Katzen beider Gruppen zusammen in 7,5%. Das bedeutet, daß Katzen nach weit höheren Intensitäten etwa 5mal weniger krampfen als Kaninchen nach den geringeren Intensitäten von 8,3 und 9,4 m/s. Stumpfe Gewalteinwirkung mit der Intensität 10,5 und 12,2 m/s überlebt kein Kaninchen, so daß innerhalb der gleichen Intensitäten kein Vergleich möglich ist.

Ähnlich wie die Bewußtlosigkeit wurde die Häufigkeit der Krämpfe in der ersten und zweiten Hälfte längerer Versuchsreihen aufgezeichnet. Bei stumpfer Gewalteinwirkung auf den Schädel von Kaninchen mit einer Geschwindigkeit von 8,3 m/s in mindestens ein- bis zweitägigen Abständen verhält sich die Zahl der Krämpfe wie 62%:38% in der ersten und zweiten Versuchshälfte, bei einer Geschwindigkeit von 9,4 m/s in wöchentlichen Abständen, wie 64%:36%. Ähnliche Relationen gelten für Katzen. Bei stumpfer Gewalteinwirkung auf den Schädel in wenigstens eintägigen Abständen mit einer Geschwindigkeit von 10,5 und 12,2 m/s krampften die Tiere in der ersten Hälfte der Versuchsreihe zur zweiten wie 66%:33%. Bei Kaninchen und Katzen ist die Zahl der Krämpfe auf die erste und zweite Versuchshälfte im Verhältnis 2:1 verteilt, so daß auch bezüglich der Krämpfe eine Adaptation der nervösen Funktion auf die einwirkende Gewalt erfolgt.

Krämpfe, die nach den genannten Intensitäten auftraten, können nicht auf Gewebsdefekte oder Blutungen bezogen und fokal gedeutet werden, da sie unmittelbar nach der Gewalteinwirkung auftraten. Die meisten Tiere zeigten überdies keine primären traumatischen Alterationen.

c) Auftreten von Paresen

Mehrstündige reversible *Paraparesen* der Vorderläufe bei Katzen traten zum erstenmal nach fünfmaliger stumpfer Gewalteinwirkung aus Stoßrichtung 5 (von oben) (unmittelbar hintereinander) mit einer Geschwindigkeit von 7,1 m/s auf, ohne daß stets gleichzeitig Bewußtseinsstörungen vorlagen. Diese Paraparesen der Vorderläufe können bei Serien von 10 unmittelbar aufeinander folgenden Schlägen mehrere Tage bestehen bleiben. Nach

Wiederholung der Schläge in den folgenden Tagen nahmen Häufigkeit und Dauer der Parese ab, bis sie schließlich – bei gleichbleibender Intensität – gar nicht mehr auftraten: es erfolgte auch hier keine Adaptation an die einwirkende Gewalt. Nach Erhöhung der Intensität auf 8,3 m/s bewirkten 10 unmittelbar aufeinanderfolgende Schläge ausgeprägte, reversible Paraparesen der *Vorderläufe;* 15 solcher Schläge verursachten sogar eine vollständige, *schlaffe Tetraparese.* Die Paresen der Hinterläufe bildeten sich in den folgenden Tagen bis auf eine deutliche Schwäche zurück, an den Vorderläufen waren sie irreversibel.

d) Primärtraumatische Schäden

Geschwindigkeiten von 10,5 m/s (entsprechend einer dem Katzenschädel erteilten Beschleunigung von etwa 400 g) und höherer Geschwindigkeiten bewirken durchweg ausgeprägte *primärtraumatische Alterationen* im Sinne der Kontusionsschäden; sie bestehen in Rhexisblutungen und evtl. Nekrosen an der Stoßstelle, unter Umständen auch an der dem Stoß gegenüberliegenden Stelle. Bei 13,6 m/s lassen sich längere Versuchsreihen wegen des Ausmaßes der primären traumatischen Veränderungen nicht durchführen. Auf den Schädel von Katzen einwirkende Geschwindigkeiten von 17,2–18,3 m/s führen zum Tode.

e) Einfluß der Stoßrichtung

Außer der Intensität der einwirkenden Gewalt spielt die *Stoßrichtung* eine wesentliche Rolle hinsichtlich der Überlebenszeit und der Lokalisation sowie der Ausdehnung der morphologischen Alterationen. Fünf Katzen, welche die Schläge aus Richtung 1 (von hinten) erhielten, kamen bereits nach der Intensität von 13,6 und 15,0 m/s ad exitum. Dies erklärt sich daraus, daß bei Schlagrichtung 1 mit dem größeren (sagittalen) Durchmesser des Schädelinnenraumes eine geringere Beschleunigung erforderlich ist, als bei einem kleineren (senkrechten) Durchmesser.

f) Pathomorphologische Alterationen in der Ammonshornformation

Fünf Tiere zeigten, neben anderen sekundären traumatischen Alterationen, *Veränderungen in der Ammonshornformation. Der Nervenzellausfall trat entweder disseminiert, bandförmig über verschiedene Felder verteilt, oder topistisch begrenzt auf.*

g) Pathomorphologische Veränderungen an den langen Bahnen

Häufig lag *Gliazellproliferation* im Bereich der absteigenden Bahnen bei Tieren mit primären oder auch sekundären Alterationen vor. Markscheidenpräparate zeigten in den entsprechenden Abschnitten Entmarkungen. Bei einigen Tieren bestand diffuse Gliazellproliferation im Rückenmark ohne Bezug zu bestimmten Projektionssystemen.

h) Zusammenfassung der Ergebnisse (Tabelle 78)

Die Untersuchungen zeigten, daß wiederholte und gehäufte stumpfe Gewalteinwirkung auf den Schädel mit einer Intensität, die – einmalig angewandt – keine klinischen Erscheinungen und morphologischen Veränderungen setzt, bereits zu einem *traumatischen Hirndauerschaden* als Folge reaktiver Vorgänge mit klinischen Erscheinungen führen kann. Wir wandten in unseren Versuchen Intensitäten an, die unter verschiedenen Bedingungen auch das menschliche Gehirn treffen. Allerdings findet beim Menschen eine solche Wiederholung und Häufung von stumpfer Gewalt nur selten, nämlich bei Fußballspielern, die Bälle „köpfen", bei Jockeys mit häufigen Stürzen, bei Boxern sowie evtl. bei Epileptikern mit gehäuften Stürzen während der Anfälle, statt. Nur in solchen Fällen wäre eine Übertragung der von uns im Tierexperiment gewonnenen Ergebnisse auf den Menschen ohne weiteres möglich. Beim Vergleich zwischen Verhältnissen im Tierversuch und beim Menschen ist zu bedenken, daß beim Menschen allerdings schon eine bedeutend geringere stumpfe Gewalteinwirkung morphologische Veränderungen und klinische Symptome bewirken kann (vgl. physikalischen Abschnitt).

Während bisher die Bedeutung der direkten traumatischen morphologischen Veränderungen im ZNS nach stumpfer Gewalteinwirkung vielfach überschätzt wurde, haben unsere Untersuchungen die erstrangige Bedeutung und das Ausmaß der sekundären kreislaufbedingten Hirngewebsschäden ausdrücklich hervorgehoben. Hinsichtlich Einzelheiten siehe UNTERHARNSCHEIDT (1963).

Nach tierexperimentellen Untersuchungen mit schwersten tödlichen Gewalteinwirkungen auf den Kopf von Katzen trat Atemstillstand auf, jedoch waren Herzreaktionen noch für eine Dauer von 8–10 min feststellbar (UNTERHARNSCHEIDT 1963).

II. Indirekte Beschleunigungen von Kopf und Hals in der − Gx und + Gx Vektorrichtung

Bei indirekter Beschleunigung von Kopf und Hals von angeschnallten Rhesusaffen auf einem Beschleunigungsschlitten in der − Gx und + Gx Vektorrichtung (sog. Whiplashverletzungen) traten bei bestimmten Maximalbeschleunigungen des Schlittens atlantookzipitale, und weniger häufig auch atlantoaxiale Separationen mit totalen Durchtrennungen des Rückenmarks zwischen unterer Medulla oblongata und C1 auf, verbunden mit Rissen beider Aa. vertebrales. Trotz der völligen traumatischen Rückenmarksdurchtrennung und Risses der Aa. vertebrales konnten EEG Potentiale noch über einen Zeitraum von bis zu 30 min abgeleitet werden bis sich isoelektrische Ruhe eingestellt hatte. In diesen Experimenten blieben die Aa. carotides unverletzt und durchgängig, so daß die Herzaktionen Blut über den Karotiskreislauf in die A. cerebri ant. und die A. cerebri med. pumpen konnten.

Waren Brückenvenen wegen der starken rotatorischen Komponente in diesem sehr komplexen Bewegungsablauf gerissen, so konnten sich subarachnoidale und subdurale Blutungen über beiden Großhirnhemisphären ausbilden (UNTERHARNSCHEIDT 1982, 1983, 1984, 1985, 1986). Einzelheiten finden sich in Bd. 13/VII dieser Reihe, S. 277.

III. Pathomorphologische Alterationen von Gehirn und Rückenmark von Eichkatzaffen nach nichtdeformierbarer Rotationsbeschleunigung des Kopfes

1. Einführung

Traumatische Schäden von Gehirn und Rückenmark als Folge einer nichtdeformierbaren Rotationsbeschleunigung des Kopfes im Tiermodell wurden von UNTERHARNSCHEIDT u. HIGGINS (1969) beschrieben.

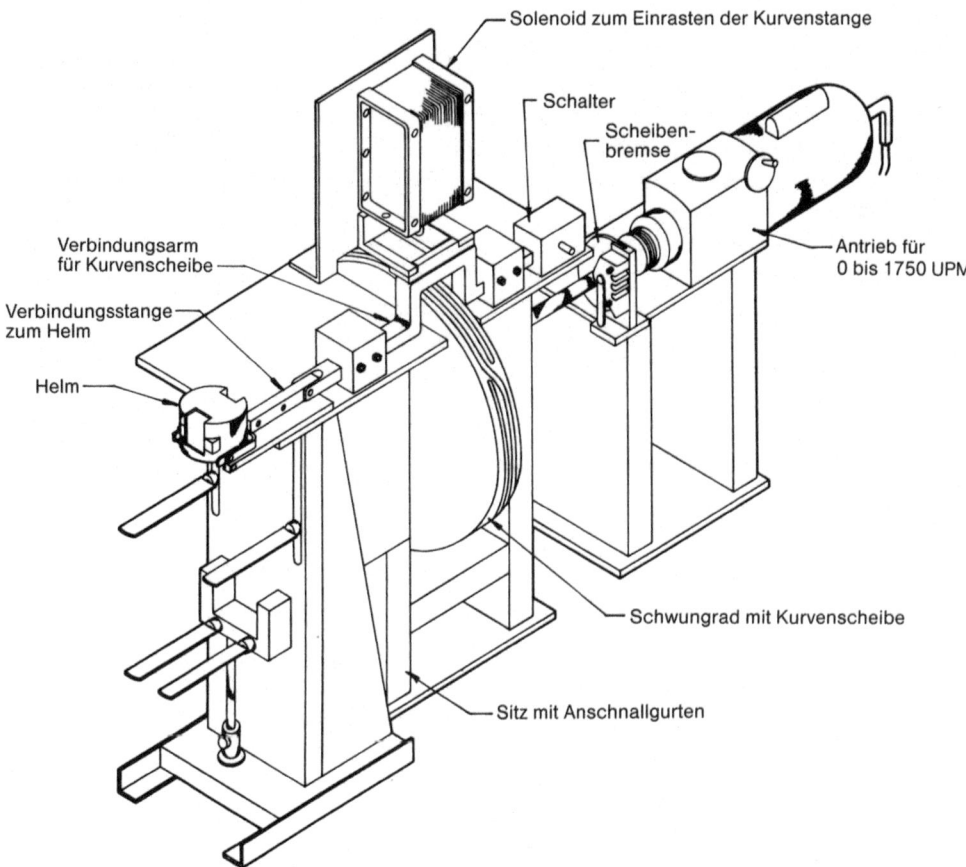

Abb. 180. Zeichnung des Head-Acceleration Device (HAD-II). Am linken Bildrand ist der Sitz, oberhalb davon der Helm sichtbar. (Aus UNTERHARNSCHEIDT u. HIGGINS 1969)

2. Beschreibung der Versuchsanordnung

Die Untersuchungen wurden mit Hilfe des *Head Acceleration Device II (HAD-II)* durchgeführt, das *Rotationsbeschleunigungen des Kopfes* von Versuchstieren erlaubt. Der Kopf von Eichkatzaffen (Samiri sciureus) ist mit Hilfe von Gips in einem Helm befestigt und fixiert. Die Bewegung des Helmes ist durch die Konstruktion des Gerätes auf einen Winkel von 45° beschränkt (Abb. 180). Der Helm wird durch eine Stange bewegt, die exzentrisch durch ein laufendes Schwungrad in Bewegung gesetzt wird; dabei entsteht eine trianguläre Wellenform. Ein durch einen Motor angetriebenes Getriebe und ein Geschwindigkeitsmesser erlauben eine genaue Kontrolle der Geschwindigkeit des Schwungrades und damit auch der Rotationsbeschleunigung des Kopfes.

Wegen der technischen Schwierigkeiten, die hohen Rotationsbeschleunigungen direkt zu messen, wurde dieselbe aus der Längsbeschleunigung der Antriebsstange und der bekannten Geometrie des Gerätes berechnet. Einzelheiten der angewandten Kalkulation und die zu erwartenden geringen Fehler, die aus diesen Meßmethoden entstehen, wurden ausführlich von HIGGINS et al. (1966) sowie HIGGINS et al. (1967) dargestellt.

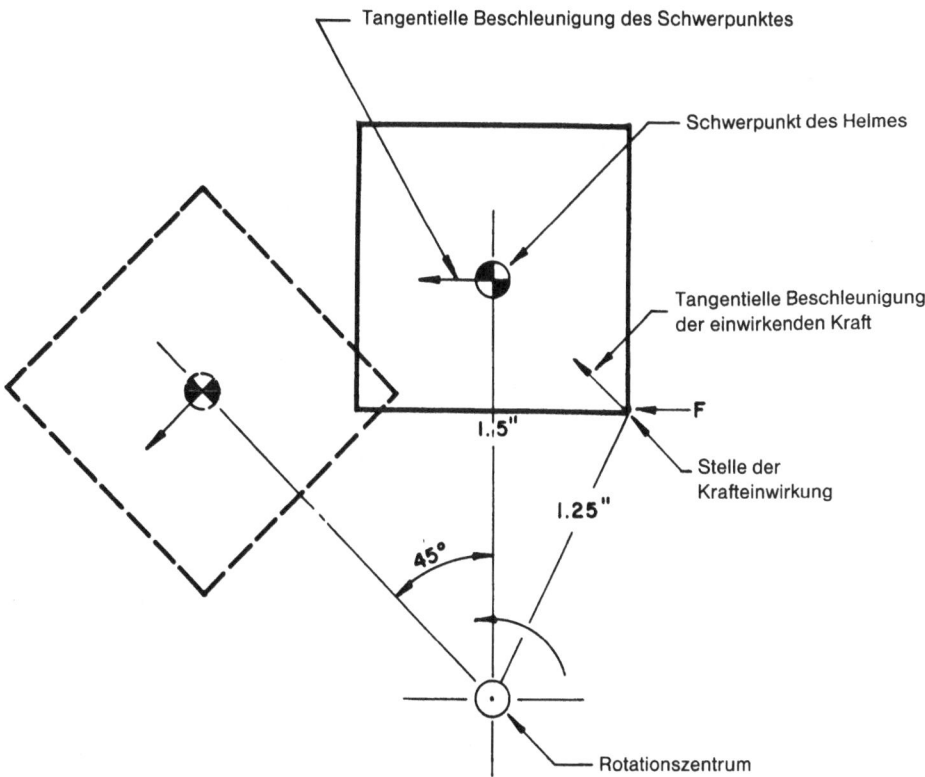

Abb. 181. Die Experimente wurden mit einem Gerät ausgeführt, daß für die Übertragung von Rotationsbeschleunigung auf den Kopf von Affen konstruiert wurde. Das Gerät besteht aus einem Helm, in dem der Kopf des Affen mit Gips befestigt wird. Der Weg, den der Kopf zurücklegt, ist durch die Geometrie der Maschine auf einen Winkel von 45° beschränkt. (Aus UNTERHARNSCHEIDT u. HIGGINS 1969)

GENNARELLI (1984) äußerte sich, daß die ersten Untersuchungen mit dem HEAD-Acceleration-Device, Modell HAD-II von OMMAYA u. GENNARELLI (1974) durchgeführt wurden. Das ist völlig irreführend und falsch. HAD-II war von Mitarbeitern der Technology Inc., Life Science Division in San Antonio, TEX, entwickelt worden (HIGGINS u. SCHMALL 1967; HIGGINS et al. 1967). Die makroskopischen und feingeweblichen Gewebeschäden als Folge von nichtdeformierbarer Winkelbeschleunigung des Kopfes von Eichkatzaffen wurden von UNTERHARNSCHEIDT u. HIGGINS (1969) in einer Reihe von Veröffentlichungen mit eingehender fotographischer Dokumentation der makroskopischen und mikroskopischen Gewebeschäden dargestellt. Auch das sog. PENN-I Modell (OMMAYA u. GENNARELLI (1974) enthält lediglich geringfügige Änderungen der wesentlichen Konstruktionsdetails des HAD-II Modelles. Es kann nicht als eine eigenständige Entwicklung durch die im vorangegangenen genannten Autoren bezeichnet werden! Die von OMMAYA beigefügten Illustrationen der Gewebeschäden bestehen nicht aus makroskopischen und mikroskopischen Abbildungen, sondern er begnügte sich mit Schwarzweißzeichnungen der Schadensmuster.

Das Gerät (HAD-II) erzeugt lediglich nichtdeformierbare Rotationsbeschleunigungen. Abbildungen 181 und 182 zeigen die kinematischen Details des Gerätes. Der Punkt F der Zeichnung entspricht dem Meatus acusticus ext. des mit Gips festzementierten Kopfes des Affen. Die Rotationsachse für den Affen liegt im Bereich der unteren HWS, etwa in der Gegend von C7/Th1. Die Position des Kopfes im Helm ist durch Stifte in den äußeren

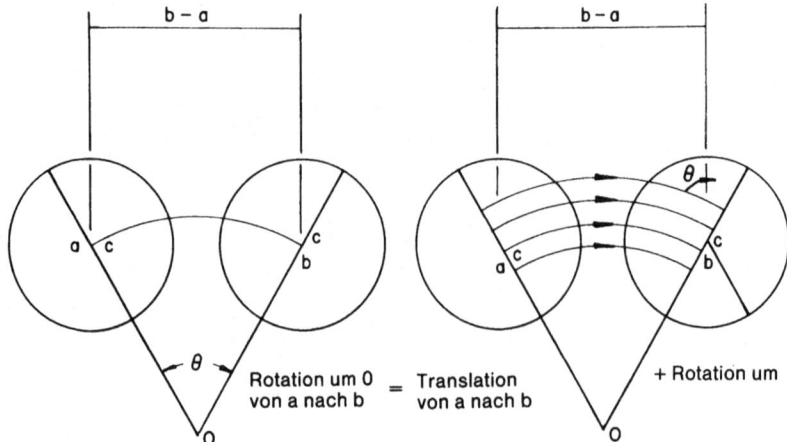

Abb. 182. Bei jeder Bewegung des Kopfes kann dessen Bewegung als eine Translation des Zentrums der Kopfmasse und eine Rotation um das Zentrum der Kopfmasse beschrieben werden. Aus der Analyse der Kinematik läßt sich zeigen, daß, je weiter vom Zentrum der Rotation sich ein Partikel befindet eine desto größere Beschleunigung und damit ein größeres Potential für mechanische Verletzungen auftritt. Ein Areal nahe dem Zentrum der Beschleunigung wird demnach nur dann mechanisch geschädigt, wenn die Beschleunigung sehr hoch ist. (Aus UNTERHARNSCHEIDT u. HIGGINS 1969)

Ohrkanälen und durch eine maxillare Beißleiste während des Einbettungsvorganges (Gipsen) fixiert. Die Ohrkanalstangen und die Beißleiste werden nach Hartwerden des Gipses entfernt.

Das Beschleunigungsgerät erzeugt eine Wellenform, die aus einem Paar von Dreiecken besteht, eine repräsentiert Beschleunigung, die andere Verzögerung. Lediglich die maximale positive Beschleunigung wird hier angegeben. Eine genaue Darstellung der Wellenform für jeden Affen kann jedoch bei HIGGINS et al. (1967) gefunden werden. Aus der Kenntnis der mechanischen Eigenschaften des Aluminiums und Stahlgerätes und den gemessenen Eigenschaften des Gipses kann geschlossen werden, daß nur eine geringe Dämpfung der Wellenform, die durch die Antriebsstange und den Helm zum Kopf des Affen weitergeleitet wurde, bestand.

Am Versuchstag wurde der akklimatisierte Affe aufs Geratewohl aus der Kolonie genommen, gewogen, untersucht und intravenös mit Natrium-Methohexital narkotisiert. Die Kopfhaut wurde rasiert und Elektroden für das EEG befestigt. Der Kopf wurde dann mit einer lage Gummi bedeckt und Helm, Beißleiste und Ohrkanalstifte wurden fixiert, und der Affe im Sitz angeschnallt.

Gips wurde dann über den Kopf des Affen verteilt und nach Härtung und Entfernung von Beißleiste und Ohrkanalstiften wurde der Helm am Gerät befestigt. EEG Ableitungen wurden dann angebracht. Nach Kalibrierung des elektronischen Aufzeichnungssystems wurde der Motor angeschaltet.

Der Versuch wurde für den vorher festgelegten Beschleunigungswert vorgenommen.

Unmittelbar nach dem Exitus der Tiere wurde eine Autopsie durchgeführt. Gehirn und Rückenmark wurden in toto entfernt und in 10% Formalin fixiert. Das Gehirn wurde nach Vornahme eines Mittelhirnschnittes in Frontalscheiben zerlegt und ein Spielmeyer-Sortiment von Gewebeblöcken wurde histologisch untersucht. Jedes Hals-, Brust- und Lendenmarksegment des Rückenmarks wurde histologisch untersucht. Die Einbettung erfolgte in Zelloidin und Paraffin. Die angewandten histologischen Techniken waren die Nissl- und die Hämatoxylin-Eosin-Technik, das Rückenmark wurde zusätzlich noch mit der van Gieson- und Masson-Goldner-Technik gefärbt.

Fünfundzwanzig Affen wurden einer kontrollierten Rotationsbeschleunigung ausgesetzt. Drei weitere Tiere wurden als Kontrolltiere eingesetzt.

Der Bereich der angewandten Rotationsbeschleunigung ergab ein Kontinuum von unauffälligem Verhalten bis zum sofortigen Tod des Tieres. Tabelle 79 zeigt die maximale Rotationsbeschleunigung für jedes Tier und die wesentlichen klinischen Befunde.

Drei Affen starben sofort nach der Beschleunigung und die restlichen 22 wurden am 5. Tag getötet. Die histologischen Befunde der 24 Affen, die einer einzigen Beschleunigung ausgesetzt waren, ein Tier mit mehrfacher Beschleunigung wurde nicht mit ausgewertet, müssen in der Originalarbeit nachgelesen werden.

Tabelle 79. Rotationsbeschleunigung des Kopfes von Eichkatzaffen (Samiri sciureus). Auf der linken Seite findet sich der Input der Rotationsbeschleunigung in rad/s², rechts als Output die pathomorphologischen Befunde. (Aus UNTERHARNSCHEIDT u. HIGGINS 1969)

Rotationsbeschleunigung in rad/s²	Pathomorphologische Befunde
101 000–150 000 rad/s²	Keine subduralen, subarachnoidalen Blutungen. Keine Läsionen in Großhirn, Kleinhirn und Pons.
153 000–284 000 rad/s²	Subdurale und subarachnoidale Blutungen. Rhektische Blutungen in Hirnnerven. Primärtraumatische Blutungen in oberflächlichen Schichten der Großhirnrinde nahe der Mittellinie. Einzelne rhektische Blutungen in der Medulla oblongata.
327 000–386 000 rad/s²	Massive subdurale und subarachnoidale Blutungen. Ausgeprägte primärtraumatische Blutungen in der Rinde des Großhirns, die sich in das Marklager ausdehnen. Kleinere rhektische Blutungen in der Hippocampusformation. Rhektische Blutungen in Kleinhirn, Mittelhirn, Pons und Medulla oblongata.

Mit Ausnahme einiger Tiere fanden sich im Rückenmark kleine rhektische Blutungen in verschiedenen Segmenten. Die Schwere dieser Läsionen war abhängig von der Winkelbeschleunigung und nahm mit deren Intensität zu. Diese Beziehung war nicht so deutlich wie im Großhirn, Kleinhirn, Mittelhirn, Pons und Medulla oblongata. Die Läsionen im Rückenmark waren nicht tödlich und die Affen zeigten keinerlei klinische Befunde.

3. Diskussion der Gewebeschäden

Drei der 24 Affen starben nach dem Versuch (A-67-13 nach 8 min, A-67-2 nach 16 min und A-67-1 nach 20 min). Diese Tiere hatten die höchsten Rotationsbeschleunigungen mit 327 000, 363 000 und 386 000 rad/s². Subarachnoidale und subdurale Blutungen über beiden Großhirnhemisphären standen im Vordergrund. Zusätzlich lagen noch rhektische Blutungen an der Basis der Frontal- und/oder Temporallappen nahe der Mittellinie vor, ebenso an den Okzipitallappen nahe der Mittellinie. Die Läsionen bestanden in rhektischen Blutungen, meist aus größeren Venen der äußeren Rindenschichten.

Die übrigen 21 Affen, die nach 5 Tagen getötet worden waren, zeigten folgende Gewebeschäden.

Großhirn: Fünf Tiere (A-67-7, 22, 17, 11, 5), die den geringsten Rotationsbeschleunigungen ausgesetzt waren *(101000–150000 rad/s²)* zeigten *keinerlei Gewebeschäden im Großhirn.* Sie lagen jedoch vor bei 10 von 13 Tieren, die einer Rotationsbeschleunigung von 150000 bis 197000 rad/s² ausgesetzt waren (A-67-6, 8, 23, 21, 18, 15, 16, 20, 25, 10, 14, 19, 9). Die Gewebeschäden bestanden in *subarachnoidalen Blutungen,* in *einem Fall kombiniert mit primärtraumatischen Blutungen im N. oculomotorius* und Rissen und Ausrissen von Venen und Kapillaren in oberflächlichen Rindenschichten bei 8 Tieren (A-67-1, 6, 8, 15, 10, 14, 19, 9).

Die subarachnoidalen Blutungen wurden in dem niedrigeren Beschleunigungsbereich gefunden, während die primärtraumatischen Gewebeschäden in der Rinde des Großhirns bei den Tieren gesehen wurden, die höheren Beschleunigungswerten ausgesetzt waren. Das zeigt, daß mit ansteigender Rotationsbeschleunigung sich die primärtraumatischen Gewebeschäden von der Peripherie des Gehirns in mehr zentral gelegene Anteile ausdehnten.

Die *höchsten Rotationsbeschleunigungen,* die angewendet wurden, nämlich von *205000–386000 rad/s²,* verursachten bei 4 von 6 Affen *schwere primärtraumatische Schäden in der Großhirnrinde* und bei 3 Tieren mit Intensitäten von *327000, 363000 und 386000 rad/s² zusätzlich noch schwere traumatische Schäden in der weißen Substanz,* näher dem Drehpunkt des Systems gelegen. *Rotationsbeschleunigungen von 300000 rad/s² und mehr wurden nicht überlebt* (A-67-13, 1, 2).

Es besteht eine direkte Beziehung zwischen dem Ausmaß der primärtraumatischen Gewebeschäden im Großhirn und der Größe der Rotationsbeschleunigung (Abb. 183). Das kann auch daraus abgeleitet werden, wenn man die gesamte Gruppe der 24 Affen in 2 Gruppen teilt, angeordnet nach ansteigender Größe der Rotationsbeschleunigung. Die 1. Gruppe von 12 Tieren (101000–174000 rad/s²) zeigte bei 5 Affen primärtraumatische Läsionen im Großhirn, bei der 2. Gruppe dagegen, die einer Rotationsbeschleunigung von 174000–386000 rad/s² ausgesetzt waren, zeigten 9 von 12 Tieren ähnliche, allerdings ausgeprägtere Gewebeschäden.

Die histologische Untersuchung dieser Läsionen zeigt, daß es sich nicht um sog. Rindenprellungsherde handelt, es handelt sich um Blutungen in den oberflächlichen Rindenschichten, die durch Risse und vor allem Ausrisse von Venen und auch Kapillaren entstanden sind (Abb. 184a u. b). Die charakteristischen flohstichartigen Blutungen wie bei sog. Rindenprellungsherden im 1. Stadium liegen nicht vor. Es liegt demnach zwischen beiden traumatischen Rindenverletzungen nach linearer und angulärer Beschleunigung nicht nur ein qualitativer Unterschied der Gewebsläsionen vor, sondern sie bewirken auch ein unterschiedliches Ausbreitungsmuster. Die sog. Rindenprellungsherde als Folge von *Translationsverletzungen* (mit der Stoßachse der Gewalt durch das Zentrum oder nahe ihm verlaufend) treten hauptsächlich an der dem Stoß gegenüberliegenden Seite auf, also *zylindersymmetrisch,* während die Gewebsläsionen nach *Rotationsbeschleunigung radiärsymmetrisch* auftreten. Daß auch ein qualitativer Unterschied zwischen

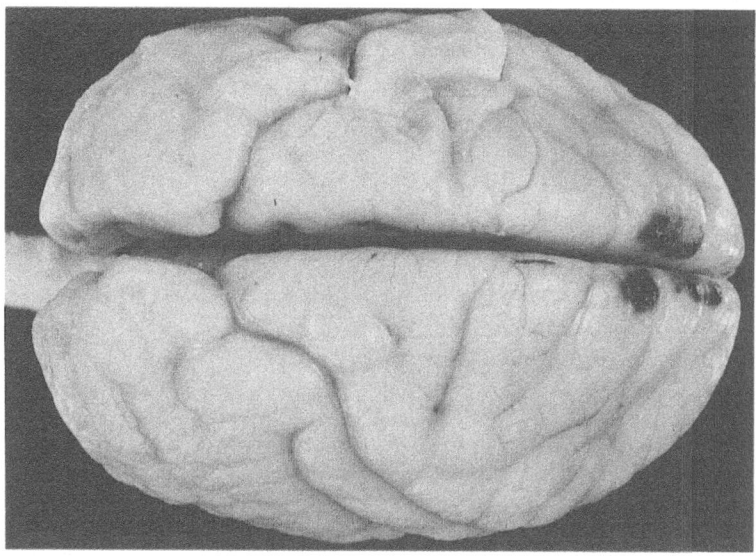

Abb. 183. Eichkatzaffe, Nr. 14. Rotationsbeschleunigung des Kopfes mit 187 000 rad/s². Fokale subarachnoidale Blutungen [und histologisch oberflächennah gelegene rhektische (primärtraumatische) Blutungen nach Gefäßrissen infolge Überdehnung] nahe der Mittellinie. Makrofoto. (Aus Unterharnscheidt u. Higgins 1969)

ihnen besteht, habe ich weiter oben ausgeführt. Hinsichtlich Einzelheiten verweise ich auf Bd. 13/VI.A dieser Reihe, S. 449.

Hippocampusformation: Vier von 24 Affen zeigten pathomorphologische Alterationen. Alle Tiere gehörten zu denen mit höheren Beschleunigungen.

Hirnnerven, Mittelhirn, Pons, Medulla oblongata, Zerebellum: Drei von 24 Tieren zeigten primärtraumatische Läsionen in Hirnnerven, nämlich dem N. oculomotorius, Chiasma opticum und N. vestibularis. Diese Gewebeschäden können durch Risse von Gefäßen, die in den Nervenbündeln liegen, infolge Überstreckung erklärt werden.

Primärtraumatische Schäden in Mittelhirn, Pons, Medulla oblongata und Kleinhirn zeigen eindeutig Beziehungen zur Intensität der Rotationsbeschleunigung. Sie fanden sich bei 3 Tieren in der Gruppe mit den geringeren Beschleunigungsraten, dagegen bei 7 in der mit den höheren.

Rückenmark: Mit Ausnahme von wenigen Tieren fanden sich im Rückenmark kleine rhektische Blutungen in verschiedenen Segmenten. Sie fanden sich häufiger in der grauen als in der weißen Substanz, wohl durch Überstreckung mit Riß von kleineren Gefäßen, meist Kapillaren bedingt (Abb. 185a u. b). Die Schwere der Läsionen ist auch abhängig von der Größe der Rotationsbeschleunigung, jedoch nicht so ausgeprägt wie die in Großhirn, Kleinhirn, Mittelhirn, Pons und Medulla oblongata. Diese kleineren Blutungen führen nicht zu klinischen Ausfällen, und sie waren in keinem Fall tödlich. Durchtrennungen des Rückenmarks fanden sich nicht.

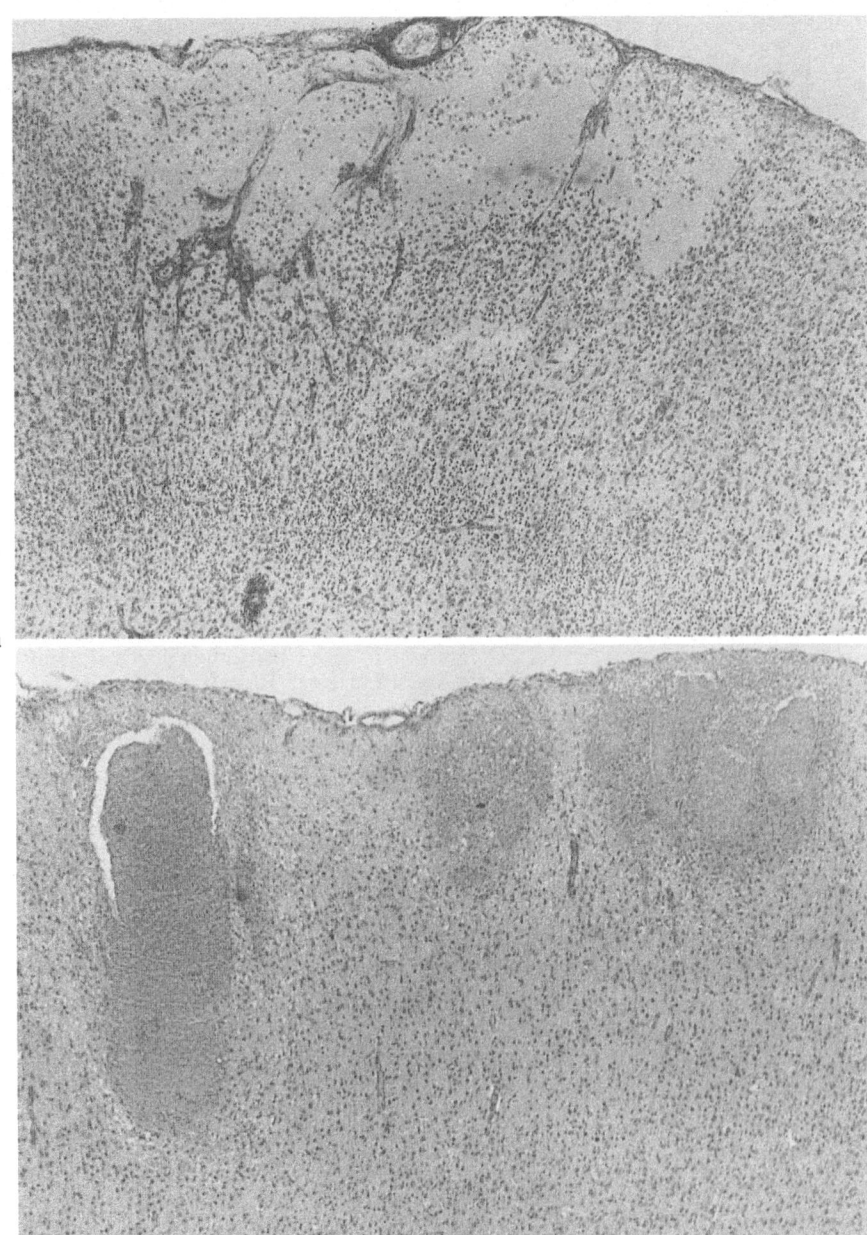

Abb. 184a, b. Eichkatzaffe, Nr. 8. Rotationsbeschleunigung des Kopfes mit 153000 rad/s².
a Okzipitalregion. Große miteinander konfluierende Blutungen in oberflächlichen Rindenschichten, hauptsächlich durch Riß von Venen. Astro- und mikrogliöse Proliferation im
umgebenden Hirngewebe. Beginnender mobiler Abbau mit Erscheinen von Makrophagen.
Fleckförmiger Ausfall von Nervenzellen, auch in der Umgebung der Blutungen mit gliöser
Reaktion. Nissl, × 16. **b** Eichkatzaffe Nr. 14. Rotationsbeschleunigung des Kopfes mit
187000 rad/s². Frontalregion. Venorhektische Blutungen, die sich in das umgebende Hirngewebe ausbreiten. Die Nervenzellen sind in diesen Gebieten geschrumpft, manche von
Hohlräumen umgeben. Hämatoxylin-Eosin, × 16. (Aus UNTERHARNSCHEIDT u. HIGGINS
1969)

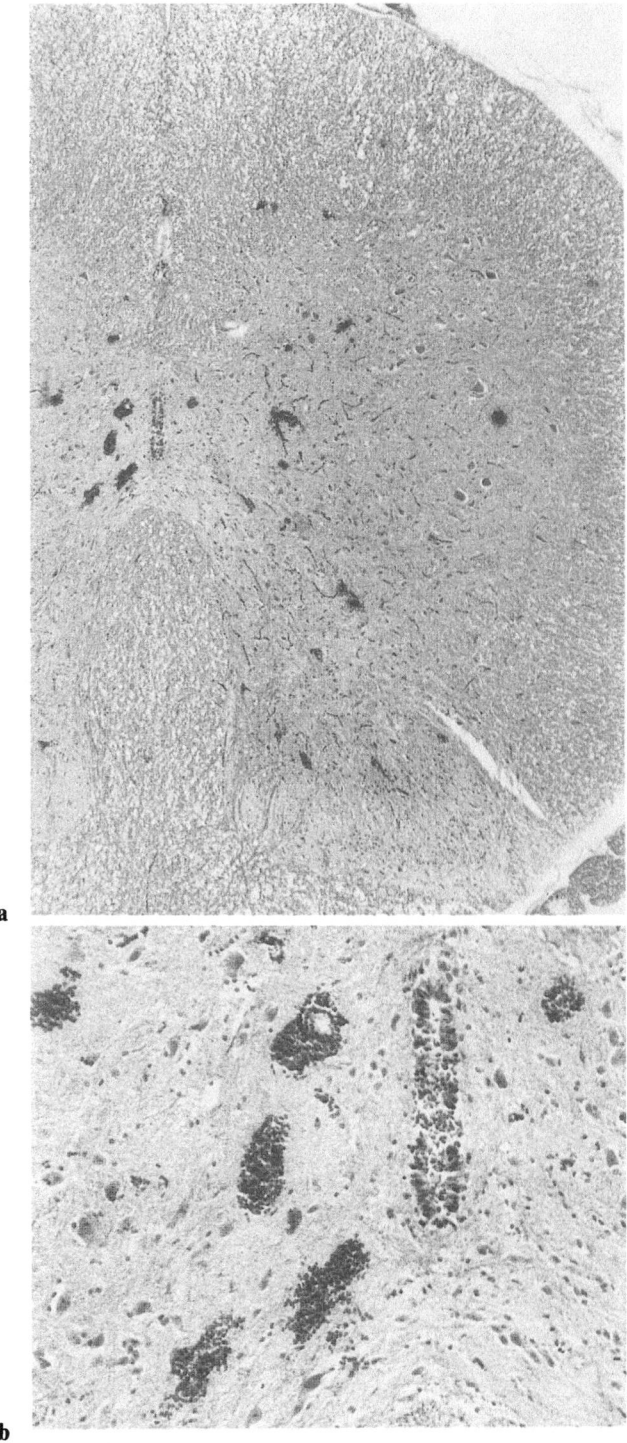

a

b

Abb. 185a, b. Eichkatzaffe, Nr. 9. Rotationsbeschleunigung der Kopfes mit 197000 rad/s². **a** Lumbalregion. Rhektische Blutungen in der grauen Substanz als Folge von Rissen von Gefäßen infolge Zerrung. Masson-Goldner, ×10. **b** Ausschnittvergrößerung aus **a**. Masson-Goldner, ×40. (Aus UNTERHARNSCHEIDT u. HIGGINS 1969)

Die 3 Kontrolltiere zeigten keine Gewebeschäden.

Diese Tierversuche mit nichtdeformierender Rotationsbeschleunigung des Kopfes von Eichkatzaffen zeigten, daß Gewebeschäden vom Großhirn durch die ganze Länge des Rückenmarks bis in die Cauda equina auftraten. Die als Folge der Rotationsbeschleunigung auftretenden Gewebeschäden unterscheiden sich nach Qualität und Ausbreitung von denen, die bei Translationsbeschleunigung auftreten.

Literatur

Aberle R von (1907) Ueber Fettembolie nach orthopädischen Operationen. Z Orthop Chir 19:89–114

Abrikossoff A J (1913) Zur Kasuistik der Parenchymembolien: Kleinhirngewebeemboli der Arteria coronaria cordis beim Neugeborenen. Zentralbl Allg Pathol 24:244–246

Abroms IF, McLennan J E, Mandell F (1977) Acute neonatal subdural hematoma following breach delivery. Am J Dis Child 131:192–194

Accident Facts, National Safety Council (1987) Chicago, ILL, 1983 through 1987

Ackley DC (1977) A brief overview of child abuse. Soc Casework 58:21–24

Adams J E, Owens G, Mann G, Headrick J R, Munoz A, Scott H W (1959) Experimental evaluation of plutonic F 68 as a method of diminishing systematic fat emboli resulting from prolonged cardio-pulmonary by-pass. Surg Forum 10:585–589

Adams RD, Prod'hom LS, Rabinowicz T (1977) Intrauterine brain death. Neuraxial reticular core necrosis. Acta Neuropathol 40:41–49

Adams VI, Hirsch CS (1989) Venous air embolism from head and neck wounds. Arch Pathol Lab Med 113:498–502

Addy DP (1973) Expanding skull fracture of childhood. Br Med J IV:338–339

Adebahr G (1957) Blutungen in der Lunge bei Fettembolie. Zentralbl Allg Pathol Pathol Anat 96:267–274

Adebahr G, Schewe G (1967) Beobachtungen über die Relation von Primär- und Sekundärschaden am Gehirn infolge Hirndrucks in Abhängigkeit von der Zeit. Dtsch Z Ges Gerichtl Med 59:119–124

Adebahr G, Schewe G (1967) Occipitallappenerweichung infolge Hirndrucks bei Schädel-Hirntrauma. Arch Psychiat Nervenkr 210:16–28

Adeloye A, Odeku E (1975) Subgaleal hematoma in head injuries. Int Surg 60:263–265

Adelson L (1972) The battering child. J Am Med Ass 222:159–161

Adkins RB, Foster JH, O'Saile D (1962) Experimental study of the genesis of fat embolism. Ann Surg 156:515–527

Afra D (1964) Neurochirurgische Eingriffe bei Verletzungen der hinteren Schädelgrube. Beitr Neurochir 8:148–151

Afra D, Vidovsky T (1961) Die prognostische Bedeutung der Hirnmassenverschiebungen bei traumatischen epiduralen Hämatomen. Zentralbl Neurochir 22:3–24

Agran PF (1981) Motor vehicle occupant injuries in noncrash events. Pediatrics 67:838–840

Ahmann PA, Lazzara A, Dykes FD, Brann AW, Schwartz JF (1980) Intraventricular hemorrhage in the high-risk preterm infant: Incidence and outcome. Ann Neurol 7:118–124

Ahrens A (1895) Tödliche Fettembolie nach gewaltsamer Streckung beider Kniegelenke. Bruns Beitr Klin Chir 14:235–242

Ahrer E (1964) Verletzungen des Brustkorbes im Frieden. Hefte Unfallheilkd 77:41

Ahrer E, Kloss K (1962) Schädelverletzungen des Kindesalters. Monatsschr Unfallheilkd 65:327–332

Albin MS, Carroll RG, Maroon RC (1978) Clinical considerations concerning detection of venous air embolism. Neurosurgery 3:380–384

Aldman B (1970) Road accidents in Sweden. J Trauma 10:921–925

Alexander E, Davis CH (1969) Intra-uterine fracture of the infant's skull. J Neurosurg 30:446–454

Alexander E, Kushner J (1975) Intrauterine head injuries. In: Vinken PJ, Bruyn GW in collaboration with Braakman R (eds) Injuries of the brain and skull, part I. Handbook of clinical neurology, vol 23. North Holland, Amsterdam Oxford, pp 471–476

Alexander-Katz R (1924) Über Fettembolie in den Lungen. Dtsch Z Ges Gerichtl Med 4:466–480

Alho A (1978) Clinical manifestations of fat embolism syndrome. Arch Orthop Traumat Surg 92:153–158

Alker GJ, Oh YS, Leslie EV, Lehotai J, Panaro VA, Eschner EG (1975) Postmortem radiology of head and neck injuries in fatal traffic accidents. Radiology 114:611–617

Allardyce DB, Meek RN, Woodruff B, Cassim MM, Ellis D (1974) Increasing our knowledge of the pathogenesis of fat embolism: A prospective study of 43 patients with fractured femoral shafts. J Trauma 14:955–962

Allaria A (1952) Bobsleigh trauma. In: Johansen O (ed) Sport and health. Kirke oer Undervisningsdepartementet, Oslo

Alldred AJ (1953) Fat embolism with a report of nine cases. Br J Surg 41:82–87

Alpers BJ, Berry RG (1960) Cerebral birth injuries. In: Brock S (ed) Injuries of the skull, brain and spinal cord, 4th edn. Springer, New York, pp 255–289

Althoff H, La Dous W, Neckel W (1986) Tödliche Zweiradunfälle von 1970–1983 in Aachen. In: Eisenmenger W, Liebhardt E, Schuck M (Hrsg) Medizin und Recht. Festschrift für Wolfgang Spann. Springer, Berlin Heidelberg New York London Paris Tokyo, S 696–705

Altmann DH, Smith RL (1960) Unrecognized trauma in infants and children. J Bone Joint Surg 42A:407–413

Alvarez-Garijo JA, Gomila DT, Aytes AP, Menqual MV, Martin AA (1981) Subdural hematomas in neonates. Surgical treatment. Child's Brain 8:31–38

Ambrose J (1973) Computed transverse axial scanning (tomography). Part II. Clinical application. Br J Radiol 47:1023–1047

Ambrose J, Gooding MR, Uttley D (1976) EMI scan in the management of head injuries. Lancet II:847–848

Ameli NO, Alimohammadi A (1970) Attempted infanticide by insertion of sewing needles through fontanels. Report of two cases. J Neurosurg 33:721–723

Amendola MA, Ostrum BJ (1977) Diagnosis of isodense subdural hematomas by computed tomography. J Roentgenol 129:693–697

Amussat JU (1839) Recherches sur l'introduction accidentelle de l'air dans les veines, particulièrement sur cette question: L' air en s' introduisant spontanément par veine blessée pendant une opération chirurgicale, peut-il cause subitement la mort? Bailliere, Paris

Anda RF, Williamson DF, Remington PL (1988) Alcohol and fatal injuries among US adults. Findings from the NHA NES I epidemiologic follow-up study. J Am Med Ass 260:2529–2532

Anton G (1904) Gehirnödem und Compression. In: Flatau E, Jaobson L, Minor (Hrsg) Handbuch der pathol Anatomie des Nervensystems, Bd 1. Karger, Berlin, S 396–467

Aoki N (1983) Epidural hematoma communication with cephalhematoma in a neonate. Neurosurgery 13:55–57

Aoki N, Masuzawa H (1984) Infantile acute subdural hematoma – Clinical analysis of 26 cases. J Neurosurg 61:273–280

Apley J (1978) Kindesmißhandlung. Hexagon Roche 6: Nr 5

Appel H (1964) Der Zusammenstoß Fahrzeug-Fußgänger unter Berücksichtigung der Eigenbewegung des Fußgängers. Verkehrsunfall 1:3–32

Appel H, Adomeit D, Kühnel A, Bratzke H (1975) Verletzungen durch einen 3-Pkt-Automatic-Gurt. Eine Analyse des Verletzungsmechanismus aus medizinischer und technischer Sicht. Monatsschr Unfallheilkd 78:460–468

Appel H, Wanderer U, Meißner S, Schmidt G, Barz J, Kallieris D, Mattern R, Schüler F (1984) Mechanik und Biomechanik des Unfalls. In: Wagner HJ (Hrsg) Verkehrsmedizin unter Einbeziehung aller Verkehrswissenschaften. Springer, Berlin Heidelberg New York Tokyo, S 438–468

Arbus L, Fabre J, Bechac G, Lazorthes Y (1973) Clinical, ophthalmologic and biological findings in systemic fat embolism: Pathogenetic theory and treatment in 30 cases. Acta Neurochir 29:89–104

Arct W (1972) Die atypische schwere Schädel-Hirnverletzung. In: Jonasch E (Hrsg) Verhandl Österr Gesellsch Unfallchir, 7. Tagung, 8.–9. Okt. 1971, Salzburg. Hefte Unfallheilkd 111:150–151

Arkins TH, McLennan JE, Winston KR, Strand RD, Suzuki Y (1977) Acute posterior fossa epidural hematomas in children. Am J Dis Child 131:690–692

Arlet D (1971) Kinder töten Kinder. Eine kriminologische Untersuchung. Kriminalistik Verlag, Hamburg

Armin J, Grant RT (1951) Observations on gross pulmonary fat embolism in man and the rabbit. Clin Sci 10:441–469

Armstrong D, Norman MG (1974) Periventricular leucomalacia in neonates: Complications and sequelae. Arch Dis Childh 49:367–375

Arnold IMF, Ackman CFD (1973) Skiing injuries in Canada: A coast-to-coast study. J Sports Med 1:31–33

Arseni C, Ciurea AV (1981) Chirurgicotherapeutic aspects in the growing skull fracture: A review of the literature. Child's Brain 8:161–172

Arseni C, Grigorovici St (1961) Intracerebral hematoma of traumatic origin. J Chir (Paris) 81:335–349

Arseni C, Simionescu MD (1966) Growing skull fracture of childhood. A particular form of post-traumatic encephalopathy. Acta Neurochir 15:159–172

Arseni C, Maretsis M, Dumitrescu L (1980) Comments on the aetiology of indirect traumatic thrombosis of the internal carotid. Neurochirurgia 23:25–34

Asang E (1962) Typische Schiunfallverletzungen. Chir Praxis S 521–528

Ascherl R, Hauser W, Müller B, et al. (1983) Skiverletzungen – Verteilungsmuster, Ursachen, Prophylaxe. Langenbecks Arch Chir 361:919

Ascherl R, Ostertag H, Schlemmer H, Lechner F, Blümel G (1982) Schädel-Hirn-Trauma beim alpinen Skiläufer. Ursachen, Häufigkeit und Problematik der Primärversorgung. Z Allgemeinmed 20:1752–1756

Aschoff L (1919) Pathologische Anatomie, 4. Aufl. Fischer, Jena

Ashton SJ (1983) A bibliography of pedestrian accident reference with emphasis on vehicle design and pedestrian injuries. In: Pedestrian impact injury and assessment, P-121. Soc Automot Engin, Warrendale, PA, February 1983, pp 265–275

Ashton SJ, Mackay GM (1978) Pedestrian injuries and death. In: Mason JK (ed) The pathology of violent trauma. Arnold, London, pp 38–55

Ashton SJ, Hayes HRM, MacKay GM (1974) Child pedestrian injuries. Proc Conf Biomechanics of trauma in children, IRCOBI, Lyon, p 159

Askanazy M (1908) Beiträge zu den Beziehungen zwischen Miß-und Geschwustbildung anläßlich einer Beobachtung einer eigenartigen Schädelhernie mit Lungengliomen. Arbeiten Geb Pathol Anat Tübingen 6:433–499

Askenasy HM, Kosary IZ, Braham J (1961) Sewing needle in the brain with delayed neurological manifestation. J Neurosug 18:554–556

Atwater AE (1977) Biomechanical analysis of different pitches delivered from the windup or stretch positions. Med Sci Sports 9:49

Atwater AE (1979) Biomechanics of overarm throwing movement and throwing injuries. Excercise Sport Sci Rev 7:43

Austin DC, Nielsen AE (1964) Extradural hematoma in infants. Harper Hosp Bull 22:131–134

Axton JHM, Levy LF (1965) Congenital moulding depressions of the skull. Br J Med I:1644–1647

Ayoub C, Pfeifer D (1979) Burns as a manifestation of child abuse and neglect. Am J Dis Child 133:910–914

Backwinkel KD (1968) Injuries from seat belts. J Am Med Ass 205:305–308

Bader H, Klotz E (1956) Die tödlichen Unfälle einer Großstadtklinik. Monatsschr Unfallheilkd 59:329–335

Badia PD, Charlton A (1940) Stab wounds of a seven-month pregnant uterus. New York State J Med 40:1797–1799

Bagolini B (1957) Leakage of spinal fluid into upper lid following trauma. Arch Ophthalmol 57:454–456

Bailey L (1933) Intracranial tumors. Baillière Tyndall Cox, London

Baird L, Jarrett W (1964) Intracranial complications of penetrating orbital injuries. Arch Ophthalmol 71:332–343

Bakay L (1965) Morphological and clinical studies in cerebral edema. Triethyl-induced edema. J Neurol Sci 2:52–67

Bakay L (1984) The value of CT scan in gunshot injuries of the brain. Acta Neurochir 71:198–204

Bakay L, Glasauer FE (1980) Head injury. Little Brown, Boston

Bakay L, Haque I (1964) Morphologial and chemical studies in cerebral edema. I. (Cold-induced edema). J Neuropathol Exper Neurol 23:393–418

Baker SP, Spitz WU (1970) An evaluation of the hazard created by natural death at the wheel. New Engl J Med 283:405–409

Balkanyi A (1973) Der Autofahrersuizid. Zentralbl Verkehrsmed Verkehrspsychol 19:23–43

Ballance CA (1907) Some points in the surgery of the brain and its membranes. Macmillan, London

Ballantyne JW (1920) Cerebral ventricular haemorrhages at and soon after birth. Edinburgh Med J (n ser) 25:63–71

Baltensweiler J (1974) Fettembolie durch Unterschenkelfraktur. Zentralbl Chir 99:14–20

Baltensweiler J (1977) Das traumatische subdurale Hydrom. In: Jonasch E (Hrsg) Verhandl Österr Gesellsch Unfallchir, 7. Tag, 8.–9. Oktober 1971, Salzburg. Hefte Unfallheilkd 111:76–78

Baltensweiler J (1977) Fettemboliesyndrom. Klinik und Prophylaxe. In: Saegesser M (Hrsg) Aktuelle Probleme der Chirurgie, Bd 23. Huber, Bern Stuttgart Wien

Banker BQ, Larroche J (1962) Periventricular leukomalacia in infancy: A form of neonatal anoxic encephalopathy. Arch Neurol 7:386–410

Bannwarth A (1949) Das chronische cystische Hydrom der Dura in seinen Beziehungen zum sog. chronischen traumatischen subduralen Hämatom und zur Pachymeningitis hemorrhagica interna im Lichte der Relationspathologie. Thieme, Stuttgart

Bantin CF (1926) Diabetic lipemia retinalis and fat embolism. Report of case. J Am Med Ass 86:546–548

Barancik JI, Chatterjee BF, Greene-Cradden YC, et al. (1986) Motor vehicle trauma in Northeastern Ohio. I. Incidence and outcome by age, sex and road-use category. Am J Epidemiol 123:846–861

Barber HM (1973) Horse-play: Survey of accidents with horses. Br Med J III:532–534

Barber HO (1972) The diagnosis and treatment of auditory and vestibular disorders after head injury. Clin Neurosurg 19:355–370

Bard LA (1957) Pneumocephalus secondary to penetrating orbital wounds. Arch Ophthalmol 70:232–235

Baringer JR, Salzman EW, Jones WA, Friedrich AL (1961) External cardiac massage. New Engl J Med 265:62–65

Barlow B, Niemirska M, Gandhi R, Leblance W (1983) Ten years experience with falls from a height in children. J Pediatr Surg 18:509–511

Baron MA, Bejar RL, Sheaff PJ (1970) Neurologic manifestation of the battered child syndrome. Pediatrics 45:1003–1007

Barr SJ (1952) Unusual pressure effect of a fibroid. J Obstet Gynaecol Br Commonw 59:529–531

Barrett JW, Mendelsohn RA (1965) Post-traumatic porencephaly in infancy. A report of three unusual cases. J Neurosurg 23:522–527

Barss P (1984) Injuries due to falling coconuts. J Trauma 24:990–991

Barz J, Mattern R, Kallieris D (1985) Pathomechanik und Verletzungsmuster von Fahrzeuginsassen bei der Seitenkollision. Beitr Gerichtl Med 43:131–134

Bätzner K (1957) Verletzungen beim Skilauf. Dtsch Med Wochenschr 82:276–280

Bauereisen A (1911) Über Tentoriumrisse beim Neugeborenen. Zentralbl Gynäkol 35:1149–1153

Baumgartner W von (1960) Die Sicherheit der Skiabfahrt. Münch Med Wochenschr 102:2220–2223

Bay E (1953) Die traumatischen Hirnschädigungen. In: Schwiegk H (Hrsg) Handbuch der inneren Medizin, 4. Aufl, Bd V/3. Springer, Berlin Göttingen Heidelberg

Bay E (1953) Die traumatischen Hirnschädigungen, ihre Folgezustände und ihre Begutachtung. Fortschr Neurol Psychiatr 21:151–181

Beattie JF, Daly RF (1960) Gunshot wound of the pregnant uterus. Am J Obstet Gynecol 80:772–774

Beck GR, Rabinovitch P, Brown AC (1979) Acceleration forces at eye level experienced with rotation on the horizontal bar. J Appl Physiol 46:1119–1121

Bedbrook GM (1979) Spinal injuries with tetraplegia and paraplegia. J Bone Joint Surg 61B:267–284

Behrens S, Gotzen L, Suren EG, Stürz G (1976) Zur Biomechanik des kindlichen Fußgängerunfalles. Unfallheilkunde 79:109–115

Beier G, Schuller E, Spann W (1981) Risk and effectiveness of seat belts in Munich area automobile accidents. Proc 25th Stapp Car Crash Conf, Soc Automot Engin, Warrendale, PA, pp 765–788

Beier G, Schuller E, Spann W (1985) Vor-und nachteilige Wirkungen passiver Schutzeinrichtungen für motorisierte Zweiradfahrer. In: Forschungsberichte der Bundesanstalt für Straßenwesen, Bereich Unfallforschung, Schutzhelme für motorisierte Zweiradfahrer 3:1–61

Beitzke H (1912) Sur l'embolie graisseuse. Rev Med Suisse Rom 32:501–509

Beitzke H (1922) Über Tentoriumzerreißungen bei der Geburt. Dtsch Med Wochenschr 48:1040–1042

Bell WE, Butler C (1968) Cerebral mycotic aneurysms in children. Two case reports. Neurology 18:81–86

Benatar SR, Ferguson AD, Goldschmidt RB (1972) Fat embolism – some clinical observations and a review of controversial aspects. Quart J Med 41:85–98

Beneke R (1897) Die Fettresorption bei natürlicher und künstlicher Fettembolie und verwandten Zuständen. Beitr Pathol Anat Allg Pathol 22:343–411

Beneke R (1910) Ueber die Tentoriumzerreißungen bei der Geburt sowie die Bedeutung der Duraspannung für chronische Gehirnerkrankungen. Münch Med Wochenschr 57:2125–2127

Beneke R (1910) Über Tentoriumzerreißung bei der Geburt. Verhandl Deutsch Gesellsch Pathol 14:128–132

Beneke R (1912) Ein Fall tödlicher traumatischer Tentoriumszerreißung ohne Schädelverletzung bei Erwachsenen. Vierteljahresschr Gerichtl Med 43:235–241

Benes V (1956) Death as a result of boxing. (Tschechisch). Csl Neurol (Prag) 19:167–170

Bennett HS, French H (1980) Elevated intracranial pressure in whiplash-shaken-infant-syndrome detected with normal CT. Clin Pediatr 19:633–634

Benninghoff H (1952) Lehrbuch der Anatomie des Menschen. 4. Aufl, Bd 3. München Berlin

Benzler (1894) Einklemmung eines Hufsplitters bei einem Schädelbruch. Dtsch Militärärztl Z 23:97–100

Beothy K (1930) La quantité approximative de graisse en cas d'embolie graisseuce pulmonaire mortelle. Soc Méd Lég 10:655–657

Bergemann W (1910) Die traumatische Entstehung der Fettembolie. Berl Klin Wochenschr 47:1112–1115

Bergentz SE (1961) Studies on the genesis of posttraumatic fat embolism. Acta Chir Scand (Suppl 1) 282:1–72

Berghaus G (1978) Mathematisch-statistische Differenzierungsmöglichkeiten zwischen Selbstmord und Unfall bei Sturz aus der Höhe. Z Rechtsmed 80:273–286

Berghiser SW, Griffen H (1957) Bone marrow and fat-embolism following multiple fractures. J Am Med Ass 147:564–566

Bergleiter R, Jokl E (1956) Hirnschädigung durch Boxsport. Zentralbl Neurochir 16:28–43

Bergmann E von (1863) Zur Lehre von der Fettembolie. Med Dissertation, Katow, Dorpat

Bergmann E von (1873) Ein Fall von tödlicher Fettembolie. Berl Klin Wochenschr 10:33

Bergstrom M, Ericson K, Levander B, Svendsen P (1977) Computed tomography of cranial subdural and epidural hematomas: Variation of attenuation related to time and clinical events such as rebleeding. J Comp Ass Tomogr 1:449–455

Bergstrom M, Ericson K, Levander B, Svendsen P, Larsson S (1977) Variation with time of the attenuation values of intracranial hematomas. J Comp Ass Tomogr 1:57–63

Berka V (1957) Das Hirngewebe in Atmungs-und Verdauungswegen bei Schädelzertrümmerung. Soudni Lek 2:161–164. (Tschechisch mit deutsch Zusammenf). Ref Dtsch Z Ges Gerichtl Med 47:511

Berkelman RL, Herndon JL, Callaway JL, et al. (1985) Fatal injuries and alcohol. Am J Prev Med 1:21–28

Bernheim M, François R, Frederich A (1956) Dépression osseuses congénitales secondaires à une viee de position foetale. Pédiatrie 11:604–610

Betke K (1964) Die Verkehrsgefährdung des Kindes. Öffentl Gesundheitsdienst 26:550–560

Bhaskaran CS (1969) Bone marrow embolism in traumatic death. Pathol Microbiol (Basel) 34:105–111

Bieger PP (1961) Consequences of an underwater explosion at short distance. Nederl Milit Geneesk T 14:136–150

Biener K, Müller P (1973) Eislaufunfälle – Epidemiologie und Prävention. Fortschr Med 91:185–186

Biermann G (1969) Kindeszüchtigung und Kindesmißhandlung. Reinhardt, München Basel

Birre AR, Koelmeyer TD (1983) Pulmonary fat and bone marrow embolism in aircraft accident victims. Pathology 15:131–135

Bierwag K (1970) Dekapitation durch unzweckmäßigen Sicherheitsgurt. Unfallheilkunde 73:421–424

Billmire ME, Myers PA (1985) Serious head injury in infants: Accident or abuse? Pediatrics 57:340–342

Billroth T (1862) Ein Fall von Meningocele spuria cum fistula ventriculi cerebri. Arch Klin Chir 3:398

Bilo HGJ, Van Vuuren ZC (1949) Atypical lumbar spine injury from a two-point seatbelt. J Trauma 19:841–845

Bismarck J (1938) Häufigkeit und Art der Geburtsverletzungen am Tentorium cerebelli und Falx. Med Dissertation, Universität Marburg

Bissell WW (1917) Pulmonary fat embolism; A frequent case of postoperative surgical shock. Surg Gynecol Obstet 25:8–22

Bixby-Hammett DM (1983) Head injuries in equestrian sports. Phys Sportmed 11:82

Björnstig UL, Bylund PO, Lekander T, Brovsson B (1985) Motorcycle fatalities in Schweden. Acta Chir Scand 151:571–581

Bläsig W, Schomberg E (1971) Das unfallgeschädigte Kind. Schriften Geb Öffentl Gesundheitswesen, Heft 30. Thieme, Stuttgart

Blakemore WF (1969) The fate of escaped plasma protein after thermal necrosis of the rat brain. An electron microscope study. J Neuropathol Exper Neurol 28:139–152

Blank NK, Strand R, Gilles FH, Palakshappa A (1978) Posterior fossa subdural hematomas in neonates. Arch Neurol 35:108–111

Bleifeld W (1961) Cerebrale „Fett"-Embolie nach Operationen mit der Herz-Lungen-Maschine. Thoraxchirurgie 9:12–19

Blossom RC (1958) Causes versus symptoms in automobile accidents. J Am Med Ass 168:2224–2225

Blümel J, Pfeiffer G (1977) Unfälle durch den Umgang mit Pferden und ihre Auswirkungen im Bereich des Gesichtsschädels. Analyse aus dem Krankengut der Nordwestdeutschen Kieferklinik von 1970–1975. Unfallheilkunde 80:27–30

Blumenberg RM (1967) The seat belt syndrome. Sigmoid colon perforation. Ann Surg 165:637–639

Bluntschli H (1925) Zur Frage nach der funktionellen Struktur und Bedeutung der harten Hirnhaut. Roux Arch Entwickl Mechan Org 106:303–319

Bochner K (1961) Traumatic perforation of the pregnant uterus. Obstet Gynecol 17:520–522

Bock WJ (1964) Kinetics of the avian skull. J Morphol 114:1–41

Bock WJ, Ischebeck W, Gerhard L, Lohr E (1978) Das Computertomogramm im Vergleich zu den pathologisch-anatomischen Befunden unter Berücksichtigung gleicher Schnittebenen. Radiologe 18:88–91

Bodechtel G, Müller G (1930) Die geweblichen Veränderungen bei der experimentellen Gehirnembolie. Z Neurol 124:764–793

Böhler L, Böhler J (1949) Küntscher's medullary nailing. J Bone Joint Surg 31A:295–305

Böhler J, Streli R (1957) Röntgenologische Lungenveränderungen bei der Fettembolie. Monatsschr Unfallheilkd 60:282–284

Bohlin NI (1967) A statistical analysis of 28.000 accident cases with emphasis on occupant restraint value. Proc 11th Stapp Car Crash Cof, Soc Automot Engin New York, pp 299–308

Böhm E (1965) Zur forensischen Beurteilung des Cephalhämatoms. Dtsch Z Ges Gerichtl Med 56:218–285

Böhm E (1980) Ultrastrukturelle Befunde an menschlichem Lungengewebe bei Fettembolie. Beitr Gerichtl Med 38:155–172

Böhm N, Keller KM, Kloke WD (1982) Pulmonary and systemic cerebellar tissue embolism due to birth injury. Virchows Arch (A) 398:229–235

Böhmer K (1927) Ungewöhnliche Längsrisse in der Art. carotis communis. Dtsch Z Ges Gerichtl Med 10:175–181

Boigey M (1938) Lésions et traumatismes sportifs. Masson, Paris

Boisvert MJ (1972) The battered-child-syndrome. Soc Casewk 53:475–480

Bolsen B (1981) CT scanning of the brain: A revolution in only eight years. J Am Med Ass 246:2667–2668 u 2675

Bonhoff F (1918) Über Fetttröpfchenaustritt aus dem Knochenmark bei Schußfrakturen. Münch Med Wochenschr 65:324–325

Bonse G (1969) Unfälle im Kindesalter. Med Dissertation, Universität Heidelberg

Borell V, Fernström I (1958) Die Umformung des kindlichen Kopfes während normaler Entbindung in regelrechter Hinterhauptlage. Geburtsh Frauenheilkd 18:1156–1166

Böttger G, Stride W (1970) Fettembolie. Münch Med Wochenschr 112:51–58

Bousseljot W (1969) Zum Problem der Schädigung des Zentralnervensystems durch den Boxsport. Z Militärmed 10:22–27

Bowen DI (1971) Selb-inflicted orbitocranial injury with a plastic ballpoint pen. Br J Ophthalmol 55:427–430

Bowen DI, Magauran DM (1973) Ocular injuries caused by airgun-pellets. An analysis of 105 cases. Br Med J I:333–337

Bowen DA, Teare RD (1962) Delayed traumatic rupture of aorta. Thorax 17:150–153

Braakman R, Penning L (1971) Injuries to the cervical spine. Excerpta Medica, Amsterdam

Brand M, Ludwig B (1983) Diagnostik, Symptomatik und Prognose intrakranieller Blutungen bei unreifen und reifen Neugeborenen. In: Haller U, Wille L (Hrsg) Diagnostik intrakranieller Blutungen beim Neugeborenen. Springer, Berlin Heidelberg New York Tokyo, S 130–138

Brandenburg W (1955) Pathologisch-anatomische Untersuchungen schwerer Unfälle. Ärztl Wochenschr 10:383–391

Brandenburg W (1958) Spätfolgen der Luftembolie des Gehirns und ihr pathologisch-anatomisches Bild. Verhandl Deutsch Gesellsch Pathol 41:236–241

Brandenburg W, Hallervorden J (1954) Dementia pugilistica mit anatomischem Befund. Virchows Arch Pathol Anat Physiol 325:680–709

Brandesky G (1965) Severe head injuries in children. Clin Pediatr 4:141–149

Brandesky G (1972) Die wachsende Schädelfraktur im Säuglings-und Kleinkindesalter. In: Rehbein F (Hrsg) Der Unfall im Kindesalter. Klinik – Rehabilitation – Prophylaxe. Hippokrates, Stuttgart

Brandesky G, Lorbek W (1964) Eine Analyse von 827 Unfalltodesfällen. Wien Klin Wochenschr 76:712–715

Brandis HJ von (1934) Schwere Skiunfälle. Bruns Beitr Klin Chir 159:117–128

Bratzke H (1981) Zur Kenntnis der Hirnstammverletzungen aus forensischer Sicht. Habilitationsschrft, Freie Universität Berlin

Bratzke H (1985) Zur Kausalität beim Unfalltod des älteren Menschen. Beitr Gerichtl Med 43:135–144

Bratzke H (1985) Hirnembolie nach Verkehrsunfall. In: Walther G, Haffner HT (Hrsg) Festschrift für Horst Leithoff. Kriminalistik Verlag, Heidelberg, S 227–233

Braudo M (1956) Thrombosis of the internal carotid artery in childhood after injuries in the region of the soft palate. Br Med J I:665–667

Braun R (1957) Die Fettembolie der Netzhaut als Symptom in der Chirurgie. Ärztl Wochenschr 12:58–61

Breisach G, Höllwarth M, Kurz R, et al. (1981) Das Fettemboliesyndrom im Kindesalter. Z Kinderchir (Suppl) 33:212–214

Breitner B (1953) Sportschäden und Sportverletzungen. Enke, Stuttgart

Bresler (1899) Klinische und pathologisch-anatomische Beiträge zur Mikrogyrie. Arch Psychiatr 31:566–573

Breyer HG (1984) Besondere Probleme der unfallchirurgischen Behandlung alter Menschen. Habilitationsvortrag. 21.2.1984, Klinikum Steglitz, FU Berlin, zit nach Bratzke H (1985)

Brieger H (1961) Chronic carbon disulfide poisoning. J Occup Med 3:302–308

Brinkley JM, Raddin JH (1985) Biodynamics. Transitory acceleration. In: De Hart RL (ed) Fundamentals of aerospace medicine. Lea & Febiger, Philadelphia, pp 162–201

Brinkmann B, Andrä F, Püschel K (1983) Das sogenannte Luftemboliezeichen beim Erhängen. In: Barz J, Bösche J, Frohberg H, Joachim H, Käppner R, Mattern R (Hrsg) Fortschritte der Rechtsmedizin. Festschrift für Georg Schmidt. Springer, Berlin Heidelberg, S 49–56

Brinkmann B, Borgner M, Bülow M von (1976) Die Fettembolie der Lungen als Todesursache. Ätiologie, Pathogenese und Beweisführung. Z Rechtsmed 78:255–272

Brinton JH (1884) Report of two cases of intrauterine fracture, with remarks on this condition and references to 51 cases already reported by different writers. Transact Am Surg Ass 2: 425–443

Brison RJ (1988) Fatal pedestrian injuries to young children: A different pattern of injury. Publ Health (London) 78:793–795

Brison RJ, Wicklund K, Mueller BA (1988) Fatal pedestrian injuries to young children: A different pattern of injury. Am J Publ Health 78:793–795

Broadbent TR, Hochstrasser A (1957) Fracture of the mandibular condyle in the newborn. Plast Reconstr Surg 20:171–175

Brocher JEW (1971) Die Wirbelsäulenverletzungen im Röntgenbild. In Kessel FK, Guttmann Sir L, Maurer G (Hrsg) Neuro-Traumatologie mit Einschluß der Grenzgebiete, Bd 2. Verletzungen der Wirbelsäule und des Rückenmarks, Verletzungen der peripheren Nerven. Urban & Schwarzenberg, München Berlin Wien, S 62–75

Brockerhoff P, Brand M, Ludwig B (1981) Untersuchungen zur Häufigkeit perinataler Hirnblutungen und deren Abhängigkeit vom Geburtsverlauf mit Hilfe der cranialen Computertomographie. Geburtsh Frauenheilkd 41:597–600

Brown De Witt W (1954) Treatment of cerebral fat embolism. Dis Nerv Syst 15:307–309

Browne D (1936) Congenital deformities of mechanical origin. Proc Royal Soc Med 29:1409–1431

Bruce DA, Obrist W, Zimmerman R, Bilaniuk R, Bilaniuk L, Dolinskas C, Kuhl D, Schut L (1980) The pathophysiology of acute severe brain swelling following pediatric head trauma. Acta Neurol Scand (Suppl 74) 62:89

Bruce DA, Alavi A, Bilaniuk LT, Dolinskas C, Obrist WA, Zimmerman RA, Uzzel B (1981) Diffuse cerebral swelling following head injuries in children: The syndrome of „malignant brain edema". J Neurosurg 54:170–178

Bruce DA, Sutton LN, Schut L (1981) Acute brain swelling and cerebral edema in children. Chap 10. In: De Vlieger M, De Lange SA, Beks JWF (eds) Brain edema. Wiley, New York Chichester Brisbane Toronto, pp 125–145

Brücke HV (1942) Über die Behandlung der Fettembolie mit Sauerstoffatmung. Klin Wochenschr 21:771

Brücke P (1971) Das pulmonale Syndrom bei experimenteller Fettembolie. Langenbecks Arch Chir 329:630–631

Brücke P (1971) Das pulmonale Syndrom bei der posttraumatischen Fettembolie. Wien Klin Wochenschr 83:417–425

Brücke P, Blümel G, Gottlob R (1967) Neuere Aspekte zur Pathogenese der posttraumatischen Fettembolie. Med Welt 18:2081–2082

Brun R (1963) Die Schädel-und Hirnverletzung. Anamnestische und katamnestische Untersuchungen über Verlauf und Spätfolgen von Schädel- und Gehirntraumen auf Grund eines Krankengutes von 1648 Fällen. Huber, Bern Stuttgart

Brunner P (1984) Pulmonale Fettembolie in der Pädopathologie. Atemwegs- Lungenkrankh 10:550–552

Brunner P, Schellmann B (1979) Gibt es eine Topographie der posttraumatischen Fettembolie. Histologische Untersuchungen an Lungengroßflächenschnitten. Beitr Gerichtl Med 37: 153–157

Bruns P (1886) Die Lehre von den Knochenbrüchen. Deutsche Chirurgie, Liefer. 27. Enke, Stuttgart

Bschor F (1963) Fettleber und Fettembolie. Ergänzende Bemerkungen zum Vortrag von H. Thaler. Dtsch Med Wochenschr 88:1112–1113

Bschor F, Haasch K (1964) Fluoreszenzoptische Untersuchung zur Fettembolie. Hefte Unfall-heilkd 78:261–262

Buchino JJ (1983) Recognition and management of child abuse by the surgical pathologist. Arch Pathol Lab Med 107:204–205

Büchner CH (1964) Traumatische Knochenmarksembolie der Lungen, zugleich ein Beitrag zur Pathogenese der Fettembolie. Dtsch Med Wochenschr 89:1390–1394

Buchner H, Schaberl W (1959) Die Fettembolie bei Verkehrsunfällen. Wien Med Wochenschr 109:936–939

Bull C (1985) Hockey injuries. Chap 4. In: Schneider RC, Kennedy JC, Plant ML (eds) Sports injuries. Mechanisms, prevention, and treatment. Williams & Wilkins, Baltimore, pp 90–113

Bulluck MH, Becker GS, Henderson JW (1959) Injuries of the brain caused by penetration of the orbit (pitchforks, sled runners, arrows, etc.). Minnesota Med 42:1408–1413

Burdi ARG, Huelke DF, Snyder RG, Lowrey GH (1969) Infants and children in the adult world of automobile safety design: Pediatric and anatomical considerations for design of child restraints. J Biomech 2:267–280

Bürger L (1915) Die Bedeutung der Fettembolie für den Kriegschirurgen. Med Klinik 11:996–1001

Burkhardt W (1939) Sturz aus der Höhe. Dtsch Z Ges Gerichtl Med 30:334–341

Burkinshaw J (1960) Head injuries in children. Observations on their incidence and causes with an enquiry into the value of routine skull X-rays. Arch Dis Childh 35:205–214

Burnett JH (1940) Football: A review of injuries in Boston secondary schools. New Engl J Med 223:486–489

Burstein J, Papile L, Burstein R (1979) Intraventricular hemorrhage and hydrocephalus in pre-mature newborns: A prospective study with CT. Am J Roentgenol 132:631–635

Busch F (1866) Über Fettembolie. Virchows Arch Pathol Anat 35:321

Bushe KA (1956) Die subduralen Blutungen und Ergüsse im Säuglingsalter. Dtsch Med Wochen-schr 81:192–196

Busse O (1901) Ueber Fettembolie. Ärztl Sachverständ Z 7:389–392

Byrd RN, Parenti RF (1978) Factors related to head injury severity of motorcyclists involved in traffic crashes. Accid Anal Prev 10:1–4

Cabieses F, Saldias C (1956) Thrombosis of the internal carotid in a child. Neurology 6:677–679

Caffey J (1946) Multiple fractures in the long bones of infants suffering from subdural hema-tomas. Am J Roentgenol 56:163–173

Caffey J (1957) Some traumatic lesions in growing bones other than fractures and dislocations; clinical and radiological features. Br J Radiol 30:225–238

Caffey J (1965) Significance of the history in the diagnosis of traumatic injury to children. J Pediatr (Suppl) 67:1008–1014

Caffey J (1972) On the theory and practice of shaking infants. Its potential residual effects of per-manent brain damage and mental retardation. Am J Dis Child 124:161–169

Caffey J (1974) The whiplash shaken infant syndrome: Manual shaking by the extremities with whiplash-induced intracranial and intraocular bleedings, linked with residual permanent brain damage and mental retardation. Pediatrics 54:396–403

Caguin F, Carter MG (1963) Fat embolization in cardiotomy with the use of cardiopulmonary by-pass. J Thorac Cardiovasc Surg 46:665–671

Cairns H (1937) Injuries of the frontal and ethmoidal sinuses with special reference to cerebro-spinal rhinorrhea and aeroceles. J Laryngol 52:589–623

Cairns H (1939) Raised intracranial pressure hydrocephalus and vascular factors. Br J Surg 27:275–294

Calder IM, Hill I, Scholtz C (1984) Primary brain trauma in non-accidental injury. J Clin Pathol 37:1095–1100

Caldicott WJH, North JB, Simpson DA (1973) Traumatic cerebrospinal fluid fistulas in children. J Neurosurg 38:1–9

Caldwell GT, Huber HL (1917) Fat embolism following trauma to bones. Surg Gynecol Obstet 25:650–663

Caldwell HW, Hadden FC (1948) Carotid artery thrombosis: Report of eight cases due to trau-ma. Ann Intern Med 28:1132–1142

Caldwell JA (1936) Post-traumatic thrombosis of the internal carotid artery. Report of two cases. Am J Surg 32:522–533

Cameron JM, Johnson HRM, Camps FE (1966) The battered child syndrome. Med Sci Law 6:2–21

Cameron JM, Rae LJ (1964) An atlas of the battered child syndrome. Churchill Livingstone, Edinburgh London

Cameron MH (1977) Injury pattern with and without seat belts. 6th IAATM Conf

Cammermeyer J (1953) Agonal nature of the cerebral ring hemorrhages. Arch Neurol 70:54

Cammermeyer J, Gjessing R (1951) Fatal myocardial fat embolism in periodic catatonia with fatty liver. Acta Med Scand 139:538–567

Cammermeyer J, Swank RL (1959) Acute cerebral changes in experimental canine fat embolism. Exper Neurol 1:214–232

Camp P de (1957) Discussion of symposium on extracorporal cardiac by-pass. J Thorac Cardiovasc Surg 34:587–588

Campbell BJ (1987) Safety belt injury reduction related to crash severity and front seated position. J Trauma 27:733–739

Campbell JB, Cohen J (1951) Epidural hemorrhage and the skull of children. Surg Gynecol Obstet 92:257–280

Canepa G (1962) L'embolie graisseuse et son intérêt médico-légal. Acta Med Leg Soc 15:87–91

Canestri G, Monzali GL (1970) Traumi cranici nell'infanzia. Min Pediat 22:1687–1689

Cantu RC (1971) Complications of long hair. Lancet I:350

Capanna A, Wilner H, Thomas L, Darmody W, Krogol P (1980) The use of computerized tomography in the localization of pellets following shotgun wounds of the head. Acta Neurochir 52:265–272

Capon NB (1922) Intracranial traumata in the newborn. J Obstet Gynaecol Br Emp 29:572–590

Capper A (1929) Cerebral birth hemorrhage in premature and immature infants. Am J Obstet Gynecol 18:106–109

Carcassonne M, Choux M, Grisoli F (1977) Extradural hematoma in infants. J Pediatr Surg 12:69–73

Carr JL, Johnson CM (1935) Embolism following instrumentation and injection of oil into the urinary bladder. J Am Med Ass 104:1973

Carrara M (1898) Über die Fettembolie der Lungen in ihren Beziehungen zur gerichtlichen Medizin. Friedreichs Blätter Gerichtl Med 49:241

Carreau EjP, Higgins GA (1957) Fat embolism. Arch Intern Med 88:692–699

Carroll EJ (1936) Punch-drunk. Am J Med Sci 191:706–711

Carstensen G (1969) Traumatische Karotisthrombose und rekonstruktive Gefäßoperation bei einem 3-jährigen Kind. Thoraxchirurgie 17:150–156

Carter AE (1960) Extradural haemorrhage in a child, without skull fracture, following minor trauma. J Neurosurg 17:155–156

Carter BN, Christiansen JN, Prior JA (1941) Fat embolism as a postoperative complication of extrapleural thoracoplasty. Report of two proved cases and five suspected cases. J Thorac Surg 10:641–647

Carter JE, McCormick AQ (1983) Whiplash shaking syndrome: Retinal hemorrhages and computerized axial tomography of the brain. Child Abuse Neglect 7:279–286

Carter JJ (1955) Penetrating wounds of the gravid uterus. A case report. J Med Ass State Alabama 24:249–250

Carty JB (1957) Fat embolism in childhood: Review and case report. Am J Surg 94:970–973

Carver GM, Patterson W (1954) Transorbitocranial foreign body. Surgery 35:475–481

Catel W (1932) Aetiologie, Klinik und Prognose der intrakraniellen Geburtsblutungen. Klin Wochenschr 11:222–223

Catel W (1932) Zur klinischen Diagnose intrakranieller Geburtsblutungen. Monatsschr Kinderheilkd 52:1–23

Cateland E (1944) Les hernies cérébrales internes. These med, Universität Lyon

Ceelen W (1931) Fettembolie der Lungen. In: Henke F, Lubarsch O (Hrsg) Handbuch der speziellen pathologischen Anatomie und Histologie, Bd III/3. Springer, Berlin, S 74–94

Ceelen W (1931) Die Kreislaufstörungen der Lunge. In: Henke F, Lubarsch O (Hrsg) Handbuch der speziellen pathologischen Anatomie und Histologie, Bd III/3. Springer, Berlin, S 107–108

Cervantes LA (1983) Concurrent delayed temporal and posterior fossa epidural hematomas. J Neurosurg 59:351–353

Cesari D, Ramet M, Henry-Martin D (1978) Injury mechanisms in side impact. Proc 22nd Stapp Car Crash Confer, Soc Automot Engin, Warrendale, PA, pp 429–447

Chamberlain RN, Simpson RN (1979) The prevalence of illness in childhood. Pitman Medical Publ Co, London

Champion HR, Copes WS, Buyer D, Flanagan ME, Bain L, Sacco WJ (1989) Major trauma in geriatric patients. Am J Publ Health 79:1278–1282

Chance GQ (1948) Note on a type of flexion fracture of the spine. Br J Radiol 21:452–453

Chase WH (1930) An anatomical study of subdural hemorrhage associated with tentorial splitting in the newborn. Surg Gynecol Obstet 51:31–41

Chasler CN (1967) The newborn skull. The diagnosis of fracture. Am J Roentgenol Radium Ther Nuclearmed 100:92–99

Cheek DB (1975) Fetal and postnatal cellular growth. Wiley, New York

Chiari H (1891) Über Veränderungen des Kleinhirns in Folge von Hydrocephalie des Großhirns. Dtsch Med Wochenschr 17:1172–1175

Chiari H (1895) Über Veränderungen des Kleinhirns, de Pons und der Medulla oblongata infolge von kongenitaler Hydrocephalie des Großhirns. Kaiserl Akad Wissensch Wien 63–71

Chodkiewicz JP, Redondo A, Merienne L, Cioloka C, Terrazas F (1975) Pediatric head injuries (Follow-up study of 625 cases). In: Advances in Neurosurgery, vol 3. Springer, Berlin Heidelberg New York, pp 390–400

Chomette G, Auriol M (1977) Modifications pulmonaires ultrastructurelles consécutives aux embolies graisseuses expérimentales chez le lapin. Pathol Biol 25:523–533

Chorba TL, Reinfurt D, Hulka DS (1988) Efficacy of mandatory seat-belt use legislation. The North Carolina experience from 1983 through 1987. J Am Med Ass 260:3593–3597

Choux M (1986) Extracerebral hematomas in children. In: Vigouroux RP (ed) Advances in neurotraumatology, vol 1. McLaurin RL (ed) Extracerebral collections. Springer, Wien New York, pp 173–208

Choux M (1986) Incidence, diagnosis, and management of skull fractures. In: Raimondi AJ, Choux M, Di Rocco C (eds) Head injuries in the newborn and infant. Springer, New York Berlin Heidelberg London Paris Tokyo, pp 163–182

Choux M, Grisoli F, Peragut JC (1975) Extradural hematomas in children: 104 cases. Child's Brain 1:337–347

Choux M, Lena G, Genitor L (1986) Intracranial hematomas. In: Raimondi AJ, Choux M, Di Rocco C (eds) Head injuries in the newborn and infant. Springer, New York Berlin Heidelberg London Paris Tokyo, pp 203–216

Christen HJ, Zink C, Korporal J, Zink A (1984) Epidemiologie von Unfällen im Kindesalter. Monatsschr Kinderheilkd 132:331–339

Christensen E, Husby J (1963) Chronic subdural hematoma in infancy. Acta Neurol Scand 39:323–342

Christian MS (1984) Morbidity and mortality of car occupants: Comparative survey over 24 months. Br Med J 289:1525–1526

Christian W (1978) Tödliche Kinderunfälle in Europa. Bundesgesundheitsamt 21:45–48

Christoffel KK, Liu K, Stamler J (1981) Epidemiology of fetal child abuse: International mortality data. J Chron Dis 34:57–64

Christoffel KK, Tanz R, Sagerman S, Halm Y (1984) Childhood injuries caused by non powder firearms. Am J Dis Child 138:557–561

Chugot PL, Esteve P (1969) Traumatologie infantile, 2nd edn. Expansion Scientific Francaise, Paris

Ciccone R, Richman (1948) The mechanism of injury and the distribution of three thousand fractures and dislocations caused by parachute jumping. J Bone Joint Surg 30A:77–97

Clasen RA, Cooke PM, Martini FA, Williams JR, Hass GM (1958) Cerebral edema and electroencephalographic changes in local acute closed cerebral injury. Arch Neurol Psychiat 80:696–707

Clasen RA, Penn RD (1987) Traumatic brain swelling and edema. In: Cooper PR (ed) Head injury, 2nd edn. Williams & Wilkins, Baltimore London Los Angeles Sydney, pp 285–312

Clasen RA, Torack RM (1982) Computerized tomography and neuropathologists: Two viewpoints. J Neuropathol Exper Neurol 41:387–390

Claude H, Cuel J (1939) Demence pré-sénile posttraumatique après fracture du crane. Considerations médico-légales. Ann Med Leg Criminol 19:173–184

Clemens HJ, Burow K (1972) Experimentelle Untersuchung zur Verletzungsmechanik der Halswirbelsäule beim Frontal-und Heckaufprall. Arch Orthop Unfallchir 74:116–145

Clifton GL, Grossman RG, Makela ME, Miner ME, Handel S, Sadhu V (1980) Neurological course and correlated computerized tomography findings after severe closed head injury. J Neurosurg 52:611–624

Cobb S (1931) The cerebral circulation. XIII. The question of end arteries in the brain and the mechanism of infarction. Arch Neurol Psychiatr 25:273–280

Coblentz RG (1940) Cerebellar subdural hematoma in infant two weeks old with secondary hydrocephalus. Surgery 8:771–776

Cohen MI, Raphael SS, Lynch MJ (1958) Kimmelstiel-Wilson glomerulonephropathy. Its occurrence in diseases other than diabetes mellitus. Arch Pathol 65:420–431

Cohen MI, Raphling DL, Green PE (1966) Psychologic aspects of the maltreatment syndrome of childhood. J Pediatr 69:279–284

Cole VA, Durbin GM, Olaffson A, Reynolds EOR, Rivers RPA, Smith JF (1974) Pathogenesis of intraventricular hemorrhage in newborn infants. Arch Dis Childh 49:722–728

Cole WG (1974) Fat embolism – A current concept. Med J Aust 61:535–538

Collard M (1973) Fettembolie. Witzstrock, Baden-Baden

Colley F de, (1893) Fettembolie nach gewaltsamer Gelenkbeugung und zur Kenntnis der Entstehung von Enchondromen. Dtsch Z Chir 36:322–341

Collins JA, Hudson TL, Hamacher WR, Rokous J, Williams G, Hardaway RM (1968) Systemic fat embolism in four combat casualties. Ann Surg 176:493–499

Collins WF (1968) Subdural hematomas in infancy. Clin Neurosurg 15:394–404

Constantinides J, Tissot R (1967) Lesions neurofibrillaires d'Alzheimer generalisées sans plaques seniles. Arch Suisses Neurol Neurochir Psychiatr 100:117–130

Cook JB (1969) The effects of minor head injuries sustained in sport and the postconcussional syndrome. In: Walker AE, Caveness WF, Critchley McD (eds) The late effects of head injury. Thomas, Springfield, pp 408–413

Cooper AC (1957) Orbito-cranial stab wounds. Ophthalmologia (Basel) 234:366–372

Cooper PR (ed) (1982) Head injury. Williams & Wilkins, Baltimore London

Cooper PR, Maravilla K, Cone J (1979) Computerized tomograhic scan and gunshot wounds of the head: Indications and radiographic findings. Neurosurgery 4:373–380

Cooper PR, Maravilla K, Kirkpatrick J, Moody SF, Sklar FH, Diehl J, Clark WK (1979) Traumatically induced brainstem hemorrhage and the computerized tomograhic scan: Clinical, pathological, and experimental observations. Neurosurgery 4:115–124

Cooper PW, Kassel EE (1983) CT of the cranium in head injury. J Can Ass Radiol 34:167–177

Copeland AR (1985) Concepts of survival from lethal handgun wounds. Am J Forens Med Pathol 6:175–179

Corsellis JAN (1958) Individual variation in the size of the tentorial opening. J Neurol Neurosurg Psychiatry 21:279–283

Corsellis JAN (1978) Alzheimer's disease: Senile dementia and related disorders. In: Katzman R, Terry RD, Bick KL (eds) Posttraumatic dementia. Raven, New York, pp 125–138

Corsellis JAN, Brierley JB (1959) Observations on the pathology of insidious dementia following head injury. J Ment Sci 105:714–720

Corsellis JAN, Burton CJ, Freeman-Browne D (1973) The aftermath of boxing. Psychol Med 3:270–303

Coulon RA (1984) Depressed skull fractures in children. Concepts Pediatr Neurosurg 4:253–263

Courville CB (1962) Forensic neuropathology. II. Mechanisms of craniocerebral injury and their medicolegal significance. J Forens Sci 7:1–28

Courville CB (1962) Forensic neuropathology. III. Intracranial hemorrhage-spontaneous versus traumatic. J Forens Sci 7:158–188

Courville CB (1962) Forensic neuropathology. IV. Significance of traumatic extracranial and cranial lesions. J Forens Sci 7:303–322

Courville CB (1962) Traumatic intracerebral hemorrhages, with special reference to the mechanics of their production. Bull Los Angeles Neurol Soc 27:22–38

Courville CB (1964) The mechanism of boxing fatalities. Bull Los Angeles Neurol Soc 29:59–69

Courville CB (1965) Contrecoup injuries of the brain in infancy. Remarks on the mechanism of fatal traumatic lesions of early life. Arch Surg 90:157–165

Courville CB (1965) Intracranial lesions secondary to congenital saccular aneurysm – A study of 387 cases with autopsy verification. Bull Los Angeles Neurol Soc (Suppl) 21:1–21

Coutelle C (1961) Über epidurale Blutungen in den Wirbelkanal bei Neugeborenen und Säuglingen und ihre Beziehung zu anderen perinatalen Blutungen. Z Geburtsh Perinatol 156:19–52

Coutts D (1936) Foetus removed from mother's thigh following rupture of the uterus. Proc Royal Soc Med 29:308–312

Craft AW (1975) Head injury in children. In: Vinken PJ, Bruyn GW in collaboration with Braakman R (eds) Injuries of the brain and skull, part I. Handbook of clinical neurology, vol 23. North Holland, Amsterdam Oxford, pp 445–458

Craft AW, Shaw DA, Cartlidge NEF (1972) Head injuries in children. Br Med J IV:200–203

Craft AW, Shaw DA, Cartlidge NEF (1973) Bicycle injuries in children. Br Med J IV:146–147

Craig WS (1938) Intracranial hemorrhage in the newborn. A study of diagnosis and differential diagnosis based upon pathological and clinical findings in 126 cases. Arch Dis Child 31:89–124

Creasman WT, Lawrence RA, Thiede HA (1968) Fetal complications of amniocentesis. J Am Med Ass 204:949–952

Creighton SJ (1984) Trends in child abuse, 1977–1982. The forth report on the children placed on the NSPCC special units' register. National Society for the Prevention of Cruelty to Children, London

Creutzfeldt HG, Peiper A (1932) Untersuchungen über die Todesursache der Frühgeburten Monatschr Kinderheilkd 52:24–36

Critchley McD (1957) Medical aspects of boxing, particularly from a neurological standpoint. Br Med J I:357–366

Critchley McD (1960) Medical aspects of boxing. Transact Med Soc (London) 76:12–17

Critchley M (1965) Acquired anomalies of colour perception of central origin. Brain 88:711–724

Crosby WM (1968) Pathology of obstetrical injuries in pregnant automobile accident victims. In: Brinkhous KM (ed) Accident pathology. US Government Printing Office, Washington, DC, pp 204–207

Crosby WM, Costiloe JP (1971) Safety of lap-belt restraint for pregnant victims of automobile collisions. New Engl J Med 284:632–636

Crosby WM, King AI, Stout LC (1972) Fetal survival following impact: Improvement with shoulder harness restraint. Am J Obstet Gynecol 112:1101–1106

Crosby WM, Snyder RG, Snow CC, Hanson PG (1968) Impact injuries in pregnancies. I. Experimental studies. Am J Obstet Gynecol 101:100–110

Crosland GWK (1903) Intra-uterine fracture of the skull. Lancet I:517–518

Cross HE (1965) Examination of the CSF in fat embolism. Report of a case. Arch Intern Med 115:470–474

Crothers B (1923) Changes in pressure inside the foetal craniovertebral cavity. Surg Gynecol Obstet 37:790–801

Crothers B (1923) Injury of the spinal cord in breech extractions as an important cause of foetal death and paraplegia in childhood. Am J Med Sci 165:94–110

Crue BL, Freshwater DB, Pudenz RH, Shelden CH (1955) Fatal cerebral fat embolisms, report of a case with fracture but with an intraventricular septal defect. Bull Los Angeles Neurol Soc 20:88–92

Cruveilhier J (1829) Apoplexie. Dictionnaire de médicine et de chirurgie pratiques, tome III. Gabon, Méquignon-Marvis, Baillière, Paris, pp 201–297

Cruveilhier J (1835) Anatomie pathologique du corps humain. Bailliere, Paris

Cummins BH, Potter JM (1970) Head injury due to fall from heights. Injury 2:61–64

Cuneo R, Caronna J, Pitts L, Townsend J, Winestock D (1979) Syndrome of upward transtentorial herniation. Arch Neurol 36:618–623

Cuppage FE (1963) Fat embolism in diabetes mellitus. Am J Clin Pathol 40:270–275

Currier WF, Chayet NL (1966) Trauma and the automobile. Anderson, Cincinnati

Curtis A Mc B, Knowles GD, Putman CE, McLoud TC, Ravin CE, Walker Smith GJ (1979) The three syndromes of fat embolism: Pulmonary manifestations. Yale J Biol Med 52: 149–157

Czerny A von (1875) Über die klinische Bedeutung der Fettembolie. Berl Klin Wochenschr 12:593, 605

Cushing H (1917) Tumors of the nervus acusticus and the syndrome of the cerebello-pontine angle. Saunders, Philadelphia

Dalgaard JB (1968) Suicidalabsprung von der Kleinebelt-Brücke. Dtsch Z Ges Gerichtl Med 63:223–230

Damme W van, Beekman P, Calliauw L, Marchau M (1975) Intracranial foreign body subsequent to head injury in childhood. Neuroradiology 9:215–216

Dandy WE (1944) Intracranial arterial aneurysms. Comstock Publ Co, Ithaca, NY

Dandy WE (1944) Traumatic pneumocephalus. Arch Surg 12:949

Dandy WE (1946) Location of conscious center in the brain – the corpus striatum. Bull Johns Hopkins Hosp 79:34–58

Danielsson LG, Westlin NE (1973) Riding accidents. Acta Orthop Scand 44:597–603

Danner M (1973) Innere Sicherheit im Kraftfahrzeug – Eine Auswertung sämtlicher PKW-Unfälle mit Insassenverletzung durch den deutschen Kraftverkehrsversicherer. Z Ges Versicherungswes 94:25–57

Danner M (1983) Gurt oder Tod. Schulz, Percha

Danner JM (1977) Accident and injury characteristics in side-collisions and protection criteria in respect of belted occupants. Proc 21th Stapp Car Crash Confer, Soc Automot Engin, Warrendale, PA, pp 151–211

Dany A, Boutet P, Gaudin H (1966) Hematome sous-dural aigu traumatique de la fosse posterieur chez un enfant de 17 mois. Neurochirurgie 12:539–541

Daumas-Duport C, Hanau J, Abelamet R (1977) Embolies graisseuses cérébrales. A propos d'un cas d'accident per-opératoire, lors de l'utilisation d'un ciment pour os en chirurgie orthopédique. Ann Anat Pathol 22:269–278

David CA (1974) The use of the confrontation in the battered child syndrome. Am J Psychother 28:543–552

David H, Reimann W (1962) Lungenfettembolie und intravasales Fett. Dtsch Z Ges Gerichtl Med 49:382

David M (1937) Les cônes de pression temporal et cérébelleux, cause d'aggravation rapide et de mort subite dans les syndromes d'hypertension intracranienne. Gaz Méd Franc 44:56–67

Davidoff LM, Feiring EH (1953) Subdural hematoma occurring in surgically treated hydrocephalic children. J Neurosurg 10:557–563

Davis HL, Musselman MM (1954) Blood particle agglomeration and fat embolism. Intern Rec Med 167:439–448

Davis KR, Taveras JM, Robertson GH, Ackermann RH, Dreisbach JH (1977) Computerd tomography in head trauma. Seminars in Roentgenology 1:53–62

Davis LE (1946) The principles of neurological surgery. Lea + Febiger, Philadelphia

Davison G, Snaith L (1964) Cerebral birth injuries. In: Rowbotham GF (ed) Acute injuries of the head. Their diagnosis, treatment, complications and sequels. Livingstone, Edinburgh London, pp 510–526

Dawson BH (1954) Traversing wound of the head. Lancet I: 1059–1060

Deaner RM, Fitchett VH (1975) Motorcycle trauma. J Trauma 15:678–681

Dechaume J, Girard PF, Tommasi M, Trillet M (1962) Documents anatomiques concernant les encéphalopathies posttraumatiques (Comas prolongés et "morts du cerveau" posttraumatiques). Proc 4th Internat Congr Neuropathol München, Bd 3. Thieme, Stuttgart, S 238–242

Dechaume JP, Capuis JY, Bret P, et al. (1970) L'hématoma extra-dural du nourrisson. Ann Chir Infant 2:2–5

Decker K, Hipp E (1955) Spätveränderungen nach kindlichen Subduralblutungen. Fortschr Röntgenstr 82:375–382

Deeb ZL, Williams AL, Markarian PB, Drayer BP, Rosenbaum AE (1977) Demonstrations of intracranial herniations by computerd tomography. 15th Ann Meet Amer Soc Neuroradiol, Hamilton, Bermuda, 12–31 March 1977

Dehner JR (1971) Seat belt injury of the spine and abdomen. Am J Roentgenol 11:833–843

Deisenhammer EA (1971) Frontobasale Fraktur im Kindesalter. Wien Med Wochenschr 121:510–512

De la Torre E, Meredith J, Netzky MG (1962) Cerebral air embolism in the dog. Arch Neurol 6:67–76

Dempsey RJ, Schneider RC (1985) The management of head injuries in sports. In: Schneider RC, Kennedy JC, Plant ML (eds) Sports injuries. Mechanisms, prevention, and treatment. Williams & Wilkins, Baltimore, pp 652–675

Deonna T, Payot M, Probst A, Prod'Hom LS (1975) Neonatal intracranial hemorrhage in premature infants. Pediatrics 56:1056–1064

Dettling J (1952) Der Unfalltod im Kindesalter, speziell im motorisierten Straßenverkehr. Schweiz Med Wochenschr 82:377–379

Dettling J, Schönberg S, Schwarz F (1957) Lehrbuch der gerichtlichen Medizin, Karger, Basel

Deubel B (1948) Die Ursachen des intrauterinen Fruchttodes unter Berücksichtigung der Totgeburten an der Universitäts-Frauenklinik zu Kiel von 1937 bis 1946. Med Dissertation, Universität Kiel

Devergie A (1829) Universal-Lexicon der gerichtlichen Medicin. Francke, Leipzig

Dharker SR, Dharker RS (1978) Traumatic occlusion of internal carotid artery in an infant. Surg Neurol 9:77–78

Dhellemmes P, Lejeune JP, Christiaens JL, Combelles G (1985) Traumatic extradural hematomas in infancy and childhood. Experience with 144 cases. Neurosurgery 62:861–864

Diehl M, Wilke G (1957) „Kopfball"-Einwirkung auf Schädel und Gehirn bei Fußballspielern und deren Folgen. Nervenarzt 28:233–234

Diemath HE, Richling B, Sorgo G (1978) Safety helmets and craniocerebral injuries. In: Frowein RA, Wilcke O, Karimi-Nejad A, Brock M, Klinger M (eds) Advances in Neurosurgery, vol 5. Springer, Berlin Heidelberg, pp 75–77

Dietrich A (1921) Die Entstehung der Ringblutungen des Gehirns. Z Ges Neurol Psychiatr 68:351

Dietrich A (1929) Zur Topographie der Cisterna cerebello-medullaris bei Hydrocephalus. Z Ges Neurol Psychiatr 121:224–235

Dietz H (1965) Die Erfassung symptomarmer traumatischer intracerebraler Hämatome durch frühzeitige Arteriographie. Acta Neurochir 12:395–402

Dietzel K (1982) Schädelbasistraumen bei motorisierten Zweiradfahrern mit und ohne Benutzung von Motorrad-Schutzhelmen. Verkehrsmedizin 29:241–250

Dines DE, Linscheid RL, Didier EP (1972) Fat embolism syndrome. Mayo Clin Proc 47:237–240

Dirnhofer R, Waltz F, Sigrist T (1979) Zur mechanischen Belastbarkeit des Tentorium cerebelli. Ergänzende Untersuchungen zur Frage von Tentoriumverletzungen und primär-traumatischen Hirnstammschäden. Z Rechtsmed 82:305–311

Di Rocco C, Velardi F (1986) Epidemiology and etiology of craniovertebral trauma in the first two years of life. In: Raimondi AJ, Choux M, Di Rocco C (eds) Head injuries in the newborn and infant. Springer, New York Berlin Heidelberg London Paris Tokyo, pp 125–139

Di Rocco C, Stefanini MC, Velardi F (1980) Traumi cranio-encefalici del periodo neonatale e della prima infanzia. Min Pediatr 32:927–934

Dittmer H, Wübbema J (1977) Eine Analyse von 367 Reiterunfällen. Monatsschr Unfallheilkd 80:21–26

Dittrich P (1895) Über Geburtsverletzungen des Neugeborenen und deren forensische Bedeutung. Vierteljahresschr Gerichtl Med (3. Folge) 9:203–257

Doek JF (1970) Maltreatment of children. (Holländisch). Nederl Juristenbl 21:598–610; 22:639–646

Dolezil V (1965) Experimenteller Beitrag zur Problematik der Fettembolie. Zentralbl Chir 90:1067–1069

Dolling JA, Bell WE, Whitehurst WR (1967) Penetrating skull wound from a pair of scissors: Case report. J Neurosurg 26:636–638

Dollinger A (1921) Beiträge zur Ätiologie und Klinik der schweren Formen angeborener und früh erworbener Schwachsinnszustände. Monographien aus dem Gesamtgebiet der Neurologie und Psychiatrie, Heft 23. Springer, Berlin

Dollinger A (1927) Geburtstrauma und Zentralnervensystem. Erg Inn Med Kinderheilkd 31:373–455

Domanig E (1932) Experimentelle Untersuchungen über die Fettembolie. Dtsch Z Chir 236:693–703

Donat G, Okazaki H, Kleinberg F, Reagan THJ (1978) Intraventricular hemorrhage in full-term and premature infants. Mayo Clin Proc 53:437–441

Dooley JM, Smith KR (1968) Occlusion of the basilar artery in a 6-year-old boy. Neurology 18:1034–1036

Dopper T, Spaar FW, Orthner H (1972) Zur Neuropathologie des posttraumatischen Hirndrucks im Kindesalter. Z Neurol 202:37–51

Dörner H (1936) Über Kindesmißhandlungen in rechtlicher und sozialer Beziehung. Medizinische Dissertation, Universität Düsseldorf

Dörr D (1964) Verkehrsunfälle bei Fußgängern und Radfahrern. Langenbecks Arch Klin Chir 307:238–260

Dowman CE, Kahn EA (1942) Subdural hematoma in infants. Southern Surgeon 11:164–172

Drömer H, Lienig L (1969) Ein Beitrag zum kindlichen Schädelbruch. Zentralbl Chir 94:1210–1214

Drysdale WF, Kraus JF, Franti CE, Riggins RS (1975) Injury patterns in motorcycle collisions. J Trauma 15:99–115

Dublin AB, French BN, Remnick JM (1977) Computed tomography in head trauma. Radiology 122:365–370

Dujovny M, Osgood CP, Maroon JC, Jannetta P (1975) Penetrating intracranial foreign bodies in children. J Trauma 15:981–986

Duke-Elder (ed) (1972) Textbook of ophthalmology, vol 14. Kimpton, London

Duncan NF (1958) Accidents in childhood. Can Med Ass J 78:575–579

Dunphy JE, Ilfeld FW (1949) Fat embolism. Am J Surg 77:737–743

Duplay LP, Cossa P, Maestracci P (1956) Un aspect chirurgical des phlébites cérébrales de l'enfant. L'hématome intracérébral. Neurochirurgie 2:58–63

Durlacher SH, Meier JR, Fischer RS, Lovitt WV (1954) Sudden death due to pulmonary fat embolism in persons with alcoholic fatty liver. Am J Pathol 30:633–634

Durlacher SH, Meier JR, Fischer RS, Lovitt WV (1957) Sudden death due to pulmonary fat embolism in chronic alcoholics with fatty livers. Acta Med Leg Sci 11:229

Durst J (1983) Fettembolie. In: Hopf HC, Poeck K, Schliack H (Hrsg) Neurologie in Praxis und Klinik. 3. Bd. Bd 1. Thieme, Stuttgart New York, S 3.72–3.74

Durst J, Eggstein M, Flach A, Geisbe H, Knodel W, Probst H (1968) Ein Beitrag zur Pathogenese der traumatischen Fettembolie. Med Welt 19:1555–1559

Durst J, Flach A, Eggstein M, Geisbe H, Probst H (1967) Ein Beitrag zur Pathogenese der posttraumatischen Fettembolie. Med Welt 18:2808–2810

Durst J, Geisbe H, Koslowski L (1975) Die posttraumatische Fettembolie – ein Epiphänomen des hämorrhagischen Schocks? Arch Orthop Unfallchir 82:79–84

Dyer I, Barclay DL (1962) Accidental trauma complicating pregnancy and delivery. Am J Obstet Gynecol 83:907–929

Dyke CG (1937) The roentgen ray diagnosis and treatment of diseases of the skull and intracranial contents. In: Palmer WW (ed) Nelson's loose leaf medicine, vol 6. Nelson, New York, pp 185–214

Earle KM, Baldwin M, Penfield W (1953) Incisural sclerosis and temporal lobe seizures produced by hippocampal herniation at birth. Arch Neurol Psychiatr 69:27–42

East CFT (1927) Cerebral haemorrhage in a newborn child. Br J Child Dis 19:189–193

Eastwood FR (1961) Twenty-eights annual survey of football fatalities. American Football Coaches Association. New York City, January 5, 1960, zit n R. C. Schneider et al. 1961

Eastwood FR (1969) Hazards to health. Athletic injuries. New Engl J Med 271:411–413

Eaton CJ, Danziger RF (1967) Traumatic disruption of pregnancy. Report of a case and its legal implications. Obstet Gynecol 30:16–22

Ebbin AJ, Gollub MH, Stein AM et al. (1969) Battered child syndrome at the Los Angeles County General Hospital. Am J Dis Child 118:660–667

Eberle H (1972) Verminderung der Mortalität durch Nottrepanation beim gedeckten Schädel-Hirntrauma mit perakuter hämatombedingter Hirndrucksteigerung. Helv Chir Acta 39:67–71

Echlin FA, Sordillo SVR, Garvey TQ (1956) Acute, subacute, and chronic subdural hematoma. J Am Med Ass 161:1345–1350

Echols DH, Rickles JA (1946) Herniation of the temporal lobe into the cerebellar fossa. New Orleans Med Surg J 98:408–411

Ecker A (1948) Upward transtentorial herniation of the brain stem and cerebellum due to tumor of the posterior fossa. J Neurosurg 5:51–61

Eckerling B, Teaff R (1950) Obstetrical approach to abdominal war wounds in late pregnancy. J Obstet Gynecol Br Emp 57:747–749

Eckert WG (1974) Literature compilation on fat embolism. Inform, Wichita, KA

Eckhardt H (1930) Geburtstrauma als Ursache von Krüppeltum. Gesundheitsfürs Kindesalt. 5:495–502

Edmondson HA, Fields IA (1942) Relation of calcium and lipids to acute pancreatic necrosis. Arch Int Med 69:177–190

Egas Moniz AC (1948) Thrombosis de carotida interna de etiologia traumatica. Mem Acad Sci Lisboa 5:51–57

Egas Moniz AC, Lima A, Lacerda R de (1937) Hémiplégies par thrombose de la carotide interne. Presse Méd 45:977–980

Ehalt W (1961) Verletzungen bei Kindern und Jugendlichen. Enke, Stuttgart

Ehrenfest H (1931) Birth injuries of the child. Obstet Gynecol Monogr 6

Eichler P (1932) Zur Frage der Emboliegefahr bei der Verwendung von Jodölen in der Röntgendiagnostik der unteren Harnwege. Röntgenpraxis 4:138–140

Einhorn A, Mizrahi EM (1978) Basilar skull fractures in children. The incidence of CNS infection and the use of antibiotics. Am J Dis Child 132:1121–1124

Eisenmenger W, Janzen J, Tschomakov M (1973) Kindesmißhandlungen in München in den Jahren 1961 bis 1971. Beitr Gerichtl Med 31:92–96

Elbel H (1966) Über Sturzverletzungen. Lebensversicherungsmed 18:40–41

Elias M (1950) Rupture of the pregnant uterus by external violence. Lancet II:253

Elkes JJ (1949) Studies in the aetiology of fat embolism. Medizinische Dissertation, University of Birmingham

Elkin DC, Harris MH (1946) Arteriovenous aneurysm of the vertebral vessels. Report of ten cases. Ann Surg 124:934–951

Elliot M (1966) Vehicular accidents and pregnancy. Aust New Zeal J Obstet Gynecol 6:279–286

Ellison J (1938) Arterio-venous aneurysm. In discussion: MacCallan AF et al: Differential diagnosis of causes of exophthalmos. Transact Ophthalmol Soc UK 58:3–69

Ellison PH, Tsai FY, Largent JA (1978) Computed tomography in child abuse and cerebral contusion. Pediatrics 62:151–154

Elting AW, Martin CE (1925) Fat embolism with study of 2 fatal cases. Ann Surg 82:336–353

Elvidge AR, Jackson JJ (1949) Subdural haematoma in infants. Am J Dis Child 78:635–658

Elyashervich GP (1961) zit nach Kühn H u Zocher B (1971)

Emminger E (1954) Geburtstrauma und Tentoriumriß. Dtsch Z Ges Gerichtl Med 42:588–604

Emminger E (1955) Perinataler Schaden und Geburtstrauma. Dtsch Med Wochenschr 80:1182–1184

Emminger E (1966) Zur pathologischen Anatomie des Schleudertraumas der Halswirbelsäule. Langenbecks Arch Klin Chir 316:445–457

Emminger E (1967) Weichteilschäden nach HWS-Traumen. Physik Med Rehab 8:58–63

Emminger E (1970) Das Schleudertrauma in der Begutachtung. Monatsschr Unfallheilkd 73:102–109

Emson HE (1958) Fat embolism studied in 100 patients dying after injury. J Clin Pathol 11:28–35

Encausse P (1939) Le parachutisme et ses conséquences. Presse Méd 47:1305–1306

Endo Y, Oda M, Hara H (1981) Central pontine myelinolysis: A study of 37 cases in 1000 consecutive autopsies. Acta Neuropathol 53:145–153

Endo S, Takaku A, Aihara H, Suzuki J (1979) Traumatic cerebral aneurysm associated with enlarging skull fracture: Report of two infancy cases. In: Suzuki J (ed) Cerebral aneurysms with 1000 directly operated cases. Neuron, Tokyo, pp 697–703

Engel H (1901) Fettembolie einer tuberkulösen Lunge infolge von Leberruptur. Münch Med Wochenschr 48:1046–1048

Engels C (1983) Rechtsmedizinische Erfahrungen mit „Kindesmißhandlungen" in Aachen. Med Dissertation, Universität Aachen

Engels EP (1961) Basal skull fractures involving the sella turcica. Clin Radiol 12:177–178

Engfer A (1986) Kindesmißhandlung. Ursachen, Auswirkungen, Hilfen. Klinische Psychologie und Psychopathologie, Bd 39. Enke, Stuttgart

Epstein JA, Epstein BS, Small M (1961) Subepicranial hydroma. A complication of head injuries in infants and children. J Pediatr 59:562–566

Erben J, Nadvornik F (1963) The quantitative determination of air embolism in certain cases of fatal trauma. J Fores Med 10:45–50

Erbslöh J (1937) Über Schädelfrakturen beim Neugeborenen und die klinische Bedeutung. Arch Gynäkol 165:76–94

Erdmann H (1973) Schleuderverletzung der Halswirbelsäule. Erkennung und Begutachtung. In: Junghanns H (Hrsg) Die Wirbelsäule in Forschung und Praxis, Bd 56. Hippokrates, Stuttgart

Ericson K, Hakansson S (1981) Computed tomography of epidural hematomas. Association with intracranial lesions and clinical correlation. Acta Radiol (Diagn) 22:513–519

Erös R (1986) Unfälle beim militärischen Fallschirmspringen in der Bundeswehr. Eine Analyse von Unfällen bei ca. 200 000 Absprüngen an der Luftlande-Lufttranspostschule, 1975–1987. Wehrmed Monatsschr: 168–170, 195–202

Erskine LA (1959) The mechanisms involved in skiing injuries. Am J Surg 97:667–671

Essbach H (1961) Paidopathologie, Kyematopathien, Neogonopathien, Thelamonopathien. VEB, Thieme

Essen C von (1972) Zum Schädeltrauma – Bestimmung der Bruchtoleranz. Med Dissertation, Universität Bonn

Evans JJ (1940) Cerebral fat embolism with recovery and involvement of the central retinal artery. Br J Ophthalmol 24:614–616

Evans JP, Scheinker IM (1943) Histologic studies of the brain following head trauma. III. Posttraumatic infarction of cerebral arteries with consideration of the associated clinical picture. Arch Neurol Psychiatr 50:258–278

Evans L (1985) Fatality risk for belted drivers versus car mass. Accid Anal Prev 17:251–271

Evans L (1987) Fatality risk reduction from safety belt use. J Trauma 27:746–749

Evans L, Frick MC (1986) Helmet effectiveness in preventing motorcycle driver and passenger fatalities. Publication (GMR-5602) Warren, MICH, General Motors Research Lab

Eydt C, Heinisch HM (1962) Schädeltrauma und Schädelhirnverletzung im Säuglingsalter. Kinderärztl Praxis 30:355

Faber M (1976) Massive subgaleal hemorrhage: A hazard of playground swings. Clin Pediatr 15:384–385

Fahmy K (1971) Cephalohaematoma following vacuum extraction. J Obstet Gynaecol Br Commonw 78:369–372

Fahr E (1947) Über die Fett- und Luftembolie. Virchows Arch Pathol Anat 314:499–510

Fairburn B (1957) Thrombosis of internal carotid artery after soft palate injury. Br Med J II:750–751

Falfo C, San Filippo JA, Vartany A (1981) Subgaleal hematoma from hair combing. Pediatrics 68:583–584

Falzi GR, Henn R, Spann W (1964) Über pulmonale Fettembolie nach Trauma mit verschieden langer Überlebenszeit. Münch Med Wochenschr 106:978–981

Faris AA, Guth C, Youmans RA, Poser CM (1964) Internal carotid artery occlusion in children. Am J Dis Child 107:188–192

Faulwetter F (1972) Der Kopfschutzhelm, das letzte Mittel zur Verhütung schwerer Schädel-Hirnverletzungen. In: Jonasch E (Hrsg) Verhandl Österr Gesellsch Unfallchir 7. Tag, 8.–9. Oktober 1971, Salzburg. Hefte Unfallheilkd 111:158–161

Fedrick J, Butler NR (1970) Certain causes of neonatal death: II. Intraventricular hemorrhage. Biol Neonatol 15:251–290

Fehr A (1943) Untersuchungen über die Fettembolie. Bruns Beitr Klin Chir 174:25–68

Fehr A (1943) Röntgenologische Lungenveränderungen bei der traumatischen Fettembolie. Helvet Med Acta 11:555–556

Feigin I, Budzilovich GN (1976) Edema of the cortical gray matter of the human cerebrum. J Neuropathol Exper Neurol 35:53–62

Feigin I, Budzilovich GN (1978) Laminar scars in cerebral white matter: A perinatal injury due to edema. J Neuropathol Exper Neurol 37:314–325

Feigin I, Popoff N (1962) Neuropathological observations on cerebral edema. Arch Neurol 6:151–160

Feigin I, Popoff N (1963) Neuropathological changes late in cerebral edema: The relationship to trauma, hypertensive disease and Binswanger's encephalopathy. J Neuropathol Exper Neurol 22:500–511

Fekete JF (1968) Severe brain injury and death following minor hockey accidents: the effectiveness of the „saftey helmets" of amateur hockey players. Can Med Ass J 99:1234–1239

Felc W (1939) Zwei Geschosse in einem Schußkanal. Selbstmord. Czas Sach Lek 1:1–10

Feldkamp G, Junghanns K, Prall WD (1974) Motorrad-Boom and Motorrad-Unfälle. Fortschr Med 92:325–329

Feldkamp G, Prall WD, Bühler E, Junghanns K (1977) Unfälle mit motorisierten Zweirädern – Epidemiologie, Klinik, Schutzmöglichkeiten. Eine retrospektive und prospektive Studie. Unfallheilkunde 80:1–19

Feldman F, Ellis K, Green WM (1975) The fat embolism syndrome. Radiology 114:535–542

Feldman KW (1987) Child abuse by burning. In: Helfer RE, Kempe RS (eds) The battered child, 4th edn. The University of Chicago Press, Chicago London, pp 197–213

Felten H (1958) Die zerebrale Fettembolie. Fortschr Neurol Psychiatr 26:443–470

Fenelon J (1965) Contribution à l'étude des hématomes extraduraux. Thèse médecine. Universität Bordeaux

Ferner H (1958) Anatomische und phlebographische Studien der inneren Hirnvenen des Menschen. Z Anat Entwl Gesch 120:481–491

Ferner H, Kautzky R (1959) Angewandte Anatomie des Gehirns und seiner Hüllen. In: Olivecrona H, Tönnis W (Hrsg) Handbuch der Neurochirurgie, Bd I/1. Springer, Berlin Göttingen Heidelberg, S 1–90

Ferraton T (1909) Fractures du maxillaire supérieur par dislocation totale. Bull Med Soc Chir 35:788–801

Ferry PC, Kerber C, Peterson D, Gallo AA (1974) Arteriectasis, subarachnoid haemorrhage in a three months old infant. Neurology 24:494–500

Ferriencik K (1979) Depressed skull fracture in an ice hockey player wearing a helmet. Phys Sports Med 7:2

Fiala E (1969) Zur Verletzungsmechanik bei Verkehrsunfällen. In: Pribilla O (Hrsg) Beiträge zur Untersuchung und Dokumentation des tödlichen Verkehrsunfalls. Hefte Unfallheilkd 98:31–52

Fink B (1968) Das Delikt der körperlichen Kindesmißhandlung. Kriminologische Schriftenreihe, Heft 34. Kriminalistik Verlag, Hamburg

Finkelman I (1938) Herniation of the brain not heretofore described. Arch Neurol Psychiatr 40:803–805

Finney LA, Walker AE (1962) Transtentorial herniation. Thomas, Springfield

Firdosi AH, Jain SC (1966) Penetrating wound of orbit by scissor blades with complete recovery: Case report. Eye Ear Nose Throat Monthly 45:67–68

Firth JL (1985) Equestrian injuries. Chap 23. In: Schneider RC, Kennedy JC, Plant ML (eds) Sports injuries. Mechanisms, prevention, and treatment. Williams & Wilkins, Baltimore, pp 431–449

Fischer H (1962) Der tödliche Verkehrsunfall aus der Sicht des Pathologen. Monatsschr Unfallheilkd 65:210–219

Fischer H (1964) Gehirnaspiration in die Lungen als Folge schwerer fronto-basaler Schädeltraumen. Monatsschr Unfallheilkd 67:440–442

Fischer H (1972) Pathologisch-anatomische Untersuchungen über Häufigkeit und Schwere der Fettembolie. Aktuelle Traumatol 2:197

Fischer H, Masel H, Teiner R (1975) Zerebraler Insult am Steuer oder posttraumatische Karotisthrombose. Z Rechtsmed 76:73–80

Fischer-Brügge E (1950) Anatomische Ursachen funktionaler Kreislaufstörungen des Gehirns und am N. oculomotorius. Bruns Beitr Klin Chir 181:323–336

Fisher JH (1951) Bone marrow embolism Arch Pathol 52:315–320

Fisher RG, Friedman KR (1966) Carotid artery thrombosis in persons fifteen years of age or younger. J Am Med Ass 170:1918–1919

Flach A, Ehlers CT, Schmölke H, Dinkelaker M (1972) Die Unfallgefährdung im Kindesalter. In: Rehbein F (Hrsg) Der Unfall im Kindesalter. Klinik, Rehabilitation, Prophylaxe. Hippokrates, Stuttgart, S. 44–45

Fletcher BD, Brogdon BG (1967) Seat-belt fractures of the spine and sternum. J Am Med Ass 200:167–168

Flew JD (1944) Pre-natal fracture of skull: 2 cases. Proc Royal Soc Med 37:425

Föderl V (1931) Die Halsmarkquetschung, eine Unterart der geburtstraumatischen Schädigung des Zentralnervensystems. Arch Gynäkol 143:598–634

Foerster A (1932) Plötzlicher Tod beim Boxkampf. Monatsschr Unfallheilkd 39:441–445

Foley J (1956) Discussion on unilateral cerebral edema with thrombosis of the internal carotid or middle cerebral artery. Transact Am Neurol Ass 81:107

Foltz EL, Jenkner FL, Ward AA (1953) Experimental cerebral concussion. J Neurosurg 10:342–352

Fonkalsrud EW (1966) Acute trauma in infants and children. In: Nahum A (ed) Early management of acute trauma. Mosby, St Louis, pp 180–192

Fontana VJ (1976) Child abuse in megalopolis. New York State J Med 76:1799–1802

Forbes GS, Sheedy PF, Piepgras DG, Houser OW (1978) Computed tomography in the evaluation of subdural hematomas. Radiology 126:143–148

Forster FM, Alpers BJ (1943) Aneurysm of circle of Willis associated with congenital polycystic disease of the kidneys. Arch Neurol Psychiatr 50:669–676

Forster FM, Alpers BJ (1945) Anatomical defects and pathological changes in congenital cerebral aneurysms. J Exper Neuropathol 4:146–154

Forster H, Strohmenger U (1984) Das geänderte Bild des Skiunfalles. Auswertung von Skiverletzungen des Winters 1981/1982 in Bayern. Aktuelle Traumatol 14:1–4

Foster JB, Leiguarda R, Tilley PJB (1976) Brain damage in National hunt jockeys. Lancet I:981–983

Fowler M (1962) Two cases of basilar artery occlusion in childhood. Arch Dis Child 37:78–81

Fraenkel P (1922) Tod im Boxkampf. Dtsch Z Ges Gerichtl Med 1:481–486

Franke H (1970) Das Schädel-Hirn-Trauma in der Sportmedizin. Medizin u. Sport 10:229–247

Franke K (Hrsg) (1980) Traumatologie des Sports, 2. Aufl. Thieme, Stuttgart

Franke K (1985) Epidemiologie. In: Lang R, Reding R (Hrsg) Schädel-Hirn- und Mehrfachverletzungen. Barth, Leipzig, S 15–19

Frantzen E, Jacobsen HH, Therkelsen J (1961) Cerebral artery occlusions in children due to trauma to the head and neck: A report of 6 cases verified by cerebral angiography. Neurology 11:695–700

Franzen-Wobbe M (1983) Über die Bedeutung linearer Kalottenfrakturen im Säuglingsalter. Med Dissertation, Universität Aachen

Fraser RAR, Zimbler SM (1975) Hindbrain stroke in children caused by extracranial vertebral artery trauma. Stroke 6:153–159

Frauendorfer O (1924) Zur Kasuistik der Fettembolie. Beitr Gerichtl Med 6:1–9

French BN (1978) Limitations and pitfalls of computed tomography in the evaluation of craniocerebral injury. Surg Neurol 10:395–401

French BN, Dublin A (1977) The value of computerized tomography in the management of 1000 consecutive head injuries. Surg Neurol 7:171–183

Frey HM (1959) Spontaneous pituitary destruction in diabetes mellitus. J Clin Endocrinol 19:1642–1650

Frey S (1929) Die Luftembolie. Ergebn Chir Orthop 22:95–161

Frey S (1933) Die Embolie. Thieme, Leipzig

Friedberg H (1880) Beiträge zur gerichtlichen Medizin. III. Über ein neues Zeichen des Erinnerungsversuches. Virchows Arch Pathol Anat 79:409–424

Friede R (1975) Developmental neuropathology. Springer, Berlin

Friede RL (1983) Klassifikation und Entstehung perinataler Hirnschäden. In: Hopf HC, Poeck K, Schliack H (Hrsg) Neurologie in Praxis und Klinik. 3 Bd. Bd 1. Thieme, Stuttgart New York, S 7.86–7.92

Friede RL (1989) Developmental neuropathology, 2nd rev expand edn. Springer, Berlin Heidelberg New York Tokyo

Friede RL, Roessmann U (1976) Chronic tonsillar herniation. An attempt at classifying chronic herniations at the foramen magnum. Acta Neuropathol 34:219–235

Friedhoff E (1957) Unfälle im hohen Lebensalter. Hefte Unfallheilkd 55:134–138

Friedman D, Vinetz R (1989) The cradle-safe infant restraint: A low cost, state-of-the-art advance in infants occupant protection. In: Automotive frontal impacts. SP-782. Soc Automot Engin, Warrendale, PA, pp 71–78

Friedman MM, Becker L, Reichmister JP, Neviaser JS (1969) Seat belt fractures. Am Surg 35:617–618

Friedmann G, Krohm G (1964) Ätiologie und Klinik der „wachsenden Schädelfrakturen". Z Kinderheilk 89:49–66

Friis-Hansen B (1985) Perinatal brain injury and cerebral blood flow in newborn infants. Acta Pediatr Scand 74:323–331

Fritz E (1937) Der Absturz im Gebirge. Dtsch Z Ges Gerichtl Med 28:90–97

Fritz MH, Hogan MJ (1948) Fat embolization involving the human eye. Am J Ophthalmol 31:527–541

Fritzsche E (1910) Experimentelle Untersuchungen zur Frage der Fettembolie mit spezieller Berücksichtigung prophylaktischer und therapeutischer Vorschläge: Dtsch Z Chir 107:456–476

Fritzsche F, Dohrn K (1959) Statistische Untersuchungen über das Geburtstrauma. Zentralbl Allg Pathol Pathol Anat 99:429–436

Frykholm R (1951) Cervical nerve root compression resulting from disc degeneration and root-sleeve fibrosis. A clinical investigation. Acta Chir Scand (Suppl) 160:1–149

Fuchs (1909) Über einen Fall von tödlich verlaufender Fettembolie. Münch Med Wochenschr 56:538

Fuchsig E (1910) Über experimentelle Fettembolie. Z Exper Pathol Ther 7:702–715

Fuchsig E (1919) Die Fettembolie – ein Epiphänomen des Schocks. Dtsch Med Wochensch 96:1210–1213

Fuchsig P (1971) Die Fettembolie – ein Epiphänomen des traumatischen Schocks. Dtsch Med Wochenschr 96:1210–1213

Fuchsig P, Brücke P, Blümel G, Gottlob R (1967) A new clinical and experimental concept on fat embolism. New Engl J Med 276:1192–1193

Fuentes JM, Bloncourt J, Biurbotte G, Castan P, Vlahovitch B (1984) La fracture de Chance. Neurochirurgie 30:113–118

Fuji K, Suzuki K, Ueno H, Kushida K, Kamamura K (1972) Cases of sports injury during latest seven years. (Japanisch). Saigai-igaku (Accident Medicine) 15:623

Fular W, Kraft E (1954) Prophylaxe der Fettembolie durch Blutdrucksenkung. Langenbecks Arch Klin Chir 278:548

Fular W, Kraft K (1956) Wechselwirkungen zwischen Fettembolie und Kreislauf. Med Welt 35:1197–1199

Gaab M, Gruss P (1979) Epiduralhaematom im Kleinkindesalter. Nervenarzt 50:79–84

Gabriel G (1921) Beobachtungen über Geburtsschädigungen des Kopfes aus dem Pathologischen Institut der Universität Halle. Virchows Arch Pathol Anat 234:179–188

Gädeke R (1962) Der Unfall im Kindesalter, Thieme, Stuttgart

Gädeke R (1966) Der Unfall im Kindesalter. In: Handbuch der Kinderheilkunde, Bd 3. Springer, Berlin Heidelberg New York, S 1136–1149

Gädeke R (1967) Säuglingsunfälle. Pediatr Radiol 3:275

Gagné F (1970) Embolies pulmonaires de tissue cérébelleux chez le nouveau-né. Union Méd Canad 99:275–277

Gahr RH, Hoffmann P, Kramer G (1985) Motorradunfall: Was erwartet der Notarzt? Notfallmed 11:1187–1200

Gainor BJ, Piotrowski G, Puhl J, Allen WC, Hagen R (1980) The throw: Biomechanics and acute injury. Am J Sports Med 8:114–118

Gaist G, Searcella G (1956) Erosioni craniche de ciste leptomeningea a cicatrice meningocerebrale in corso di epilepsia posttraumatica. Ann Ital Chir 33:585–604

Galbraith S (1976) Misdiagnosis and delayed diagnosis in traumatic intracranial haematoma. Br Med J I:1438–1439

Galbraith S, Murray WR, Patel AR, Knill-Jones R (1976) The relationship between alcohol and head injury and its effect on the conscious level. Br J Surg 63:138–140

Gallagher JP, Browder EJ (1968) Extradural hematoma. Experience with 167 patients. J Neurosurg 29:1–12

Galleno H, Oppenheim WL (1982) The battered child syndrome revisited. Clin Orthop Rel Res 162:11–19

Gama CH, Fenichel GM (1985) Epidural hematoma of the newborn due to birth trauma. Pediatr Neurol 1:52–53

Gardiner WR (1956) Massive pulmonary embolization of cerebellar cortical tissue: Unusual fetal birth injury. Stanford Med Bull 14:226–229

Gariépy G, Fugere P (1973) Pulmonary embolization of cerebellar tissue in a newborn child. Obstet Gynecol 42:118–120

Garrett JW, Braunstein PW (1962) The seat belt syndrome. J Trauma 2:220–237

Garvey JW, Zak FG (1964) Pulmonary bone marrow emboli in patients receiving external cardiac massage. J Am Med Ass 187:59–60

Gauss H (1916) Studies in cerebral fat embolism with special reference to the pathology of delirium and coma. Arch Intern Med 18:76–102

Gee DJ (1967) Cerebral fat embolism: Its experimental production. J Forens Med 14:60–64

Gehweiler JA, Osborne RL, Becker RF (1980) The radiology of vertebral trauma. Saunders, Philadelphia London

Gelehrter G (1957) Risse des vorderen Längsbandes im Bereiche der Halswirbelsäule. Arch Orthop Unfallchir 48:698–704

Gelehrter G (1967) Schädelbruch im Mutterleib durch Verkehrsunfall. Monatsschr Unfallheilkd 70:501–505

Gelehrter G, Vittali HP (1960) Verletzungsformen der Halswirbelsäule mit Ausnahme der Kopfgelenke. Arch Orthop Unfallchir 52:287–310

Geley L, Hartl H (1972) Geburtsverletzungen. In: Rehbein F (Hrsg) Der Unfall im Kindesalter. Klinik-Rehabilitation-Prophylaxe. Hippokrates, Stuttgart, S 178–185

Geller W (1953) Paranoide Psychose nach Boxschädigungen. Nervenarzt 24:69–71

Genieser NB, Becker MH (1974) Head trauma in children. Radiol Clin North Am 12:333–342

Gennarelli TA (1984) Clinical and experimental head injury. In: Aldman B, Chapon A (eds) The biomechanics of impact injury. Elsevier, Amsterdam, pp 113–115

George B, Thurel L, Pierron D et al. (1981) Frequency of primary brainstem lesions after head injuries. A–CT scan analysis from 186 cases of severe head trauma. Acta Neurochir 59:35–43

Gerchow J (1973) Der plötzliche Tod beim Sport. Hefte Unfallheilkd 91:127–136

Gervasi A, Noseda G, Reiner M, Stucchi CA (1978) „Fettemboliesyndrom" ohne Frakturen. Schweiz Med Wochenschr 108:522–525

Gierup J, Larsson M, Lennquist S (1976) Incidence and nature of horseriding injuries. A one year prospective study. Acta Chir Scand 142:57–61

Gikas HW (1972) Mechanisms of injury in automobile crashes. Clin Neurosurg 19:175–190

Gill DG (1968) Incidence of child abuse and demographic characteristics of persons involved. In: Helfer RH, Kempe H (eds) The battered child. University of Chicago Press, Chicago, pp 19–40

Gill DGC (1970) Violence against children. Harvard University Press, Cambridge, MAS

Gilles FH, Shillito J (1970) Infantile hydrocephalus. Retrocerebellar subdural hematoma. J Pediatr 76:529–537

Girardet D (1982) Etude épidémiologique des fractures du crâne chez les enfants de moin de 19 mois. Helv Pediatr Acta 37:35–47

Gispert Cruz I de (1943) Sobre la encefalopatia cronica de los boxedores. Rev Clin Espan 11:270–273

Glaeser KP (1983) Step to step approach to a standardized full scale pedestrian test methodology. In: Pedestrian impact injury and assessment. P-121. Soc Automot Engin, Warrendale, PA, February 1983, pp 93–101

Glas WW, Grekin TD, Musselman MM (1953) Fat embolism. Am J Surg 85:363–368

Glass E (1928) Hockeyverletzungsstatistik. Dtsch Med Wochenschr 53:1907–1908

Gleason DF, Aufderheide AC (1953) Fatal bone marrow embolism occluding the pulmonary arteries. Am J Med 15:137–140

Glenski JA, Cucchiara RF, Michenfelder JD (1986) Transesophageal echocardiography and transscutaneous O_2 and CO_2 monitoring for detection of venous air embolism. Anesthesiology 64:541–545

Gloggengiesser W (1949) Morphologische Untersuchungen über Schock, Kollaps und Fettembolie. Med Klin: 235

Go KG (1981) The classification of brain edema. In: Vlieger M de, Lange SA de, Beks JWF (eds) Brain edema. Wiley, New York Chichester Brisbane Toronto, pp 3 – 9

Go KG, Ebels EJ, Van Woudenberg F, Geerlings T (1973) The development of oedema in the immature brain. Psychiatr Neurol Neurochir 76:427 – 437

Go KG, Patberg WR, Teelken AW, Gazendam J (1976) The Starling hypothesis of capillary fluid exchange in relation to brain edema. In: Pappius HM, Feindel W (eds) Dynamics of brain edema. Springer, Berlin, pp 63 – 67

Goald HJ, Ronderos A (1961) Traumatic perforation of the intracranial portion of the internal carotid artery with eleven-day survival. Case report. J Neurosurg 18:401 – 404

Godlee RJ (1885) Two cases of simple fracture of the skull in infants, followed by the development of a pulsating subcutaneous tumor. Arch Klin Chir 202:207 – 249

Gögler E (1955) Verletzungen der Wirbelsäule bei Arbeitsunfällen unter besonderer Berücksichtigung der Ergebnisse der Behandlung nach Magnus und Böhler. Unfallchir Tagung, Heidelberg

Gögler E (1968) Chirurgie und Verkehrsmedizin. Klinik, Mechanik und Biomechanik des Unfalls. In: Wagner K, Wagner H-J (eds) Handbuch der Verkehrsmedizin. Springer, Berlin Heidelberg New York

Gögler E (1973) Erste Versorgung von Verletzten. Unfallort – Transport – Klinik. In: Zenker R, Deucher F, Schink W (Hrsg) Chirurgie der Gegenwart, Bd 4. Unfallchirurgie. Urban & Schwarzenberg, München Berlin Wien, S 3 – 1 bis 3 – 79

Goerttler K (1961) Über die Pathogenese der sogenannten geburtstraumatischen Blutungen im Einzugsgebiet der Venen des Tentoriums. Verhandl Deutsch Pathol Gesellsch 45:362 – 367

Goerttler K, Draisbach FJ (1963) Untersuchungen zur Entstehung der Tentoriumrisse und intracraniellen Blutungen. Formale Grundlagen und pathologisch-anatomische Befunde. Biol Neonat (Basel) 5:59 – 112

Goldman RL, Garmody RF (1984) Foreign body pulmonary embolism originating from a gunshot wound to the body. J Trauma 24:277 – 279

Goldring S (1968) Traumatic occlusion of the carotid artery. J Neurosurg 28:78 – 80

Goldstein F, Sakoda T, Kepes JJ, Davidson K, Brackett CE (1967) Enlarging skull fractures: An experimental study. J Neurosurg 27:541 – 550

Goldstein FP, Rosenthal SAE, Garancis JC, Larson SJ, Brackett CE (1970) Varieties of growing skull fractures in childhood. J Neurosurg 33:25 – 28

Golloday ES, Slezak JW, Mollitt DL, Seibert RW (1985) The three-wheeler. – A menace to the preadolescent child. J Trauma 25:232 – 233

Gonzales RA (1951) Fatal injury in competitive sports. J Am Med Ass 146:1506 – 1511

Goode AF (1936) Extradural hemorrhage in child of 13 months. Lancet I:779

Goodlee RJ, William GEO (1911) Notes on some victims of a recent railway accident with special reference to cerebral fat embolism. Lancet I:1602

Goodwin NM (1974) Fat embolus – The posttraumatic syndrome. South African Med J 48:998 – 1000

Goralski H, Sypniewski (1967) Encefalopatia boxersdea powiklawa psychoza. (Polnisch) Neurol Neurochir Polska 1:639 – 641

Gorhan A (1885) Zur Kasuistik der intrauterinen Kopfverletzungen. Rißwunde der Kopfhaut und Fissur beider Scheitelbeine bei einem sechsmonatlichen Fötus. Wien Med Presse 26:370 – 374

Gotzen L, Otte D, Suren EG (1979) Unterschiede des Verletzungsbildes und der Verletzungsmechanik beim Fußgängerunfall des Kindes und des alten Menschen. Unfall Sicherheitsforsch Straßenwes 21:9 – 38

Gotzen L, Flory PJ, Otte D (1980) Der Fußgängerunfall – seine Verletzungssituation und Kollisionsmechanik. Unfallheilkunde 83:306 – 314

Goulden RP (1975) The medical hazards of horse-riding. Practitioner 215:197 – 200

Goutelle A, Lapras C, Dechaume JP, Chandensson O, Djorjevitch J (1970) L'hématome extradural de l'enfant, Pédiatrie 25:21 – 30

Govan ADT (1946) An accout of the pathology of some cases of Cl. Welchii infection. J Pathol Bacteriol 58:423 – 430

Govan CD, Walshe FB (1947) Symptomatology of subdural hematoma in infants and in adults; comparative study with particular reference to ocular signs; observations concerning pathogenesis of subdural hematoma. Arch Ophthalmol 37:701 – 715

Gowers WR (1888) A manual of diseases of the nervous system, 2 vols. Churchill, London

Graham DI (1970) Discussion: Fat embolism. J Clin Pathol 23 (Suppl) (Royal Coll Pathol) 4:149

Graham GS (1907/1908) Fat embolism; report of a case and of experiments on mammals. J Med Res 16:459–482

Grahmann H, Ule G (1957) Beitrag zur Kenntnis der chronischen cerebralen Krankheitsbilder bei Boxern. Psychiatr Neurol 134:261–283

Grant IWB, Callam WDA, Davidson JK (1957) Pulmonary oil embolism following hystero-salpingography. J Fac Radiol 8:410

Gratz RR (1979) Accidental injury in childhood: A literature review on pediatric trauma. J Trauma 19:551–555

Grau H (1977) Persönliche Mitteilungen an Lanksch W, Grumme T, Kazner E (1978)

Green DP (1977) Head injuries in children. Pediatr Clin North Am 24:903–918

Green MA (1978) Injury and sudden death in sport. In: Mason JK (ed) The pathology of violent trauma. Arnold, London, pp 255–277

Greenbaum E, Harris L, Halloran WX (1970) Flexion fracture of the lumbar spine due to lap-type seat belts. California Med 113:74–76

Greenblatt M (1975) Psychiatry: The battered child of medicine. New Engl J Med 292:246–250

Greendyke RM (1964) Fat embolism in fatal automobile accidents. J Forens Sci 9:201–208

Greene TC (1928) Intracranial haemorrhage in the new-born, study of its incidence, causes, relation to breech extractions and diagnosis. Boston Med J 197:1302–1305

Greenfield JG (1941) Discussion on fat embolism in the brain. Proc Royal Soc Med 34:650–654

Greenhouse AH, Barr JW (1979) The bilateral isodense subdural hematoma on computerized tomographic scan. Arch Neurol 36:305–307

Gresham EL (1975) Birth trauma. Pediatr Clin North Am 22:317–328

Gresham GA (1986) Fat embolism. Forens Sci Int 31:175–180

Grewel F (1941) Encephalopathia traumatica bei Boxern. (Holländisch). Nederl Geneesk 85:154–160

Grimberg L (1934) Paralysis agitans and trauma. J Nerv Med Dis 79:14–42

Grisoli F (1971) Contribution à l'étude des hématomes extra-duraux du nourrisson et de l'enfant (à propos de 86 observations) Thèse médecine, Université Marseille

Griswold RA, Collier HS (1961) Blunt abdominal trauma. Surg Gynecol Obstet 112:309–329

Groat RA, Magoun HW, Dey FL, Windle WF (1944) Functional alterations on motor and supranuclear mechanisms in experimental concussion. Am J Physiol 141:117–124

Groat RA, Simmons JA (1950) Loss of nerve cells in experimental cerebral concussion. J Neuropathol Exper Neurol 9:150–163

Groat RA, Windle WL, Magoun HW (1945) Functional and structural changes in the monkey's brain during and after concussion. J Neurosurg 2:26–35

Grob M (1941) Über die Schädelfrakturen im Kindesalter. Langenbecks Arch Klin Chir 202:207–249

Grob M (1957) Lehrbuch der Kinderchirurgie. Thieme, Stuttgart

Grode ML, Saunders M, Carton CA (1978) Subarachnoid hemorrhage secondary to ruptured aneurysms in infants. Report of two cases J Neurosurg 49:898–902

Groeneveld A, Schaltenbrand G (1927) Ein Fall von Duraendotheliom über der Großhirnhemi-sphäre mit einer bemerkenswerten Komplikation: Läsion der gekreuzten Pedes pedunculi durch Druck auf den Rand des Tentorium. Dtsch Z Nervenheilkd 97:32–50

Gröndahl NB (1911) Untersuchungen über Fettembolie. Dtsch Z Chir 111:56–124

Gröntoft O (1953) Intracerebral and meningeal haemorrhages in perinatally deceased infants. I. Intracerebral haemorhages. A pathologico-anatomical and obstetric study. Acta Obstet Gynecol Scand 32:308–334

Gröntoft O (1953) Intracerebral and meningeal haemorrhages in perinatally deceased infants. II. Meningeal haemorrhages – A pathologico-anatomical and obstetric study. Acta Obstet Gynecol Scand 32:458–498

Groh H (1962) Lehrbuch der Sportmedizin. Enke, Stuttgart

Gröntoft O (1954) Intracerebral and meningeal haemorrhages in perinatally deceased infants; meningeal haemorrhages; pathologico-anatomical and obstetric study. Acta Pathol Microbiol Scand (Suppl) 100:1–109

Grore AS (1980) Orbital trauma and computerd tomography. Ophthalmology 87:403–411

Grosch L, Baumann KH, Holtze H, Schwede W (1989) Safety performance of passenger cars designed to accomodate frontal impacts with partial barrier overlap. In: Automotive frontal impacts. SP-782. Internat Congr & Exposition, Detroit, MICH, February 27-March 3, 1989. Soc Automot Engin, Warrendale, PA, pp 29–35

Gross F (1958) Röntgenologische Lungenveränderungen bei der Fettembolie. Monatsschr Unfallheilkd 61:245

Gross J, Simon A (1971) Die Bedeutung des Schutzhelmes bei tödlichen Kraftradunfällen mit Beteiligung von Sozii. Verkehrsmed 18:405–409

Grosskloss HH (1935, 1936) Fat embolism. Yale J Biol Med 8:59–91

Grote W (1966) Traumatische, frontobasale Liquorfisteln. Chirurg 31:102–105

Grote W (1966) Traumatische Liquorfistel im Kindes- und Jugendalter. Z Kinderchir 3:11–20

Grün M (1966) Behandlungsergebnisse und Prognose schwerer Schädelhirnverletzungen bei Kindern und jugendlichen Patienten. Med Dissertation, Universität Köln

Gruenagel HH, Junkat H (1967) Unfälle im Kindesalter. Dtsch Med Wochenschr 92:141–146

Gruenwald P (1941) Emboli of brain tissue in fetal lungs. Am J Pathol 17:879–884

Gruenwald P (1951) Subependymal cerebral hemorrhage in premature infants, and its relation to various injurious influences at birth. Am J Obstet Gynecol 61:1285–1292

Grumme T, Suwito S (1977) Diagnosis of hydrocephalus by computerized tomography. Adv Neurosurg 4:176–182

Grumme TH, Lanksch W, Kazner E, Aulich A, Meese W, Lange S, Steinhoff H, Wende S (1976) Zur Diagnose des chronischen subduralen Hämatoms im Computer-Tomogramm. Neurochirurgia 19:95–103

Grumme T, Lanksch W, Wende S (1976) Diagnosis of spontaneous intracerebral hemorrhage by computerized tomography. In: Lanksch W, Kazner E (eds) Cranial computerized tomography. Springer, Berlin Heidelberg New York, pp 284–290

Grünthal A (1936) Über die Erkennung der traumatischen Hirnverletzung. Karger, Berlin

Guadagnini A (1930) Heridas del utero gravido. Rev Méd Latino-Am 15:1091–1097

Guardia SN, Bilbao JM, Murray D, Warren RE, Sweet J (1989) Fat embolism in acute pancreatitis. Arch Pathol Lab Med 113:503–506

Gubelmann P (1985) Accidents de ski alpin. Etude de 7103 patients traités à l'Hôpital de district de Monthey (VS), de 1974 à 1983. Rev Méd Suisse Rom 105:1059–1137

Guha-Ray (1976) Intrauterine spontaneous depression of fetal skull: A case report and review of literature. J Reprod Med 16:321–324

Guillain G, Sevileano E, Fandre M (1948) L'Encéphalite traumatique et les syndromes parkinsoniens chez les boxers professionèls. Bull l'Acad Nat Med 132:394–406

Gurdjian ES, Thomas LM (1974) Traumatic intracranial hemorrhage. In: Feiring EH (ed) Brock's injuries of the brain and spinal cord and their covering, 5th edn. Springer, New York, pp 203–267

Gurdjian ES, Webster JE (1942) Extradural hemorrhage. A collective review of the literature and a report of 30 cases of middle meningeal hemorrhage and 4 cases of dural sinus hemorrhage treated surgically. Internat Abstr Surg 75:206–220

Gurdjian ES, Webster JE (1958) Head injuries-mechanism, diagnosis and treatment, 2nd edn. Little Brown, Boston

Gurlt E (1858) Verhandl Gesellsch Geburtshilfe Berlin, Heft 10, S 75

Gustafson A, Kerstell J (1969) Serum lipoprotein pattern in fat embolism in the dog. Acta Med Scand (Suppl) 499:19–23

Guthkelch AN (1960) Apparently trivial wounds of eyelids with intracranial damage. Br Med J II:842–844

Guthkelch AN (1971) Infantile subdural haematoma and its relationship to whiplash injuries. Br Med J II:430–431

Gutierrez FA, Raimondi AJ (1975) Acute subdural hematoma in infancy and childhood. Child's Brain I:269–290

Guttmann L, Winterstein CE (1938) Disturbances of consciousness after head injuries. Observations on boxers. J Med Sci 84:347–351

Gwinn JL, Lewin KW, Peterson HG (1961) Roentgenographic manifestations of unsuspected trauma in infancy. J Am Med Ass 176:926–929

Haar FL (1975) Complication of linear skull fracture in young children. Am J Dis Child 129:192–200

Haar FL, Lott TM, Nicholls P (1977) The usefulness of CT scanning for subdural hematomas. Neurosurgery 1:272–275

Habel, G, Schneider I (1975) Feststellung des Hirntodes unter besonderer Berücksichtigung des jungen Kindesalters. Zentralbl Chir 100:421–426

Haberda A (1911) Zur Lehre vom Kindesmorde. Beitr Gerichtl Med 1:38–191

Haberland GL, Blümel GW, Durst J, Heller W, Gurt AR (1971) Generalisierte posttraumatische Zirkulationsstörungen durch Fettembolie. Med Welt 22:51

Hackney JR, Monk MW, Hollowell WT, Sullivan LK (1984) Results of the National Highway Traffic Safety Administration's thoracic side impact protection research program. Paper 840–886. Soc Automot Engin, Warrendale, PA

Haddad JP, et al. (1976) Motorcycle accidents – a review of 77 patients treated in a three month period. J Trauma 16:550–557

Häbler C (1950) Marknagelung nach Küntscher bei Schaftbrüchen der langen Röhrenknochen. Urban & Schwarzenberg, München Berlin

Hager H (1964) Die feinere Cytologie und Cytopathologie des Nervensystems. Fischer, Stuttgart

Haggerty R (1959) Home accidents in childhood. New Engl J Med 160:1322–1331

Hagley SR (1983) The fulminant fat embolism syndrome. Anaesth Intens Care 11:162–166

Hahn A (1925) Zur Lehre von der traumatischen Entstehung der Hirnarterien-Aneurysmen unter Mitteilung eines bemerkenswerten Falles mit 34jährigem Zeitintervall zwischen Trauma und Tod. Med Dissertation, Universität München

Hahn YS, Raimondi AJ (1977) Traumatic mechanism of head injury in child abuse. Paper No 470. Internat Congr Ser No 418. Sixth Internat Congr Neurol Surg, Sao Paulo, Brazil, 19–25 June 1977, Excerpta Medica, Amsterdam, pp 182–183

Hahn YS, Raimondi AJ, McLone DG, Yamanouchi Y (1983) Traumatic mechanisms of head injury in child abuse. Child's Brain 10:229–241

Haibach H, Kraemer R (1953) Beitrag zum Bild und Verlauf der cerebralen Fettembolie. Dtsch Med J 4:505–506

Haid B (1955) Tödliche Skiverletzungen im Einzugsgebiet der Chirurgischen Universitäts-Klinik Innsbruck von 1944–1954. Arch Orthop Unfallchir 47:105–114

Hakanson EY (1966) Trauma of the female genitalia. Lancet 86:287–291

Halasz NA, Marasco P (1957) Experimentelle Untersuchungen über Fettembolie. Surgery 4:921–929

Hall CW, Eckart DE, Nunemaker ME, Crawford RA (1952) Acute traumatic subdural hematoma: Report of a case with slight trauma from boxing. J Kansas Med Soc 53:377–378

Haller U, Wille L (1983) (Hrsg) unter Mitarbeit von Anderegg LA, Appel BG, Bende GI, et al. Diagnostik intrakranieller Blutungen beim Neugeborenen. Springer, Berlin Heidelberg New York Tokyo

Hallervorden J (1937) Das Geburtstrauma als Ursache der Entwicklungshemmung im Kindesalter. Med Klin 1:1224

Hallgren B, Kerstell J, Rudenstamm CM, Svanborg A (1966) A method for the isolation and chemical analysis of pulmonary fat emboli. Acat Chir Scand 132:613–617

Halsey JM, Allen N, Chamberlin HR (1971) The morphogenesis of hydranencephaly. J Neurol Sci 12:187–218

Hämig G (1900) Über die Fettembolie des Gehirns nach klinischen Beobachtungen. Beitr Klin Chir 27:333–362

Hamilton DJ (1897) Case of fat embolism resulting from rupture of a fatty liver. Br Med J II:474

Hamlin H (1968) Subgaleal hematoma caused by hairpull. J Am Med Ass 204:239

Hammon WM (1971) Analysis of 2,187 consecutive penetrating wounds of the brain from Vietnam. J Neurosurg 34:127–131

Handa I (1969) On the growing skull fracture. Brain Devel (Tokyo) 1:55

Hanson WA, Hauser GW (1945) Common injuries associated with football at the University of Minnesota. Minnesota Med 28:755–758

Harcke HT, Naeye RL, Storch A, Blank WA (1972) Perinatal cerebral intraventricular hemorrhage. J Pediatr 80:37–42

Hardmeier T (1963) Schwere Fettembolien bei Erfrierungen an beiden unteren Extremitäten. Schweiz Med Wochenschr 93:465–468

Hargrave MW, Hansen AG, Hinch J A (1989) A summary of recent side impact research conducted by the Federal Highway Administration. In: Side impact: Injury causation and occupant protection. SP 769. Soc Automot Engin, Warrendale, PA, pp 7–20

Harris LE, Steinberg AG (1954) Abnormalities observed during the first days of life in 8716 live-born infants. Pediatrics 14:314

Harris P (1957) Head injuries in childhood. Arch Dis Childh 32:488–491

Harris RJ, Perrett TS, MacLachlin A (1939) Fat embolism. Ann Surg 110:1095–1114

Hartcroft WS (1951) Liver disease. In: Ciba Foundation Symposium, London, p 90, 97

Hartcroft WS, Ridout JH (1951) Pathogenesis of the cirrhosis produced by cholin deficiency; escape of lipid from fatty hepatic cysts into the biliary and vascular systems. Am J Pathol 27:951–990

Hartemann F, Thomas C, Henry C, Foret-Bruno J Y, Faverjon G, Tarriere C, Got C, Patel A (1977) Belted or notbelted: The only difference between two matched samples of 200 car occupants. Proc 21th Stapp Car Crash Conf, Soc Automot Engin, Warrendale, PA, pp 95–150

Harter L (1947) Über die Zirkulationsstörungen des ZNS bei experimenteller Fett-und Luftembolie. Virchows Arch Pathol Anat 314:213–225

Hartl H (1970) Verletzungen im Neugeborenen-, Säuglings-, und Kleinkindesalter. Wien Med Wochenschr 120:702–706

Hartmann H (1955) Das Schicksal von 1000 verunglückten und stationär behandelten Motorradfahrern. Arch Klin Chir 282:43–46

Hartmann HP, Walz F (1975) Arzt und Sicherheitsgurte. Schweiz Ärztetag 56:1739–1740

Hartmann K (1911) Fraktur des kindlichen Schädels bei spontaner Geburt. Vierteljahresschr Gerichtl Med (3. Folge) 41:21–28

Hartung K (1977) Kindesmißhandlung – ein vernachlässigtes ärztliches Problem. Diagnostik 10:390–393

Harwood-Nash DC (1970) Fractures of the petrous and tympanic parts of the temporal bone in children: A tomographic study of 35 cases. Am J Roentgenol 110:598–607

Harwood-Nash DC (1973) Cranio-cerebral trauma in children. Current Probl Radiol 3:11–42

Harwood-Nash D, Breckbill DL (1976) Medical progress. Computerized tomography in children: A new diagnostic technique. J Pediatr 89:343–357

Harwood-Nash DC, Hendrick EB, Hudson AR (1971) The significance of skull fractures in children. A study of 1187 patients. Radiology 101:151–155

Hasenjäger T, Spatz H (1937) Über örtliche Veränderungen der Konfiguration des Gehirns beim Hirndruck. Arch Psychiatr Nervenkr 107:193–222

Hassin GB (1918) Histogenesis and pathology of subdural hemorrhages. Med Rec 44:669–673

Hassler W, Gilsbach J, Böhm B (1982) Das epidurale Hämatom des Säuglingsalters. Aktuelle Traumatol 12:122–126

Hatfield S, Challa VR (1980) Embolism of cerebral tissue to lungs following gunshot wound to head. J Trauma 20:353–355

Hauptmann W (1975) Gewaltlose Unzucht mit Kindern, kriminalpolitische und sozialpolitische Aspekte. München

Hausbrandt F, Meier A (1936) Zur Kenntnis der geburtstraumatischen und extrauterin erworbenen Schäden des Zentralnervensystems bei Neugeborenen. Frankf Z Pathol 49:21–62

Hauss J, Stellpflug H, Müller KM, Frank W, Brug E (1978) Beitrag zur Pathogenese und Klinik der posttraumatischen Fettembolie. Unfallheilkunde 81:558–564

Häussler G (1936/1937) Hirndruck, Hirnödem, Hirnschwellung. Zentralbl Neurochir 1/2:247–261 u 328–339

Haven KE de, Evarts CM (1971) The continuing problem of gas gangrene: A review and report of illustrative cases. J Trauma 11:983–991

Havig Ö, Grüner PN (1973) Pulmonary bone marrow embolism. A histological study of a non-selected autopsy material. Acta Pathol Microbiol Scand (A) 81:276–280

Hawkes CD (1963) Craniocerebral trauma in infancy and childhood. Clin Neurosurg 11:66–75

Hawkes CD, Ogle WS (1962) Atypical features of epidural hematoma in infants, children and adolescents. J Neurosurg 19:971–980

Haymaker W (1957) Decompression sickness. In: Scholz W (Hrsg) Handbuch der speziellen pathologischen Anatomie und Histologie, Bd XIII/I, B. Springer, Berlin, pp 1600–1672

Haymaker W, Davison C (1950) Fatalities resulting from exposure to simulated high altitudes in decompression chambers. A clinico-pathologic study of five cases. J Neuropathol Exper Neurol 9:29–59

Haymaker W, Johnston AD (1955) Pathology of decompression sickness. A comparison of the lesion in airmen with those of caisson workers and divers. Milit Med 117:285–306

Heidel HJ, Wehner W (1966) Das EKG bei tierexperimenteller Fettembolie. Zentralbl Chir 91:1527

Heilmann L (1970) Ein Fall von Schädelfraktur des Fötus in utero durch äußere Gewalteinwirkung. Zentralbl Gynäkol 92:510–511

Heilmann L (1971) Verkehrsunfall und Schwangerschaft. Dtsch Gesundheitswes 26:650–653

Heiss F (1963) Sport und Unfall. Therap Berichte 35:39–48

Heister L (1768) General system of surgery. Whiston, London

Helfer RE, Kempe CH (eds) (1974) The battered child, 2nd edn. University of Chicago Press, Chicago London

Helfer RE, Kempe RS (1987) (eds) The battered child, 4th edn. The University of Chicago Press, Chicago London

Helfer RE, Pollock CH (1968) The battered child syndrome. Adv Pediatr 15:9–27

Helfer RE, Slovis TL, Black M (1977) Injuries resulting when small children fall out of bed. Pediatrics 60:533–535

Hell K (1980) Verletzungen von Autoinsassen bei Unfällen ohne und mit Sicherheitsgurten. Z Unfallmed Berufskrankh 73:76–77

Hellmann J, Vannucci RC (1982) Intraventricular hemorrhage in premature infants. Sem Perinatol 6:42–53

Hemsath FA (1934) Birth injury of the occipital bone with a report of thirty-two cases. Am J Obstet Gynecol 27:194–203

Hemsath F, Canavan M (1932) Microscopic cerebral hemorrhages in stillbirths and newborn deaths. A study of fifty-three infants with relation to minute hemorrhages of the medulla oblongata. Am J Obstet Gynecol 23:471–478

Henderson SG, Shermann LS (1946) The roentgen anatomy of the skull in the newborn infant. Radiology 46:107–118

Hendrick EB, Harwood-Nash DCF, Hudson AR (1964) Head injuries in children: A survey of 4465 consecutive cases at the hospital for sick children, Toronto, Canada. Clin Neurosurg 11:46–65

Henn R (1962) Hirnbefunde nach Tod in der Unterdruckkammer. Monatsschr Unfallheilkd 65:437–445

Henn R (1976) Struktur und Pathogenese der Purpurablutungen bei der cerebralen Fettembolie. Zentralbl Allg Pathol Pathol Anat 120:154

Henn RHE, Spann W (1965) Untersuchungen über Häufigkeit der cerebralen Fettembolie nach Trauma mit verschieden langer Überlebenszeit. Monatsschr Unfallheilkd 68:513–522

Henner K (1955) Why must the neurologist be against the present form of boxing? (Tschechisch). Cas Lec Cesk 94:859–865

Henner K (1956) Preventive care in boxing. Rev Czechosl Med 2:1–8

Henner K (1963) Why neurologists cannot agree with the contemporary concept and rules of boxing? Cas Lek Cesk 102:417–421

Henner K (1966) Neurologove k dnesnim pravidlum boxu. (Tschechisch). Prac Lekar 46:254–256

Henoch EM (1888) Über Schädellücken im frühen Kindesalter. Berl Klin Wochenschr 25:581

Henschen F (1910) Über Geschwülste der hinteren Schädelgrube, insbesondere des Kleinhirnbrückenwinkels. Fischer, Jena

Hepp H, Hilgarth M, Fred J (1972) Intrauteriner Fruchttod nach Schädelfraktur durch Verkehrsunfall. Zentralbl Gynäkol 94:1665–1671

Heppner F (1958) Das chronische Subduralhämatom im Kindesalter. Wien Klin Wochenschr 70:924–926

Herbich J, Holczabek W, Lachmann D, Zweymüller E (1973) Zur Differentialdiagnose der Kindesmißhandlung. Beitr Gerichtl Med 31:97–101

Hermann K, MacGregor AR (1940) Cerebral haemorrhage from rupture of a congenital intracerebral aneurysm in a child. Br Med J I:523–525

Herndon JH, Riseborough EJ, Fischer JE (1971) Fat embolism: A review of current concepts. J Trauma 11:673–680

Herrmann H (1949) Beitrag zur Klinik des intrauterinen Fruchttodes. Med Dissertation, Universität Tübingen

Hervé PA (1957) Les plaies par projectile de guerre de l'uterus gravide. Marseille Chir 9:616–620

Herzberger E, Rotem Y, Braham J (1956) Remarks on thirty-three cases of subdural effusion in infancy. Arch Dis Child 31:44–50

Heschl RL (1876) Ein Fall von Fettembolie. Anzeige Gesellsch Ärzte Wien, Nr 3

Hese R, Sibiliak J (1967) Encephalopathia pugilistica jako zrodlo pomylek Rozpoznawczych. (Polnisch). Psychiatr Pol 1:489–493

Hess W (1948) Fettembolie und Lipasen. Helv Chir Acta 15:163–189

Hetzer H (1936) Seelische Mißhandlungsspuren. Mitteil Verein Schutz Kinder 17:18–29

Hickel EJ (1972) Intrakranielle Neugeborenenblutungen und geburtshilfliche Operationen. Dtsch Med Wochenschr 97:736–739

Hickey JL, Stembridge VA (1958) Occurrence of pulmonary fat and tissue embolism in aircraft accident fatalities. J Aviat Med 29:787–793

Higashi K (1971) Traumatic lesions of middle meningeal artery in association with extradural hematoma. Arch Jap Chir 40:3–14

Higazi I (1963) Epidural hematoma as complication of ventricular drainage. Report of a case and review of literature. J Neurosurg 20:527–528

Higazi I (1963) Post-traumatic carotid thrombosis. Report of a case with intensive angiographic study of the collateral circulation. J Neurosurg 20:354–359

Higazi I (1963) Post-traumatic lepto-meningeal cysts of the brain. Report of an unusual case. J Neurosurg 20:605–608

Higgins LS, Schmall RA (1967) A device for the investigation of head injury effected by nondeforming head accelerations. Proc 11th Stapp Car Crash Confer, Soc Automot Engin, Warrendale, PA, pp 35–46

Higgins LS, Schmall RA, Cain CP, Kielpinski PE, Primiano FP, Barber TW, Brockway JA (1967) The investigaton of parameters of head injury related to acceleration and deceleration. Technol Inc, Life Science Division, San Antonio, T1-118-67-1

Hight DW, Bakalar HR, Lloyd JR (1979) Inflicted burns in children. J Am Med Ass 242:517–520

Hildebrand HE (1965) Unerwünschte Folgen äußerer Herzmassage. Med Welt (N.F.) 16:2701

Hill A, Volpe JJ (1981) Normal pressure hydrocephalus in the newborn. Pediatrics 68:623–629

Hill A, Volpe JJ (1981) Seizures, hypoxic-ischemic brain injury and intraventricular hemorrhage in the newborn. Ann Neurol 10:109–121

Himmelhoch SR, Dekker A, Gazzaniga AB, Like AA (1964) Closed-chest cardiac resuscitation: A prospective clinical and pathologial study. New Engl J Med 270:118–122

Hindmarsh J, Melin G, Melin KA (1946) Accidents in childhood. Acta Chir Scand 94:483–514

Hinz P (1968) Vielschichtige Untersuchungsmethoden zur Erfassung pathomorphologischer Sektionsbefunde nach Schleudertrauma der Halswirbelsäule. Dtsch Z Ges Gerichtl Med 64:204–216

Hipp E (1961) Gefahren der chiropraktischen und osteopathischen Behandlung. Med Klin 23:1020–1022

Hirano A, Becker RNH, Zimmermann HM (1969) Pathological alterations in the cerebral endothelial cell barrier to peroxidase. Arch Neurol 20:300–308

Hlady WG, Middaugh JP (1988) Suicides in Alaska: Firearms and alcohol. Am J Publ Health 78:179–180

Hobbs CA (1980) Car occupant injury patterns and mechanisms. 8th Internat Techn Confer Exper Safety Vehicles, Wolfsburg

Hobbs CJ (1984) Skull fracture and the diagnosis of abuse. Arch Dis Child 59:246–252

Hochstetter AR von, Friede RL (1977) Residual lesions of cerebral fat embolism. J Neurol 216:227–233

Hochstetter F (1939) Über die Entwicklung und Differenzierung der Hüllen des menschlichen Gehirnes. Gegenbaurs Morphol Jahrb 83:359–495

Hoffheinz S (1933) Die Luft-und Fettembolie. Neue Deutsche Chirurgie, Bd 53. Enke, Stuttgart

Hofmann K, Brunner P, Tulusan AH (1976) Abbau öliger Substanzen in der Kaninchenlunge. Virchows Arch Pathol Anat 369:347–358

Hoffmann H (1963) Herzinfarkt am Steuer. Münch Med Wochenschr 105:1790–1796

Hoffmann HJ, Taecholarn C (1986) Outcomes of cranio cerebral trauma in infants. In: Raimondi AJ, Choux M, Di Rocco C (eds) Head injuries in the newborn and infant. Springer, New York Berlin Heidelberg London Paris Tokyo, pp 257–262

Hoh SU, Spehlmenn R, Hoh HT (1977) CT scan in interhemispheric subdural hematoma: Clinical and pathological correlation. Neurology 27:1079–1098

Holczabek W (1964) Dünnschichtchromatographische Untersuchungen von Lipidextrakten aus der menschlichen Lunge unter besonderer Berücksichtigung der Fettembolie. Dtsch Z Ges Gerichtl Med 55:242–246

Holczabek W (1965) Dünnschichtchromatographische Untersuchungen bei Lungen-Fettembolie. Münch Med Wochenschr 107:156

Holczabek W (1966) Fettembolie. Pathologisch-anatomisches Referat. Langenbecks Arch Klin Chir 316:237–243

Holczabek W (1968) Der Triglyceridgehalt der normalen Lunge und bei Lungen-Fettembolie. Aktuelle Fragen. Gerichtl Med 3:174–179

Holczabek W (1968) Das Verhalten der A.-V. Anastomosen bei der Lungenfettembolie. Dtsch Z Ges Gerichtl Med 62:170

Holczabek W, Lachmann D, Zweymüller E (1972) Sturz im Säuglingsalter. Dtsch Med Wochenschr 97:1640–1646

Holland E (1920) On cranial stress in the foetus during labor. Transact Edinburgh Obstet Soc 40:112

Holland E (1922) Cranial stress in the foetus during labour and the effects of excessive stress on the intracranial contents with an-analysis of 81 cases of torn tentorium cerebelli and subdural hemorrhage. J Obstet Gynaecol Br Commonw 29:549–571

Holland EJ (1937) Birth injury in relation to labor. Am J Obstet Gynecol 33:1–13

Hollenhorst RW, Stein HA, Keith HM, MacCarty CS (1957) Subdural hematoma, subdural hygroma and a subarachnoid hemorrhage among infants and children. Neurology 7:813–819

Honkanen R, Ertama L, Kuosamen P, et al. (1983) The role of alcohol in accidental falls. J Stud Alkohol 44:231–245

Hooper R (1962) Head injuries in childhood. Aust New Zeal J Surg 32:11–22

Höpler R von (1915) Über Kindesmißhandlungen. Arch Krmininol 69:68–73

Horan TN (1934) Analysis of football injuries. J Am Med Ass 103:325–327

Hornof Z, Napravnik C (1973) Analysis of various accident rate factors in ice hockey. Med Sci Sports 5:283–286

Hornof Z, Schmied L (1956) Tödliche Skiunfälle. Letalität und Verhütung. Sportarzt 14:10–13

Horowitz D (1933) Verletzungs- und Todesfälle beim Boxen und ihre gerichtsärztliche Begutachtung. (Polnisch). Pan Wilenskiego Tow Lek 9:1–20, Ref Dtsch Z Ges Gerichtl Med 22:82, 1933

Horwitz HN, Rizzoli VH (1966) Complications following the surgical treatment of head injuries. Clinical neurosurgery, vol 12. Williams & Wilkins, Baltimore, pp 277–292

Hosch H (1906) Fettembolie der Retina. Arch Augenheilkd 54:162

Hossack DW (1972) The pattern of injuries received by 500 drivers and passengers killed in road accidents. Med J Aust II:193–195

Hovind KH (1986) Traumatic birth injuries. In: Raimondi AJ, Choux M, Di Rocco C (eds) Head injuries in the newborn and infant. Springer, New York Berlin Heidelberg London Paris Tokyo, pp 87–109

Hovind KH, Galiccich JH, Matson DD (1967) Normal and pathological intracranial anatomy revealed by two-dimensional echoencephalography. Neurology 17:253–262

Howland WJ, Curry JL, Buffington CB (1965) Fulcrum fractures of the lumbar spine. J Am Med Ass 193:140–141

Hubschmann O, Shapiro K, Baden M, Shulman K (1979) Craniocerebral gunshot injuries in civilian practice, prognostic criteria and surgical management: Experience with 83 cases. J Trauma 19:6–12

Huebschmann P (1929) Fremde Blutbeimengungen. In: Henke F, Lubarsch O (Hrsg) Handbuch der speziellen pathologischen Anatomie und Histologie, Bd I/1. Springer, Berlin

Hückel R (1929) Über Gliaektopien in der Lunge bei angeborener vorderer Hirnhernie. Verhandl Deutsch Pathol Gesellsch 24:272-279

Huelke DF, Gikas PW (1968) Causes of deaths in automobile accidents. J Am Med Ass 203:1106-1107

Huelke DF, Gikas PW, Hendrix RC (1962) Pattern of injury in fatal automobile accidents. Proc 6th Stapp Car Crash Conf., Holloman Air Force Base, New Mexico

Huelke DF, Sherman HF, O'Day J (1976) The hazard of the unrestraint occupant. J Trauma 16:383-389

Huelke DF, Sherman HW, Steigmeyer JL (1984) Side impacts to the passenger compartment – Clinical studies from field accident investigation. In: Side impact: Injury causation and occupant protection. SP 769. Soc Automot Engin, Warrendale, PA, pp 21-31

Huhn A (1965) Die Thrombosen der intracraniellen Venen und Sinus. Klinische und pathologisch-anatomische Untersuchungen. Schattauer, Stuttgart

Huk W, Schiefer W (1977) Möglichkeiten und Grenzen der Computer-Tomographie beim Schädel-Hirntrauma. Aktuelle Traumatol 7:281-291

Hupe K (1967) Klinische und tierexperimentelle Untersuchungen zur Fettembolie. Habilitationsschrift, Chirurgische Univ Klinik, Marburg, zit nach Dorndorf W u Gänshirt H (1972)

Hurst EW, Cooke BT (1943) Capillary fat embolism in the brains of sheep, pigs, and monkey with special reference to demyelination and other lesions in the white matter. Aust J Exper Biol Med Sci 21:141-148

Hurt HH, Ouellet JV, Rehman I (1986) Epidemiology of head and neck injuries in motorcycle fatalities. In: Sances A, Thomas D, Ewing CL, Larson SJ, Unterharnscheidt F (eds) Mechanisms of head and spine trauma. Aloray, New York, pp 69-94

Hurt HH, Ouellet JV, Wagar IJ (1981) Effectiveness of motorcycle safety helmets and protective clothing. Proc 25 Conf Amer Ass Automot Med

Hurwitz SR, Halpern SE, Leopold G (1974) Brain scans and echoencephalography in the diagnosis of chronic subdural hematoma. J Neurosurg 40:437-450

Huston RL, Kamman JW (1981) On parachutist dynamics. J Biomech 14:645-652

Huszar I, Környey E (1965) Über neuro-psychiatrische Aspekte des Boxens. Psychiatr Neurol Med Psychol 17:335-338

Hutchinson EC, Yates PO (1956) The cervical portion of the vertebral artery. A clinico-pathological study. Brain 79:319-331

Huth K (1971) Die Fettembolie. Ärztl Fortbild 21:368

Hutschenreuther S, Zimmermann WE (1970) Entstehung und Behandlung einer experimentellen Fettembolie. In: Zimmermann WE, Staib I (Hrsg) Schock, Stoffwechselveränderungen und Therapie. Schattauer, Stuttgart

Ide CH, Webb RW (1971) Penetrating transorbital injury with cerebrospinal orbitorrhea. Am J Ophthalmol 71:1037-1039

Illingworth CM (1979) 227 road accidents to children. Acta Pediatr Scand 68:869-873

Ingraham FD, Heyl HL (1939) Subdural hematoma in infancy and childhood. J Am Med Ass 112:198-204

Ingraham FD, Matson DD (1944) Subdural hematoma in infancy. J Pediatr 24:1-37

Ingraham FD, Matson DD (1954) Neurosurgery of infancy and childhood. Thomas, Springfield Washington, DC.

To prevent harm Insurance Institute for Highway Safety (1978)

Ingram MD, Hamilton WM (1950) Cephalhematoma in the newborn. Radiology 55:503-507

Ingraham FD, Campbell JB, Cohen J (1949) Extradural hematoma in infancy and childhood. J Am Med Ass 140:1010-1013

Irich CW (1940) Aneurysms of the cerebral vessels with a study of thirty-two cases found at 12,503 consecutive autopsies. Ann Arbor Michigan Edwards Bros Inst 6:61

Irizawa Y, Miura N, Furuno J (1979) Three fatal cases of infanticide by battering. (Japanisch mit englischer Zusammenf). Acta Crim Med Leg Jap 45:14

Irving FC (1930) The obstetrical aspect of intracranial hemorrhage. New Engl J Med 203:499-502

Isch-Treussard C, Rohmer F, Philippides D (1965) L'électroencéphalogramme dans les hématomes sous-duraux chroniques du nourrisson. Rev Neurol 112:298-301

Isfort A (1962) Traumatische Carotisthrombosen. Monatsschr Unfallheilkd 65:257-267

Isfort A (1962) Traumatische zerebrale Gefäßschäden im Kindesalter. Z Kinderheilkd 86:469–488

Isfort A (1962) Apoplektischer Insult und Unfallzusammenhang. Hefte Unfallheilkd 69:1–91

Isfort A (1964) Funktionelle traumatische Hirngefäßverschlüsse im Angiogramm. Fortschr Röntgenstr 101:624–630

Isherwood J, Mawdsley C, Ferguson FR (1966) Pneumencephalographic changes in boxers. Acta Radiol 5:654–661

Ishii S (1966) Brain swelling: Studies of structural, physiologic and biochemical alterations. In: Caveness WF, Walker AE (eds) Head injury. Conf Proc. Lippincott, Philadelphia, pp 276–299

Ishii S, Hayner R, Kelly WA, Evans JP (1959) Studies of cerebral swelling, II. Experimental cerebral swelling produced by supratentorial extradural compression. J Neurosurg 16:152–166

Ishii S, Tsuji H, Ozawa K, Kondo Y, Evans JP (1967) Brain edema: Some clinial and experimental correlations. In: Klatzo I, Seitelberger F (eds) Brain edema. Springer, Wien New York, pp 32–66

Ito H, Miwa T, Onodra Y (1977) Growing skull fracture of childhood. With reference to the importance of the brain injury and its pathogenetic consideration. Child's Brain 3:116–126

Ito J, Ueki K, Ishikawa H (1972) Angiographic extravasation of contrast medium in acute traumatic subdural hematoma from arterial rupture. J Neurosurg 37:226–228

Ivan LP, Choo SH, Ventureya ECG (1983) Head injuries in childhood: A 2 year survey. J Can med Ass 128:281–284

Iwakuma T, Brunngraber CV (1973) Chronic extradural hematomas. A study of 21 cases. J Neurosurg 38:488–493

Jackson CT, Greendyke RM (1965) Pulmonary and cerebral fat embolism after closed chest cardiac massage. Surg Gynecol Obstet 120:25–27

Jackson FE, Schonder AA, Cook RC, Wilcox JR, Whitely RH (1971) Transorbital, transcranial stab wound. J Am Med Ass 215:1649–1654

Jackson IJ (1949) Aseptic hemogenic meningitis: An experimental study of aseptic meningeal reactions due to blood and its breakdown products. Arch Neurol Psychiatr 62:572–589

Jacob H, Spalke G (1971) Klinik and Neuropathologie zentral nervöser Komplikationen nach akuten Elektrolyt- und Wasserhaushaltsstörungen und besonderer Berücksichtigung der zentralen pontinen Myelinolyse. Fortschr Neurol Psychiatr 39:169–191

Jacobsen HH, Skinhoy E (1957) Thrombosis of the internal carotid artery verified by arteriography. Dan Med Bull 4:240–248

Jaeckle KA, Allen JH (1979) Subdural hygroma: Diagnosis with computerd tomography. J Comput Tomogr 3:201–206

Jaehne, Schmidt (1907) Ueber einen Fall von cerebraler Fettembolie, kombiniert mit Tetanus. Münch Med Wochenschr 54:1232–1235

Jährig K, Tischer W (1978) Geburtstraumatische Schäden am Hirnschädel. Kinderärztl Prax 46:401–411

Jänisch W (1964) Rupturiertes Hirnbasisaneurysma im Säuglingsalter. Zentralbl Allg Pathol Pathol Anat 105:439–442

James HE, Bejar R, Merritt A, Gluck L, Coen R, Mannino F (1984) Management of hydrocephalus secondary to intracranial hemorrhage in the high-risk newborn. Neurosurgery 14:612–618

Jamieson KG (1954) Extradural hemorrhage. Med J Austral I:938–942

Jamieson KG (1954) Extradural haematoma in a haemophiliac child. Aust New Zeal J Surg 24:56–62

Jamieson KG (1954) Delayed traumatic intracerebral haemorrhage (Traumatische Spätapoplexie). Aust New Zeal J Surg 23:300–307

Jamieson KG (1954) Rupture of an intracranial aneurysm during cerebral angiography. J Neurosurg 11:625–628

Jamieson DL, Kaye HH (1974) Accidental head injury in childhood. Arch Dis Child 49:376–381

Jamieson KG, Yelland JDN (1972) Surgically treated traumatic subdural hematomas. J Neurosurg 37:137–149

Jamieson KG, Yelland JDN (1972) Traumatic intracerebral hematoma: Report of 63 surgically treated cases. J Neurosurg 37:528–532

Jane JA (1961) A large aneurysm of the posterior inferior cerebellar artery in a 1-year child. J Neurosurg 18:245–247

Janssen W (1967) Zur Pathogenese und forensischen Bedeutung von Hirnblutungen nach cerebraler Luftembolie. Dtsch Z Ges Gerichtl Med 61:62–80

Jarosch K, Hinz P (1969) Hinterhauptabriß von der Halswirbelsäule. Monatsschr Unfallheilkd 72:89–99

Jaschke RT von (1928) Schädeltrauma und praktische Geburtshilfe. Arch Gynäkol 134:1–17

Jaschke RT von (1929) Geburtshilfe und Hirnschädigungen durch die Geburt. Zentralbl Gynäkol 53:450–454

Jaschke T von (1926) Mechanik und klinische Bedeutung des Schädeltraumas unter der Geburt. Monatsschr Kinderheilkd 34:539–558

Jean F (1958) Certain causes of neonatal death, intraventricular hemorrhage. Biol Neonat 15

Jefferson A, Sheldon P (1956) Transtentorial herniation of the brain as revealed by the displacement of arteries. Acta Radiol 46:480–498

Jefferson G (1920) Fracture of the atlas vertebra. Br J Surg 7:407–422

Jefferson G (1927) Discussion on spinal injuries. Proc Royal Soc Med (Sect Orthopaed) 21:21–44

Jefferson G (1938) On the saccular aneurysms of the internal carotid artery in the cavernous sinus. Br J Surg 26:267–302

Jefferson G (1938) The tentorial pressure cone. Arch Neurol Psychiatr 40:857–876

Jellinger K (1977) Pathology and pathogenesis of apallic syndromes following closed head injuries. In: Dalle Ore G, Gerstenbrand F, Lücking CH, Peters G, Peters JH (eds) The apallic syndrome. Monographien aus dem Gesamtgebiet der Psychiatrie, Heft 14. Springer, Berlin Heidelberg New York, S 88–103

Jellinger K (1983) The neuropathology of pediatric head injuries. In: Shapiro K (ed) Pediatric head trauma. Futura, Mount Kisco, pp 143–194

Jellinger K (1983) Geschlossene Hirnverletzungen – Pathologie und Mechanogenese. In: Hopf HC, Poeck K, Schliack H (Hrsg) Neurologie in Praxis und Klinik. 3 Bd. Bd 1. Thieme, Stuttgart New York, S 3.35–3.41

Jend HH, Jend-Rossmann I, Crone-Münzebrock W, Grabke E (1984) Die Computertomographie der Schädelbasisfrakturen. Fortschr Röntgenstr 140:147–151

Jenkinson EL, Sugar O, Love H (1954) Rupture of an-aneurysm of the internal carotid artery during cerebral angiography, case report. Am J Roentgenol 71:958–960

Jennett B, Galbraith SL, Teasdale GM, Steven JL (1976) EMI scan and head injuries. Lancet I:1026

Jennett WB, Stern WF (1960) Tentorial herniation, the midbrain and the pupil. Experimental studies in brain compression. J Neurosurg 17:598–609

Jochheim KA (1984) Der ärztliche Sachverständige und seine Aufgaben. In: Rauschelbach HH, Jochheim KA (Hrsg) Das neurologische Gutachten. Thieme, Stuttgart New York, S 1–7

Johansen O (1955) I drett og skader. Kirke oer Undervisningsdepartementet, Oslo

Johanson C (1964) The central veins and deep dural sinuses of the brain. Acta Radiol (Suppl) 107:34–72

Johansson BW (1964) External cardiac massage. Acta Med Scand 176:319–327

Johnson HRM (1973) Delayed air embolism. Forens Sci Int 2:375–377

Johnson J (1969) Organic psychosyndromes due to boxing. Br J Psychiatr 115:45–53

Johnson RT, Yates PO (1955) Tentorial herniation and midbrain deformity. Proc Sec Internat Congr Neurol Pathol I:329–332

Johnson SR, Rieger A, Svanborg A (1956) Fat embolism. Acta Chir Scand 110:389–393

Johnson W, Reid SR, Trembaczowski-Ryder RE (1972/1973) The impact, rebound and flight of a well inflated pellicle as exemplified in Association Football. Manchester Ass Engin, Session

Jokl E (1941) The medical aspects of boxing. Van Schaik, Pretoria

Jokl E, Guttmann E (1933) Neurologisch-psychiatrische Untersuchungen an Boxern. Münch Med Wochenschr 80:560–562

Jonasch E, Bertel E (1981) Verletzungen bei Kindern bis zum 14. Lebensjahr. Hefte Unfallheilkunde, Heft 150, Springer, Berlin Heidelberg New York

Jones GF, O'Nan W (1940) Intrauterine skull fracture. Kentucky Med J 38:273

Jones MB, Offord DR, Abrams N (1980) Brothers, sisters antisocial behaviour. Br J Psychiatry 136:139–145

Jones RK, Shearburn EW (1961) Intracranial aneurysm in a four-week-old infant. Diagnosis by angiography and successful operation. J Neurosurg 18:122–124

Jones WL (1981) Purtscher's retinopathy associated with acute pancreatitis. Am J Optom Physiol Opt 58:855–858

Joppich G, Schulte FJ (1968) Neurologie des Neugeborenen. Springer, Berlin Heidelberg New York

Joppich I, Kühnl P (1969) Schwere Unfälle im Kindesalter. Proc Kongr Österr Gesellsch Chir, Graz, S 301

Joppich I, Galler M, Zölch G, Hecker WC (1972) Unfälle im ersten Lebensjahr. In: Rehbein F (Hrsg) Der Unfall im Kindesalter. Klinik, Rehabilitation, Prophylaxe. Hippokrates, Stuttgart, S 114–123

Jossa P (1958) Considération sur les embolies graisseuses. Acta Med Leg Soc 11:95–102

Jude RW, Kouwenhoven WB, Knickerbocker GG (1961) Cardiac arrest: Report of application of external cardiac massage on 118 patients. J Am Med Ass 178:1063–1070

Jundt I (1980) Ursachen und Verletzungsmuster beim Motorradunfall. Med Dissertation, Universität Zürich

Junghanns K (1970) Die kombinierte Verletzung des Schädels und der Halswirbelsäule. Monatsschr Unfallheilkd 73:97–101

Kak VK (1970) Internal carotid artery thrombosis secondary to closed head injury. Nurs Times 66:392–393

Kak VK, Gordon DS (1972) Internal carotid artery thrombosis following head injury in a 17 month old child. Neurochirurgia 6:222–226

Kallieris D, Schmidt G (1988) New aspects of pedestrian protection loading and injury pattern in simulated pedestrian accidents. Proc 32th Stapp Car Crash Conf, Soc Automot Engin, Warrendale, PA, pp 185–193

Kamiyama S, Schmidt G (1970) Beziehungen zwischen Aufprallgeschwindigkeit, Fahrzeugbeschädigungen, Frakturen und „Wurfweite" bei 50 tödlichen Fußgänger-Pkw-Unfällen. Z Rechtsmed 67:282–292

Kamiyama S, Käppner R, Schmidt G (1971) Verletzungskombinationen bei tödlichen Verkehrsunfällen. Monatsschr Unfallheilkd 74:10–30

Kanshepolsky J, Danielson H, Flynn RE (1972) Vertebral artery insufficiency and cerebellar infarct due to manipulation of the neck. Report of a case. Bull Los Angeles Neurol Soc 37:62–66

Kaplan BW, Knott AP (1964) Closed chest cardiac massage for circulatory arrest. Effectiveness in 100 consecutive cases. Arch Intern Med 114:5–12

Kaplan M, Weill J, Kramarz P, et al. (1965) Evolution clinique et électroencéphalographique de l'hématome sous-dural du nourrisson. (A propos de 45 observations). Sem Hop 41:2234–2245

Kappis M (1938) Über die tödlichen Verletzungen beim Boxkampf. Zentralbl Chir 65:934–938

Karcher H (1960) Die Fettembolie. Langenbecks Arch Chir 296:61–80

Karitzky B (1941) Die traumatische Fettembolie. Med Klin 28:707–708

Karitzky B (1952) Zur Marknagelung von Frakturen der langen Röhrenknochen. Zentralbl Chir 77:148–154

Karkola K, Möttönen M (1971) Embolism of brain tissue to the pulmonary arteries after head trauma. Med Sci Law 11:149–150

Katase A von (1917) Vorkommen und Ausbreitung der Fettembolie. Correspondensbl Schweiz Ärzte 47:545–550

Katz R (1924) Über die Fettembolie in den Lungen. Dtsch Z Ges Gerichtl Med 4:466–480

Katzenstein E (1956) Das Schädelhirntrauma. Historische, klinische und pathologisch-anatomische Studien an Hand von 81 untersuchten Fällen. Schwabe, Basel

Käufer H, Hayes JT (1966) Lumbar fracture-dislocation. A study of twenty-one cases. J Bone Joint Surg 48A:712–730

Kaufmann GE, Clark WK (1969) Transmission of increased intracranial pressure across the tentorium in man. Surg Forum 20:437–439

Kaufmann H, Herzog B (1974) The acute extradural haematoma in childhood. Z Kinderchir 14:16–26

Kaufmann (1924) Lehrbuch der speziellen pathologischen Anatomie. De Gruyter, Berlin

Kaulbach W (1960) Herzschädigung bei Fettembolie. Langenbecks Arch Chir 293:781–791

Kaulbach W (1960) Experimentelle Fettembolie mit elektrokardiographischen und histologischen Untersuchungen. Langenbecks Arch Chir 293:781–791

Kaulbach W (1963) Nierenversagen bei Fettembolie. Bruns Beitr Klin Chir 207:486–494

Kautzky R, Zülch KJ, Wende S, Tänzer A (1976) Neuroradiologie auf neuropathologischer Grundlage, 2. neubearb u erweit Aufl. Springer, Berlin Heidelberg New York

Kavanagh CA, Banco L (1982) The infant walker. Am J Dis Child 136:205–206

Kazner E (1972) Besonderheiten bei Schädel-Hirnverletzungen im Kindesalter. In: Jonasch E (Hrsg) Verhandl Österr Gesellsch Unfallchir, 7. Tagung, 8.–9. Oktober 1971, Salzburg. Hefte Unfallheilkd 111:73–75

Kearns TP (1956) Fat embolism of the retina. Demonstrated by a flat retinal preparation. Am J Ophthalmol 41:1–2

Keddy JA (1964) Accidents in childhood. A report of 17141 accidents. Can Med Ass J 91:675–680

Keen JH, Lendrum J, Wolman B (1975) Inflicted burns and scalds in children. Br Med J IV:268–269

Keferstein W (1911) Kindermißhandlungen. Z Med Beamte 24:829–832

Kehrer E (1939) Die intrakraniellen Blutungen bei Neugeborenen. Enke, Stuttgart

Kelemen A (1962) Die Fettembolie. Acta Med Leg Soc 15:67–75

Kellerhals G, Levy A (1971) Rezidivierende Epistaxis bei traumatischem Aneurysma der A. carotis interna. HNO 19:53–56

Keltner JL, Satterfield D, Dubin AB, Lee BC (1987) Dural and carotid cavernous sinus fistulas: Diagnosis, management and complications. Ophthalmology 94:1585–1600

Kemperdick H, Schulz RD, Baumgarten M, Krenkel W (1971) Wachsende Schädelfraktur eines Neugeborenen bei Vakuumextraktion. Fortschr Geb Röntgenstr Nuklearmed 114:820–823

Kendall N, Woloshin H (1952) Cephalhematoma associated with fracture of the skull. J Pediatr 41:125–132

Kent SP (1955) Fat embolism in diabetic patients without physical trauma. Am J Pathol 31:399–403

Kernohan JW, Woltman HW (1929) Incisura of the crus due to contralateral brain tumor. Arch Neurol Psychiatr 21:274–287

Kessel FK, Guttmann Sir L, Maurer G (1969) Neurotraumatologie mit Einschluß der Grenzgebiete, Bd 2: Rückenmark, periphere Nerven. Urban & Schwarzenberg, München Berlin Wien

Kiel FW (1965) Hazards of military parachuting. Milit Med 130:512–521

Kiel FW (1965) Parachuting for sport. Study of 100 deaths. J Am Med Ass 194:150–154

Kielhorn FW (1972) Tödliche Straßenverkehrsunfälle von Fußgängern. Zentralbl Verkehrsmed 18:129–144

Kiene S, Külz J (1968) Das Schädeltrauma im Kindesalter. Barth, Leipzig

Kiener H (1940) Skistockverletzungen, ein Fall mit tödlichem Ausgang. Zentralbl Chir 67:1012–1014

Kienitz M, Meier S (1979) Chronische Unterernährung als Kindesmißhandlung besonderer Art. Praxis 21:3–6

Kihlberg JK (1966) Head injury in automobile accidents. In: Caveness WF, Walker E (eds) Conf Proc: Head Injury Planning Committee. Chicago Feb 7–9 1966. Lippincott, Philadelphia, pp 27–36

Kihlberg JK (1970) Multiplicity of injury in automobile accidents. In: Gurdjian ES, Lange WA, Patrick LM, Thomas ML (eds) Impact injury and crash protection. Thomas, Springfield, pp 5–24

Kihlberg JK, Gensler HR (1967) Head injuries in automobile accidents related to seat, position, and age. Cornell Aeronautical Laboratory, Buffalo, NY

Killian H (1931) Die traumatische Fettembolie. Dtsch Z Chir 231:97–186

Kim KS, Hemmati M, Weinberg PE (1978) Computed tomography in isodense subdural hematoma. Radiology 128:71–74

Kimball RJ, Carter RL, Schneider RC (1985) Competitive diving injuries. In: Schneider RC, Kennedy JC, Plant ML (eds) Sports injuries. Mechanisms, prevention, and treatment. Williams & Wilkins, Baltimore, pp 192–211

Kimbell FD, Llewellyn RC, Kirgis HD (1960) Surgical treatment of ruptured aneurysm with intracerebral and subarachnoid hemorrhage in a 16-month-old infant. J Neurosurg 17:331–332

King EG, Wagner WW, Ashbaugh DG, Latham LP, Halsey DR (1971) Alterations in pulmonary microanatomy after fat embolism. (In vivo observations via thoracic window of the oleic acid-embolized canine lung). Chest 59:524–530

King JW, Brelsford HJ, Tullos HS (1979) Analysis of the pitching arm of the professional baseball pitcher. Clin Orthop 67:116

Kingsley D, Till K, Hoare R (1978) Growing skull fractures of the skull. J Neurol Neurosurg Psychiatry 41:312–318

Kinley G, Riley HD, Beck CS (1951) Subdural hematoma, hygroma, and hydroma in infants. J Pediatr 38:667–686

Kirby NG (1974) Parachuting injuries. Proc Royal Soc Med 67:17–21

Kirchmair W (1964) Die traumatische Karotisthrombose als Folge eines Sturzes beim Skifahren. Wien Klin Wochenschr 76:239–240

Kirk DJ van, King AI (1969) A preliminary study of an effective restraint system for pregnant women and children. Proc 13th Stapp Car Crash Confer, Soc Automot Engin, Warrendale, PA, pp 353–364

Kirkpatrick JB, Pearson J (1978) Fatal cerebral injury in the elderly. J Am Gerat Soc 26:489–497

Kirschner M (1924) Zur Frage der Fettembolie nach Osteotomien. Zentralbl Chir 51:465–466

Kirschner RH, Stein RJ (1985) The mistaken diagnosis of child abuse. A form of medical abuse? Am J Dis Child 139:873–875

Kishore PRS, Lipper MH, Miller JD, Girevendulis DP, Becker DP, Vines FS (1978) Posttraumatic hydrocephalus in patients with severe head injury. Neuroradiology 16:261–265

Kjer P (1954) Orbital and transorbital stab wounds. Arch Ophthalmol 51:811–821

Kläger TJ (1985) Die röntgenologische Diagnose der Luftembolie in der Rechtsmedizin. Med Dissertation, Universität Heidelberg

Klapp R (1931) Beitrag zur Fettembolie. Zentralbl Chir 58:2954–2958

Klar E, Piotrowski W (1966) Zur Problematik der wachsenden Schädelfraktur. Langenbecks Arch Klin Chir 316:381–384

Klar E, Piotrowski W (1966) Besondere Verlaufsformen der Carotis-sinus cavernosus-Fistel. Langenbecks Arch Chir 314:117–131

Klasen GA, Broadhurst C, Peretz DJ, Johnson AL (1963) Cardiac resuscitation in 126 medical patients using external cardiac massage. Lancet I:1290–1292

Klatzo I (1967) Neuropathological aspects of brain edema (presidential address). J Neuropathol Exper Neurol 26:1–14

Klatzo I, Seitelberger F (eds) (1967) Brain edema. Springer, Wien New York

Klatzo I, Piraux A, Laskowski EJ (1958) The relationship between edema, blood brain barrier and tissue elements in a local brain injury. J Neuropathol Exper Neurol 17:548–564

Klein H (1975) Verkehrsmedizin. In: Mueller B (Hrsg) Gerichtliche Medizin, 2. Aufl. 2 Bd. Bd 1. Springer, Berlin Heidelberg New York, S 642–690

Klein MR (1963) L'hématome sous-dural du nourrisson. Neurochirurgia 6:152–163

Kleist K (1934) Handbuch der Erfahrungen des Weltkrieges. Barth, Leipzig

Klintworth GK (1968) Superior cerebellar grooves in relation to upward transtentorial herniation. Arch Pathol 86:568–569

Klintworth KG (1968) Paratentorial grooving of human brains with particular reference to transtentorial herniation and the pathogenesis of secondary brain stem hemorrhages. Am J Pathol 53:391–399

Kloos K (1964) Fettembolie nach Bagatelltrauma. Hefte Unfallheilkd 78:262–264

Klose A, Neureiter F von (1929) Zum Tode durch Sturz ins Wasser. Beitr Gerichtl Med 9:69–75

Kloss K, Scharfetter F (1971) Kopfverletzungen durch Schleudern des Schis am Fangriemen. Monatsschr Unfallheilkd 74:135–139

Knepper PA (1945) Parachute fractures. Surg Gynecol Obstet 81:53–55

Knoblich R, Kreiner E (1969) Bone marrow embolism in multiple myeloma. Virchows Arch Pathol Anat 347:153–159

Knörr (1951) Intrauteriner Fruchttod infolge intracranieller Blutungen nach einem Unfall in der Schwangerschaft. Zentralbl Gynäkol 73:216–219

Knoflach IG (1933) Verletzungen beim Skisport und ihre Ursachen. Dtsch Z Chir 241:246–272

Knoflach IG (1933) Pfählungsverletzungen beim Wintersport. Wien Klin Wochenschr I:356–358

Kobak AJ, Hurwitz CH (1954) Gunshot wounds of the pregnant uterus. Review of the literature and two case reports. Obstet Gynecol 4:383–391

Kobiela JS, Prochnicka B, Jaegermann K (1973) Fatty embolisms in death after mechanical injuries. (Polnisch mit engl Zusammenf). Arch Med Sadowej 23:19–24

Kobrine AI, Timmins E, Rajjoub RK, Rizzoli HV, Davis DO (1977) Demonstration of massive traumatic brain swelling within 20 minutes after injury. Case report. J Neurosurg 46:256–258

Koch H (1924) Fettembolie durch Humanolinjektion. Dtsch Z Chir 186:23–278

Kogutt MS, Schwischuk LE, Fagan CJ (1974) Patterns of injury and signifiance of uncommon fractures in the battered child syndrome. Am J Roentgenol 121:143–149

Kohlrausch W (1921) Boxunfälle mit tödlichem Ausgang. Arch Klin Chir 118:902–907

Kojo R (1922) Studien über Fettembolie. Haupt, Bern

Kolisko A (1911) Über Gehirnruptur. Beitr Gerichtl Med 1:17–37

Kolmert F (1940) A few observations on fat embolism. Acta Chir Scand 83:263–268

König PA (1956) Beitrag zur protrahierten Fettembolie. Monatsschr Unfallheilkd 59:289–294

Koo AH, Laroque AL (1977) Evaluation of head trauma by computed tomography. Radiology 123:345–350

Korobkin R (1975) The relationship between head circumference and the development of communicating hydrocephalus in infants following intraventricular hemorrhage. Pediatrics 56:74–77

Koslowski L, Heller W, Durst J (Hrsg) (1971) Die posttraumatische Fettembolie. Schattauer, Stuttgart

Kotlarek F, Kurth W, Franzen M (1978) Die Bedeutung typischer Kalottenfrakturen im Säuglingsalter. Klin Pädiatr 190:323–325

Köttgen U (1966) Kindesmißhandlung („battered child syndrome"). Med Klin 61:2025

Kowitz HL (1914) Intrakranielle Blutungen und Pachymeningitis haemorrhagica chronica interna bei Neugeborenen und Säuglingen. Virchows Arch Pathol Anat 215:233–246

Kozinn PJ, Ritz ND, Moss AH, Kaufman A (1964) Massive hemorrhage – scalps of newborn infants. Am J Dis Child 108:413–417

Kracke AD (1963) Congenital paraplegia from intrauterine injury. J Pediatr 63:1184–1185

Krakower C (1936) Pulmonary embolus containing cerebral tissue. Arch Pathol 22:113–115

Kramer M (1975) Pedestrian vehicle accident simulation through dummy tests. Proc 19th Stapp Car Crash Conf, Soc Automot Engin, Warrendale, PA, pp 705

Krantz P (1984) On causes and consequences of traffic accidents. A study based on findings from investigations into fatal accidents. Med Dissertation, Lund, Sweden

Krantz P, Lowenhielm CPG (1980) Injury response in belted and unbelted car occupants related to the car crash energy in 458 accidents. Proc V. Internat IRCOBI Conf, Birmingham Engl, pp 305–317

Krasner GD (1937) Der intrauterine Fruchttod vor der Geburt bei lebensfähigen Früchten. Med Dissertation, Universität Basel

Kratochvil K (1937) Zur Frage der Fettembolie. Zentralbl Chir 64:450–451

Krauland W (1949) Zur Entstehung traumatischer Aneurysmen der Schlagadern am Hirngrund. Schweiz Z Pathol Bakteriol 12:113–127

Krauland W (1955) Verletzungen der A. carotis interna im Sinus cavernosus und Verletzungen der großen Hirnschlagadern mit Berücksichtigung der Aneurysmenbildung. In: Lubarsch O, Henke F, Rössle R (Hrsg) Handbuch der spez pathologischen Anatomie und Histologie Bd XIII/3. Scholz W (Hrsg) Nervensystem. Springer, Berlin Göttingen Heidelberg, S 170–176

Krauland W (1963) Die pathologische Anatomie des Schädelhirn-Traumas. Wien Klin Wochenschr 25:489–492

Krauland W (1982) Verletzungen der intracraniellen Schlagadern. Springer, Berlin Heidelberg New York

Krauland W (1982) Schädelhirntrauma: Epidemiologische und anatomische Gesichtspunkte. Nervenheilkunde 1:138–146

Krauland W (1982) Review: Verletzungen der intrakraniellen Schlagadern. Zentralbl Gerichtsmed 24:1157–1169

580 Literatur

Kraus H (1958) Über die Hirnverletzungen beim Sport. Sportärztl Praxis Heft 41:170

Kraus KA (1955) Über Fettembolie des Gehirns nach Unfällen. Monatsschr Unfallheilkd 58:353–361

Krause D, Falk H (1969) Cerebrale Fettembolie bei Decapitation durch Eisenbahnüberfahrung. Dtsch Z Ges Gerichtl Med 65:28–31

Kravitz H, Driessen G, Gomberg R, Korach A (1969) Accidental falls from elevated surfaces in infants from birth to one year of age. Pediatrics 44:869–876

Krayenbühl H, Richter R (1952) Die zerebrale Angiographie. Thieme, Stuttgart

Krebs H (1964) Schädelimpressionsfrakturen bei Kindern. Monatsschr Unfallheilkd 67:433–440

Krebs H, Mletzko J (1962) Schwere Schädeltraumen bei Kindern. Langenbecks Arch Chir 300:588–612

Krefft F (1952) Über Todesfälle beim Boxen. Dtsch Gesundheitswes 7:1559–1564

Krefft S (1955) Todesfälle beim Fußballsport. Z Ärztl Fortbild 49:827

Krenkel W, Bröcheler JL (1983) Traumatische Hämatome. In: Hopf HC, Poeck K, Schliack H (Hrsg) Neurologie in Praxis und Klinik. 3 Bd. Bd 1. Thieme, Stuttgart New York, S 3.57–3.68

Kretschmar HJ (1970) Posttraumatische Fettembolie bei einem 13jährigen Mädchen. Zentralbl Chir 95:1223–1225

Kretschmar K, Wende S (1983) Zerebrale Computertomographie In: Hopf HC, Poeck K, Schliack H (Hrsg) Neurologie in Praxis und Klinik. 3 Bd. Bd 1. Thieme, Stuttgart New York, S. 1.131–1.168

Krishnamoorthy KS, Shannon DC, De Long GR, Todres ID, Davies KG (1979) Neurologic sequelae in the survivors of neonatal intraventricular hemorrhage. Pediatrics 64:233–237

Krissoff WB, Eiseman B (1975) Injuries associated with hang gliding. J Am Med Ass 233:158–160

Kritchka M, Napravnik M (1957) Ein eigenartiger tödlicher Unfall beim Fußballspiel. Soudui Lik 2:57. Referat Dtsch Z Ges Gerichtl Med 47:344 (1958)

Krogman WM, Johnston FE (1965) The physical growth of Philadelphia white children, age 7–17 yr. Philadelphia Center for Research in Child Growth, Philadelphia, PA

Krönke E (1957) Experimentelle Untersuchungen zum Wirkungsmechanismus der Fettembolie. Langenbecks Arch Chir 285:308–340

Krönke E (1957) Zur Pathophysiologie der Fettembolie. Langenbecks Arch Chir 287:681–683

Kronschwitz H, Nagel W (1964) Pfählungsverletzung des Halses mit einem Skistock. Zentralbl Chir 89:835–838

Kröss P, Öhler K, Barolin GS (1983) Balleinwirkung auf den Kopf – eine quantifizierende EEG-Untersuchung bei Fußballern. Z EEG-EMG 14:209–212

Krogman WM (1941) Growth of man. In: Tabulate Biologicae, vol 20. Junk, Den Haag

Krogman WM (1960) Height, weight and body growth of American white and American negro boys at Philadelphia, aged 6–14 yr. Philadelphia Center for Research in Child Growth, Philadelphia, PA

Kroupa J, Lawin P (1974) (Hrsg) Diagnostik, Therapie und Bedeutung der Fettembolie. Witzstrock, Baden-Baden Brüssel

Kroupa J, Kusak I, Klicnar J (1974) Spezifische Symptome bei Fettembolien nach Mehrfach- und Kombinationsverletzungen. In: Kroupa J, Lawin P (Hrsg) Diagnostik, Therapie und Bedeutung der Fettembolie. Witzstrock, Baden-Baden Brüssel

Krücke W (1944) Die Fettembolie des Gehirns. Verhandl Deutsch Gesellsch Pathol 83:297–315

Krücke W (1947) Die Fettembolie des Gehirns. Zentralbl Allg Pathol Pathol Anat 83:207–215

Krücke W (1948) Über die Fettembolie des Gehirns nach Flugunfällen. Virchows Arch Pathol Anat 315:481–498

Krüger J, Becker H, Ruf H, Hacker H (1976) Concerning the influence of CCT in the treatment of cerebral trauma. In: Lanksch W, Kazner E (Hrsg) Cranial computerized tomography. Springer, Berlin Heidelberg New York, pp 329–333

Krüger-Thiemer (1944) Kindesmißhandlung. Kriminalistik 18:57–61

Krugman RD (1985) Fatal child abuse: Analysis of 24 cases. Pediatrician 12:68–72

Kruse H (1940) Zum Problem der Kindesmißhandlung. Monatsschr Kriminalpsychol 31:30–38

Kruska B von (1915) Über Geburtsläsion der Gehirnsubstanz speziell die ischaemischen Nekrosen und ihre Folgezustände. Med Dissertation, Universität Halle-Wittenberg

Kühn H, Zocher B (1971) Schwangerenunfälle und fötale Schädelverletzungen. Zentralbl Chir 96:155–158

Kuhn JK (1931) Ein Beitrag zur Entstehung der intracraniellen Blutung bei Neugeborenen. Z Geburtsh Gynäkol 99:297–317

Kühne H (1957) Die klinische Bedeutung der Fettembolie bei Trümmerfrakturen. Décollements und Nagelungen. Langenbecks Arch Klin Chir 287:683

Kühne H, Kremser KH (1957) Die klinische Bedeutung der traumatischen Fettembolie. Bruns Beitr Klin Chir 195:385–394

Kühnel A, Rau H (1974) Der Zusammenstoß Fahrzeug-Fußgänger unter Berücksichtigung der Eigenbewegungen des Fußgängers. Verkehrsunfall 1:3–11, 2:25–27

Kühnel A, Wanderer N, Otte D (1975) Ein Vergleich von realen und nachgefahrenen Fußgängerunfällen. Proc 2nd IRCOBI Conf, Birmingham, Engl, p 269

Kühnl P, Gögler E, Daum R (1972) Schwere und multiple Verletzungen im Kindesalter, 1953–1967. In: Rehbein F (Hrsg) Der Unfall im Kindesalter. Klinik, Rehabilitation, Prophylaxe. Hippokrates Stuttgart, S 124–142

Kuipers F, Van Crefeld S (1964) Mißhandlung von Kindern. Nederl T Geneesk 108:2399–2406

Kulowski J (1960) Crash injuries. The integrated medical aspect of automobiles. Thomas, Springfield

Kundrat (1889) zit nach Goerttler K, Draisbach FJ (1963)

Küntscher G (1942) Die stabile Osteosynthese bei der Osteotomie. Chirurg 14:161–172

Küntscher G (1942) Das Wesen der Marknagelung von Knochenbrüchen. Zentralbl Chir 69:1837–1849

Küntscher GBG (1948) Recent advances in the field of medullary nailing. Ann Chir Gynaec Fenniae 37:115–136

Kuntzman J (1938) Perforation du plafond de l'orbite par on crayon d'ardoise et méningite consécutive. Strasbourgh Med 98:154

Kurock W, Nagel M (1972) Strangulation des Halses durch Sicherheitsgurt. Ein Beitrag zum Seat-belt Syndrom. Münch Med Wochenschr 114:1413–1417

Kussmaul A (1858) Über die Zerreißung der inneren Häute der Halsarterien bei Gehängten. Virchows Arch Pathol Anat 13:60–70

Küstner O (1889) Die Verletzungen des Kindes bei der Geburt. Enke, Stuttgart

La Cava C (1963) Boxer's encephalopathy. J Sport Med 3:87–92

La Cava G (1949) La cranio-encéphalopathie traumatique des boxeurs. Bruxelles Med 29:3233–3245, 3304–3314

La Cava G (1953) Die Verletzungen beim Boxsport. Deutsch Sportärztekongress, Berlin, 1952. Limpert, Frankfurt, S 47–59

Lacey DJ, Terplan K (1982) Intraventricular hemorrhage in full term neonates. Dev Med Child Neurol 24:332–337

Lagerberg D (1978) Child abuse. A literature review. Acta Psychiatr Scand 67:683–690

Laigan JP (1942) Middle meningeal haemorrhage in children. Lancet II:65

Laiho K, Isokoski M, Hirvonen J, Ojala K, Marttila A, Tenhu M (1968) Über die Obduktionsbefunde beim Selbstmord durch Erhängen. Dtsch Z Ges Gerichtl Med 63:63–69

Laine, Soots, Delandsher (1951) Chirurgie des anévrismes intra-crâniens, à propos d'une séries de dix-huit observations. Lille Chir 6:101–110

Laitinen L (1962) Arteriella aneurysm med subarachnoidal blödning hos barn. Nord Med 71:329–333

Lalla M, Pillai S (1965) Unusual penetrating injury of the orbit. Br J Ophthalmol 49:54

Lalla M, Pillai S (1965) Deep penetrating injury of the orbit with retained foreign body. Am J Ophthalmol 59:922–923

Land FH de, Bennett WA (1957) Death due to bone-marrow and tumor embolization in the absence of fracture. Report of a case. Arch Pathol 63:13–16

Landois F (1914) Ueber centrale chirurgische Knochenerkrankungen. Med Klinik 10:269–272

Landois F (1923) Die Fettembolie. Ergebn Chir 16:99

Landois F (1926) Die Fettembolie. Dtsch Med Wochenschr 52:283–285

Landolt E (1957) Ein Fall von Fettembolie der Augen. Klin Monatsbl Augenheilkd 131:538–540

Landriau M (1976) Studies in child abuse. Soc Serv Quart 50:175–178

Lane JH, Merkel WC (1965) External cardiac massage: A cause of bone marrow and fat emboli. Southern Med J 58:450–451

Lange S, Golde G (1976) Resolution characteristics of computerized tomography and their impact on quantitative brain diagnosis. In: Lanksch W, Kazner E (eds) Cranial computerized tomograhy. Springer, Berlin Heidelberg New York, pp 52–59

Lange-Cosack H, Tepfer G (1973) Das Hirntrauma im Kindes- und Jugendalter. Schriftenreihe Neurologie, Bd 12. Springer, Berlin Heidelberg New York

Lange-Cosack H, Wider B, Schlesener HJ (1977) Hirntraumen nach Mißhandlungen im frühen Kindesalter. In: Schneider V (Hrsg) Festschrift für Walter Krauland zum 65. Geburtstag. Berlin, S 87–102

Langer G, Göring G (1967) Die Gefährdung des Kindes im Straßenverkehr. Bremer Ärztebl 20:26

Langfitt TW, Bruce DA (1975) Microcirculation and brain edema in head injury. In: Vinken PJ, Bruyn GW in collaboration with Braakman R (eds) Handbook of clinical neurology, vol 23, part I. Injuries of the brain and skull. North Holland, Amsterdam Oxford, pp 133–161

Langwieder K (1975) Aspekte der Fahrzeugsicherheit anhand einer Untersuchung von realen Unfällen. Dissertation, Techn Universität Berlin

Langwieder K (1977) Collision characteristics and injuries to motorcyclists and moped drivers. Proc 21 Stapp Car Crash Conf, Soc Automot Engin, Warrendale PA, pp 261–301

Lanksch W, Kazner E (eds) (1976) Cranial computerized tomography. Springer, Berlin Heidelberg New York

Lanksch W, Grumme T, Kazner E (1978) Schädelhirnverletzungen im Computertomogramm. Springer, Berlin Heidelberg New York

Lanksch W, Grumme T, Kazner E (1979) Computed tomography in head injuries. Springer, Berlin Heidelberg New York, pp 17–21

Lanksch W, Baethmann A, Kazner E (1981) Computed tomography of brain edema. In: Vlieger M de, Lange SA de, Beks JWF (eds) Brain edema. Wiley, New York Chichester Brisbane Toronto, pp 67–98

Larmande A, Descuns P, Margaillan A (1956) Wound of orbit with homolateral hemiplegia in a fencer. Rev Oto-Neuro-Ophthalmol 28:449–441

Larroche JC (1964) Hémorrhage cérébrales intraventriculaires chez le prémature. Biol Neonat 7:26–56

Larroche JC (1972) Posthaemorrhagic hydrocephalus in infancy: Anatomical study. Biol Neonat 20:287–299

Larroche JC (1977) Developmental pathology of the neonate: Lesions of haemorrhagic type, mainly venous. Excepta Medica, Amsterdam, pp 355–398

Larroche JC (1979) Intraventricular hemorrhage in the premature neonate. In: Kobobkon R, Guilleminault C (eds) Advances in perinatal neurology, vol 1. Medical Scientific Books, New York London, pp 115–140

Larsson LE, Melin KA, Nordström-Öhrberg BP, Silverskiöld BP, Öhrberg K (1954) Acute head injuries in boxers. Acta Psychiatr Scand (Suppl) 95:1–42

Latchaw RE, Seeger JF, Gabrielsen TO (1974) Vertebrobasilar arterial occlusions in children. Neuroradiology 8:141–147

Laudig GH, Browder EJ, Watson RA (1941) Subdural hematoma. A study of one hundred and forty-three cases encountered during a five-year period. Ann Surg 113:170–191

Lauer B, Ten Broeck ET, Grossman M (1974) Battered child syndrome: Review of 130 patients with controls. Pediatrics 54:67–70

Laun A (1985) Akute Hirnstammschäden und sekundäre Folgen der zerebralen Massenverschiebung. Eine computertomographisch-morphologische und klinische Untersuchung. Habilitationsschrift, Med Fachb, Universität Giessen

Lauritzen GK (1949) Medullary nailing, clinical and critical study. Acta Chir Scand (Suppl 147) 1–224

Lausberg G (1977) Zur Problematik der Schädelhirnverletzungen im höheren Lebensalter. In: Müller E, Peters G (Hrsg) Hirnverletzung und Alter. Klinische und pathologisch-anatomische Befunde. Arbeit u. Gesundheit. Neue Folge. Heft 92. Thieme, Stuttgart, S 25–35

Lavergne MG (1959) Rapid fatal and unexpected outcome from penetrating wound of orbit. Bull Soc Belg Ophthalmol 122:363–366

Laves W (1957) Der plötzliche Herztod im Straßenverkehr. Zentralbl Verkehrsmed 2:158

Laves W, Bitzel F, Berger E (1956) Der Straßenverkehrsunfall. Enke, Stuttgart

Lawin P (1974) Intensivbehandlung der Fettembolie und ihrer Komplikationen. In: Kroupa J, Lawin P (Hrsg) Diagnostik, Therapie und Bedeutung der Fettembolie. Witzstrock, Baden-Baden

Lazorthes G (1955) La paralysie totale de III. La mydriase unilatérale dans le traumatismes crâniens et dans l'engagement temporal. Etude anatomique. Conclusions pathogéniques et pratiques. Neurochirurgie 1:52–69

Lazorthes G, Campan L (eds) (1963) L'oedeme cerebral. Masson, Paris

Lazorthes G, Campan L (1974) Brain edema. Symptomatology, clinical forms, diagnosis and treatment. In: Vinken PL, Bruyn GW (eds) Handbook of clinical neurology, vol 16. North-Holland, New York p 186

Lechowski S, Jedlinski J (1965) Subdural hematoma in pugilists. (Polnisch mit engl. Zusammenf.) Pol Tyg Lek 20:185–186

Leclercq IA, Rozycki T (1979) Chronic calcified epidural hematoma in a child. Rhode Island Med J 62:97–99

Le Count ER, Gauss H (1915) A study of fat embolism associated with fractures. Transact Chicago Pathol Soc 9:251–258

Lee JC, Bakay L (1966) Ultrastructural changes in the edematous central nervous system. II. Cold induced oedema. Arch Neurol 14:36–49

Lee KT, Lin S (1971) Unusual penetrating injury of the orbit. Am J Roentgenol Rad Ther Nucl Med 122:349–351

Leech RW, Kohnen P (1974) Subependymal and intraventricular hemorrhages in the newborn. Am J Pathol 77:465–475

Leeds NE, Reid ND, Rosen LM (1966) Angiographic changes in cerebral contusions and intracerebral hematomas. Acta Radiol (Diagn) 5:320–327

Lefkowitz LL (1936) Extradural hemorrhage as result of birth trauma. Arch Pediatr 53:404–407

Legier J, Rinaldi I (1973) Gross pulmonary embolization with cerebral tissue following head trauma. J Neurosurg 39:109–113

Legrand MC (1903) Accident mortel dans la marche en skis. Blessures des arteres carotide, primitive et sous-mentale droites. Quelques considérations sur la marche en skis. Arch Med Pharmac Mil 42:159–165

Lehman EP, Moore RM (1927) Fat embolism including experimental production without trauma. Arch Surg 14:621–662

Leichsenring F (1964) Pathologisch-anatomische Befunde in der Halswirbelsäulenregion bei verstorbenen Patienten mit Schädeltraumen. Dtsch Med Wochenschr 89:1469–1475

Lemmen JL, Schneider RC (1953) Aneurysm in the third ventricle. Neurology 3:474–476

Lende RA (1974) Enlarging skull fractures of childhood. Neuroradiology 7:119–124

Lende RA, Erickson TC (1961) Growing skull fracture of childhood. J Neurosurg 18:479–489

Lenggenhager K (1941) Über ein Spätsymptom bei Fettembolie. Schweiz Med Wochenschr 71:38–40

Lenoski EF, Hunter KA (1977) Specific pattern of inflicted burn injuries. J Trauma 17:842–846

Leopold D (1981) Zu kombinierten Schädel-Hirn- und Wirbelsäulen-Rückenmark-Verletzungen aus forensischer Sicht. Kriminal Forens Wissensch 42:37–43

Leopold D (1985) Pathogenese des Schädel-Hirn-Traumas. In: Lang G, Reding R (Hrsg) Schädel-Hirn-und Mehrfachverletzungen. Barth, Leipzig S 26–66

Leppmann F (1935) Kindermißhandlungen. Ihre Ursachen und ihre Folgen. Z Kinderforsch 44:311–368

Leriche R (1950) Hémiplégie gauche consécutif à une contusion de la carotide interne chez un enfant. Traitement par cinq infiltrations stellaires. Guérison à peu près complète. Lyon Chir 45:541–542

Lessells AM (1981) Fatal fat embolism after minor trauma. Br Med J 282:1586

Lesser A (1881) Über die localen Befunde beim Selbstmord durch Erhängen. Vierteljahresschr Gerichtl Med 35:201–248

Lestrelin D, Brun-Cassan F, Fayon A, Tarriere C (1983) Mathematial evaluation of the head impact risk on a given part of a vehicle, as regards pedestrians. In: Pedestrian impact injury and assessment. P-121. Soc Automot Engin, Warrendale PA, February 1983, pp 103–108

Levenson SM, Upjohn HL, Sheehy TW (1957) Two severe reactions following the long-term infusion of large amounts of intravenous fat emulsion. Metabolism 6:807–814

Levin HS, Meyers CA, Grossman RG, Sarwar M (1981) Ventricular enlargement after closed head injury. Arch Neurol 38:623–629

Levin S (1972) Infant fall-out. South African J Med 46:586–588

Levine LJ (1973) The solution of a battered-child homicide by dental evidence; report of case. J Am Dent Ass 87:1234–1236

Lewis FR (1982) Thoracic trauma. Surg Clin North Am 62:97–104

Lewis RC, Swank RL (1953) Effects of cerebral micro-embolism on the perivascular neuroglia. J Neuropathol Exper Neurol 12:57–63

Lhermitte J (1935) Anatomie pathologique des lésions cérébrales produites par les embolies aériennes. J Sci Méd 53:109

Lhermitte J, Cassaigne M (1934) Les manifestations cérébrales des embolies gazeuses; clinique, anatomie pathologique, expérimentation. Gaz Hôp 107:425–430

Liebhardt E, Tröger HD, Wild C (1978) Die tödliche Kindesmißhandlung im Sektionsgut des Münchener Instituts. Beitr Gerichtl Med 36:161–166

Liechty EA, Gilmore RL, Bryson CQ, Bull MJ (1983) Outcome of high-risk neonates with ventriculomegaly. Dev Med Child Neurol 25:162–168

Lindberg W (1922) Die Bedeutung des Traumas bei der Entstehung der tuberkulösen Meningitis. Eesti Arst 1:444–446

Lindenberg R (1957) Störungen des Blutkreislaufes und ihre Folgen für das Zentralnervensystem. Die Gefäßversorgung und ihre Bedeutung für Art und Ort von kreislaufbedingten Gewebeschäden und Gefäßprozessen. In: Lubarsch VO, Henke F, Rössle R (Hrsg) Handbuch der speziellen pathologischen Anatomie, Bd 13/1/B. Scholz W (Hrsg) Nervensystem. Springer, Berlin Göttingen Heidelberg

Lindenberg R, Freytag E (1969) Morphology of brain lesions from blunt trauma in early infancy. Am J Pathol 87:298–305

Lindgren SO (1966) Experimental studies of mechanical effects in head injury. Acta Chir Scand (Suppl) 360

Lindgren SO (1969) Verletzungen durch Sicherheitsgurte. Hefte Unfallheilkd 99:246–249

Lindsay S, Moon HD (1946) Bone-marrow embolism following fracture. J Bone Joint Surg 28A:377–380

Lipper S, Morgan D, Krgman MR, Staab EV (1978) Congenital saccular aneurysm in a 19-day-old neonate: Case report and review of the literature. Surg Neurol 10:161–165

Little WJ (1843) Course of lectures on the deformities of the human frame. Lancet I:318–322

Locksley HB (1966) Report on the cooperative study of intracranial aneurysms and subarachnoid hemorrhage. Sect V, Part I: Natural history of subarachnoid hemorrhage, intracranial aneurysms and arteriovenous malformations based on 6368 cases in the cooperative study. J Neurosurg 25:219–239

Locksley HB (1966) Report on the cooperative study of intracranial aneurysms and subarachnoid hemorrhage. Sect 5, Part 2. Natural history of subarachnoid hemorrhage, intracranial aneurysms and arteriovenous malformations. Based on 6368 cases in the cooperative study. J Neurosurg 25:321–368

Loeschcke H (1950) Über cerebrale Luftembolien und ihren Nachweis bei der Sektion. Z Inn Med 5:631–633

Loesener (1908) Über den Tod durch Erwürgen vom gerichtsärztlichen Standpunkt. Vierteljahresschr Gerichtl Med (3. Folge) 36:10–80

Loew F, Wüstner SW (1960) Diagnose, Behandlung und Prognose der traumatischen Haematome des Schädelinneren. Acta Neurochir (Suppl) 8:1–58

Long DM, (1970) Capillary ultrastructure and the blood brain barrier in human malignant brain tumors. J Neurosurg 32:127–144

Long DM, Hartmann JF, French LA (1966) The ultrastructure of human cerebral edema. J Neuropathol Exper Neurol 25:373–395

Long DM, Hartmann JF, French LA (1966) The response of human cerebral edema to glucosteroid administration. An electron microscopic study. Neurology 16:521–528

Long DM, Hartmann J, French LA (1966) The response of experimental cerebral edema to glucosteroid administration. J Neurosurg 24:843–854

Looke WT, Frazer AC, Pesney ALP, Govan ADT, Thomas G, Barling SG, Elkes JJ, Leather JB, Mason RPS (1945) Clostridial infections in war wounds. Lancet I:487–493

Lorber J, Bassi U (1965) The aetiology of neonatal hydrocephalus. Developm Med Child Neurol 7:289–294

Lorber J, Bhat US (1974) Posthemorrhagic hydrocephalus. Arch Dis Child 49:751–762

Lord CD, Coutts JW (1944) A study of typical parachute injuries occurring in two hundred and fifty thousand jumps at the parachute school. J Bone Joint Surg 26:547–557

Lorenz R, Vogelsang HG (1972) Thrombose der Arteria basilaris nach chiropraktischen Manipulationen an der Halswirbelsäule. Dtsch Med Wochenschr 97:36–43

Lou H, Lassen N, Friis-Hansen B (1979) Impaired autoregulation of cerebral blood flow in the distressed newborn infant. Pediatics 94:118–121

Lower R (1669) Tractatus de corde. Londini, Allestry

Lubarsch O (1927) Milz. Knochenmark. In: Henke F, Lubarsch O (Hrsg) Handbuch der speziellen pathologischen Anatomie und Histologie Bd 1. Springer, Berlin, S 383–389 u 434

Lucas C (1880) A second case of fracture of the skull followed by a collection of cerebro-spinal fluid beneath the scalp. Guy's Hosp Rep 25:91–98

Lücke A (1880) Ein Fall von akuter Fettembolie. Allg Wien Med Z:105

Ludwig S (1984) Shaken baby syndrome: A review of 20 cases. Ann Emerg Med 13:104–107

Luff K, Lutz FU, Behne M (1979) Ergebnisse einer Analyse tödlicher Kinderunfälle. Beitr Gerichtl Med 37:167–176

Lundberg S (1922) Intracranial pressure with fat embolism. (Deutsch). Acta Chir Scand 55:237–241

Lung RJ, Miller SH, Davis TS, Graham WP (1977) Recognizing burn injuries as abuse. Am Fam Phys 15:134–135

Lunney G (1886) Case report. Accident to a pregnant woman, resulting in fracture of the skull of the foetus: recovery of the mother. Med Record (New York) 29:359–360

Luse S, Harris B (1960) Electron microscopy of the brain in experimental edema. J Neurosurg 17:439–446

Luse S, Harris B (1961) Brain ultrastructure in hydration and dehydration. Arch Neurol 4:139–152

Luy RH, Occleshaw JV, Dutton J (1981) Growing fracture of the skull and the role of computerized tomography. Case report. J Neurosurg 55:470–472

Lynch MA (1975) Ill-health and child abuse. Lancet II:317–319

Lynch MJG, Raphael SS, Dixon TP (1959) Fat embolism in chronic alcoholism: Control study on incidence of fat embolism. Arch Pathol 67:68–80

Maatz R (1943) Die Bedeutung der Fettembolie bei der Marknagelung nach Küntscher. Zentralbl Chir 70:383

MacDonald JT, Weitz R, Sher PK (1977) Intrauterine chronic subdural hematoma. Arch Neurol 34:777–778

MacKay G, Gloyns PF, Hayes HRM, Griffith DK, Rattenberg SJ (1975) Serious trauma to car occupants wearing seat belts. Proc 2nd IRCOBI Meet, Birmingham, Engl, 9–11 Sept 1975, pp 20–29

MacMahon HE, Weiss S (1929) Carbon tetrachloride poisoning with macroscopic fat in the pulmonary artery. Am J Pathol 5:623–630

Magendi FM (1842) Phénomènes physique de la vie. Leçons profesées au College de France. Bailliere, Paris

Magerl F, Tscherne H (1966) Zur Diagnose, Therapie und Prophylaxe der Fettembolie. Langenbecks Arch Klin Chir 314:292–306

Magnus G (1937) Über cerebrale Fettembolie nach Frakturen. Zentralbl Chir 64:2469

Mahaley MS (1972) Head injuries from riding accidents. Chron Horse 34:34

Makai E (1932) Zur Frage der Fettembolien. Zentralbl Chir 59:521–524

Maki Y, Akimoto H, Onomoto T (1980) Injuries of basal ganglia following head trauma in children. Child's Brain 7:113–123

Mallach HJ, Pfeiffer KH (1978) Über die Bedeutung der Luftembolie als primäre und sekundäre Todesursache. Med Welt 29:1391–1396

Mallory TB, Sullivan ER, Burnett CH, Simeone F, Shapiro SL, Beecher HK (1950) The general pathology of traumatic shock. Surgery 27:629–644

Mandl F (1925) Chirurgie des Sportunfalls. Urban & Schwarzenberg, Wien

Mang WL (1984) Zur Wertigkeit der Computer-Tomographie bei frontobasalen Schädeltraumen. Fortschr Med 102:93–94

Mansuy L, Lévy A, Beaujard M (1953) Hématome sous-dural calcifié chez un enfant. Rev Neurol 89:585–591

Mant AK (1978) Injuries and death in motor vehicle accidents. In: Mason JK (ed) The pathology of violent trauma. Arnold, London, pp 1–18

Manz HJ (1974) The pathology of cerebral edema. Human Pathol 5:291–313

Manzke H, Rohwedder HJ (1967) Traumatische Knochenveränderungen beim Säugling, insbesondere nach Mißhandlungen. Monatsschr Kinderheilkd 115:197–199

Marberger H (1952) Die Skiunfälle und deren Behandlung. Medizinische:110–112, 146–147

Marcinkowski T (1964) Fettembolien im Gehirn nach vollständiger Abtrennung des Kopfes von Rumpf durch die Räder eines Zuges. (Polnisch). Arch Gerichtsmed Gerichtl Psychiat Kriminal 16

Marenholtz von (1932) Tod im Boxkampf. Med Welt 6:556–557

Maresch W, Maurer H (1985) Der Verkehrsunfall in gerichtsmedizinischer Sicht. Leykam, Graz

Marie P (1900) De l'engagement des amygdales cérébelleuses à l'intérieur du trou occipital dans les cas où la pression intracrânienne se trouve augmentée. Rev Neurol 8:252–253

Markham JW, McCleve DE, Lynge HN (1964) Penetrating cranio-cerebral injuries: Report of two unusual cases. J Neurosurg 21:1095–1097

Markowski L (1931) Über die Entwicklung der Falx cerebri und des Tentorium cerebelli des Menschen mit Berücksichtigung ihrer venösen Sinus. Z Anat Entw Gesch 94:395–439

Maroon JC, Healion T (1970) Head and neck injuries in football. J Indiana Med Ass 63:995–999

Martland MS (1928) Punch-drunk. J Am Med Ass 91:1103–1107

Marubayashi T, Kaku M, Yoshida A, Matsukado Y (1975) Traumatic aneurysm of the frontopolar artery developing after evacuation of the subdural effusion in a 6-month-old girl. Neurol Surg 3:177–183

Maruyama Y, Little JB (1962) Roentgen manifestations of traumatic pulmonary fat embolism. Radiology 79:945–952

Mason JK (1962) Aviation accident pathology. A study of fatalities. Butterworth, London

Mason JK (1962) The pathology of unsuccessful escape in flight. Med Sci Law 2:124–133

Mason JK (1978) The aircraft accident as an example of a major disaster. In: Mason JK (ed) The pathology of violent trauma. Arnold, London, pp 56–74

Mason JK (1978) The forensic significance of fat and bone marrow embolism. In: Mason JK (ed) The pathology of violent trauma. Arnold, London, pp 348–361

Matson DD (1961) Craniocerebral trauma in childhood. Am J Surg 101:677–683

Matson DD (1965) Intracranial arterial aneurysms in childhood. J Neurosurg 23:578–583

Matson DD (1968) Neurosurgery of infancy and childhood. Thomas, Springfield

Matson DD (1969) Neurosurgery of infancy and childhood, 2nd edn. Thomas, Springfield

Mattern J (1928) Kindermißhandlungen. Monatsschr Kriminalpsychol 19:269–274

Mattes W, Dörstelmann D, Cramer G (1983) Stumpfes Halstrauma durch Sicherheitsgurt. Stenosierung der A. carotis interna und A. vertebralis. Dtsch Med Wochenschr 108:22–25

Maurer G, Asang E (1965) Trauma und Fettembolie. In: Chirurgie im Fortschritt. Enke, Stuttgart

Maurer G, Hipp E, Bennett P (1970) Wirbelfrakturen im Kindesalter. Fortschr Med 88:633–636

Mawdsley C, Ferguson FR (1963) Neurological disease in boxers. Lancet II:795–801

May P, Fuster JM, Haber J, Hirschman A (1979) Woodpecker drilling behavior: An endorsement of the rotational theory of impact brain injury. Arch Neurol 36:370–373

Mayer ET (1967) Zentrale Hirnschäden nach Einwirkung stumpfer Gewalt auf den Schädel. Hirnstammschäden. Arch Psychiatr Nervenkr 210:238–262

Mayer ET (1968) Zur Klinik und Pathologie des traumatischen Mittelhirn- und apallischen Syndroms. Ärztl Forsch 22:163–172

Mayer ET, Mehraein P, Peters G (1967) Zur Differentialdiagnose der posttraumatischen cerebralen Hämatome (Posttraumatische Frühapoplexie). In: Bammer HG (Hrsg) Zukunft der Neurologie. Thieme, Stuttgart, S 133–146

Mayerhofer O (1968) Wann endet das Leben – wann beginnt der Tod. Österr Ärzte Z 19:2089–2091

Mazza C, Pasqualin A, Feriotti G, da Pian R (1982) Traumatic extradural haematomas in children. Experience with 62 cases. Acta Neurochir 65:67–80

McAlpine D, Page F (1949) Mid-brain syndrome in a professional boxer. Proc Royal Soc Med 42:792–793

McCarroll JR, Braunstein PW, Cooper W, Helpern M, Seremetis M, Wade PA, Weinberg SB (1962) Fatal pedestrian automotive accidents. J Am Med Ass 180:127–133

McCarthy PJ, Shmookler BM, Pierce LE (1977) Fatal bone marrow pulmonary emboli in multiple myeloma. Ann Intern Med 86:317–318

McCarty V, Risley DR (1956) Traumatic rupture of uterus in early pregnancy. J Internat Coll Surg 26:228–231

McClelland CQ, Rekate H, Kaufman B, Persse L (1980) Cerebral injury in child abuse: A changing profile. Child's Brain 7:225–235

McClure CC, Gardner WJ (1949) Transorbital intracranial stab wounds. Cleveland Clin Quart 16–17:118–125

McClure JN (1954) Rupture of the pregnant uterus due to nonpenetrating abdominal trauma. Report of a case. Surgery 35:487–490

McComb JG, Ramos AD, Platzker ACG, Henderson DJ, Segall HD (1983) Management of hydrocephalus secondary to intraventricular hemorrhage in the preterm infant with a subcutaneous catheter reservoir. Neurosurgey 13:295–300

McCormick MC, Shapiro S, Starfield BM (1981) Injury and its correlates among 1-year-old children. Am J Dis Child 135:159–163

McDermott TT, Klug GL (1982) Differences in head injuries of pedal cyclist and motorcyclist casualties in Victoria. Med J Aust II:30–32

McDonald CA, Kort M (1939) Intracranial aneurysms. Arch Neurol Psychiatr 42:298–328

McHenry RR (1963) Analysis of the dynamics of automobile passenger-restraint systems. Proc 7th Stapp Car Crash Conf, Thomas, Springfield, pp 207–249

McHenry T, Girdany BR, Elmer E (1963) Unsuspected trauma with multiple skeletal injuries during infancy and childhood. Pediatrics 31:903–908

McKeown F (1955) Fat embolism in thoracic operations. Br Med J I:150

McKissock W, Richardson A, Bloom WH (1960) Subdural hematoma. A review of 389 cases. Lancet I:1365–1369

McKissock W, Richardson A, Taylor J (1961) Primary intracerebral haemorrhage. A controlled trial of surgical and conservative treatments in 180 unselected cases. Lancet II:221–226

McKissock W, Richardson A, Walsh L (1960) „Posterior communicating" aneurysms. A controlled trial of the conservative and surgical treatment of ruptured aneurysms of the internal carotid artery at or near the point of origin of the posterior communicating artery. Lancet I:1203–1206

McKissock W, Richardson A, Walsh R (1960) Spontaneous cerebellar hemorrhage. A study of 34 consecutive cases treated surgically. Brain 83:1–9

McKissock W, Richardson A, Walsh L (1962) Middle cerebral aneurysms. Further results controlled trial of conservative and surgical treatment of ruptured aneurysms. Lancet II:417–421

McKissock W, Richardson A, Walsh L (1965) Anterior communicating aneurysms. A trial of conservative and surgical treatment. Lancet I:873–876

McKissock W, Taylor JD, Bloom WH, Till K (1960) Extradural hematoma. Observations on 123 cases. Lancet II:167–172

McLatchie GR, Davies JE, Laulley JH (1980) Injuries in karate, a case for medical control. J Trauma 20:956–958

McLaurin RL (1956) Calcified subdural hematoma in childhood: Report of two cases. Am Surg 22:736–745

McLaurin RL, McLaurin K (1966) Calcified subdural hematomas in childhood. J Neurosurg 24:648–655

McLynn OA (1970) Traumatic internal carotid artery thrombosis in a child. Nurs Times 66:394–395

McMillan JB (1956) Emboli of cerebral tissue in the lungs following severe head injury. Am J Pathol 32:405–415

McNealy DE, Plum F (1962) Brainstem dysfunction with supratentorial mass lesions. Arch Neurol 7:10–32

McPhee HP (1947) Football injuries: 10 years review of football injuries at Princeton University. Lancet 67:267–268

McTaggart DM, Neubuerger K (1970) Cerebral fat embolism: Pathologic changes in the brain after survival 7 years. Acta Neuropathol 15:183–187

McTlugh EH (1963) Facial paralysis in birth injury and skull fractures. Arch Otolaryngol 78:443–455

Mealy J (1960) Acute extradural hematomas without demonstrable skull fractures. J Neurosurg 17:27–34

Mealy J (1968) Pediatric head injuries. Thomas, Springfield

Mealy J (1975) Infantile subdural hematomas. Pediatr Clin North Am 22:433–442

Meessen H, Stochdorph O (1957) Die Embolie durch Luft und Fetteinschwemmung. In: Lubarsch O, Henke F, Rössle R (Hrsg) Handbuch der speziellen pathologischen Anatomie und Histologie, Bd 13/I/B. Scholz W (Hrsg) Nervensystem. Springer, Berlin Göttingen Heidelberg, S 1420–1437

Meirowsky AM (1966) Penetrating craniocerebral trauma. In: Clin Neurosurg, vol 12. Williams & Wilkins, Baltimore, pp 253–265

Meirowsky AM (1966) Penetrating craniocerebral trauma. In: Caveness WF, Walker AE (eds) Head injury Conf Proc. Lippincott, Philadelphia, pp 195–202

Meixner K (1913) Tötungsversuche an Kindern durch Einstechen von Nadeln in den Kopf. Vierteljahresschr Gerichtl Med (3.Folge) (Suppl) 47:382–386

Meixner K (1930) Die Handlungsfähigkeit Schußverletzter. Dtsch Z Ges Gerichtl Med 16:139–165

Meixner K (1940) Luftembolie. In: Neureither F von, Pietrusky F, Schütt E (Hrsg) Handwörterbuch der gerichtlichen Medizin und naturwissenschaftlichen Kriminalistik. Springer, Berlin, S 462

Melchior E (1924) Zur Kenntnis der cerebralen Fettembolie. Mitteil Grenzgeb Med Chir (Jena) 38:178–203

Mennig H (1956) Skistockverletzungen der Orbita mit versteckter Beteiligung der Nasennebenhöhlen. Arch Ohren-Nasen-Kehlkopfheilkd 170:60–72

Ment LR, Duncan CC, Ehrenkranz RA, Lange RC, Taylor KJ, Kleinman CS, Scott DT, Silvo J, Gettner P (1984) Intraventricular hemorrhage in the preterm neonate: timing and cerebral blood flow changes. J Pediatr 104:419–425

Ment LR, Duncan CC, Scott DT, Ehrenkranz RA (1984) Posthemorrhagic hydrocephalus. Low incidence in very low birth weight neonates with intraventricular hemorrhage. J Neurosurg 60:343–347

Meredith HW (1963) Change in the stature and bodyweight of North American boys during the last 80 yr. Advances in child development and behavior, vol 1. Academic Press, New York, NY

Meredith JM (1961) Extradural hemorrhage in the posterior fossa. Am J Surg 102:524–531

Merino de Villasante J, Taveras JM (1976) Computerized tomography (CT) in acute head trauma. Am J Roentgenol 126:765–778

Merkel H (1926) Beobachtungen über intravitale und postmortale Verschleppungen von Gehirnsubstanz innerhalb des Gefäßsystems. Dtsch Z Ges Gerichtl Med 7:217–222

Merkel H (1926) Führen Absprünge aus größerer Höhe ins Wasser zu Beschädigungen innerer Organe? Z Gerichtl Med 8:517–522

Merkel H, Walcher K (1945) Gerichtsärztliche Diagnostik und Technik. Hirzel, Leipzig

Merrem G (1954) Chronische subdurale Hämatome im Jugendalter nach Kopfballspiel beim Fußballsport. Zentralbl Chir 79:1029–1034

Merrem G (1956) Über offene Hirn-und Rückenmarksverletzungen. In: Zetkin M, Kühtz EH (Hrsg) Chirurgie des Traumas, Bd 2. Verlag Volk und Gesundheit, Berlin, S 50–54

Merriwether LS, Wilson DC, Taylor LB (1934) Cerebral fat embolism. An experimental study with special reference to the reaction of the glia. Arch Neurol Psychiatr 31:338–355

Merry CJ, Stuart G (1979) Extradural hematoma in the neonate. Case report. J Neurosurg 51:713–714

Merten DF, Osborne DRS (1984) Craniocerebral trauma in the child abuse syndrome. Pediatr Ann 12:882–887

Merten DF, Osborne DRS, Radkowski MA, Leonidas JC (1984) Craniocerebral trauma in the child abuse syndrome: Radiological observation. Paediatr Radiol 14:272–277

Messerer O (1900) Über den Befund der Erstickung durch Einwirkung auf den Hals. Münch Med Wochenschr 47:726–729, 771–773

Messmer JM (1984) Massive head trauma as a cause of intravascular air. J Forens Sci 29:418–424

Metter D (1984) Fußgänger-Pkw-Unfälle bei Kollisionsgeschwindigkeiten über 70 km/h. Beitr Gerichtl Med 42:319–327

Meyer A (1920) Herniation of the brain. Arch Neurol Psychiatr 4:387–400

Meyer A (1941) Discussion on fat embolism and the brain. Proc Royal Soc Med 34:651–653

Meyer A, Teare D (1945) Cerebral fat embolism after electrical convulsion therapy. Br Med J II:42–44

Meyer H, Commins H (1941) Severe maternal trauma in early pregnancy; congenital amputations in infant term. Am J Obstet Gynecol 42:150–153

Micheli LJ, Riseborough EM (1974) The incidence of injuries in rugby football. J Sports Med 2:93–98

Mifka P (1966) Erworbene Demenz bei traumatischen Einflüssen. Wien Med Wochenschr 116:396–397

Miguel J, Haymaker W (1967) Brain edema induced by particle and ultraviolet radiation. In: Klatzo I, Seitelberger F (eds) Brain edema. Springer, Wien New York, pp 615–637

Mildner E (1850) Über die Zereißung der inneren Arterienhäute bei dem Tode durch Erhängen. Vierteljahresschr Prakt Heilk (Prag) 7, III:157–160

Miller JA, Fonkalsrud EW, Latta HL, Maloney JV (1962) Fat embolism associated with extracorporeal circulation and blood transfusion. Surgery 51:448–451

Millspaugh JA (1937) Dementia pugilistica. US Naval Med Bull 35:297–303

Mingers AM (1977) Die ausweglose Situation des mißhandelten Kindes. Monatsschr Kinderheilkd 125:601–620

Missliwetz J (1986) Zerebrale Fettembolie aufgrund abnormer Kreislaufverhältnisse. In: Eisenmenger W, Liebhardt E, Schuck M (Hrsg) Medizin und Recht. Festschrift für Wolfgang Spann. Springer, Berlin Heidelberg New York London Paris Tokyo, S 217–220

Missliwetz J, Friedrich F, Depastas G (1978) Plötzlicher Tod am Steuer. Beitr Gerichtl Med 36:47–52

Missliwetz J, Reiter C, Zoder G (1986) Periventrikuläre fettige Metamorphose der Neuroglia – Ein morphologisches Substrat beim SIDS. Z Rechtsmed 96:173–182

Mitchell DP, Stone P (1973) Temporal bone fractures in children. Can J Otolaryngol 2:156–162

Möttönen M, Karkola K (1971) The first fatal case of decompression sickness in Finland. Med Sci Law 11:39–40

Mohssenipour I, Twerdy K (1977) Ein Beitrag zu den Stichverletzungen des Gehirns. Wien Klin Wochenschr 89:551–553

Mokhavesa S, Shim SK, Patterson FP (1969) Fat embolism: clinical and experimental studies with emphasis on therapeutic aspects. J Trauma 9:39–48

Moloy HC (1942) Studies on head molding during labor. Am J Obstet Gynecol 44:762–782

Moore JO, Tourin B, Garrett JW, Lilienfeld R (1959) Child injuries in automobile accidents. 14th Internat Conf Pediatrics, Montreal, Can; Traffic Safety Res Rev 4:16–21

Moore TM, Stern K (1938) Vascular lesions in the brain stem and occipital lobe occurring in association with brain tumors. Brain 61:70–98

Moragas A, Ballabriga A, Vidal MT (1974) Atlas de histopatologia neonatal. Salvat, Barcelona

Moreau JP (1974) Fat embolism: A review and report of 100 cases. Can J Surg 17:1–4

Mori K, Handa H, Munemitsu H, Oda Y, Hashimoto N, Kojima M (1983) Epidural hematomas of the posterior fossa in children. Child's Brain 10:130–140

Moritsch P, Rummelhart K (1931) Die Verletzungen beim Skilauf. Arch Unfallchir 30:136–155

Moriyasu N (1972) Enlarged skull fracture. A mechanism of its entity without treated dura in our cases. Neurol Surg (Tokyo) 2:153–159

Moriyasu N, Tsubokawa T, Nakamura S, et al. (1974) Enlarged skull fracture-A mechanism of its development without torn dura in our cases. (Japanisch). Neurol Surg (Tokyo) 2:153–159

Mörl FK (1970) Behandlung und Prophylaxe der Fettembolie. Med Welt 51:2842

Mörl FK, Heller W (1971) Über die Fettembolie. Med Welt 22:1282–1286

Morrison JH, Douglass LH (1954) Rupture of the uterus. Am J Obstet Gynecol 50:330–335

Morstad O (1953) Birth injuries. A follow up examination. Acta Obstet Gynecol Scand

Mosberg WH, Sharrett JO (1960) Penetrating wound of skull due to metal axle of collapsible toy cars. J Am Med Ass 173:804–805

Moser H, Wurnig P (1954) Ergebnisse experimenteller Untersuchungen und klinischer Beobachtungen bei Fettembolie. Ein Beitrag zur Pathophysiologie und Therapie. Langenbecks Arch
Klin Chir 278:72–86

Motin J, Chadençon O, Bouletreau P, Beruard H, Roreat F, Roche L (1976) Untersuchungen der
posttraumatischen Fettembolien. Méd Lég Dommage Corp 3:385–392

Mueller B (1953) Gerichtliche Medizin. 2 Bd. Springer, Berlin Heidelberg New York

Mueller B (1975) Fettembolie. In: Mueller B (Hrsg) Gerichtliche Medizin, 2. neubearb u erweit
Aufl. 2 Bd, Bd 1. Springer, Berlin Heidelberg New York, S 433–436

Mueller-Luecken U (1972) Psychologische Voraussetzung bei dem Zustandekommen kindlicher
Unfälle. In: Rehbein F (Hrsg) Der Unfall im Kindesalter. Klinik, Rehabilitation, Prophylaxe.
Hippokrates, Stuttgart, S 29–44

Mühler E, Kotlarek F (1986) Kindesmißhandlung: Sonographische Verlaufsbeobachtung einer
ausgeprägten Hirnkontusion bei einem drei Wochen alten Säugling nach Schütteltrauma. Klin
Pädiatr 198:49–52

Mulert M (1930) Kindesmißhandlung. Freie Wohlfahrtspflege (Berlin) 4: Heft 10

Mulla N (1957) Fracture of the pelvis in pregnancy. Am J Obstet Gynecol 74:246–250

Müller D (1973) Zur Frage des sogenannten Hirntodes bei Neugeborenen und im frühen Kindesalter. In: Krösl W, Scherzer E (Hrsg) Die Bestimmung des Todeszeitpunktes. Maudrich, Wien,
S 41–44

Müller D (1973) Die subakuten Massenverschiebungen des Gehirns unter der Geburt. Physiologie, Traumatologie, Diagnostik, Klinik. VEB Thieme, Leipzig

Müller E (1958) Diagnose und Beurteilung der Boxerencephalopathie. Monatsschr Unfallheilkd
61:117–123

Müller E (1963) Probleme des zerebralen Boxschadens. Med Welt 46:2323–2328

Müller E (1965) Verkehrsunfall und Selbstmord. Arch Kriminol 135:61–69

Müller E, Ott J (1971) Posttraumatischer Verschluß der Arteria basilaris bei einem Kind. Zentralbl Neurochir 32:23–276

Muller F, Blyth C (1982) Epidemiology of sports injuries in children. Clin Sports Med
1:343–352

Muller FO, Blyth CS (1982) Football fatalities and catastrophic injuries. Phys Sportsmed 10:
135

Müller G (1930) Zur Frage der Altersbestimmung histologischer Veränderungen im menschlichen Gehirn unter Berücksichtigung der örtlichen Verteilung. Z Neurol Psychiatr 124:
1–112

Müller G (1976) Zur Problematik der Kindesmißhandlung aus pädiatrischer Sicht. Kinderpraxis
44:124–130

Müller H (1931) Zur Frage des Geburtstraumas. Arch Gynäkol 146:98–117

Müller N (1966) Die sekundären morphologischen Veränderungen des Gehirns nach Verletzung
durch stumpfe Gewalt. Dtsch Med Wochenschr 91:1126–1131

Munck W (1923) Zwei Todesfälle beim Boxen. Ugeskr Laeger 85:848–850

Munro D (1928) Cranial and intracranial damage in the newborn. An end-result study of 117
cases. Surg Gynecol Obstet 47:622–630

Munro D, Maltby GL (1941) Extradural hemorrhage. A study of forty-four cases. Ann Surg
113:192–203

Munro D, Sisson WR (1952) Hernia through the incisura of tentorium cerebelli in connection
with craniocerebral trauma. New Engl J Med 247:699–708

Muscar M (1952) Two cases of hemorrhagic meningitis following orbital wound. Bull Oculist
31:703–706

Musselmann MM, Glas WW, Grekin TD (1952) Fat embolism. A clinical investigation. Arch
Surg 65:551–555

Myers RE (1975) Four patterns of perinatal brain damage and their conditions of occurrence in
primates. In: Meldrum BS, Marsden CD (eds) Advances in neurology, vol 10. Raven Press,
New York

Myers RE, Yamaguchi S (1977) Nervous system effects of cardiac arrest in monkeys. Arch
Neurol 34:65–74

Naffziger HC, Brown HA (1934) Chronic subdural hematoma in infants. Surg Clin North Am
14:1465–1483

Nakamura N (1985) Judo and Karate-do. In: Schneider RC, Kennedy JC, Plant ML (eds) Sports injuries. Mechanisms, prevention, and treatment. Williams & Wilkins, Baltimore, pp 417–430

Nakata (1918) Fettembolie. Rev Med Suisse Romande 38:486–488

Napravnik C (1972) Kopfverletzungen beim Eishockey. Med Sport 12:45–47

Natelson SE, Sayers MP (1973) The fate of children sustaining severe head trauma during birth. Pediatrics 51:169–174

National Highway Traffic Administration (1980): A report to Congress on the Effect of Motorcycle Helmet Use Law Repeal: A case for helmet use. US Dept of Transportation, Washington, DC

National Safety Council (1966) Body area of motor vehicle occupant injuried of motor vehicle accident, National Safety Council, Chicago

National Safety Council (1968) Chicago (Accident facts)

Nau E (1964) Das Delikt der Kindesmißhandlung in forensisch-psychiatrischer Sicht. Münch Med Wochenschr 106:972–974

Nau E, Cabanis D (1966) Kaspar-Hauser Syndrom. Münch Med Wochenschr 108:929–931

Nau E, Cabanis D (1967) Kindesmißhandlung. Monatsschr Kinderheilk 115:192

Naujocks H (1929) Tödliche intrakranielle Blutung des Kindes infolge äußerer Wendung. Zentralbl Gynäkol 53:270–275

Naujocks H (1930) Über kindliche Geburtsverletzungen. Z Ärztl Fortbild 27:37

Naujocks H (1934) Die Geburtsverletzungen des Kindes. Enke, Stuttgart

Naville F, Fromberg C (1913) Les embolies graisseuses; l'embolie graisseuse du cerveau. Arch Med Exper Anat Pathol 25:405–429

Neck (1906) Zerebrale Fettembolie. Münch Med Wochenschr 53:1276

Neimann N, Manciaux M, Sapelier J, Grall R (1966) Hématome sous-dural chronique du nourrisson. Considérations étiologiques. Paediatrie 21:409–425

Neisser E, Pollack K (1902) Die Hirnpunktion. Mitteil Grenzgeb Med Chir 13:807

Nelson CS (1974) Cardiac and pulmonary fat embolectomy for suspected fat embolus. Thorax 29:134–137

Nelson E, Blinzinger K, Hager H (1961) Electron microscopic observations on the subarachnoid and perivascular spaces of the syrian hamster brain. Neurology 11:285–295

Nelson TY (1959) Acute subdural haematoma in the posterior fossa. Med J Aust 2:792–794

Neubuerger K (1924) Cerebrale Luftembolie. Zentralbl Neurol 38:480

Neubuerger KT (1925) Über cerebrale Fett- und Luftembolie (nebst Bemerkungen zur Frage der Schichterkankungen der Großhirnrinde und der Pathogenese der Keuchhusteneklampsie der Kinder). Z Ges Neurol Psychiatr 95:278–318

Neubuerger KT, Braunmühl A von (1930) Hirnverletzungen. In: Bumke O (Hrsg) Handbuch der Geisteskrankheiten, Bd XI/7. Springer, Berlin, S 321–348

Neugebauer W (1958) Spätfolgen nach zerebraler Fett- und Luftembolie. Bruns Beitr 196:43–60

Neureiter F von (1931) Weitere Experimente zum Sturz ins Wasser. Z Gerichtl Med 16:305–311

Neureiter F von, Frey F (1929) Zum Sturz ins Wasser. Z Gerichtl Med 14:36–43

New PFJ, Scott WR (1975) Computed tomography of the brain and orbit. Williams & Wilkins, Baltimore

New PFJ, Scott WR, Schnur JA, Davis KR, Taveras JM (1974) Computerized axial tomography with the EMI scanner. Radiology 110:109–123

Newcomb AL, Munns GF (1949) Rupture of aneurysm of the circle of Willis in the newborn. Pediatrics 3:769–772

Newman PH (1948) The clinical diagnosis of fat embolism. J Bone Joint Surg 30B:290–297

Nickl W (1974) Die dritte Dimension der Unfallforschung. Schriftenreihe des Hauptverbandes der gewerblichen Unfallversicherungsgenossenschaften, e.V., Bonn

Nicod JL (1938) Embolie graisseuse chez le nouveau-né. Schweiz Med Wochenschr 68:845–846

Niederer P, Walz F, Weissner R (1980) Verletzungsursachen beim Pkw-Insassen, Verletzungsminderung durch moderne Sicherheitseinrichtungen. Unfallheilkunde 83:326–340

Niessing K, Vogell W (1960) Elektronenmikroskopische Untersuchungen über Strukturveränderungen in der Hirnrinde beim Ödem und ihre Bedeutung für das Problem der Grundsubstanz. Z Zellforsch 52:216–237

Nightingale HJ (1945) A note on fat embolism. Br Med J II:531

Nishiyama RH (1966) Cerebral tissue emboli in the lungs: A finding in severe head trauma. Milit Med 131:1309–1310

Noack R, Welker U (1969) Zwei außergewöhnliche Schädelverletzungen bei Säuglingen. Zentralbl Chir 94:582–585

Noccioli G (1968) Su di un caso di emorrhagia intracranica in neonata sottoposta ad applicazione di vacuum extractor. Riv Neurobiol 14:100–104

Nöller F (1964) Die sogenannte Fettembolie. Bruns Beitr Klin Chir 208:162–175

Nöller F (1965) Traumatischer Schock und Fettembolie. Zentralbl Chir 90:1066–1067

Norlén G, Radberg C, Granholm L (1964) Infantile hydrocephalus and hematoma in the posterior fossa. J Neurosurg 21:309–310

Nuessle WR (1951) The significance of fat in sputum. Am J Clin Pathol 21:430–435

Nunes MA (1955) Embolia pulmonar de tecido cerebral. Graz Méd Port 8:247

Nunes MA (1966) Embolie, aspiration et déglutition de tissue cérébrale. Ann Med Leg 46:329–333

Nyström, S, Makela T (1964) Das akute, subakute und chronische subdurale Hämatom. Bericht über 100 Fälle. Acta Neurochir 11:565–578

Odell GB (1963) Differential diagnosis of neonatal jaundice. Audio-Digest, vol 9. No 12

Odland LT (1959) Fatal decompression illness at altitude of 22.000 feet. Aerosp Med 30:840–846

O'Doherty N (1964) Subdural haematoma in battered babies. Develop Med Child Neurol 6:192–193

Oehmichen M, Staack M, Schmidt V, Baedeker C (1985) Kausalzusammenhang: Verkehrsunfall und Tod. Der Stellenwert der Obduktion als Instrument der Aufklärung. Deutsch Autorecht 54:361–367

Oeller H (1913) Pathologisch-anatomische Studien zur Frage der Entstehung und Heilung von Hirnblutungen und über ihre Stellung zur „hämorrhagischen Enzephalitis". Dtsch Z Nervenheilkd 47/48:504–589

Oh S, Schmid UD (1983) Schädel-Hirn-Verletzung beim Skifahren und ihre Verhütung. Unfallheilkunde 86:226–229

Ojeman RG, Moser HW (1964) Acute bilateral internal carotid artery occlusion. Neurology 14:565–568

Olivier JA (1971) Emboli of cerebral tissue in the lungs. South African Med J 45:289–290

Ombredanne L (1949) Précis clinique et opératoire de chirurgie infantile. Masson, Paris

Ommaya AD, Gennarelli TA (1974) Cerebral concussion and traumatic unconsciousness. Correlation of experimental and clinical observations on blunt head injuries. Brain 97:633–654

Oni OOA, Okpere EE, Tabowei O, Omu EA (1984) Severe road traffic injuries in the third trimester of pregnancy. Injury 15:376–378

Oppenheimer EH (1954) Massive pulmonary embolization by cerebral cortical tissue. Bull Johns Hopkins Hosp 94:86–93

Oppenheimer H (1929) Multiple Fettembolien des großen Kreislaufs. Klin Wochenschr 8:24–25

Oppolzer R von (1934) Die Fettembolie der Netzhaut nach Traumen. Ein Beitrag zur Fettembolie des großen Kreislaufes, insbesondere des Gehirns Langenbecks Arch Klin Chir 179:176–210

Oppolzer R von (1936) Die klinische Bedeutung der Fettembolie. Wien Klin Wochenschr 49:1245–1248

Oppolzer R von (1935–1937) Zur Fettembolie des großen Kreislaufes. Ein weiterer Beitrag zur Fettembolie der Netzhaut. Mitt Grenzgeb Chir Med 44:192–202

Ordia LJ, Strand R, Gilles F, Welch K (1981) Computerized tomography of contusional clefts in the white matter in infants. Report of 2 cases. J Neurosurg 54:696–698

Ordog GJ, et al (1988) Gunshot wounds in children under 10 years of age: A new epidemic. Am J Dis Child 142:618–622

Orlandi E (1885) Contribuzione allo studio dell' embolismo grasso. Gaz Med Torino 46:537–546

Orsay EM, Turnbull TL, Dunne M, Barrett JA, Langenberg P, Orsay CP (1988) Prospective study of the effect of safety belts on morbidity and health care costs in motorvehicle accidents. J Am Med Ass 260:3598–3603

Orthner H (1956) Frühkindliche Ödemschäden des Gehirns. Zentralbl Allg Pathol Pathol Anat 95:392–401

Osborn AG (1977) Diagnosis of descending transtentorial herniation by cranial computed tomography. Radiology 123:93–96

Osborn AG (1977) The medial tentorium and incisura: Normal and pathological anatomy. Neuroradiology 13:109–113

Osborn AG, Daines JH, Wing SD, Anderson RE (1978) Intracranial air on computerized tomography. J Neurosurg 48:355–359

Osborn AG, Heaston DK, Wing SD (1978) Diagnosis of ascending transtentorial herniation by cranial computed tomography. Am J Roentgenol 130:755–760

Ostertag B (1956) Zur Frage Hirntrauma und Hirntumor. In: Rehwald E (Hrsg) Das Hirntrauma. Thieme, Stuttgart, S 220

Otto D, Suren EG, Appel H, Nemzous J (1984) Vehicle parts causing injuries to front-seat car passengers in lateral impact. Proc 29th Stapp Car Crash Conf, Soc Automot Engin, Warrendale, PA, pp 13–24

Otto RC (1983) Intrazerebrale Blutungen bei Neugeborenen – Diagnostische Kriterien im Computertomogramm und im Sonogramm. In: Haller U, Wille L (Hrsg) Diagnostik intrakranieller Blutungen bei Neugeborenen. Springer, Berlin Heidelberg New York Tokyo, S 48–55

Ouvrier RA, Hopkins IF (1970) Occlusive disease of the vertebro-basilar arterial system in childhood. Develop Med Child Neurol 12:186–192

Overton MC, Calvin TH (1966) Iatrogenic cerebral cortical aneurysm. Case report. J Neurosurg 24:672–675

Owens G, Northington M, Herger J (1962) Liver lipid as a source of posttraumatic embolic fat. J Surg Res 2:283–284

Paas HR (1931) Über typische Verletzungen der Motorradfahrer. Eine klinische Betrachtung auf Grund 12jähriger Erfahrungen der Unfallabteilung des Bürgerhospitals zu Köln. Arch Klin Chir 166:500–513

Paddock R (1929) Intracranial injury due to labor. A clinical and pathological study. Southern Med J 22:130–136

Pagni CA (1977) Extradural hemorrhage in infancy and childhood: Report on 53 cases aged between 4 months and 14 years. Paper No 473. Internat Congr Series, No 418, Sixth Internatl Congr Neurol Surg, Sao Paulo, Brazil, 19–25 June 1977, Excerpta Medica, Amsterdam, pp 183–184

Paillas JE, Darcourt C (1959) Epilepsie ultratardive et lacunes crâniennes consécutives a un traumatisme neonatal: Deux observations. Sem Hôp 35:1965–1968

Pakarinen S (1967) Incidence, aetiology and prognosis of primary subarachnoid haemorrhage. A study based on 589 cases diagnosed in a defined urban population during a defined period. Acta Neurol Scand (Suppl 29) 43:1–28

Palma PA, Miner ME, Morris FH, Adcock EW, Denson SE (1979) Intraventricular hemorrhage in the neonate born at term. Am J Dis Child 133:941–944

Palmovic V, McCarroll JR (1965) Fat embolism in trauma. Arch Pathol 80:630–635

Pampus F, Grote W (1956) Electrencephalographische und klinische Befunde bei Boxern und ihre Bedeutung für die Pathophysiologie der traumatischen Hirnschädigung. Arch Psychiatr Z Neurol 194:152–178

Pampus F, Müller N (1956) Über einen Todesfall nach Boxkampf. Dtsch Z Nervenheilkd 174:177–188

Pancoast HK, Pendergrass EP, Schaeffer JP (1940) The head and neck in roentgen diagnosis. Thomas, Springfield

Pang D, Horton JA, Herron JM, Wilberger JE, Vries JK (1983) Nonsurgical management of extradural hematomas in children. J Neurosurg 59:958–971

Pankamaa P (1955) Über den intrauterinen Fruchttod. Med Dissertation, Universität Helsinki

Panse F, Czechmanek K, Mücher H (1971) Hirnverletztenschicksale. Dargestellt an Offen-Hirnverletzten des Ersten Weltkrieges 1914/18. Arbeit und Gesundheit, Heft 85. Thieme, Stuttgart

Pape KE, Wigglesworth JS (1979) Haemorhage, ischaemia and the perinatal brain. Clinics in Developmental Medicine. No 69/70. Heinemann, London

Pape R (1964) Angiopathia retinae traumatica Purtscher und retinale Fettembolie. Graefes Arch Ophthalmol 167:585

Papile LA, Burstein J, Burstein R (1980) Posthemorrhagic hydrocephalus in low-birth weight infants: Treatment by serial lumbar punctures. Pediatrics 97:273–277

Papile LA, Burstein J, Burstein R, Koffler H (1978) Incidence and evolution of subependymal and intraventricular hemorrhage. A study of infants with birth weight less than 1500 gm. Pediatrics 92:529–534

Papile LA, Munsick G, Weaver N, Pecha S (1979) Cerebral intraventricular hemorrhage in infants <1500 gm: Developmental follow-up at one year. Pediatr Res 13:528

Papo I, Caruselli G, Luongo A, et al. (1980) Traumatic cerebral lesions. Correlation between clinical, intracranial pressure, and computed tomographic data. Neurosurgery 7:337–346

Paraicz E, Szenasy J, Szokolay V (1963) Beiträge zum Wachstum kindlicher Schädelbrüche. Acta Neurochir 11:110–124

Parker GE (1975) The battered child syndrome. Med Sci Law 8:160–163

Parker HL (1934) Traumatic encephalopathy („punch drunk") of professional pugilists. J Neurol Psychopathol 15:20–28

Parkinson D (1964) Collateral circulation of the cavernous carotid artery. Anatomy. Can J Surg 7:251–268

Parkinson EB (1964) Perinatal loss due to external trauma to the uterus. Am J Obstet Gynecol 90:30–33

Pasternak JF, Mantovane JF, Volpe JJ (1980) Porencephaly from periventricular intracerebral hemorrhage in a premature infant. Am J Dis Child 134:673–675

Patel AN, Richardson AE (1971) Ruptured intracranial aneurysms in the first two decades of life. A study of 58 patients. J Neurosurg 35:571–576

Patrick LM, Bohlin N, Andersson A (1974) Three-points harness accident and laboratory data comparison. Proc 18th Stapp Car Crash Conf, Soc Automot Engin, Warrendale, PA, pp 201–282

Patscheider H (1961) Zur Entstehung von Ringbrüchen des Schädelgrundes. Dtsch Z Ges Gerichtl Med 52:13–21

Patscheider H, Unterdörfer H (1968) Verletzungsbefunde bei tödlich verunglückten Radfahrern. Beitr Gerichtl Med 24:52–56

Paul F, Windholz F (1925) Über den Tod durch Fettembolie. Eine experimentelle Studie. Klin Wochenschr 36:1722–1724

Paul F, Windholz F (1925) Experimentelle Studien über die Fettembolie und den durch sie verursachten Tod. Mitteil Grenzgeb Med Chir 38:614–651

Paul GA, Shaw CM, Wray LM (1980) True traumatic aneurysm of the vertebral artery. Case report. J Neurosurg 53:101–105

Paul M (1957) A fatal injury at boxing (traumatic decerebrate rigidity). Br Med J I:364–366

Payne EE (1968) Brains of boxers. Neurochirurgia 11:173–188

Pazell JA, Peltier LF (1972) Experience with sixty-three patients with fat embolism. Surg Gynecol Obstet 135:77–88

Peacock WJ (1986) The postnatal development of the brain and its coverings. Chap 4. In: Raimondi AJ, Choux M, Di Rocco C (eds) Head injuries in the newborn and infant. Springer, New York Berlin Heidelberg Tokyo, pp 53–81

Pearson J, Korein J, Harris JH, Wichter M, Braunstein P (1977) Brain death. II. Neuropathological correlation with the radioisotopic bolus technique for the evaluation of critical deficit of cerebral blood flow. Ann Neurol 2:206–210

Pedestrian impact injury and assessment P-121 (1983) Soc Automot Engin, Warrendale, PA, February 1983

Peet MM (1942) Injuries of the skull, brain and spinal cord, 2nd edn. Williams & Wilkins, Baltimore

Peet MM, Kahn EA (1932) Subdural hematoma in infants. J Am Med Ass 98:1851–1856

Peham H (1894) Über Carotisrupturen beim Tode durch Erhängen. Vierteljahresschr Gerichtl Med (3. Folge) (Suppl) 8:176–191

Peltier LF (1952) Fat embolism following intramedullary nailing. Report of a fatality. Surgery 32:719–722

Peltier LF (1954) Fat embolism: The detection of fat embolism in the circulating blood. Surgery 36:198–203

Peltier LF (1956) Fat embolism. I. The amount of fat in human long bones. Surgery 40:657–660

Peltier LF (1957) An appraisal of the problem of fat embolism. Int Abst Surg 104:313–324

Peltier LF (1969) Fat embolism: A current concept. Clin Orthop 66:241–253

Peltier LF (1969) Fat embolism. III. The toxic properties of neutral fat and free fatty acids. Surgery 40:665–670

Peltier LF, Collins JA, Evarts CM, Sevitt S (1974) Fat embolism. A panel by correspondence. Arch Surg 109:12–16

Peltier LF, Scott JR (1957) Fat embolism. Changes in the level of the blood lipase following the intravenous injection of neutral fat, fatty acids, and other substances into dogs. Surgery 42:541–547

Peltier LF, Wheder DH, Boyd HM, Scott JR (1956) Fat embolism. II. The chemical composition of fat obtained from human long bones and subcutaneous tissue. Surgery 40:661–664

Penberthy GC, Begle HL (1927) Golf ball injury, hemophilia, optic atrophy. J Michigan State Med Soc 26:628–629

Penschuck C (1980) Verletzungsursachen beim Drachenfliegen. Chirurg 51:336–340

Penzholz H (1972) Die Schädelhirnverletzung im Kindesalter. Langenbecks Arch Chir 332:651–658

Perino S, Maschio A, Beltramello A, Benali A, Bricolo A (1978) The role of computed tomography in the diagnosis and management of head injuries. Review of 442 cass. J Neurosurg Sci 22:51–62

Pernkopf E (1957) Topographische Anatomie des Menschen, Bd 4. Urban & Schwarzenberg, München Berlin

Perrig H (1932) Zur Anatomie, Klinik und Therapie der Verletzungen und Aneurysmen der Arteria vertebralis. Beitr Klin Chir 154:272–307

Perry JF, McClellan RJ (1964) Autopsy findings in 127 patients following fatal traffic accidents. Surg Gynecol Obstet 119:586–590

Peters G (1962) Ergebnisse vergleichender anatomisch-pathologischer und klinischer Untersuchungen an Hirngeschädigten. In: Paetzoldt F, Dierkes C, Goetz F (Hrsg) Arbeit und Gesundheit. Neue Folge. Heft 74. Thieme, Stuttgart

Peters G (1977) Klinische und pathologisch-anatomische Befunde. In: Müller E, Peters G (Hrsg) Hirnverletzung und Alter. Klinische und pathologisch-anatomische Befunde. Arbeit und Gesundheit. Neue Folge. Heft 92. Thieme, Stuttgart, S 1–6

Petersen BJ, Petty CS (1962) Sudden natural death among automobile drivers. J Forens Sci 7:274–285

Petersmann H (1976) Fettembolie – eine Komplikation bei Mehrfachfrakturen. Münch Med Wochenschr 118:1435–1436

Peterson E, Wenker H (1968) Verletzungen des Zentralnervensystems durch Sportunfälle. Beitr Neurochir 15:233–244

Petit-Dutaillis P, Janet H, Thiébaut F, Guillaumat L (1949) Effets d'une inversion circulatoire par anastomose carotido-jugulaire sur une hémiplégie droite avec aphasie due à une thrombose de la carotide interne d'origine inconnue chez un adolescent de 13 ans. Rev Neurol 81:997–1008

Petitpierre M (1939) Die Wintersportverletzungen. Enke, Stuttgart

Petrie H (1978) Mehr Kindesmißhandlungen – auch ein ärztliches Problem. Dtsch Ärztebl:509–513

Petty PG (1977) The influence of seat belt wearing on the incidence of severe head injury. 6th IAATM Conf

Pevsner PH (1979) Computed tomography of head injury: Practice and pitfalls. In: Popp AJ, Bourke RS, Nelson LR, Kimelberg HK (eds) Neuraltrauma. Raven Press, New York, pp 263–271

Pevsner PH, Garcia-Bunnel R, Leeds N, Finkelstein M (1976) Subependymal and intraventricular hemorrhage in neonates. Radiology 119:111–114

Pfanner W (1942) Zur Pathogenese der Fettembolie. Bruns Beitr Klin Chir 173:292–304

Pfeil E (1988) Verletzungen im Fußballsport. Enke, Stuttgart

Phan N van, David H (1959) Fettembolie bei cerebraler hämolytischer Anämie. Z Ges Inn Med 14:507–508

Philadelphy G (1970) Das Verletzungsbild des alpinen Skilaufs. Z Allgemeinmed 49:1594–1596

Philippides D, Linck P, Montrieul B (1954) Thrombose de la carotide interne par contusion buccale para amygdalienne. Rev Oto-Neuro-Ophthalmol 26:39–40

Philipps PS, Pickrell E, Morse TS (1974) Intentional burning: A severe form of child abuse. J Am Coll Emerg Phys 3:388–390

Phillips JY (1955) Cerebral cortical damage incident to chronic subdural hematoma in infancy. Bull Los Angeles Neurol Soc 20:30–36

Pia HW (1954) Zur Pathogenese und Frühbehandlung der wachsenden Schädelfraktur des Kindesalters. Dtsch Z Nervenheilkd 172:1–11

Pia HW (1955) Das subdurale Hämatom im Kindesalter. Med Bild Roche 1:159

Pia HW (1957) Differentialdiagnose und Therapie der cerebralen Fettembolie. Dtsch Z Chir 287:677–681

Pia HW (1959) Ätiologie und Therapie der subduralen Blutungen im Kindesalter. Zentralbl Neurochir 19:312

Pia HW (1961) Das traumatische subdurale Hydrom. Zentralbl Neurochir 21:74–84

Pia HW (1964) Die traumatischen Hirnblutungen des Kindesalters. Acta Neurochir 11:583–600

Pia HW (1966) Hirnverletzungen bei Kindern und ihre akuten Komplikationen. Münch Med Wochenschr 108:760–768

Pia HW, Tönnis W (1953) Die wachsende Schädelfraktur des Kindesalters. Zentralbl Neurochir 13:1–23

Pickles W (1949) Acute focal edema of the brain in children in head injuries. New Engl J Med 240:92–95

Pickles W (1950) Acute general edema of the brain in children with head injuries. New Engl J Med 242:607–611

Pike JB (1958) In utero depressed fracture of fetal skull. Med Times (New York) 86:869–871

Pilz P, Strohecker J, Grobovschek M (1982) Survival after post-traumatic ponto-medullary tear. J Neurol Neurosurg Psychiatry 45:422–427

Pinkney LE, Kennedy LA (1980) Fractures of the infant skull caused by animal bites. Amer J Roentgenol 135:179–180

Pioch W (1961) Embolie due à la présence de tissue cérébral dans les poumons à la suite d'une contusion cranienne. Excerpta Medica Nr 34

Pioch W (1961) Beobachtungen bei Unterdruck-Höhentod. Dtsch Z Ges Gerichtl Med 51:420

Pioch W (1964) Demostration zum Thema: Gewaltsamer Tod. Hirngewebsembolie in die Lungen als Folge von Schädelquetschung. Acta Med Leg Soc (Liege) 17:95–98

Pitner AW (1966) Carotid thrombosis due to intraoral trauma. An unusual complication of a common childhood accident. New Engl J Med 274:764–767

Planitzer J, Eschenderlein R, Schulze HAF, Lehmann R (1985) Computertomographische Untersuchungen bei irreversiblem zerebralen Funktionsausfall. Psychiatr Neurol Med Psychol 37:509–517

Platt ES (1954) Orbitocranial penetrating injuries. Am J Opthalmol 37:758–763

Plauche WC (1979) Fetal cranial injuries related to delivery with the Malström vacuum extractor. Obstet Gynecol 53:750–757

Plueckhahn VD (1980) Road traffic accidents and the prevention of injury and death of vehicle occupants. Med Sci Law 20:28–34

Pöschl M, Krieger G (1963) Todesfälle beim Sport und medizinische Fragen ihrer Prophylaxe. Münch Med Wochenschr 105:2205–2216

Pomatti G (1895) Über einen Fall von Fettembolie des Gehirns. Med Dissertation, Universität Zürich

Ponte C, Remy J, Christiaens JL, Bonte C, Lacombe A, Lefevre P (1971) Hématomas intracérébral et sous-dural chez un nouveau-né. Arch Franc Pediatr 28:267–276

Pool JL, Potts DG (1965) Aneurysms and arterio-venous anomalies of the brain. Diagnosis and treatment. Hoeber, New York

Popa GT (1924) Structure fonctionelle de la dure-mère crânienne, avec considérations générales sur les facteurs mécaniques crâniens chez les vertébrés en général et chez l'homme en particulier. Ann Sci de l'Univ de Jassy 13:119–192

Popa GT (1936) Mechanostruktur und Mechanofunktion der Dura mater des Menschen. Morphol Jahrb 78:85–188

Popielski B (1934) Todesfälle beim Boxen. (Polnisch). Polska Gaz Lek 13:283–295, Ref Dtsch Z Ges Gerichtl Med 5:448 (1935)

Porubsky V (1958) Tödlicher Unfall mit einem Speer. (Slowakisch mit deutscher Zusammen-
  fass). Soudni Lék 3:171–175 Ref. Dtsch Z Ges Gerichtl Med 49:307 (1959/1960)
Pothe H (1964) Chronische Subduralhaematome bei Boxern. Beitr Neurochir 8:232–237
Potondi A, Dömötör E, Gabor I, Orovecz B (1965) Sturzverletzungen Betrunkener und ihre foren-
  sische Bedeutung. Dtsch Z Ges Gerichtl Med 56:191–196
Pott R (1911) Über Tentoriumzerreißungen bei der Geburt. Z Geburts-Hülfe 69:674–718
Potter EL (1952) Pathology of the foetus and the newborn. Year Book, Chicago
Potter EL (1961) Pathology of the fetus and enfant, 2nd edn. Year Book, Chicago
Pribilla O (1969) (Hrsg) Beiträge zur Untersuchung und Dokumentation des tödlichen Verkehrs-
  unfalles. Hefte Unfallheilkd 98:1–76
Pribilla O, Peters K (1969) Die Dokumentation und Datenverarbeitung des tödlichen Verkehrs-
  unfalles. In: Pribilla O (Hrsg) Beiträge zur Untersuchung und Dokumentation des tödlichen
  Verkehrsunfalls. Hefte Unfallheilkd 98:53–76
Pribilla O, Zöllner K (1963) Chirurgische und pathologisch-anatomische Befunde bei Verkehrs-
  unfällen. Dtsch Z Ges Gerichtl Med 54:72–77
Prietzel F (1940) Tödliche Skistockverletzung im weichen Gaumen. Monatsschr Ohrenheilkd
  74:309–311
Pritz HB (1983) Experimental investigation of pedestrian head impacts on hoods and fenders of
  production vehicles. In: Pedestrian impact injury and assessment. P 721. Soc Automot Engin,
  Warrendale, PA, pp 67–76
Prokop O (1960) Lehrbuch der gerichtlichen Medizin, 2. Aufl. VEB Verlag Volk & Gesundheit,
  Berlin
Pudenz RH, Todd EM, Shelden CH (1961) Head injuries in infants and young children. Califor-
  nia Med 94:66–71
Pugliese V (1904) Frattura des os frontale traumatismo intrauterino. Arch Ital (Napoli) 7:68–70
Pünder H, Schmidt KH (1955) Zur Fettembolie mit Augenbeteiligung. Klin Monatsbl Augen-
  heilkd 127:427–431
Putet G, Lapras C (1981) Les traumatismes crâniens et les lésions nerveuses en rapport avec les
  applications de forceps. Rev Franc Gynécol Obstét 76:125–128
Quadbeck G, Helmchen H (1957) Die Blut-Hirnschranke. Dtsch Med Wochenschr 82:
  1377–1382
Quandt J, Sommer H (1965) Beitrag zur Pathogenese der Encephalopathia pugilistica (Boxer-
  encephalopathie). Psychiatr Neurol Med Psychol (Leipzig) 17:448–451
Queloz JM (1967) L'hématome épidural infantile. Thèse médecine, Université Geneve
Quervain F de (1896) Über Cephalhydrocele traumatica. Arch Klin Chir 51:459–483
Raevuori-Navallinmaa S (1951) Brain injuries attributable to boxing. Acta Psychiatr Neurol
  (Suppl) 60:51–56
Raimondi AJ, Pandurovic S (1968) Embolism caused by brain tissue as a consequence of severe
  head injury. (Kroatisch). Med Glas (Belgrade) 22:49–53
Raimondi AJ, Evans JP, Mullan S (1962) Studies of cerebral edema. III. Alterations in the white
  matter: An electron microscopic study using ferritin as a labelling compound. Acta Neuro-
  pathol 2:177–197
Raimondi AJ, Choux M, Di Rocco C (eds) (1986) Head injuries in the new born and infant. Sprin-
  ger, New York Berlin Heidelberg Tokyo
Ramamurthi B, Kalyanaraman S (1970) Rationale for surgery in growing fractures of the skull. J
  Neurosurg 32:427–430
Ramb H (1937) Cerebrale Fettembolie mit Stauungspapille. Chirurg 9:147
Raney EH (1970) Fetal death secondary to nonpenetrating trauma to the gravid uterus. Am J
  Obstet Gynecol 106:313–314
Rangel RA (1978) Computerized axial tomography in brain death. Stroke 9:597–598
Rapoport SI (1976) Blood-brain barrier permeability, autoregulation of cerebral blood flow and
  brain edema. In: McLaurin RL (ed) Head injuries. Proc 2nd Chicago Sympos Neural Trauma.
  Grune & Stratton, New York, pp 115–121
Rapoport SI (1976) Blood brain barrier in physiology and medicine. Raven Press, New York
Rappaport H, Raum M, Horrell JB (1951) Bone marrow embolism. Am J Pathol 27:407–426
Rappaport ZH, Brinker RA, Rovit RL (1978) Evaluation of brain death by contrast enhanced
  computerized cranial tomography. Neurosurgery 2:230–232

Rappaport ZH, Shaked I, Tadmor R (1982) Delayed epidural hematoma demonstrated by computed tomography: Case report. Neurosurgery 10:487–489

Rappaport ZH, Sahar A, Shaket I, Findler G, Tadmor R (1984) Computerized tomography in combat related craniocerebral penetrating missile injuries. Israel J Med Sci 20:668–671

Raschke E, Schal HJ (1970) Über die Fettembolie bei Extremitätenfrakturen mit Berücksichtigung des Krankenguts der chirurgischen Universitätsklinik Bonn von 1928–1967. Ergeb Chir Orthop 53:99–144

Rauber A, Kopsch F (1940) Lehrbuch und Atlas der Anatomie des Menschen, 15. umgearbeit. Aufl, Bd III. Nervensystem, Sinnesorgane. Thieme, Leipzig, S 105

Rauschelbach HH, Jochheim KA (1984) (Hrsg) Das neurologische Gutachten. Thieme, Stuttgart New York

Ravani B, Brougham D, Mason RT (1981) Pedestrian post-impact kinematics and injury patterns. Proc 25th Stapp Car Crash Conf, Soc Automot Engin, Warrendale, PA, pp 791–822

Rawl AE (1957) Depressed skull fracture in utero; a case report and review of the literature. J South Carolina Med Ass 53:44–45

Read D, Esiri MM (1979) Fusiform basilar artery aneurysm in a child. Neurology 29:1045–1049

Recklinghausen F von (1863) Zur Fettresorption. Virchows Arch Pathol Anat 26:172–208

Reddemann H, Seidlitz G (1974) Zur Ätiologie und Pathogenese der sogenannten geburtstraumatischen intrakraniellen Blutung und ihre Bedeutung für die Säuglingssterblichkeit. Dtsch Gesundheitsw 29:882–888

Redondo JA, Lausberg G (1967) Das Schädelhirntrauma im höheren Lebensalter. Zentralbl Neurochir 28:181–191

Reeves JS, Mendryk (1972) A study of the incidence, nature and cause of hockey injuries in the Greater Edmonton Metropolitan Area. Paper present Can Ass Sports Sci Convent, Vancouver, British Columbia, 31 October 1972

Rehn H (1968) Die knöchernen Verletzungen der Wirbelsäule (Bedeutung des Erstbefundes für die spätere Begutachtung). In: Junghanns H (Hrsg) Die Wirbelsäule in Forschung und Praxis, Bd 40. Hippokrates, Stuttgart, S 131–138

Reh H (1979) Selbsttötung mit einem primitiven Schießgerät. Arch Kriminol 163:100–104

Rehbein F (1972) (Hrsg) Der Unfall im Kindesalter. Klinik-Rehabilitation-Prophylaxe. Hippokrates, Stuttgart

Rehman I (1981) Detailed layer by layer autopsy for head and neck trauma. Report to US Dept Navy

Rehn J (1957) Experimentelle Untersuchungen zur Entstehung der Fettembolie beim Knochenbruch. Dtsch Z Chir 285:230–238

Reichardt M (1904) Zur Entstehung des Hirndrucks bei Hirngeschwülsten und anderen Hirnerkrankungen und über eine bei diesen zu beobachtende besondere Art der Hirnschwellung. Dtsch Z Nervenheilkd 28:306–355

Reichardt M (1942) Einführung in die Unfall- und Invaliditätsbegutachtung. Fischer, Jena

Reichardt M (1957) Das Hirnödem, Anhang: Die Hirnschwellung. In: Lubarsch, Henke F, Rössle F (Hrsg) Handbuch der speziellen pathologischen Anatomie und Histologie, Bd 13/3. Scholz W (Hrsg) Nervensystem. Springer, Berlin Göttingen Heidelberg, S 1229–1283

Reid SE, Swan V (1952) Varsity football injuries. Northwest Univ Med School Bull 26:212–218

Reid WL (1940) Cerebral herniation through the incisura tentorii. A clinical, pathological and experimental study. Surgery 8:756–770

Reid WL, Cone WV (1939) The mechanism of fixed dilatation of the pupil resulting from ipsilateral cerebral compression. J Am Med Ass 112:2030–2034

Reigh EE, Nelson M (1962) Posterior-fossa subdural hematomas with secondary hydrocephalus. Report of case and review of the literature. J Neurosurg 19:346–348

Reimann W (1961) Zur Mechanik der Schädelbasisringbrüche. Dtsch Z Ges Gerichtl Med 51:601–608

Reinhold E, Georgiades E (1972) Perinatale Hirnschäden aus der Sicht des Geburtshelfers. Wien Med Wochenschr 122:743–747

Rekate HL, McClelland CW, Rekate MW (1983) The neurosurgical implications of child abuse. In: Shapiro K (ed) Pediatic head trauma. Futura, Mount Kisco, pp 195–211

Remschmidt H (1983) Kindesmißhandlung. Monatsschr Kinderheilkd 13:408–412

Renger F (1949) Chronisches Durahämatom durch „Medizin"ballwurf mit tödlichem Ausgang. Dtsch Gesundheitsw 4:1301–1304

Retif J, Brihaye J, Potvliege R, Flament J, Hasaerts R (1958) Anévrisme carotido-caverneux, posttraumatique evoluant dépuis dix-sept ans sans exophtalmie. Acta Neurol Psychiatr 58:810–815

Reulen HJ, Hofmann HF, Baethmann A (1964) Die Beeinflussung des experimentellen Hirnödems bei der Ratte mit einer Nicotinsäuretheophyllin Verbindung. Z Ges Exper Med 138:246–256

Reuss A von (1914) Die Krankheiten des Neugeborenen. Springer, Berlin

Reuter F (1901) Über die anatomischen Befunde beim Tod durch Erdrosseln und durch Erwürgen. Z Heilkd 22:145–172

Reuter F (1938) Mord durch Fenstersturz. Beitr Gerichtl Med 14:43–50

Ribbert H (1894) Fettembolie. Korresp-Blatt Schweiz Ärzte 24:457

Ribbert H (1900) Zur Fettembolie. Dtsch Med Wochenschr 26:419–421

Richling B, Sorgo G (1984) Dynamische Funktionsprüfung des Sturzhelms. Teil 1 – Versuchsanordnung und Aufschlagpendel. Beitr Gerichtl Med 42:445–454

Richter C (1960) Schädelfrakturen und ihre Auswirkungen bei 100 Motorradunfällen. Chirurg 31:416–421

Richter HR (1953) Collaterals between external carotid artery and vertebral artery in cases of thrombosis of internal carotid artery. Acta Radiol 40:108–112

Rickham PP (1961) Head injuries in childhood. Helv Chir Acta 28:560–575

Riemer R (1981) Schwere Sportverletzungen im Kindesalter. Unfallheilkunde 84:405–412

Riessner D, Zülch HJ (1939) Über die Formveränderungen des Gehirns (Massenverschiebungen, Zisternenverquellung) bei raumbeengenden Prozessen. Dtsch Z Chir 253:1–61

Rieth KG, Schwartz FT, Davis DO (1979) Acute isodense epidural hematoma on computed tomography. J Comput Assist Tomogr 3:691–693

Rinskey LA, Reynolds GG, Jameson RM, Hamilton RD (1976) A cervical spinal injury following chiropractic manipulation. Paraplegia 13:223–227

Riska EB, Myllynen P (1982) Fat embolism in patients with multiple injuries. J Trauma 22:891–894

Rivara FP (1985) Epidemiology of violent death in children and adolescents in the United States. Pediatrician 12:3–10

Rivara FP, Dicker BD, Bergman AB, Dacey R, Herman C (1988) The public cost of motorcycle trauma. J Am Med Ass 260:221–223

Robb-Smith AHT (1941) Pulmonary fat embolism. Lancet I:135–141

Roberts AH (1969) Brain damage in boxers. A study of prevalence of traumatic encephalopathy among ex-professional boxers. Pitman Medical Scientific Publisher, London

Roberts B, Peskin GW, Wood FA (1958) Internal corotid artery thrombosis. Arch Surg 76:483–491

Roberts MH (1925) Spinal fluid in newborn; with especial reference to intracranial hemorrhage. J Am Med Ass 85:500–503

Robertson WC, Chun RWM, Orrison WW, Sackett JF (1979) Benign subdural collections of infancy. J Pediatr 94:382–385

Robson SEE (1979) Some factors in the prevention of equestrian injuries. Br J Sportsmed 13:33–35

Rödberg C, Söderlundh S (1975) Computer tomography in cerebral deaths. Acta Radiol (Suppl) 346:119–126

Rodiek SO (1984) Computertomographische Klassifikation von Kopfschußverletzungen. Fortschr Röntgenstr 141:11–17

Röding H (1967) Der gegenwärtige Stand der Fettembolieforschung – therapeutische Konsequenzen. Monatsschr Unfallheilkd 70:141–151

Rodney zit nach Dyer I, Barkley DL (1962)

Rogatz JL (1942) Subdural hematoma in infancy; report of case aged 7 months. Arch Pediatr 59:565–573

Rogers LF (1971) The roentgenographic appearance of transverse or Chance fractures of the spine: The seat belt fracture. Rad Ther Nucl Med 3:844–849

Rogers WA (1957) Fractures and dislocations of the cervical spine. An endresult study. J Bone Joint Surg 39A:341–376

Rogulic J, Schmutterer J (1973) Kindliche Schädelfrakturen in utero. Ein kasuistischer Beitrag. Geburtsh Frauenheilkd 33:898–900

Rohrbach H (1953) Gehirnventrikelblutungen als häufiger Sektionsbefund bei Feten und Frühgeburten. Zentralbl Gynäkol 75:1709–1712

Rokkanen P, Lahdensuu M, Kataja J, Julkunen H (1970) The syndrome of fat embolism: Analysis of thirty consecutive cases compared to trauma patients with similar injuries. J Trauma 10:299–306

Romanowski U, Wilhelms E (1981) Tödliche Schädelverletzung durch Leuchtzeichen. Kriminal Forens Wissensch 43:69–72

Romhanyi I, Jegesi L (1968) Die Besonderheiten der Fett- und Knochenmarkembolie bei Rippenbrüchen nach der Wiederbelebung. Kongr Ungar Gesellsch Gerichtl Med, Budapest, 1968

Roosen K, Weichert HC (1979) Schußverletzung des Gehirns im axialen Computertomogramm. Aktuelle Traumatol 9:205–207

Rosen VH (1945) Traumatic neuropathy of brachial plexus in paratroopers. Bull US Army Med Dept, No 84, pp 121–122

Rosenberg O (1921) Die Pachymeningosis haemorrhagica interna im Kindesalter. Ergebn Inn Med Kinderheilkd 20:549

Rosemeyer B (1979) Verletzungen beim Skateboard-Fahren. Münch Med Wochenschr 121:485–488

Rosenorn J, Gjerris F (1978) Long-term follow-up review of patients with acute and subacute subdural hematomas. J Neurosurg 48:345–349

Ross APJ (1970) The fat embolism syndrome: With special reference to the importance of hypoxia in the syndrome. Ann Royal Coll Surg 46:159–171

Ross G (1975) Spontaneous elevation of a depressed skull fracture in an infant. J Neurosurg 42:726–727

Ross JJ, Dimmette RM (1965) Subependymal cerebral hemorrhage in infancy. Am J Dis Child 110:531–542

Rossak R (1968) Zur Frage organischer Schädigungen bei Schleudertraumen der Halswirbelsäule. Beitr Z Orthop 104:310–315

Rössle R (1944) Über die Luftembolie der Capillaren des großen und kleinen Kreislaufs. Virchows Arch Pathol Anat 313:1–27

Rössle R (1945) Ursachen und Folgen der arteriellen Luftembolien des großen Kreislaufes. Virchows Arch Pathol Anat 314:511–533

Rössle R (1948) Über die ersten Veränderungen des menschlichen Gehirns nach arterieller Luftembolie. Virchows Arch Pathol Anat 315:461–480

Rothballer AB (1962) Traumatic cerebellar haematoma in the newborn. Case report of operative removal with survival. J Neurosurg 19:913–915

Röthig W (1976) Der sog. Druckkonus des Kleinhirns. Gegenbaurs Morphol Jahrb 122:882–907

Rothman L, Rose HS, Laster DW, Quencer R, Tenner M (1976) The spectrum of growing skull fractures in children. Pediatrics 57:26–31

Rowbotham GF (1949) Acute injury of the head. Williams & Wilkins, Baltimore

Roy SP (1974) The nature and frequency of rugby injuries. A pilot study of 300 injuries at Stellenbosch. South African Med J 48:2321–2327

Rubia FJ, Schulz HJ (1963) Elektronenmikroskopische Untersuchung des Blut- Luft-Weges bei der experimentellen Fettembolie der Lunge. Beitr Pathol Anat 128:78–102

Rubin A (1964) Birth injuries: Incidence, mechanism and end results. Obstet Gynecol 23:218–221

Rubovits FE (1964) Traumatic rupture of the pregnant uterus from „seat belt" injury. Am J Obstet Gynecol 90:828–829

Ruckensteiner E, Zöllner F (1929) Über die Blutungen im Gebiete der Vena terminalis bei Neugeborenen. Frankf Z Pathol 37:568–578

Rudelli R, Strom JO, Welch PT, Ambler MW (1982) Posttraumatic premature Alzheimer's disease. Neuropathologic findings and pathogenetic considerations. Arch Neurol 39:570–575

Rumball CA (1949) Tonic fits and glycosuria due to fat embolism. Lancet II:13

Rumbaugh CL, Bergeron RT, Talalla A, Kurze T (1970) Traumatic aneurysms of the cortical cerebral arteries. Radiology 96:49–54

Rupprecht E, Berger G (1976) Die klinische und röntgenologische Symptomatik der Kindesvernachlässigung und Kindesmißhandlung. Kinderärztl Praxis 44:113–123

Russell D (1941) Discussion on fat embolism and the brain. Proc Royal Soc Med 34:645–650

Russel PA (1965) Subdural haematoma in infancy. Br Med J II:446–448

Ryan GA (1967) Injuries in traffic accidents. New Engl J Med 276:1066–1076

Ryan MG, Davies AD, Oates RK (1977) One hundred and eighty seven cases of child abuse and neglect. Med J Aust 64:623–628

Rydberg E (1932) Cerebral injury in newborn children consequent with birth injury, with an inquiry into the normal and pathological anatomy of the neuroglia. Levin & Munksgaard, Kopenhagen

Saar G von (1913) Die Sportverletzungen. Neue Deutsche Chirurgie, Bd 13. Enke, Stuttgart

Sack K, Wegener F (1968) Artefizielle postmortale Fettembolie. Zentralbl Allg Pathol Anat 111:24–31

SAE child injury and restraint. P-135 (1983) Conf Proc, Soc Automot Engin, Warrendale, PA, October 1983

Saegesser M (1965) Die Fettembolie in der täglichen Unfallpraxis. Münch Med Wochenschr 107:763–765

Saeki N, Hinokuma K, Uemura K, Makino H (1979) Subacute bilateral epidural hematomas in an infant. Surg Neurol 11:67–69

Saikku LA (1954) Fat embolism in connection with treatment of fractures. Acta Chir Scand 108:275–282

Sakamoto T, Sawade Y, Yukioka T, et al (1983) Computed tomography for diagnosis and assessment of cerebral fat embolism. Neuroradiology 24:283–285

Säker G (1955) Fettembolie bei Verkehrsunfällen. Münch Med Wochenschr 19:625–628

Salamon G, Huang YP (1980) Computed tomography of the brain. Atlas of normal anatomy. Springer, Berlin Heidelberg New York

Salomonsen L (1928) Role of birth injuries in pathology of children. Norsk Mag Laegevid 89:587–597

Saldeen T (1967) Fatal neck injuries caused by use of diagonal safety belts. J Trauma 7:856–862

Saldeen T (1970) Fat embolism and signs of intravascular coagulation in a posttraumatic autopsy material. J Trauma 10:273–286

Samek L (1965) Unfall und Unfallverhütung beim Basketball. Medizin Sport 5:160–164

Sanders WR, Hamilton DJ (1879) Lipaemia and fat embolism in the fatal dyspnoea and coma of diabetes. Edinburgh Med J 25:48–57

Sasaki N (1971) Clinicopathologic study on traumatic fat embolism. (Japanisch). J Jap Orthop Ass 45:143–160

Saternus KS (1973) Tödliche Unfälle von Fußgängern im Straßenverkehr. Z Rechtsmed 73:279–289

Saternus KS (1975) Plötzlicher Tod am Unfallort bei Fußgängern. Kriminalistik 29:498–501

Saternus KS (1979) Die Verletzungen von Halswirbelsäule und Halsweichteilen. In: Junghanns H (Hrsg) Die Wirbelsäule in Forschung und Praxis, Bd 84. Hippokrates, Stuttgart

Sato O, Tsugane R, Kageyama N (1975) Cerebrospinal fluid pulsatile force and ventricular dilatation in cases of growing skull fracture. Neurochirurgia 17:1–11

Sauer H, Kurz R, Funk M (1975) Über thoraco-abdominale- und Knochenverletzungen bei Kindesmißhandlungen. Monatsschr Unfallheilkd 78:533–543

Saulsbury FT, Alvord BA (1982) Intracranial bleeding from child abuse. Pediatr Radiol 12:175–178

Saunders BS, Lazoritz S, Mc Arbor RD, Mashall P, Bason WM (1979) Depressed skull fractures in the neonate. J Neurosurg 50:512–514

Schechter MM, Zingesser LH (1966) Special procedures in the management of traumatic lesions of the head and neck. Radiol Clin North Am 4:53–74

Scheibe J (1963) Die Bedeutung des Sturzhelmes bei der Schädelverletzung des Motorradfahrers. Monatsschr Unfallheilkd 66:208–213

Scheinker IM (1943) Formation of demyelinated plaques associated with cerebral fat embolism in man. Arch Neurol Psychiatr 49:754–764

Scheinker M (1945) Transtentorial herniation of the brain stem; a characteristic clinicopathologic syndrome; pathogenesis of hemorrhages in the brain stem. Arch Neurol Psychiatr 53:289–298

Schellmann B, Vock R (1981) Tödlicher Badeunfall durch Windsurfer. Beitr Gerichtl Med 39:269–272

Schellmann B, Schober H, Prestele H, Brunner P (1980) Topografie der posttraumatischen Fettembolie. Histologische und statistische Untersuchungen an Lungengroßflächenschnitten. Z Rechtsmed 85:45–54

Schenken JR, Coleman FC (1943) Bone marrow and fat embolism following fracture of the femur. Am J Surg 61:126–127

Scherz RG (1981) Fatal motor vehicle accidents of child passengers from birth through 4 years of age in Washington State. Pediatrics 68:572–575

Schettler G, Schwartzkopff W (1962) Klinische Grundlagen der parenteralen Ernährung. Dtsch Med Wochenschr 87:2667–2673

Schewe G, Adebahr G (1970) Sekundärschäden am Gehirn bei Schädeltrauma. Z Rechtsmed 67:129–146

Schinz HR, Baensch WE, Friedl E, Uehlinger E (1952) Lehrbuch der Röntgendiagnostik, 5. Aufl. Thieme, Stuttgart

Schipke R, Riege D, Scoville WB (1954) Acute subdural hemorrhage at birth. Pediatrics 14:469–474

Schirmer M (1969) Die Rolle des Schädel-Hirn-Traumas beim tödlichen Verkehrsunfall. Münch Med Wochenschr 45:2350–2353

Schlag G, Regele H (1972) Lungenbiopsien bei hypervolämisch-traumatischen Schock. Ein Beitrag zur Pathogenese der sog. Fettembolie. Med Welt 23:1755–1758

Schmid L, Hornof Z, Kral J (1962) Sportunfälle mit tödlichem Ausgang und Maßnahmen zu ihrer Verhütung. Volk und Gesundheit, Berlin

Schmidt G (1978) Verletzungsschwere und Aufprallgeschwindigkeit. Hefte Unfallheilkd 132:24–30

Schmidt G (1986) Röntgenologischer Nachweis der Luftembolie. In: Eisenmenger W, Liebhardt E, Schuck M (Hrsg) Medizin und Recht. Festschrift für Wolfgang Spann. Springer, Berlin Heidelberg New York Tokyo S 286–296

Schmidt G, Kallieris D (1982) Use of radiographs in forensic autopsy. Forens Sci 19:263–270

Schmidt G, Kallieris D, Barz J, Mattern R, Klaiber J (1975) Neck and thorax tolerance levels of belt-protected occupants in head-on collisions. Proc 19th Stapp Car Crash Conf, Soc Automot Engin, Warrendale, PA, pp 225–257

Schmidt G, Kallieris D, Barz J, Mattern R, Schulz F (1978) Belastbarkeitsgrenze und Verletzungsmechanik der angegurteten Autoinsassen. FAT Schriftenreihe Forschungsvereinigung Automobiltechnik (FAT), Nr. 6. Verband der Deutschen Automobilindustrie, Frankfurt/Main

Schmidt G, Kallieris D, Barz J, Mattern R, Schulz F, Schüler F (1980) Belastbarkeitsgrenzen des angegurteten Fahrzeuginsassen bei der Frontalkollision. Schriftenreihe Forschungsvereinigung Automobiltechnik (FAT), Nr. 15, Verband der Deutschen Automobilindustrie. Frankfurt/Main

Schmidt G, Kallieris D, Gerstner T, Kemmer H (1983) Retrospektive Untersuchung von 385 tödlichen Fußgängerunfällen. Beitr Gerichtl Med 41:233–238

Schmidt G, Schüler F, Mattern R, Kallieris D (1985) Head injuries of motorcyclists with and without helmet protection. 10th Congr Inernat Ass Acc Traff Med, 27–31 May 1985, Tokyo, Japan, pp 6-1 to 6-5

Schmidt JH (1958) Fatal bone marrow embolism following thoracotomy. Am J Surg 95:94–101

Schmidt MB (1905) Über die Gehirnpurpura und hämorrhagische Encephalitis. Beitr Pathol Anat (Suppl) 7:419–455

Schmidt O (1929) Zum Nachweis cerebraler Fett- und Luftembolie. Dtsch Z Ges Gerichtl Med 13:231–236

Schmidt W (1901) Ein Beitrag zur Statistik des Erhängungstodes. Med Dissertation, Universität-Berlin

Schmitt BD, Kempe CH (1975) The battered child syndrome. In: Vinken PJ, Bruyn GW in collaboration with Braakman R (eds) Injuries of the brain and skull, part I. Handbook of clinical neurology, vol 23. North Holland, Amsterdam Oxford, pp 603–608

Schmitt HP (1983) Sportunfall oder natürlicher Tod? Haematocephalus internus durch Ruptur eines Plexus-chorioideus-Angioms. Z Rechtsmed 91:129–133

Schmitt HP, Sander E (1981) Tödliche basale Subarachnoidalblutung nach „Schlägerei". Ruptur der Vena magna-parva Galeni bei Vorschädigung. Z Rechtsmed 86:149–159

Schmitter H (1958) Über die Behandlung der Fettembolie mit Decholin. Münch Med Wochenschr 100:1658–1660

Schneider H, Ballowitz L, Schachinger H, Hanefeld F, Droszus JU (1975) Anoxic encephalopathy with predominant involvement of basal ganglia, brain stem and spinal cord in the perinatal period. Report on seven newborns. Acta Neuropathol 32:287–298

Schneider H, Sperner J, Droszus U, Schachinger H (1976) Ultrastructure of the neuroglial fatty metamorphosis (Virchow) in the perinatal period. Virchows Arch Abt A 372:183–194

Schneider K (1984) Das Risiko einer Hirnverletzung beim Fußball-Kopfstoß. Unfallheilkunde 87:40–42

Schneider P (1928) Zerreißung des Bandapparates zwischen Hinterhaupt und Halswirbelsäule. Beitr Gerichtl Med 8:96–104

Schneider P (1929) Die häufigsten tödlichen Folgen von Verkehrsunfällen. Dtsch Z Chir 219:367–373

Schneider RC (1952) Fat embolism. A problem in the differential diagnosis of craniocerebral trauma. J Neurosurg 9:1–14

Schneider RC (1966) Serious and fatal neurosurgical football injuries. Clin Neurosurg 12:226–236

Schneider RC (1970) Concomitant craniocerebral and spinal trauma, with special reference to the cervicomedullary junction. Clin Neurosurg 17:266–309

Schneider RC (1973) Head and neck injuries in football. Mechanism treatment, and prevention. Williams & Wilkins, Baltimore

Schneider RC, Gosch HH, Norrell H, Jerva M, Combs LW, Smith RA (1970) Vascular insufficiency and differential distortion of brain and cord caused by cervicomedullary football injuries. J Neurosurg 33:363–375

Schneider RC, Henderson JW (1952) Penetrating orbital wound with intracranial complications. Arch Ophthalmol 47:81–85

Schneider RC, Kennedy JC, Plant ML (eds) (1985) Sports injuries. Mechanisms, prevention, and treatment. Williams & Wilkins, Baltimore

Schneider RC, Kriss FC (1969) Decision concerning cerebral concussions in football players. Med Sci Sports 1:112

Schneider RC, McGillicuddy JE (1976) Concomitant craniocerebral and spinal trauma with special reference to the cerviocomedullary region. In: Vinken PJ, Bruyn GW in collaboration with Braakman R (eds) Injuries of the brain and skull, part II. Handbook of clinical neurology, vol 24. North Holland, Amsterdam Oxford, pp 141–178

Schneider RC, Peterson TR, Anderson RE (1985) Football. In: Schneider RC, Kennedy JC, Plant ML (eds) Sports injuries. Mechanisms, prevention, and treatment. Williams & Wilkins, Baltimore, pp 1–63

Schneider RC, Reifel E, Crisler HO, Osterbaan BG (1961) Serious and fatal football injuries involving head and spinal cord. J Am Med Ass 177:362–367

Schneider V (1975) Rechtliche, kriminologische und gerichtsmedizinische Aspekte zum Problem der Kindesmißhandlung und der Kindesvernachlässigung. Berl Ärztebl 88:640

Schneider V, Klug E (1971) Fettembolie der Lungen nach äußerer Herzmassage. Beitr Gerichtl Med 28:76–81

Schnitker MT (1949) A syndrome of cerebral concussion in children. J Pediatr 35:557–560

Schöche J, Leopold D, Wenzel O (1981) Spinale Traumen bei tödlichen Unfallverletzungen. Zentralbl Neurochir 42:9–18

Schoenmackers J (1950) Die Folgen intracardialer Injektion kleiner Luftmengen im Kaninchenversuch (Luft-Fettembolie). Virchows Arch Pathol Anat 318:48–60

Scholz W (1949) Histologische und topische Veränderungen und Vulnerabilitätsverhältnisse im menschlichen Gehirn bei Sauerstoffmangel, Ödem und plasmatischen Infiltrationen. Problemstellung und feingewebliche Situation. Arch Psychiatr Nervenkr 181:621–640

Schöter I, Wassmann H (1976) Der Reitunfall aus neurochirurgischer Sicht. Monatsschr Unfallheilkd 79:443–445

Schreiber MS (1959) Acute subdural hematoma in the newborn. Med J Aust 46:157–158

Schreiber MS (1963) Posterior fossa (cerebellar) haematoma in the new-born. Med J Aust 50:713–715

Schröder JM, Wechsler W (1965) Ödem und Nekrose in der grauen und weißen Substanz beim experimentellen Hirntrauma. Licht- und elektronenmikroskopische Untersuchungen. Acta Neuropathol 5:82–111

Schroeder KLE (1871) Lehrbuch der Geburtshülfe, 2. Aufl. Cohen, Bonn

Schubert GE (1971) Zur Histopathologie der Fettembolie. In: Koslowski L, Heller W, Durst J (Hrsg) Die posttraumatische Fettembolie. Schattauer, Stuttgart

Schubert W (1953) Luftembolien bei Erhängten. Dtsch Z Ges Gerichtl Med 42:289–293

Schubiger O, Valavanis A, Studemann G, Antonucci F (1986) Temporal bone fractures and their complications. Examination with high resolution CT. Neuroradiology 28:93–99

Schüller A, Morgan F (1946) Cephalhematoma deformans; late developments of infantile cephalhematoma. Surgery 19:651–660

Schuller E, Beier G (1981) Safety helmets shell material and head injury incidence in motorcycle accidents. Proc 6th Internat IRCOBI Conf, The Biomechanics of Impacts, 8–10 September 1981, Salon de Provence, France, pp 184–192

Schuller E, Beier G, Spann W (1982) Verletzungen des Kopfes und der Halswirbelsäule bei Schutzhelmträgern. 12. Kongr Int Akademie Gerichtl Soz Med, Wien, 17.–22. 5. 1982, Proc I:507–510

Schuller E, Beier G, Steiger T (1989) Injury patterns of restraint car occupants in near-side impacts. In: Side impact: Injury causation and occupant protection. SP 769. Soc Automot Engin, Warrendale, PA, pp 1–5

Schultze EOP (1919) Über Fettembolie. Langenbecks Arch Klin Chir 111:753–770

Schultze WH (1929) Selbsthilfe bei der Geburt oder Kindestötung. Dtsch Z Ges Gerichtl Med 13:21–27

Schulz F, Hildebrand E (1977) Exzessive generalisierte Fettembolie bei akut dystrophischer Fettleber. Med Klin 72:59–63

Schumacher M, Oehmichen M, König HG, Einighammer H (1983) Intravitale und postmortale CT-Untersuchungen bei Hirnschußverletzungen. Fortschr Röntgenstr 139:58–62

Schumacher M, Oehmichen M, König HG, Einighammer H, Bien S (1985) Computertomographische Untersuchungen zur Wundballistik kranialer Schußverletzungen. Beitr Gerichtl Med 43:95–101

Schüttemeyer W (1952) Marknagelung und Fettembolie. Zentralbl Chir 77:1547–1552

Schwartz P (1921) Die Ansaugungsblutungen im Gehirn Neugeborener. Z Kinderheilkd 29:102–110

Schwartz P (1922) Die traumatischen Geburtsschädigungen des Gehirns. Münch Med Wochenschr 69:1110–1112

Schwartz P (1922) Die traumatische Gehirnerweichung des Neugeborenen. Z Kinderheilkd 31:51–79

Schwartz P (1924) Erkrankungen des Zentralnervensystems nach traumatischer Geburtsschädigung. Z Ges Neurol 90:363

Schwartz P (1926) Geburtstraumatische Schädigungen des Kopfes Neugeborener und ihre Bedeutung für die Pathologie. Monatsschr Kinderheilkd 34:511–537

Schwartz P (1927) Die traumatischen Schädigungen des Zentralnervensystems durch die Geburt. Ergebn Inn Med Kinderheilkd 31:165–372

Schwartz P (1961) Birth injuries of the newborn. Morphology, pathogenesis, clinical pathology and prevention. Hafner, New York

Schwartz P (1961) Birth injuries of the newborn. Morphology, pathogenesis, clinical pathology and prevention. Karger, Basel New York

Schwartz P (1964) Geburtsschäden bei Neugeborenen. VEB Fischer, Jena

Schwartz S (1928) Geburtshilfe und Hirnschädigungen durch die Geburt. Zentralbl Gynäkol 52:2146–2152

Schwarz B (1953) Chronische Schäden des Zentralnervensystems bei Boxern. Dtsch Gesundheitsw 8:845–847

Schwarz F (1970) Der außergewöhnliche Todesfall. Enke, Stuttgart

Schwarz F (1970) Der tödliche Verkehrsunfall des alten Menschen. Schweiz Med Wochenschr 100:1861–1870

Schwarz GA, Rosner AA (1941) Displacement and herniation of hippocampal gyrus through incisura tentorii. A clinicopathologic study. Arch Neurol Psychiatr 46:297–321

Scialfa G, Bank W, Megret M, Corbaz JM, Salamon G (1976) The arteries of the roof of the fourth ventricle. Neuroradiology 11:67–71

Scott J (1959) Ice hockey and its hazard. Medical World 90:273–274

Scott M (1936) Non traumatic spontaneous subaponeurotic hematoma its probable relation to atypical scurvy. J Am Med Ass 107:348–350

Scriba J (1980) Untersuchungen über die Fettembolie. Dtsch Z Chir 12:118–120

Scuderi CS (1934) Present status of fat embolism. Int Surg Dig 18:195–215

Scuderi CS (1941) Fat embolism. A clinical and experimental study. Surg Gynecol Obstet 72:732–746

Scuderi CS (1953) Fat embolism: its relation to intramedullary nailing. J Int Coll Surg 19:508–512

Scully RE (1956) Fat embolism in Korean battle casualties. Its incidence, clinical significance and pathologic aspects. Am J Pathol 32:379–397

Sedan J, Paillas JE (1953) Intraorbitocranial metallic rod six centimeters long. Rev Otoneuro-ophthalmol 25:401–405

Sedzimir CB (1956) Atypical head injuries illustrating general therapeutic principles. Br J Surg 43:595–600

Sedzimir CB, Robinson J (1973) Inracranial haemorrhage in children and adolescents. J Neurosurg 38:269–281

Seear T, Woeppel CJ (1953) Traumatic fetal death resulting from fractured pelvis. Am J Obstet Gynecol 65:450–451

Seegers T (1903) Über Gehirnblutungen nach Fettembolie. Med Dissertation, Universität Greifswald, Abel, Greifswald

Seidel BU, Vogelsang H, Galanski M (1983) Computertomographische Befunde und Verlaufskontrollen bei Schädel-Hirn-Verletzungen. Neurochirurgia 26:172–176

Seifert U (1973) Das Kephalhämatom – Entstehung und Rückbildung. Pädiatrie 12:97–108

Seitz L (1907) Über Hirndrucksymptome bei Neugeborenen infolge intracranieller Blutungen und mechanischer Hirninsulte. Arch Gynäkol 82:528–618

Seitz L (1908) Über Lokalisation und klinische Symptome intrakranieller Blutergüsse bei Neugeborenen. Münch Med Wochenschr 55:608–610

Seitz L (1910) Über die Bedeutung intrakranieller Blutung bei Neugeborenen. Münch Med Wochenschr 57:2442–2443

Selley I, Frankel FB (1961) Skull fracture in infant. A report of 50 cases. Acta Chir Scand 122:30–48

Sellheim H (1926) Diskussionsbemerkungen zum Referat „Das Schädeltrauma bei der Geburt". Kongreß für Kinderheilkd Düsseldorf. Monatsschr Kinderheilkd 34:617–620

Sellier K (1968) Schußentfernungsbestimmung mit Hilfe von Elementen, die aus dem Geschoßmantel stammen. Arch Kriminol 141:34–39

Sellier K (1970) Über Schußentfernungsbestimmung bei besonders gelagerten Fällen. Arch Kriminol 145:65–68

Sellier K (1971) Das Schädel-Hirn-Trauma. Neuere Erkenntnisse und Zusammenstellung von Toleranzwerten von knöchernem Schädel und Gehirn bei mechanischer Gewalteinwirkung. Z Rechtsmed 68:239–252

Sellier K (1990) Mündliche Mitteilung

Sellier K, Unterharnscheidt F (1963) Mechanik und Pathomorphologie der Hirnschäden nach stumpfer Gewalteinwirkung auf den Schädel. Hefte Unfallheilkd, Heft 76. Springer, Berlin Göttingen Heidelberg

Sellier K, Unterharnscheidt F (1963) Zur Unfallmechanik der stumpfen Gewalteinwirkung auf den Schädel durch Windschutzscheiben. Zentralbl Verkehrsmed Verkehrspsychol Luft Raumfahrtmed 9:65–69

Sen-Gupta BK (1965) Studies on 101 cases of death due to hanging. J Indian Med Ass 45:134–140

Senff A (1950) Die Gefahren der Fettembolie bei der Marknagelung nach Küntscher. Zentralbl Chir 75:339–347

Sercl M, Jaros O (1956) Brain injury in boxing. Sbornik Praci Vla Jevp C 3:38

Sercl M, Jaros O (1957) Klinische Bilder der Beschädigung des ZNS bei Boxern unter Berücksichtigung der häufigsten Verletzungsmechanismen. Sportmed 8:69–74

Sercl M, Jaros O (1962) The mechanisms of cerebral concussion in boxing and their consequences. World Neurol 3:351–358

Sercl M, Jaros O (1962) The mechanism of closed head injuries in boxers and their after effects. (Tschechisch). Rozhl Chir 41:597–600

Sercl M, Jaros O (1965) Les troubles tardifs posttraumatiques des blessures fermees du crane des boxers. In: Proc 8th Internat Congr Neurol, Vienna, September 5–19, 1965, Vienna, pp 253–255

Sercl M, Jaros O (1968) Boxing and the damage of the nervous system. (Tschechisch). Supplement to collection of scientific works of the Faculty of Medicine, Charles University at Hradec Kralove

Serfontein GL, Stein S (1980) Posterior fossa subdural hemorrhage in the newborn. Pediatrics 65:40–43

Sergeant T (1973) Major sports injuries. Practitioner 210:217–225

Servadei F, Ciucci G, Morichetti A, Pagano F, Burzi M, Staffa G, Piazza G, Taggi F (1988) Skull fracture as a factor of increased risk in minor head injuries. Indication for a broader use of cerebral computed tomography scanning. Surg Neurol 30:364–369

Servadei F, Ciucci G, Piazza G, Bianchedi G, Rebucci G, Gaist G, Taggi F (1988) A prospective clinical and epidemiological study of head injuries in Northern Italy: The Comune of Ravenna. Ital J Neurol Sci 9:449–458

Servadei F, Piazza G, Seracchioli A, Acciarri N, Pozzati E, Gaist G (1988) Extradural haematomas: An analysis of the changing characteristics of patients admitted from 1980 to 1986. Diagnostic and therapeutic implications in 158 cases. Brain Inj 2:87–100

Servadei F, Staffa G, Morichetti A, Burzi M, Piazza G (1988) Asymptomatic acute bilateral epidural hematoma: Results of broader indications for computed tomographic scanning of patients with minor head injuries. Neurosurgery 23:41–43

Sessner H, Schütterle G, Stummeyer D (1961) Blutgerinnung bei der experimentellen Fettembolie des Kaninchens. Dtsch Arch Klin Med 207:177–192

Sessner HH, Schütterle G, Remmele W, Lehmann V, Lasch HG (1962) Allgemeine hämorrhagische Diathese und vasculäre Fibrinabscheidungen im sekundären Stadium der experimentellen Fettembolie. Med Wochenschr 40:2105–2108

Severy DM, Brink HM (1967) Auto pedestrian collision experiments. Soc Automot Engin Transact 75

Sevitt S (1960) The significance and classification of fat-embolism. Lancet II:825–828

Sevitt S (1962) Fat embolism. Butterworth, London

Sevitt S (1970) Thrombosis and embolism after injury. J Clin Pathol 23 (Suppl) (Royal Coll Pathol) 4:86–101

Shankaran S (1983) Intracranial hemorrhage in newborn infants. Indian J Pediatr 50:353–362

Shapiro K (1983) Pediatric head trauma. Futura Publ Co, New York

Shapiro MA (1962) Death from fat embolism. Acta Med Leg Soc 15:81–85

Sharpe W (1927) Observations regarding intracranial hemorrhage in the newborn. New York State J Med 27:296–299

Shealy CN (1966) Subdural hematoma in posterior fossa. Report of a case complicated by meningitis in a newborn infant. Ohio State Med J 62:1172–1173

Sherman IJ (1960) Brass foreign body in the brainstem. A case report. J Neurosurg 17:483–485

Sherwood D (1930) Chronic subdural hematoma in infants. Am J Dis Child 39:980–1021

Sheynis MI (1951) Traumatic fat embolism. Arkh Patol 13:103

Shier MR, Wilson RF (1980) Fat embolism: Traumatic coagulopathy with respiratory distress. Surg Ann 12:139–167

Shimizu Y, Onuma T, Kagawa S, Suzuki J (1984) Acute epidural hematoma in childhood. Clinical study of 40 cases. (Japanisch mit engl Zusammenf.) Neurotraumatology (Tokyo) 7:27–32

Shimoda A (1961) Elektronenmikroskopische Untersuchungen über den perivasculären Aufbau des Gehirns unter Berücksichtigung der Veränderung bei Hirnödem und Hirnschwellung. Dtsch Z Nervenheilkd 183:78–98

Shinnar S, Molteni R, Gammon K, D'Souza BJ, Altman J, Freeman JM (1982) Intraventricular hemorrhage in the premature infant: A changing outlook. New Engl J Med 306:1464–1468

Shoulders HH, Hartmann RC, Meng HC (1959) Effects of intravenous administration of a fat emulsion on blood coagulation in dogs. Am J Physiol 196:1015–1019

Shrago GG (1973) Cervical spine injuries: Association with head trauma. A review of 50 patients. Am J Roentgenol 118:670–674

Shucart WA, Wolpert SM (1974) Intracranial arterial aneurysms in childhood. Am J Dis Child 127:288–293

Shulman K (1972) Late complications of head injuries in children. Clin Neurosurg 19:371–380

Shulman K, Ransohoff J (1961) Subdural hematoma in children: The fate of children with retained membranes. J Neurosurg 18:175–181

Siegmund H (1918) Fettembolie als Ursache von Schockerscheinungen nach Verletzungen. Münch Med Wochenschr 65:1076–1078

Siegmund H (1941) Über die Fettembolie nach Verletzungen. Ärztl Fortbild 32:8–18

Siegmund H (1955) Die geburtstraumatischen Veränderungen des Zentralnervensystems einschließlich der Encephalitis congenita Virchow. In: Lubarsch O, Henke F, Rössle R (Hrsg) Handbuch der speziellen pathologischen Anatomie und Histologie, Bd 13/3. Scholz W (Hrsg) Nervensystem. Springer, Berlin Göttingen Heidelberg, S 239–287

Sikorski J, Pardy BJ, Bradfield JWB, Dudley HAF (1977) The pathophysiological changes of experimental fat embolism: Early pre-hypoxaemic changes. Br J Surg 64:6–10

Silberberg B, Rachmaninoff N (1964) Complications following external cardiac massage. Surg Gynecol Obstet 119:6–10

Silver AJ, Pederson ME, Ganti SR, Hilal SK, Jost Michelson W (1981) CT of subarachnoid haemorrhage due to ruptured aneurysm. Am J Neuroradiol 2:13–22

Silver JR, Morris WR, Ottinowski JS (1980) Associated injuries in patients with spinal injury. Injury 12:221–224

Silverberg MH (1928) Intracranial hemorrhage in the new-born, with report of six cases. California West Med 28:349–352

Silverman FN (1953) The roentgen manifestations of unrecognized skeletal trauma. Am J Roentgenol Rad Ther Nucl Med 69:413–427

Silverstein A, Konzelman F (1940) Cerebrale Fettembolie. Confin Neurol 3:129–156

Simon G, Zehm S (1979) The expanding skull fracture. HNO 27:72–74

Simon T (1869) zit nach Küttner H (1920)

Simpson K (1959) Fat embolism. J Forens Med 6:19

Sjövall A (1936) Le cephalhématome des nouveaux-nés. Etude d'ensemble fondée sur l'observation de 171 cas recueillis à la materuité de Lund. Acta Obstet Gynecol Scand 15:443–474

Slaughter H, Alvis BY (1944) Pneumencephalocele secondary to puncture wound of lid. Am J Ophthalmol 27:617–620

Smerling M (1977) Rechtsmedizinische und kriminalistische Aspekte beim Sturz aus der Höhe. Bericht über ein größeres Erfahrungsgut (125 Fälle). Arch Kriminol 160:39–50, 65–77, 176–187

Smith AC (1954) The human packaging problem. Research Trends 2, No 2

Smith JM (1975) The battered child syndrome. Butterworth, London

Smith MD, Burrington JD, Woolf AD (1975) Injuries in children sustained in free falls: An analysis of 66 cases. J Trauma 15:987–991

Smith RR (1913) Intra-uterine fracture: Report of a case and a review of the literature. Surg Gynecol Obstet 17:346–356

Smith WP, Batnitzky S, Rengachary SS (1981) Acute isodense subdural hematomas: A problem in anemic patients. Am J Roentgenol 136:543–546

Smith WS, Käufer H (1967) A new pattern of spinal injury associated with lap type seat belts. A preliminary study. Univ Michigan Med Center J 33:99–104

Smith WS, Käufer H (1969) Patterns and mechanism of lumbar injuries associated with lap seat belts. J Bone Joint Surg 51A:239–253

Smithers M, Myers PT (1985) Injuries in sport. A prospective casualty study. Med J Aust 142:457–461

Snidow FA (1935) Spontaneous rupture of uterus at sixth month of pregnancy. Am J Obstet Gynecol 29:751–752

Snyder RG (1963) Human tolerances to extreme impacts in free-fall. Aerosp Med 34:695–709

Snyder RG (1965) Human tolerance limits in water impact. Aerosp Med 36:940–947

Snyder RG (1965) Survival of high velocity free-falls in water. Fed Aviat Agency, Oklahoma City, OK, Report No AM 65–12

Snyder RG (1966) Terminal velocity impacts into snow. Milit Med 131:1290–1298

Snyder RG (1970) Human impact tolerance. State-of-the-art. Internat Automob Safety Conf Compend, P-30. Paper 700 398. Soc Automot Engin, New York, pp 712–756

Snyder RG (1970) Occupant restraint systems of automotive aircraft and manned space vehicles. An evaluation of the state-of-the art and future concepts. In: Gurdjian ES, Lange WA, Patrick LM, Thomas LA (ed) Impact injury and crash protection. Thomas, Springfield, pp 496–561

Snyder RG (1971) Man's survivability of extreme forces in free-fall impact. In: AGARD Conf Proc, No. 88, Linear acceleration of impact type. Oporto, Portugal

Snyder RG, O'Neil B (1975) Are 1974–1975 automotive belt systems hazardous to children? Am J Dis Child 130:946–949

Snyder RG, Snow CC (1967) Fatal injuries resulting from extreme water impact. Aerosp Med 38:779–783

Soeder M, Arndt T (1954) Affektive Störungen und Veränderungen des Hirnstrombildes bei Boxern. Dtsch Med Wochenschr 79:1792–1795

Sölch O, Schickedanz H (1976) Die Schädelfraktur im Kindesalter. Beitr Orthop Traumatol 23:329–334

Solonik DS, Pitts LH, Lorely M, Bartkowski H (1986) Traumatic intracerebral hematomas. Timing of appearance and indications for operative removal. J Trauma 26:787–793

Soloway HB, Robinson EF, Hufnagel H von, Huyser L (1969) Experimental fat embolism. Initial distribution of fat emboli labeled with 131 J in normotensive and hypotensive rabbits. Arch Pathol 88:171–174

Soloway HB, Robinson EF, Steeman HK, Huyser L, Hufnagel H von (1970) Resolution of experimental fat embolism. Arch Pathol 90:230–234

Sommegyy S von, Deak S, Blümel GG (1974) Das Verhalten der Thrombozyten bei experimenteller Fettembolie. Med Welt 25:1718

Sorensen N (1986) Effects on head form of intrauterine compression and passage through the birth canal. In: Raimondi AJ, Choux M, Di Rocco C (eds) Head injuries in the newborn and infant. Springer, New York Berlin Heidelberg Tokyo, pp 83–85

Sörensen S (1966) Pathogenesis of brain ventricle hemorrhage in newborns. Indian J Pediatr 33:73

Sorgo W (1939) Experimentelle Untersuchungen über die Klinik der Verquellung der Cisterna ambiens. Dtsch Z Nervenheilkd 149:271–283

Spann W (1959) Das Flugzeugunglück in München-Riem am 6.2.1958. Pathologisch-anatomische Ergebnisse. Münch Med Wochenschr 101:544–547

Spann W, Henn RHE (1970) Posttraumatische Hirnpurpura und cerebrale Fettembolie. Lebensvers Med 22:16–18

Sparacio RR, Khatib R, Cook AW (1971) Acute subdural hematomas in infancy. New York State J Med 71:212–213

Spasik P, Rezic A (1970) Ein Beitrag zur Kenntnis des Entstehungsmechanismus der Schädelbasisringbrüche. Z Rechtsmed 67:324–328

Spatz H (1920) Über eine besondere Reaktionsweise des unreifen Zentralnervengewebes. Z Ges Neurol Psychiatr 53:363–394

Spatz H (1921) Über die Vorgänge nach experimenteller Rückenmarksdurchtrennung mit besonderer Berücksichtigung der Unterschiede der Reaktionsweise des reifen und des unreifen Gewebes nebst Beziehungen zur menschlichen Pathologie (Porenzephalie und Syringomyelie). In: Nissl F, Alzheimer A (Hrsg) Histologische und histopathologische Arbeiten über die Großhirnrinde mit besonderer Berücksichtigung der Geisteskrankheiten, Ergänzungsbd. Fischer, Jena, S 49–364

Spatz H (1937) Über die Bedeutung der basalen Rinde. Auf Grund von Beobachtungen bei Pickscher Krankheit und bei gedeckten Hirnverletzungen. Z Ges Neurol Psychiatr 158:208–232

Spatz H (1939) Pathologische Anatomie der Kreislaufstörungen des Gehirns. Z Ges Neurol Psychiatr 167:301–357

Spatz H (1941) Gehirnpathologie im Kriege. Von den Gehirnwunden. Zentralbl Neurochir 6:162–212

Spatz H, Stroescu GF (1934) Zur Anatomie und Pathologie der äußeren Liquorräume des Gehirns. Die Zisternenverquellung beim Hirntumor. Nervenarzt 7:425–437, 481–497

Spencer H (1977) Pathology of the lung. 3 vols. Pergamon Press, Oxford New York Toronto Sidney Paris Frankfurt

Spiegel CN, Lindaman FC (1977) Children can't fly: A program to prevent children morbidity and mortality from window falls. Am J Publ Health 67:1143–1147

Spielmeyer W (1913) Über anatomische Folgen der Luftembolie ins Gehirn. 30. Kongr Inn Med. Wiesbaden, 1913, S 359

Spielmeyer W (1922) Histopathologie des Nervensystems. Springer, Berlin

Spier W, Reismann B (1968) Mehrfachverletzungen im Kindesalter. Langenbecks Arch Klin Chir 322:332–334

Spillane JE (1962) Five boxers. Br Med J II:1205–1210

Spillane JE (1967) The septum pellucidum in the „punch drunk" syndrome. In: Proc 8th Internat Congr Neurol Vienna, 5–10. Sept. Vol 1, pp 249–251

Spitz WU (1970) Essential findings in the traffic accident victim. Arch Pathol 90:451–457

Sprenger W (1937) Sportverletzungen im Bereich der Ohren und der oberen Luftwege. Monatsschr Ohrenheilkd 71:1081–1088

Spring LW (1965) Climbing and pecking adapted in some North American woodpeckers. Condor 67:457–488

Sproule BJ, Brady JL, Gilbert JAL (1964) Studies on the syndrome of fat embolisation. Can Med Ass J 90:1243–1247

Srp L, Loyka SV (1975) The finding of fat embolism following closed cardiac massage. (Tschechisch mit engl. Zusammenf.) Soud Lek 16:43, 46, Ref Zentralbl Ges Rechtsmed 4:100, 1972

Staak M, Wagner TH, Wille R (1967) Zur Diagnostik und Sozialtherapie des vernachlässigten Kindes. Monatsschr Kinderheilkd 5:199–201

Staats OJ, Ricardo C, Miller RE (1965) Brain tissue embolization secondary to cerebral trauma. Alabama J Med Sci 2:394–396

Stachnik H (1970) Die wachsende Schädelfraktur des Kindesalters. Chir Praxis 15:543–545

Stanley L, Bascour A (1961) Giant cephalhematoma of newborn. Am J Dis Child 101:170–173

Stapelton G (1937) Rupture of the pregnant uterus from indirect injury. Br Med J II:367–368

Starke W, Straube J (1982) Isolierte traumatische Läsionen der Tabula externa der Schädelkalotte – eine Rarität. Unfallheilunde 85:30–32

Starke W, Strugalla G (1983) Zur Differentialdiagnose der Schädelfraktur im Kindesalter. Aktuelle Traumatol 13:253–255

States JD (1984) Soft tissue injuries of the neck. In: The human neck – Anatomy, injury mechanisms and biomechanics. SP-438. Congress & Exhibition Cobo Hall, Detroit, February 26–March 3, 1979, Soc Automot Engin, Warrendale, PA, pp 37–43

Statten T (1948) Subdural haematoma in infancy. Can Med Ass J 58:63–65

Steed D (1988) The case for safety belt use. J Am Med Ass 260:3651

Stein BM, Tenner MS (1972) Enlargement of skull fracture in childhood due to cerebral herniation. Arch Neurol 26:137–143

Steinbach M (1965) Über eine traumatische Carotisthrombose beim Radball. Ein kasuistischer Beitrag. Sportarzt Sportmed 16:45–49

Stellweg-Carion C (1970) Tentoriumrisse als Todesursache von Neugeborenen. Beitr Gerichtl Med 37:419–422

Stephens JH, Fred HL (1962) Petechiae associated with systemic fat embolism. Arch Dermatol 86:515–517

Steudel WI, Hacker H (1986) Prognosis, incidence and management of acute traumatic intracranial pneumocephalus: A retrospective analysis of 49 cases. Acta Neurochir 80:93–99

Stich R (1957) Die klinische Bedeutung der Fettembolie. Dtsch Z Chir 287:669–677

Stichnoth E (1973) Intrauterine Schädelbrüche. Beitr Gerichtl Med 31:126–129

Stille G (1939) Todesfälle durch Boxschlag. Med Dissertation, Universität Hamburg

Stochdorph O (1966) Über Verteilungsmuster von venösen Kreislaufstörungen des Gehirns. Arch Psychiatr Nervenkr 208:285–298

Strange C, Heffner JE, Collins BS, et al. (1987) Pulmonary hemorrhage and air embolism complicating transbrachial biopsy in pulmonary amyloidosis. Chest 92:367–369

Strassmann F (1925) Kindesmord oder Sturzgeburt und Wiederbelebungsversuche? Dtsch Z Ges Gerichtl Med 5:66–68

Strassmann G (1927) Beiträge zur Lehre vom Kindesmord. Dtsch Z Ges Gerichtl Med 9:546–564

Strassmann G (1933) Über Fettembolie nach Verletzungen durch stumpfe Gewalt und nach Verbrennung. Dtsch Z Ges Gerichtl Med 22:272–298

Strassmann G, Helpern M (1968) Tödliche Hirnverletzungen im Boxkampf. Dtsch Z Ges Gerichtl Med 63:70–83

Strauss H (1933) Cerebrale Fettembolie (Kritisches Sammelreferat). Zentralbl Ges Neurol 66:385–400

Streli E (1961) Epidurale Hämatome. Chir Praxis 5:107–120

Strich SJ (1956) Diffuse degeneration of the cerebral white matter in severe dementia following head injury. J Neurosurg Psychiatry 19:163–184

Strohecker J, Fürst A, Kollmann H, Piotrowski W (1984) Schädel-Hirnverletzungen bei Skifahrern. Wien Med Wochenschr 134:11–13

Stromme WB, Haywa EW (1963) Intrauterine fetal death in the second trimester. Am J Obstet Gynecol 85:223–233

Struck G, Kuhn M (1963) Vergleichende licht- und elektronenmikroskopische Untersuchungen an der normalen und ödematös veränderten Hirnrinde des Menschen. Arch Psychiatr Nervenkr 204:209–221

Struppler V (1940) Die Fettembolie. Untersuchungen und Beiträge zur Diagnostik. Vorträge aus der praktischen Chirurgie, Heft 26. Enke, Stuttgart

Stuart HC, Stevenson SS (1950) Physical growth and development. Repr. Documenta Geigy, Scientific Tables, 5th edn, 1959

Stuck RM (1964) Cerebral concussion from water skiing injury. Med Times (New York) 92:140–142

Stürz G, Suren EG (1976) Kinematics of real pedestrian and two wheel rider accidents and special aspects of the pedestrian accident. Proc Meet Biomechanics of Injury to Pedestrians, Cyclists, and Motorcyclists. Internat Res Comm on Biokinetics of Impact, Lyon

Stürz G, Suren EG, Gotzen L, Behrens S, Richter K (1975) Hals- und Wirbelsäulenverletzungen und Todesursachen bei äußeren Verkehrsteilnehmern. Proc 2nd Internat Conf on the Biomechanics of Serious Trauma. Internat Res Comm on Biomechanics of Impact, Lyon

Stürz H, Rosemeyer B (1979) Verletzungen beim Skateboard-Fahren. Münch Med Wochenschr 121:485–488

Suckert R (1959) Hirnabszeß nach Speerverletzung. Sportarzt Sportmed 10:155–158

Sulama V, Vara P (1952) An investigation into the occurrence of perinatal subdural hematoma: Its diagnosis and treatment. Acta Obstet Gynecol Scand 31:400–412

Sumuvuori H, Penttilä A, Laasonen EM (1983) Clinical versus autopsy diagnosis of craniocerebral injury. Z Rechtsmed 91:115–122

Sunderland S (1958) The tentorial notch and complications produced by herniations of the brain through that aperture. Br J Surg 45:422–438

Sunderland S, Bradley KC (1953) Disturbances of oculomotor function accompanying extradural haemorrhage. J Neurol Neurosurg Psychiatry 16:35–46

Sunderland S, Hughes ESR (1946) The pupillo-constrictor pathway and the nerves to the ocular muscles in man. Brain 69:301–309

Sutton GE (1922) Pulmonary fat embolism. Ann Surg 76:581–590

Suzuki J, Aihara H, Suzuki S (1970) Investigation of acute subdural hematoma in infancy. Brain Nerve (Tokyo) 22:43–50

Suzuki S, Onuma T, Suzuki J (1970) Giant aneurysm of the basilar artery: Report of a case. (Japanisch). Brain Nerve (Tokyo) 22:455–458

Svendsen V (1972) Epidural hematoma in children. Excerpta Medica Neurol Neurosurg 25:462–463

Svoboda J (1948) Injury of orbit and base of skull with fatal termination. Cesk Oftalmol 4:72–74

Swank RL, Hain RF (1952) Effect of different sized emboli in the vascular system and parenchyma of the brain. J Neuropathol Exper Neurol 11:280–299

Sweet WH (1978) Brain death (editorial) New Engl J Med 299:410–412

Swearingen JJ, Young JW (1965) Determination of centers of gravity of children, sitting and standing. Rep No AM 65–23 August, 1965, Civil Aeromed Res Inst, Federal Aviation Agency, Oklahoma City, OKL

Szabó G (1970) The syndrome of fat embolism and its origin. J Clin Pathol (Suppl) (Royal Coll Pathol) 4:123–131

Szabó G (1971) Die Fettembolie. Akademia Kiado, Budapest

Szabó M, Engárt G (1971) Selbstmordversuch durch intravenöse Luftinjektion. Z Rechtsmed 68:38–40

Taggart JK, Walker AE (1942) Congenital atresia of the foramens of Luschka and Magendie. Arch Neurol Psychiatr 48:583–612

Takagi T, Nagai R, Wakabayashi S, Miyawa I, Hayashi K (1978) Extradural hemorrhage in the newborn as a result of birth trauma. Child's Brain 4:306–318

Takagi T, Fukuoka H, Wakabayashi S, Nagai H, Shibata HT (1982) Posterior fossa subdural hemorrhage in the newborn as a result of birth trauma. Child's Brain 9:102–113

Tan KL (1970) Cephalhematoma. Aust New Zeal J Obstet Gynecol 10:101–106

Tan KL (1974) Elevation of congenital depressed fractures of the skull by the vacuum extractor. Acta Paediatr Scand 63:562–564

Taneda KM, Kondo M, Higuchi H (1973) Experiments on passenger car and pedestrian dummy collision. Proc 1st IRCOBI Conf, June 26–27, 1973, Amsterdam, Netherlands, pp 231–239

Tani E, Evans JP (1965) Electron microscopic studies of cerebral swelling. I. Studies on the permeability of brain capillaries using ferritin molecules as tracers. Acta Neuropathol 4:507–526

Tani E, Evans JP (1965) Electron microscopic studies of cerebral swelling. II. Alterations of myelinated nerve fibers. Acta Neuropathol 4:604–623

Tani E, Evans J (1965) Electron microscopic studies of cerebral swelling. III. Alterations in the neuroglia and the blood vessels of the white matter. Acta Neuropathol 4:624–639

Taniguchi RM, Blattau J, Hammon WM (1985) Surfing. In: Schneider RC, Kennedy JC, Plant ML (eds) Sports injuries. Mechanisms, prevention, and treatment. Williams & Wilkins, Baltimore, pp 271–294

Tanner JM (1978) Growth and development of the brain in foetus into man. Open Books, London

Tarlov E, Davis K (1978) Pitfalls in CT scanning in patients with head injuries. Proc 6th Ann Meet, Am Ass Neurol Surg, April 23–27, 1978, New Orleans LA

Tarriere C, Stcherbatcheff G, Duclos P (1975) Reconstitutions experimentales d'impact tete vehicle chez pietons accidents. Proc 2nd IRCOBI Conf, Birmingham Engl

Taveras JM, Ransohoff J (1953) Leptomeningeal cyst of the brain following trauma with erosion of the skull. A study of seven cases treated by surgery. J Neurosurg 10:233–241

Taveras JM, New PFJ, Merino-De Villasante J (1975) Evaluation of cranial trauma. Value and limitations. Internat Symposium and Course, Hamilton, Bermuda, 9.3.–14.3.1975

Taylor RB (1953) Traumatic encephalopathy from boxing. Br Med J I:200–201

Taylor TK, Made S, Banister JH (1976) Seat belt fractures of the cervical spine. J Bone Joint Surg 58B:328–331

Tenner MS, Stein BM (1970) Cerebral herniation in the growing fracture of the skull. Radiology 94:351–355

Terbizan A (1966) Statistische Analyse der Skiverletzungen. Monatsschr Unfallheilkd 69:337–344

Tertsch D (1969) Gedeckte Schädelhirntraumen durch Aufprallverletzungen. Monatsschr Unfallheilkd 72:22–25

Thaler H (1962) Fettleber und Fettembolie. Dtsch Med Wochenschr 87:1207

Therkelsen J, Horness N (1963) Traumatic occlusion of the internal carotid artery in a child. Restored circulation by means of thrombectomy. Circulation 28:101–104

Theurer DE, Kaiser IH (1963) Traumatic fetal death without uterine injury: Report of a case. Obstet Gynecol 21:477–480

Thöle (1909) Abbruch beider Oberkiefer von der Schädelbasis und ihre Reponierung. Dtsch Z Chir 101:44–52

Thomford NR, Sirinek KR (1975) Fat embolism. In: Vinken PJ, Bruyn GW in collaboration with Braakman R (eds) Injuries of the brain and skull, part I. Handbook of clinical neurology, vol. 23. North Holland, Amsterdam Oxford, pp 631–638

Thompson RS, Rivara FP, Thompson DC (1989) A case-control study of the effectiveness of bicycle safety helmets. New Engl J Med 320:1361–1367

Thoulon JM, Eyraud A (1967) Rupture utérine traumatique: fracture du crane foetal "in utero". Bull Fed Gynecol Obstet Franc 19:459–460

Thunold S, Rö J (1965) Embolism of cerebellar tissue to the pulmonary arteries following head injury. Acta Pathol Microbiol Scand 64:485–490

Tillmann B, Engel H (1974) Klinische und pathologisch-anatomische Spätbefunde nach Wurzel-ausrissen des Armplexus. Fortschr Neurol Psychiatr 42:28–37

Tillmann GC (1932) Football injuries. J Florida Med Ass 18:571–574

Tischer W (1964) Verletzung der Kinder nach Sturz aus großer Höhe. 1954–1963: 75 Fälle, 1–12 Jahre. Monatsschr Unfallheilkd 67:343–347

Tischer W (1985) Besonderheiten des Schädel-Hirn-Traumas im Säuglings- und Kindesalter. In: Lang G, Reding R (Hrsg) Schädel-Hirn- und Mehrfachverletzungen. Barth, Leipzig, S 302–318

Tischer W, Jährig K (1952) Perinatale Verletzungen des Skelettsystems. Zentralbl Gynäkol 104:1169–1181

Titze J, Friess W (1954) Beitrag zum Problem der Fettembolie. Monatsschr Unfallheilkd 57:33–47

Tiwisina T (1959) Traumatische cerebrale Gefäßprozesse. Beitr Neurochir 1:114–118

Tkacz J (1960) Skull depressions in newborn infants. Clin Proc Childr Hosp Washington 16:45–50

Tobin WJ, Ciccione R, Vandoer JT, Wohl CS (1943) Parachute injuries. US Army Med Bull, No 66, pp 202–221

Tobler J (1922) Zur Differentialdiagnose der Fettembolie des Gehirns. Schweiz Med Wochenschr 52:452–456

Tonge JI, Hurley RN, Ferguson J (1969) Systemic fat embolism associated with the toxic effects of aviation-fuel inhalation and general anaesthesia. Lancet I:1059–1063

Tonge JI, O'Reilly MJJ, Davison A, Johnston NG (1972) Traffic crash fatalities. Injury patterns and other factors. Med J Aust II:5–17

Tönniessen O (1921) Über die Entstehung der Hirnblutungen bei der Fettembolie. Münch Med Wochenschr 68:1280–1282

Tönnis W (1941) Schußverletzungen des Gehirns, Zentralbl Neurochir 6:113–161

Tönnis W, Friedmann G, Wittkamp ES, Walter W (1963) Die traumatischen intracraniellen Hämatome. Series Chirurgica. Documenta Geigy, Basel

Tönnis W, Frowein RA, Euler KH, Krenkel W, Grun M (1963) Hirn- und Nervenverletzungen bei Kindern und Jugendlichen. Langenbecks Arch Klin Chir 304:562–583

Tönnis W, Frowein RA, Euler KH (1963) Zur Erkennung der akuten traumatischen intrakraniel-len Haematome. Chirurg 34:145–151

Toogood T, Love WG (1966) Hockey injury survey. J Can Ass Health Phys Educ Recreat 32:20–23

Torack RM, Terry RD, Zimmerman HM (1959) The fine structure of cerebral fluid accumulation. I. Swelling secondary to cold injury. Am J Pathol 35:1135–1147

Tovo (1908) Über den Tod durch Sturz aus der Höhe. Vierteljahresschr Gerichtl Med 35:230–317

Towbin A (1970) Central nervous system damage in the human fetus and newborn infant. Mechanical and hypoxic injury incurred in the fetal-neonatal period. Am J Dis Child 119:529–542

Towbin A (1968) Cerebral intraventricular hemorrhage and subependymal matrix infarction in the fetus and premature newborn. Am J Pathol 52:121–139

Traumann KJ, Wetzel U (1962) Röntgenologische Lungenveränderungen bei der Fettembolie. Med Klinik 57:2098–2100

Trinca GW, Dooley BJ (1979) Road trauma – today and the future. Aust New Zeal J Surg 49:171–173

Trube-Becker E (1966) Kindesmißhandlung mit tödlichem Ausgang. Dtsch Ärztebl 26:1663–1670

Trube-Becker E (1980) Gewalt gegen das Kind. Aufgaben der Rechtsmedizin. Beitr Gerichtl Med 38:125–134

Trube-Becker E (1982) Gewalt gegen das Kind. Vernachlässigung, Mißhandlung, sexueller Mißbrauch und Tötung von Kindern. Kriminalistik Verlag, Heidelberg

Trube-Becker E (1987) Gewalt gegen das Kind. Vernachlässigung, Mißhandlung, sexueller Mißbrauch und Tötung von Kindern, 2. Aufl. Kriminalistik Verlag, Heidelberg

Tryfus H (1963) Massive pulmonary embolism of cerebellar tissue in a newborn. Arch Dis Child 38:292–294

Tsai FY, Teal JS, Quinn MF, Itabashi HH, Huprich JE, Ahmadi J, Segall HD (1980) CT of brainstem injury. Am J Neuroradiol 1:23

Tsai FY, Zee CS, Apthorp JS, Dixon G (1980) Computed tomography in child abuse head trauma. Comput Tomogr 4:277–286

Tsiantos A, Victorin L, Relier JP, Dyer N, Sundell H, Brill AB, Stahlman M (1974) Intracranial hemorrhage in the prematurely born infant. J Pediatr 85:854–859

Tulzer W (1979) Das Syndrom des mißhandelten Kindes. Wien Med Wochenschr 129:318–320

Turner H (1914) Über Fettembolie bei orthopädischen Operationen. Arch Orthop Unfallchir 13:328

Twerdy K, Lugger JL (1977) Problematik der kindlichen wachsenden Schädelfraktur. Unfallheilkunde 80:101–106

Tysvaer A, Storli O (1981) Association football injuries to the the brain. A preliminary report. Br J Sports Med 15:163–166

Ulbricht W, Porstmann W (1961) Klinische Aspekte und angiographische Befunde bei thrombotischen Verschlüssen der A. basilaris. Psychiatr Neurol Med Psychol 13:299–302

Ule G (1956) Zur Klinik und pathologischen Anatomie der Boxerdemenz. Klin Wochenschr 34:1048

Ule G (1962) Elektronenmikroskopische Studien zum experimentellen Hirnödem. Proc IV. Internat Congr Neuropathol, Bd 2. Thieme, Stuttgart, S 118

Ule G (1967) Ultrastrukturelle Befunde bei verschiedenen Formen des Hirnödems. In: Kienle G (Hrsg) Hydrodynamik, Elektrolyt- und Säure-Basen-Haushalt im Liquor und Nervensystem. Thieme, Stuttgart, S 223–228

Umach P, Unterdorfer H, Henn R (1978) Hängegleiterunfälle in Tirol. Beitr Gerichtl Med 36:419–423

Unger HH, Umbach W (1962) Transorbitale Schädelhirntraumen durch Fremdkörper. Klin Monatsbl Augenheilkd 140:269–281

Unterharnscheidt F (1958) Experimentelle Untersuchungen über die Schädigungen des ZNS durch gehäufte stumpfe Schädeltraumen. Zentralbl Ges Neurol Psychiatr 147:14

Unterharnscheidt F (1963) Die gedeckten Schäden des Gehirns. Experimentelle Untersuchungen mit einmaliger, wiederholter und gehäufter Gewalteinwirkung auf den Schädel. Monographien aus dem Gesamtgebiet der Neurologie und Psychiatrie, Heft 103. Springer, Berlin Göttingen Heidelberg

Unterharnscheidt F (1963) Syndrome mit synkopalen Anfällen bei Affektionen der Okzipito-Zervikalregion und ihre differential-diagnostische Abrenzung. In: Schuler B (Hrsg) Rückenmuskulatur, zervikale Syndrome, manuelle Therapie. Junghanns H (Hrsg) Die Wirbelsäule in Forschung und Praxis, Bd 26. Hippokrates, Stuttgart, S 101–111

Unterharnscheidt F (1970) About boxing: Review of historical and medical aspects. Texas Rep Biol Med 28:421–495

Unterharnscheidt F (1970) Mechanics and pathomorphology of closed head injury. Discussion. In: Gurdjian ES, Lange WL, Patrick LM, Thomas LM (eds) Impact injury and crash protection. Thomas, Springfield, pp 43–62

Unterharnscheidt F (1971) Traumatische Schäden des Zentralnervensystems bei Boxern. In: Stucke K (Hrsg) Verhandl Deutsch Sportärztebund, 24. Tag, Würzburg. 14.–17. Oktober 1971. Demeter, Gräfelfing, S 116–121

Unterharnscheidt F (1972) Head injury after boxing. Internat Sympos Rehabilitation in Head Injury, Göteborg, Sweden, September 13–15, 1971. Scand J Rehabil Med 4:77–84

Unterharnscheidt F (1972) Traumatische Hirnschäden bei Boxern. Eine Übersicht. Schweiz Z Sportmed 20:131–175

Unterharnscheidt F (1973) Hirndauerschäden durch das Boxen. Dtsch Ärztebl 70:336–342

Unterharnscheidt F (1974) Boxen aus nervenärztlicher Sicht. Dtsch Ärztebl 71:1244–1248

Unterharnscheidt F (1975) Injuries due to boxing and other sports. In: Vinken PJ, Bruyn GW, in collab with Braakman R (eds) Handbook of clinical neurology, vol 23. Injuries of the brain and skull. North Holland, Amsterdam, pp 527–539

Unterharnscheidt F (1982) Neuropathology of the rhesus monkey undergoing -Gx impact acceleration. AGARD Conf Proc No 322, Impact injury caused by linear acceleration: Mechanisms, prevention and cost. Aerospace Medical Panel Specialists' Meeting, Cologne, West Germany, pp 17-1 to 17-34

Unterharnscheidt F (1983) Neuropathology of the rhesus monkey undergoing -Gx impact acceleration. In: Ewing CL, Thomas DJ, Sances A, Larson SJ (eds) Impact injury of the head and spine. Thomas, Springfield, pp 94–176

Unterharnscheidt F (1983) Traumatic alterations in the rhesus monkey undergoing -Gx impact acceleration. Proc Sixth Meeting, Japan Soc Neurotraumatol. Neurotraumatology (Tokyo) 6:151–167

Unterharnscheidt F (1983) Morphological findings in rhesus monkeys undergoing -Gx impact vector direction. Cervical Spine Research Society, paper No 14, Abstr, Eleventh Annual Meet, Palm Beach, FLA, pp 26–28

Unterharnscheidt F (1984) Traumatische Hirnschäden – Spezielle Nosologie. In: Rauschelbach HH, Jochheim KA (Hrsg) Das neurologische Gutachten. Thieme, Stuttgart New York, S 118–147

Unterharnscheidt F (1984) Morphological findings in rhesus monkeys undergoing +Gx impact acceleration. Cervical Spine Research Society, paper No 1, Abstr, Twelfth Annual Meet, New Orleans, LA, p 15

Unterharnscheidt F (1985) Boxing injuries. In: Schneider RC, Kennedy JC, Plant ML (eds) Sports injuries. Mechanisms, prevention, and treatment. Williams & Wilkins, Baltimore, 1985, pp 462–495

Unterharnscheidt F (1986) Pathological and neuropathological findings in rhesus monkeys subjected to -Gx and +Gx indirect impact acceleration. In: Scanes A, Thomas D, Ewing CL, Larson SJ, Unterharnscheidt F (eds) Mechanisms of head and spine trauma. Aloray, New York, pp 565–663

Unterharnscheidt F (1992) Pathologie des Nervensystems. Traumatische Schäden von Rückenmark und Wirbelsäule. In: Doerr W, Seifert G (Hrsg) Doerr, Seifert, Uehlinger, Spezielle pathologische Anatomie, Bd 13/VII, Springer, Berlin Heidelberg New York Tokyo

Unterharnscheidt F (1993) Pathologie des Nervensystems. Traumatologie von Hirn und Rückenmark. In: Doerr W, Seifert G (Hrsg) Doerr, Seifert, Uehlinger, Spezielle pathologische Anatomie, Bd 13/VI.A, Springer, Berlin Heidelberg New York Tokyo

Unterharnscheidt F, Higgins LS (1969) Traumatic lesions of brain and spinal cord due to nondeforming angular acceleration of the head. Texas Rep Biol Med 27:127–166

Unterharnscheidt F, Sellier K (1965) Mechanik und Pathomorphologie der Schäden des ZNS beim Boxen. Proc 8th Internat Congr Neurol, Sept 5–10. 1965, Vienna. Vol S, S 119–120

Unterharnscheidt F, Sellier K (1966) Traumatische Schäden des Zentralnervensystems bei Boxern. Hefte Unfallheilkd 91:162–168

Unterharnscheidt F, Sellier K (1970) Mechanik, Pathomorphologie und Klinik der traumatischen Schäden des ZNS bei Boxern. 1. Mitteilung. Med Sport 10:35–45

Unterharnscheidt F, Sellier K (1970) Mechanik, Pathomorphologie und Klinik der traumatischen Schäden des ZNS bei Boxern. 2. Mitteilung. Med Sport 10:111–117

Unterharnscheidt F, Sellier K (1971) Vom Boxen. Mechanik, Pathomorphologie und Klinik der traumatischen Schäden des ZNS bei Boxern. Fortschr Neurol Psychiatr 39:109–151

Urbanek J (1933) Über Fettembolie des Auges. Graefes Arch Ophthalmol 131:147–173

US Department of Transportation (1977) National Highway Traffic Safety Administration. Motor Vehicle Safety. US Government Printing Office, Washington, DC

US Dept of Transportation. Publication (DOT) HS 807-605. (1986) The effect of helmet law repeal on motorcyle fatalities, National Highway Traffic Safety Administration. US Printing Office, Washington, DC

Utgenannt L (1921) Über Fettembolie und Krampfanfälle nach orthopädischen Operationen. Z Orthop Chir 41:393

Valdes-Dapena MA, Arey JB (1967) Pulmonary emboli of cerebral origin in the newborn: A report of two cases. Arch Pathol 84:643–646

Vance BM (1931) The significance of fat embolism. Arch Surg 23:426–445

Vanderfield G (1985) Rugby. In: Schneider RC, Kennedy JC, Plant ML (eds) Sports injuries. Mechanisms, prevention, and treatment. Williams & Wilkins, Baltimore, pp 114–128

Vapalahti PM, Schuck P, Tarkkanen L, Bjorkesten G (1960) Intracranial arterial aneurysm in a three-month-old infant. J Neurosurg 30:169–171

Vas CJ, Winn JM (1966) Growing skull fractures. Develop Med Child Neurol 8:735–740

Verma MK, Repa BS (1983) Pedestrian impact simulation. A preliminary study. In: Soc Automot Engin, Child Injury Restr Conf Proc, P-135, Soc Automot Engin, Warrendale, PA, pp 15–29

Vialatte J, Rougerie J, Satge P, Dalloz JC, Badoua J, Lutun H (1963) Volumineux abces frontal apres traumatisme cranien ferme chez un enfant de 5 ans. Arch Franc Pediatr 20:214–220

Vielvoye GJ, Peters AC, Dulken H van (1982) Acute infratentorial traumatic subdural hematoma associated with a torn tentorium cerebelli in a one-year-old boy. Neuroradiology 22:259–261

Vigouroux R, Lavieille J (1962) Les thromboses post-traumatiques de la carotide interne. Neurochirurgie 8:115–142

Vigouroux RP, Guillermain P, Verrando R (1978) Neurotraumatologie d'origine sportive. Neurochirurgie 24:347–360

Vincent C, Rosier M (1947) A propos de la hernie temporale; du danger de la ponction lombaire dans les tumeurs du cerveaux. Sem Hôp (Paris) 23:747–748

Vincent C, Rappoport F, Thiebaut F (1930) A propos de l'ablation des gliomas du cerveau par l'éléctrocoagulation. Oedema cerebral. Cone de pression temporale. Rev Neurol 2:116

Vincent C, David M, Thiébaut F (1936) Le cône de pression temporal dans les tumeurs des hemisphères cérébraux: Sa symptomatologie; sa gravité; les traitements qu'il convient de lui opposer. Rev Neurol 65:536–558

Virchow R (1856) Apoplexie der Neugeborenen. Ges Abhandl zur wissenschaftl Medicin, pp 875–881

Virchow R (1886) Über Fettembolie und Eklampsie. Berl Klin Wochenschr 12:488

Vitani Ch, Do JP, Vedrinne J, Carrier H, Dutrieux N (1970) Bemerkungen über die Neuropathologie der Fettembolie. Med Leg Dommage Corp 3:393–399

Vivo DC de, Farrell FW (1972) Vertebrobasilar occlusive disease in children. A recognizable clinical entity. Arch Neurol 26:278–281

Vlieger M de, Lange SA de, Beks JWF (eds) (1981) Brain edema. Wiley, New York Chichester Bisbane Toronto

Voe AG de (1950) Ocular fat embolism A clinical and pathologic report. Arch Ophthalmol 43:857–863

Voegelin AW, McCall ML (1944) Some acquired bony abnormalities influencing the conduct of labor. With report of recent cases. Am J Obstet Gynecol 48:361–370

Vogel M, Stoltenburg-Didinger G (1982) Kleinhirngewebsembolie nach Geburt aus Beckenendlage. Sitz Gesellsch Geburtsh Gynäkol, 4.11.1981, Berlin, Autoref Geburtsh Frauenheilkd 42:634

Vogelsang H (1985) Kraniale Computertomographie (CT) des Schädel-Hirn-Traumas. In: Lang G, Reding R (Hrsg) Schädel-Hirn- und Mehrfachverletzungen. Barth, Leipzig, S 122–146

Vogt P (1883) Die Gefahr der Fettembolie bei gewissen Kniegelenksresektionen. Centralbl Chir 10:377–380

Voigt GE (1962) Zur Mechanik der Ringbrüche der Schädelbasis und der Verletzungen der oberen Halswirbelsäule. Arch Orthop Chir Unfallchir 54:598–611

Voigt GE, Löwenhielm CGP (1974) „Gliding contusion" des Großhirns. Hefte Unfallheilkd 117:329–335

Voigt K (1978) Ätiologie, Klinik und Diagnostik extracranieller Aneurysmen der inneren Halsschlagader. Fortschr Neurol Psychiatr 46:469–483

Vollmar J (1957) Die typischen Verletzungen des Auto- und Motorradfahrers. Arch Klin Chir 286:54–90

Volpe JJ (1977) Neonatal intracranial hemorrhage. Pathophysiology, neuropathology and clinical features. Clin Perinatol 4:77–102

Volpe JJ (1978) Neonatal periventricular hemorrhage: Post, present, and future. J Pediatr 92:693–696

Volpe JJ (1981) Neonatal intraventricular hemorrhage. New Engl J Med 304:886–891

Volpe JJ (1981) Neurology of the newborn. Saunders, Philadelphia

Voßschulte K (1950) Über die Genese des subduralen Hygroms. Langenbecks Arch Klin Chir 265:419–430

Voßschulte K (1950) Anatomische Untersuchung zur Pathogenese des subduralen Hydroms. Zentralbl Neurochir 10:290

Voth D, Faupel G (1977) Über die Häufigkeit und Bedeutung der Schädelhirnverletzungen unter Berücksichtigung des Lebensalters. In: Müller E, Peters G (Hrsg) Hirnverletzung und Alter. Klinische und pathologisch-anatomische Befunde. Arbeit u Gesundheit. Neue Folge. Heft 92. Thieme, Stuttgart, S 51–57

Wackenheim A (1974) Roentgen diagnosis of the cranio-vertebral region. Springer, Berlin Heidelberg New York

Wackenheim A, Braun JP, Babin E, et al. (1974) The herniation of the superior cerebellar vermis. Neuroradiology 7:221–227

Wackenheim A, Jeanmart L, Baert AL (1980) Craniocerebral computertomography. Confrontations with neuropathology. Springer, Berlin Heidelberg New York

Wacks MR, Bird HA (1970) Massive gross pulmonary embolism of cerebral tissue following severe head trauma. J Trauma 10:344–348

Wakely CPG, Lyle TK (1934) Problem of extradural hemorrhage; report of 14 cases. Ann Surg 100:39–50

Walcher K (1930) Über Aspiration und Verschlucken von Gehirnstücken als Zeichen intravitaler Entstehung schwerer Verletzungen. Dtsch Z Ges Gerichtl Med 15:398–406

Walcher K (1940) Über vitale Reaktionen. Ergebn Allg Pathol Anat 35:209–274

Waldeck K (1938) Die gerichtsärztliche Betreuung der Kindermißhandlung. Med Dissertation, Universität Heidelberg

Waldhard E (1973) Skisportverletzungen im Kiefer-Gesichtsbereich. Med Sport 13:24–27

Waldhardt E, Burrer G (1970) Kiefer- und Gesichtsverletzungen beim Wintersport. Zahnärztl Welt Rundschau 79:882–886

Walkden L (1975) The medical hazards of rugby football. Practitioner 215:201–207

Walker AE (1969) The death of a brain. Johns Hopkins Med J 124:190–201

Walker AE, Erculei F (1969) Head injured men. Fiften years later. Thomas, Springfield

Waller AE, Baker SP, Szocka A (1989) Childhood injury deaths: National analysis and geographic variations. Am J Publ Health 79:310–315

Wallner H, Rosefeldt H (1966) Beitrag zur intrauterinen Schädelfraktur und zum traumatisch bedingten intrauterinen Fruchttod. Geburtsh Frauenheilkd 26:980

Walsh FB, King AB (1942) Ocular signs of intracranial saccular aneurysm; experimental work on collateral circulation through the ophthalmic artery. Arch Ophthalmol 27:1–33

Walther O (1939) Zur Frage der Embolie bei Hysterosalpingographie mit Lipiodol. Acta Radiol 20:457

Walz F, Burkert F (1982) Fahrradunfälle; – Kopfanprallstellen und Implikationen für die Schutzhelmentwicklung. Deutsch Gesellsch Verkehrsmed, Jahrestag, 25. 3.–27. 3. 1982

Walz FH (1983) Die Biomechanik von Verkehrsunfällen – Forschung und Prophylaxe. In: Barz H, Bösche J, Froberg H, Joachim H, Käppner R, Mattern R (Hrsg) Fortschritte der Rechtsmedizin. Festschrift für Georg Schmidt. Springer, Berlin Heidelberg New York, S 193–203

Wannamaker GT (1954) Transventricular wounds of the brain. J Neurosurg 11:151–160

Warnstedt (1888) Ein Fall von tödlicher Fettembolie nach Weichteilverletzungen. Med Dissertation, Universität Kiel

Warren S (1946) Fat embolism. Am J Pathol 22:69–80

Warthin AS (1913) Traumatic lipemia and fatty embolism. Int Clin 4:171–227

Warwick M (1919) Cerebral hemorrhage in the newborn. Am J Med Sci 158:95–105

Warwick M (1921) Necropsy findings in new-born infants. Am J Dis Child 21:488–499

Watson AJ (1937) Fat embolism: Report of a case with review of the literature. Br J Surg 24:676

Watson AJ (1970) Genesis of fat emboli. J Clin Pathol 23 (Suppl) (Royal Coll Pathol) 4:132–142

Watson EH, Lowrey GH (1967) Growth and development of children, 5th edn. Year Book, Chicago

Watson N (1983) Road traffic accidents, spinal injuries and seat belts. Paraplegia 21:63–65

Weber A (1968) Kindesmißhandlung. Praxis (Bern) 57:188–190

Weber E (1960) Der praktische Arzt und das Schädel-Hirn-Trauma. Münch Med Wochenschr 102:1011–1021

Weber E (1962) Angiographische Studien an der Vertebralis Verstorbener. In: Junghanns H (Hrsg.) Die Wirbelsäule in Forschung und Praxis, Bd. 25, Hippokrates, Stuttgart. S. 125–130

Weber W (1980) Verletzungen von Kinderhand. Z Rechtsmed 85:63–71

Weber W (1984) Experimentelle Untersuchungen zu Schädelbruchverletzungen des Säuglings. Z Rechtsmed 92:87–94

Webster JE, Schneider RC, Lofstrom JE (1946) Observation on early type of brain abscess following penetrating wounds of the brain. J Neurosurg 3:7–14

Webster JE, Schneider RC, Lofstrom JE (1946) Observations upon the management of orbito-cranial wounds. J Neurosurg 3:329–336

Wechsler W, Riverson E, Schröder JM, Kleihues P, Palmeiro JF, Hossmann KA (1967) Electron microscopic observations on different models of acute experimental brain edema. In: Klatzo I, Seitelberger F (eds) Brain edema. Springer, New York, pp 598–614

Weech AA (1954) Sign posts on the highway of growth. Am J Dis Child 88:452–457

Wehner W (1964) Experimentelle und klinische Untersuchungen zur Entstehung und Verhütung der Fettembolie. Habilitationsschrift, Universität Leipzig

Wehner W (1968) Die Fettembolie. VEB Volk & Gesundheit, Berlin

Weidenbach (1970) Behandlung subduraler Haematome bei Säuglingen und Kleinkindern. Münch Med Wochenschr 112:34–38

Weiler G (1973) Traumatologie des tödlichen Sturzes aus der Höhe. Monatsschr Unfallheilkd 76:293–299

Weimann W (1929) Über die Hirnveränderungen bei cerebraler Fettembolie. Dtsch Z Ges Gerichtl Med 13:95–103

Weimann W (1931) Zum Tod im Boxkampf. Dtsch Z Ges Gerichtl Med 16:341–344

Weimann W (1939) Besondere Hirnbefunde bei zerebraler Fettembolie. Dtsch Z Nervenheilkd 120:68

Weinreich M (1969) Schleuderverletzung der Halswirbelsäule. Hefte Unfallheilkd 99:293–296

Weinreich M (1979) Der Verkehrsunfall des Fußgängers. Ergebnisse einer Analyse von 2000 Unfällen. Hefte Unfallheilkd 135:1–62

Weisz GM (1974) Fat embolism. Curr Probl Surg 111:1–54

Weisz GM, Steiner E (1971) The cause of death in fat embolism. Chest 59:511–516

Wellman S, Paulson JA (1984) Baby walker – related injuries. Clin Pediatr 23:98–99

Wellmer HK, Larena-Avellaneda A (1967) Die übersehene Halswirbelverletzung beim Kombinationstrauma. Arch Orthop Unfallheilkd Chir 61:43–54

Welte E (1943) Zur formalen Genese der traumatischen Mydriasis. Oculomotoriuswurzel-schädigung durch einseitiges Vorquellen des Uncus hippocampi. Zentralbl Neurochir 8:217–234

Wenker H (1964) Metatraumatische intrakranielle raumfordernde Hämatome bei Kindern und Jugendlichen. Z Kinderchir Grenzgeb 1:47–57

Werkgartner A (1922) Subdurale Blutungen aus verborgener Quelle. Beitr Gerichtl Med 5:191–211

Werkgartner A (1935) Gezelteriß durch Boxhieb. Z Gerichtl Med 25:41–44

Wertheimer P, Descotes J (1961) Traumatologie cranienne. Masson, Paris

Wertzberger JJ, Peltieri LF (1968) Fat embolisms: The effect of corticosteroids on experimental fat embolism in the rat. Surgery 64:143–147

West I, Nielsen GL, Gilmore AE, Ryan JR (1968) Natural death at the wheel. J Am Med Ass 205:266

Weston JT (1974) The pathology of child abuse. In: Helfer RE, Kempe CH (eds) The battered child, 2nd edn. University of Chicago Press, Chicago London, pp 61–86

Weyhe E (1889) Über die Häufigkeit von Haemorrhagien im Schädel und Schädelinhalt bei Säuglingen. Med Dissertation, Universität Kiel

Whitaker JC (1939) Traumatic fat embolism. Arch Surg 39:182–189

Whitson RO (1951) A critique of fat embolism. J Bone Joint Surg 33A:447–450

Wijk J van, Wismans J, Maltha J, Wittebrood L (1983) MADYMO pedestrian simulations. In: Pedestrian impact injury and assessment. P-121. Internat Congr & Exposition, Detroit, MICH, February 28–March 4, 1983. Soc Automot Engin, Warrendale, PA, pp 109–117

Willenberg E, Burger P, Magrauer H (1984) Zum Verletzungsmuster beim Sturz aus der Höhe. Beitr Orthop 31:108–113

Williams HJ (1969) Skull erosion complicating traumatic porencephaly in infancy. Am J Roentgenol 106:129–132

Wilmot CB, Cope DN, Hall KM, Acker M (1985) Occult head injury: Its incidence in spinal cord injury. Arch Phys Med 66:227–231

Wilson JV, Salisbury CV (1944) Fat embolism in war surgery. Br J Surg 31:384–392

Wimmer K (1944) Die Architektur des Sinus sagittalis cranialis und der einmündenden Venen als statische Konstruktion. Z Anat Entwickl Gesch 116:459–505

Windle WF, Groat RA (1945) Disappearence of nerve cells after concussion. Brain 64:223–238

Windle WF, Groat RA, Fox CA (1944) Experimental structural alterations in the brain during and after concussion. Surg Gynecol Obstet 79:561–572

Windle WF, Groat RA, Magonn HW (1944) Functional and structural changes in the central nervous system during and after experimental concussion. Transact Am Neurol Ass 70: 117–122

Windle WF, Rambach WA, De Ramirez, Arellano MJR, Groat RA, Becker RF (1946) Water content of the brain after concussion and its noncontributory relation to the histopathology of concussion. J Neurosurg 3:157–164

Winiwarter A von (1885) Über einen Fall von Defekt des knöchernen Schädeldaches infolge einer während des ersten Lebensjahres erlittenen Verletzung. Arch Klin Chir 31:135

Winkel EC, Brown WG (1961) Bone marrow embolism following closed chest cardiac massage. J Am Med Ass 178:329–331

Winkelman NW (1942) Cerebral fat embolism. A clinico-pathologic study of two cases. Arch Neurol Psychiatr 47:57–76

Winter (1887) Forensisch wichtige Beobachtungen an Neugeborenen aus der Kgl. Universitäts-Frauen Klinik in Berlin. Vierteljahresschr Gerichtl Med 46:81–87

Wirth E, Staak M (1972) Untersuchungen zur Frage des Auftretens der Fettembolie bei Todesfällen aus traumatischer und nichttraumatischer Ursache. Beitr Gerichtl Med 29:96–103

Wirth I, Markert K (1984) Tödliche Verkehrsunfälle im Säuglings- und Kleinkindalter. Kriminal Forens Wissensch 55/56:198–201

Wise BL, Ballard R (1976) Hydrocephalus secondary to intracranial hemorrhage in premature infants. Child's Brain 2:234–241

Wisoff HS, Rothballer AB (1961) Cerebral arterial thrombosis in children. Review of literature and addition of two cases in apparently healthy children. Arch Neurol 4:258–267

Witzig K (1940) Beitrag zur Frage nach der funktionellen Struktur der Dura mater cerebri des Menschen. Untersuchungen an menschlichen Feten über die Entstehung gerichteter Fasern in der Dura mater. Vierteljahresschr Naturforsch Gesellsch Zürich 85:91

Wohlwill FJ (1921) Zum Kapitel der pathologisch-anatomischen Veränderungen des Gehirns und Rückenmarks bei perniziöser Anämie. Dtsch Z Nervenheilk 68/69:438

Wojtek E (1955) Entzügelungshochdruck durch Fettembolie. Medizinische 15:546–547

Wolff K (1928) Todesfälle durch Boxkampf. Dtsch Z Ges Gerichtl Med 12:392–401

Wolowska J (1960) Encepalopathia pugilistica. Neurol Neurochir Psychiatr Pol 10:787–793

Wood-Jones F (1912) The vascular lesions in some cases of middle meningeal hemorrhage. Lancet I:7–12

Woodhull RB, Minot ND (1942) Traumatic rupture of the pregnant uterus resulting from an automobile accident. Surgery 12:615–620

Woodruff RS, Benninghoff DW (1959) Pulmonary fat and bone marrow embolism. J Forens Sci 4:362–371

Woolf AL (1954) Experimentally produced cerebral venous obstruction. J Pathol Bacteriol 67:1–16

Woolley PV, Evans WA (1955) Significance of skeletal lesions in infants ressembling those of traumatic origin. J Am Med Ass 158:539–543

Wright CH, Posner AC, Gilchrist J (1954) Penetrating wounds of the gravid uterus. Am. J Obstet Gynecol 67:1085

Wüllenweber R (1962) Subdurales Hämatom nach Kopfsprung. Sportarzt 12:412–415

Wüllenweber R (1962) Über Verletzungen des Nervensystems beim Fußballspiel. Dtsch Med Wochenschr 87:1465–1467

Wüllenweber R, Grote W (1961) Das epidurale Hämatom im Kindes- und Jugendalter. Arch Kinderheilkd 164:125–134

Wüllenweber R, Schneider V, Grumme T (1977) Computertomographische Untersuchungen bei Schädel-Schußverletzungen. Z Rechtsmed 80:227–246

Wyatt JP, Khoo P (1950) Fat embolism in trauma. Am J Clin Pathol 20:637–640

Yarnell PR, Lynch S (1973) The „ding": Amnestic states in football trauma. Neurology 23:196–197

Yanoff M (1963) Incidence of bone-marrow embolism due to closed-chest cardiac massage. New Engl J Med 269:837–839

Yashon D (1986) Spinal injury, 2nd edn. Appleton-Century-Croffts, Norwalk, CONN

Yashon D, Jane JA, White RJ, Sugar O (1968) Traumatic subdural hematoma of infancy. Long-term follow-up of 92 patients. Arch Neurol 18:370–377

Yates PO (1959) Birth trauma to the cerebral arteries. Arch Dis Child 34:436–441

Yates PO (1962) Perinatal injury to the neck and extracranial cerebral arteries. In: Jacob H (ed) 4. Internat Kongr Neuropathol, vol 3. Thieme, Stuttgart, pp 20–23

Yeakel AE (1968) Lethal air embolism from plastic blood storage container. J Am Med Ass 204:267–269

Ylppö A (1919) Pathologisch-anatomische Studien bei Frühgeborenen. Z Kinderheilkd 20: 212–431

Ylppö A (1924) Zum Entstehungsmechanismus der Blutungen bei Frühgeborenen und Neugeborenen. Z Kinderheilkd 38:32–45

Ylppö A (1926) Das Schädeltrauma bei der Geburt. Monatsschr Kinderheilkd 34:502–510

Yoshii N, Oshida K, Fukuda S (1974) Studies on the head injuries of human subjects in advanced age (II). Keio J Med 23:205–210

Yoshii N, Oshida K, Fukuda S (1975) Studies on the head injuries of human subjects in advanced age (III). With special reference to the comparison between head injuries in advanced age and those in middle age. Keio J Med 24:1–9

Young JW (1966) Selected facial measurements of children for oxygen mask design. Fed Aviation Agency, Oklahoma City, OKL, Rep No AM 66–9

Yu MC, Bakay L, Lee JC (1972) Ultrastructure of the central nervous system after prolonged hypoxia. I. Neuronal alterations. Acta Neuropathol 22:222

Zander E, Richon CA (1962) L'embolie graisseuse, une affection bien souvant méconnue. Schweiz Med Wochenschr 92:1561–1565

Zaunbauer F (1972) Frühkindliche traumatische Karotisthrombose nach stumpfem Schädeltrauma. In: Jonasch E (Hrsg) Verhandl Österr Gesellsch Unfallchir, 7. Tag, 8.–9. Okt 1971, Salzburg. Hefte Unfallheilkd 111:185–186

Zeldenrust J (1955) Concussion and contusion of heart. Nederl T Geneesk 99:333–337

Zelson C, Sook JL, Pearl M (1974) The incidence of skull fractures underlying cephalhematomas in newborn infants. J Pediatr 85:371–373

Zenker FA (1862) Beiträge zur normalen und pathologischen Anatomie der Lunge. Braunsdorf, Dresden

Zettas JP, Zettas P, Thanosophon B (1979) Injury patterns in motorcycle accidents. J Trauma 19:833–836

Zichner L (1970) Zur Bedeutung der Spongiosa- und Knochenmarks-Embolie in der Lunge. Langenbecks Arch Chir 326:367–379

Zieger G, Fischer D (1973) Tödliche Hirngewebsembolie nach Kopfschuß. Monatsschr Unfallheilkd 76:452–460

Ziemke E (1909) Über die Entstehung der Carotisintima-Rupturen und ihre diagnostische Bedeutung für den Tod durch Strangulation. Vierteljahresschr Gerichtl Med (3. Folge) 37: (II Suppl) 96–118

Ziemke E (1929) Über Kindermißhandlungen und ihre rechtliche und soziale Bedeutung. Dtsch Z Ges Gerichtl Med 13:159–176

Ziering W (1964) The battered baby syndrome. J Pediatr 65:321–322

Zimmerman AW, Kumar AJ, Gadoth N, Hodges FJ (1978) Traumatic vertebrobasilar occlusive disease in childhood. Neurology 28:185–188

Zimmerman RA, Bilaniuk LT (1979) Computed tomography in diffuse traumatic cerebral injury. In: Popp AJ, Bourke RS, Nelson LR, Kimelberg HK (eds) Neural trauma. Raven Press, New York, pp 253–262

Zimmerman RA, Bilaniuk LT (1981) Computed tomography in pediatric head trauma. J Neuroradiol 6:332–341

Zimmerman RA, Bilaniuk LT (1983) Radiology of pediatric craniocerebral trauma. In: Shapiro K (ed) Pediatric head trauma. Futura, Mont Kisco, pp 69–142

Zimmerman RA, Bilaniuk LT, Bruce D, Dolinskas C, Obrist W, Kuhl D (1978) Computed tomography of pediatric head trauma: Acute general cerebral swelling. Radiology 126:403–408

Zimmerman RA, Bilaniuk LT, Bruce D, Schut L, Uzzell B, Goldberg HI (1978) Interhemispheric acute subdural hematoma: A computed tomographic manifestation of child abuse by shaking. Neuroradiology 16:39–40

Zink P, Schroeder G (1983) Planung und Aufbau einer 30 m langen Crashanlage für Geschwindigkeiten bis zu 100 km/h. Beitr Gerichtl Med 40:283–285

Zöllner N, Schumacher H (1962) Klinische Beobachtungen bei der parenteralen Zufuhr von Fettembolien. Medizinische II:2669

Zuccarello M, Andrioli GC, Fiore DL, et al. (1982) Traumatic posterior fossa haemorrhage in children. Acta Neurochir 62:79–85

Zuccarello M, Fiore DL, Pardatscher K, et al. (1982) Subdural haematoma associated with traumatic middle meningeal artery pseudoaneurysm. Zentralbl Neurochir 43:323–325

Zuccarello M, Fiore DL, Pardatscher K, et al. (1983) Chronic extradural haematomas. Acta Neurochir 67:57–66

Zuccarello M, Fiore DL, Trincia G, et al. (1982) Epidural haematoma at the vertex. Acta Neurochir 66:195–206

Zuccarello M, Fiore DL, Trincia G, Andrioli G (1983) Extradural hematoma: Statistical analysis of 413 cases. In: Villani R, Papo I, Giovanelli M, Tomei G (eds) Advances in Neurotraumatology

Zuccarello M, Fiore DL, Zampieri P et al. (1983) Epiduralhämatome bei Kleinkindern. Zentralbl Neurochir 44:1–14

Zuckschwerdt L, Emminger E, Biedermann F, Zettel H (1960) Wirbelgelenk und Bandscheibe. In: Junghanns H (Hrsg) Die Wirbelsäule in Forschung und Praxis. Hippokrates, Stuttgart

Zülch KJ (1938) Diskussionsbemerkung zu Häussler. Verhandl Deutsch Gesellsch Neurol Psychiatr: 307

Zülch KJ (1941) Die Entstehung des Hirndruckes, insbesondere des Prolapses bei der Hirnwunde und ihre Folgezustände. Zentralbl Neurochir 6:212–232

Zülch KJ (1956) Hirnschäden bei Verletzungen des Gesichts und Schädels, insbesondere bei Vorliegen von Frakturen. In: Schuchardt K (Hrsg) Fortschritte der Kiefer- und Gesichtschirurgie. Ein Jahrbuch, Bd 2. Thieme, Stuttgart, S 70–76

Zülch KJ (1956) Histologische Untersuchungen bei chronischem subduralem Hämatom. Hefte Unfallheilkd 53:121

Zülch KJ (1956) Biologie und Pathologie der Hirngeschwülste. In: Olivecrona H, Tönnis W (Hrsg) Handbuch der Neurochirurgie, Bd 3. Pathologische Anatomie des raumbeengenden intracraniellen Prozeß. Springer, Berlin Göttingen Heidelberg, S 1–702

Zülch KJ (1956) Die Hirngeschwülste in biologischer und morphologischer Darstellung, 2. Aufl. Barth, Leipzig

Zülch KJ (1959) Störungen des intracraniellen Druckes. Die Massenverschiebungen und Formveränderungen des Hirns bei raumfordernden und schrumpfenden Prozessen und ihre Bedeutung für die klinische und röntgenologische Diagnostik. In: Olivecrona H, Tönnis W (Hrsg) Handbuch der Neurochirurgie, Bd1/1. Springer, Berlin Göttingen Heidelberg, S 208–303

Zumwalt RE, Hirsch CS (1987) Pathology of fetal child abuse and neglect. In: Helfer RE, Kempe RS (eds) The battered child, 4th edn. The University of Chicago Press, Chicago London, pp 247–285

Zwerg HG (1927) Über Fettembolie (Klinische und experimentelle Untersuchungen). Beitr Klin Chir 141:268–280

Sachverzeichnis

Printed by Printforce, the Netherlands